Ten Cate
HISTOLOGIA ORAL

Desenvolvimento, Estrutura e Função

TRADUÇÃO DA 9ª EDIÇÃO

ANTONIO NANCI, PhD (McGill),
PhD *Honoris causa*
(University of Messina)

Professor and Canada Research Chair in Calcified Tissues,
Biomaterials, and Structural Imaging
Director, Department of Stomatology
Faculty of Dental Medicine
Accredited with the Department of
Biochemistry and Molecular Medicine
Faculty of Medicine
Université de Montréal
Montréal, Quebec
Canada

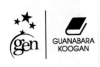

© 2019 Elsevier Editora Ltda.

Todos os direitos reservados e protegidos pela Lei 9.610 de 19/02/1998.

Nenhuma parte deste livro, sem autorização prévia por escrito da editora, poderá ser reproduzida ou transmitida sejam quais forem os meios empregados: eletrônicos, mecânicos, fotográficos, gravação ou quaisquer outros.

ISBN: 978-85-352-9148-3

ISBN versão eletrônica: 978-85-352-9149-0

TEN CATE'S ORAL HISTOLOGY, 9th EDITION

Copyright © 2018, Elsevier Inc. All rights reserved.
Previous editions copyrighted 2013, 2008, 2003, 1998, 1994, 1989, 1985, 1980.

This translation of Ten Cate's Oral Histology 9th Edition, by Antonio Nanci, was undertaken by Elsevier Editora Ltda. and is published by arrangement with Elsevier Inc.

Esta tradução de Ten Cate's Oral Histology 9th Edition, de Antonio Nanci, foi produzida por Elsevier Editora Ltda. e publicada em conjunto com Elsevier Inc.

ISBN: 978-0-323-48524-1

Capa
Bruno Gomes

Editoração Eletrônica
Thomson Digital

Elsevier Editora Ltda.
Conhecimento sem Fronteiras

Rua da Assembleia, nº 100 – 6º andar – Sala 601
20011-904 – Centro – Rio de Janeiro – RJ

Av. Doutor Chucri Zaidan, nº 296 – 23º andar
04583-110 – Brooklin Novo – São Paulo – SP

Serviço de Atendimento ao Cliente
0800 026 53 40
atendimento1@elsevier.com

Consulte nosso catálogo completo, os últimos lançamentos e os serviços exclusivos no site www.elsevier.com.br

---

NOTA

Esta tradução foi produzida por Elsevier Brasil Ltda. sob sua exclusiva responsabilidade. Médicos e pesquisadores devem sempre fundamentar-se em sua experiência e no próprio conhecimento para avaliar e empregar quaisquer informações, métodos, substâncias ou experimentos descritos nesta publicação. Devido ao rápido avanço nas ciências médicas, particularmente, os diagnósticos e a posologia de medicamentos precisam ser verificados de maneira independente. Para todos os efeitos legais, a Editora, os autores, os editores ou colaboradores relacionados a esta tradução não assumem responsabilidade por qualquer dano/ou prejuízo causado a pessoas ou propriedades envolvendo responsabilidade pelo produto, negligência ou outros, ou advindos de qualquer uso ou aplicação de quaisquer métodos, produtos, instruções ou ideias contidos no conteúdo aqui publicado.

CIP-BRASIL. CATALOGAÇÃO NA PUBLICAÇÃO
SINDICATO NACIONAL DOS EDITORES DE LIVROS, RJ

N168t
9.ed.

    Nanci, Antonio
        Ten cate histologia oral : desenvolvimento, estrutura e função / Antonio Nanci ; tradução Silvia Mariângela Spada ; revisor científico Marcelo Narciso ; colaboração Florin Amzica ... [et al.]. - 9. ed. - Rio de Janeiro : Elsevier, 2019.

        Tradução de: Ten cate's oral histology
        Inclui bibliografia e índice
        ISBN 978-85-352-9148-3

        1. Odontologia. 2. Dentes - Histologia. 3. Boca - Histologia. I. Spada, Silvia Mariângela. II. Narciso, Marcelo. III. Amzica, Florin. IV. Título.

19-55476   CDD: 617.6
                               CDU: 616.314

Leandra Felix da Cruz - Bibliotecária - CRB-7/6135

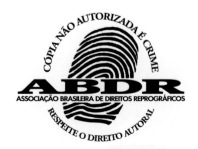

REVISÃO CIENTÍFICA E TRADUÇÃO

Revisão Científica

Marcelo Sampaio Narciso

Especialista em Histologia e Embriologia pela Universidade do Estado do Rio de Janeiro (UERJ)

Mestre em Ciências Morfológicas pela Universidade Federal do Rio de Janeiro (UFRJ)

Doutor em Ciências Morfológicas pela Universidade Federal do Rio de Janeiro (UFRJ)

Professor Adjunto pelo Programa de Graduação de Histologia do Instituto de Ciências Biomédicas (ICB) do Centro de Ciências da Saúde (CCS) da Universidade Federal do Rio de Janeiro (UFRJ)

Tradução

Silvia Mariângela Spada

Formada em Letras pela Faculdade de Filosofia, Letras e Ciências Humanas da Universidade de São Paulo (USP).

Certificação em tradução em Curso Extracurricular pela USP.

Às minhas duas filhas maravilhosas,
Kassandra Jacqueline e Miriam Karina,
a quem amo de acordo com suas próprias maneira de ser.
Vocês puseram um sorriso em meu rosto desde que nasceram
e, ainda põem, cada vez que as olho.

COLABORADORES

Florin Amzica, PhD
Associate Professor
Department of Stomatology
Faculty of Dental Medicine
Université de Montréal
Montréal, Quebec
Canada

Jian Q. Feng, PhD
Professor and Vice Chair
Biomedical Sciences
Baylor College of Dentistry
Dallas, Texas

William J. Landis, BS, SM, PhD
2016-2017 UCSF Presidential Chair and
    Visiting Professor
Department of Preventive and Restorative
    Dental Sciences
University of California
San Francisco, California

Christopher A. McCulloch, BSc, DDS, PhD
Professor
Faculty of Dentistry
University of Toronto
Toronto, Ontario
Canada

Pierre Moffatt, PhD
Associate Researcher
Research Center
Shriners Hospitals for Children – Canada
Associate Professor
Human Genetics
McGill University
Montréal, Quebec
Canada

Clarice Nishio, DDS, MSc, PhD, FRCD(C)
Assistant Professor
Department of Oral Health
Faculty of Dental Medicine
Université de Montréal
Montréal, Quebec
Canada

Eiji Tanaka, DDS, PhD
Professor
Orthodontics and Dentofacial Orthopedics
Institute of Biomedical Sciences
Tokushima University Graduate School
Tokushima, Japan

Irma Thesleff, DDS, PhD
Professor
Institute of Biotechnology
University of Helsinki
Helsinki, Finland

Daniel P. Turgeon, DMD, MSc, FRCD(C), Dipl ABOMR
Assistant Professor
Department of Stomatology
Faculty of Dental Medicine
Université de Montréal
Montréal, Quebec
Canada

Rima M. Wazen, PhD
Optical Imaging Specialist
Live Imaging Resource Lab
University of Calgary
Calgary, Alberta
Canada

Colaboradores da Edição Anterior:
Shingo Kuroda, DDS, PhD
Associate Professor
Department of Orthodontics and
    Dentofacial Orthopedics
Institute of Health Biosciences
Tokushima University Graduate School
Tokushima, Japan

Matthieu Schmittbuhl, DDS, PhD
Professor
Department of Stomatology
Faculty of Dental Medicine
Université de Montréal
Montréal, Quebec
Canada

PREFÁCIO

O objetivo desta nova edição de *Ten Cate Histologia Oral* é continuar a oferecer um sólido tratado em histologia oral, com ênfase nas relações entre estrutura e função. As atualizações nas informações, em alguns casos, podem parecer sutis, e em outros são mais significativas. O livro-texto conta agora com uma seção geral sobre o sistema nervoso, e o capítulo sobre desenvolvimento e crescimento faciais foi substancialmente revisto. Textos dos "quadros", de autoria de importantes protagonistas, foram acrescentados para proporcionar cenários mais amplos, apresentar novos conceitos e discutir tópicos de relevância clínica.

Esta nona edição dá continuidade à tradição originalmente estabelecida por A.R. Ten Cate e pretende servir como um guia de aprendizagem para estudantes em uma variedade de disciplinas. O primeiro capítulo apresenta uma visão geral do tema coberto pelo livro e estabelece o cenário para um subsequente tratado detalhado por tópicos. Embora a cobertura seja exaustiva, o texto foi estruturado de tal forma que cada capítulo — e até seções selecionadas — possam ser usados independentemente; neste sentido, a edição digital facilitará muito a pesquisa e identificação das informações de interesse específico. Evidentemente, o foco continua a ser o aprendizado e a compreensão de conceitos em vez da memorização de detalhes, particularmente de valores numéricos. Desse modo, odontologistas, estudantes de medicina, e estudantes de graduação e pós-graduação em odontologia, assim como pesquisadores em saúde oral encontrarão um grau de cobertura adequado às suas respectivas necessidades.

Finalmente, o objetivo principal é sensibilizar os estudantes ao conceito de que, além de ser pertinente à prática clínica, espera-se que a melhor compreensão do desenvolvimento e da biologia dos tecidos orais gere novas abordagens terapêuticas baseadas em produtos biológicos que provavelmente serão usados pelos profissionais de saúde oral em um futuro próximo.

AGRADECIMENTOS

Esta edição baseia-se em material de edições anteriores produzidas, ao longo dos anos, pelos vários colaboradores. Sou muito grato a P. Mark Bartold, Paolo Bianco, Anne C. Dale, Jack G. Dale, Dale R. Eisenmann, Donald H. Enlow, Michael W. Finkelstein, Eric Freeman, Arthur R. Hand, Stéphane Roy, Paul T. Sharpe, Martha J. Somerman, Christopher A. Squier, Calvin D. Torneck e S. William Whitson por suas excelentes contribuições passadas. A edição atual beneficia-se da participação de Florin Amzica, Clarice Nishio, Eiji Tanaka, Daniel Turgeon e Rima Wazen. Algumas ilustrações esquemáticas são adaptações de figuras originalmente preparadas por Jack G. Dale para as primeiras edições. Meu particular reconhecimento ao Dr. A. Richard Ten Cate por ter criado, há quase 40 anos, um estilo didático que ainda hoje é totalmente relevante, e que treinou e continua ajudando a treinar várias classes de profissionais de saúde oral em todo o mundo.

Apesar de se envidar esforços para que o texto seja isento de erros factuais e editoriais, alguns podem ainda ter escapado e, por isso, peço desculpas. A identificação oportuna desses deslizes é importante, já que a era digital nos permite agora fazer contínuas correções por meio de edições digitais e, em alguns casos, em novas impressões dos livros sem ter de aguardar uma nova edição. O contato de professores e estudantes será muito bem-vindo caso encontrem qualquer inadequação ou texto ambíguo, ou queiram partilhar novas perspectivas. Acredito sinceramente que, dentro dos limites e finalidades de um texto educacional, é mais importante ter uma mente aberta.

O pessoal que ao longo dos anos contribuiu para produzir grande parte do material ilustrativo merece especial agradecimento, uma vez que a qualidade das ilustrações é, essencialmente, um reflexo de seu próprio talento pessoal. Agradeço a Rebecca Leenhouts e Tracey Schriefer da Elsevier por sua assistência e paciência durante a preparação da revisão — juntas, elas representam uma formidável equipe para se trabalhar. Finalmente, agradeço a Adrian Paz Ramos e Aurélien Fouillen por sua assistência na preparação das figuras.

Antonio Nanci

SUMÁRIO

1   Estrutura dos Tecidos Orais, 1

2   Embriologia Geral, 12

3   Embriologia da Cabeça, da Face e da Cavidade Oral, 23

4   Conceitos Básicos sobre Célula, Matriz Extracelular e Elementos Neurais, 41

5   Desenvolvimento do Dente e de seus Tecidos de Suporte, 68

6   Tecido Ósseo, 91

7   Esmalte: Composição, Formação e Estrutura, 118

8   Complexo Dentina-Polpa, 157

9   Periodonto, 193

10   Movimento Dentário Fisiológico: Erupção e Esfoliação, 218

11   Glândulas Salivares, 236

12   Mucosa Oral, 260

13   O Aparelho da Mastigação/Articulação Temporomandibular, 289

14   Crescimento e Desenvolvimento Faciais, 310

15   Reparo e Regeneração dos Tecidos Orais, 320

1

Estrutura dos Tecidos Orais

SUMÁRIO DO CAPÍTULO

O Dente 1
    Esmalte 1
    Dentina 1
    Polpa 2
Tecidos de Suporte do Dente 3
    Ligamento Periodontal 3
    Cemento 3
Mucosa Oral 3
Glândulas Salivares 4
Tecido Ósseo dos Maxilares 5
Articulação Temporomandibular 5

Formação dos Tecidos Mineralizados 6
    A Matriz Orgânica nos Tecidos Mineralizados 6
    Componente Mineral 6
Mineralização 6
    Crescimento dos Cristais 8
    Fosfatase Alcalina 8
    Transporte de Íons Minerais para os Locais
        de Mineralização 9
Degradação dos Tecidos Mineralizados 10
Resumo 10

Este capítulo apresenta uma visão geral da histologia do dente e de seus tecidos de suporte (Figura 1-1), assim como das glândulas salivares, do tecido ósseo dos maxilares, e da articulação temporomandibular, como base para subsequentes considerações detalhadas.

O DENTE

Os dentes constituem aproximadamente 20% da área de superfície da boca, com os dentes superiores ocupando uma área significativamente maior que a dos dentes inferiores. A mastigação é a função mais comumente associada à dentição humana, mas os dentes também são essenciais para uma fala adequada. No reino animal, os dentes têm importantes papéis como armas de ataque e defesa. Eles devem ser duros e firmemente inseridos nos ossos maxilares para a realização da maior parte dessas funções. Na maioria dos vertebrados inferiores, os dentes se encontram diretamente fundidos aos ossos maxilares. Embora essa construção proporcione uma firme inserção, frequentemente esses dentes se quebram e são perdidos durante a função normal. Nesses casos, muitos dentes sucessores são formados para compensar a perda dentária e para assegurar uma função contínua da dentição.

O dente propriamente dito consiste em um esmalte acelular, inerte e rígido, produzido por células epiteliais, e sustentado pela dentina, um tecido conjuntivo rígido vital, menos mineralizado e mais resiliente, produzido por células situadas na periferia da polpa do dente, um tecido conjuntivo mole que a sustenta (Figura 1-2; veja também Figura 1-1). Nos mamíferos, os dentes estão fixados aos maxilares pelos tecidos conjuntivos de suporte dentário, que consistem no cemento, no ligamento periodontal e no osso alveolar, os quais fornecem flexibilidade suficiente para resistir às forças da mastigação. Nos seres humanos e na maioria dos mamíferos, uma limitada sucessão de dentes ainda ocorre, não para compensar a perda contínua de dentes, mas para acomodar o crescimento da face e dos maxilares. A face e os maxilares de uma criança humana são pequenos e, consequentemente, contêm menos dentes e de menor tamanho. Esses dentes menores constituem a *dentição decídua* ou *primária*. Ocorre um acentuado aumento de tamanho dos maxilares com o crescimento, o que requer não apenas um número maior de dentes, mas também que eles sejam maiores. Como o tamanho dos dentes não pode aumentar depois de formados, a dentição decídua se torna inadequada e deve ser substituída por uma *dentição permanente* ou *secundária*, a qual consiste em dentes maiores e em maior número.

Sob o ponto de vista anatômico, o dente consiste em uma coroa e uma (ou mais) raiz(ízes) (Figuras 1-1 e 1-2); a junção entre ambas é a margem cervical. O termo *coroa clínica* denota a parte do dente que é visível na cavidade oral. Embora os dentes variem, consideravelmente, em formato e tamanho (por ex., um incisivo comparado com um molar), sob o ponto de vista histológico eles são similares.

Esmalte

O esmalte é um tecido, em razão de sua origem, de sua natureza quimicamente distinta das várias proteínas não colagênicas da matriz extracelular expressas por ameloblastos, e de seus grandes cristais minerais. O esmalte se desenvolveu como uma cobertura protetora de derivação epitelial para a coroa dos dentes (Figuras 1-1 e 1-2). O esmalte é o tecido de maior teor de mineralização no corpo, consistindo em mais de 96% de material inorgânico na forma de cristais de apatita e traços de material orgânico. As células responsáveis pela formação de esmalte, os *ameloblastos*, recobrem toda a superfície da camada de esmalte à medida que ela se forma, mas tais células são perdidas quando o dente emerge dentro da cavidade oral. A perda dessas células torna o esmalte uma matriz sem vida e insensível que, caso seja destruída por qualquer meio (geralmente abrasão ou cárie), não pode ser substituída ou regenerada. Para compensar essa inerente limitação, o esmalte adquiriu um alto grau de mineralização e uma complexa organização. Essas características estruturais e de composição permitem que ele resista a grandes forças mastigatórias e aos contínuos ataques de ácidos derivados de alimentos e de fontes bacterianas. Os cristais de apatita em meio ao esmalte se encontram compactados de tal modo a criar a configuração estrutural dos prismas (ou bastões) do esmalte, separados pelo *esmalte interprismático* (Figura 1-3). Embora sob o ponto de vista biológico estrito o esmalte seja um tecido morto, ele é permeável; trocas iônicas podem ocorrer entre o esmalte e o ambiente da cavidade oral, em especial em relação à saliva.

Dentina

Devido ao seu conteúdo excepcionalmente alto em minerais, o esmalte é um tecido friável incapaz de resistir às forças da mastigação sem sofrer fraturas, se não tiver o suporte de um tecido resiliente, como a dentina. A dentina constitui a maior parte do dente, dá suporte ao esmalte, além de compensar sua friabilidade.

A dentina é um tecido mineralizado, elástico, de tonalidade branco-amarelada, avascular, que envolve a câmara central da polpa (Figura 1-4; veja também Figuras 1-1 e 1-2). O componente mineral também é a apatita, enquanto o orgânico é principalmente o colágeno, uma proteína fibrilar. Um aspecto característico da dentina é a presença de túbulos densamente compactados que atravessam toda a sua espessura e que contêm os prolongamentos citoplasmáticos das células que a formaram e que, subsequentemente, a mantêm (veja Figura 1-4, B). Essas células são chamadas de *odontoblastos*; seus corpos celulares estão alinhados ao longo da borda interna da dentina, onde formam o limite periférico da polpa do dente (veja Figura 1-4, A). A própria existência de odontoblastos faz da dentina um tecido muito diferente do esmalte. A dentina é um tecido sensível e, mais importante, é capaz de sofrer reparo, uma vez que odontoblastos ou células na polpa podem ser estimulados a depositar mais dentina, caso necessário.

Polpa

A câmara central da polpa, envolvida pela dentina, é preenchida por um tecido conjuntivo mole chamado de *polpa* (veja Figura 1-4, A). A dentina é um tecido duro; a polpa é mole (e é perdida em dentes secos, deixando uma câmara vazia claramente reconhecível). Apesar de suas características histológicas distintivas, a dentina e a polpa são relacionadas sob os pontos de vista embriológico e funcional, devendo ser consideradas em conjunto. Essa unidade é exemplificada pelas funções clássicas da polpa, tais como (1) formação, uma vez que ela abriga as células que produzem a dentina que a circunda; (2) nutrição, uma vez que ela proporciona nutrientes à dentina avascular; (3) proteção, pois contém nervos que conferem sensibilidade à dentina; e (4) reparação, uma vez que é capaz de produzir nova dentina, quando necessário.

Em resumo, o dente propriamente dito consiste em dois tecidos duros: o esmalte acelular e a dentina de suporte. Esta última é um tecido conjuntivo especializado, cujas células formadoras são encontradas na polpa. Esses

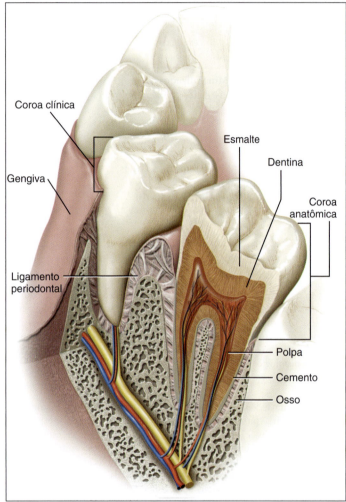

FIGURA 1-1 O dente e sua estrutura de suporte.

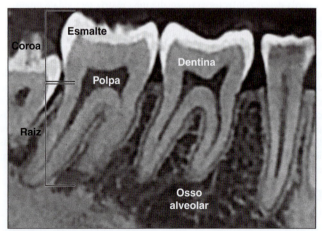

FIGURA 1-2 Corte de tomografia computadorizada de feixe cônico vertical de molares e pré-molares mandibulares. (Cortesia de M. Schmittbuhl.)

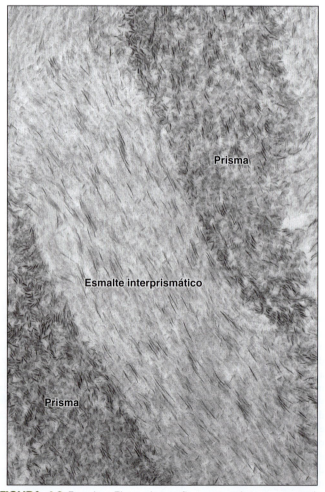

FIGURA 1-3 Esmalte. Eletromicrografia mostrando que o esmalte consiste em cristalitos organizados em prismas e esmalte interprismático.

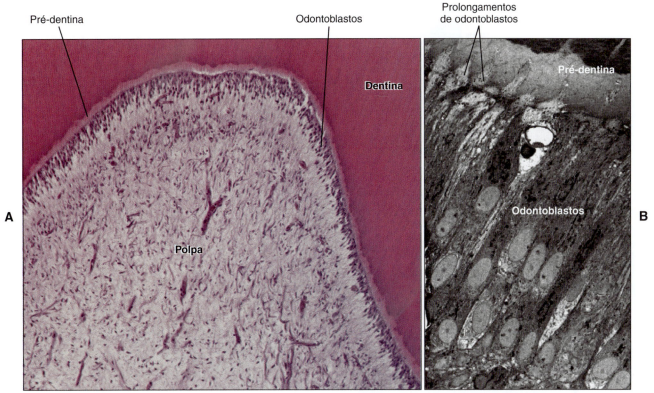

FIGURA 1-4 Dentina e polpa. **A,** Os odontoblastos (células que formam a dentina) revestem a polpa. **B,** Essas células em aumento maior apresentam prolongamentos que se estendem para dentro da dentina.

tecidos conferem aos dentes as propriedades de dureza e resiliência. Sua indestrutibilidade também dá aos dentes uma especial importância nos ramos da paleontologia e da medicina legal, por exemplo, como um meio de identificação.

TECIDOS DE SUPORTE DO DENTE

O dente se fixa ao maxilar por meio de um aparelho de suporte especializado, que consiste no osso alveolar, no ligamento periodontal, e no cemento, os quais são todos protegidos pela gengiva (veja Figuras 1-1 e 1-5).

Ligamento Periodontal

O ligamento periodontal é um tecido conjuntivo altamente especializado situado entre o dente e o osso alveolar (Figura 1-5). A principal função do ligamento periodontal é unir o dente ao maxilar, o que deve ser feito de tal forma que o dente resista às consideráveis forças da mastigação. Este requisito é preenchido pelos elementos de matriz extracelular que se estendem pela distância entre o osso alveolar e o dente, isto é, os feixes de fibras colágenas e a substância fundamental entre eles. Uma extremidade das fibras do ligamento periodontal se encontra incrustada ao tecido ósseo do osso alveolar; a outra extremidade se encontra incrustada ao cemento. Cada feixe de fibras colágenas é muito semelhante a uma corda trançada, na qual os filamentos individuais podem ser continuamente remodelados sem que a arquitetura e a função global das fibras sejam perdidas. Desse modo, os feixes de fibras colágenas podem se adaptar aos estresses que lhes são impostos. O ligamento periodontal tem outra função importante, a sensitiva. O esmalte do dente é um tecido inerte e, consequentemente, insensível; no entanto, quando os dentes entram em contato entre si nós percebemos. Parte dessa sensação discriminatória é provida pelos receptores sensitivos do ligamento periodontal.

Cemento

O cemento cobre as raízes dos dentes e está firmemente entrelaçado com a dentina da raiz (veja Figuras 1-1, 1-2 e 1-5, B). O cemento é um tecido conjuntivo mineralizado similar ao tecido ósseo, exceto pelo fato de ser avascular; o componente mineral também é a apatita, e a matriz orgânica também contém colágeno. As células que formam o cemento são chamadas de *cementoblastos*.

Os dois principais tipos de cemento são o *celular* e o *acelular*. O cemento fixado à dentina da raiz e que recobre a porção radicular superior (cervical) é desprovido de células e, portanto, é chamado de *cemento acelular*, ou *primário*. A porção inferior (apical) da raiz é recoberta pelo *cemento celular*, ou *secundário*. Nesse caso, os cementoblastos tornam-se enclausurados em lacunas no interior da matriz do cemento, produzida por eles próprios, de modo semelhante aos osteócitos que ocupam lacunas no tecido ósseo; tais células agora enclausuradas são denominadas de *cementócitos*. O cemento acelular ancora os feixes de fibras do ligamento periodontal para a fixação do dente; o cemento celular tem um papel adaptativo. Em conjunto, o osso alveolar, o ligamento periodontal e o cemento formam uma unidade funcional de importância especial, quando movimentos ortodônticos dos dentes são empenhados.

MUCOSA ORAL

A cavidade oral é revestida por uma membrana mucosa que consiste em duas camadas: um epitélio e um tecido conjuntivo subjacente (denominado de lâmina própria; Figura 1-6). Embora suas principais funções sejam as de revestimento e proteção, a mucosa também é estruturada de modo a servir como uma entidade histológica excepcionalmente móvel que permite o livre movimento dos músculos dos lábios e da bochecha. Em outros locais, ela atua como órgão da gustação.

Sob o ponto de vista histológico, a mucosa oral pode ser classificada em três tipos: (1) *mucosa mastigatória*, (2) *mucosa de revestimento* e (3) *mucosa especializada*. A mucosa mastigatória recobre a gengiva e o palato duro. Ela está firmemente fixada ao tecido ósseo subjacente pela lâmina própria (veja Figura 1-6, B), e o epitélio de revestimento é estratificado pavimentoso queratinizado para resistir aos constantes atritos dos alimentos durante a mastigação. A mucosa de revestimento, em contraste, deve ser o

CAPÍTULO 1   Estrutura dos Tecidos Orais

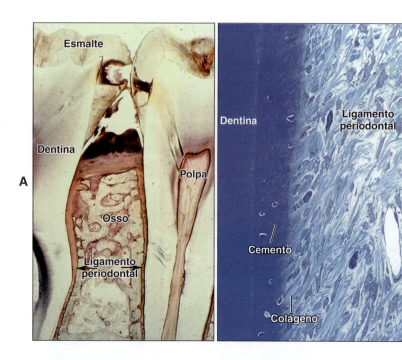

FIGURA 1-5 Cortes histológicos em microscopia de luz do ligamento periodontal. **A,** Aparelho de suporte do dente em corte longitudinal. **B,** Em aumento maior, note a natureza fibrocelular do ligamento periodontal.

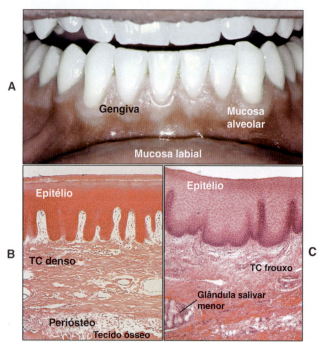

FIGURA 1-6 Mucosa oral. **A,** Note a diferença entre a mucosa da gengiva, firmemente aderida e a mucosa móvel do sulco labial (mucosa alveolar). **B,** Em cortes histológicos, o epitélio da mucosa gengival encontra-se firmemente fixado ao tecido ósseo subjacente por um tecido conjuntivo (*TC*) denso fibroso, enquanto o epitélio da mucosa do lábio **(C)** é sustentado por um tecido conjuntivo muito mais frouxo.

mais flexível possível para realizar sua função de proteção. O epitélio é estratificado pavimentoso não queratinizado, e a lâmina própria é estruturada para ter mobilidade, de modo a não estar firmemente fixada a estruturas subjacentes (veja Figura 1-6, C). A superfície dorsal da língua é recoberta por uma mucosa especializada, a qual consiste em uma mucosa mastigatória altamente extensível contendo papilas e corpúsculos gustativos.

Uma característica exclusiva da mucosa oral é ser perfurada pelos dentes. Essa característica anatômica tem profundas implicações no início da doença periodontal. Os dentes são as únicas estruturas do corpo a perfurar um epitélio. As unhas e os pelos são anexos epiteliais ao redor dos quais a continuidade epitelial é sempre mantida. Essa perfuração pelos dentes significa que uma junção de vedação deve ser estabelecida entre a gengiva e o dente.

A mucosa imediatamente circunjacente a um dente erupcionado é conhecida como *gengiva*. Em termos funcionais, a gengiva consiste em duas partes: (1) a parte voltada para a cavidade oral, que é mucosa mastigatória, e (2) a parte voltada para o dente, que está envolvida na adesão da gengiva ao dente e faz parte do periodonto. A junção entre a mucosa oral e o dente é permeável, de modo que antígenos podem passar facilmente através dela e iniciar a inflamação no tecido gengival (gengivite marginal).

GLÂNDULAS SALIVARES

A saliva é um fluido complexo que, em boas condições de saúde, banha quase continuamente as partes do dente expostas dentro da cavidade oral. Consequentemente, a saliva representa o ambiente imediato do dente. A saliva é produzida por três pares de glândulas salivares maiores — as *glândulas parótidas*, *submandibulares* e *sublinguais* — e pelas muitas glândulas salivares menores espalhadas por toda a cavidade oral. Uma explicação precisa da composição da saliva é difícil, pois as secreções de cada uma das glândulas salivares maiores e menores não apenas são diferentes, mas também seu volume pode variar em diferentes momentos. Em reconhecimento a essa variabilidade, o termo *saliva mista* passou a ser usado para descrever o fluido da cavidade oral. Independentemente de sua composição precisa, a saliva tem várias funções. Ela umidifica a boca, facilita a fala, lubrifica os alimentos e ajuda na gustação agindo como um solvente para as moléculas de alimentos. A saliva também contém uma enzima digestiva (amilase). A saliva não apenas dilui materiais nocivos eventualmente levados à boca, mas também a limpa. Além disso, ela contém anticorpos e substâncias antimicrobianas e, devido à sua capacidade de tamponamento, possui importante papel na manutenção do pH da cavidade oral.

A estrutura histológica básica das glândulas salivares maiores é similar. Uma glândula salivar pode ser comparada a um cacho de uvas. Cada "uva" é uma unidade secretora terminal (*ácino ou túbulo*), a qual é uma massa de células secretoras que circundam um espaço central. Os espaços dos ácinos e dos túbulos se abrem em ductos que seguem através da glândula, os quais são chamados, sucessivamente, de *ductos intercalares*, *estriados* e *excretores* (Figura 1-7), análogos aos talos e às hastes de um cacho de uvas. Entretanto, tais ductos são mais do que condutos passivos, suas células de revestimento têm funções na determinação da composição final da saliva.

CAPÍTULO 1 Estrutura dos Tecidos Orais

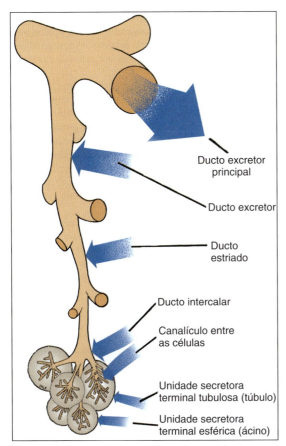

FIGURA 1-7 Ilustração representando o sistema de ductos de uma glândula salivar maior.

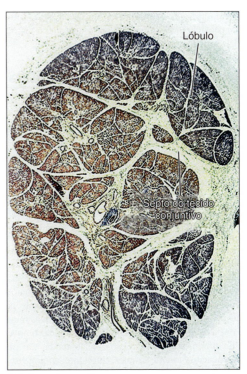

FIGURA 1-8 Fotomicrografia em pequeno aumento de uma glândula salivar mostrando sua organização lobular.

Os ductos e as unidades secretoras (ácinos e túbulos) constituem o parênquima da glândula, o qual é sustentado por um estroma de tecido conjuntivo contendo vasos sanguíneos e nervos. Esse tecido conjuntivo sustenta cada unidade secretora individual e divide a glândula em uma série de lobos ou lóbulos, finalmente formando uma cápsula ao seu redor (Figura 1-8).

TECIDO ÓSSEO DOS MAXILARES

Como foi dito anteriormente, os dentes são fixados ao tecido ósseo pelo ligamento periodontal (veja Figuras 1-1 e 1-5, A). Esta camada de tecido ósseo, denominada de osso alveolar, é componente do processo alveolar, o qual se encontra em continuidade com o tecido ósseo basal dos maxilares. O processo alveolar se organiza estruturalmente em relação aos dentes. Quando dentes são perdidos, processos alveolares também são gradualmente perdidos, criando o característico perfil facial da pessoa edêntula, cujos queixo e nariz se aproximam por causa da redução da altura facial. Embora a estrutura histológica do processo alveolar seja essencialmente a mesma do tecido ósseo da porção basal dos maxilares, na prática é necessário fazer a distinção entre essas duas porções. A posição dos dentes e tecidos de suporte, os quais incluem o processo alveolar, pode ser facilmente modificada pelos tratamentos ortodônticos. No entanto, modificações da posição da porção basal dos ossos maxilares geralmente são muito mais difíceis; isto pode ser alcançado apenas pela influência sob seu crescimento. O modo como crescem tais porções ósseas, portanto, é importante para se determinar a posição dos maxilares e dos dentes.

ARTICULAÇÃO TEMPOROMANDIBULAR

A relação entre os maxilares superior e inferior é mantida pela articulação do processo condilar da mandíbula com a fossa glenoide do osso temporal. Essa articulação, a articulação temporomandibular, é uma articulação sinovial

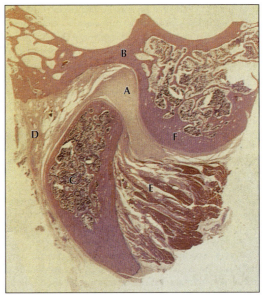

FIGURA 1-9 Corte sagital através da articulação temporomandibular. O disco (dividindo a cavidade articular em compartimentos superior e inferior) está aparente. **A**, Disco intra-articular; **B**, fossa mandibular do osso temporal; **C**, côndilo da mandíbula; **D**, cápsula; **E**, músculo pterigóideo lateral; **F**, eminência articular. (A partir de Berkovitz BKB et al: *Oral anatomy, histology, and embryology*, ed 3, London, 2002, Mosby.)

com características especiais que permitem os complexos movimentos associados à mastigação. A especialização da articulação temporomandibular se reflete em sua aparência histológica (Figura 1-9). A cavidade da articulação temporomandibular é formada por uma cápsula fibrosa revestida por uma membrana sinovial e é separada em dois compartimentos por uma extensão da cápsula para formar um disco móvel especializado. As superfícies articulares do osso são cobertas não por cartilagem hialina, mas por uma camada fibrosa que é uma continuação do periósteo que recobre os ossos individuais.

Uma maneira simplificada de entender a função da articulação temporomandibular é considerando-a uma articulação na qual o disco articular é uma superfície articular móvel.

FORMAÇÃO DOS TECIDOS MINERALIZADOS

Os tecidos mineralizados do corpo — tecido ósseo, cemento, dentina e esmalte — estão associados ao dente funcional. Como a prática odontológica envolve a manipulação desses tecidos, um conhecimento detalhado deles é obrigatório (e cada um é discutido separadamente nos capítulos subsequentes). As finalidades desta seção são (1) explicar que uma série de características comuns está associada à formação dos tecidos mineralizados, ainda que os produtos finais sejam estruturalmente distintos; (2) indicar que o papel funcional de muitas dessas características ainda não está totalmente compreendido; e (3) descrever o mecanismo comum da deterioração dos tecidos mineralizados.

Três dos quatro tecidos mineralizados do corpo (isto é, tecido ósseo, cemento e dentina) possuem muitas similaridades em sua composição e formação. Estes são tecidos conjuntivos especializados, e o colágeno (principalmente o do tipo I) desempenha um grande papel na determinação de sua estrutura. Embora o esmalte não seja um tecido conjuntivo e o colágeno não esteja envolvido em sua composição, sua formação ainda segue muitos dos princípios envolvidos na formação dos tecidos conjuntivos mineralizados. A formação dos tecidos mineralizados pode ser resumida como a produção, por células, de uma matriz orgânica capaz de acomodar um componente mineral. Este conceito bastante simples, entretanto, abrange uma série de eventos complexos.

A Matriz Orgânica nos Tecidos Mineralizados

Uma característica dos tecidos mineralizados é a variedade de proteínas de matriz extracelular que atraem e organizam íons cálcio e fosfato em uma fase mineral estruturada à base de apatita carbonatada. Células especializadas nos diferentes tecidos mineralizados (osteoblastos, odontoblastos, cementoblastos e ameloblastos) produzem os constituintes da matriz extracelular orgânica que interagem com a fase mineral. Essas células se especializam na síntese e na secreção de proteínas, e exibem uma organização polarizada para secreção vetorial e deposição aposicional das proteínas da matriz extracelular.

É de grande interesse o fato de que as proteínas envolvidas nesses tecidos mineralizados — com uma exceção (o esmalte) — são similares, compreendendo uma malha estrutural de suporte na qual predomina o colágeno do tipo I, juntamente com várias proteínas não colagênicas adicionais que funcionam primariamente como moduladoras da mineralização. A Tabela 1-1 apresenta uma análise comparativa das características dos vários tecidos mineralizados. Essa similaridade básica dos constituintes é compatível com o papel geral dos tecidos mineralizados à base de colágeno no fornecimento de suporte estrutural rígido e proteção aos tecidos moles nos vertebrados. O esmalte desenvolveu-se para funcionar especificamente como uma cobertura protetora resistente às abrasões, que conta unicamente com grandes cristais minerais para sua função. A matriz orgânica do esmalte consiste, essencialmente, em proteínas não colagênicas que não possuem um papel de "arcabouço estrutural". Todavia, o esmalte não é o único tecido mineralizado sem colágeno. A mineralização do cemento situado ao longo da margem cervical do dente ocorre em meio a uma matriz composta principalmente por proteínas de matriz não colagênicas, que também são encontradas no tecido ósseo. Em invertebrados, a concha dos moluscos consiste em lâminas de carbonato de cálcio separadas por uma delgada camada de material orgânico — macromoléculas ácidas, entre outras.

Componente Mineral

O componente inorgânico dos tecidos mineralizados consiste na hidroxiapatita, representada como $Ca_{10}(PO_4)_6(OH)_2$, e que sofreu uma série de substituições por outros íons. Essa fórmula indica somente o conteúdo atômico de uma entidade conceitual conhecida como *célula unitária*, que é o menor número de íons cálcio, fosfato e hidroxila capaz de estabelecer relações estáveis. A célula unitária da apatita biológica é hexagonal; quando empilhadas em conjunto, essas células formam a trama de um cristal. O número de repetições desse arranjo produz cristais de vários tamanhos. Geralmente, os cristais são descritos como semelhantes a agulhas ou lâminas e, no caso do esmalte, como longas fitas delgadas. Alguns acreditam que a formação dos cristais seja precedida por uma fase de fosfato de cálcio amorfo e instável.

Ao redor de cada cristal existe uma camada de água, denominada de *capa de hidratação*. Cada cristal de apatita possui três compartimentos: o interior do cristal, a superfície do cristal e a capa de hidratação, os quais estão disponíveis para a troca de íons. Desse modo, o magnésio e o sódio podem ser substitutos na posição do cálcio, o fluoreto e o cloreto na posição da hidroxila, e o carbonato nas posições da hidroxila e do fosfato. A substituição pelo fluoreto diminui a solubilidade dos cristais, enquanto o carbonato a aumenta. O magnésio inibe o crescimento dos cristais. O cristal de apatita pode manter sua configuração estrutural enquanto acomoda essas substituições.

Em resumo, a apatita biológica é construída em um padrão definido como uma trama iônica que permite uma considerável variação em sua composição através de substituição, troca e adsorção de íons. Esse padrão de variabilidade iônica reflete o ambiente imediato do cristal e é usado, clinicamente, para modificar a estrutura de cristais por meio de sua exposição a um ambiente rico em fluoreto.

MINERALIZAÇÃO

Nos últimos anos, a percepção da mineralização biológica mudou de um processo fisiológico altamente dependente para uma promoção ativa sustentada para um processo mais embasado em atividades de limitação de taxas, incluindo a liberação a partir da inibição da mineralização. Essencialmente, quando a deposição de fosfato de cálcio é iniciada, o ponto crucial passa a ser o controle da precipitação espontânea em fluidos teciduais supersaturados de íons cálcio e fosfato, limitando-a a locais bem definidos. Para alcançar isto, as células secretoras de componentes da matriz extracelular criam microambientes que facilitam a mobilização de íons minerais e secretam proteínas que estabilizam os íons cálcio e fosfato nos fluidos corporais e/ou controlam sua deposição sobre uma matriz extracelular receptiva. O sequenciamento do genoma e o mapeamento genético demonstraram que várias dessas proteínas estão localizadas no mesmo cromossoma e que há sintenia (preservação da ordem dos genes) entre várias espécies.

Coletivamente, essas proteínas são referidas como um *grupo de genes de fosfoproteínas de secreção de ligação ao cálcio*, o qual compreende: (1) proteínas da saliva, (2) algumas proteínas da matriz do esmalte, e (3) proteínas da matriz do tecido ósseo/cemento/dentina. Essas proteínas derivam da duplicação e diversificação de um gene ancestral comum durante a evolução, havendo um gene relacionado ao esmalte como intermediário inicial no processo.

Dois mecanismos foram propostos para o início da mineralização de tecidos conjuntivos mineralizados. O primeiro envolve estruturas conhecidas como *vesículas da matriz* (Figura 1-10), e o segundo é a nucleação heterogênea.

No primeiro mecanismo, as vesículas existem em relação à mineralização inicial. A vesícula da matriz é uma pequena estrutura revestida por membrana que brota da membrana plasmática da célula para formar uma unidade independente dentro da matriz orgânica inicialmente formada nos tecidos mineralizados. As primeiras evidências morfológicas de cristais são vistas no interior dessas vesículas. As vesículas da matriz proporcionam um microambiente nos quais existem os mecanismos propostos para a mineralização inicial. Para tanto, elas contêm fosfatase alcalina, adenosina-trifosfatases para o cálcio (Ca^{2+}-ATPases), metaloproteinases, proteoglicanos e fosfolipídios aniônicos, os quais podem se ligar ao cálcio e ao fosfato inorgânico e, consequentemente, formar complexos fosfolipídicos de cálcio e fosfato inorgânico. As vesículas da matriz têm uma história interessante desde sua descoberta, sendo inicialmente questionadas se não seriam um artefato da preparação do tecido.

No segundo mecanismo, durante a formação dos tecidos mineralizados com matriz extracelular primordialmente constituída por colágeno, a deposição de cristais de apatita é catalisada por grupos atômicos específicos associados à superfície, às cavidades e aos poros de fibrilas colágenas

CAPÍTULO 1 Estrutura dos Tecidos Orais

TABELA 1-1 Relação Comparativa entre os Tecidos Mineralizados de Vertebrados

	Esmalte	Dentina	Cemento Fibrilar	Tecido Ósseo
Principais Proteínas de Matriz				
Tipos	Amelogenina (várias isoformas)	Colágeno (tipo I) (+ tipo III, traços dos tipos V e VI)	Colágeno (tipo I) (+ tipos III, XII, traços dos tipos V, VI e XIV)	Colágeno (tipo I) (+ tipo III, traços dos tipos V, XII e XIV)
Conformação	Agregados supramoleculares globulares; fitas?	Fibrilas aleatórias	Fibrilas • Feixes (CAFE) • Lâminas (CCFI)	Fibrilas • Aleatórias (tecido ósseo imaturo ou não lamelar) • Lâminas (tecido ósseo maduro, ou lamelar)
Outras Proteínas de Matriz	Não amelogeninas	Não colagênicas	Não colagênicas	Não colagênicas
Tipos	1. Ameloblastina	1. Sialofosfoproteína da dentina como transcrito • Glicoproteína da dentina • Fosfoproteína da dentina • Sialoproteína da dentina	1. Sialoproteína óssea	1. Sialoproteína óssea
	2. Enamelina 3. Proteína sulfatada	2. Proteína da matriz dentinária 1 3. Sialoproteína óssea 4. Osteopontina 5. Osteocalcina 6. Osteonectina 7. Fosfoglicoproteína da matriz extracelular	2. Osteopontina 3. Osteocalcina 4. Osteonectina 5. Proteína da matriz dentinária 1 6. Sialoproteína da dentina	2. Osteopontina 3. Osteocalcina 4. Osteonectina 5. Glicoproteína 75 ácida óssea 6. Proteína da matriz dentinária 1 7. Sialofosfoproteína da dentina como transcrito 8. Fosfoglicoproteína da matriz extracelular
Estado das proteínas da matriz	Degradada juntamente com amelogeninas	Permanecem na matriz; algumas também estão presentes na dentina peritubular	Permanecem na matriz, mas algumas também podem ser degradadas; também podem estar presentes em linhas de repouso	Permanecem na matriz; algumas também podem ser degradadas; também podem estar presentes em linhas de repouso e de reversão
Proteoglicanos	Controverso	PPRL	PPRL	PPRL
Proteinases de Matriz	1. MMP-20 (enamelisina) 2. KLK-4	Enzimas processadoras de colágeno e outras necessárias para degradar a matriz	Enzimas processadoras de colágeno e outras necessárias para degradar a matriz	Enzimas processadoras de colágeno e outras necessárias para degradar a matriz
Mineral	Mais de 90% de hidroxiapatita, em fitas que se expandem (cristalitos maduros podem ter milímetros de comprimento)	67% de hidroxiapatita Pequenas placas uniformes	45% a 50% de hidroxiapatita Pequenas placas uniformes	50% a 60% de hidroxiapatita Pequenas placas uniformes
Localização do mineral	Entre nanosferas de amelogenina; relacionado às fitas?	Dentro, na periferia, e entre as fibrilas de colágeno do tipo I	Dentro, na periferia, e entre as fibrilas de colágeno do tipo I	Dentro, na periferia, e entre as fibrilas de colágeno do tipo I
Nucleado a partir de	Controverso – amelogeninas? Não amelogeninas? Dentina?	Vesículas da matriz, que, em seguida, se movem para a frente de mineralização, embora, mais provavelmente, mecanismos adicionais estejam envolvidos	Vesículas da matriz, que, em seguida, se movem para a frente de mineralização, embora, mais provavelmente, mecanismos adicionais estejam envolvidos	Vesículas da matriz, que, em seguida, se movem para a frente de mineralização, embora, mais provavelmente, mecanismos adicionais estejam envolvidos
Pré-matriz	Ausente; cristalitos contíguos à membrana plasmática de ameloblastos	Sempre presente	Sempre presente; geralmente muito delgada	Presente apenas durante a fase de formação

(Continua)

TABELA 1-1 Relação Comparativa entre os Tecidos Mineralizados de Vertebrados (Cont.)

	Esmalte	Dentina	Cemento Fibrilar	Tecido Ósseo
Tipo de Crescimento	Aposicional	Aposicional	Aposicional	Aposicional
Células				
Formadoras	Ameloblastos, células muito longas e delgadas; múltiplas morfologias	Odontoblastos, células longas com longos prolongamentos citoplasmáticos	Cementoblastos, células curtas	Osteoblastos, células curtas
Microambiente	Supostamente selado por ameloblastos na fase de secreção e na fase de maturação com borda pregueada; permeável em relação aos ameloblastos com borda lisa	Junções permeáveis e de vedação incompleta; células atuam como membrana limitante	Células amplamente espaçadas	Sem junções no nível do corpo celular; células atuam como membrana limitante
Ciclo de vida das células formadoras	Limitado até o momento da erupção da coroa	Durante toda a vida do dente, com perda gradual à medida que a câmara da polpa oclui	Provavelmente durante toda a vida do dente	Limitado; associado à fase de crescimento aposicional
Manutenção	Nenhuma	Prolongamentos dos odontoblastos	Cementócitos	Osteócitos
Ciclo de vida das células de manutenção	NA	Durante toda a vida do dente, com perda gradual à medida que a câmara da polpa oclui	Limitado devido à espessura geral da camada	Longo, até que a área de tecido ósseo sofra renovação
Degradação	Nenhuma *per se*; as células secretam proteinases	Odontoclastos	Odontoclastos/cementoclastos	Osteoclastos (ciclo de vida limitado)

A dentina, o cemento fibrilar e o tecido ósseo são tecidos cuja matriz extracelular é constituída com base de colágeno. Por sua vez, o esmalte é externo ao corpo, e não interno. O esmalte, a dentina e o cemento não são vascularizados, e não sofrem renovação. O esmalte, a dentina e o cemento primário são acelulares, mas a dentina contém os grandes prolongamentos ramificados de odontoblastos embebidos na matriz.
CAFE, Cemento acelular de fibras extrínsecas; *CCFI*, cemento celular de fibras intrínsecas; *PPRL*, pequenos proteoglicanos ricos em leucina (biglicano, decorina); *MMP*, metaloproteinase de matriz; *KLK-4*, calicreína-4; *NA*, não se aplica.
Atualizado a partir de Nanci A, Smith CE: Matrix-mediated mineralization in enamel and the collagen-based hard tissues. In Goldberg M, Boskey A, Robinson C, editors: *Chemistry and biology of mineralized tissues*, Rosemont, IL, 1999, American Academy of Orthopaedic Surgeons.

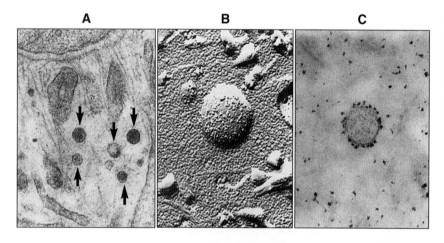

FIGURA 1-10 A, Vesículas de matriz (*setas*) vistas em microscopia eletrônica de transmissão. **B,** Imagem de criofratura da vesícula, mostrando muitas partículas intramembranosas, que se acredita representarem enzimas. **C,** Demonstração histoquímica de atividade de adenosina-trifosfatase de cálcio (Ca^{2+}-ATPase) na superfície da vesícula. (A partir de Sasaki T, Garant PR (1996) Structure and organization of odontoblasts. *Anat Rec* 22: 235-249.)

(Figuras 1-11 e 1-12). Atualmente, há incerteza sobre haver mais mineral em meio às moléculas de colágeno ou nos espaços entre as fibrilas. Embora um papel direto do colágeno não tenha sido excluído, acredita-se que a regulação desse processo seja obtida por proteínas não colagênicas; porém, a função precisa dessas proteínas e a maneira como conseguem o seu efeito ainda não são completamente conhecidas. Um item de particular interesse é como essas moléculas interagem com o colágeno do tipo I. Pontos de vista atuais sobre a mineralização do colágeno são discutidos no Quadro 1-1.

Nenhum desses mecanismos está envolvido na mineralização do esmalte; as vesículas da matriz estão ausentes e o esmalte não contém colágeno. Acredita-se que o início da mineralização do esmalte ocorra pelo crescimento dos cristais a partir da dentina já mineralizada, por proteínas da matriz secretadas pelos ameloblastos, ou por ambos os processos.

Crescimento dos Cristais

Inicialmente, o crescimento de um cristal de apatita é rápido, mas, em seguida, se torna mais lento. Vários fatores influenciam o crescimento e a composição dos cristais, mas de especial importância é o ambiente imediato dos cristais em crescimento. Por exemplo, proteínas não colagênicas podem se ligar, seletivamente, a diferentes superfícies do cristal, impedindo um subsequente crescimento e, portanto, determinando o tamanho final do cristal. O acúmulo de ácido pirofosfórico inorgânico (pirofosfato, PPi) na superfície do cristal também bloqueia o crescimento adicional.

Fosfatase Alcalina

A atividade da fosfatase alcalina está sempre associada à produção de um tecido mineralizado e, em mamíferos, as isoenzimas implicadas fazem parte

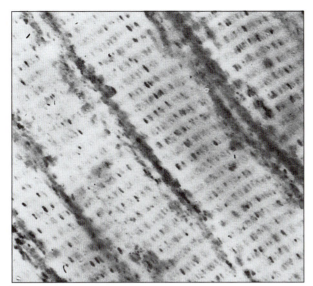

FIGURA 1-11 Eletromicrografia mostrando a disposição dos cristais em um feixe de fibrilas colágenas. As lacunas nas fibrilas colágenas são os locais onde o mineral é depositado. (A partir de Nylen, M. U., Scott, D. B. and Mosley, V. M.: Mineralization of turkey leg tendon. II. Collagen-mineral relations revealed by electron and X-ray microscopy. In: *Calcification in biological systems*, *Pub No. 64*, ed. by Sognnaes, R. F., American Association for the Advancement of Science, Washington D.C., 1960, pp.129-142.)

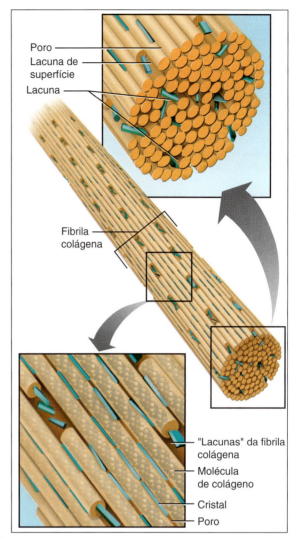

FIGURA 1-12 Ilustração esquemática da localização do componente mineral dentro de uma fibrila colágena. (Redesenhado a partir de Glimcher MJ (1981) On the form and function of bone: from molecules to organ. Wolffs law revisited, 1981. In: Veis A (ed). *The chemistry and biology of mineralized connective tissues*. Elsevier, Amsterdam, pp 616-673.)

da família do gene da fosfatase alcalina. Como a isoenzima principal é encontrada em vários outros tecidos, a isoenzima é referida como fosfatase alcalina tecidual não específica. Em todos os casos, a fosfatase alcalina exibe um padrão similar de distribuição e está envolvida com vasos sanguíneos e na membrana plasmática das células formadoras de tecidos mineralizados. Em tecidos conjuntivos mineralizados, a fosfatase alcalina também é encontrada na matriz orgânica, associada às vesículas da matriz (quando presentes), e também ocorrendo de forma livre em meio à matriz.

Embora a enzima fosfatase alcalina tenha uma função clara, seu papel na mineralização ainda não foi totalmente definido. Uma descrição precisa desse papel é complicada por pelo menos dois fatores. Primeiramente, o termo *fosfatase alcalina* é inespecífico, descrevendo um grupo de enzimas com capacidade de clivar os grupamentos fosfato dos substratos para fornecer íons fosfato aos locais de mineralização, de maneira mais eficiente em pH alcalino. Em segundo lugar, a enzima pode ter mais de uma função distinta na mineralização.

A atividade extracelular da fosfatase alcalina nos sítios de mineralização ocorre onde esteja ocorrendo o crescimento contínuo de cristais. Nesses locais, acredita-se que a enzima tenha a função de clivar o pirofosfato. Cristais de hidroxiapatita em contato com soro ou fluidos teciduais são impedidos de crescer porque os íons pirofosfato são depositados em suas superfícies, inibindo um subsequente crescimento. A atividade da fosfatase alcalina decompõe o pirofosfato, permitindo, assim, que prossiga o crescimento dos cristais.

Transporte de Íons Minerais para os Locais de Mineralização

Embora o tema tenha sido extensamente estudado, o(s) mecanismo(s) pelo(s) qual(is) grandes quantidades de fosfato e cálcio são liberadas para os locais de calcificação ainda não foi(ram) completamente explicado(s). Os íons minerais podem alcançar uma frente de mineralização movimentando-se através ou entre as células. O fluido tecidual está supersaturado nesses íons, e possivelmente será necessária apenas a percolação do fluido entre as células para que ele chegue à matriz orgânica, onde, em seguida, fatores locais permitiriam a mineralização. A priori, é mais provável que esse mecanismo ocorra entre células, tais como osteoblastos e odontoblastos, que não possuem junções oclusivas de grau tão impermeável, e onde proteínas séricas, como a albumina, podem ser encontradas no osteoide e na matriz da pré-dentina que tais células produzem. Isto também se aplica aos cementoblastos que frequentemente estão separados uns dos outros pelas fibras do ligamento periodontal que entram no cemento. Uma série de fatos, no entanto, complica essa explicação simples. Por exemplo, hormônios influenciam o movimento do cálcio para dentro e para fora do tecido ósseo. Desse modo, tem sido proposto que os osteoblastos e odontoblastos formem uma espécie de "membrana limitante" que regularia o influxo de íons para dentro de seus respectivos tecidos.

A situação pareceria mais simples no caso do esmalte, no qual as junções de oclusão entre os ameloblastos na fase de secreção restringem a passagem de cálcio. A conclusão foi que, durante a fase de secreção da formação do esmalte, é provável que alguma quantidade de cálcio passe entre as células, mas que a maior parte entre no esmalte por uma rota transcelular. A situação é diferente durante a fase de maturação.

A possibilidade do transporte transcelular é ditada por uma circunstância particular: a concentração citossólica de íons cálcio livres não pode exceder 10^{-6} mol/L, porque uma concentração maior faria com que o cálcio inibisse funções celulares críticas, levando à morte celular. Foram propostos dois mecanismos que permitem o transporte transcelular de cálcio sem exceder

CAPÍTULO 1 Estrutura dos Tecidos Orais

esse limite crítico de concentração. O primeiro sugere que, ao entrar na célula através de canais de cálcio específicos, o cálcio seja sequestrado por proteínas de ligação ao cálcio, que, por sua vez, são transportadas através da célula para o local de liberação. O segundo sugere que um fluxo contínuo e constante de íons cálcio ocorra através da célula sem que a concentração de íons cálcio livres exceda 10^{-6} mol/L. Finalmente, compartimentos intracelulares (por ex., o retículo endoplasmático e as mitocôndrias) também têm um papel na mobilização do cálcio. O cálcio foi localizado nessas estruturas não apenas nas células formadoras de tecidos mineralizados, mas também na maioria das outras células, e acredita-se que o sequestro de cálcio para essas organelas seja um dispositivo de segurança para controlar a concentração de cálcio do citosol.

DEGRADAÇÃO DOS TECIDOS MINERALIZADOS

O tecido ósseo é remodelado constantemente por meio de uma interação articulada entre a remoção de tecido ósseo velho e sua substituição por tecido ósseo novo. As fases de formação e destruição resultam da atividade de células derivadas de duas linhagens distintas. Os osteoblastos, originados a partir do mesênquima na qual caso dos ossos longos, são responsáveis pela síntese da matriz orgânica do tecido ósseo, enquanto os osteoclastos, originados de monócitos do sangue (linhagem monocítico-macrofágica), destroem áreas focais de tecido ósseo como parte da manutenção normal. O esmalte sob os ameloblastos sofre um processo de remoção das proteínas da matriz por meio de um processamento

enzimático extracelular similar àquele que ocorre na lacuna de reabsorção sob os osteoclastos. A extensão exata da degradação dos constituintes de sua matriz orgânica e o modo exato pelo qual seus fragmentos deixam o local de reabsorção ainda não estão completamente definidos; no tecido ósseo, a transcitose está envolvida (veja Capítulo 6). Tecidos, como cemento e dentina, normalmente não sofrem renovação, mas todos os tecidos mineralizados do dente podem ser reabsorvidos sob certas condições eruptivas normais (por ex., nos dentes decíduos) e sob certas condições patológicas, incluindo forças físicas excessivas e inflamação. As células envolvidas em sua reabsorção têm características similares às dos osteoclastos, mas geralmente são referidas como *odontoclastos* (veja Capítulo 10).

RESUMO

A formação dos tecidos mineralizados envolve células situadas nas proximidades de um bom suprimento sanguíneo, produzindo uma matriz orgânica capaz de aceitar componente mineral (apatita). Consequentemente, tais células têm as características citológicas das células que sintetizam e secretam proteínas ativamente.

A mineralização nos tecidos conjuntivos rígidos implica um mecanismo inicial de nucleação envolvendo vesículas da matriz derivadas de células e o controle da precipitação mineral espontânea de fluidos teciduais supersaturados. Após a nucleação inicial, a subsequente mineralização é alcançada em relação às fibras colágenas e disseminação dos minerais dentro e entre

---

QUADRO 1-1 Aspectos Atuais da Mineralização do Colágeno do Tipo I em Vertebrados

A mineralização do colágeno em tecidos de vertebrados pode ser descrita no que diz respeito aos vários aspectos moleculares, bioquímicos e estruturais. É bem estabelecido que os colágenos dos tipos I e II são os mais proeminentes entre as 28 espécies conhecidas de colágeno. O colágeno do tipo I compreende aproximadamente 90% a 95% (peso/volume – p/v) dos ossos, por exemplo, enquanto o colágeno do tipo II ocupa uma alta porcentagem (p/v) de diferentes cartilagens. A mineralização do colágeno do tipo I é mais bem compreendida do que a do colágeno do tipo II, embora existam características comuns a ambos em sua associação com os cristais minerais. Os colágenos dos tipos I e II são fibrilares e suas moléculas sofrem uma polimerização espontânea nas matrizes extracelulares de seus respectivos tecidos. A polimerização espontânea forma séries tridimensionais organizadas regularmente, caracterizadas por moléculas de colágeno que adquirem específicas ligações cruzadas de modo a desenvolverem regiões de maior e menor sobreposição em meio a estruturas com organização molecular progressivamente maior (microfibrilas, fibrilas e fibras). As matrizes extracelulares dos tecidos são banhadas em uma solução fluida que está supersaturada em relação a íons cálcio e fosfato, e esses íons circulam dentro e fora das estruturas de colágeno. A interação entre íons de cálcio e fosfato através do colágeno leva à nucleação do componente mineral e a seu crescimento e transformação subsequentes em cristais pequenos, em forma de plaquetas, associados à proteína.

A organização do componente mineral dentro e fora de fibrilas colágenas (mineralização intrafibrilar e extrafibrilar, respectivamente) resulta em dois padrões muito diferentes após análise por difração de elétrons. Padrões de difração intrafibrilar são caracterizados por reflexos de difração que são arqueados e indicativos de mineral que está alinhado e altamente orientado em relação aos eixos longos de colágeno. Padrões de difração extrafibrilar são encontrados como anéis completos sem arcos que são gerados como uma consequência da orientação aleatória do mineral em relação ao colágeno. Esses dados de difração, juntamente com a microscopia eletrônica de transmissão, sugerem que a formação intrafibrilar e extrafibrilar de minerais ocorre por meio de dois mecanismos distintos.

A extrapolação de estudos por microscopia eletrônica de transmissão convencional, tomografia por microscopia eletrônica de alta voltagem, e a simulação e modelagem molecular computadorizadas preditivas proporcionaram uma compreensão sobre um meio possível de mineralização intrafibrilar do colágeno. Aqui, essas ferramentas envolvem aminoácidos carregados e seu arranjo estereoquímico nas vizinhanças das regiões de maior e menor sobreposição das fibrilas de colágeno como os responsáveis pela ligação dos íons cálcio e fosfato em íntima proximidade para

induzir a nucleação. Núcleos minerais individuais se fundem para criar partículas de fosfato de cálcio cada vez maiores em regiões individuais de espaçamento molecular nas fibrilas colágenas (regiões de menor sobreposição molecular). O subsequente crescimento e desenvolvimento dessas partículas são direcionados, novamente, por aminoácidos carregados e sua estereoquímica, com orientação preferencialmente longitudinal, e geralmente paralela aos eixos longos das moléculas de colágeno, microfibrilas, fibrilas e fibras. Durante esses eventos de nucleação, crescimento e desenvolvimento, as partículas de fosfato de cálcio sofrem uma transição de um estado amorfo para um estado precariamente cristalino; e a natureza orientada dos cristais semelhantes a placas, agora pequenos, dá origem a reflexos arqueados discretos ao exame de difração eletrônica. Muito recentemente, a osteocalcina, uma proeminente proteína não colagênica encontrada em tecidos mineralizados de vertebrados, foi localizada por imunocitoquímica nas regiões de espaçamento entre as moléculas de colágeno. Seu papel nesses locais não é claro. Se estiver envolvida na mineralização, a osteocalcina pode mediar a nucleação; a transição da fase amorfa para a fase cristalina do mineral; ou o tamanho, o formato, e o crescimento dos cristais.

A partir de considerações conceituais baseadas em microscopia eletrônica e tomografia, acredita-se que a formação extrafibrilar do componente mineral resulte da ligação de íons de cálcio e fosfato nas superfícies do colágeno, onde cadeias laterais de aminoácidos carregados aparecem e são expostas à solução extracelular supersaturada. Além disso, certas proteínas não colagênicas, tais como a sialoproteína óssea e a osteopontina, assim como a osteocalcina, podem estar ligadas às superfícies do colágeno, e essas proteínas podem, por sua vez, se ligar a íons cálcio e fosfato. Se esses aminoácidos carregados e/ou proteínas não colagênicas estivessem em estreita proximidade nas superfícies ou perto das superfícies de colágeno, eles poderiam induzir a nucleação nas superfícies e nos espaços extrafibrilares, produzindo agora cristais em formato de placa orientados aleatoriamente, resultando em padrões de difração com reflexos anelares completos.

Embora os aspectos da mineralização em vertebrados aqui descritos sejam, em parte, estabelecidos experimentalmente e, em parte, propostos conceitualmente, outra consideração sobre a formação de minerais é a questão de sua extensão dentro ou fora das fibrilas colágenas, fibras colágenas e estruturas de organização superior que compreendem os espaços extracelulares teciduais como um todo. A microscopia eletrônica demonstra que esses espaços teciduais finalmente se tornam mineralizados, incluindo todas as estruturas de colágeno constituintes e todo o espaço (volume) entre elas. Atualmente, há incerteza sobre haver mais mineral

QUADRO 1-1 Aspectos Atuais da Mineralização do Colágeno do Tipo I em Vertebrados *(Cont.)*

dentro ou fora do colágeno, e recentemente certos estudos de microscopia eletrônica indicam que há mais mineral depositado entre o colágeno do que dentro dele. A microscopia eletrônica também mostra que as estruturas de colágeno diferem consideravelmente no espaço extracelular (volume) que elas ocupam, um resultado que depende da espécie e dos tecidos examinados, assim como de sua idade e maturação. Estudos subsequentes devem esclarecer a questão, e uma abordagem importante seria investigar, por meio de vários métodos microscópicos, ou por outros métodos de imageamento ou analíticos, uma variedade de tecidos de vertebrados, incluindo o tecido ósseo, tecidos dentários, tendões normalmente mineralizados etc., de diferentes espécies e, mais importante, em animais de idades diferentes. É provável que se descubra que as estruturas de colágeno e sua mineralização ocupem uma porcentagem diferente e altamente variável do espaço extracelular em função das espécies e dos tecidos bem como de sua respectiva idade ou maturação. Segue-se um diagrama resumido desses conceitos:

A estrutura cilíndrica intrínseca de colágeno (fibrila colágena), com suas regiões de maior e menor sobreposição entre as moléculas de colágeno, e proteínas não colagênicas (PNC) dentro e sobre as superfícies de colágeno proporcionam locais de ligação de íons e agregados de cálcio e fosfato (1). Tais associações levam à nucleação de cristais alinhados dentro do colágeno ou dispostos em arranjos aleatórios externamente às fibrilas (2). Finalmente, espaços intrafibrilares e extrafibrilares tornam-se totalmente mineralizados, embora o volume extrafibrilar possa variar com a espécie, tecido ou idade (observe os diferentes espaçamentos e volumes entre o colágeno em 3 e 4).

William J. Landis, Ph.D.
*G. Stafford Whitby Chair in Polymer Science
Department of Polymer Science
The University of Akron
Akron, Ohio*

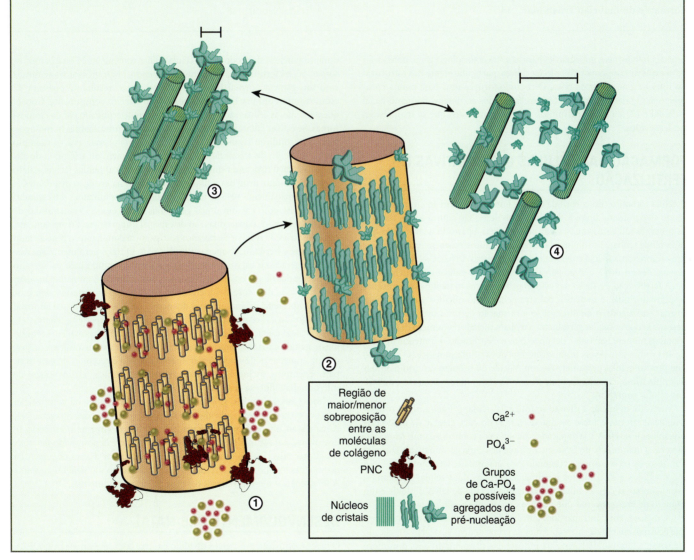

as fibras. No esmalte, a mineralização inicia-se em relação aos cristais de apatita preexistentes da dentina ou às proteínas de matriz do esmalte. A fosfatase alcalina está associada à mineralização, mas seu papel ainda não é totalmente compreendido. A degradação dos tecidos mineralizados envolve o sistema mononuclear fagocitário (conjunto de macrófagos do organismo), do qual se originam células gigantes multinucleadas características, os osteoclastos. Para decompor o tecido mineralizado, tais células fixam-se à superfície tecidual mineralizada e criam um ambiente selado que é primeiramente acidificado, de modo a promover a desmineralização do tecido duro. Após a exposição ao ambiente ácido, a matriz orgânica é degradada por enzimas proteolíticas. No esmalte, o desafio é manter um ambiente com pH relativamente neutro que preveniá a dissolução mineral e permitirá uma atividade ótima das enzimas que degradam os componentes da matriz orgânica.

2

Embriologia Geral

SUMÁRIO DO CAPÍTULO

Formação das Células Germinativas e Fertilização   12
Desenvolvimento Pré-natal   12
Indução, Competência e Diferenciação   13
Formação do Embrião Trilaminar   14

Formação do Tubo Neural e Destino dos Folhetos
Embrionários   17
Pregueamento do Embrião   17
A Crista Neural   18

Este capítulo fornece informações básicas sobre embriologia geral, necessárias para explicar o desenvolvimento da cabeça, particularmente das estruturas do interior e ao redor da boca. O capítulo fornece uma base para a compreensão (1) das origens dos tecidos associados ao desenvolvimento facial e dental e (2) da causa de muitos defeitos congênitos que se manifestam nesses tecidos.

FORMAÇÃO DAS CÉLULAS GERMINATIVAS E FERTILIZAÇÃO

A célula somática (do corpo) da espécie humana contém 46 cromossomas, sendo 46 o número diploide da célula. Dois destes são cromossomas sexuais; os restantes são autossomas. Cada cromossoma é pareado de tal forma que cada célula tenha 22 conjuntos homólogos de autossomas pareados, em que um cromossoma sexual é derivado da mãe e outro do pai. Os cromossomas sexuais, designados X e Y, são pareados como XX na mulher e XY no homem.

A fertilização é a fusão das células germinativas masculinas e femininas (espermatozoides e ovócitos, coletivamente denominados *gametas*) para formar um zigoto, o qual dá início à formação de um novo indivíduo. É necessário que as células germinativas tenham metade do número de cromossomas (o número haploide), de modo que, na fertilização, o conteúdo original de 46 cromossomas seja restabelecido na nova célula somática. O processo que produz células germinativas com metade do número de cromossomas da célula somática é chamado de *meiose*. O termo *mitose* descreve a divisão das células somáticas.

Antes de se iniciar a divisão mitótica da célula, primeiramente o DNA é replicado durante a fase de síntese (fase S) do ciclo celular, de modo que a quantidade de DNA seja duplicada para um valor conhecido como *tetraploide* (4 vezes a quantidade de DNA encontrada na célula germinativa). Durante a mitose, os cromossomas contendo essa quantidade tetraploide de DNA são divididos e distribuídos igualmente entre as duas células resultantes; assim, ambas as células-filhas têm uma quantidade de DNA diploide e um número de cromossomas que duplica exatamente a célula-mãe.

A meiose, em contrapartida, envolve duas séries de divisões celulares que ocorrem em rápida sucessão. Antes da primeira divisão, o DNA é replicado até o valor tetraploide (como na mitose). Na primeira divisão, o número de cromossomas é reduzido à metade, e cada célula-filha contém uma quantidade diploide de DNA. A segunda divisão envolve a divisão e a separação dos cromossomas, resultando em quatro células; dessa forma, a composição final de cada célula é haploide em relação ao seu valor de DNA e ao seu número de cromossomas.

A meiose é discutida neste livro-texto porque o processo ocasionalmente funciona de modo falho, produzindo zigotos com um número anormal de cromossomas e indivíduos com defeitos congênitos que algumas vezes afetam a boca e os dentes. Por exemplo, um número anormal de cromossomas pode resultar da falha na separação de um par de cromossomas homólogos

durante a meiose, de modo que as células-filhas contenham 24 ou 22 cromossomas. Se, na fertilização, um gameta contendo 24 cromossomas se fundir com um gameta normal (contendo 23), o zigoto resultante possuirá 47 cromossomas; um par homólogo possui um terceiro componente. Consequentemente, as células são trissômicas para um determinado par de cromossomas. Se estiver faltando um membro do par de cromossomas homólogos, uma rara condição conhecida como *monossomia* prevalecerá. O exemplo mais conhecido de *trissomia* é a síndrome de Down, ou trissomia do 21. Entre as características da síndrome de Down estão as fendas faciais, palato encurtado, língua protrusa e fissurada, e retardo na erupção dos dentes.

Aproximadamente 10% de todas as malformações humanas são causadas por uma alteração em um único gene. Tais alterações são transmitidas de várias maneiras, das quais duas são de especial importância. Primeiramente, se a malformação resultar de herança autossômica dominante, o gene afetado geralmente é herdado de apenas um dos pais. O traço geralmente aparece em cada geração e, estatisticamente, pode ser transmitido pelo pai afetado até metade dos filhos. Exemplos de doenças autossômicas dominantes incluem acondroplasia, disostose cleidocraniana, osteogênese imperfeita e dentinogênese imperfeita; as duas últimas doenças resultam em formação anormal dos tecidos dentários mineralizados. A dentinogênese imperfeita (Figura 2-1) surge de uma mutação no gene da sialofosfoproteína da dentina. Em segundo lugar, quando a malformação é o resultado de herança autossômica recessiva, o gene anormal pode se expressar apenas quando é recebido de ambos os pais. Exemplos incluem displasia condroectodérmica, alguns casos de microcefalia e fibrose cística.

Todas essas doenças são exemplos de anormalidades na composição genética ou genótipo do indivíduo e são classificadas como defeitos genéticos. A expressão do genótipo é afetada pelo ambiente em que o embrião se desenvolve, e o resultado final do desenvolvimento é denominado *fenótipo*. Os fatores adversos no ambiente podem resultar em desvio excessivo da norma funcional e aceita; o resultado é descrito como um *defeito congênito*. A teratologia é o estudo desses defeitos do desenvolvimento.

DESENVOLVIMENTO PRÉ-NATAL

O desenvolvimento pré-natal é dividido em três fases sucessivas (Figura 2-2). As duas primeiras, quando combinadas, constituem o estágio embrionário, e a terceira é o estágio fetal. O indivíduo em formação é descrito como *embrião* ou *feto*, dependendo de seu estágio de desenvolvimento.

A primeira fase começa na fertilização e se estende aproximadamente pelas quatro primeiras semanas de desenvolvimento. Essa fase envolve principalmente a proliferação e a migração celular, com alguma diferenciação das populações de células. Alguns defeitos congênitos resultam desse período de desenvolvimento porque, caso a alteração seja grave, o embrião é perdido.

A segunda fase estende-se pelas quatro semanas seguintes de desenvolvimento e se caracteriza principalmente pela diferenciação de todas as principais estruturas externas e internas (morfogênese). A segunda fase é um período particularmente vulnerável para o embrião porque envolve muitos processos embriológicos complexos; durante esse período, muitos defeitos congênitos conhecidos se desenvolvem.

Do final da segunda fase até o nascimento, o desenvolvimento adicional é, em grande parte, uma questão de crescimento e maturação, e o embrião agora é denominado *feto*.

INDUÇÃO, COMPETÊNCIA E DIFERENCIAÇÃO

A padronização é fundamental para o desenvolvimento a partir da especificação axial inicial (da cabeça à cauda) do embrião, estendendo-se ao longo de sua segmentação. Este é um evento espacial e temporal que implica nos processos clássicos de indução, competência e diferenciação. Esses conceitos também se aplicam ao desenvolvimento do dente e de seus tecidos de suporte, conforme exemplificado pelo desenvolvimento regional de incisivos, caninos, pré-molares e molares.

Todas as células de um indivíduo originam-se do zigoto. Claramente, elas se diferenciaram de algum modo em populações que assumiram funções, formatos e taxas de renovação específicas. O processo que inicia a diferenciação é a indução; um indutor é o agente que fornece às células o sinal para entrarem nesse processo. Além disso, cada compartimento de células deve ser competente para responder ao processo de indução. Existem janelas de competência de duração variável para as diferentes populações de células.

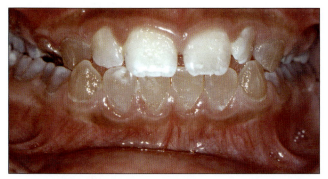

FIGURA 2-1 Vista intraoral da dentição de uma criança com dentinogênese imperfeita, um defeito genético autossômico dominante. (Cortesia de A. Kauzman.)

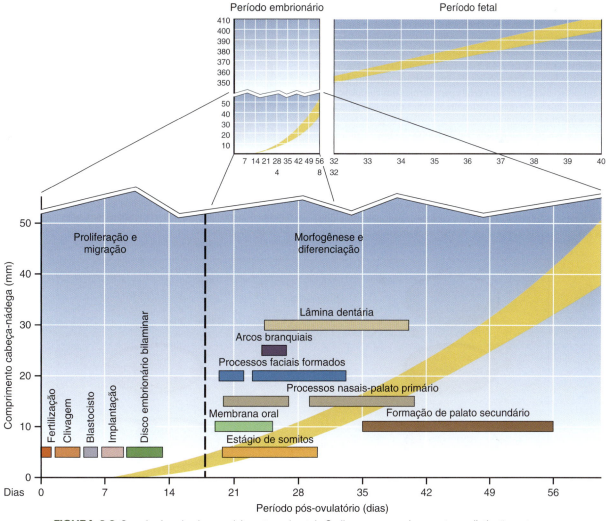

FIGURA 2-2 Sequências do desenvolvimento pré-natal. O diagrama superior mostra a distinção entre os estágios embrionário e fetal. A parte inferior do diagrama do estágio embrionário está expandido como o diagrama inferior, que distingue os estágios de proliferação e migração, bem como a morfogênese e a diferenciação. A cronologia dos eventos principais também está indicada. (Modificado a partir de Waterman RE, Meller SM. (1978) Congenital craniofacial abnormalities. In: Shaw JH, Sweeney EA, Cappuccino CC, Miller SM, eds. *Textbook of oral biology*. Philadelphia: WB Saunders Co, pp. 863-96.)

Genes *homeobox* e fatores de crescimento têm papéis cruciais no desenvolvimento. Todos os genes *homeobox* contêm uma região similar de 180 pares de bases nucleotídicas (o *homeobox*) e atuam por meio da produção de proteínas (fatores de transcrição) que se ligam ao DNA de outros genes de atuação subsequente, regulando assim a sua expressão. Ao inativar tais genes ou ao ativá-los, tem-se demonstrado que seu papel é fundamental na padronização. Além disso, as combinações de diferentes genes *homeobox* fornecem códigos ou conjuntos de regras de organização para regular o desenvolvimento; um desses códigos está envolvido no desenvolvimento dentário (veja Capítulo 5).

Os genes *homeobox* atuam em combinação com outros grupos de moléculas reguladoras, ou seja, fatores de crescimento e ácidos retinoicos. Fatores de crescimento são polipeptídeos que pertencem a muitas famílias. Para que eles exerçam seu efeito, as células devem expressar receptores de superfície celular para fazer a sua ligação. Quando tais fatores se ligam a seus receptores, ocorre a transferência de informações através da membrana plasmática e a ativação das vias de sinalização citoplasmáticas para causar alterações na expressão gênica. Consequentemente, um fator de crescimento é um agente indutor, e a adequada expressão dos receptores de superfície celular confere competência a uma célula. Descreve-se como *regulação parácrina* quando um fator de crescimento produzido por uma célula atua sobre outra célula nas proximidades, enquanto *regulação autócrina* é o processo de uma célula possui receptores para o seu próprio produto (Figura 2-3). Os efeitos extensos e diversos de relativamente poucos fatores de crescimento durante a embriogênese podem ser alcançados pelas células que expressam combinações de receptores de superfície celular que requerem a ligação simultânea de diferentes fatores de crescimento para responder de uma determinada maneira (Figura 2-4). Essas combinações representam outro exemplo de um código de desenvolvimento. Em contraste, a família do ácido retinoico entra livremente em uma célula para formar um complexo com receptores intracelulares, os quais finalmente afetam a expressão gênica. Os fatores de crescimento e os retinoides regulam a expressão de genes *homeobox*, os quais, por sua vez, regulam a expressão de fatores de crescimento, o que é um exemplo do papel dos circuitos reguladores no desenvolvimento.

FORMAÇÃO DO EMBRIÃO TRILAMINAR

Após a fertilização, o desenvolvimento dos mamíferos envolve uma fase de rápida proliferação e migração de células, com pouca ou nenhuma diferenciação. Essa fase proliferativa dura até que se formem os três folhetos embrionários. Em resumo, o ovo fertilizado inicialmente passa por uma série de rápidas divisões que levam à formação de uma bola de células denominada *mórula*. Uma certa quantidade de fluido se acumula no interior da mórula, e suas células se realinham para formar uma bola oca preenchida com fluido chamada de *blastocisto*. Dentro do blastocisto, pode-se agora distinguir duas populações de células: (1) aquelas que revestem a cavidade (o saco vitelino primitivo), denominadas *células do trofoblasto*; e (2) um pequeno grupo dentro da cavidade, chamado de *massa celular interna* ou *embrioblasto* (Figura 2-5).

As células do embrioblasto formam o embrião propriamente dito, enquanto as células do trofoblasto estão associadas à implantação do embrião e à formação da placenta (elas não serão mais descritas aqui).

Por volta do oitavo dia de gestação, as células do embrioblasto se diferenciam em um disco de duas camadas chamado de *disco embrionário*

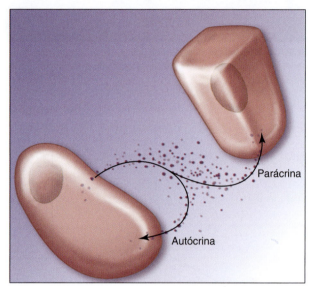

FIGURA 2-3 Regulação autócrina e parácrina. À esquerda, a célula encontra receptores para sua própria citocina (sinalização autócrina); à direita, a citocina encontra receptores em uma célula-alvo próxima (sinalização parácrina).

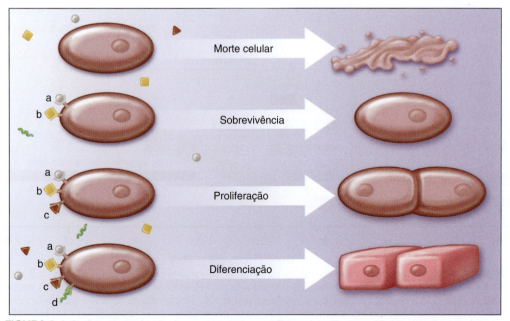

FIGURA 2-4 O efeito da expressão de receptores da superfície celular (formas coloridas ligadas à membrana plasmática) em função de diferentes combinações (a-d) de fatores de crescimento (formas geométricas coloridas) sobre o comportamento celular. Caso os receptores não sejam expressos, ocorre a morte celular.

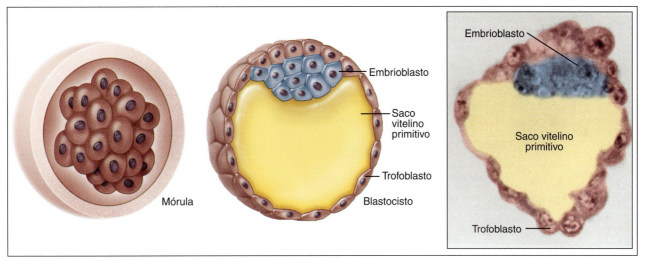

FIGURA 2-5 Diferenciação da mórula em blastocisto. Neste estágio, as células diferenciam-se no embrioblasto (envolvido no desenvolvimento do embrião) e no trofoblasto (envolvido na manutenção). (Adaptado a partir de Hertig AT, Rock J, Adams EC, Mulligan WJ (1954) On the preimplantation stages of the human ovum: a description of four normal and four abnormal specimens ranging from the second to the fifth day of development. Carnegie Inst Wash Publ 603, *Contrib Embryol* 35:199-220.)

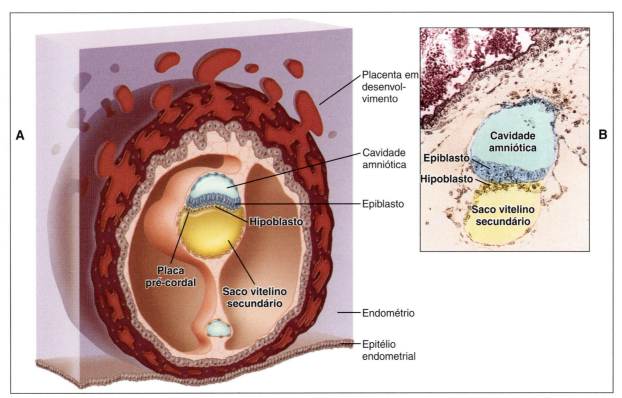

FIGURA 2-6 A, Representação esquemática e **B,** corte histológico de um blastocisto humano de 13 dias. Uma cavidade amniótica foi formada sobre a camada do epiblasto. A proliferação de células do hipoblasto forma um saco vitelino secundário. O embrião bilaminar está bem estabelecido. (**B,** Adaptado a partir de Brewer JI (1938) A human embryo in the bilaminar blastodisc stage (the Edwards-Jones-Brewer ovum). *Contrib Embryol Carnegie Instn* 27:85-93.)

bilaminar. As células situadas dorsalmente, caracterizadas como formando a camada do ectoderma embrionário (epiblasto), são colunares e se reorganizam para formar a cavidade amniótica. As células que se encontram na face ventral, as quais constituem a camada do endoderma embrionário (hipoblasto), são cuboides e formam o teto de uma segunda cavidade (o saco vitelino secundário), que se desenvolve da migração periférica de células periféricas deste endoderma embrionário para uma posição mais extraembrionária. Essa configuração se completa após 2 semanas de desenvolvimento (Figura 2-6). Durante esse tempo, o eixo do embrião é estabelecido e é representado por um ligeiro aumento de tamanho das células ectodérmicas e endodérmicas na extremidade cefálica (ou rostral) do embrião em uma região conhecida como *placa pré-cordal*, onde o epiblasto e o hipoblasto estão em contato (Figura 2-7, A; veja também Figura 2-6, A).

16 CAPÍTULO 2 Embriologia Geral

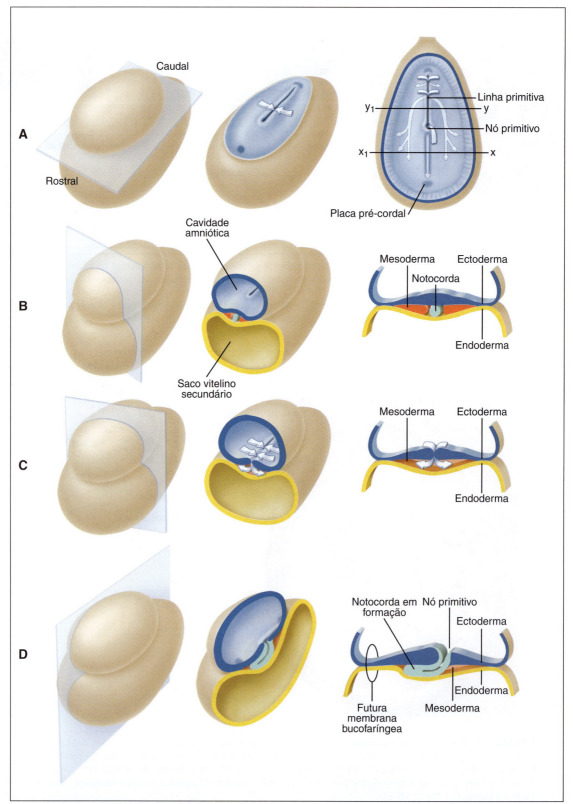

FIGURA 2-7 Gastrulação – o processo de conversão do embrião bilaminar em um embrião trilaminar. A *coluna à esquerda* ilustra o plano de corte para as colunas do meio e à direita. A *coluna do meio* fornece uma vista tridimensional, e a *coluna à direita* fornece uma representação bidimensional. **A,** O assoalho da cavidade amniótica, formado pela camada do epiblasto do embrião bilaminar. Células epiblásticas convergem para a linha média para formar a linha primitiva, um estreito sulco que termina em uma depressão circular denominada fosseta primitiva, no centro do *nó primitivo*. Em seguida, células epiblásticas migram através da linha primitiva e por entre as camadas do epiblasto e do hipoblasto em direções laterais e cefálica (*setas*). Um processo notocordal estende-se para frente a partir do nó primitivo. **B,** Corte transversal através de x-x$_1$. mostrando a notocorda ladeada pelo mesoderma. **C,** Corte através de y-y$_1$. **D,** Notocorda seguindo em direção rostral, visto em corte longitudinal.

Durante a terceira semana de desenvolvimento, o embrião entra no período de gastrulação, durante o qual o disco embrionário bilaminar se converte em um disco trilaminar, contendo três folhetos embrionários (veja Figura 2-7). Como descrito anteriormente, o assoalho da cavidade amniótica é formado pelo ectoderma primitivo (epiblasto) e, em meio a essa camada, uma estrutura chamada *linha primitiva* se desenvolve ao longo da linha média por meio de convergência celular (veja Figura 2-7, A). Essa estrutura é um estreito sulco com áreas ligeiramente protuberantes em cada lado. A extremidade rostral da linha primitiva termina em um pequeno aglomerado arredondado de células, denominado *nó primitivo*, contendo uma pequena depressão denominada de *fosseta primitiva*. Células da camada do epiblasto migram através da linha primitiva, entre o epiblasto e o hipoblasto. As células que passam através da linha primitiva mudam de formato e migram para longe da linha primitiva em direções lateral e cefálica. As células derivadas das regiões cefálicas formam o processo notocordal, o qual segue para diante na linha média até a placa pré-cordal. Através da canalização desse processo, a notocorda é formada para dar suporte ao embrião primitivo.

Em vários locais ao longo da região lateral da linha primitiva, as células do epiblasto se dividem e migram em direção à linha primitiva, onde se invaginam e se espalham lateralmente entre o epiblasto e o hipoblasto. Essas células, eventualmente consideradas como formando o *mesoblasto*, se infiltram em meio ao hipoblasto, deslocando suas células lateralmente, exceto na região da placa pré-cordal, de modo a formar o verdadeiro endoderma embrionário. Essas células também se aglomeram no espaço entre o recém-formado endoderma embrionário e o (agora denominado) ectoderma para formar uma terceira camada de células, chamada de *mesoderma* (veja Figura 2-7, B-D). Além de se disseminar lateralmente, as células se espalham progressivamente para frente, seguindo a cada lado da notocorda e da placa pré-cordal. As células que se acumulam anteriormente à placa pré-cordal como resultado dessa migração dão origem à placa cardiogênica, a estrutura na qual se forma o coração (veja a Figura 2-7, A). Como resultado dessas migrações celulares, a notocorda e o mesoderma agora separam completamente o ectoderma do endoderma (veja Figura 2-7, C), exceto na região da placa pré-cordal e em uma área similar de fusão na extremidade da cauda (caudal) do embrião, denominada *placa cloacal*.

FORMAÇÃO DO TUBO NEURAL E DESTINO DOS FOLHETOS EMBRIONÁRIOS

A série de eventos que levam à formação do embrião triblástico, ou seja, com três folhetos, durante as três primeiras semanas de desenvolvimento agora está delineada. Esses eventos iniciais envolvem a proliferação e a migração de células. Durante as 3 a 4 semanas seguintes do desenvolvimento, importantes tecidos e órgãos se diferenciam do embrião triblástico; entre estes se incluem a cabeça, a face e os tecidos que contribuem para o desenvolvimento dos dentes. Eventos-chave são a diferenciação dos tecidos do sistema nervoso e da crista neural a partir do ectoderma, a diferenciação do mesoderma, e o pregueamento do embrião em dois planos ao longo dos eixos rostrocaudal (cabeça-cauda) e lateral.

O sistema nervoso se desenvolve como um espessamento do ectoderma na extremidade rostral do embrião. Esse espessamento constitui a placa neural, a qual rapidamente forma margens elevadas (as pregas neurais). Essas pregas, por sua vez, englobam e delineiam uma depressão aprofundada na linha média, o sulco neural (Figura 2-8). As pregas neurais acabam por se fundir, de tal forma que um tubo neural se separa do ectoderma (para este último formar o assoalho da cavidade amniótica), com o mesoderma interposto.

À medida que o tubo neural se forma, ocorrem alterações no mesoderma adjacente ao tubo e à notocorda. O mesoderma primeiramente se espessa a cada lado da linha média para formar o mesoderma paraxial. Ao longo do tronco do embrião, esse mesoderma paraxial se fragmenta em blocos segmentados, chamados somitos. Cada somito possui três componentes: (1) o esclerótomo, que finalmente contribui para a formação de duas vértebras adjacentes e de seu disco intervertebral; (2) o miótomo, que dá origem a

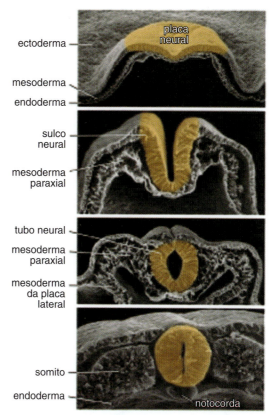

FIGURA 2-8 Eletromicrografias de varredura da formação do tubo neural, com fechamento das elevações das pregas neurais. (Cortesia de G. Schoenwolf.)

uma massa segmentada de músculo; e (3) o dermátomo, que dá origem ao tecido conjuntivo da pele sobrejacente ao somito. Na região da cabeça, o mesoderma segmenta-se apenas parcialmente para formar uma série de somitômeros ordenados, que contribuem, em parte, para a formação da musculatura da cabeça. Perifericamente ao mesoderma paraxial, o mesoderma permanece como uma delgada camada, o mesoderma intermediário, que se torna o sistema urogenital. Mais lateralmente, o mesoderma se espessa novamente para formar o mesoderma da placa lateral, que dá origem (1) ao tecido conjuntivo associado a músculos e vísceras; (2) às membranas serosas da pleura, do pericárdio e do peritônio; (3) às células sanguíneas e do sistema linfoide; (4) aos sistemas cardiovascular e linfático; e (5) ao baço e ao córtex suprarrenal.

Uma distinta série de eventos ocorre na região da cabeça. Primeiramente, o tubo neural sofre uma massiva expansão para formar as vesículas encefálicas (prosencéfalo, mesencéfalo e rombencéfalo). O rombencéfalo exibe uma segmentação em função da formação de uma série de oito protuberâncias, conhecidas como *rombômeros*, as quais desempenham um papel importante no desenvolvimento da cabeça (veja Capítulo 3).

Pregueamento do Embrião

Um evento crucial no desenvolvimento é o pregueamento do embrião em dois planos, ao longo do eixo rostrocaudal e ao longo do eixo lateral (Figura 2-9). A prega cefálica é crítica para a formação da cavidade oral primitiva, ou estomodeu; o ectoderma passa através dessa prega para revestir o estomodeu, sendo o estomodeu separado do intestino primitivo pela membrana bucofaríngea (Figura 2-10).

A Figura 2-11 ilustra como o pregueamento lateral do embrião determina essa disposição do mesoderma. Como outro resultado, o ectoderma do assoalho da cavidade amniótica encapsula o embrião e forma o epitélio superficial (ectoderma cutâneo). O mesoderma paraxial permanece adjacente ao tubo neural e à notocorda. O mesoderma da placa lateral sofre uma

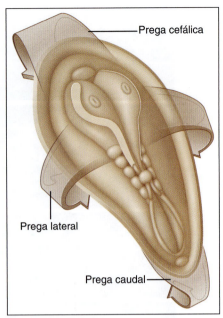

FIGURA 2-9 Embrião aos 21 dias, antes do pregueamento. As *setas* indicam onde ocorre o pregueamento.

cavitação para formar um espaço (celoma intraembrionário), e o mesoderma que delimita a cavidade recobre internamente a parede do corpo e a superfície externa do intestino primitivo. O mesoderma intermediário é realocado para uma posição na parede dorsal do celoma intraembrionário. O endoderma forma o revestimento interno do tubo digestório primitivo (intestino primitivo). A Figura 2-12 indica a disposição final do mesoderma e os derivados do ectoderma, do endoderma e da crista neural cranial.

A Crista Neural

À medida que o tubo neural se forma, um grupo de células ao longo das margens dorsais das pregas neurais em fechamento se tornam distintas do neuroectoderma. As células dessas regiões, caracterizadas como crista neural, recebem sinais indutivos para sofrer uma *transformação epitelial-mesenquimal*, um processo pelo qual suas propriedades celulares adesivas e de organização de seu citoesqueleto sofrem alterações, permitindo-lhes a se destacar e migrar para longe do tubo neural para múltiplos locais no embrião, contribuindo, desse modo, para gerar numerosos tipos celulares por todo o corpo (Figuras 2-13 e 2-14; veja também Figura 2-12). As células da crista neural exibem a excepcional capacidade de atuarem como células-tronco e células progenitoras, e com os avanços no campo de estudo das células da crista neural continua-se a descobrir os genes, as proteínas, e as redes de regulação que as dotam com tal capacidade (Quadro 2-1).

Moléculas de sinalização pertencentes a diferentes vias de sinalização, tais como a das proteínas morfogenéticas ósseas, Wnt (homólogo *wingless* em vertebrados), e do fator de crescimento de fibroblastos, e secretadas

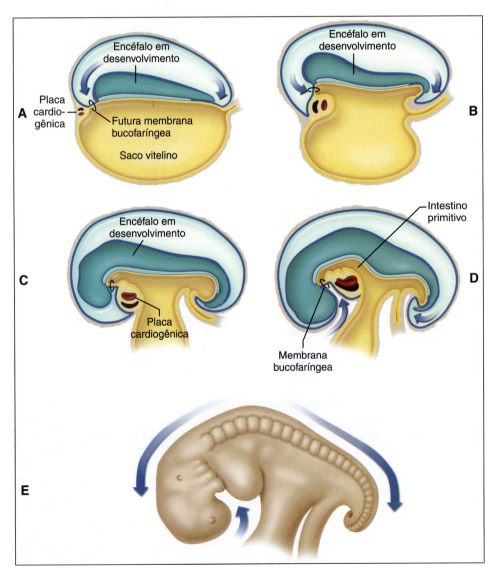

FIGURA 2-10 Cortes sagitais de embriões ilustram os efeitos do pregueamento cefalocaudal. **A** indica onde se inicia o pregueamento e **B**, o início do pregueamento em 24 dias. **C** e **D**, em 26 e 28 dias, respectivamente, mostra como a prega cefálica estabelece o estomodeu (cavidade oral primitiva) (*seta*), delimitada pelo encéfalo em desenvolvimento e pela placa cardiogênica. Ela é separada do intestino anterior pela membrana bucofaríngea. **E,** O embrião à finalização do dobramento.

CAPÍTULO 2 Embriologia Geral

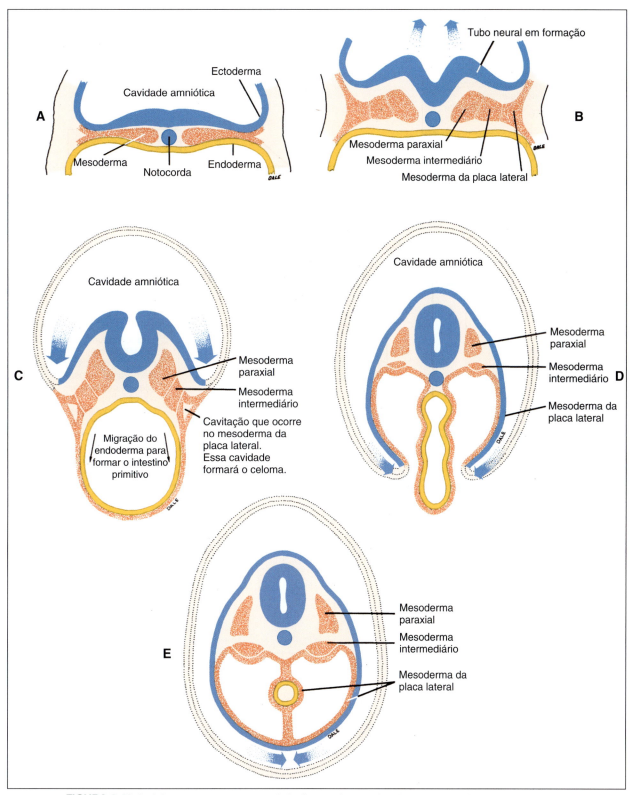

FIGURA 2-11 Embriões em corte transversal. **A,** O mesoderma, situado entre o ectoderma e o endoderma no disco trilaminar. **B,** Diferenciação do mesoderma em três massas: o mesoderma paraxial, o mesoderma intermediário e o mesoderma da placa lateral. **C a E,** Com o pregueamento lateral do embrião, a cavidade amniótica envolve o embrião, e o ectoderma que constitui seu assoalho forma o ectoderma de superfície. O mesoderma paraxial permanece adjacente ao tubo neural. O mesoderma intermediário é realocado e forma o sistema urogenital. O mesoderma da placa lateral sofre uma cavitação, e a cavidade forma o celoma, com o seu revestimento formando as membranas serosas do tubo digestório e da cavidade abdominal.

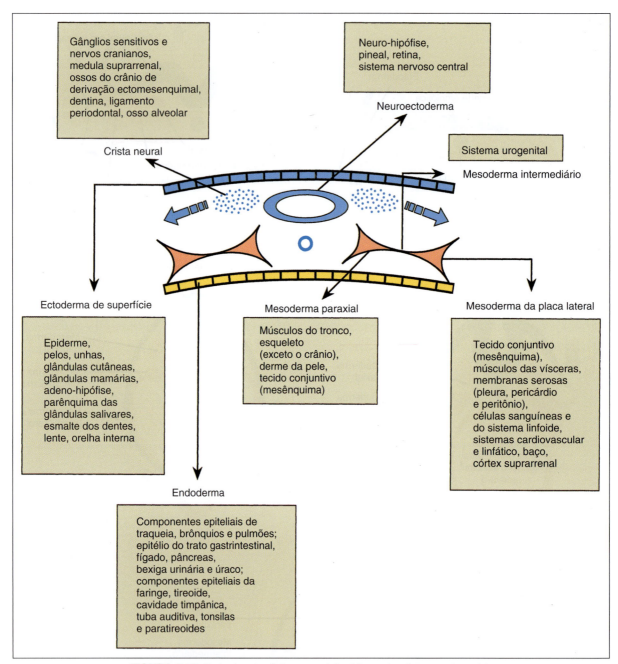

FIGURA 2-12 Derivados dos folhetos embrionários e da crista neural cranial.

pelo ectoderma não neural circunjacente e pelo mesoderma subjacente, desempenham um papel crítico na indução das cascatas de sinalização em células da crista neural. Em nível molecular, a competência das células da crista neural é indicada pela expressão dos membros da família do fator de transcrição dedo de zinco *Snail* (*Snail* e *Slug*) que reprimem a expressão de E-caderina, uma molécula de adesão celular.

As células da crista neural na região da cabeça têm um papel importante. Além de auxiliar na formação dos gânglios sensitivos cranianos, elas também se diferenciam para formar a maior parte dos tecidos conjuntivos da cabeça. O tecido conjuntivo embrionário de todas as partes do corpo é derivado do mesoderma e é genericamente conhecido como *mesênquima*; no entanto, o tecido conjuntivo embrionário na cabeça é referido como *ectomesênquima*, o que reflete sua origem a partir do neuroectoderma. No contexto dentário, a migração propriamente dita das células da crista neural é essencial para o desenvolvimento do esqueleto craniofacial e dos dentes. Na síndrome de Treacher Collins (Figura 2-15), por exemplo, o total desenvolvimento facial não ocorre porque as células da crista neural falham em migrar adequadamente para a região facial. Todos os tecidos do dente (exceto o esmalte e, possivelmente, algum tipo de cemento) e seu aparelho de suporte são diretamente derivados das células da crista neural, e seu esgotamento impede o desenvolvimento dentário adequado.

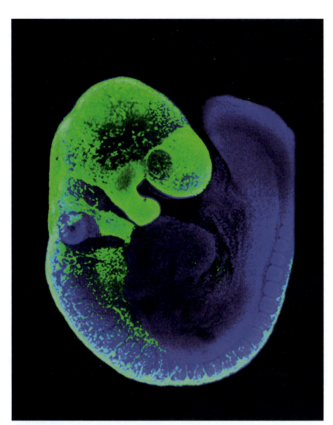

FIGURA 2-13 Migração de células da crista neural por todo o embrião rastreada em um modelo de camundongo transgênico *knock-in* para Pax3-GFP (*verde*). (Cortesia de A. Barlow e P. Trainor.)

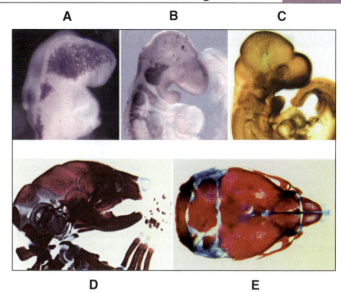

FIGURA 2-14 Migração e diferenciação de células da crista neural cranial. **A,** Células da crista neural cranial em migração. **B e C,** Diferenciação neuronal de células da crista neural cranial. **D,** Diferenciação esquelética de células da crista neural cranial. **E,** Neurocrânio (ossos, em *vermelho*; cartilagem, em *azul*). (A partir de Trainor P, Specification of neural crest cell formation and migration in mouse embryos. *Semin Cell Dev Biol* 16[6]:683-693, 2005.)

QUADRO 2-1 — Células da Crista Neural e suas Aplicações na Medicina Regenerativa

As células da crista neural compreendem uma população de células-tronco migratórias e progenitoras que se formam nas 3 a 4 primeiras semanas de desenvolvimento embrionário humano. Derivadas do ectoderma durante o período de neurulação, as células da crista neural são essenciais para o desenvolvimento do embrião e durante toda a vida adulta. Essas células dão origem às células precursoras dos tecidos cartilaginoso e ósseo do crânio e, portanto, à maior parte do esqueleto craniofacial. Elas geram neurônios e células da glia do sistema nervoso periférico e do sistema nervoso entérico, e as meninges que envolvem o encéfalo. Elas se diferenciam em melanócitos (células produtoras de pigmento da pele), odontoblastos, células musculares lisas do sistema cardiovascular e células secretoras de hormônios da medula suprarrenal. De fato, são poucos os tecidos ou órgãos em todo o corpo humano que não recebem alguma contribuição das células da crista neural.

Avanços no campo das células da crista neural continuam a descobrir os genes, as proteínas, e as redes reguladoras que dotam as células da crista neural com propriedades similares às de célula-tronco e de células progenitoras, e uma série surpreendente de destinos celulares. Entretanto, grande parte do foco nas células da crista neural gira atualmente em torno de suas contribuições a distúrbios e doenças congênitos, os quais são denominados coletivamente como *neurocristopatias*. Estes incluem distúrbios do desenvolvimento craniofacial, tais como fendas palatinas e craniossinostose; anomalias do desenvolvimento cardíaco, incluindo a persistência do tronco arterial; malformações do desenvolvimento gastrintestinal, tais como ocorre na doença de Hirschsprung; e cânceres, como neuroblastoma e melanoma, os quais afetam o sistema nervoso periférico e a pele, respectivamente. A compreensão da etiologia genética e da patogênese celular e tecidual de neurocristopatias individuais oferece o potencial para o desenvolvimento de terapias de reparo e regeneração, ou preventivas, para o tratamento de neurocristopatias.

Transplantes de células-tronco têm sido elogiados como estratégia terapêutica no tratamento de distúrbios e doenças neurocristopáticos. Embora as células-tronco embrionárias tenham sido, no passado, consideradas ideais para essa finalidade por causa de sua extraordinária pluripotência, sua derivação ainda é controversa sob o ponto de vista ético, e o potencial para a rejeição do hospedeiro continua alto. Em contraste, células-tronco adultas estão disponíveis a partir de numerosas fontes teciduais e podem ser obtidas a partir do próprio indivíduo afetado, sem a preocupação ética ou o temor da rejeição do transplante. A identificação das células progenitoras multipotentes da crista neural em adultos facilitou sua aplicação terapêutica na engenharia e reparo teciduais. Contudo, ao contrário das células-tronco, apenas de 1% a 3% das células da crista neural exibem um verdadeiro caráter multipotente. Em vez disso, a grande maioria das células da crista neural exibe uma limitada capacidade para produzir células-filhas idênticas. Além disso, apesar da persistência em adultos, as células da crista neural são geradas apenas transitoriamente durante o desenvolvimento embrionário. Consequentemente, as células da crista neural são mais semelhantes às células progenitoras do que as células-tronco. Entretanto, estudos sobre a contribuição das células da crista neural ao nervo isquiático em ratos revelou que populações puras de células da crista neural podem ser isoladas através de citometria de fluxo e, mais importante, que essas células isoladas da crista neural retêm a capacidade de formar neurônios e células da glia após transplante em embriões de aves. Populações similares das células da crista neural também persistem no tubo digestório, coração, epiderme, medula óssea, córnea, polpa dental, palato duro e mucosa oral de organismos adultos, fornecendo múltiplas fontes acessíveis de células para terapias de reposição.

O potencial de desenvolvimento das células-tronco e progenitoras da crista neural, porém, pode diminuir com o envelhecimento. Enquanto células progenitoras da crista neural derivadas do tubo digestório de embriões de camundongos migram a grandes distâncias de um local de transplante em embriões de aves e se diferenciam em neurônios, células progenitoras da crista neural derivadas do tubo digestório adulto se enxertam apenas em estruturas na proximidade de seu local de transplante. No entanto, células progenitoras da crista neural derivadas do tubo digestório transplantadas para o tubo intestinal aganglônico de um rato modelo da doença de Hirschsprung enxertaram-se e se diferenciaram em neurônios. Além disso, células da crista neural isoladas a partir do tecido do intestino fetal humano permaneceram viáveis, enxertaram-se e estabeleceram conexões funcionais após transplante para o intestino de

QUADRO 2-1 Células da Crista Neural e sua Aplicação na Medicina Regenerativa *(Cont.)*

camundongos imunodeficientes. Ademais, células progenitoras da crista neural para o sistema nervoso entérico derivadas de células-tronco pluripotentes e induzidas humanas (iPS) podem migrar, enxertar-se e diferenciar-se em neurônios, evitando a mortalidade relacionada à doença em camundongos com doença de Hirschsprung. Isto levanta a possibilidade de se gerar células progenitoras da crista neural via células iPS ou de isolá-las diretamente da região ganglionar do intestino de um paciente com doença de Hirschsprung e, em seguida, transplantar essas células na região aganglônica do mesmo indivíduo. Essa abordagem pode oferecer uma opção de tratamento para a doença de Hirschsprung sem incorrer em problemas com histocompatibilidade e imunossupressão, as quais são típicas de uma cirurgia de transplante.

Células de derivação da crista neural obtidas a partir da epiderme da pele também parecem ser consideravelmente promissoras como terapêutica. Tais células não apenas se encontram prontamente acessíveis para isolamento, mas folículos pilosos contêm uma população mista de células-tronco epidérmicas, de queratinócitos, e de melanócitos, cada uma das quais exibindo um alto grau de plasticidade. No folículo piloso encontra-se uma região de múltiplas camadas da bainha folicular externa, denominada *bulbo folicular*. Neste bulbo folicular ocorre a formação de linhagens celulares que podem originar, entre outros, o crescimento de um novo pelo e, curiosamente, as camadas internas são derivadas de células da crista neural. Células derivadas da crista neural coletadas a partir da região do bulbo folicular podem sofrer autorrenovação, indicando que tais células sejam células-tronco. Além disso, essas células são multipotentes e, sob condições específicas de diferenciação, produzem colônias de neurônios, células musculares lisas, raras células de Schwann, melanócitos e até condrócitos. Consequentemente, essas células são chamadas de *células-tronco epidérmicas derivadas da crista neural*, e o bulbo folicular no qual são encontradas representa o seu nicho.

Recentemente, demonstrou-se que as células-tronco isoladas de folículos pilosos reparam a função do nervo isquiático *in vivo* em camundongos. Células-tronco isoladas de folículos pilosos foram usadas em transplantes para tratar dois nervos diferentes, os nervos isquiático e tibial, previamente lesados. Após o transplante, as células-tronco foliculares tornaram-se incorporadas ao nervo, precipitando a recuperação da função neural adequada. Estudos funcionais do músculo gastrocnêmio revelaram contrações consistentes sob estimulação. Além disso, a função do nervo tibial foi recuperada em camundongos que receberam um transplante de células-tronco foliculares, conforme demonstrado pela capacidade de marcha normal. Em contraste, camundongos do grupo controle com um nervo isquiático cortado, mas sem transplante, não demonstraram contração muscular sob estimulação. Em conjunto, esses resultados demonstram que o transplante das células-tronco foliculares promove o crescimento axonal regenerativo, resultando na recuperação da função do nervo. Esses experimentos demonstram, de maneira elegante, o potencial de células-tronco foliculares (das quais as células-tronco epidérmicas de derivação da crista neural são um componente) como uma fonte potencial de células a serem usadas em terapias com células-tronco.

Além do transplante autólogo sem rejeição pelo sistema imunológico, o isolamento de células progenitoras da crista neural de adultos, ou sua derivação a partir de células-tronco pluripotentes induzidas (iPS) de pacientes afetados por uma neurocristopatia, fornece uma poderosa plataforma para a padronização da doença e informações sobre sua patogênese, assim como para triagem de fármacos para tratamentos. Isto é particularmente evidente em estudos em andamento sobre a doença de Hirschsprung e a disautonomia familiar, uma doença neurodegenerativa do sistema nervoso periférico que se caracteriza pela disfunção do sistema nervoso autônomo.

Conclusões

Embora a crista neural seja uma população celular distinta, gerada apenas transitoriamente no embrião, numerosas populações de células-tronco e células progenitoras da crista neural foram isoladas de tecidos embrionários e adultos. Células-tronco derivadas da crista neural são extremamente úteis para a padronização de doenças, triagem de fármacos e em terapias com células-tronco. Elas são facilmente acessíveis, sendo relativamente fáceis de serem mantidas em cultura, e fornecem uma fonte autóloga de tecidos para terapias de reposição, evitando a imunorrejeição. Essas abordagens, quando usadas em combinação com avanços em engenharia genômica, tornam possível o isolamento de células progenitoras da crista neural de um indivíduo afetado, corrigem um defeito genético nessas células, e, em seguida, tais células são transplantadas de volta para o mesmo indivíduo, possivelmente prevenindo ou corrigindo a doença. Como prova de princípio, um tipo similar de abordagem combinada de células-tronco e edição de genes foi usado recentemente com sucesso no tratamento de anemia falciforme.

Paul A. Trainor
Stowers Institute for Medical Research Kansas City, Missouri

LEITURA RECOMENDADA

Le Dourain NM, Kalchein C, editors: *The neural crest*, Cambridge, 1999, Cambridge University Press.
Saint-Jeannet JP, editor: *Advances in experimental medicine and biology*, New York, 2006, Landes Bioscience.
Trainor PA, editor: *Neural crest cells: evolution, development and disease*, New York, 2014, Elsevier.

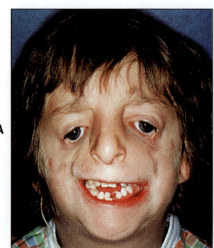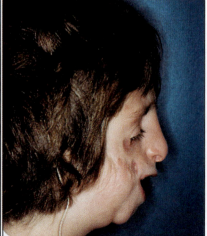

FIGURA 2-15 A e B, Uma criança com disostose mandibulofacial (síndrome de Treacher Collins). O subdesenvolvimento resulta da falha de migração das células da crista neural para a região facial. (A partir de Kaban LB, Troulis MJ: *Pediatric oral e maxillofacial surgery*, St Louis, 2004, Saunders.)

LEITURA RECOMENDADA

Cordero DR, et al: Cranial neural crest cells on the move: their roles in craniofacial development, *Am J Med Genet A* 155:270, 2011.
Minoux M, Rijli FM: Molecular mechanism of cranial neural crest cell migration and patterning in craniofacial development, *Development* 137:2605, 2010.
Moore KL, et al, editor: *The developing human: clinically orientated embryology*, ed 8, Philadelphia, 2008, Saunders.
Sadler TW, editor: *Langman's essential medical embryology* (vol 1), Baltimore, 2005, Lippincott Williams & Wilkins.

3

Embriologia da Cabeça, da Face e da Cavidade Oral

SUMÁRIO DO CAPÍTULO

Células da Crista Neural e Formação da Cabeça   23
Arcos Branquiais (ou Faríngeos) e a Boca Primitiva   26
    Destino dos Sulcos e das Bolsas Branquiais   26
    Anatomia de um Arco Branquial   27
    Fusão de Processos Faciais   28
Formação da Face   28
Formação do Palato Secundário   29
Formação da Língua   33

Desenvolvimento do Crânio   36
Desenvolvimento da Mandíbula e da Maxila   36
    Mandíbula   36
    Maxila   38
    Características Comuns do Desenvolvimento
       dos Maxilares   39
Desenvolvimento da Articulação Temporomandibular   39
Defeitos Congênitos   39

O conhecimento do desenvolvimento evolucionário do crânio, da face e dos maxilares é útil para a compreensão dos complexos eventos envolvidos na cefalogênese (formação da cabeça). Os cordados primitivos possuem um plano anatômico bastante simples, com (1) uma notocorda para suporte, (2) um sistema nervoso e órgãos dos sentidos simples, (3) blocos musculares segmentados, e, no início da faringe em sua parede lateral, (4) uma série de arcos branquiais sustentados por peças cartilaginosas associados a fendas para permitir as trocas gasosas. Os primeiros vertebrados se desenvolveram a partir deste plano simples e não possuíam mandíbula (agnatia). Blocos cartilaginosos (occipital e paracordal) se desenvolveram para sustentar a notocorda na região da cabeça, juntamente com cápsulas cartilaginosas (nasal, óptica e ótica) para proteger os órgãos dos sentidos. Essas cartilagens, coletivamente, formam o neurocrânio. Os arcos branquiais, conforme mencionado, são sustentados por uma série de bastões cartilaginosos originalmente numerados como 0, 1, 2, e assim por diante, os quais constituem o viscerocrânio. A primeira cartilagem (cartilagem 0) dos arcos branquiais migrou para o neurocrânio para fornecer um suporte adicional como a cartilagem trabecular. Por essa razão, a efetiva cartilagem do segundo arco se tornou a cartilagem do primeiro arco (Figura 3-1, A e B). O neurocrânio e o viscerocrânio juntos formam o condrocrânio.

A partir desse modelo simples, os vertebrados vieram a possuir maxilares (gnatostomados) por meio da modificação da cartilagem articulada do primeiro arco, em que o elemento superior, a barra palatopterigoquadrada, tornou-se a maxila, enquanto o elemento inferior, a cartilagem de Meckel, tornou-se a mandíbula (Figura 3-1, C). A conexão fibrosa entre os dois maxilares formou a articulação maxilomandibular. Além dos maxilares, a evolução dos vertebrados também produziu uma massiva expansão da região da cabeça e dos elementos neurais e sensoriais maiores associados. Para proteção, os ossos formados por ossificação intramembranosa se desenvolveram como elementos ósseos esqueléticos adicionais para formar a calvária (abóbada craniana) e o esqueleto facial, o que incluiu os maxilares ósseos e os dentes. Essa expansão cefálica demandou uma nova fonte de tecido conjuntivo, e como explicado no Capítulo 2, essa fonte é o neuroectoderma, de onde as células da crista neural migram e se diferenciam em ectomesênquima. A Figura 3-2 mostra uma comparação entre os componentes do crânio de vertebrados primitivos e o esqueleto do crânio de um feto humano.

CÉLULAS DA CRISTA NEURAL E FORMAÇÃO DA CABEÇA

O pregueamento do embrião triblástico foi descrito, e a prega cefálica é importante nesse período. Conforme discutido no Capítulo 2, o tubo neural é produzido pela formação e fusão das pregas neurais, vindo a se posicionar sob a superfície do ectoderma (veja Figura 2-3). A porção anterior do tubo neural expande-se muito à medida que se formam o prosencéfalo, o mesencéfalo e o rombencéfalo (Figura 3-3), e a parte associada ao rombencéfalo desenvolve uma série de oito protuberâncias, os rombômeros (Figura 3-4). Lateralmente ao tubo neural encontra-se o mesoderma paraxial, que se segmenta parcialmente em direção rostral para formar somitômeros e se segmenta totalmente em direção caudal para formar os somitos, sendo os somitos occipitais os primeiros de uma série (veja Figura 3-3).

Células da crista neural derivadas do nível do mesencéfalo e dos dois primeiros rombômeros transformam-se e migram como duas correntes para proporcionar a formação de tecido conjuntivo embrionário adicional, necessário para o desenvolvimento craniofacial (veja Figura 3-4). A primeira corrente fornece grande parte do ectomesênquima associado à face, enquanto a segunda corrente é direcionada para o primeiro arco branquial, onde contribui para a formação dos maxilares. Subpopulações de células da crista neural, dependendo de sua localização anteroposterior ao longo do tubo neural, estão sujeitas a um conjunto muito complexo, sob os pontos de vista temporal e espacial, de eventos de sinalização. Inúmeras moléculas são usadas como pistas para guiá-las até o seu destino final em áreas restritas da cabeça. Sua diferenciação definitiva também é estritamente controlada através de sinalização recíproca com células ectodérmicas adjacentes. Os vários eventos intracelulares de sinalização e comunicação entre as células finalmente culminam no desencadeamento de várias respostas celulares, incluindo proliferação, migração, diferenciação, e sobrevivência ou apoptose.

As células da crista neural a partir do rombômero 3 para trás migram para os arcos branquiais e darão origem às estruturas da faringe. Como os genes de fatores de transcrição *homeobox* não são expressos anteriormente ao rombômero 3, uma série diferente de genes de padronização codificados foi adaptada para o desenvolvimento de estruturas cefálicas (Figura 3-5). Este novo conjunto de genes de fatores de transcrição, que reflete o subsequente desenvolvimento da cabeça em termos evolucionários, inclui o ortodentículo *homeobox* 2 (Otx2), o *muscle segment homeobox* (Msx), o *distal-less homeobox* (Dlx) e o *BarH-like homeobox* (Barx). Os genes *homeobox* também estão envolvidos no desenvolvimento dentário e seus efeitos estão discutidos no Capítulo 5.

Algumas populações de células da crista neural requerem instruções a partir de seu microambiente local. As interações resultantes envolvem vias comuns de sinalização, tais como as do *sonic hedgehog* (Shh), do fator de crescimento de fibroblastos (Fgf), e de proteínas morfogenéticas ósseas (BMPs). Enzimas que modificam a arquitetura da cromatina regulando a acessibilidade dos fatores de transcrição ao DNA também participam da padronização craniofacial. Os fatores ambientais que transmitem sinais de repulsa e/ou atração também são fundamentais para a especificação da

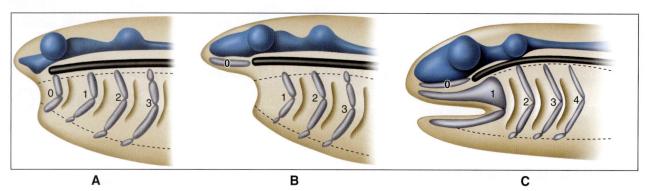

FIGURA 3-1 A e B, O viscerocrânio e o movimento de arco 0 para o neurocrânio. **C,** Os maxilares se desenvolveram a partir da cartilagem do primeiro arco branquial do viscerocrânio. (Redesenhado a partir de Osborn JW, editor: *Dental anatomy and embriology*, vol 2, Oxford, UK, 1981, Blackwell Scientific.)

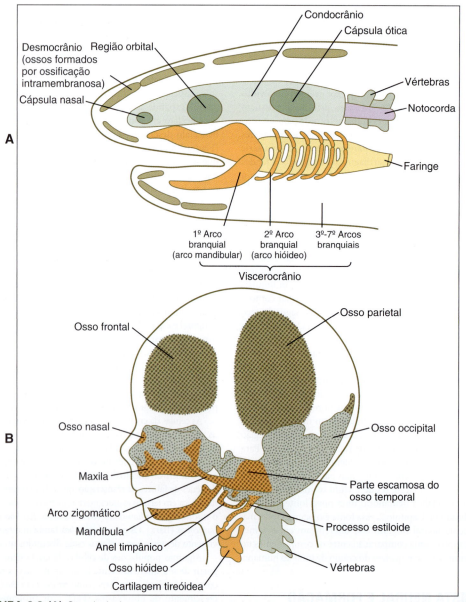

FIGURA 3-2 (A) Os principais componentes do esqueleto do crânio de um vertebrado primitivo, e **(B)** a distribuição desses mesmos componentes na cabeça de um feto humano. **B,** Os ossos da calvária e da face são formados por ossificação intramembranosa (*pontilhado grosso*), enquanto os ossos da base do crânio formam-se por meio de ossificação endocondral (*pontilhado fino*). (A partir de Carlson BM: *Human embryology and developmental biology*, Philadelphia, 2004, Mosby.)

CAPÍTULO 3 Embriologia da Cabeça, da Face e da Cavidade Oral

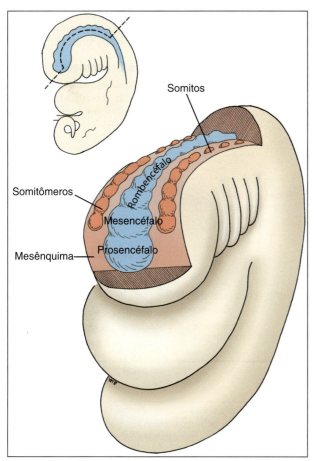

FIGURA 3-3 Os blocos de construção para a cefalogênese.

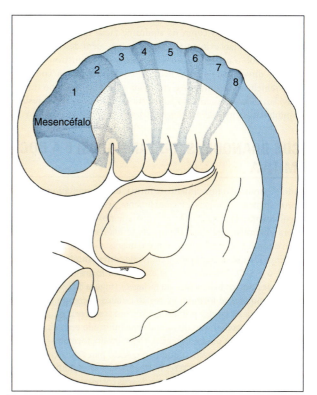

FIGURA 3-4 A fonte e o padrão da migração de células da crista neural para a face em desenvolvimento e para o sistema de arcos branquiais. O mesencéfalo e os rombômeros 1 e 2 contribuem para a face e para o primeiro arco branquial.

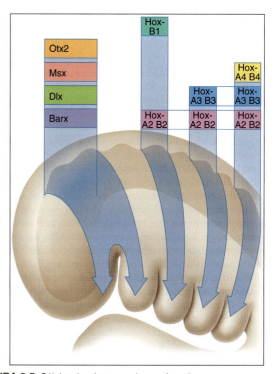

FIGURA 3-5 Células da crista neural em migração expressam os mesmos genes *homeobox* (Hox) que as suas células precursoras nos rombômeros dos quais derivam. Note que os genes Hox não são expressos em posições anteriores ao rombômero 3. Um novo conjunto de genes de padronização (Otx2, Msx, Dlx, Barx) se desenvolveu para promover o desenvolvimento de estruturas cefálicas, de modo que um "código Hox" também seja transferido para os arcos branquiais e para a face em desenvolvimento.

segregação e do destino das células da crista neural em sua migração para os arcos branquiais. Vários ligantes secretados e seus receptores de membrana fornecem pistas de repulsa, especialmente nas regiões livres de células da crista neural do mesênquima adjacente aos rombômeros 3 e 5. Entre outros, importantes agentes nesses processos são os receptores de membrana v-erb-b2 do oncogene viral homólogo 4 da leucemia eritroblástica aviária (Erbb4), efrina, e neurolipina, juntamente com seus respectivos ligantes solúveis, neuregulinas, efrinas, e semaforinas. Por outro lado, a orientação direcional (atração) de células da crista neural para seus respectivos arcos branquiais é proporcionada por outra série elaborada de moléculas espécie-específicas, tais como Twist, T-box 1 (Tbxl), fator 1 derivado de células do estroma/receptor 4 do motivo cxc da quimiocina(Sdflb/ Cxcr4a), neuropilina 1/fator de crescimento endotelial vascular (Npnl/Vegf), e receptor para Fgf1 (Fgfrl).

Tem-se sugerido que a padronização espécie-específica da cabeça e da face, especialmente o formato e o tamanho de bicos e focinhos, depende da via de sinalização Wnt canônica (dependente de betacatenina) que parece ser um modulador prévio de moléculas efetoras críticas, tais como Fgf8, Bmp2, e Shh, presentes no centro da zona ectodérmica frontonasal. Esse centro é outro determinante importante da padronização espécie-específica e do crescimento externo da região superior da face. A variação em organização, o tamanho relativo, e a posição da zona ectodérmica frontonasal, juntamente com outras moléculas como a calmodulina, são em parte responsáveis pelos muitos formatos diferentes encontrados na natureza.

Embora a compreensão de análises moleculares mostre um significativo progresso, as atividades biológicas celulares resultam de várias cascatas moleculares que ainda estão sendo elucidadas. Os genes de polaridade planar estão chamando muito mais a atenção não apenas pelo seu papel na regulação da polaridade celular e na morfogênese, mas também por sua implicação no posicionamento das estruturas celulares e na coordenação das atividades, tais como a intercalação celular. Uma dessas estruturas é o cílio primário, encontrado na superfície da maioria das células de vertebrados e que age como um sensor mecânico/químico. Uma disfunção ciliar está presente em algumas síndromes, tais como na síndrome facial-digital e síndrome de Bardet-Biedl, as quais exibem alterações faciais, além de fenda palatina e micrognatia. Sob o ponto de vista experimental, demonstrou-se que uma mutação — direcionada à crista neural — do gene *kif3*, que codifica uma proteína semelhante à quinesina, envolvida na ciliogênese e no transporte intraflagelar, afeta o crescimento polarizado e o formato celular, resultando em mandíbulas encurtadas e defeitos no desenvolvimento da base do crânio.

ARCOS BRANQUIAIS (OU FARÍNGEOS) E A BOCA PRIMITIVA

Quando o estomodeu inicialmente se forma, ele é delimitado rostralmente pela proeminência frontonasal e caudalmente pela eminência cardíaca em desenvolvimento (Figuras 3-6 e 3-7). A membrana bucofaríngea, uma estrutura bilaminar que consiste em ectoderma e endoderma justapostos, separa o estomodeu do intestino anterior, mas esta logo se rompe, de modo que o estomodeu se comunique diretamente com o intestino anterior (veja Figuras 3-6 e 3-7). Lateralmente, o estomodeu torna-se delimitado pelo primeiro par de arcos branquiais, ou faríngeos (Figura 3-8; veja Figura 3-7). Os arcos branquiais se formam na região cefálica lateral do embrião, sustentando a parede da faringe primitiva, como uma sequência de abaulamentos provocados pela proliferação do mesoderma infiltrado por células da crista neural que migraram para esta região. Desse modo, formam-se seis espessamentos cilíndricos; porém, o quinto e o sexto pares de arcos branquiais são estruturas transitórias em seres humanos. Eles se expandem a partir da parede lateral da faringe e se aproximam de seus correspondentes anatômicos, expandindo-se a partir do lado oposto. Dessa forma, os arcos branquiais separam progressivamente o estomodeu do coração em desenvolvimento. Os arcos branquiais são vistos claramente como proeminências na face lateral do embrião e separados externamente por pequenas fendas chamadas de *sulcos branquiais*. Na face interna da parede da faringe primitiva encontram-se pequenas depressões correspondentes aos sulcos branquiais, chamadas bolsas branquiais (ou faríngeas) que separam cada um dos arcos branquiais internamente. A Tabela 3-1 resume os derivados do sistema de arcos branquiais (aparelho branquial, ou aparelho faríngeo).

Destino dos Sulcos e das Bolsas Branquiais

O primeiro sulco branquial e a primeira bolsa branquial estão envolvidos na formação do meato acústico externo, membrana timpânica, antro timpânico, antro mastoideo, e tuba auditiva. O segundo, terceiro, e quarto

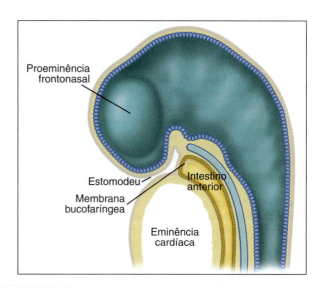

FIGURA 3-6 Corte sagital através de um embrião de 4 semanas mostrando o estomodeu delimitado acima pela proeminência frontonasal e abaixo pela eminência cardíaca em desenvolvimento. A membrana bucofaríngea separa o estomodeu do intestino primitivo.

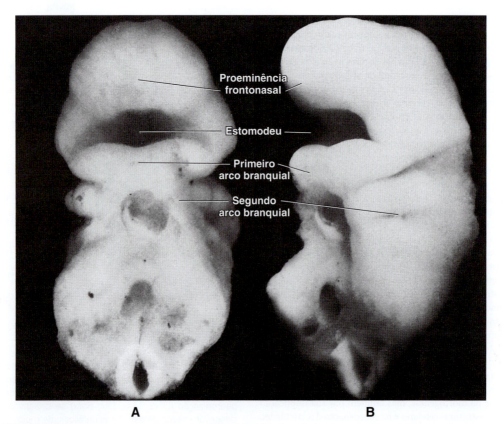

FIGURA 3-7 Um embrião de 26 dias. **A,** Vista frontal. **B,** Vista lateral. As estruturas que delimitam o estomodeu estão claramente reconhecíveis. (Cortesia de H. Nishimura.)

CAPÍTULO 3 Embriologia da Cabeça, da Face e da Cavidade Oral

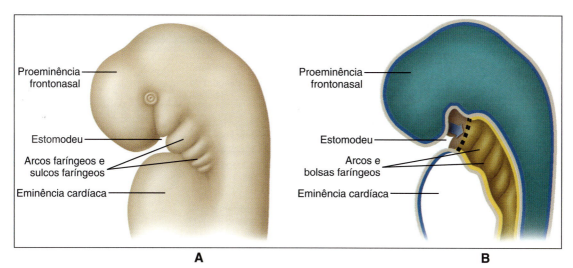

FIGURA 3-8 A, Desenvolvimento dos arcos faríngeos e dos sulcos entre eles em um embrião de 35 dias. **B,** Corte na linha média mostrando reflexão dos arcos faríngeos na parede da faringe primitiva e as bolsas faríngeas que os separam. A *linha tracejada (seta)* representa o local onde estava a membrana bucofaríngea.

TABELA 3-1 Derivados do Sistema de Arcos Branquiais (ou Faríngeos)

	Arco Branquial	Sulco Branquial	Bolsa Branquial

Primeiro	1. Mandíbula e maxila
	2. Cartilagem de Meckel:
	  a. Bigorna e martelo da orelha média
	  b. Ligamento esfenomaleolar
	  c. Ligamento esfenomandibular
		1. Meato acústico externo	2. Membrana timpânica
			3. Cavidade timpânica
			4. Antro mastoideo
			5. Tuba auditiva

Segundo	1. Cartilagem de Reichert:
	  a. Processo estiloide do osso temporal
	  b. Ligamento estilo-hióideo
	  c. Cornos menores do osso hioide
	  d. Parte superior do corpo do osso hioide
		Obliterado pelo crescimento do segundo arco branquial por sobre os demais arcos	1. Em grande parte obliterada
			2. Contribui para a formação da tonsila palatina

Terceiro	1. Parte inferior do corpo do osso hioide 2. Cornos maiores do osso hioide		Glândulas paratireoides inferiores Timo
Quarto	1. Cartilagens da laringe		Glândulas paratireoides superiores Corpo ultimobranquial
Quinto	Transitório	Transitório	Transitório
Sexto	Transitório	Transitório	Transitório

sulcos branquiais normalmente são obliterados devido ao crescimento do segundo arco sobre os arcos subsequentes, formando um seio cervical transitório, o qual algumas vezes persiste e se abre na porção lateral do pescoço (fístula branquial), ou no pescoço e para dentro da faringe (fístula faringocutânea). A segunda bolsa branquial também é obliterada, em grande parte, pelo desenvolvimento da tonsila palatina; uma parte persiste como a fossa tonsilar. A terceira bolsa branquial se expande dorsal e ventralmente em dois compartimentos, e sua conexão com a faringe é obliterada. O componente dorsal dá origem à glândula paratireoide inferior, enquanto o componente ventral, com sua contraparte anatômica do lado oposto, forma o timo. A quarta bolsa branquial também se expande em componentes dorsal e ventral. O componente dorsal dá origem à glândula paratireoide superior, enquanto a porção ventral dá origem ao corpo ultimobranquial, o qual, por sua vez, dá origem às células parafoliculares da glândula tireoide. A quinta bolsa branquial em seres humanos é rudimentar e, em seguida, desaparece ou se torna incorporada à quarta bolsa.

Anatomia de um Arco Branquial

Cada arco branquial possui o mesmo plano estrutural básico. A face interna é recoberta por endoderma e a superfície externa pelo ectoderma, exceto no caso do primeiro arco, porque este se forma à frente da membrana bucofaríngea e, consequentemente, é derivado completamente a partir de superfícies recobertas por ectoderma. O eixo do arco branquial consiste em mesênquima derivado do mesoderma da lâmina lateral invadido por células da crista neural, as quais formam um tecido conjuntivo embrionário referido como *ectomesênquima*. Esse mesênquima "de derivação neural" se condensa para formar uma barra de cartilagem, a cartilagem do arco branquial (Figura 3-9). A cartilagem do primeiro arco branquial é denominada de *cartilagem de Meckel*, e a do segundo arco branquial é chamada de *cartilagem de Reichert*, segundo os anatomistas que as descreveram pela primeira vez. As cartilagens dos demais arcos branquiais não têm denominações. A contribuição da cartilagem de Meckel é discutida subsequentemente. A cartilagem de Reichert dá origem a um processo ósseo, ao ligamento estilo-hióideo, e à parte superior do corpo e aos cornos menores do osso hioide. A cartilagem do terceiro arco branquial dá origem à parte inferior do corpo e aos cornos maiores do osso hioide, enquanto a cartilagem do quarto arco branquial dá origem às cartilagens da laringe.

Parte do mesênquima que circunda essa barra cartilaginosa se desenvolve em musculatura estriada esquelética. A musculatura do primeiro arco branquial dá origem aos músculos de mastigação, enquanto a musculatura do segundo arco branquial origina os músculos de expressão facial. Cada arco branquial também contém uma artéria e um nervo (Tabela 3-2). O nervo consiste em dois componentes, um motor (que supre a musculatura do arco) e um sensitivo. O nervo sensitivo divide-se em dois ramos: um ramo pós-tremático, que supre o epitélio que recobre a metade anterior do arco, e um ramo pré-tremático, que segue para frente para suprir o epitélio que recobre a metade posterior do arco precedente. O nervo do primeiro arco branquial é o quinto nervo craniano (nervo trigêmeo), o nervo do

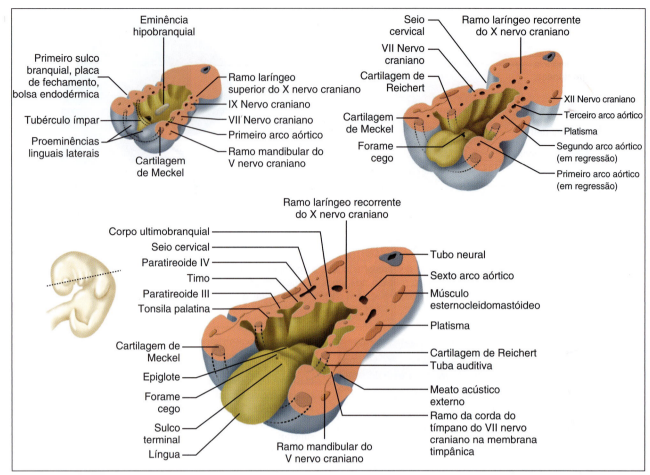

FIGURA 3-9 Estágios progressivos no desenvolvimento dos arcos faríngeos e seus derivados durante o segundo mês no útero. (Redesenhado a partir de Shaw JH et al: *Textbook of oral biology*, Philadelphia, 1978, Saunders.)

TABELA 3-2	Inervação e Vascularização dos Arcos Branquiais (ou Faríngeos)	
Arco Branquial	**Vaso Sanguíneo**	**Nervo**
Primeiro	Primeiro arco aórtico	Divisão mandibular (e maxilar) do nervo trigêmeo (V nervo craniano)
Segundo	Segundo arco aórtico	Nervo facial (VII)
Terceiro	Terceiro arco aórtico	Nervo glossofaríngeo (IX)
Quarto	Quarto arco aórtico	Nervo vago (X)

segundo arco branquial é o sétimo nervo craniano (nervo facial), e o nervo do terceiro arco branquial é o nono nervo craniano (nervo glossofaríngeo). As estruturas derivadas de quaisquer dos arcos branquiais trazem consigo o suprimento nervoso do respectivo arco. Deste modo, os músculos da mastigação são inervados pelo nervo trigêmeo.

Fusão de Processos Faciais

O primeiro, o segundo e o terceiro arcos branquiais desempenham um importante papel no desenvolvimento da face, da boca, e da língua. Classicamente, a formação da face é descrita em termos da formação e fusão de vários processos ou proeminências (Figura 3-10). Em alguns casos, esses processos são protuberâncias de mesênquima que produzem sulcos entre os processos aparentes, de modo que a fusão ostensiva dos processos envolva realmente a eliminação de um sulco. Somente em certos casos, como a união dos processos palatinos, ocorre uma fusão real (Figura 3-11). Para evitar confusão, o termo convencional *processo* (em vez de termos *protuberância* ou *proeminência*, mais precisos) é usado para descrever o subsequente desenvolvimento da face e da cavidade oral.

Recapitulando, o estomodeu inicialmente é delimitado acima (rostralmente) pela proeminência frontonasal, abaixo (caudalmente) pelo coração em desenvolvimento, e lateralmente pelo primeiro par de arcos branquiais. Com a expansão dos arcos em direção ventral média, a eminência cardíaca se distancia do estomodeu, e o assoalho da boca agora é revestido pelo epitélio ectodérmico que recobre o mesênquima do primeiro arco branquial, enquanto o segundo e terceiro arcos branquiais são revestidos pelo endoderma da faringe primitiva.

Por volta do 24º dia de gestação, o primeiro arco branquial estabelece outro processo, o processo maxilar, de modo que o estomodeu seja limitado cranialmente pela proeminência frontonasal que recobre o prosencéfalo em rápida expansão, lateralmente pelo recém-formado processo maxilar, e ventralmente pela maior parte do primeiro arco branquial (agora denominado de *processo mandibular*; Figura 3-12).

FORMAÇÃO DA FACE

O desenvolvimento inicial da face é dominado pela proliferação e migração do ectomesênquima envolvido na formação das cavidades nasais primitivas. Por volta do 28º dia de gestação, espessamentos localizados se desenvolvem no ectoderma da proeminência frontonasal, logo acima da abertura do estomodeu. Esses espessamentos são os placoides olfatórios. A rápida proliferação do mesênquima subjacente ao redor dos placoides projeta a proeminência frontonasal para frente e também produz uma elevação em formato de ferradura que converte cada placoide olfatório em uma

CAPÍTULO 3 Embriologia da Cabeça, da Face e da Cavidade Oral

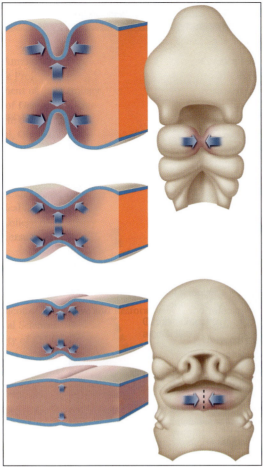

FIGURA 3-10 A fusão de processos faciais envolve a eliminação de sulcos entre eles. As *setas* indicam a direção geral dos eventos de fusão. Compare com a Figura 3-11.

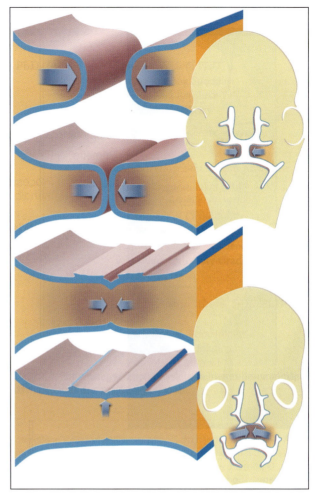

FIGURA 3-11 Durante a formação do palato, ocorre a fusão dos processos palatinos laterais, envolvendo a ruptura do epitélio de revestimento superficial.

fosseta nasal (Figura 3-13). O ramo lateral da ferradura é denominado de *processo nasal lateral* e o ramo medial é denominado de *processo nasal medial*. A região da proeminência frontonasal onde essas alterações ocorrem e onde o nariz se desenvolverá também é referida como *processo (ou região) frontonasal*. Os processos nasais mediais de ambos os lados, juntamente com o processo frontonasal, dão origem à porção média do nariz.

O processo maxilar cresce medialmente e se aproxima dos processos nasais lateral e medial, mas permanece separado deles por sulcos distintos, o sulco nasolacrimal e o sulco buconasal (Figura 3-14). À medida que os processos continuam a crescer, o processo nasal medial se desloca em direção à linha média, onde ele se funde com sua contraparte anatômica do lado oposto. Em seu trajeto, forma-se a porção média, ou filtro, do lábio superior. A fusão dos dois processos nasais mediais também resulta na formação da parte da maxila que contém os dentes incisivos e o palato primário. A fusão que ocorre entre a extensão frontal do processo maxilar e a face lateral do processo nasal medial irá obliterar o sulco buconasal, resultando na formação das faces laterais do lábio superior. O lábio inferior é formado, inevitavelmente, pela fusão de duas correntes de ectomesênquima dos processos mandibulares. As partes da face resultantes dessas etapas do desenvolvimento são ilustradas na Figura 3-15.

Ocorre um tipo incomum de fusão entre o processo maxilar e o processo nasal lateral. Como na maioria dos outros processos associados ao desenvolvimento facial, os processos maxilar e nasal lateral inicialmente são separados por um sulco profundo (veja Figura 3-14). O epitélio no assoalho desse sulco forma um cordão sólido que se separa da superfície e é circundado por mesênquima. Esse cordão epitelial sólido destacado finalmente se canaliza para formar o ducto nasolacrimal.

A face se desenvolve entre o 24º e o 28º dia de gestação. Já neste período inicial, parte do epitélio que recobre os processos faciais passará a ter capacidade odontogênica, ou formadora de dentes (Figura 3-16). Na região dos futuros maxilares superior e inferior, o epitélio irá proliferar e se espessar para formar as *bandas epiteliais primárias*, em formato de U, ao longo dos quais os dentes irão se desenvolver.

FORMAÇÃO DO PALATO SECUNDÁRIO

Inicialmente, existe uma cavidade oronasal comum, delimitada anteriormente pelo palato primário e ocupada principalmente pela língua em desenvolvimento. Somente após o desenvolvimento do palato secundário é possível a distinção entre as cavidades oral e nasal. O palato propriamente dito se desenvolve a partir dos componentes primário e secundário.

A formação do palato primário a partir da proeminência frontonasal e dos processos nasais mediais já foi descrita. A formação do palato secundário começa entre 7 e 8 semanas de gestação e completa-se em torno do terceiro mês de gestação. Três projeções aparecem na cavidade oral; o septo nasal cresce inferiormente a partir da proeminência frontonasal ao longo da linha média, e dois processos palatinos laterais (ou prateleiras palatinas), um em cada lado, estendem-se dos processos maxilares em direção à linha média. Os processos palatinos laterais inicialmente se direcionam para baixo, em

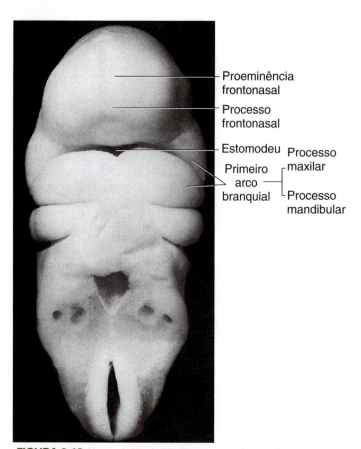

FIGURA 3-12 Um embrião de 27 dias em vista frontal. Os elementos iniciais para o desenvolvimento facial e os limites do estomodeu estão aparentes. O primeiro arco branquial dá origem aos processos maxilares e mandibulares. (Cortesia de H. Nishimura.)

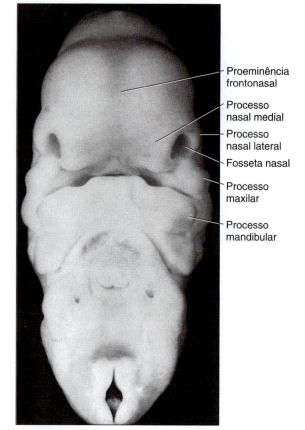

FIGURA 3-13 Um embrião de 34 dias em vista frontal. As fossetas nasais foram formadas, delineando assim os processos nasais laterais e mediais. (Cortesia de H. Nishimura.)

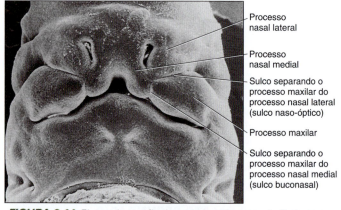

FIGURA 3-14 Eletromicrografia de varredura de um embrião humano por volta de 6 semanas de desenvolvimento. (Cortesia de K.K. Sulik.)

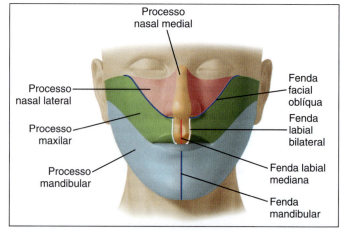

FIGURA 3-15 Representação esquemática da origem das diferentes partes da face. As *linhas sólidas* indicam os locais de malformações potenciais que resultam da falta de fusão entre os processos faciais.

cada lado da língua. Após 7 semanas de desenvolvimento, a língua é rebaixada, retirando-se da posição entre os processos palatinos laterais, que agora se elevam e se fundem entre si acima da língua e com o palato primário (Figuras 3-17 a 3-19). O septo nasal e os dois processos palatinos laterais convergem e se fundem ao longo da linha média, separando, assim, a cavidade oral primitiva em cavidades nasal e oral. O fechamento do palato secundário procede-se gradualmente a partir do palato primário em uma direção posterior. Um fator que contribui para o fechamento do palato secundário é o deslocamento da língua da posição entre os processos palatinos laterais pelo padrão de crescimento da cabeça.

Entre 7 e 8 semanas de gestação, a língua e a mandíbula no embrião são pequenas em relação ao complexo facial superior, e o lábio inferior se encontra posicionado atrás do lábio superior (Figura 3-20, A). A cabeça se encontra flexionada sobre a região torácica em desenvolvimento, e a língua ocupa uma posição elevada entre os processos palatinos laterais (veja Figuras 3-18, A e 3-20, A). Às 9 semanas de gestação, o complexo facial

CAPÍTULO 3 Embriologia da Cabeça, da Face e da Cavidade Oral

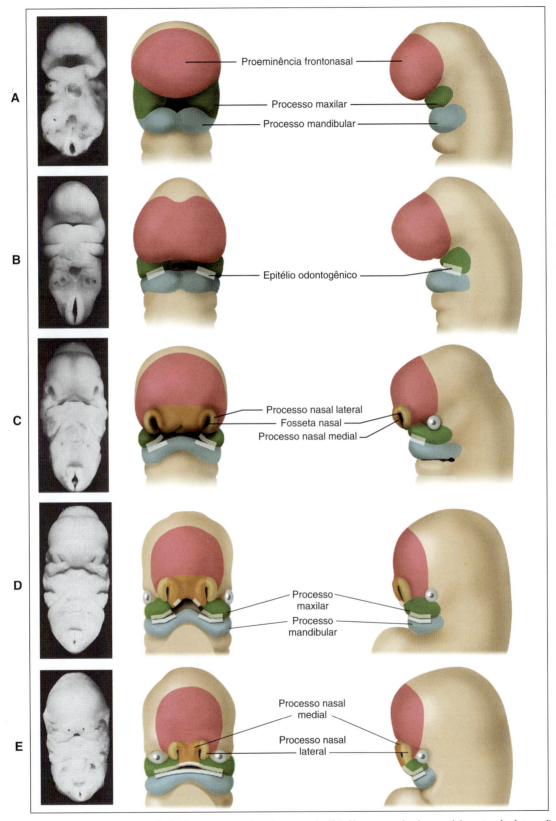

FIGURA 3-16 Resumo do desenvolvimento facial humano aproximadamente da 4ª à 6ª semana de desenvolvimento. As fotografias na coluna à esquerda mostram embriões reais; as colunas do meio e à direita são diagramas de vistas frontal e lateral. **A,** Limites do estomodeu em um embrião de 26 dias. **B,** Um embrião de 27 dias. O placoide nasal está prestes a se desenvolver e um epitélio odontogênico pode ser identificado nas regiões delimitados pelas barras brancas. **C,** Um embrião de 34 dias. A fosseta nasal, circundada por processos nasais lateral e medial, está facilmente identificável. **D,** Um embrião de 36 dias mostra a fusão de vários processos faciais, a qual se completa por volta dos 38 dias de gestação **(E)**. (Fotos são cortesia de H. Nishimura. Desenhos adaptados a partir de Nery EB, Kraus BS, Croup M: Timing and topography of early human tooth development, *Arch Oral Biol* 15:1315, 1970.)

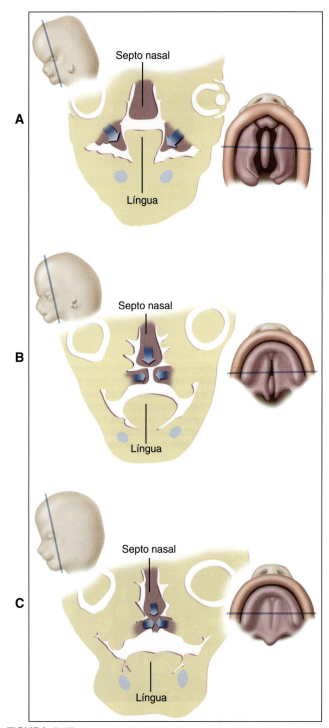

FIGURA 3-17 Formação do palato secundário. **A,** Na 7ª semana de desenvolvimento, os processos palatinos laterais estão se formando a partir dos processos maxilares e são direcionados inferiormente em cada lado da língua em desenvolvimento. **B,** Na 8ª semana, a língua foi deprimida e os processos palatinos laterais estão elevados, mas não fundidos. **C,** A fusão entre os processos palatinos laterais e o septo nasal está completa.

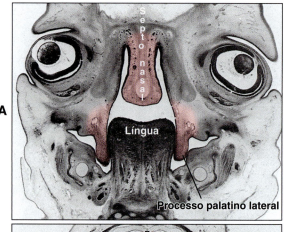
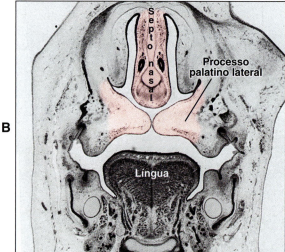
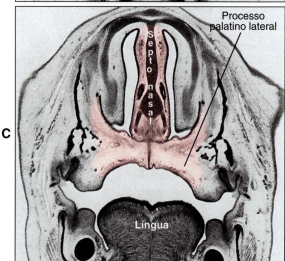

FIGURA 3-18 Formação do palato secundário. Cortes coronais através de embriões humanos em aproximadamente **(A)** 7 semanas, **(B)** 8 semanas e **(C)** 9 semanas de desenvolvimento. A disposição inicial dos processos palatinos laterais a cada lado da língua é mostrada em **A,** sua elevação coincidente com a depressão da língua em **B** e sua fusão final entre si e com o septo nasal em **C.** (Adaptado a partir de Diewert VM: A morphometric analysis of craniofacial growth and changes in spatial relations during secondary palatal development in human embryos and fetuses, *Am J Anat* 167:495, 1983.)

CAPÍTULO 3 Embriologia da Cabeça, da Face e da Cavidade Oral

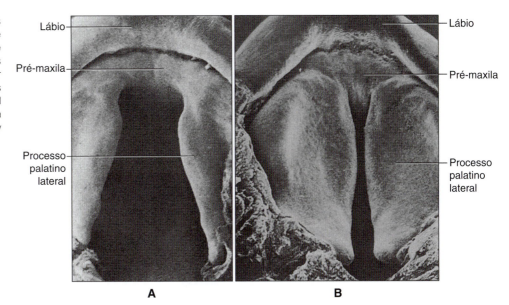

FIGURA 3-19 Processos palatinos laterais em embriões humanos **(A)** de 7 semanas e **(B)** de 8 semanas, que correspondem aproximadamente às Figuras 3-16, A e B, e 3-17, B. (A partir de Waterman RE, Meller SM: Alterations in the epithelial surface of human palatal shelves prior to and during fusion: a scanning electron microscopic study *Anat Rec* 180:111, 1974.)

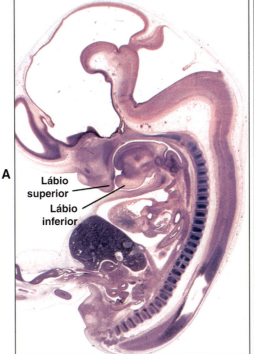
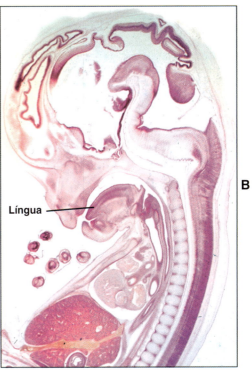

FIGURA 3-20 Cortes sagitais de embriões humanos. **A,** Na 7ª semana de desenvolvimento, a cabeça flexionada para frente mantém o lábio superior à frente do lábio inferior, com a língua elevada. **B,** Na 9ª semana, a cabeça é elevada, de modo que a língua não apenas esteja abaixada, mas também tenha crescido para frente. (A partir de Diewert V: Contribution of differential growth of cartilages to changes in craniofacial morphology. In Dixon AD, Sarnat BG, editors: *Factors and mechanisms influencing bone growth*, New York, 1982, Alan R. Liss.)

superior eleva-se do tórax e assim permite que a língua e a mandíbula cresçam frontalmente (mais anteriormente), e a língua agora posiciona-se abaixo dos processos palatinos laterais (Figura 3-20, B).

Para que ocorra a fusão dos processos palatinos laterais — e a fusão de quaisquer outros processos — é necessária a eliminação do revestimento epitelial de tais processos. Quando os dois processos palatinos laterais se encontram um com o outro, ocorre a adesão dos epitélios, de modo que o epitélio de um processo se torne indistinguível do epitélio do outro, e uma sutura epitelial, que consiste em duas camadas de células epiteliais basais, é formada na linha média. Essa sutura na linha média deve ser removida para permitir a continuidade ectomesenquimal entre os processos fundidos. À medida que o crescimento do palato prossegue, esta sutura inicialmente se adelgaça e, em seguida, se fragmenta em distintas ilhotas de células epiteliais (Figura 3-21). Em seguida, a lâmina basal que circunda essas células é perdida, e as células epiteliais perdem suas características epiteliais e assumem conformações semelhantes a fibroblastos. Em outras palavras, as células epiteliais se transformam em células mesenquimais; ou seja, elas sofrem uma transformação (ou transição) epitélio-mesenquimal. Este é um processo embriológico fundamental que também está implicado no comportamento invasivo de células epiteliais neoplásicas. Durante o desenvolvimento craniofacial, tal transformação é um pré-requisito para a migração de células da crista neural (veja Capítulo 2), e que também pode estar implicada na diferenciação de cementoblastos (veja Capítulo 9).

FORMAÇÃO DA LÍNGUA

A língua começa a se desenvolver por volta de 4 semanas de gestação. Os arcos faríngeos se encontram na linha média sob a boca primitiva. A proliferação local do mesênquima, em seguida, dá origem a uma série de proeminências no assoalho da boca (Figura 3-22, veja também Figura 3-9).

Primeiramente, uma proeminência (o tubérculo ímpar) surge na linha média no processo mandibular e é ladeado por duas outras protuberâncias, as proeminências linguais laterais. Essas proeminências linguais laterais aumentam de tamanho rapidamente e se fundem uma à outra e ao tubérculo ímpar para formar uma grande massa da qual a membrana mucosa dos dois terços anteriores da língua se forma. A raiz da língua surge a partir de uma grande proeminência da linha média que cresce a partir do mesênquima do segundo, do terceiro e do quarto arcos branquiais. Essa proeminência consiste em uma cópula (associada ao segundo arco branquial) e uma grande eminência hipobranquial (associada ao terceiro e ao quarto arcos branquiais). À medida que a língua se desenvolve, a eminência hipobranquial cresce sobre a cópula, a qual desaparece. A parte posterior do quarto arco branquial marca o desenvolvimento da epiglote.

A língua se separa do assoalho da boca por meio de uma invaginação do ectoderma ao redor de sua periferia, a qual, subsequentemente, se degenera para formar o sulco lingual, e dá mobilidade à língua. Os músculos da língua têm uma origem diferente; eles surgem a partir dos somitos occipitais que migraram frontalmente para a área da língua, trazendo consigo seu suprimento nervoso, o décimo segundo nervo craniano (nervo hipoglosso).

Esse desenvolvimento incomum da língua explica sua inervação. Como a mucosa dos dois terços anteriores da língua é derivada do primeiro arco branquial, esta é suprida pelo nervo desse arco branquial, o quinto nervo craniano (nervo trigêmeo), enquanto a mucosa do terço posterior da língua, derivada do terceiro arco branquial, é suprida pelo nono nervo craniano (nervo glossofaríngeo). Como indicado anteriormente, o suprimento motor dos músculos da língua provém do décimo segundo nervo craniano (nervo hipoglosso).

O desenvolvimento da língua e do palato e a formação da cavidade oral estão representados na Figura 3-23, a qual ilustra cortes sagitais medianos através do embrião em desenvolvimento em estágios progressivamente avançados da gestação.

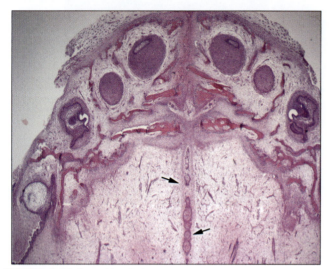

FIGURA 3-21 Corte histológico ventrodorsal da maxila em formação de um embrião humano, passando através dos dentes em desenvolvimento e processos palatinos laterais em fusão. Os restos do epitélio de revestimento da superfície dos processos palatinos laterais (*setas*) são visíveis ao longo da linha de fusão. (Cortesia de M. Seccani Galassi.)

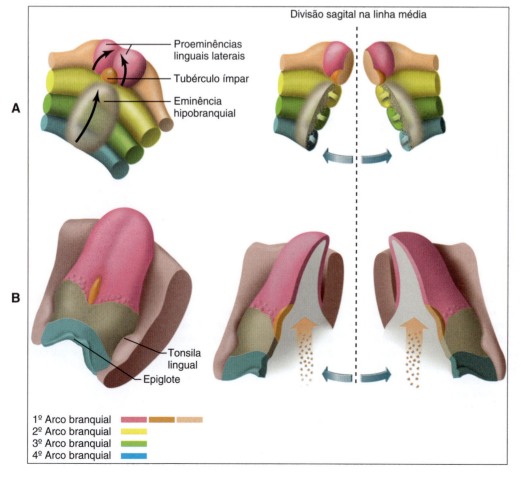

FIGURA 3-22 Desenvolvimento da língua. **A,** As proeminências linguais laterais, juntamente com o tubérculo ímpar, os quais surgem do primeiro arco branquial, formarão os dois terços anteriores da língua. A eminência hipobranquial cresce sobre o segundo arco branquial. **B,** Disposição final da língua e as contribuições relativas do primeiro ao quarto arco branquial. A *seta* representa a rota dos miótomos occipitais que chegam e formam a musculatura da língua.

CAPÍTULO 3 Embriologia da Cabeça, da Face e da Cavidade Oral

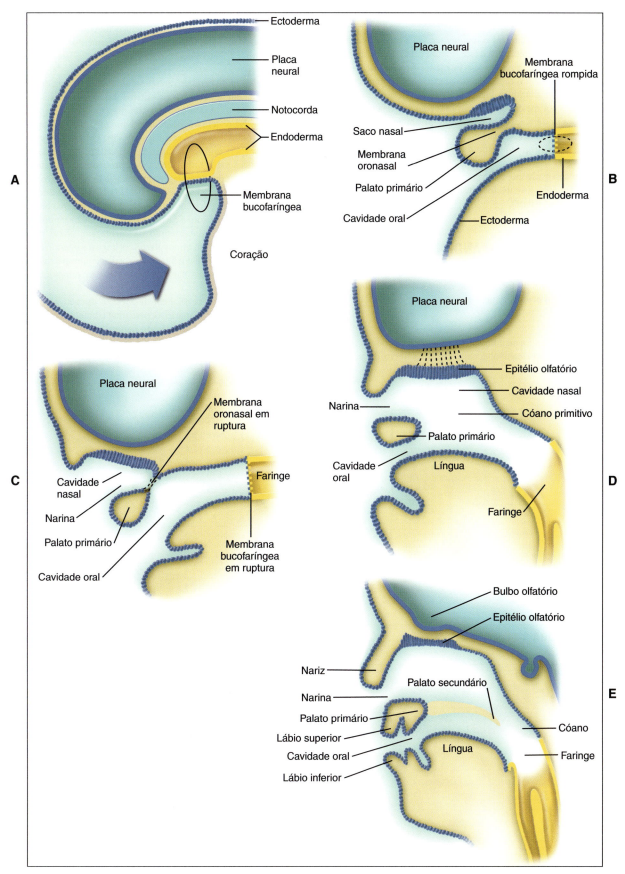

FIGURA 3-23 Resumo do desenvolvimento da cavidade oral vista em corte sagital mediano. **A,** Prega cefálica e formação do estomodeu ou cavidade oral primitiva. **B,** Formação da fosseta nasal e do palato primário. **C,** Estabelecimento da continuidade entre as futuras cavidades nasal e oral. **D e E,** Anatomia final das cavidades nasal e oral, estabelecida pelo desenvolvimento do palato secundário.

DESENVOLVIMENTO DO CRÂNIO

O crânio pode ser dividido em três componentes: (1) a calvária (abóbada craniana), (2) a base do crânio, e (3) a face (Figura 3-24). Ossos derivados por ossificação intramembranosa, ou seja, formados diretamente em meio ao mesênquima sem elementos cartilaginosos precursores, formam a calvária e a face (Figura 3-25; veja também Figura 3-2), enquanto ossos da base do crânio são formados por meio de ossificação endocondral (veja Figura 3-2). Alguns desses ossos de derivação por ossificação intramembranosa podem desenvolver cartilagens secundárias para proporcionar um rápido crescimento. Os tipos de ossificação intramembranosa e endocondral são discutidos no Capítulo 6.

Em relação ao desenvolvimento do crânio, devem ser consultados textos padrão de embriologia. Este texto considera em detalhes somente o desenvolvimento dos maxilares.

DESENVOLVIMENTO DA MANDÍBULA E DA MAXILA

A mandíbula e a maxila são formadas pelos tecidos do primeiro arco branquial, com a mandíbula formando-se no processo mandibular, e a maxila formando-se no processo maxilar.

Mandíbula

Conforme discutido adiante, a mandíbula é um osso formado por ossificação intramembranosa, que se desenvolve em relação ao nervo do primeiro arco branquial, e quase totalmente independente da cartilagem de Meckel. Consideram-se na mandíbula elementos de referências neural, alveolar, e muscular com relação ao seu desenvolvimento (Figura 3-26), e seu crescimento é auxiliado pelo desenvolvimento de cartilagens secundárias.

A cartilagem do primeiro arco branquial, a cartilagem de Meckel, forma a mandíbula em vertebrados primitivos. Em seres humanos, a cartilagem de Meckel possui uma íntima relação posicional no desenvolvimento da mandíbula. Na 6ª semana de desenvolvimento, essa cartilagem se estende como um sólido bastão de cartilagem hialina circundado por uma cápsula fibrocelular (pericôndrio), a partir da região da orelha em desenvolvimento (cápsula ótica) até a linha média dos processos mandibulares fundidos (Figura 3-27). As duas cartilagens em cada lado não se encontram na linha média, mas são separadas por uma delgada faixa de mesênquima. O ramo mandibular do nervo trigêmeo (o nervo do primeiro arco branquial) possui uma relação próxima com a cartilagem de Meckel, iniciando-se a dois terços do trajeto ao longo da extensão da cartilagem. Nesse ponto, o nervo mandibular divide-se em ramos alveolares lingual e inferior, os quais seguem ao longo das faces medial e lateral da cartilagem, respectivamente. Subsequentemente, o nervo alveolar inferior divide-se em ramos incisivo e mental mais anteriormente.

Na face lateral da cartilagem de Meckel, durante a sexta semana de desenvolvimento embrionário, ocorre uma condensação de mesênquima no ângulo formado pela divisão do nervo alveolar inferior e seus ramos incisivo e mental (Figura 3-28). Na 7ª semana de desenvolvimento, tem início a ossificação intramembranosa nessa condensação, formando o

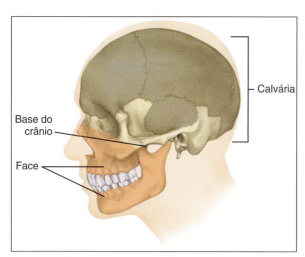

FIGURA 3-24 Subdivisões do crânio.

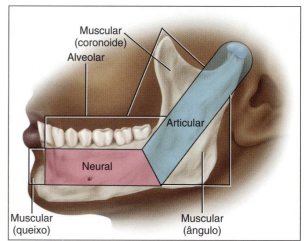

FIGURA 3-26 Diferentes blocos de desenvolvimento da mandíbula.

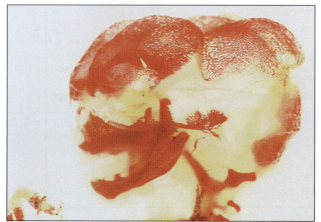

FIGURA 3-25 Embrião humano diafanizado na 14ª semana, em que os ossos mineralizados foram corados com vermelho de alizarina. (Cortesia de V.M. Diewert, fotografada da coleção da University of Washington.)

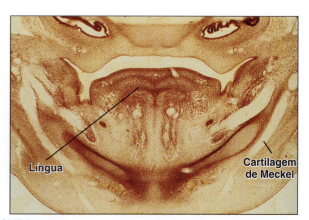

FIGURA 3-27 Corte coronal ligeiramente oblíquo de embrião demonstrando quase a extensão inteira da cartilagem de Meckel. (A partir de Diewert VM: A morphometric analysis of craniofacial growth and changes in spatial relations during secondary palatal development in human embryos and fetuses, *Am J Anat* 167:495, 1983.)

CAPÍTULO 3 Embriologia da Cabeça, da Face e da Cavidade Oral

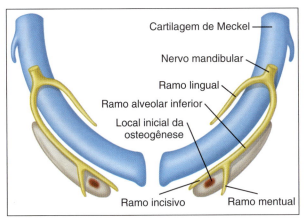

FIGURA 3-28 Local de osteogênese inicial relacionada à formação da mandíbula. A ossificação se estende a partir desse local anterior e posteriormente ao longo da cartilagem de Meckel.

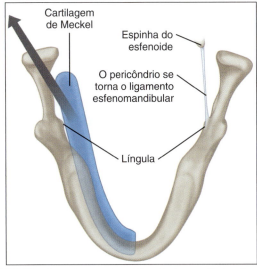

FIGURA 3-30 Disseminação da ossificação da mandíbula, afastando-se da cartilagem de Meckel ao nível da língula.

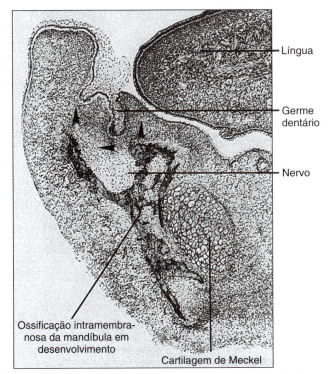

FIGURA 3-29 Fotomicrografia de um corte coronal através de um embrião mostrando o padrão geral de deposição de tecido ósseo por ossificação intramembranosa associada à formação da mandíbula. As relações entre o nervo, a cartilagem e o germe dentário estão evidentes. As *pontas de seta* indicam as futuras direções do crescimento ósseo para formar o canal neural e as placas alveolares lateral e medial. Compare isto com o desenvolvimento da maxila (veja Figura 3-32).

primeiro tecido ósseo da mandíbula. A partir desse centro de ossificação, a formação óssea espalha-se rapidamente em direção anterior até a linha média e, posteriormente, até o ponto onde o nervo mandibular divide-se em seus ramos alveolares lingual e inferior. Em direção anterior, essa disseminação da nova formação óssea ocorre ao longo da face lateral da cartilagem de Meckel, formando uma calha que consiste em lâminas lateral e medial que se unem sob o nervo incisivo (Figura 3-29). Essa calha óssea se estende até a linha média, onde ela se aproxima de uma calha similar formada no processo mandibular adjacente. Os dois centros de ossificação permanecem separados na sínfise mandibular até pouco depois do nascimento. A calha óssea logo se converte em um canal, à medida que o tecido ósseo se forma sobre o nervo, unindo as lâminas lateral e medial.

Similarmente, há uma extensão retrógrada da ossificação ao longo da face lateral da cartilagem de Meckel até o ponto onde o nervo mandibular se divide em nervos alveolar inferior e lingual. A partir desse ponto onde o nervo se divide até a linha média, desenvolvem-se as lâminas ósseas alveolares medial e lateral em relação aos germes dentários em formação, subdividindo a calha óssea. Consequentemente, os dentes vêm a ocupar compartimentos individuais, os quais, finalmente, são totalmente envolvidos pelo crescimento do tecido ósseo sobre os germes dentários. É dessa maneira que o corpo da mandíbula essencialmente é formado.

O ramo da mandíbula se desenvolve por meio de uma rápida disseminação da ossificação em direção posterior no mesênquima do primeiro arco branquial, desviando-se da cartilagem de Meckel (Figura 3-30). Esse ponto de divergência é marcado pela língula na mandíbula adulta, o ponto em que o nervo alveolar inferior entra no corpo da mandíbula.

Consequentemente, às 10 semanas de desenvolvimento, a mandíbula rudimentar é quase totalmente formada por ossificação intramembranosa, e a cartilagem de Meckel degenera-se para dar lugar a um tecido ósseo novo (Figura 3-31). Apesar da ampla crença de que a cartilagem de Meckel não esteja diretamente implicada na ossificação, estão surgindo algumas evidências de que ela possa ter um papel ativo delimitando a região onde ocorrerá a ossificação. Além disso, novas noções sobre a capacidade osteogênica dos condrócitos (veja Capítulo 6) também tornam possível que, em algumas regiões, ela contribua para a ossificação no espaço que ela ocupa e que, finalmente, é preenchido pelo tecido ósseo (Figura 3-31, B).

A cartilagem de Meckel tem o seguinte destino (veja Tabela 3-1): sua extremidade mais posterior forma a bigorna e o martelo da orelha interna, e o ligamento esfenomaleolar. Do esfenoide até a divisão do nervo mandibular em seus ramos alveolar e lingual, a cartilagem é totalmente perdida, mas sua cápsula fibrocelular persiste como o ligamento esfenomandibular (veja Figura 3-30). A partir da língula para frente até a divisão do nervo alveolar em seus ramos incisivo e mental, a cartilagem de Meckel se degenera. Para além desse ponto até a linha média, existem algumas evidências de que a cartilagem possa fazer uma pequena contribuição à mandíbula por meio de ossificação endocondral.

O subsequente crescimento da mandíbula até o nascimento é influenciado fortemente pelo aparecimento de três cartilagens secundárias (de crescimento) e o desenvolvimento de inserções musculares. Essas cartilagens secundárias incluem (1) a cartilagem condilar, que é a mais importante; (2) a cartilagem coronoide; e (3) a cartilagem sinfisial. Essas cartilagens são referidas como *secundárias* para distingui-las da cartilagem de Meckel primária. Elas possuem uma estrutura histológica diferente das cartilagens primárias, uma vez que

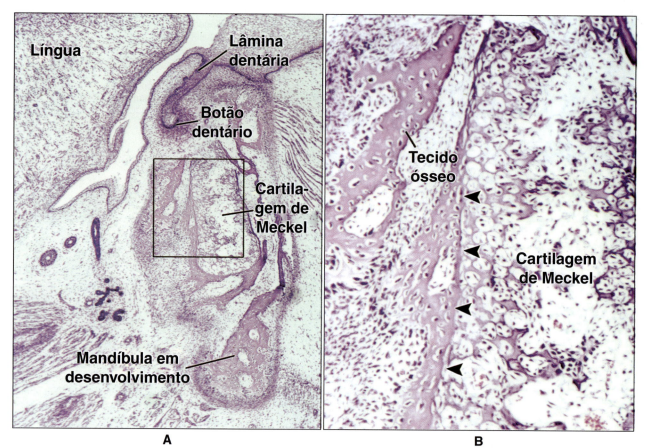

FIGURA 3-31 A, Fotomicrografia de um corte sagital através da mandíbula em desenvolvimento de um embrião mostrando como o tecido ósseo se forma ao redor da face externa da cartilagem de Meckel. À medida que a cartilagem se degrada, o espaço anteriormente ocupado pela cartilagem se torna preenchido com tecido ósseo recém-formado. **B,** Vista em aumento maior da área demarcada em **A**. Um tanto similar ao que ocorre quando se forma o colar ósseo no centro primário de ossificação do primórdio de ossos longos (veja Capítulo 6), uma certa quantidade de tecido ósseo parece se formar na superfície da cartilagem de Meckel.

suas células são maiores, e forma-se menos quantidade de matriz extracelular.

A cartilagem condilar aparece na 12ª semana de desenvolvimento e se forma rapidamente como uma massa em formato de um cone ou de uma cenoura que ocupa a maior parte do ramo da mandíbula em desenvolvimento. Essa massa de cartilagem é convertida rapidamente em tecido ósseo por meio de ossificação endocondral (veja Capítulo 6), de modo que, na 20ª semana de desenvolvimento, apenas uma delgada camada de cartilagem permaneça na cabeça condilar. Esse resto de cartilagem persiste até o final da segunda década de vida, proporcionando um mecanismo para o crescimento da mandíbula, da mesma maneira que ocorre com a cartilagem dos discos epifisários em relação aos ossos dos membros.

A cartilagem coronoide aparece por volta dos 4 meses de desenvolvimento, sobrepondo-se à margem anterior e o topo do processo coronoide. A cartilagem coronoide é uma cartilagem transitória de crescimento e desaparece pouco antes do nascimento.

As duas cartilagens sinfisiais aparecem no tecido conjuntivo entre as duas extremidades da cartilagem de Meckel, mas são totalmente independentes dela. Elas são obliteradas no primeiro ano após o nascimento. Pequenas ilhotas de cartilagem podem também aparecer como estruturas variáveis e transitórias nos processos alveolares em desenvolvimento.

Maxila

A maxila também se desenvolve a partir de um centro de ossificação no mesênquima do processo maxilar do primeiro arco branquial. Não há barra cartilaginosa (semelhante às cartilagens dos arcos branquiais) ou cartilagem primária no processo maxilar, mas o centro de ossificação está estreitamente associado à cartilagem da cápsula nasal. Como na mandíbula, o centro de ossificação aparece no ângulo entre as divisões de um nervo (isto é, onde o nervo dental anterossuperior emerge do nervo orbital inferior). A partir desse centro, a ossificação dissemina-se em direção posterior, abaixo da órbita, em direção ao zigoma em desenvolvimento, e anteriormente em direção da futura região dos dentes incisivos (Figura 3-32). A ossificação também se espalha superiormente para formar o processo frontal. Como resultado desse padrão de deposição óssea, forma-se uma calha óssea para o nervo infraorbital. A partir dessa calha, uma extensão óssea inferior forma a lâmina alveolar lateral para os germes dentários maxilares. A ossificação também se dissemina para dentro dos processos palatinos laterais para formar o palato duro. A lâmina alveolar medial se desenvolve da junção entre o processo palatino lateral e o corpo principal da maxila em formação. Essa lâmina, junto com sua contraparte lateral, forma uma calha óssea ao redor dos germes dentários maxilares, os quais finalmente são envolvidos em criptas ósseas da mesma maneira descrita para a mandíbula.

Uma segunda cartilagem também contribui para o desenvolvimento da maxila. Uma cartilagem zigomática, ou malar, aparece no processo zigomático em desenvolvimento e, por um breve período de tempo, contribui de forma considerável para o desenvolvimento da maxila.

Ao nascimento, o processo frontal da maxila está bem definido, mas o corpo do osso consiste em pouco mais do que o processo alveolar contendo os germes dentários e pequenos — porém distinguíveis — processos zigomático e palatinos. O corpo da maxila é relativamente pequeno porque o seio maxilar ainda não se desenvolveu. Esse seio se forma durante a décima

CAPÍTULO 3 Embriologia da Cabeça, da Face e da Cavidade Oral

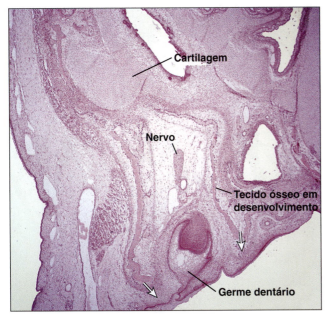

FIGURA 3-32 Corte coronal através de um embrião mostrando o padrão geral de deposição de tecido ósseo por ossificação intramembranosa associada à formação da maxila. As relações entre a cartilagem, o nervo e o germe dentário estão evidentes. As *setas* indicam as futuras direções do crescimento ósseo para formar as placas alveolares lateral e medial. Compare isto com a mandíbula em desenvolvimento na Figura 3-29. (Cortesia de B. Kablar.)

sexta semana como um sulco raso na face nasal da maxila em desenvolvimento. Ao nascimento, o seio maxilar ainda é uma estrutura rudimentar, com aproximadamente o tamanho de uma pequena ervilha.

Curiosamente, ainda que tanto o primórdio mandibular como o maxilar se originem de células da crista neural similares e tenham características moleculares similares, eles se desenvolvem em entidades estruturais muito diferentes. No primeiro arco branquial, um gradiente de expressão gênica envolvendo a família Dlx de fatores de transcrição (1 a 6), o chamado código Dlx intra-arco, promove a expressão coordenada de genes ao longo do eixo dorsoventral que regula a padronização dos maxilares. Conjuntos distintos de membros da família Dlx são importantes para a determinação da identidade tanto da mandíbula (Dlx1/2/5/6) como da maxila (Dlx1/2). Uma dramática demonstração da importância do conjunto seletivo de moléculas Dlx na especificação dos maxilares é observada em camundongos nos quais os genes Dlx5 e 6 não são expressos. A falta de Dlx5/6 causa uma inversão do padrão de formação da mandíbula, fazendo com que se forme uma maxila, gerando um animal com dois maxilares com aspecto de maxilar superior (uma espécie de "duplicação da maxila"). Genes Dlx5/6 ativam a expressão de outros fatores de transcrição de ativação subsequente (Dlx3/4, proteínas 1 e 2 expressas em derivados de coração e de crista neural [Hand1/2], Alx3/4, Pitxl, *gastrulation brain homeobox* 2 [Gbx2], proteína morfogenética óssea 7 [Bmp7]), importantes para os processos de desenvolvimento mandibular, e a repressão de outros (fator de transcrição 3, pou domain classe 3, [Pou3f3], forkhead box l2 [Foxl2], proteína homeobox Iroquois 5 [Irx5]) que são importantes para os processos maxilares e se encontram sob o controle de Dlx1/2. Consequentemente, os membros da família Dlx são críticos para determinar de forma específica as identidades da mandíbula e da maxila. Outro nível de complexidade é produzido pelas interações provocadas pela sinalização do microambiente local, que de maneira direta ou indireta modulam o programa de transcrição de Dlx. Um desses reguladores é a endotelina, uma molécula secretada produzida principalmente pelo ectoderma, que encontra receptores Ednra para endotelina em células da crista neural e promove, possivelmente através do polipeptídeo c, fator de transcrição 2 reforçador da caixa MADS (Mef2C), a expressão de Dlx5/6. A ablação direcionada da via da endotelina em camundongos causa a duplicação dos processos maxilares, enquanto a expressão ectópica induz a duplicação dos processos mandibulares. Outros eventos de sinalização, advindos do endoderma (Vegf e Shh) ou do ectoderma (Fgf, Bmp, família do local de integração MMTV do tipo *wingless* [Wnt]) também promovem a orientação dorsoventral por meio da modulação de muitos processos celulares diferentes, como migração, sobrevivência, apoptose, e/ou diferenciação.

Características Comuns do Desenvolvimento dos Maxilares

Esta descrição do desenvolvimento dos maxilares mostra que, em seu desenvolvimento, a mandíbula e a maxila têm muito em comum. Ambos têm sua formação iniciada a partir de um único centro de ossificação intramembranosa relacionada a um nervo, ambos formam uma região relacionada a um nervo, assim como ambos desenvolvem uma região alveolar relacionada aos dentes em desenvolvimento. Finalmente, ambos desenvolvem cartilagens secundárias para auxiliar seu crescimento.

DESENVOLVIMENTO DA ARTICULAÇÃO TEMPOROMANDIBULAR

A articulação temporomandibular situa-se entre dois ossos inicialmente formados a partir de centros de ossificação intramembranosa. Antes de a cartilagem condilar se formar, há uma larga faixa de mesênquima indiferenciado entre o ramo da mandíbula em desenvolvimento e a porção escamosa do osso temporal em desenvolvimento. Com a formação da cartilagem condilar, a largura dessa faixa é rapidamente reduzida, sendo convertida em uma faixa de mesênquima condensado. O mesênquima imediatamente adjacente a essa faixa se desorganiza para formar a cavidade articular, e a faixa se torna o disco articular da articulação.

DEFEITOS CONGÊNITOS

As complexas alterações que ocorrem durante a embriogênese entre a quarta e a oitava semanas de desenvolvimento foram descritas. Entre outras coisas, elas levam à formação da face, da boca e da língua, e de suas estruturas associadas. Após 8 semanas, o desenvolvimento é essencialmente uma questão de crescimento. A embriogênese é um processo complicado e delicadamente equilibrado; disfunções produzem defeitos congênitos. A base genética de alguns desses defeitos foi discutida anteriormente.

Fatores ambientais, incluindo teratógenos (agentes causadores de defeitos congênitos), também devem ser considerados. Os tipos de fatores ambientais que afetam o embrião podem ser classificados em cinco grupos: (1) agentes infecciosos, (2) radiação por raios X, (3) fármacos, (4) hormônios, e (5) deficiências nutricionais. O exemplo clássico de um agente infeccioso causador de um defeito congênito é o vírus da rubéola, que induz a doença de mesmo nome (ou sarampo alemão). Entre as malformações generalizadas que resultam dessa infecção da mãe estão a fenda palatina e as deformidades dos dentes. O efeito teratogênico da radiação por raios X é bem compreendido, e muitos defeitos, incluindo a fenda palatina, podem resultar da irradiação de mulheres grávidas. Além de afetar o embrião diretamente, a radiação por raios X também pode afetar as células germinativas do feto, causando mutações genéticas que levam a malformações congênitas em gerações sucessivas. A cortisona injetada em camundongos e coelhos causa uma alta porcentagem de fenda palatina na prole. O mesmo também é verdadeiro para deficiências nutricionais, especialmente as deficiências de vitaminas. Embora as deficiências de vitamina tenham se mostrado teratogênicas em animais experimentais, esse efeito não foi demonstrado em seres humanos.

O momento da atuação dos fatores ambientais pode ser crítico. Se um teratógeno exercer seu efeito durante as quatro primeiras semanas de vida, quando o embrião está em rápido desenvolvimento, o teratógeno geralmente danifica tantas células que promove a morte do embrião. Entretanto, caso apenas algumas poucas células forem danificadas, a proliferação normal é grande o suficiente para que danos menores sejam prontamente eliminados. Provavelmente, muitos agentes teratogênicos que atuam nessa primeira fase de desenvolvimento não são apreciados porque o embrião morre e é abortado. Durante o estágio seguinte de desenvolvimento, entre 4 e 8 semanas, quando

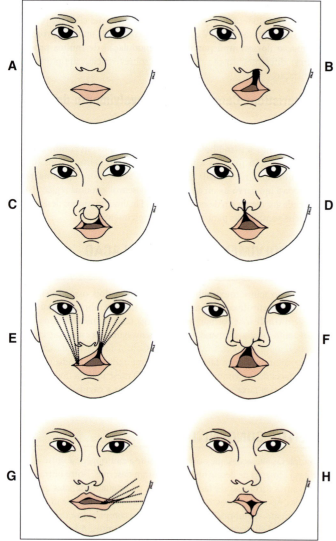

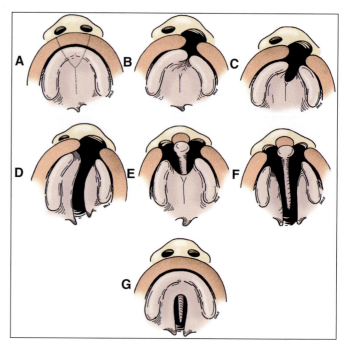

FIGURA 3-33 Tipos de fendas faciais. **A,** Fusão normal. **B,** Fenda labial unilateral. **C,** Fenda labial bilateral. **D,** Fenda labial mediana. **E,** Fenda facial oblíqua. **F,** Fenda mediana (displasia frontonasal). **G,** Fenda facial lateral. **H,** Fenda mandibular.

FIGURA 3-34 Fendas palatinas em visão ventral. **A,** Fusão normal. **B,** Fenda labial e alveolar. **C,** Fenda labial e de palato primário. **D,** Fenda labial e palatina unilateral. **E,** Fenda labial e de palato primário bilateral. **F,** Fenda labial e palatina bilateral. **G,** Fenda palatina somente.

estão ocorrendo a histodiferenciação e a diferenciação dos órgãos, é mais provável que os agentes teratogênicos produzam uma malformação. A fase subsequente de crescimento não é tão suscetível aos agentes teratogênicos.

Não surpreende, portanto, que a maioria dos agentes teratogênicos que levam a malformações faciais e dentais exerça seus efeitos durante o período de morfogênese e histodiferenciação no embrião. Essas malformações incluem os vários tipos de fendas, as quais podem ser compreendidas prontamente pelo conhecimento da embriologia (Figuras 3-33 e 3-34): a fenda facial oblíqua (resulta da falta de fusão entre o processo maxilar e o processo nasal lateral), a fenda labial mediana (falta de fusão entre os dois processos nasais mediais), a fenda labial bilateral (falta de fusão entre o processo maxilar e processo nasal mediano), microstomia (que é a fusão excessiva entre os processos mandibular e maxilar), o inverso ou macrostomia (resultante da falha na fusão entre os processos maxilar e mandibular) e a rara fenda mandibular, a qual, de forma menos intensa, envolve apenas o lábio inferior (falha na fusão dos processos mandibulares ou malformação da sínfise mandibular).

Geralmente quando ocorrem fendas labiais e na maxila, a distorção do desenvolvimento facial impede que os processos palatinos laterais façam contato um com o outro quando eles se projetam para a posição horizontal; desse modo, fendas no palato primário são frequentemente acompanhadas de fendas do palato secundário (que dá origem aos palatos duro e mole). Quando ocorrem fendas palatinas sem fenda facial correspondente, a causa é diferente (veja Figura 3-34, G). Tais fendas palatinas podem resultar de: (1) falha na fusão entre os processos palatinos laterais e o septo nasal, devido à ausência de crescimento ou a um distúrbio no mecanismo da elevação dos processos palatinos; (2) falha na fusão entre os processos palatinos laterais e o septo nasal após o contato entre eles ter ocorrido, em função de não ter havido degradação ou reabsorção do epitélio que os recobria; (3) ruptura após a fusão dos processos palatinos laterais; ou (4) fusão e consolidação defeituosas do mesênquima dos processos palatinos laterais. A extensão das fendas reflete o momento em que os processos envolvidos no fechamento do palato secundário foram afetados. A formação de fendas completas resulta de interferências ao início do fechamento; enquanto a formação parcial de fendas ocorre mais tardiamente, à medida que o processo prossegue posteriormente.

LEITURA RECOMENDADA

Creuzet S, et al: Patterning the neural crest derivatives during development of the vertebrate head: insights from avian studies, *J Anat* 207:447, 2005.
Gitton Y, et al: Evolving maps in craniofacial development, *Semin Cell Dev Biol* 21:301-308, 2010.
Liu B, et al: Molecular control of facial morphology, *Semin Cell Dev Biol* 21:309-313, 2010.
Moore KL, Persaud TV: *The developing human: clinically orientated embryology*, ed 8, Philadelphia, 2007, Saunders.
Sadler TW, editor: *Langman's essential medical embryology*, vol 1, Baltimore, 2005, Lippincott Williams & Wilkins.
Szabo-Rogers HL, et al: New directions in craniofacial morphogenesis, *Dev Biol* 341:84-94, 2010.

4

Conceitos Básicos sobre Célula, Matriz Extracelular e Elementos Neurais

Florin Amzica e Antonio Nanci

SUMÁRIO DO CAPÍTULO

A Membrana Plasmática   41

Citoesqueleto   42

Junções Intercelulares   42

Interface Epitélio-Tecido Conjuntivo   46

Fibroblastos   47

     Organização Celular   47

     Contração e Motilidade   47

     Junções   47

     Heterogeneidade   50

     Envelhecimento   50

Produtos de Secreção de Fibroblastos   50

     Colágenos   50

     Síntese e Polimerização do Colágeno   54

     Doenças Hereditárias Envolvendo Colágenos   54

     Elastina   54

     Proteoglicanos   54

     Glicoproteínas   58

     Fatores de Crescimento e Citocinas   58

     Degradação da Matriz Extracelular   58

Resumo   59

Organização e Fisiologia do Sistema Nervoso   60

     O Sistema Nervoso   60

     Células do Sistema Nervoso   61

     Aspectos Eletrofisiológicos dos Neurônios e das Células da Glia   63

     O Potencial de Repouso da Membrana Plasmática   63

     O Potencial de Ação   64

     Propagação do Potencial de Ação   64

     Transmissão Sináptica   65

As várias células, tecidos e órgãos que compõem a cavidade oral e estruturas relacionadas são entidades complexas que exibem características de desenvolvimento. No entanto, eles têm vários aspectos estruturais e funcionais em comum com outras células e tecidos em várias partes do corpo. Este capítulo tem por foco a membrana plasmática, o citoesqueleto e as junções celulares, uma vez que elas são fundamentais para a compreensão da biologia celular em geral. O capítulo aborda também o fibroblasto e a matriz extracelular que ele produz, uma vez que esse tipo celular se encontra relacionado a vários tecidos orais. A fisiologia básica do sistema nervoso também é considerada aqui por ser fundamental para se compreender mecanismos, tais como dor, mastigação, sensação na boca, paladar e funções das glândulas salivares. Os papéis das células de tecidos orais específicos em sua formação, proliferação, manutenção e função são descritos completamente nos capítulos subsequentes.

A MEMBRANA PLASMÁTICA

Para compreender o funcionamento das células e os mecanismos de comunicação entre elas, é preciso compreender a estrutura e as propriedades da membrana plasmática (ou membrana celular). Além de promover a delimitação e a manutenção da integridade da célula, esse "envoltório" especializado está envolvido em vários processos, tais como adesão da célula a matrizes extracelulares, sinalização celular, função das junções celulares e da comunicação intercelular, movimento de íons, liberação e captação de proteínas. Ela também interage com o citoesqueleto.

Em 1972, Singer e Nicholson propuseram que a membrana plasmática era uma estrutura supramolecular em mosaico, consistindo em uma dupla camada de fosfolipídios, na qual colesterol e proteínas estariam embebidos (Figura 4-1). Os fosfolipídios são moléculas anfipáticas, com uma cabeça hidrofílica contendo um grupamento fosfato, e uma cauda hidrofóbica contendo duas cadeias de ácidos graxos (veja Figura 4-1, A). As caudas hidrofóbicas dos fosfolipídios são direcionadas para o centro da bicamada lipídica, enquanto as cabeças hidrofílicas estão em contato com os fluidos intra ou extracelular. Essa bicamada de fosfolipídios exibe propriedades fluídicas e confere flexibilidade à membrana. As moléculas de colesterol em meio aos fosfolipídios (veja Figura 4-1, B) se opõem à excessiva fluidez e asseguram alguma estabilidade à membrana.

As proteínas se encontram distribuídas em meio à bicamada lipídica da membrana em um padrão em mosaico. Existem dois tipos de proteínas de membrana: proteínas integrais (ou intrínsecas) de membrana e proteínas periféricas (ou extrínsecas) de membrana. As primeiras se encontram incorporadas à bicamada fosfolipídica e possuem tanto domínios polares quanto apolares. As regiões apolares das proteínas integrais estabelecem contato com as dos fosfolipídios, enquanto as partes polares das proteínas estão em contato com a fase aquosa dos fluidos intra ou extracelular, e — no caso de proteínas canais — contêm aberturas que constituem os poros ou canais. As proteínas periféricas estão localizadas em um dos lados da membrana, estando o seu domínio polar em contato com o grupamento da cabeça hidrofílica dos fosfolipídios ou com os grupamentos polares de proteínas integrais. Sua fixação à membrana é muito mais frouxa do que a das proteínas integrais e elas realizam funções estruturais ou atuam como receptores, bombas ou enzimas. É de particular importância que as proteínas na face interna (folheto interno ou citoplasmático) da membrana plasmática atuem como pontos de ancoragem para proteínas do citoesqueleto para controlar o formato celular e fortalecer a célula. Finalmente, na face externa (folheto externo) da membrana plasmática, ocorrem polissacarídeos associados a proteínas (formando assim glicoproteínas) ou a lipídios (formando assim glicolipídios) que agem como receptores ou mediadores de reações imunológicas[1].

---

[1] **Nota da RT:** Esse conjunto de polissacarídeos associados exclusivamente ao folheto externo da membrana plasmática de todas as células é denominado de **glicocálice**.

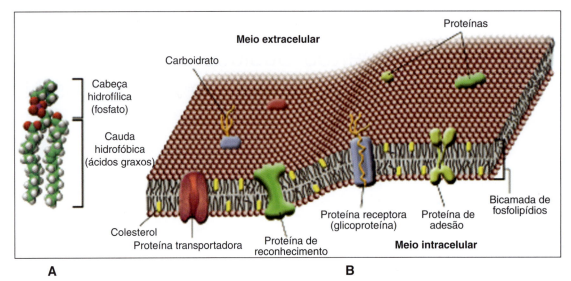

FIGURA 4-1 Representação esquemática da estrutura da membrana plasmática. **A,** Fosfolipídio que constitui um dos componentes estruturais principais das membranas celulares. **B,** Distribuição de fosfolipídios na bicamada lipídica de uma membrana, assim como a localização de várias moléculas nessa estrutura. (Cortesia de A. Paz Ramos.)

As membranas plasmáticas possuem uma importante propriedade fisiológica, elas são permeáveis. Ou seja, elas permitem a passagem seletiva de moléculas através de diferentes mecanismos. Gases (por ex., oxigênio, dióxido de carbono, nitrogênio) atravessam a membrana plasmática por difusão simples de acordo com o seu gradiente de concentração porque eles são apolares, e, portanto, lipossolúveis na membrana. Os íons, ao contrário, são partículas polares e não podem se difundir facilmente através da bicamada fosfolipídica. Entretanto, eles atravessam a membrana através de proteínas canais, em função de sua respectiva concentração e gradientes elétricos, desde que o seu tamanho permita a passagem física através do poro do canal. Em geral, ao avaliar a propensão de um determinado íon a passar através de uma membrana, deve-se considerar o tamanho do íon hidratado. Por exemplo, íons monovalentes atravessam mais facilmente do que íons multivalentes e o potássio atravessa a membrana mais facilmente do que o sódio, uma vez que seu complexo hidratado é menor (em torno de 0,4 nm de diâmetro) do que o do sódio (cerca de 0,5 nm). A própria água atravessa facilmente as membranas plasmática devido ao diâmetro muito pequeno de sua molécula (em torno de 0,3 nm) e porque a membrana está dotada de proteínas canais de água específicas. As aquaporinas que constituem esses canais foram descobertas por Peter Agre em 1992, pelo que ele recebeu o Prêmio Nobel em 2003. Os canais de aquaporinas permitem uma transição muito rápida das moléculas de água de um lado a outro da membrana.

A permeabilidade a grandes moléculas orgânicas depende essencialmente de sua lipossolubilidade. No entanto, sua passagem através dos polos hidrofílicos da bicamada fosfolipídica pode encontrar algumas dificuldades e reduzir sua passagem, apesar de sua lipossolubilidade. Outras moléculas grandes, como glicose, aminoácidos e proteínas, são muito polares e grandes demais para atravessar a membrana plasmática por difusão simples. Algumas delas seguem por meio de transporte ativo e/ou difusão facilitada (glicose, aminoácidos), enquanto outras (proteínas) o fazem por endocitose e exocitose.

CITOESQUELETO

As células possuem um citoesqueleto que lhes fornece um suporte estrutural, facilita o transporte intracelular, sustenta as junções celulares, transmite sinais sobre o contato e adesão celulares, e permite a motilidade. Os três elementos estruturais do citoesqueleto são os *microfilamentos*, os *filamentos intermediários* e os *microtúbulos*. Todos são estruturas dinâmicas que se polimerizam a partir de subunidades proteicas e se despolimerizam à medida que as atividades celulares e as influências externas atuam sobre a célula.

Os *microfilamentos* têm de 6 a 8 nm de diâmetro e consistem em moléculas globulares de actina polimerizadas em longos filamentos (Figura 4-2). Os microfilamentos formam trilhos para o movimento de moléculas de miosina, desse modo atuando com estas últimas como uma "musculatura" intracelular para a manutenção do formato, movimento e contratilidade celulares. Redes de microfilamentos, juntamente com proteínas de associação à actina e proteínas formadoras de feixes de actina, são encontradas em associação com junções celulares de adesão; como uma "trama" sob as membranas plasmáticas, especialmente na membrana do domínio apical de células epiteliais; e como o "eixo" estrutural dos microvilos, filopódios e lamelipódios. Filamentos de actina interagem com os dois outros componentes do citoesqueleto.

Os *filamentos intermediários* têm aproximadamente 10 nm de diâmetro e possuem uma composição proteica diversificada. Eles não são filamentos contráteis, mas são importantes na manutenção do formato da célula e no contato entre células adjacentes e a matriz extracelular. Em células de origem mesenquimal, como fibroblastos e osteoblastos, os filamentos intermediários são polímeros da proteína *vimentina* (Figura 4-3). Em células epiteliais, os filamentos intermediários consistem em *citoqueratinas*. Os filamentos formam feixes, chamados *tonofilamentos*, os quais ancoram em desmossomas (veja Figura 4-3, B). As *citoqueratinas* são uma família multigênica de proteínas que ocorrem em pares formados por tipos ácido e básico, com diferentes combinações nos diferentes tipos de epitélios. Seus padrões de expressão têm sido usados para determinar a relação entre os tipos celulares e como indicação da origem de vários tumores.

Os *microtúbulos* são estruturas tubulares ou cilíndricas com um diâmetro médio de 25 nm (Figura 4-4). Os microtúbulos são compostos da proteína *tubulina*, cujas moléculas se organizam por meio de suas extremidades em polímeros (protofilamentos) associados paralelamente e de maneira concêntrica, constituindo os túbulos. Os microtúbulos proporcionam um suporte interno para a célula; eles são a base da motilidade para certas organelas, como os cílios; atuam como vias de orientação e parte do mecanismo motor para o movimento de vesículas de secreção e de outras organelas; e servem para posicionar e organizar certas organelas dentro da célula.

JUNÇÕES INTERCELULARES

Áreas especializadas da membrana plasmática formam contatos e junções entre células e com a matriz extracelular. Quando as células entram em contato umas com as outras, e algumas vezes com a matriz extracelular, junções especializadas se formam em locais específicos de contato entre as membranas plasmática. Essas junções especializadas podem ser classificadas em várias categorias diferentes como segue:

1. Junções de oclusão (*tight junctions*)
2. Junções de adesão

FIGURA 4-2 Microfilamentos. **A,** Células osteogênicas em cultura marcadas com rodamina-faloidina fluorescente para actina, a principal proteína constituinte dos microfilamentos (os núcleos estão corados com 4,6-diamino-2-fenilindol [DAPI] e aparecem azuis). **B,** Imagem de contraste de interferência diferencial de Nomarski de feixes de microfilamentos que aparecem como linhas elevadas alongadas no citoplasma de fibroblastos em cultura. **C,** Eletromicrografia de microfilamentos no citoplasma de um fibroblasto. *M*, Mitocôndrias; *MF*, microfilamentos; *N*, núcleo. (**A,** Preparação de D. Guadarama-Bello; **B,** Cortesia de J. Aubin.)

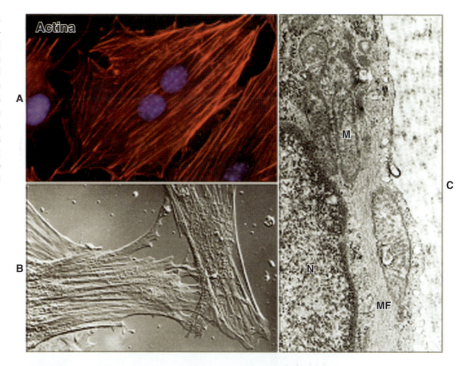

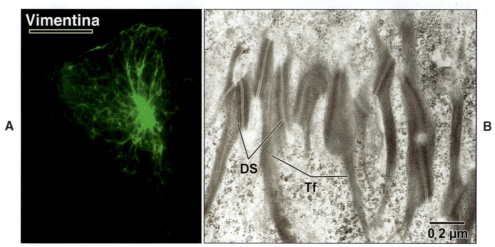

FIGURA 4-3 A, Filamentos intermediários, que consistem em polímeros de vimentina, em células Saos (*sarcoma osteogenic*) osteogênicas revelados por imunofluorescência. Os filamentos se irradiam a partir da região perinuclear. **B,** Eletromicrografia de filamentos intermediários, constituídos por citoqueratinas, em células epiteliais; tais filamentos também são denominados de *tonofilamentos (Tf)* e formam feixes distintos que se inserem nas placas elétron-densas dos desmossomas *(DS)* ou encontram-se distribuídos ao redor da periferia de uma célula. (**A,** Preparação de D. Guadarama-Bello.)

  a. do tipo célula-célula:
     i. *zônula de adesão*
     ii. *mácula de adesão* (desmossoma)
  b. do tipo célula-matriz
     i. contatos focais
     ii. hemidesmossomas
3. Junções comunicantes (*gap junctions*).

O termo *zônula* descreve uma junção que circunda completamente o perímetro da célula; o termo *mácula* indica uma junção de extensão mais circunscrita (por ex., semelhante a uma mancha). As junções podem ocorrer em certas combinações. Um *complexo juncional*, presente entre células de epitélios simples e pseudoestratificados, geralmente consiste em uma junção de oclusão, uma zônula de adesão, e desmossomas (Figura 4-5). Ao nível molecular, as junções intercelulares tipicamente consistem em três componentes: *proteínas de adesão transmembranares*, *proteína adaptadora citoplasmática de associação ao citoesqueleto* e *filamentos do citoesqueleto*. Esses três componentes diferem, dependendo do tipo de junção.

Nas junções de oclusão, ou *tight junctions* (Figura 4-6, A; veja também Figura 4-5), as membranas plasmáticas oponentes são mantidas em íntimo contato pela presença das proteínas transmembranares adesivas organizadas em faixas anastomosadas que circundam o perímetro apical da célula. O espaço intercelular é essencialmente obliterado ao nível das junções de oclusão. As proteínas transmembranares adesivas — que incluem a *ocludina*, membros da família das claudinas e, em alguns tecidos, a *molécula de adesão juncional* (JAM, *junctional adhesion molecule*) — interagem de maneira homotípica com as mesmas proteínas na membrana plasmática da célula adjacente. Várias proteínas citoplasmáticas associam-se aos domínios intracelulares das proteínas transmembranares; estas incluem proteínas relacionadas à polaridade celular, proteínas relacionadas ao transporte vesicular, quinases, fatores de transcrição e uma proteína de supressão tumoral. Além disso, filamentos de actina se ligam a algumas das proteínas

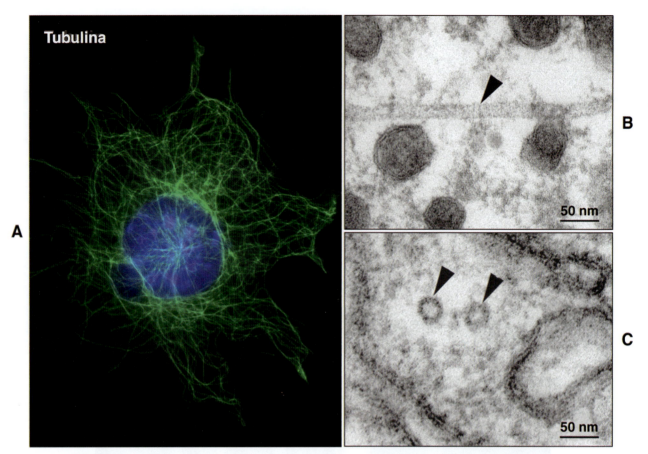

FIGURA 4-4 Microtúbulos. **A,** Fotomicrografia de fluorescência de células osteogênicas em cultura marcadas com um anticorpo antitubulina, a principal proteína de microtúbulos. **B e C,** Eletromicrografias de microtúbulos longitudinalmente orientados **(B)** e em corte transversal **(C)** microtúbulos (*cabeças de seta*). (**A,** Preparação de D. Guadarama-Bello.)

citoplasmáticas das junções de oclusão. As junções de oclusão controlam a passagem de substâncias através dos espaços intercelulares (por ex., do interstício para o lúmen de uma glândula). Elas também têm um papel importante como barreira para definir e manter os dois principais domínios da membrana plasmática em células epiteliais, as superfícies apical e basolateral. A "impermeabilidade" da junção à água e aos íons (especialmente cátions) está relacionada a claudina(s) específica(s) presente(s) e está correlacionada com o número de faixas anastomosadas de proteínas transmembranares. Por exemplo, as junções de oclusão que unem as células secretoras das glândulas salivares possuem somente dois ou três fileiras juncionais e são relativamente permeáveis à água, enquanto as que unem as células de ductos estriados de glândulas salivares maiores podem ter seis a nove fileiras, e são relativamente impermeáveis à água.

As junções de adesão mantêm as células juntas ou ancoram as células à matriz extracelular. Em contraste com as junções de oclusão, o espaço intercelular nas junções de adesão do tipo célula-célula é mantido em aproximadamente 20 nm. As junções de adesão também são importantes na sinalização celular. Seus componentes citoplasmáticos podem interagir com o citoesqueleto, desencadeando alterações no formato ou na motilidade da célula, ou com certas moléculas de supressão tumoral, ou podem atuar como fatores ou coativadores de transcrição nuclear. Em alguns casos, a perda de contato célula-célula ou célula-matriz pode levar à apoptose (morte celular programada), enquanto, em outros, a perda de contato pode levar à perda da polaridade celular e da diferenciação da célula, ou a uma proliferação celular desregulada. Nas junções de adesão do tipo célula-célula, as principais proteínas transmembranares são membros da família das *caderinas*. As caderinas são proteínas dependentes de íons cálcio que interagem de maneira homotípica com caderinas na célula adjacente. As proteínas adaptadoras citoplasmáticas são membros da família das *cateninas*. As cateninas interagem com o domínio citoplasmático das moléculas transmembranares de caderinas, com o citoesqueleto, e com uma série de outras proteínas, incluindo as quinases, e moléculas supressoras tumorais associadas a junções de adesão. Na *zônula de adesão* (veja Figuras 4-5 e 4-6, B), o membro da família das caderinas é a E-caderina, α e β-catenina são os adaptadores citoplasmáticos, e os filamentos de actina são o componente do citoesqueleto. As cateninas e os filamentos de actina estão concentrados no lado citoplasmático da membrana plasmática na região da zônula de adesão para formar uma densa trama que é contínua com a trama terminal de filamentos de actina no citoplasma apical (e às vezes no citoplasma basal) das células. Outra proteína transmembranar adesiva presente nas junções de adesão é a nectina, um membro da superfamília das imunoglobulinas. A nectina tem um papel importante durante a formação da junção, estabelecendo o local de adesão inicial e recrutando E-caderina e outras proteínas para a junção. Outras proteínas citoplasmáticas associadas à zônula de adesão incluem a *catenina p120*, uma molécula de sinalização associada à E-caderina que é importante na estabilização da junção; a *afadina*, que liga a nectina ao citoesqueleto de actina; *vinculina* e *α-actinina*, que são proteínas de ligação à actina; e a *ponsina*, que se liga à afadina e à vinculina (veja Figura 4-6, B).

No desmossoma (veja Figuras 4-5 e 4-6, C), as caderinas são a *desmogleína* e a *desmocolina*. A interação dessas proteínas transmembranares com aquelas da célula adjacente resulta em uma linha elétron-densa em meio ao espaço intercelular no desmossoma. As cateninas são a *desmoplaquina*, a *placoglobina* e a *placofilina*, que formam uma placa elétron-densa na face citoplasmática do desmossoma. Essa placa serve como um local de adesão para os componentes do citoesqueleto, os quais, no caso dos desmossomas, são filamentos intermediários.

As junções do tipo célula-matriz têm uma organização estrutural similar à das junções de adesão do tipo célula-célula. Os contatos focais ligam o

CAPÍTULO 4 Conceitos Básicos sobre Célula, Matriz Extracelular e Elementos Neurais

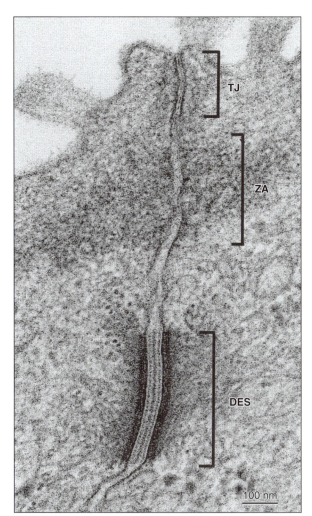

FIGURA 4-5 Eletromicrografia de um complexo juncional entre células epiteliais de uma glândula salivar. Na junção de oclusão (ou *zônula de oclusão*; *tight junctions*, TJ), localizada no perímetro apical da membrana plasmática dos domínios laterais, o espaço intercelular está obliterado. Na junção de adesão (*zônula de adesão*, ZA ou *cinturão de adesão*), as membranas plasmáticas são separadas por aproximadamente 20 nm e uma densa malha de microfilamentos está associada à sua face citoplasmática. No desmossoma (DES), as membranas plasmáticas são paralelas e separadas por aproximadamente 25 nm, e uma linha elétron-densa central está presente no espaço intercelular. Filamentos intermediários inserem-se nas placas elétron-densas na superfície citoplasmática do desmossoma.

citoesqueleto rico em actina das células à matriz extracelular para mediar a adesão e migração celulares, sensibilidade mecânica, e eventos de sinalização intracelular (Figura 4-7). A formação de contatos focais é um processo altamente complexo que requer a mobilização de múltiplas proteínas celulares, incluindo vinculina, talina, paxilina, tensina, zixina, quinase de adesão focal, e α-actinina. O componente transmembranar é um membro da família das *integrinas* de moléculas de adesão. Integrinas são heterodímeros de diferentes subunidades alfa e beta que ocorrem em diferentes combinações, com especificidade para várias moléculas da matriz extracelular. As proteínas adaptadoras citoplasmáticas, que incluem as proteínas de ligação à actina α-actinina, vinculina e *talina*, ligam as integrinas transmembranares ao citoesqueleto de actina. A ligação da integrina ao *colágeno, laminina, fibronectina*, e outras proteínas da matriz extracelular resulta no recrutamento e na remodelação do citoesqueleto de actina. A ligação de ligantes a integrinas também leva ao recrutamento e à ativação de várias moléculas de sinalização intracelular, incluindo proteínas de ligação a nucleotídeos de guanina e várias proteína-quinases. Os contatos focais maduros são maiores e levam a interações mais fortes entre o citoesqueleto e o substrato.

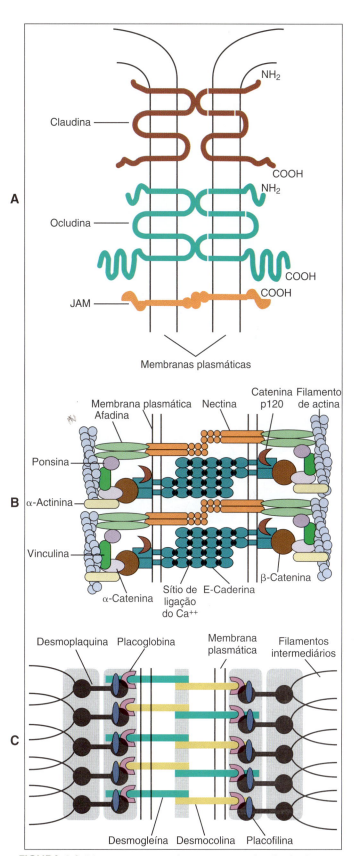

FIGURA 4-6 Diagramas mostrando a estrutura molecular das junções intercelulares. **A,** Junção de oclusão. **B,** Junção de adesão (cinturão de adesão). **C,** Desmossoma. JAM, Molécula de adesão juncional. (Preparado por A.R. Hand.)

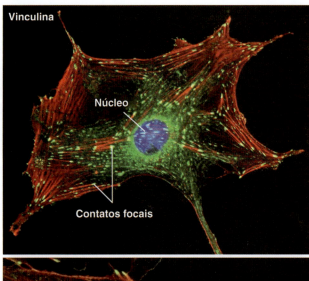
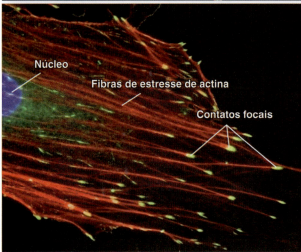

FIGURA 4-7 Visualização de contatos focais em uma célula osteogênica pela detecção por imunofluorescência de vinculina (*verde*), uma proteína abundante em contatos focais. Estes se localizam na periferia da célula e estão associadas às extremidades de feixes contráteis de actina ("fibras de estresse"), corados aqui em *vermelho* usando rodamina-faloidina. (Preparação de D. Guadarama-Bello.)

Os hemidesmossomas ligam células epiteliais à lâmina basal e, através de moléculas extracelulares adicionais, ao restante da matriz extracelular. As moléculas transmembranares de adesão presentes nos hemidesmossomas (Figura 4-8) são a integrina $\alpha_6\beta_4$, a qual se liga especificamente à glicoproteína laminina da lâmina basal, e o *colágeno do tipo XVII* (também identificado como *BP180*)[2]. Como nos desmossomas, as proteínas adaptadoras citoplasmáticas — o *antígeno do penfigoide bolhoso do tipo 1* (BP230) e a *plectina* — formam uma placa elétron-densa na face citoplasmática do hemidesmossoma, a qual funciona como um local de fixação para filamentos intermediários.

As junções comunicantes (*gap junctions*) são regiões semelhantes a placas da membrana plasmática onde o espaço intercelular estreita-se para 2 a 3 nm, e as proteínas transmembranares da família das *conexinas* formam canais aquosos entre os citoplasmas das células adjacentes (Figura 4-9). Essas proteínas têm distribuições tecidual e celular específicas e conferem diferentes propriedades de permeabilidade às junções comunicantes. Seis moléculas de conexinas formam um *conexon*, o qual possui um canal central de aproximadamente 2 nm de diâmetro (veja Figura 4-9, D). Os conexons em uma célula pareiam-se com os conexons na célula adjacente de modo a criar uma série de canais patentes. Pequenas moléculas, tais como íons e moléculas de sinalização, podem se mover prontamente de uma célula a outra. As junções comunicantes acoplam eletricamente as células e permitem uma resposta coordenada a um estímulo por parte das células que estão interconectadas.

As junções do tipo célula-célula e do tipo célula-matriz têm importantes papéis na diferenciação, desenvolvimento e função de células, tecidos e órgãos normais. Entretanto, as funções dessas junções podem ser alteradas ou interrompidas por anormalidades genéticas de proteínas juncionais ou do citoesqueleto, ou por doenças autoimunes nas quais estão presentes anticorpos circulantes para as proteínas juncionais. Mutações de genes de conexinas foram identificadas como as bases de certos tipos de surdez; cataratas congênitas; uma doença desmielinizante (doença de Charcot-Marie-Tooth); e displasia oculodentodigital, uma doença que exibe anormalidades craniofaciais, sindactilia, surdez de condução e anormalidades em pelos e unhas. Vários tipos de *epidermólise bolhosa*, uma doença autoimune bolhosa da pele, são causados por mutações dos genes para várias proteínas de desmossomas, de hemidesmossomas e de filamentos intermediários. Além disso, algumas formas da doença são causadas por mutações dos genes para proteínas da matriz extracelular envolvidas na adesão do tipo célula-matriz. O *pênfigo vulgar* e o *pênfigo foliáceo*, doenças bolhosas da mucosa oral e da pele, respectivamente, são causados por autoanticorpos para a desmogleína-3 e para a desmogleína-1, que são caderinas componentes dos desmossomas. Outra doença bolhosa da pele, o *penfigoide bolhoso*, resulta da presença de autoanticorpos para o colágeno do tipo XVII (BP180) e o BP230, componentes estruturais dos hemidesmossomas.

INTERFACE EPITÉLIO-TECIDO CONJUNTIVO

Todos os epitélios são separados do tecido conjuntivo subjacente por uma camada da matriz extracelular organizada como uma delgada lâmina imediatamente adjacente à superfície basal das células epiteliais. Esta é a *lâmina basal* (também conhecida como membrana basal à microscopia de luz[3]), com componentes derivados tanto de células epiteliais como de fibroblastos do tecido conjuntivo subjacente. A lâmina basal, juntamente com os hemidesmossomas, fixa o epitélio ao tecido conjuntivo subjacente, funciona como um filtro para controlar a passagem de moléculas entre o epitélio e o tecido conjuntivo, além de atuar como uma barreira à migração celular. A lâmina basal também tem importantes funções de sinalização, que são essenciais para a diferenciação dos epitélios e para o desenvolvimento e manutenção da polaridade celular.

A lâmina basal tem uma espessura geral de 50 a 100 nm e consiste em dois componentes estruturais: a *lâmina lúcida*, adjacente à membrana plasmática do domínio basal da célula; e a *lâmina densa*, entre a lâmina lúcida e o tecido conjuntivo (Figura 4-10). À maioria dos epitélios, encontra-se associada uma camada adicional, a *lâmina fibrorreticular*, intimamente associada à lâmina densa. Os principais constituintes da lâmina basal são o colágeno do tipo IV, cujas moléculas se organizam em uma rede semelhante a uma "tela de galinheiro"; a glicoproteína adesiva laminina e *proteoglicanos de heparan-sulfato*. A *fibronectina*, uma glicoproteína adesiva, o *colágeno do tipo III* (constituinte das fibras reticulares), o *colágeno do tipo VII* (fibrilas de ancoragem), e outros tipos de colágeno — todos produzidos por fibroblastos — estão presentes na lâmina fibrorreticular e auxiliam a manter a fixação da lâmina basal ao tecido conjuntivo subjacente. Existe também uma lâmina basal especial, atípica, entre os ameloblastos e o esmalte em maturação (veja Capítulo 7), e entre a gengiva e a superfície do dente (veja Capítulo 12 .

---

[2]**Nota da RT:** Uma leitura rápida deste trecho poderá causar certa estranheza, uma vez que a palavra "colágeno" remete a proteínas de matriz extracelular. Aqui, de fato, trata-se de uma **molécula de colágeno transmembranar**, típica da estrutura de hemidesmossomas, previamente conhecida como antígeno do penfigoide bolhoso do tipo 2 (*bullous pemphigoid*, por isso BP180, devido ao peso molecular de 180 kD).

[3]**Nota da RT:** Esta frase dá margem à má interpretação. *Lâmina basal* e *membrana basal* são **conceitos distintos**, e a sua simples observação à microscopia de luz — o que é dependente de técnicas específicas para tanto — não é suficiente para que ambas sejam consideradas como a mesma coisa. **Membrana basal** é o **conjunto formado por uma lâmina basal e uma lâmina fibrorreticular** (ou simplesmente lâmina reticular, com fibras reticulares de colágeno do tipo III).

CAPÍTULO 4 Conceitos Básicos sobre Célula, Matriz Extracelular e Elementos Neurais

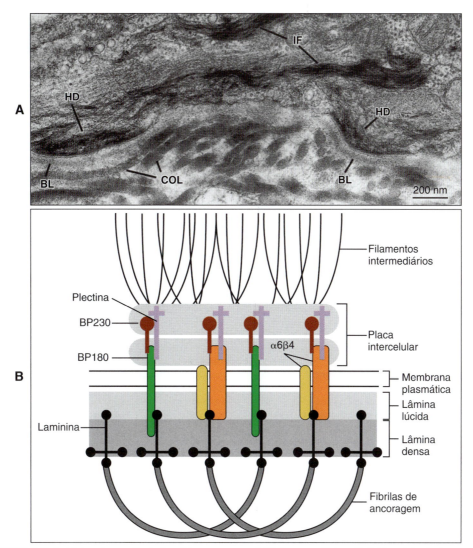

FIGURA 4-8 A, Eletromicrografia de hemidesmossomas (HD) de uma célula epitelial basal do ducto excretor de uma glândula salivar de rato. **B,** Diagrama de um hemidesmossoma. *BL,* Lâmina basal; *COL,* fibrilas colágenas; *IF,* filamentos intermediários.

FIBROBLASTOS

Os fibroblastos são as células mais abundantes do tecido conjuntivo propriamente dito e desempenham papéis centrais na função normal da gengiva, do ligamento periodontal, da polpa do dente, da medula óssea, do periósteo fibroso que recobre o processo alveolar, do estroma das glândulas salivares e do tecido conjuntivo da mucosa da cavidade oral. No tecido conjuntivo propriamente dito, os fibroblastos sintetizam e secretam os elementos fibrosos da matriz extracelular e moléculas interfibrilares que contribuem para a estrutura e função deste tecido. A importância desta célula especial na biologia oral é ressaltada no comentário de McCulloch no Quadro 4-1.

Organização Celular

Os fibroblastos são células dependentes de seus locais de ancoragem que se encontram fortemente associadas a colágenos fibrilares e geralmente orientados ao longo de seus eixos a grandes feixes de fibras colágenas, um fenômeno que é visto geralmente nas fibras principais dos tecidos conjuntivos da gengiva e do ligamento periodontal (Figuras 4-11 e 4-12). O fibroblasto em repouso é uma célula alongada com pouco citoplasma e um núcleo achatado, intensamente corado, contendo cromatina condensada, um indicativo de baixos níveis de atividade transcricional (veja Figura 4-11). Fibroblastos ativos possuem um núcleo de formato oval e coloração menos intensa, e uma quantidade maior de citoplasma (veja Figura 4-11). O grau de capacidade sintética e secretora dos fibroblastos é evidenciada pela quantidade de retículo endoplasmático granular, grânulos de secreção, mitocôndrias e a extensão do aparelho de Golgi em seu citoplasma (veja Figura 4-12).

Contração e Motilidade

Os fibroblastos exibem motilidade e contratilidade, que são importantes durante a formação e a remodelação do tecido conjuntivo propriamente dito, e durante o reparo de feridas. O citoesqueleto de actina dos fibroblastos permite-lhes mover-se através da substância fundamental. Em certos tecidos, os fibroblastos adquirem significativas propriedades contráteis e são denominados *miofibroblastos*.

Junções

Na maioria das áreas de tecido conjuntivo propriamente dito, os fibroblastos são separados uns dos outros pelos componentes da matriz extracelular; consequentemente, junções intercelulares não estão presentes. São exceções o tecido conjuntivo embrionário, no qual junções comunicantes são comuns, e o ligamento periodontal, em que os fibroblastos geralmente exibem contatos adesivos do tipo célula-célula. Os fibroblastos também formam contatos focais especializados com componentes da matriz extracelular, conhecidos como *fibronexos* (Figura 4-13).

QUADRO 4-1 O Fibroblasto, a Célula Responsável pela Síntese da Matriz Extracelular no Tecido Conjuntivo Propriamente Dito e Suas Funções na Biologia Oral

Origem dos Fibroblastos

O debate sobre as origens gerais dos fibroblastos começou com o patologista Virchow, no século XIX, que favoreceu a divisão local de células mesenquimais indiferenciadas. Nos anos 1920, Maximow sugeriu uma origem hematógena após observar um rápido acúmulo de células em cultura de tecido sem aumento evidente de atividade mitótica local. Experimentos de Russell Ross e seus colegas na Universidade de Washington esclareceram essa questão com um modelo de rato parabiótico no qual a identidade de células marcadas foi estabelecida usando microscopia eletrônica e radioautografia. Esses dados demonstraram que os fibroblastos que captam timidina tritiada após uma lesão não são derivados do sangue, e que a proliferação está associada à divisão local de células intimamente associadas a vasos sanguíneos. Um estudo de acompanhamento, *in vitro*, de fibroblastos da medula óssea humana adicionou suporte à ideia de origens distintas para fibroblastos e macrófagos.

Fibroblastos no ligamento periodontal podem se originar embriologicamente a partir do folículo dentário. O exame à microscopia eletrônica de germes dentários de camundongo em desenvolvimento demonstrou que a divisão celular está confinada às células paravasculares. As células da camada envoltória ao redor do ligamento periodontal em desenvolvimento exibem as características ultraestruturais de fibroblastos indiferenciados, sugerindo que essas células ainda não estão especializadas e precisam se tornar orientadas para a síntese das proteínas da matriz extracelular que caracterizam os fibroblastos da gengiva e do ligamento periodontal. Em seguida, essas células provavelmente atuam como um reservatório de células progenitoras que continuam a formar os tecidos conjuntivos da gengiva e do ligamento periodontal.

Fibroblastos na Gengiva e no Ligamento Periodontal

Os fibroblastos dos tecidos conjuntivos do ligamento periodontal e da gengiva mantêm a integridade da junção dentogengival e a fixação da raiz dentária ao tecido ósseo, em parte por mediar a renovação do colágeno e por preservar a fixação das fibras colágenas à superfície da raiz.

A junção dentogengival compreende tecidos epitelial e conjuntivo, os quais coletivamente fornecem um sistema de vedação em contínua adaptação ao redor do colo do dente. Esse sistema de selamento é crítico para a prevenção de invasão bacteriana e destruição das inserções periodontais subjacentes ao osso alveolar. Durante toda a vida dos mamíferos, o tamanho, a estrutura e a configuração anatômica da junção dentogengival saudável permanecem notavelmente estáveis. Os fibroblastos gengivais medeiam a síntese e a remodelação das inserções das fibras colágenas gengivais nas superfícies radiculares dos dentes. A maior parte do tecido conjuntivo gengival compreende o colágeno do tipo I, secretado pelos fibroblastos. Como o colágeno é rapidamente renovado nos tecidos periodontais, alterações no equilíbrio entre síntese e degradação podem levar à perda da conformação do tecido, perda líquida de colágeno e, finalmente, perda de dente.

O ligamento periodontal é fundamental para desenvolvimento do periodonto, regulação da erupção dentária, dissipação das forças mastigatórias, movimento dentário ortodôntico e suprimento de propriocepção para o controle da mastigação. O ligamento periodontal é exposto a uma variedade de forças mecânicas que são fisiológicas (mastigação, fala) e fisiopatológicas (comportamentos ortodônticos ou parafuncionais que não servem a uma função fisiológica direta). Resultados de tratamentos bem-sucedidos de uma ampla variedade de procedimentos dentários dependem da integridade do ligamento periodontal e de suas populações de fibroblastos. Hábitos oclusais parafuncionais orais, tais como o bruxismo — um distúrbio caracterizado por ranger e cerrar os dentes — exercem forças suprafisiológicas sobre os dentes, as quais levam à destruição do ligamento periodontal, à perda da inserção das fibras na raiz dentária (secundária à morte celular induzida pelas forças) e, por fim, perda dentária.

Sabe-se há muitos anos que as funções do ligamento periodontal incluem propriocepção, suporte dentário e inserção; essas últimas funções são proporcionadas pelas principais fibras colágenas do ligamento periodontal, as quais são submetidas a uma rápida renovação em condições normais de saúde, e que são dependentes das atividades dos fibroblastos nesse tecido. A homeostase da estrutura do ligamento periodontal e dos tecidos periodontais adjacentes é mantida pelos fibroblastos. Apesar da rápida renovação do colágeno no ligamento periodontal, a renovação das células é muito lenta. Sob condições normais de função, essas células se encontram ativamente empenhadas no metabolismo de proteínas para a homeostase do ligamento periodontal, em vez de estarem em proliferação.

Estrutura e Função da Matriz Extracelular

A matriz de colágeno dos tecidos conjuntivos gengival e periodontal é organizada em feixes de fibras, os quais constituem o aparelho supra-alveolar de fibras na gengiva e as principais fibras colágenas do ligamento periodontal. Na gengiva, o colágeno está organizado em arranjos altamente ordenados de fibras transeptais, circulares, dentogengivais, gengivais-periosteais e dentoperiosteais. Essas fibras impedem a rotação, mantêm ligações dentárias durante o desvio mesial e são criticamente importantes em proporcionar uma vedação biológica da gengiva para as raízes dos dentes. No ligamento periodontal, os fibroblastos contribuem para a síntese e remodelação das fibras colágenas e da substância fundamental interfibrilar, o que é essencial para manter o suporte do dente no osso alveolar. Forças de tração geradas pela maquinaria contrátil nos fibroblastos gengivais e do ligamento periodontal são importantes para criar tensão na matriz de colágeno; essas forças asseguram que a gengiva esteja firmemente aderida às raízes dentárias e ao osso alveolar.

Papel da Matriz Extracelular na Fisiologia Tecidual

A matriz extracelular, que se acreditava no passado apenas fornecer suporte estrutural físico para a adesão e migração celulares, agora é reconhecida como tendo um papel essencial na forma e função de todos os tecidos orais. A matriz extracelular fornece pistas mecânicas que influenciam decisões referentes ao formato, à função e ao destino das células, e, em particular, dos fibroblastos dos tecidos conjuntivos moles. Nos tecidos conjuntivos, a transferência direta de forças para as células pode envolver contatos célula-célula e/ou célula-matriz. Os fibroblastos do ligamento periodontal percebem e transmitem forças mecânicas através dos elementos da matriz extracelular, tais como o colágeno, que suportam e transmitem cargas mecânicas. Moléculas transmembranares de adesão, como as integrinas, são os principais componentes celulares que medeiam a sensação e a regulação da mecânica da matriz extracelular. As integrinas atuam como receptores para elementos da matriz extracelular e conectam a matriz ao citoesqueleto. Além disso, as integrinas integram funcionalmente a adesão celular e os processos de sinalização celular, e transferem forças da matriz extracelular para o citoesqueleto. Por sua vez, o citoesqueleto pode transmitir forças celulares e contribuir para o processamento de informações dos sinais mecanicamente derivados. O citoesqueleto de fibroblastos compreende três diferentes sistemas de polímeros proteicos: microfilamentos de actina, filamentos intermediários de vimentina e microtúbulos formados por tubulina. Notavelmente, o citoesqueleto formado por filamentos de actina é essencialmente importante para a determinação do formato da célula; migração celular; remodelação da matriz extracelular e, em tecidos submetidos a cargas de força, como o ligamento periodontal, pela manutenção da sobrevivência das células diante de forças mecânicas aplicadas que sejam potencialmente letais. Os fibroblastos do ligamento periodontal e da gengiva exibem arranjos especializados de filamentos de actina unidos por ligações cruzadas no córtex submembranar[5] que os protegem contra a morte celular induzida por forças mecânicas. Uma das proteínas importantes que medeiam a proteção contra a morte celular induzida por forças mecânicas é a filamina A, uma proteína que forma ligações cruzadas com a actina, que estabiliza o córtex celular e também auxilia a regulação das atividades adesivas das integrinas.

A integridade e função da matriz extracelular são essenciais para a sua função mecanobiológica, a qual é firmemente mantida pelos fibroblastos que se encontram nesses tecidos. A taxa de renovação da matriz extracelular é positivamente relacionada à carga mecânica: níveis crescentes de força associados à mastigação e ao bruxismo tendem a aumentar tanto a produção como a remoção de elementos estruturais da matriz extracelular. O colágeno do tipo I é a mais abundante proteína estrutural da matriz extracelular dos tecidos conjuntivos de mamíferos e em todos os tecidos orais. O colágeno fornece o suporte fundamental necessário para que o ligamento periodontal resista às cargas mecânicas liberadas para os dentes como resultado das atividades mastigatórias e parafuncionais. A alta taxa de renovação do colágeno exibida pelos fibroblastos na gengiva e no ligamento periodontal é uma característica intrínseca que mantém a arquitetura celular normal e a função do periodonto.

Remodelação da Matriz Extracelular nos Tecidos Conjuntivos

Em boas condições de saúde, a síntese e a remodelação do colágeno pelos fibroblastos permitem a fixação dinâmica da gengiva e do ligamento periodontal à raiz dentária. A remodelação fisiológica de colágeno ocorre principalmente por internalização e degradação de colágeno em compartimentos vacuolares ácidos revestidos por membrana (isto é, fagolisossomas). Em lesões inflamatórias de alta prevalência na gengiva, como

---

[5] **Nota da RT:** O **córtex submembranar** ao que o texto se refere corresponde à área de citoplasma imediatamente subjacente à membrana plasmática da célula, onde filamentos de actina se organizam em redes tridimensionais, associadas a outras proteínas, que promovem eventos de movimentação celular e formação de pseudópodos.

CAPÍTULO 4 Conceitos Básicos sobre Célula, Matriz Extracelular e Elementos Neurais

QUADRO 4-1 O Fibroblasto, a Célula Responsável pela Síntese da Matriz Extracelular no Tecido Conjuntivo Propriamente Dito e Suas Funções na Biologia Oral *(Cont.)*

a gengivite, as metaloproteinases de matriz remodelam colágenos e afetam a arquitetura e a função do tecido gengival, possivelmente permitindo a manutenção da fixação gengival a raízes dentárias.

A degradação intracelular do colágeno, que é mediada pela fagocitose pelos fibroblastos, é necessária para a remodelação fisiológica da matriz e para a cicatrização de feridas. Durante a fagocitose do colágeno, os fibroblastos se aderem ao colágeno, seguido por uma digestão parcial das fibrilas colágenas no meio extracelular; em seguida, segmentos mais curtos são internalizados e digeridos no meio intracelular por catepsinas lisossomais (dos tipos B, L, K). Em tecidos com rápida remodelação de matriz (por ex., útero em involução, periodonto) e em cicatrização de feridas, a renovação do colágeno está diretamente relacionada à densidade de volume das fibrilas colágenas em fagossomas dentro dos fibroblastos, indicando que a fagocitose é crítica para a renovação do colágeno. Embora muito se saiba sobre os mecanismos que controlam a via das metaloproteinases de matriz, a regulação da fagocitose de colágeno por fibroblastos ainda não é bem compreendida. Embora o Ca^{2+}, a estrutura do colágeno, lectinas, citocinas, a proteína associada ao receptor de ativação do plasminogênio do tipo uroquinase, e as integrinas possam modular a fagocitose pelos fibroblastos *in vitro*, a regulação da degradação do colágeno pela fagocitose *in vivo* é pouco conhecida.

A fagocitose de colágeno dependente de receptores envolve exclusivamente estruturas corticais e protrusões da membrana, de modo acentuadamente diferente da fagocitose que é iniciada por receptores para complemento ou para imunoglobulinas. Em contraste com as células fagocíticas, tais como macrófagos, nas quais as células primeiramente estendem processos e, em seguida, se ligam aos seus alvos, a etapa inicial, que limita a velocidade na fagocitose do colágeno pelos fibroblastos é a adesão celular ao colágeno, a qual é controlada pela ativação da integrina beta-1. A análise em microscopia eletrônica da remodelação do colágeno mediada por fibroblastos gengivais *in vivo* mostra que, após a adesão ao colágeno, formam-se pseudópodos ricos em actina, os quais tracionam e remodelam as fibrilas colágenas. Estudos *in vitro* indicaram que essas etapas críticas na fagocitose do colágeno são dependentes de miosinas não musculares e de filamentos de actina. Desse modo, o citoesqueleto de actina, em conjunto com a fixação a integrinas (a qual é mediada por proteínas de ligação à actina), proporciona um sistema dinâmico que permite que os fibroblastos interajam de maneira dinâmica e recíproca com polímeros da matriz extracelular, como o colágeno, e ressalta a importância do citoesqueleto de actina para o controle da remodelação do colágeno.

Christopher A. McCulloch
Matrix Dynamics Group
University of Toronto
Toronto, Canada

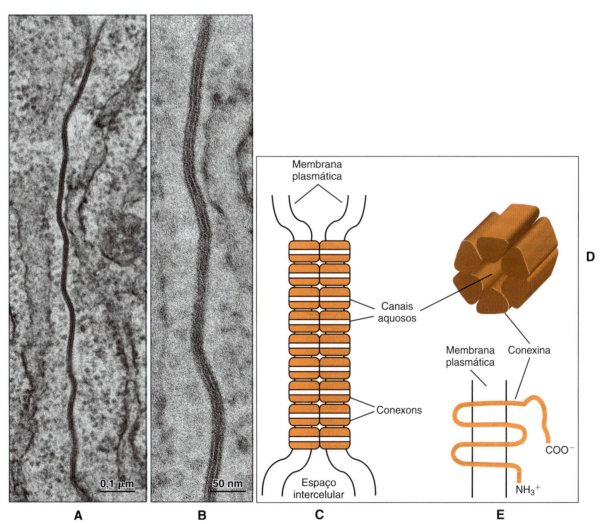

FIGURA 4-9 A e B, Eletromicrografias de uma junção comunicante (*gap junction*). As membranas plasmáticas adjacentes estão separadas por um espaço de 2 a 3 nm. Regiões pouco distintas na junção resultam de variada orientação das membranas no corte. **C a E,** Diagramas da estrutura da junção comunicante. **C,** Vista correspondente a eletromicrografias. **D,** Um único conexon consiste em seis moléculas de conexina. **E,** Uma molécula de conexina possui quatro domínios transmembranares, e os domínios amino e carboxiterminais estão localizados no citoplasma. (**C a E**, Preparados por A.R. Hand.)

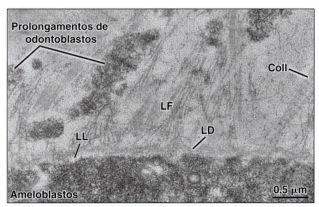

FIGURA 4-10 Eletromicrografia ilustrando os três componentes — a lâmina lúcida (LL), a lâmina densa (LD) e a lâmina fibrorreticular (LF) — formando a membrana basal associada às células epiteliais, aqui interposta entre ameloblastos e odontoblastos em diferenciação. Coll, Fibrilas colágenas.

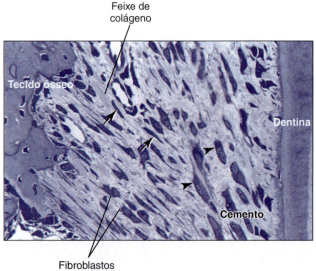

FIGURA 4-11 Fotomicrografia do ligamento periodontal. Fibroblastos inativos (*setas*) podem ser identificados por sua relação com feixes de colágeno, por seus núcleos usualmente alongados, intensamente corados, e pelo seu esparso citoplasma. Fibroblastos ativos (*cabeças de seta*) possuem núcleos maiores, menos intensamente corados, e citoplasma claramente visível.

Heterogeneidade

Embora os fibroblastos de diferentes tecidos tenham aparências similares, distinguíveis principalmente como ativos ou quiescentes, existe uma considerável heterogeneidade dentro das populações de fibroblastos. Essa heterogeneidade se manifesta como diferenças em seus produtos de síntese, taxas de síntese e renovação, resposta a moléculas reguladoras, taxas de proliferação, e outros. Por exemplo, estima-se que o colágeno no ligamento periodontal tenha uma taxa de renovação de aproximadamente 8 vezes a do colágeno na pele e cerca de 2 vezes a do colágeno gengival.

Envelhecimento

Os fibroblastos originam-se a partir de células mesenquimais. Quando diferenciados, eles podem se replicar por mitose. Foi encontrada uma correlação inversa entre a idade de um doador e o número de divisões que fibroblastos em cultura podem sofrer antes de se tornarem senescentes. A causa exata dessa senescência é desconhecida. Os fibroblastos de espécies de vida longa podem se dividir mais vezes do que os fibroblastos de espécies de vida curta, sugerindo um componente genético. Alguns demonstraram

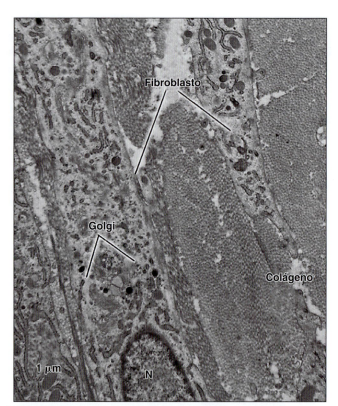

FIGURA 4-12 Em eletromicrografias, os fibroblastos situam-se tipicamente adjacentes às fibrilas colágenas e possuem corpos celulares alongados. A quantidade e a elétron-densidade da heterocromatina nos núcleos (N) são indicativas de sua atividade; fibroblastos ativos possuem menos heterocromatina, e, portanto, o núcleo é menos condensado. Organelas para a síntese de proteínas são mais abundantes em fibroblastos ativos, e o aparelho de Golgi, em particular, é mais extenso nessas células.

uma relação entre a perda gradual de DNA dos telômeros nas extremidades dos cromossomos que ocorre durante cada ciclo mitótico e o início da senescência. Outros estudos sugerem que o acúmulo de danos oxidativos ao DNA e às proteínas também contribui para a senescência. Os fibroblastos que se tornam senescentes permanecem viáveis, mas exibem alterações no metabolismo e expressão de genes que sugerem um fenótipo de envelhecimento (por ex., diminuição na produção de proteínas da matriz extracelular e aumento da produção das enzimas de degradação). Em conjunto, essas alterações resultam em muitos dos sinais associados ao envelhecimento humano (por ex., fragilidade da pele, perda de elasticidade, e diminuição da capacidade de cicatrização de feridas).

PRODUTOS DE SECREÇÃO DE FIBROBLASTOS

Os fibroblastos podem sintetizar e secretar uma variedade de moléculas extracelulares. Estas incluem os componentes dos elementos fibrosos da matriz extracelular; os componentes da substância fundamental amorfa, e uma série de moléculas biologicamente ativas, como proteinases, citocinas e fatores de crescimento.

Colágenos

A superfamília dos colágenos contém pelo menos 27 tipos de colágenos, os quais, juntos, constituem as proteínas mais abundantes encontradas no corpo (Tabela 4-1). Todos os colágenos possuem suas moléculas compostas por três cadeias polipeptídicas alfa enoveladas umas às outras para formar a típica configuração em tripla hélice do colágeno. Os aspectos comuns incluem a presença do aminoácido glicina em cada terceira posição (sequência de repetição Gly-X-Y), dos aminoácidos hidroxiprolina e hidroxilisina, de domínios não colagênicos, além de uma alta proporção de resíduos de prolina. As variações entre os colágenos incluem diferenças na organização

CAPÍTULO 4 Conceitos Básicos sobre Célula, Matriz Extracelular e Elementos Neurais

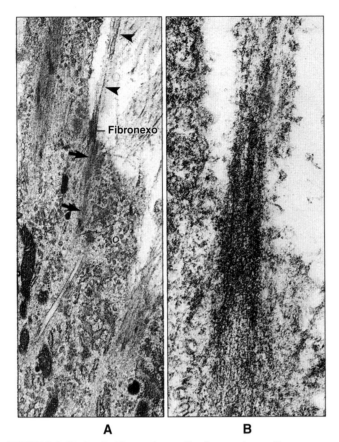

FIGURA 4-13 A e B, Eletromicrografias ilustrando um fibronexo em um fibroblasto do ligamento periodontal. Filamentos intracelulares de actina (*setas*) estão ligados a filamentos extracelulares de fibronectina (*cabeças de seta*) através de integrinas, que são receptores transmembranares para elementos de matriz extracelular. (A partir de Garant PR et al: Attachment of periodontal ligament fibroblasts to the extracellular matrix in the squirrel monkey. *J Periodontal Res* 17:70-79, 1982.)

das cadeias polipeptídicas básicas, os comprimentos das triplas hélices, interrupções na tripla hélice e as terminações dos domínios helicoidais.

Tipos celulares derivados de células mesenquimais (fibroblastos, condrócitos, osteoblastos, odontoblastos e cementoblastos) são os principais produtores de colágeno. Outros tipos celulares (como as células epiteliais, endoteliais, musculares e de Schwann) também sintetizam colágenos, embora em uma base mais limitada em termos de quantidade e variedade dos tipos de colágeno.

A superfamília dos colágenos é subdividida em nove subfamílias, com base principalmente em suas organizações supramoleculares (veja Tabela 4-1):

1. Colágenos fibrilares (dos tipos I, II, III, V, XI, XXIV e XXVII): Esses colágenos têm suas moléculas polimerizadas de maneira altamente organizada no compartimento extracelular, de modo a formarem fibrilas com um típico padrão de estriações transversais repetidas de 64 nm. O colágeno do tipo I é o mais abundante na maioria das áreas de tecido conjuntivo propriamente dito e de outros tecidos conjuntivos ricos em colágeno. As fibrilas colágenas geralmente são compostas por mais de um tipo de colágeno. Por exemplo, as fibrilas de colágeno do tipo I geralmente encontram-se associadas a pequenas quantidades de colágenos dos tipos III, V e XII. Acredita-se que o colágeno do tipo V regule o diâmetro das fibrilas colágenas.
2. Colágeno de lâminas basais (do tipo IV): O colágeno do tipo IV tem um tamanho similar ao do colágeno do tipo I, mas suas moléculas não se polimerizam em fibrilas. Tais moléculas contêm frequentes sequências não helicoidais e agregam-se em uma configuração laminar ou em camadas sobrepostas, semelhante a uma "tela de galinheiro". O colágeno do tipo IV é um importante componente das lâminas basais e é um produto de secreção das células epiteliais.
3. Colágenos associados a fibrilas e com triplas hélices interrompidas (colágenos FACIT, *fibril-associated collagens with interrupted triple helix*): Os colágenos dos tipos IX, XII, XIV, XVI, XIX, XX, XXI e XXII consistem em cadeias de diferentes extensões e que contêm uma variedade de domínios não colagênicos. Eles exibem várias interrupções na tripla hélice e são encontrados em várias localizações e tecidos diferentes. Vários colágenos FACIT associam-se aos colágenos fibrilares e a outros componentes da matriz extracelular. Destes, o colágeno do tipo XIX é encontrado em lâminas basais, e parece ser importante para a diferenciação de células musculares estriadas esqueléticas.
4. Colágenos formadores de redes: O colágeno do tipo VIII se organiza em uma malha hexagonal, a qual se acreditava transmitir uma força

TABELA 4-1 Tipos de Colágenos

Tipo	Nome do Gene	Cadeias	Organização Supramolecular	Aspectos Característicos	Distribuição nos Tecidos	Funções Principais
Colágenos Fibrilares						
I	COL1A1, COL1A2	[α1(I)]₃, [α1(I)]₂α2(I)	Fibrilas de 300 nm	Colágeno mais abundante	Abundante em pele, tecido ósseo, dentina, cemento, tendões, ligamentos e na maioria dos tecidos conjuntivos	Fornece força tênsil aos tecidos conjuntivos
II	COL2A1	[α1(II)]₃	Fibrilas de 300 nm	Forma heterofibrilas com os colágenos dos tipos IX e XI	Cartilagem, humor vítreo, disco intervertebral	Fornece força tênsil aos tecidos conjuntivos
III	COL3A1	[α1(III)]₃	Fibrilas de 300 nm	Parte do estroma do tecido conjuntivo reticular em órgãos hematopoiéticos	Tecido conjuntivo embrionário, polpa do dente, derme da pele, vasos sanguíneos, tecido linfoide (fibras reticulares)	Fornece força tênsil aos tecidos conjuntivos
V	COL5A1, COL5A2, COL5A3	[α1(V)α2(V)	Fibrilas de 390 nm	Forma o eixo das fibrilas de colágeno do tipo I Liga-se ao DNA, heparan-sulfato, trombospondina, heparina e insulina	Lâminas basais, vasos sanguíneos, ligamentos, pele, dentina, tecidos periodontais	Fornece força tênsil
		α1(V)α2(V)α3(V)			Placenta	

TABELA 4-1 Tipos de Colágenos *(Cont.)*

Tipo	Nome do Gene	Cadeias	Organização Supramolecular	Aspectos Característicos	Distribuição nos Tecidos	Funções Principais
XI	COL11A1, COL11A2	$[a1(V)]_3$ $\alpha1(XI)\alpha2(XI)\alpha3(XI)$	Fibrilas	Forma o eixo das fibrilas de colágeno do tipo II	Presente em células tumorais Cartilagem, humor vítreo, placenta	Fornece força tênsil, controlando o crescimento lateral das fibrilas de colágeno do tipo II
XXIV	COL24A1 COL11A2	$[\alpha1(XXIV)]_3$	Fibrilas	Exibe aspectos estruturais exclusivos de colágenos fibrilares de invertebrados	Tecido ósseo, córnea	Regulação da fibrilogênese do tipo I
XXVII	COL27A1	$[\alpha1(XXVII)]_3$	Fibrilas	Presença de imperfeições na tripla hélice	Cartilagens, olho, orelha, pulmões	Associação com fibrilas de colágeno do tipo II (?)
Colágenos Formadores de Microfibrilas						
VI	COL6A1, COL6A2, COL6A3, COL6A4,	$\alpha1(VI)\alpha2(VI)\alpha3$	Filamentos em contas de 150 nm	Abundantes pontes dissulfeto formando ligações cruzadas	Ligamento, pele, cartilagem, placenta	Ligações entre células e matriz
	COL6A5 (também conhecido como COL29A1) COL6A6				Pele, pulmão, intestino delgado, intestino grosso, testículo	
Colágenos Transmembranares						
XIII	COL13A1	$[\alpha1(XIII)]_3$	Linear	Domínio transmembranar único e um grande ectodomínio principalmente colagênico	Epiderme, folículo piloso, superfícies celulares, contatos focais, discos intercalares	Adesões dos tipos célula-matriz e célula-célula
XVII	COL17A1	$[\alpha1(XVII)]_3$	Linear		Hemidesmossomas	Fixação da célula à matriz
XXIII	COL23A1	$[a1(XXIII)]_3$	Linear	Domínio transmembranar hidrofóbico de passagem única	Coração, retina, células tumorais metastáticas	Interação célula-matriz
XXV	COL25A1	$[\alpha1(XXV)]_3$	Linear	Domínio extracelular depositado em placas β-amiloides	Neurônios	Adesão dos neurônios
***Multiplexin* (Colágenos Formadores de Endostatina)**						
XV	COL15A1	$[\alpha1(XV)]_3$	Linear	Contém fator antiangiogênico	Membranas basais endoteliais e epiteliais, órgãos internos (suprarrenal, pâncreas e rim)	Estabiliza células musculares esqueléticas
XVIII	COL18A1	$[\alpha1(XVIII)]_3$		Contém fator antiangiogênico	Membranas basais endoteliais e epiteliais, fígado, pulmão e rim	Desenvolvimento dos olhos; ancoragem de fibrilas colágenas do corpo vítreo, determinação da estrutura da retina e do fechamento do tubo neural
Colágenos Associados a Fibrilas com Triplas Hélices Interrompidas (FACIT)						
IX	COL9A1, COL9A2, COL9A3	$\alpha1(IX)\alpha2(IX)\alpha3(IX)$	200 nm	Interage com glicosaminoglicanos na cartilagem	Cartilagem, humor vítreo	Fixa grupos funcionais à superfície de fibrilas de colágeno do tipo II
XII	COL12A1	$[\alpha1(XII)]_3$			Disseminado em muitos tecidos conjuntivos (tecidos contendo colágeno do tipo I)	Modula interações com fibrilas
XIV	COL14A1	$[\alpha1(XIV)]_3$		Associado ao colágeno do tipo I	Disseminado em muitos tecidos conjuntivos	Modula interações com fibrilas

CAPÍTULO 4 Conceitos Básicos sobre Célula, Matriz Extracelular e Elementos Neurais

TABELA 4-1 Tipos de Colágenos *(Cont.)*

Tipo	Nome do Gene	Cadeias	Organização Supramolecular	Aspectos Característicos	Distribuição nos Tecidos	Funções Principais
XVI	COL16A1	$[\alpha1(XVI)]_3$		Numerosas interrupções na tripla hélice podem tornar esta molécula elástica ou flexível	Lâminas basais endoteliais, musculares, perineural e algumas epiteliais; cartilagem, e placenta	Associa-se a fibrilas heterotípicas dos tipos II/IX/XI e a filamentos de fibrilina I
XIX	COL19A1	$[\alpha1(XIX)]_3$			Lâminas basais endoteliais, musculares, perineural e algumas epiteliais	Diferenciação muscular
XX	COL20A1	$[\alpha1(XX)]_3$			Epitélio corneano, pele, cartilagem, tendão, coração, músculo, rim pâncreas, baço, testículo, ovário, núcleo subtalâmico	Associa-se a fibrilas
XXI	COL21A1	$[\alpha1(XXI)]_3$			Disseminado em tecidos conjuntivos em desenvolvimento, abundantes em paredes vasculares	Mantém a integridade da matriz extracelular
XXII	COL22A1	$[\alpha1(XXII)]_3$			Junções teciduais: junção miotendinosa, cartilagem articular, fluido sinovial, folículo piloso, derme	Ligante de adesão celular, interações com microfibrilas (?)
Colágenos Formadores de Redes						
IV	COL4A1, COL4A2, COL4A3, COL4A4, COL4A5, COL4A6	$[\alpha1(IV)]_2\alpha2(IV)$	Rede semelhante a uma lâmina 390 nm	Interações com perlecan, laminina, nidogênio, integrinas	Lâminas basais	Rede estrutural de lâminas basais, juntamente com lamininas, proteoglicanos e entactina/nidogênio
VIII	COL8A1, COL8A2	$[\alpha1(VIII)]_2\alpha2(VIII)$	Rede hexagonal 130 nm		Córnea (membrana de Descemet), endotélio	Suporte tecidual, rede porosa
X	COL10A1	$[\alpha1(X)]_3$	Rede hexagonal 150 nm		Zona hipertrófica da placa de crescimento de cartilagem	Ligação ao cálcio
Colágeno de Fibrilas de Ancoragem						
VII	COL7A1	$[a1(VII)]_3$	450 nm	Forma feixes feitos de dímeros ancorados em placas de ancoragem e em lâminas basais	Epitélio (pele, mucosa)	Fortalece a junção epitélio-conjuntivo
Outros Colágenos*						
XXVI	COL26A1	$[\alpha1(XXVI)]_3$	Desconhecido	Pontes dissulfeto que formam o trímero são feitas em um domínio não colagênico N-terminal	Testículo e ovário em desenvolvimento e adultos	Desconhecido
XXVIII	COL28A1				Gânglios da raiz dorsal, nervos, nervos isquiáticos adultos	

*Uma série de proteínas contendo domínios colagênicos helicoidais também foram descritos.

amplamente restrito à zona de cartilagem hipertrófica das placas de crescimento dos ossos em ossificação endocondral.

5. Colágeno das fibrilas de ancoragem: O colágeno do tipo VII possui, de forma incomum, grandes extremidades não helicoidais que perfazem dois terços do tamanho da molécula. As extremidades carboxiterminais se associam para formar dímeros que subsequentemente se organizam nas fibrilas de ancoragem, as quais se estendem da lâmina basal em direção ao tecido conjuntivo subjacente.

6. Colágeno formador de microfibrilas: O colágeno do tipo VI, que possui grandes domínios globulares aminoterminais e carboxiterminais que se associam de maneira extremidade a extremidade, forma filamentos com aspectos de colar de contas. O colágeno do tipo VI está presente na maioria dos tecidos conjuntivos. Esse colágeno tem propriedades de ligação a células, a proteoglicanos e ao colágeno do tipo I, e pode servir de ponte entre as células e a matriz.

7. Colágenos transmembranares dos tipos XIII, XVII, XXIII e XXV: Esses colágenos são proteínas transmembranares com domínios colagênicos extracelulares e um domínio não colagênico carboxiterminal que atua na adesão celular. O colágeno do tipo XVII é encontrado em hemidesmossomas de células da camada basal da epiderme e fixa as células à lâmina basal. O colágeno do tipo XIII está presente nos locais de contatos focais de fibroblastos e nas interfaces célula-matriz em alguns epitélios, tecido muscular, e fibras nervosas. O colágeno do tipo XIII também está presente nas especializações adesivas do tipo célula-célula. Esses colágenos podem interagir com outras moléculas da superfície celular ou da matriz extracelular para alterar o comportamento celular.

8. Colágenos do grupo *multiplexin*[6] (formadores de endostatina): O colágeno do tipo XVIII é um componente das lâminas basais de células epiteliais e endoteliais, e acredita-se que estabilize estruturas da lâmina basal. O colágeno do tipo XVIII possui múltiplas interrupções no domínio helicoidal central e um grande e único domínio não helicoidal carboxiterminal. Esse domínio carboxiterminal pode ser clivado por proteases extracelulares para formar a endostatina, um potente inibidor da migração de células endoteliais e da angiogênese. No encéfalo, a endostatina pode ser depositada nas placas amiloides da doença de Alzheimer. O colágeno do tipo XV tem uma estrutura similar e uma distribuição mais ampla, incluindo a derme papilar. Entretanto, seu domínio carboxiterminal semelhante à endostatina (restina) possui uma atividade antiangiogênica menos potente do que a do colágeno do tipo XVIII. Ambos os colágenos possuem cadeias laterais de glicosaminoglicanos e podem ser classificados como proteoglicanos. O domínio carboxiterminal do colágeno do tipo IV também inibe a migração de células endoteliais e a angiogênese.

9. Outros colágenos: Existem outros colágenos e proteínas contendo domínios colagênicos helicoidais que não podem ser classificados em outras categorias. O colágeno do tipo XXVI é encontrado na matriz extracelular dos testículos e ovários; porém, sua função e associação com outros colágenos ou proteínas da matriz não foram estabelecidas. A estrutura do colágeno do tipo XXVIII possui algumas similaridades com o do tipo IV, mas o domínio em tripla hélice é mais longo que o do tipo IV. O colágeno do tipo XXVIII é predominantemente expresso nas membranas basais ao redor de células de Schwann e gânglios das raízes dorsais do sistema nervoso periférico. Há também um grupo altamente heterogêneo das proteínas que contêm domínios colagênicos helicoidais, mas que não foram claramente definidos como colágenos.

Síntese e Polimerização do Colágeno

A produção do colágeno do tipo I por fibroblastos, odontoblastos e osteoblastos é essencialmente a mesma. Como uma proteína de secreção, as moléculas de colágenos fibrilares são sintetizadas como moléculas precursoras (*pró-colágeno*) (Figura 4-14). O RNA mensageiro direciona a montagem de aminoácidos específicos em cadeias polipeptídicas nos ribossomas associados ao retículo endoplasmático granular. Essas cadeias polipeptídicas pró-alfa iniciais são cerca de uma vez e meia mais longas do que as da molécula final de colágeno, uma vez que possuem peptídeos terminais em suas extremidades amino e carbóxi que configuram extensões importantes para a montagem da molécula em tripla hélice. À medida que as cadeias são sintetizadas, elas são translocadas para dentro das cisternas do retículo endoplasmático granular, onde ocorrem algumas modificações pós-traducionais. A primeira modificação é a hidroxilação de muitos resíduos de prolina e de lisina nas cadeias polipeptídicas, o que permite a formação de pontes de hidrogênio entre as cadeias adjacentes, à medida que a tripla hélice é montada. As enzimas *prolil-hidroxilase* e *lisil-hidroxilase*, dependentes de vitamina C, são necessárias para essa etapa. Na deficiência de vitamina C, menos moléculas de colágeno são formadas e estas são menos estáveis. Tecidos com um alto conteúdo de colágeno e alta taxa de renovação do colágeno, tais como o ligamento periodontal, são gravemente afetados; um dos primeiros sintomas de deficiência de vitamina C (*escorbuto*) é o afrouxamento dos dentes. Através da ação de *galactosil-transferase* no retículo endoplasmático granular, alguns dos resíduos de hidroxilisina são glicosilados pela adição de galactose.

O adequado alinhamento das cadeias em uma tripla hélice é alcançado pela formação de pontes dissulfeto nos peptídeos terminais das extremidades carboxiterminais das cadeias alfa, um processo catalisado pela enzima proteína-dissulfeto-isomerase. Em seguida, as três cadeias se entrelaçam umas às outras, constituindo a tripla hélice. A hélice montada é transportada para o aparelho de Golgi, onde a glicosilação se completa pela adição de glicose aos resíduos de galactose O-ligados. Chaperonas moleculares, incluindo Hsp47, Bip, Grp94, estão implicadas nessa translocação. Grânulos de secreção contendo as moléculas de pró-colágeno são formadas na face *trans* do aparelho de Golgi, cujo conteúdo é subsequentemente liberado por exocitose na superfície celular.

A formação de típicas fibrilas colágenos estriadas ocorre no meio extracelular (Figura 4-15). Os peptídeos terminais das extremidades carbóxi e pelo menos parte dos peptídeos terminais das extremidades amino, são removidos pela ação de carbóxi e aminoproteinases quando as moléculas estão prestes a serem secretadas e/ou no meio extracelular logo após sua liberação. A principal carboxiproteinase é idêntica à proteína morfogenética óssea 1. As moléculas de colágeno encurtadas se alinham como microfibrilas, onde as moléculas se encontram sobrepostas umas às outras em cerca de 1/4 de seu comprimento, uma vez que são agregadas de forma paralela, deste modo originando uma série de lacunas ou "espaços" regulares dentro da fibrila (veja Capítulo 1). Essas lacunas são o local dos depósitos iniciais de mineral associado às fibrilas colágenas no tecido ósseo, na dentina e no cemento celular. Após a polimerização das moléculas de colágeno em fibrilas, as porções remanescentes dos peptídeos aminoterminais são removidas pela pró-colágeno-peptidase. A oxidação de alguns resíduos de lisina e de hidroxilisina pela enzima extracelular *lisil-oxidase*, formando aldeídos reativos, resulta em ligações cruzadas intermoleculares que estabilizam ainda mais as fibrilas. As fibrilas recém-depositadas são de pequenos diâmetro e extensão. À medida que os tecidos amadurecem, as fibrilas podem aumentar de diâmetro (em até dez vezes) e estender-se até o maior fortalecimento do tecido.

Doenças Hereditárias Envolvendo Colágenos

Várias mutações ocorrem nos genes dos colágenos, resultando em uma variedade de diferentes fenótipos dependendo do colágeno afetado. Algumas das mutações mais comuns incluem a *osteogênese imperfeita*, ou doença dos "ossos de vidro", causada por mutações nos genes do colágeno do tipo I e geralmente incluem anormalidades dentárias; vários tipos de *síndrome de Ehlers-Danlos* (pele hiperextensível, articulações hipermóveis, e fragilidade tecidual) resultantes de mutações nos genes dos colágenos do tipo I, III ou V; a *síndrome de Stickler*, causada por mutações nos genes dos colágenos do tipo II ou XI, e caracterizada por descolamento de retina, catarata, surdez, problemas articulares, fenda palatina, e anormalidades faciais e dentárias; a *síndrome de Alport*, nefrose causada por defeitos da lâmina basal no glomérulo renal e surdez neurossensorial devido a mutações em certos genes do colágeno do tipo IV; e diferentes formas de *epidermólise bolhosa*, uma separação entre a epiderme e a derme, causada por mutações dos genes dos colágenos do tipo VII ou XVII. Outras mutações em genes de colágenos que causam doenças menos comuns foram identificadas, e é provável que mutações adicionais que causam ou contribuem para outras doenças humanas ainda sejam descobertas.

Elastina

A elastina é produzida por fibroblastos e células musculares lisas. Sua formação segue um trajeto similar ao descrito para o colágeno, com sua organização final em lâminas elásticas ou em fibras do sistema elástico no meio extracelular (Figuras 4-16 e 4-17). As propriedades elásticas da elastina resultam de numerosas ligações cruzadas intermoleculares entre resíduos de lisina, formadas pela enzima lisil-oxidase, e sua natureza altamente hidrofóbica. Para formar uma fibra do sistema elástico, as glicoproteínas *fibrilina-1*, *fibrilina-2* e várias *glicoproteínas associadas a microfibrilas* são secretadas primeiramente e organizadas em microfibrilas. Em seguida, as microfibrilas fornecem um arcabouço para o acúmulo de elastina e sua conformação em fibras do sistema elástico (veja Figura 4-17). Fibras elásticas imaturas que consistem apenas em microfibrilas são referidas como fibras oxitalânicas. À medida que as fibras amadurecem, as microfibrilas são deslocadas para a periferia, resultando em um eixo de elastina circundado por um manguito de microfibrilas. Durante a formação, a proporção de microfibrilas em relação à elastina é maior do que nas fibras elásticas maduras; tais fibras elásticas em desenvolvimento são chamadas fibras *elaunínicas*.

Mutações no gene da fibrilina-1 resultam na *síndrome de Marfan*, o segundo tipo de doença do tecido conjuntivo hereditária mais comum.

Proteoglicanos

A substância fundamental da matriz extracelular aparece amorfa ao microscópio, mas contém uma complexa mistura de macromoléculas com importante função. Essas macromoléculas requerem colorações especiais

---

[6]**Nota da RT:** Este termo se manteve aparentemente "não traduzido" pelo fato de ser, a grosso modo, uma grande sigla, que resume as características moleculares deste grupo de colágenos. *Multiplexin* quer dizer que tais colágenos possuem múltiplos domínios em tripla hélice interrompidos por domínios não colagênicos (*multiple triple-helix domains and interruptions*).

CAPÍTULO 4   Conceitos Básicos sobre Célula, Matriz Extracelular e Elementos Neurais

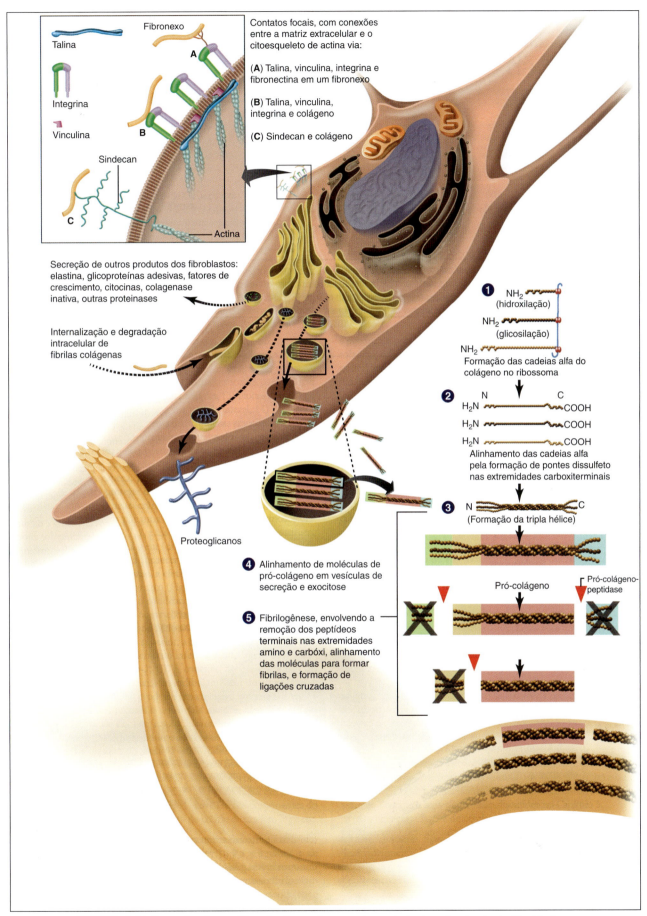

FIGURA 4-14 Ilustração diagramática de alguns dos aspectos estruturais e funcionais de fibroblastos, e formação de fibrilas colágenas.

para se revelar; elas interagem com as células e os componentes fibrosos da matriz, e estão envolvidas na adesão e em eventos de sinalização (veja Figura 4-16, B). A substância fundamental também é altamente hidratada, fornecendo um mecanismo para regular o conteúdo hídrico do tecido e a difusão de nutrientes, produtos residuais e outras moléculas. Os fibroblastos sintetizam duas principais classes de macromoléculas que constituem a substância fundamental: *proteoglicanos* e *glicoproteínas*.

Proteoglicanos são um grande grupo de moléculas da matriz extracelular e associadas à superfície celular que consistem em um eixo proteico (proteína central) ao qual cadeias de glicosaminoglicanos estão associadas (Figura 4-18). Os glicosaminoglicanos são longas cadeias de polissacarídeos, formadas por subunidades dissacarídicas repetidas, constituídas cada uma em uma hexosamina e um ácido urônico. Dependendo da combinação da hexosamina com o ácido urônico na subunidade dissacarídica, vários glicosaminoglicanos diferentes são reconhecidos. O grande número de grupamentos carboxila e sulfato nos glicosaminoglicanos os tornam ácidos (ou seja, negativamente carregados). Eles se ligam prontamente a várias proteínas e outras moléculas, e sua natureza hidrofílica lhes permite ligar-se a grandes quantidades de água.

O *ácido hialurônico* é um grande glicosaminoglicano presente na maioria dos tecidos conjuntivos e é especialmente abundante em tecidos embrionários e na cartilagem. Com suas moléculas de água associadas, o ácido hialurônico forma um gel hidratado e de consistência viscosa. Na cartilagem, o ácido hialurônico forma um grande agregado, com 50 a 100 moléculas do proteoglicano agrecan. Esses proteoglicanos agregados, com sua água associada, é responsável pela resistência da cartilagem às forças compressivas. Um proteoglicano similar que também se agregam a moléculas de ácido hialurônico, o versican, está presente em muitos tecidos conjuntivos. Proteoglicanos que não formam complexos com o ácido hialurônico, os quais tipicamente contêm de uma a algumas cadeias de glicosaminoglicanos, incluem a *decorina, fibromodulina, perlecan, agrina, glipican, sindecan,* e *CD44*. A decorina e a fibromodulina ligam-se ao colágeno e provavelmente atuam na regulação do crescimento e/ou do diâmetro das fibrilas colágenas (Figura 4-19). O perlecan e a agrina são proteoglicanos de heparan-sulfato das lâminas basais e se ligam a várias glicoproteínas da matriz. O perlecan está presente em quase todas as lâminas basais e na cartilagem, enquanto a agrina é encontrada em altas concentrações em lâminas basais de locais específicos, por exemplo, na junção neuromuscular e no glomérulo renal. O glipican é um proteoglicano de membrana ancorado a lipídios, enquanto o sindecan e o CD44 são proteoglicanos transmembranares que ligam células a colágeno, fibronectina, ácido hialurônico, e a outras moléculas da matriz.

Uma importante propriedade de proteoglicanos da matriz e da superfície celular é sua capacidade de se ligar a fatores de crescimento, citocinas, e outras moléculas biologicamente ativas. Na superfície celular, proteoglicanos associados à membrana plasmática, tais como o sindecan e o glipican, são

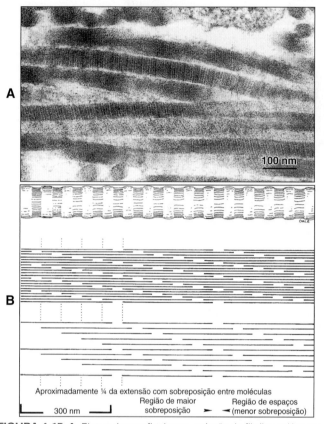

FIGURA 4-15 A, Eletromicrografia de transmissão de fibrilas colágenas mostrando o típico padrão de estriações revelado pela ligação diferencial de metais pesados usados na contrastação dessas preparações. **B,** Diagrama ilustrando o arranjo de moléculas de colágeno em uma fibrila colágena estriada.

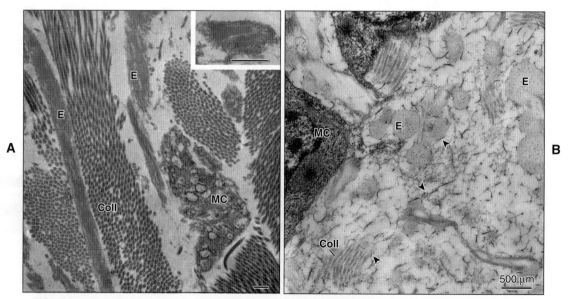

FIGURA 4-16 A, Eletromicrografia mostrando o acúmulo de elastina (*E*) entre fibras colágenas (Coll) na derme da pele. **B,** Eletromicrografia de uma preparação especial para revelar proteoglicanos na substância fundamental de um tecido conjuntivo elástico. Estes aparecem como delicados filamentos (*cabeças de seta*), que interagem com a elastina e fibrilas colágenas. MC, células mesenquimais. (Cortesia de D. Quaglino.)

CAPÍTULO 4   Conceitos Básicos sobre Célula, Matriz Extracelular e Elementos Neurais

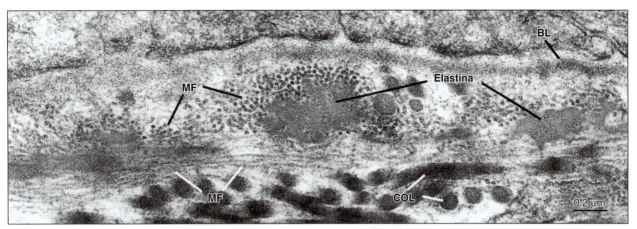

FIGURA 4-17 Eletromicrografia de fibras elásticas adjacentes a células epiteliais de um ducto excretor de uma glândula salivar. A elastina tem uma aparência amorfa e elétron-densa; numerosas microfibrilas (MF) em cortes longitudinais e transversais se dispõem ao redor da elastina. *BL*, Lâmina basal; *COL*, fibrilas colágenas.

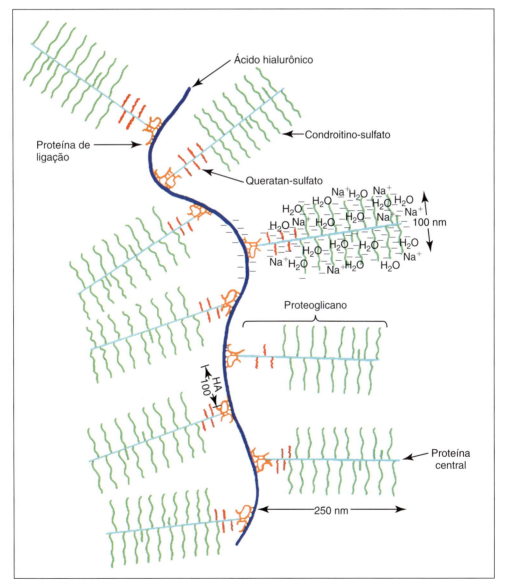

FIGURA 4-18 Diagrama de um agregado de proteoglicanos. Agregados de proteoglicanos são abundantes na matriz da cartilagem. Tecidos conjuntivos fibrosos contêm agregados de proteoglicanos similares e proteoglicanos não agregados menores. Esses proteoglicanos menores são similares em estrutura aos proteoglicanos mostrados nesta figura; alguns podem ter somente uma ou duas cadeias de glicosaminoglicanos. (Modificado a partir de Daniel JC. The fibroblast and its products. In Meyer J et al, editors: *The structure and function of oral mucosa*, New York, 1984, Pergamon Press.)

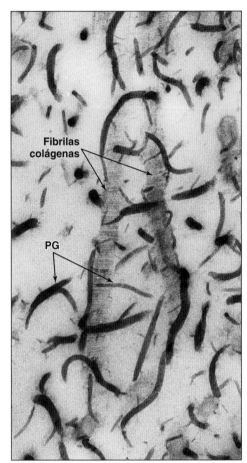

FIGURA 4-19 Eletromicrografia mostrando fibrilas colágenas de um tecido conjuntivo frouxo circundadas e conectadas por pequenos e grandes proteoglicanos *(PG)*. Os proteoglicanos apresentam um aspecto elétron-denso devido a procedimentos especiais na preparação do tecido. (A partir de Erlinger R et al: Ultrastructural localisation of glycosaminoglycans in human gingival connective tissue using cupromeronic blue. *J Periodontal Res* 30:108-115, 1995.)

QUADRO 4-2	Repertório de Fatores Produzidos pelos Fibroblastos
FGF2	Fator de crescimento de fibroblastos 2
HGF	Fator de crescimento de hepatócitos
IGF1	Fator de crescimento semelhante à insulina 1
IL1	Interleucina-1
IL6	Interleucina-6
IL8	Interleucina-8
KGF	Fator de crescimento de queratinócitos
PGE2	Prostaglandina E_2
PDGF	Fator de crescimento derivado de plaquetas
TGF-β	Fator de crescimento transformante β
TNF-α	Fator de necrose tumoral α
VEGF	Fator de crescimento de endotélio vascular

capazes de se ligar a membros das famílias do fator de crescimento de fibroblastos e do fator de crescimento transformante β, ao fator de crescimento de hepatócitos, entre outros, e apresentando-os a seus receptores específicos na superfície da mesma célula. Em alguns casos, os proteoglicanos modulam a atividade do fator de crescimento ligado; em outros casos, eles são correceptores essenciais para o fator de crescimento. Por meio de interações do domínio citoplasmático de sua proteína central com elementos do citoesqueleto, quinases e outras proteínas, o sindecan está envolvido na sinalização transmembranar. Na matriz extracelular, fatores de crescimento ligados a proteoglicanos constituem um reservatório de moléculas ativas que podem exercer seus efeitos em células adjacentes. Em matrizes que são continuamente remodeladas, tais como a do tecido ósseo, fatores de crescimento ligados podem ser liberados durante a renovação da matriz.

Glicoproteínas

Várias glicoproteínas são encontradas na substância fundamental; um número dessas glicoproteínas tem propriedades adesivas. Uma de suas funções primárias é unir as células aos elementos da matriz extracelular.

A *fibronectina* é uma importante glicoproteína da matriz extracelular e do plasma, sintetizada primariamente por hepatócitos e fibroblastos. A fibronectina consiste em duas cadeias polipeptídicas, unidas por pontes dissulfeto, que possuem vários domínios estruturais capazes de reagir com receptores de membrana plasmática da família das integrinas e com outros componentes da matriz extracelular, tais como heparina, colágeno e fibrina. Através dessas interações, a fibronectina está envolvida em adesão, migração, diferenciação e proliferação celulares. Desse modo, ela desempenha um importante papel no desenvolvimento embrionário e na cicatrização de feridas.

A *tenascina* é uma grande molécula com uma estrutura de seis braços, em formato de estrela. A tenascina é sintetizada em momentos e locais específicos durante a embriogênese, e está presente em tecidos conjuntivos adultos, mas com uma distribuição mais restrita. A tenascina liga-se à fibronectina e aos proteoglicanos, particularmente ao proteoglicano sindecan da superfície celular. A tenascina bloqueia a capacidade de ligação do sindecan, permitindo que as células se movam mais livremente. A via migratória para células da crista neural é prevista pela expressão de tenascina ao longo dessa via. A tenascina também está presente na cartilagem em desenvolvimento.

A *trombospondina* é expressa em uma série de tecidos, e é sintetizada por vários tipos celulares. A trombospondina tem uma estrutura trimérica ou pentamérica, e atua na superfície celular e na matriz extracelular para promover a adesão, disseminação e migração celulares. A trombospondina também é importante para a adequada organização das fibrilas colágenas na pele e na cartilagem.

Fatores de Crescimento e Citocinas

Os fibroblastos, particularmente os ativados e que respondem a algum tipo de estimulação, como inflamação ou forças mecânicas, secretam uma série de fatores de crescimento, citocinas, e mediadores inflamatórios (Quadro 4-2). Essas moléculas, principalmente que atuam localmente de maneira parácrina ou autócrina, têm importantes papéis nos processos de desenvolvimento, cicatrização de feridas e remodelagem tecidual.

Degradação da Matriz Extracelular

Além de sua importante função na síntese e organização da matriz extracelular, os fibroblastos também participam da remodelação dos tecidos conjuntivos através da degradação de colágeno e de outras moléculas da matriz extracelular e sua substituição por moléculas recém-sintetizadas. Esses processos são essenciais para certos aspectos do desenvolvimento embrionário normal, morfogênese e remodelação dos tecidos, os quais também ocorrem durante o reparo de feridas, doenças inflamatórias, e proliferação e metástase tumorais. Dois mecanismos para a degradação do colágeno foram identificados: (1) a secreção por células de enzimas que degradam sequencialmente — no meio extracelular — o colágeno e outras moléculas de matriz, e (2) a ingestão seletiva de fibrilas colágenas por fibroblastos e sua degradação intracelular.

A tripla hélice do colágeno é altamente resistente a ataques proteolíticos. A família de *metaloproteinases de matriz* (MMPs) é uma grande família de enzimas proteolíticas que inclui *colagenases* (*MMP-1, MMP-8* e *MMP-13*), *gelatinases* (*MMP-2* e *MMP-9*), *metaloelastase* (*MMP-12*), *estromelisinas* (*MMP-3, MMP-10* e *MMP-11*) e *matrilisinas* (*MMP-7* e *MMP-26*). Além dessas enzimas secretadas, existem várias MMPs de membrana plasmática (ou do tipo transmembranar, *membrane-type*, MT). As MT-MMPs possuem domínios transmembranares e sítios ativos extracelulares. Essas enzimas são capazes de degradar colágenos e outras macromoléculas de matriz em pequenos peptídeos no próprio meio extracelular (Figura 4-20). As MMPs são sintetizadas e secretadas pelos fibroblastos, células inflamatórias, e algumas células epiteliais e tumorais. A degradação extracelular geralmente ocorre em lesões inflamatórias ou quando grandes quantidades de colágeno devem ser degradadas rapidamente. Vários mecanismos são utilizados para regular esse processo, o qual é necessário para prevenir a degradação indiscriminada de componentes da matriz em outros momentos. Alguns dos componentes normais do soro, tais como a α_2-*macroglobulina*, inibem as MMPs. As MMPs são secretadas como precursores inativos (proenzimas) e devem clivar a si mesmas proteoliticamente para se tornarem ativas. As MT-MMPs, que são ativadas no meio intracelular antes de sua inserção na membrana plasmática, podem ativar certas MMPs, como a gelatinase A (MMP-2) e a colagenase 3 (MMP-13). Por sua vez, as gelatinases ativadas, juntamente com outras proteinases extracelulares, podem ativar colagenases e outras MMPs solúveis. Finalmente, muitas células secretam inibidores de MMPs, chamados *inibidores teciduais de metaloproteinases*. Os fibroblastos secretam os ativadores e os inibidores das MMPs, os quais permitem que essas células participem da regulação da degradação extracelular.

A degradação intracelular é considerada o mecanismo mais importante para a renovação fisiológica e remodelação dos tecidos conjuntivos ricos em colágenos fibrilares (Figura 4-21). Esse processo envolve a identificação das fibrilas a serem degradadas, possivelmente através da ligação a integrinas (receptores de fibroblastos para elementos de matriz); digestão parcial das fibrilas em fragmentos menores, provavelmente pela gelatinase A (MMP-2); fagocitose dos fragmentos; formação de um fagolisossoma; e digestão intracelular dos fragmentos de colágeno no ambiente ácido do fagolisossoma por enzimas lisossomais, particularmente as *catepsinas*. Pouco se sabe sobre como esses processos são regulados e realizados.

RESUMO

As células interagem e respondem de muitas maneiras a componentes estruturais adjacentes e ao seu ambiente. Essas interações incluem a formação das junções especializadas dos tipos célula-célula e célula-matriz, bem como a síntese e secreção de uma variedade de produtos para criar e manter o ambiente celular. As junções dos tipos célula-célula e célula-matriz estão envolvidas na adesão celular, organização do citoesqueleto, sinalizações intercelular e intracelular, assim como desenvolvimento e manutenção do estado diferenciado. As proteínas, glicoproteínas, e proteoglicanos da matriz extracelular atuam na adesão e sinalização entre as células e a matriz; regulam a difusão de nutrientes, produtos residuais, e moléculas de sinalização solúveis; dotam o tecido conjuntivo com suas propriedades características de resistência a forças tênseis, de compressão, e elásticas; e, em certos tecidos, fornecem as condições apropriadas para a nucleação e o crescimento de cristais minerais.

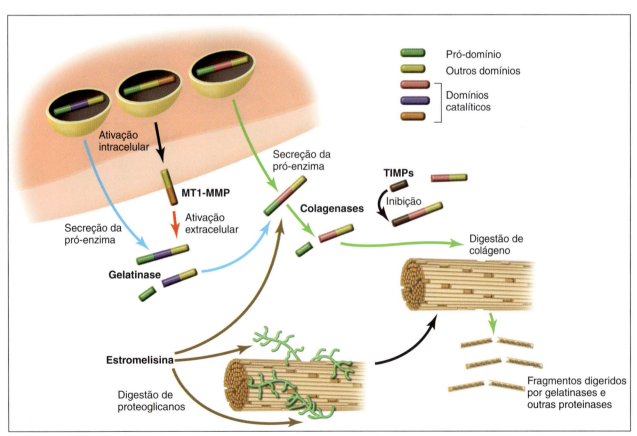

FIGURA 4-20 Ilustração diagramática da sequência de eventos na degradação extracelular de fibrilas colágenas. Fibroblastos, células inflamatórias, células epiteliais e células tumorais produzem metaloproteinases de matriz (MMPs) solúveis e/ou do tipo transmembranar. O pró-domínio de MMPs do tipo transmembranar *(MT-MMP)* é clivado no meio intracelular por uma enzima semelhante à furina, e a enzima ativa é inserida na membrana plasmática. MMPs solúveis são secretadas como pró-enzimas inativas. Os pró-domínios da gelatinase A *(MMP-2)* e da estromelisina 1 *(MMP-3)* são clivados pela MT1-MMP ou por outras proteinases extracelulares; a estromelisina e a gelatinase ativadas podem, em seguida, ativar colagenases (por ex., *MMP-1* e *MMP-13*). A estromelisina também pode digerir proteoglicanos e outras glicoproteínas da matriz. As colagenases ativadas clivam as moléculas de colágeno da fibrila em dois fragmentos menores, os quais podem ainda ser digeridos por gelatinases e outras proteinases. A MT1-MMP também pode digerir fibrilas colágenas e outras moléculas da matriz extracelular. Colagenases e outras MMPs são inibidas por inibidores teciduais de metaloproteinases *(TIMPs, tissue inhibitors of metalloproteinases)*, os quais se ligam ao sítio ativo da enzima.

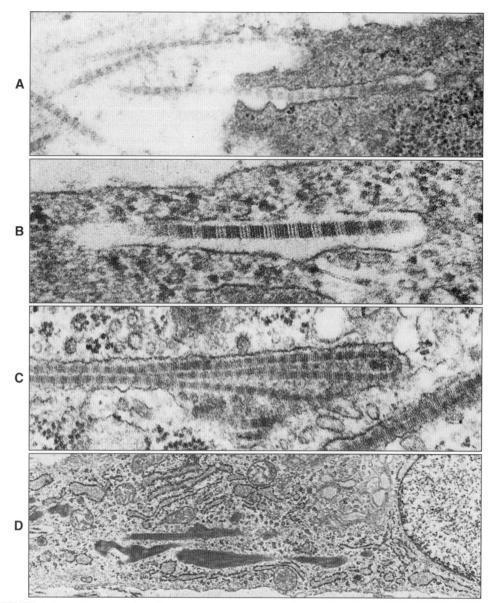

FIGURA 4-21 Degradação intracelular de colágeno por fibroblastos. **A,** Ingestão de fibrilas colágenas do meio extracelular. **B,** Formação do fagossoma. **C,** Fusão inicial de lisossomas com o fagossoma contendo colágeno. **D,** Estágios avançados da degradação intracelular de colágeno em lisossomas de aspecto elétron-denso. (**B,** a partir de Ten Cate AR et al: The role of fibroblasts in the remodeling of periodontal ligament during physiologic tooth movement. *Am J Orthod* 69:155-168, 1976.)

ORGANIZAÇÃO E FISIOLOGIA DO SISTEMA NERVOSO

Os vários tecidos e suas moléculas componentes precisam ser reconhecidas e compreendidas através de sua missão funcional. Por exemplo, a dor de dente começa com uma agressão ao tecido periférico (p. ex., tecido ósseo, dentina, gengiva), mas apenas se desenvolve completamente após a resposta inflamatória ter sido traduzida por fibras nervosas em sinais elétricos que são transmitidos por vias neurais anatômicas especializadas em direção ao encéfalo, onde ela se torna uma sensação da dor. Similarmente, a mastigação se torna um movimento somente após estruturas encefálicas específicas terem produzido um comando, o qual possui um substrato bioquímico e biofísico, e subsequentemente o terem repassado através de precisas vias anatômicas em direção aos músculos efetores. Essa seção discute noções básicas de neurofisiologia, importantes para a compreensão desses mecanismos. O leitor é convidado a consultar um livro-texto de neurofisiologia específico para informações mais detalhadas.

O Sistema Nervoso

O sistema nervoso é o sistema mais complexo do corpo humano. Sob o ponto de vista estrutural, ele se divide em *sistema nervoso central* (SNC) e *sistema nervoso periférico* (SNP). O SNC compreende o encéfalo e a medula espinal, ambos bem protegidos pelas estruturas ósseas do crânio e da coluna vertebral. O SNP estende as funções neurais para fora do SNC por meio de vias nervosas (nervos e plexos nervosos) e de estações de gânglios para retransmissão.

A partir de um ponto de vista funcional, o sistema nervoso possui várias subdivisões (Figura 4-22): primeiro, caso se considere o princípio do arco reflexo, o sistema nervoso é composto (1) pelas *vias aferentes* — principalmente por sensores internos ou externos (por ex., terminações nervosas para dor) e feixes de fibras nervosas sensitivas (nervos espinais e cranianos) —; (2) pelo encéfalo — composto por substância branca (axônios, principalmente mielínicos, mas também amielínicos para certas vias de dor) e por substância cinzenta, que consiste em grupos de neurônios organizados em camadas (por ex., o neocórtex e o hipocampo) ou núcleos (por ex., o tálamo e os

CAPÍTULO 4   Conceitos Básicos sobre Célula, Matriz Extracelular e Elementos Neurais

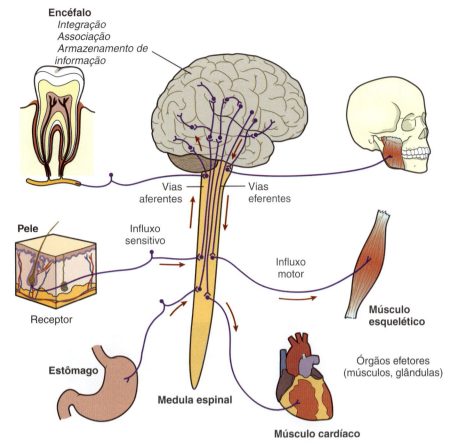

FIGURA 4-22 Organização esquemática do sistema nervoso e das principais vias de comunicação: aferentes e eferentes.

núcleos da base) —; e (3) pelas *vias eferentes* — principalmente fibras nervosas motoras (em nervos espinais, cranianos, e do sistema nervoso autônomo) que se conectam aos órgãos efetores (principalmente músculos e glândulas) envolvidos nas correções necessárias em processos homeostáticos.

De acordo com o tipo da atividade regulada, o sistema nervoso também é subdividido em (1) *sistema nervoso somático*, responsável pela atividade muscular voluntária e/ou consciente, e (2) *sistema nervoso autônomo*, envolvido em atividades inconscientes ou automáticas (por ex., digestão, circulação sanguínea e secreção).

Células do Sistema Nervoso

Os blocos de construção essenciais do sistema nervoso são os *neurônios* e a *glia* (Figuras 4-23 e 4-24). Ambos estão criticamente envolvidos na condução de informações transmitidas entre as estruturas do sistema nervoso. Conforme discutido adiante, sua função depende de suas propriedades eletrofisiológicas. Além disso, as células gliais regulam a concentração extracelular de íons e são mediadoras da nutrição dos neurônios.

O SNC de mamíferos desenvolve-se a partir da placa neural, uma região espessada do ectoderma na face dorsal do embrião, que dá origem às pregas neurais, à crista neural e ao tubo neural. Células-tronco neurais multipotentes nessas estruturas dão origem à maioria dos neurônios e células gliais do SNC e do SNP. Conforme indicado no comentário de Trainor, no Quadro 2-1 no Capítulo 2, células da crista neural geram os neurônios e células da glia associadas no sistema nervoso periférico e no sistema nervoso entérico. Acredita-se que a maioria dos neurônios necessários ao encéfalo esteja presente ao nascimento, mas atualmente há evidências crescentes de que a neurogênese, a formação de neurônios, continua durante toda a vida. Até agora, evidências sustentam a neurogênese na vida adulta no giro dentado do hipocampo, na zona subventricular e no bulbo olfatório.

O neurônio é a unidade morfofuncional básica do sistema nervoso; ele transmite informações a outros neurônios, células musculares, e células glandulares (veja Figuras 4-22 a 4-24). O médico italiano Camillo Golgi, laureado pelo prêmio Nobel, desenvolveu um método de impregnação com prata que cora os neurônios, que lhe permitiu visualizar seu trajeto por microscopia de luz pela primeira vez, em 1873. Há três classes de neurônios: (1) os *neurônios sensitivos* transmitem informações a partir de órgãos sensoriais (como dor, propriocepção, informação térmica etc.) para o encéfalo; (2) os *neurônios motores* transmitem mensagens do encéfalo para a musculatura esquelética e controlam atividades musculares voluntárias, como fala e mastigação; e (3) *interneurônios*, também denominados *neurônios de circuitos locais*, e que são geralmente inibidores, controlando localmente a quantidade de estimulação. Em cada uma dessas classes encontram-se centenas de tipos diferentes de neurônios com distintas capacidades de transmissão de informações. A vasta extensão e a variedade da via de comunicação entre esses neurônios fundamentam a complexidade do comportamento humano.

Sob o ponto de vista histológico, os neurônios (veja Figura 4-23) consistem em três compartimentos: a árvore dendrítica, o soma (ou corpo celular) e o axônio. Dendritos são múltiplos prolongamentos ramificados que coletam sinais de outros neurônios para transmiti-los ao soma. O soma contém o núcleo e várias organelas citoplasmáticas (mitocôndrias, retículo endoplasmático, aparelho de Golgi, e filamentos especiais denominados neurofilamentos). Sob o ponto de vista funcional, o soma representa o compartimento onde informações advindas dos dendritos convergem e são integradas. O axônio é um prolongamento relativamente longo que, em alguns casos, chega a quase 1 m de comprimento. Ele é um prolongamento único em seu ponto de origem a partir do soma (cone de implantação), mas geralmente dá origem a múltiplos colaterais — ao longo de seu trajeto — ou terminais.

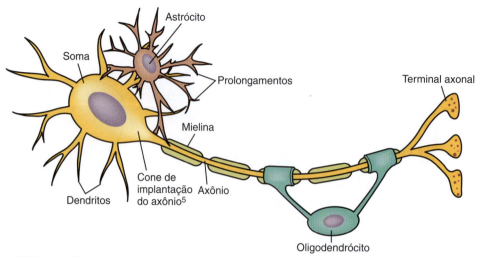

FIGURA 4-23 Representação esquemática de um neurônio e sua associação com células gliais.

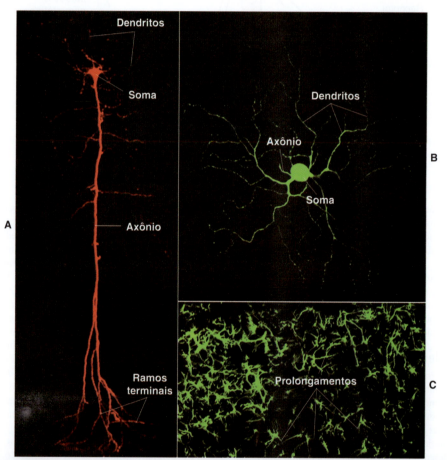

FIGURA 4-24 Preparações com fluorescência de neurônios do (**A**) córtex visual e (**B**) da retina. Essas duas imagens ilustram bem a ampla gama de formatos neuronais. Embora neurônios no córtex visual possuem um longo e proeminente axônio, alguns neurônios na retina possuem um axônio muito curto e dendritos proeminentes. **C,** Astrócitos de formato estrelado com extensões somáticas múltiplas, denominados *prolongamentos astrocíticos*. (**A,** Cortesia de D. Ryczko e A. Kolta; **B,** a partir de Morquette B et al: REDD2-mediated inhibition of mTOR promotes dendrite retraction induced by axonal injury. *Cell Death Differ* 22:612-25, 2015; e **C,** Cortesia de S. Condamine e A. Kolta.)

CAPÍTULO 4 Conceitos Básicos sobre Célula, Matriz Extracelular e Elementos Neurais

Muitos axônios são recobertos por mielina, uma bainha em camadas que consiste em 70% ao 85% de lipídios e 15% a 30% de proteínas, que os isolam e protegem, acelerando a transmissão de sinais elétricos ao longo de sua extensão (veja Fig. 8-61). Os terminais axonais terminam em um botão terminal, onde um ou vários mensageiros químicos, os neurotransmissores, se acumulam. O papel do axônio é transmitir as informações que foram processadas em nível do corpo celular para os botões terminais e, daí, para o neurônio seguinte na cadeia de informações.

As células gliais foram descobertas em 1856 por Rudolph Virchow, e estima-se que sejam 10 vezes mais numerosas do que os neurônios. A glia forma um grupo especializado de células do tecido nervoso que, além de seus papéis de sustentação, proteção, e nutrição, também são importantes parceiras de sinalização para os neurônios. Sob o ponto de vista morfológico, em geral são caracterizadas por um corpo celular com abundantes *prolongamentos* citoplasmáticos (veja Figuras 4-23 e 4-24). Existem vários tipos de células gliais, entre os quais os mais bem conhecidos são (1) astrócitos, com papéis de comunicação e homeostáticos no SNC; (2) oligodendrócitos, os quais formam a bainha de mielina no SNC; (3) células de Schwann, que formam a bainha de mielina no sistema nervoso periférico; e (4) microglia, que tem papel fagocitário, e, portanto, imunológico, no SNC.

Aspectos Eletrofisiológicos dos Neurônios e das Células da Glia

A importância da fisiologia no âmbito das ciências médicas relaciona-se ao fato de que a doença, ou comportamento anômalo, é um desvio do estado saudável ou da homeostasia. Consequentemente, a fisiologia permite uma melhor compreensão de doença e intervenções mais racionais e eficientes. Nesse sentido, a compreensão da eletrofisiologia dos neurônios e células associadas é de fundamental importância, por proporcionar uma característica mensurável do aspecto funcional.

A membrana plasmática dos neurônios e da maior parte das células da glia é eletricamente polarizada. Em repouso, a face interna é carregada negativamente em relação à face externa. A diferença de voltagem entre ambas as faces é denominada de *potencial de repouso da membrana*, e está em torno de -70 mV para neurônios e em torno de -80 mV para células gliais. Essa voltagem resulta principalmente de um fluxo líquido de íons potássio em direção ao meio extracelular. Esse gradiente de concentração é mantido pelo equilíbrio de Gibbs-Donnan e pela atividade de bombas de sódio e potássio (ATP [trifosfato de adenosina]). O equilíbrio de Gibbs-Donnan descreve um fenômeno que ocorre a ambos os lados de uma membrana semipermeável — nesse caso, a membrana plasmática —, levando a uma distribuição não uniforme dos íons através da membrana e sua consequente polarização.

Uma *despolarização*, ou seja, uma diminuição transitória do potencial de repouso da membrana em um local específico da membrana plasmática, o segmento inicial do axônio, pode desencadear um *potencial de ação*. Essa despolarização inicial pode surgir nos dendritos como consequência da ativação de um ou mais receptores de membrana, ou em qualquer outro lugar na membrana após uma estimulação elétrica. Depois que a despolarização inicial cruza um limiar de voltagem no segmento inicial do axônio, o potencial de ação é gerado e se propaga ao longo do axônio, com uma velocidade que varia entre 0,7 e 100 m/s.

Uma vez o potencial de ação tenha alcançado os terminais axonais, ele deflagra a liberação de moléculas de mensageiros químicos (neurotransmissores), os quais subsequentemente transmitem as informações através de *sinapses* para a célula seguinte, cujos receptores respondem especificamente aos neurotransmissores liberados. Esse protocolo é típico da comunicação de neurônio a neurônio. Recentemente, estabeleceu-se que as células gliais também utilizam a estrutura das sinapses para reagir, ou influenciar, a atividade neuronal. Entretanto, é importante lembrar que as células gliais não são dotadas de um mecanismo para gerar potenciais de ação (daí a ausência de axônios em tais células), e que a liberação glial de neurotransmissores está sujeita a outros mecanismos. Além disso, células gliais são muito sensíveis a variações nas concentrações de potássio extracelular e modulam seu potencial de membrana em conformidade com tais concentrações. A comunicação entre células gliais conta principalmente com a presença de redes de junções comunicantes (*gap junctions*), através das quais vários íons ou moléculas podem se deslocar rapidamente de célula a célula, de acordo com os gradientes de concentração.

A fisiologia das células do sistema nervoso depende fortemente da permeabilidade de cada membrana, e os aspectos básicos desse processo descritos anteriormente devem ser cuidadosamente estudados para facilitar a compreensão das seções a seguir.

O Potencial de Repouso da Membrana Plasmática

O equilíbrio de Gibbs-Donnan prediz que as membranas plasmáticas são polarizadas e que uma diferença de potencial seria registrada através da membrana (predomínio de cargas negativas junto à face citoplasmática). Essa hipótese se confirmou totalmente, uma vez que tornou-se possível a inserção de eletrodos através da membrana plasmática (registros intracelulares). Essa diferença de potencial foi denominada *potencial de membrana* (V_m) e adicionalmente chamada de V_m *de repouso* porque, inicialmente, ela era vista em neurônios não estimulados. Entretanto, atualmente está bem estabelecido que as células do tecido nervoso (neurônios e glia) *in vivo* quase nunca apresentam um potencial de membrana com um valor fixo, mas em vez disso têm uma polarização que se altera continuamente em função de atividades sináptica e iônica muito ricas dos elementos circundantes as tais células. Consequentemente, o termo "de repouso" é mais ou menos adequado. O termo é usado aqui para distingui-lo do termo "potencial de ação".

Existem dois fatores principais que geram o potencial de repouso da membrana:

1. O desequilíbrio entre íons difusíveis através da membrana devido à impermeabilidade da membrana a proteínas de localização intracelular (determinado pelo equilíbrio de Gibbs-Donnan). Este desequilíbrio é subsequentemente mantido pela bomba de sódio e potássio.
2. A diferença na permeabilidade da membrana a vários íons (principalmente potássio, sódio, e cloreto, nessa ordem). Como a permeabilidade é significativamente maior para o potássio do que para os outros dois íons, o principal fator determinante para o potencial de membrana é o extravasamento de íons potássio para o meio extracelular.

Íons que podem atravessar a membrana celular estão submetidos a gradientes eletroquímicos. Quando a concentração e gradientes elétricos são iguais e opostos, não existe tráfego líquido de carga; desse modo, o fluxo de íons se encontra em equilíbrio. O potencial de voltagem onde isto ocorre é chamado de *potencial de Nernst*, segundo o químico alemão que o descreveu pela primeira vez. O potencial de equilíbrio para vários tipos de íons está demonstrado na Tabela 4-2. Obviamente, estes são apenas valores informativos, porque as concentrações apresentadas são valores médios que variam (embora não muito) continuamente durante a atividade espontânea dos neurônios.

Uma consequência imediata dos potenciais de Nernst é que, para qualquer determinado potencial de membrana, pelo menos dois tipos de íons competirão para trazer o potencial de membrana ao seu respectivo potencial de equilíbrio. Assumindo-se que em um neurônio, em um dado momento, seu potencial de membrana é de -60 mV, e contanto que canais apropriados sejam abertos, o cloreto entraria na célula para trazer seu potencial de membrana para -89 mV, o potássio sairia da célula (para trazê-lo próximo a -97 mV), e o sódio entraria no neurônio (para despolarizá-lo em direção a +61 mV). Um comportamento similar é visto em células gliais, exceto

TABELA 4-2 Potencial de Equilíbrio para Vários Íons			
Tipo Celular	Íons	Concentração Iônica [meq/L] (Extracelular/ Intracelular)	Potencial de Equilíbrio [mV]
Neurônios	Na⁺	145/14	+61
	K⁺	4/157	−97
	Cl⁻	116/4	−89
Células da Glia	Cl⁻	116/40	−28

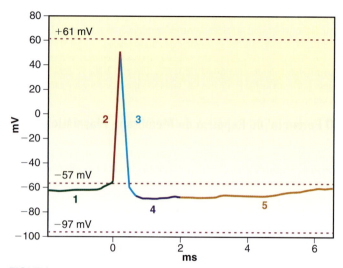

FIGURA 4-25 Tempo de curso de um potencial de ação com suas fases: (1) potencial de repouso da membrana, (2) despolarização, (3) repolarização, (4) pós-hiperpolarização, (5) período de recuperação.

para com o cloreto: em um potencial de membrana similar, devido a seu potencial de equilíbrio (veja Tabela 4-2), a abertura dos canais de cloreto em células da glia direciona este íon para fora da célula (para alcançar -28 mV). Desse modo, vários íons têm interesses conflitantes quando se trata de atravessar a membrana plasmática.

O Potencial de Ação

Todas as células vivas têm um potencial de membrana. Além disso, os neurônios (assim como as células musculares) são excitáveis — ou seja, quando estimuladas podem produzir um potencial de ação, que é uma alteração rápida de seu potencial de membrana mediado por algumas proteínas específicas situadas, com uma densidade crítica, em uma localização precisa, no segmento inicial do axônio. Células gliais, embora aparentemente possuam as mesmas proteínas, embora com uma densidade insuficiente, não são capazes de gerar potenciais de ações.

O potencial de ação (Figura 4-25) é composto por várias fases: a despolarização (*2*), a repolarização (*3*) e a pós-hiperpolarização (*4*). Esses períodos são precedidos por um potencial de repouso da membrana (*1*) durante o qual, caso a polarização ultrapassar um limiar de disparo de -57 mV, um potencial de ação é gerado. Após a hiperpolarização há um período de recuperação (*5*), durante o qual o potencial de membrana é trazido de volta aos valores iniciais. Durante a fase de despolarização, o potencial intracelular se torna positivo em relação ao meio externo e tende ao potencial de equilíbrio do sódio (+61 mV), porque este é gerado pela entrada massiva de sódio no neurônio tanto por meio de gradientes elétricos como de concentração.

Durante a fase de repolarização (*3*), a polaridade intracelular se torna novamente negativa em relação ao meio externo e alcança o valor de repouso de controle. Esse fenômeno está relacionado a dois fatores: (1) a inativação dos canais de sódio que favoreceram a entrada do sódio durante a fase anterior; e (2) a abertura de canais de potássio, através dos quais esse íon sairá a célula. O que se segue após a hiperpolarização (*4*) é mais negativo do que o nível de controle e almeja alcançar -97 mV, sugerindo que durante essa fase há uma maior permeabilidade ao potássio. Isto resulta do fechamento atrasado dos canais de potássio que foram abertos durante a fase de repolarização. Finalmente, o potencial de membrana retorna lentamente aos valores de controle (*5*). Durante essa fase, bombas de sódio e potássio restabelecem as concentrações iônicas a ambos os lados da membrana plasmática.

Note-se que o potencial de ação (fases 2 e 3) de neurônios excitatórios dura por volta de 1 ms. No entanto, interneurônios (células inibitórias de circuitos locais) produzem potenciais de ação notavelmente curtos (por volta de 0,5 ms), que lhes permitem sustentar taxas de descarga muito altas. Em contraste à estabilidade dessa regra, a pós-hiperpolarização e a recuperação têm durações variáveis (de alguns milissegundos a dezenas de milissegundos), e são altamente variáveis entre diferentes tipos de neurônios.

A geração de um potencial de ação depende criticamente de dois tipos de proteínas canais. Um tipo permite a passagem de íons sódio, enquanto o outro permite a passagem de potássio. Ambos são voltagem-dependentes; sua configuração funcional (aberto *versus* fechado ou inativado) depende da polarização através da membrana na qual estão embebidos.

Embora o cálcio não tenha um papel direto na gênese do potencial de ação neuronal, ele pode modular a excitabilidade de um neurônio. Conforme já mencionado, existe cálcio somente no espaço extracelular. Ele tende a se acumular à frente dos canais de sódio voltagem-dependentes porque, sempre que estes se abrem, o cálcio é atraído pelos gradientes elétricos e de concentração para o interior do neurônio. Entretanto, a alta especificidade dos canais de sódio (e seu pequeno diâmetro interno) impede que o cálcio os atravesse. Não obstante, íons cálcio que se acumulam à frente dos canais de sódio constituirão barreiras elétricas para íons sódio por repelir um pouco destes. Uma possível ausência (ou concentração mais baixa) de cálcio no espaço extracelular tornaria o potencial de membrana neuronal menos negativo (mais despolarizado, e desse modo mais próximo ao limiar de excitabilidade), e levaria à produção de potenciais de ação mais espontâneos.

A produção de um potencial de ação está associada a um período de refratariedade. Esta é uma propriedade de uma membrana excitável para não responder aos estímulos. A refratariedade do potencial de ação tem duas fases: um período de refratariedade absoluta, e um período de refratariedade relativa. O período refratário absoluto corresponde aproximadamente às fases de despolarização e repolarização (*2 e 3* na Figura 4-25), e significa que sempre que um estímulo adicional seja aplicado, nenhum potencial de ação adicional poderá ser disparado. Isto porque todos os canais de sódio voltagem-dependentes já se encontram abertos, ou os mesmos canais são inativados, e nenhum estímulo pode modificar esse estado. A refratariedade absoluta confere a um potencial de ação suas características de "tudo-ou-nada".

O período de refratariedade relativa segue-se ao período de refratariedade absoluta, e corresponde principalmente à pós-hiperpolarização e recuperação (*4 e 5* na Figura 4-25). Durante esse tempo, outro potencial de ação pode ser disparado; entretanto, devido ao potencial de membrana mais hiperpolarizado, é necessário um estímulo mais forte para trazer a polarização da membrana até o limiar de excitabilidade.

Propagação do Potencial de Ação

A propagação axonal de um potencial de ação representa um caso particular de disseminação de sinais intracelulares através de um neurônio. Contudo, ele possui algumas peculiaridades, especialmente por causa da característica de "tudo ou nada" do potencial de ação, e é de extrema importância na transmissão de informações através das redes neuronais. Por exemplo, no caso de transmissão da dor através dos axônios dos neurônios sensitivos, a prevenção da propagação dos potenciais de ação, no caso da dor, é o principal objetivo da anestesia local (Quadro 4-3).

Um potencial de ação gerado no segmento inicial do axônio de um neurônio propaga-se em direção aos terminais axonais (isto é chamado *propagação ortodrômica*), onde ele dispara a função sináptica (veja discussão adiante). Recentemente, foi proposto que um potencial de ação gerado no segmento inicial do axônio também pode se deslocar através do soma em direção aos dendritos (propagação retrógrada). Além disso, sabe-se há muito tempo que potenciais de ação podem ser gerados, com estimulação adequada, em qualquer local de um axônio, em cujo caso a propagação desse potencial de ação ocorre em ambas as direções (ortodrômica e antidrômica; Figura 4-26). Consequentemente, um potencial de ação gerado em um local no axônio sempre se propagará em uma direção, distalmente a partir do sítio iniciador, e nunca se propagará retrogradamente.

O exemplo apresentado no Quadro 4-4 representa um caso em que as membranas axonais estão continuamente dotadas com canais de sódio e de potássio voltagem-dependentes. Estes são axônios através dos quais os potenciais de ação propagam-se em velocidade relativamente baixa e consomem grandes quantidades de ATP para o reequilíbrio iônico. Uma propagação mais rápida e econômica dos potenciais de ação é obtida em

CAPÍTULO 4   Conceitos Básicos sobre Célula, Matriz Extracelular e Elementos Neurais

axônios mielínicos (veja Figura 4-26, C), axônios cuja membrana plasmática é coberta quase continuamente com mielina. A mielina é interrompida a intervalos regulares para expor a membrana axonal ao espaço extracelular. Esses locais são chamados *nós* (ou *nodos*) *de Ranvier*, onde a membrana plasmática axonal possui canais de sódio e potássio voltagem-dependentes concentrados, constituindo assim os locais onde os potenciais de ação se regeneram. Entre os nós de Ranvier, os potenciais de ação se propagam intracelularmente através de difusão passiva de íons, que é muito mais rápida do que a propagação por proximidade em axônios amielínicos (não mielinizados). Ademais, um potencial de ação desequilibra concentrações iônicas somente nos nós de Ranvier, o único lugar onde o consumo de ATP é necessário. A condução através dos axônios mielínicos também é denominada de *condução saltatória*.

QUADRO 4-3   Anestesia Local

Os axônios dos neurônios sensitivos periféricos estão agrupados em feixes no nervo trigêmeo que conduz, entre outros, estímulos de dor. O objetivo da anestesia local é bloquear, em algum lugar de seu trajeto anatômico, a propagação da informação dolorosa em direção ao encéfalo. Os anestésicos locais são substâncias anfipáticas (algumas são ésteres, outras são amidas) que atravessam prontamente as membranas axonais. Uma vez que as moléculas de anestésicos tenham alcançado o compartimento intracelular, elas se acoplam a sítios receptores específicos nos canais de sódio voltagem-dependentes e inativam seu funcionamento, prevenindo, assim, a geração, nesse local, de potenciais de ação. Em outros termos, uma região que tenha sido inativada por um anestésico local bloqueia a propagação de potenciais de ação para além dessa zona e silencia a transmissão de informações sensitivas (inclusive a de dor). O final do efeito do anestésico local é produzido por hidrólise local (ésteres) ou pela condução do agente para a corrente sanguínea para que, em seguida, ele seja metabolizado no fígado (amidas).

Transmissão Sináptica

A sinapse é a região onde o estímulo é transmitido de um neurônio (pré-sináptico) a outro (pós-sináptico). A transmissão geralmente é mediada por uma substância química chamada de *neurotransmissor*. Os neurotransmissores podem exercer influências excitatórias ou inibitórias, dependendo dos receptores aos quais eles se ligam. Os neurotransmissores excitatórios típicos são o glutamato, a acetilcolina e a norepinefrina, enquanto os neurotransmissores inibitórios são o ácido gama-aminobutírico (GABA) e a glicina. Dependendo dos pontos onde a comunicação sináptica é estabelecida, as sinapses podem ser axodendríticas (um axônio faz contato com um dendrito; o tipo mais comum, geralmente excitatório), axossomáticas (axônios fazem contato com o soma ou a região perissomática; geralmente inibitórias), ou axoaxônicas (muito raro). Um tipo peculiar de sinapse é a dendrodendrítica; esse tipo é observado somente no núcleo reticular do tálamo.

As sinapses foram inicialmente descritas entre um neurônio motor e a fibra muscular que ele inervava (chamada de *junção neuromuscular*). Finalmente, sinapses entre neurônios se tornaram bem investigadas, e mais recentemente, novas evidências vêm sendo reunidas referentes à existência de sinapses entre neurônios e células gliais.

Uma sinapse neuroneuronal clássica é ilustrada na Figura 4-27. Quando a membrana do axônio pré-sináptico (membrana pré-sináptica) se aproxima da membrana da célula pós-sináptica (membrana pós-sináptica) que ele inerva, ele perde sua bainha de mielina e divide-se em vários terminais. Cada um desses terminais contém várias vesículas com o neurotransmissor. A membrana pós-sináptica forma várias pregas que aumentam a superfície ativa da membrana. A membrana pré-sináptica do terminal axonal e a membrana pós-sináptica estão separadas por um espaço denominado *fenda sináptica* com fluido intersticial.

A chegada de um potencial de ação (*etapa 1* na Figura 4-27) no terminal axonal do neurônio pré-sináptico ativa (abre) canais de cálcio voltagem-dependentes (*etapa 2*). Devido ao seu gradiente de concentração

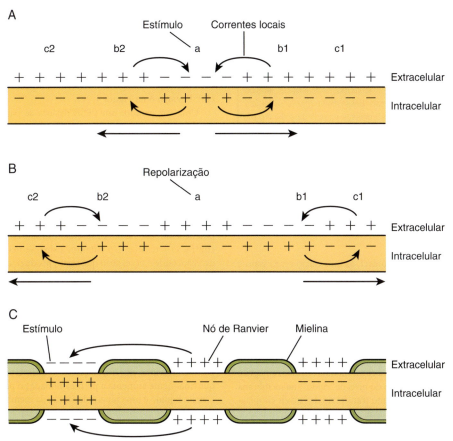

FIGURA 4-26   A, Geração do potencial de ação sob estimulação. **B,** Propagação através de um axônio amielínico. **C,** Propagação através de um axônio mielínico.

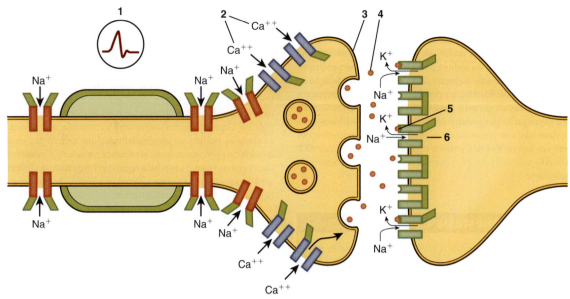

FIGURA 4-27 Transmissão sináptica com suas fases consecutivas: (1) chegada do potencial de ação, (2) abertura de canais de cálcio pelo potencial de ação, (3) fusão das vesículas sinápticas à membrana pré-sináptica, (4) exocitose do neurotransmissor, (5) ligação do neurotransmissor nos locais específicos do receptor e (6) abertura dos canais receptores e produção do potencial pós-sináptico excitatório (PPSE).

QUADRO 4-4 Propagação do Potencial de Ação

O axônio pode ser conceitualmente dividido em várias regiões (a, b, c etc.). Caso seja efetuada uma estimulação adequada à região *a* (veja Figura 4-26, A), este setor do axônio sofrerá despolarização; deste modo, a face intracelular da membrana plasmática axonal se tornará positiva em relação à face externa e cruzará o limiar de excitabilidade (-57 mV), gerando localmente um potencial de ação. Isto significa que, em *a*, a membrana sofrerá uma massiva entrada de sódio que se difundirá em ambas as direções para os setores vizinhos *b1* e *b2*, os quais se encontram em repouso. Essa corrente intracelular de cargas positivas será equiparada, no meio extracelular, a uma corrente oposta de *b1* e *b2* em direção a *a*.

A chegada de sódio em *b1* e *b2* criará despolarizações locais supralimiares, levando à geração de potenciais de ação em novos locais. Desse modo, *b1* e *b2* se tornam novas fontes de potenciais de ação com a subsequente entrada de sódio em *b1*, respectivamente em *b2*. Até agora, o potencial de ação gerado pelo estímulo em *a* propagou-se até *b1* e *b2*. Enquanto isso, a região *a* entrou no período de repolarização (veja Figura 4-26, B), e assim ainda se encontra em absoluta refratariedade. Consequentemente, o sódio que se difunde retrogradamente a partir de *b1* (ou *b2*) na direção de *a* não pode deflagrar um novo potencial de ação. Entretanto, o sódio que se difunde a partir de *b1* e *b2* na direção de *c1*, respectivamente de *c2*, encontrará uma membrana em repouso que é favorável à excitação, e irá disparar em *c1* e *c2* novos potenciais de ação (veja Figura 4-26, "tudo-ou-nada").

---

extremamente alto e atração elétrica favorável, os íons cálcio atravessam a membrana pré-sináptica e deflagram a exocitose de neurotransmissores na fenda sináptica (*etapas 3 e 4*).

As vesículas sinápticas carregadas com neurotransmissores movem-se livremente no citosol do terminal axonal. Sua membrana é idêntica à membrana plasmática do axônio. Não raro, as vesículas ocasionalmente atingem a membrana pré-sináptica e se fundem com ela, liberando assim seus conteúdos dentro da fenda sináptica, sem que haja a chegada de um potencial de ação. Essa exocitose espontânea constitui uma atividade sináptica basal sem um impacto significativo (abaixo do nível de "ruído") na membrana pós-sináptica. Em contrapartida, o aumento transitório dos níveis citoplasmáticos de cálcio, deflagrado pela chegada de um potencial de ação impõe uma ancoragem convergente das vesículas carregadas de neurotransmissores na membrana pré-sináptica, levando à exocitose massiva dos neurotransmissores (*etapa 4*).

A membrana pós-sináptica contém várias proteínas especializadas (algumas são canais, outras não) que exibem em seu domínio extracelular sítios receptores específicos para os neurotransmissores liberados pelo terminal pré-sináptico. Caso se tome o exemplo de um receptor contendo um canal (por ex., receptores de glutamato na Figura 4-27), a ligação do neurotransmissor ao receptor deflagra a abertura do canal através do qual íons sódio e potássio são permitidos de atravessar a membrana. Como o sódio é atraído intracelularmente por gradientes tanto elétricos como de concentração, enquanto o potássio sai do neurônio somente através de seu gradiente químico, com o gradiente elétrico mantendo o íon dentro da célula, a entrada líquida de cargas positivas com o sódio ultrapassa o movimento oposto do potássio (*etapa 5*). Essa despolarização líquida da membrana pós-sináptica é denominada *potencial pós-sináptico excitatório* (PPSE; *etapa 6* na Figura 4-27).

Uma vez gerado, um PPSE desloca-se passivamente da extremidade dendrítica em direção o soma, perdendo grande parte de sua amplitude e definição. É possível que o PPSE despolarizante que chega ao segmento inicial do axônio do neurônio pós-sináptico tenha pouco efeito excitatório em trazer o potencial de membrana para acima do limiar de disparo. Deste modo, é aceito geralmente que um único PPSE gerado em algum lugar remoto de um dendrito tenha pouca chance de disparar um potencial de ação pós-sináptico. Essa situação ocorre somente na junção neuromuscular, onde um potencial de ação no neurônio motor é sempre seguido por um potencial de ação na fibra muscular estriada esquelética e uma subsequente contração muscular. No entanto, a sinapse neuroneuronal configura uma exceção, onde é necessário que sejam produzidos vários PPSEs combinados (sincronizados) para retransmitir a informação através do neurônio pós-sináptico.

A sinapse neuroneuronal inibitória compartilha do mesmo mecanismo com a sinapse excitatória, independentemente do neurotransmissor utilizado e do receptor pós-sináptico que ela afeta. O neurotransmissor inibitório clássico no SNC é o GABA. Existem duas classes principais de receptores para este neurotransmissor, $GABA_A$ e $GABA_B$. O primeiro usa um canal permeável a íons cloreto, enquanto o último usa um segundo mensageiro que finalmente aumenta a permeabilidade ao potássio. Em ambos os casos, o efeito líquido é uma hiperpolarização da membrana pós-sináptica, gerando um *potencial pós-sináptico inibitório* (PPSI). Esse efeito é produzido pelo influxo de cloreto no terminal pós-sináptico através dos canais $GABA_A$ (contra o seu gradiente elétrico, mas ao longo de seu gradiente de concentração, que é dominante até alcançar o potencial de equilíbrio -89 mV para

CAPÍTULO 4   Conceitos Básicos sobre Célula, Matriz Extracelular e Elementos Neurais

QUADRO 4-5   Anestesia Geral

O princípio da anestesia geral depende da difusão sistêmica de um anestésico através da corrente sanguínea para o encéfalo. Aqui, anestésicos gerais atuam em sinapses através de vários mecanismos. Os mais comuns atuam sobre sinapses inibitórias por meio do aumento de sua permeabilidade a íons cloreto, os quais entram nos neurônios e produzem hiperpolarização da membrana plasmática. O efeito inibitório geral é alcançado por meio de dois mecanismos: (1) a hiperpolarização neuronal compromete a capacidade de um neurônio em responder a estímulos excitatórios, tais como estímulos de dor, movendo o potencial de membrana para longe do limiar de excitabilidade (-57 mV); e (2) através de sua localização perissomática, sinapses inibitórias exercem um efeito desviante sobre os potenciais excitatórios que se originam a partir de sítios dendríticos remotos. Os agonistas do ácido gama-amino-butírico (GABAérgicos) atuam em vários locais no receptor de GABA e produzem vários efeitos. Como exemplo, os benzodiazepínicos aumentam a frequência da abertura dos canais, enquanto os barbitúricos aumentam a duração da abertura dos canais. Outro anestésico geral, o propofol, também potencializa as sinapses GABAérgicas, mas atua de modo a tornar lento o tempo de fechamento dos canais. Também há relatos de que ele pode bloquear os canais de sódio. O efeito dos anestésicos halogenados (isoflurano, sevoflurano) parece depender da maior captação de glutamato nas sinapses excitatórias por células gliais que as embainham por meio de estimulação do transportador GLT1.

o cloreto), ou pelo efluxo de potássio após a ativação dos receptores GABAB. Uma interessante aplicação corresponde a anestésicos gerais que geralmente visam aos receptores para GABA para alcançar uma maior hiperpolarização dos neurônios e resultante redução da responsividade (Quadro 4-5).

As células gliais participam de várias maneiras da função sináptica. Entre outros, (1) elas embainham a sinapse e a isolam contra perda ou derramamento de neurotransmissores para fora da fenda sináptica, e (2) capturam neurotransmissores (por ex., glutamato) através de transportadores especializados (por ex., GLT1), regulando assim a quantidade de neurotransmissor disponível na fenda sináptica e contribuindo para o equilíbrio excitatório-inibitório nas redes neuronais; (3) Recentemente foi demonstrado (ainda que somente em experimentos *in vitro*) que as células gliais podem liberar neurotransmissores na fenda sináptica. Esse mecanismo é dependente de cálcio e usa neurotransmissores que foram internalizados pelas células gliais (veja item 2). Desse modo, células gliais se tornam parceiras ativas em uma sinapse composta por três componentes.

LEITURA RECOMENDADA

Brew K, Nagase H: The tissue inhibitors of metalloproteinases (TIMPs): an ancient family with structural and functional diversity, *Biochim Biophys Acta* 1803:55-71, 2010.

Gordon MK, Hahn RA: Collagens, *Cell Tissue Res* 339:247-257, 2010.

Niessen CM, Gottardi CJ: Molecular component of the adherens junctions, *Biochim Biophys Acta* 1778:562-571, 2008.

Pollard TD, et al: *Cell biology*, Philadelphia, 2008, Saunders.

Singer SJ, Nicolson GL: The fluid mosaic model of the structure of cell membranes, *Science* 175:720-731, 1972.

Stuart GJ, Sakmann B: Active propagation of somatic action potentials into neocortical pyramidal cell dendrites, *Nature* 367:69-72, 1994.

Thomason HA, et al: Desmosome: adhesive strength and signalling in health and disease, *Biochem J* 429:419-433, 2010.

5

Desenvolvimento do Dente e de seus Tecidos de Suporte

SUMÁRIO DO CAPÍTULO

Banda Epitelial Primária   68
Lâmina Dentária   68
Lâmina Vestibular   71
Iniciação do Dente   71
Determinação dos Tipos de Dentes   74
Sinais de Instrução para a Padronização   75
Regionalização do Ectoderma Relacionado à Formação Oral e Dentária   76
Estágio de Botão   76
Transição do Estágio de Botão para o Estágio de Capuz   76
Estágio de Capuz   77
Centros de Sinalização   78
Estágio de Campânula   79
Ultraestrutura do Órgão do Esmalte ao Início do Estágio de Campânula   80

Papila e Folículo Dentários   80
Degradação da Lâmina Dentária e Determinação do Padrão da Coroa   80
Suprimentos Vascular e Nervoso durante o Desenvolvimento Inicial   82
Suprimento Vascular   82
Suprimento Nervoso   83
Formação da Dentição Permanente   83
Formação dos Tecidos Mineralizados   84
Formação da Raiz   85
Erupção Dentária   86
Formação dos Tecidos de Suporte   86

Este capítulo discute os aspectos histológicos do desenvolvimento do dente e da associação dos diferentes tecidos que formam o dente e seus tecidos circunjacentes. Entretanto, para melhor compreender a *morfogênese*, os sinais moleculares que controlam a proliferação e a migração celulares, e, por fim, o destino e a diferenciação celulares também devem ser considerados. Os aspectos moleculares do desenvolvimento dentário são interessantes, uma vez que compartilham muitas similaridades com o desenvolvimento de uma série de outros órgãos (por ex., pulmão e rim) e o dos membros. Desse modo, o órgão dentário representa um sistema vantajoso no qual é estudado não apenas o seu próprio desenvolvimento, mas também as vias de desenvolvimento em geral. Para cada evento de desenvolvimento, seja de um membro, do rim, ou de um dente, ocorre uma complexa e intrincada cascata de expressão de genes para direcionar as células para o local correto e ao longo do trajeto adequado da diferenciação. As cinco principais vias de sinalização conservadas que intervêm nesses eventos são as que envolvem: (1) a proteína morfogenética óssea (BMP, *bone morphogenetic protein*); (2) o fator de crescimento de fibroblastos (FGF); (3) a proteína *sonic hedgehog* (Shh); (4) a via Wnt (sigla formada pela mistura de palavras da expressão "sítio de integração relacionado a *Wingless*"); e (5) a proteína ectodisplasina A (Eda). A importância dessas vias no desenvolvimento do dente e na translação clínica está destacada no comentário de Thesleff no Quadro 5-1.

No caso do desenvolvimento de mamíferos, a maioria das análises moleculares foi realizada em camundongos por serem prontamente acessíveis a análises genéticas e manipulações (animais *knockout* e transgênicos). A expressão temporal das principais moléculas implicadas no desenvolvimento da coroa dentária é apresentada na Figura 5-1, e sua ação é detalhada nos parágrafos a seguir.

BANDA EPITELIAL PRIMÁRIA

O Capítulo 3 explica como, após cerca de 37 dias de desenvolvimento, uma faixa contínua de epitélio odontogênico se forma ao redor da boca nos maxilares superior e inferior primitivos. Essas faixas têm o formato aproximado de uma ferradura, e sua posição corresponde aos futuros arcos dentários dos maxilares superior e inferior (Figuras 5-2 e 5-3, A e B). A

formação dessas faixas epiteliais espessadas se deve mais a uma mudança de orientação do fuso mitótico e do plano de clivagem das células em divisão (Figura 5-3, C) do que ao resultado de uma maior atividade proliferativa no epitélio. Cada faixa de epitélio, denominada de *banda epitelial primária*, rapidamente dá origem a duas subdivisões que se invaginam no mesênquima subjacente colonizado pelas células da crista neural (ectomesênquima) (Figura 5-4). Estas são a *lâmina dentária*, que se forma primeiro, e a *lâmina vestibular*, que se forma logo em seguida e está posicionada exatamente à frente da lâmina dentária.

Uma característica-chave da iniciação do desenvolvimento dentário é a formação de espessamentos localizados, ou placoides, nas bandas epiteliais primárias (Figura 5-5, A e B, veja também a Figura 5-1). Acredita-se que os placoides dentários iniciem a formação das várias famílias de dentes. É digno de nota que placoides morfologicamente similares aos placoides dentários também iniciem o desenvolvimento de outros anexos ectodérmicos, tais como pelos e penas. Os mecanismos básicos e os genes envolvidos na formação e função de todos os placoides são semelhantes. O equilíbrio entre os sinais estimuladores (FGFs, Wnts) e inibidores (BMPs) é importante na determinação do local dos placoides (veja Figura 5-1). Acredita-se que a formação e o crescimento dos placoides envolvam o fator de transcrição p63, o fator de necrose tumoral (TNF) e a ectodisplasina (Eda), entre outros. Defeitos nessas vias levam a displasias ectodérmicas caracterizadas por falta de dentes (oligodontia) e dentes malformados (Figura 5-5, C). Por outro lado, a superativação do receptor de Eda leva a dentes extras com morfologia aberrante. A inibição da via de sinalização Wnt pela superexpressão do inibidor da Wnt, Dkk1, impede a formação de placoides dentários e a iniciação dos dentes falha, apontando para Wnt como o principal sinal *upstream* e o fator indutor da iniciação do dente. Em conclusão, a formação de placoides é um evento determinante no desenvolvimento dentário. Placoides menores que o normal levam à ausência de dentes, bem como a dentes menores, enquanto placoides maiores induzem a dentes maiores e supranumerários.

Lâmina Dentária

Na face anterior da lâmina dentária invaginando-se no ectomesênquima, a atividade proliferativa contínua e localizada leva à formação de uma série

CAPÍTULO 5 Desenvolvimento do Dente e de seus Tecidos de Suporte

QUADRO 5-1 Regulação Molecular da Morfogênese Dentária: Do Laboratório à Clínica

O Programa Molecular do Desenvolvimento Dentário

Durante os últimos 30 anos, pesquisas usando análises de expressão gênica, culturas de explantes *ex vivo*, e modelos de camundongos *in vivo* identificaram gradualmente numerosos genes que regulam o desenvolvimento dentário, e esclareceram seus padrões de expressão, e suas funções durante a morfogênese dentária. A maioria dos dados sobre a expressão gênica nos dentes provém de camundongos, mas estudos em diferentes mamíferos, incluindo humanos, além de várias espécies de peixes e répteis, indicam que os mesmos grupos de genes regulam o desenvolvimento dos dentes em todas as espécies.

Os genes que regulam a morfogênese dentária pertencem à caixa de ferramentas comuns dos genes reguladores do desenvolvimento que foram conservados em uma surpreendente extensão durante a evolução. As moléculas de sinalização que medeiam a comunicação entre as células constituem um dos grupos essenciais de moléculas nessa caixa de ferramentas conservada. Existem quatro principais famílias de moléculas sinalizadoras que são essenciais para a comunicação celular em todos os animais, desde moscas até o homem, assim como em todos os diferentes órgãos, incluindo os dentes. Estas são as famílias de BMPs (proteínas morfogenéticas ósseas), FGFs (fatores de crescimento de fibroblastos), *hedgehog* e Wnt. Além disso, a ectodisplasina (Eda), uma molécula de sinalização da família NFkB, desempenha papéis fundamentais no desenvolvimento dos dentes e de outros anexos ectodérmicos. Considera-se que os sinais possam constituir a "linguagem" de células em interação, regulando o desenvolvimento dentário durante todo o seu trajeto, desde a iniciação até a formação da raiz.

A caixa de ferramentas também inclui receptores de sinais na superfície celular, mediadores que transmitem o sinal na célula e fatores de transcrição que regulam a expressão dos genes no núcleo. Os fatores de transcrição são de especial importância porque eles regulam o destino das células. Em especial, combinações específicas de fatores de transcrição podem determinar as identidades de diferentes tipos celulares. O conhecimento dos códigos de tais fatores de transcrição é essencial para a reprogramação celular em estudos de regeneração. No entanto, até o momento, os "códigos de fatores de transcrição" das células específicas do desenvolvimento dentário não são conhecidos.

As interações recíprocas e sequenciais entre o mesênquima e o epitélio envolvidos na morfogênese dentária constituem a base do programa molecular. As interações são mediadas pelas moléculas sinalizadoras conservadas que ativam a expressão de fatores de transcrição específicos, que, por sua vez, regulam a expressão de numerosos outros genes importantes para o avanço da morfogênese e diferenciação celular no dente em desenvolvimento.

Iniciação da Morfogênese Dentária: Lições a partir de Dentes Ausentes em Camundongos Transgênicos e Seres Humanos

A análise de camundongos transgênicos e mutantes revelou funções necessárias de numerosos genes para o desenvolvimento dentário normal, e a genética humana identificou mutações que causam aberrações dentárias. De forma interessante, a grande maioria de genes-alvo em camundongos mutantes e as mutações humanas identificadas são em genes associados às redes de sinalização, e incluem moléculas de sinalização, mediadores de sinais e fatores de transcrição. O fato de que todos os genes nas redes regulam o desenvolvimento de muitos órgãos diferentes e não são específicos de dentes é de importância clínica no diagnóstico de pacientes com aberrações dentárias (cuja maioria é genética). A mutação gênica por trás de um defeito dentário pode também ter perturbado o desenvolvimento de outros tecidos e órgãos e, consequentemente, o fenótipo do dente pode ser um indicador de uma síndrome de malformações.

Entre os primeiros genes nos quais foi demonstrado que mutações causam agenesia dentária em camundongos e seres humanos se encontram MSX1 e PAX9. Esses genes codificam fatores de transcrição, os quais possuem funções essenciais na mediação da sinalização por BMP, Wnt e FGF no mesênquima dentário inicial. O desenvolvimento dentário é interrompido no estágio de botão em camundongos *knockout* para Msx1 e Pax9, e, em heterozigotos humanos, mutações de perda de função nos genes MSX1 e PAX9 causam oligodontia (definida como mais de seis dentes ausentes, excluindo os dentes de siso).

A lista de genes associada à ausência de dentes em camundongos é longa e crescente, e na maioria dos casos esses camundongos apresentam sérios defeitos em outros órgãos, e muitas vezes morrem antes do nascimento. A lista de mutações que causam hipodontia humana é menor — provavelmente por causa da letalidade

embrionária — e a maioria delas também está implicada na hipodontia em camundongos. Além de MSX1 e PAX9, os genes que têm sido associados à hipodontia humana não sindrômica (isto é, sem defeitos em outros órgãos) incluem WNT10A, AXIN2, LRP6, GREM2, SPRY2, SPRY4 e EDA. Notavelmente, todos esses genes codificam sinais ou inibidores de sinalização.

A agenesia de dentes humanos geralmente está associada a defeitos congênitos em outros órgãos, mais frequentemente com órgãos ectodérmicos que se desenvolvem a partir da superfície externa do embrião. Condições que afetam dois ou mais órgãos ectodérmicos são chamadas de *displasias ectodérmicas*. A mais comum destas doenças é a displasia ectodérmica hipo-hidrótica (DEH) ligada ao X, causada por mutações no gene EDA e caracterizada por oligodontia, perda de pelos, boca seca, e incapacidade de sudorese. Fenótipos idênticos resultam de mutações em outros componentes da via de sinalização Eda, incluindo o receptor EDAR e o mediador de sinais EDARADD.

Estudos sobre as funções dos genes da hipodontia humana em modelos de camundongos aumentaram a compreensão sobre a patogênese da agenesia dentária, assim como os mecanismos genéticos da iniciação da morfogênese dentária. Trabalhos experimentais sobre as funções das vias Eda e Wnt oferecem exemplos de tais abordagens. A estimulação da expressão de Eda em camundongos transgênicos induziu a formação de dentes extras, assim como de glândulas mamárias, e estimulou o crescimento de pelos, unhas e glândulas salivares. A via EDA é única porque ela parece ser necessária, quase exclusivamente, para a formação de dentes e de outros órgãos de origem ectodérmica, ao contrário das outras vias de sinalização conservadas, as quais possuem funções mais difundidas.

De modo interessante, WNT10A surgiu como o gene mais comum associado à agenesia dentária humana, e as mutações em WNT10A demonstraram serem responsáveis por mais da metade dos casos de hipodontia não sindrômica. Com base em experimentos com camundongos, a via Wnt parece ser a via de sinalização mais precursora e a indutora da iniciação da morfogênese dentária. A inibição da sinalização Wnt por superexpressão de Dkk1 (inibidor de Wnt em camundongos transgênicos) impede a formação de placoides dentários, e a iniciação dos dentes falha. Por outro lado, quando a via Wnt foi superativada no epitélio oral de embriões de camundongos transgênicos (β-catex3K14/+), dezenas de dentes foram gerados em sucessão. Isto pode indicar que a capacidade para a contínua formação de dentes, que foi perdida no camundongo (e em humanos) durante a evolução, poderia ser liberada pelo aumento da atividade da sinalização por Wnt no epitélio oral.

Translação Clínica de Achados Moleculares
Prevenção da Hipodontia

A compreensão dos mecanismos de desenvolvimento que fundamentam a morfogênese dentária e os papéis exatos que genes individuais desempenham no desenvolvimento dentário podem constituir a base para novas maneiras de prevenir e tratar a hipodontia e outros defeitos dentários. Além disso, os modelos camundongos gerados para as aberrações dentárias humanas ajudarão a elucidar sua patogênese e o planejamento de novos tratamentos. Já existe um tratamento potencial para a prevenção e cura de DEH ligada ao X, a síndrome da displasia ectodérmica causada por mutações no gene EDA. O modelo de camundongo para essa síndrome (Eda-/-) possui características fenotípicas similares às de pacientes humanos.

O fato de que Eda seja um mediador solúvel de sinalização torna essa molécula um interessante candidato para o tratamento dessa síndrome. De fato, injeções pré-natais e neonatais da proteína Eda resgataram a maior parte dos fenótipos de dentes, pelos e glândulas sudoríparas de camundongos mutantes para Eda. Curiosamente, injeções neonatais da proteína Eda têm efeitos até mais dramáticos em cães. Cães Eda-/- têm um fenótipo dentário muito grave, caracterizado pela ausência da maioria dos pré-molares e incisivos permanentes, e a proteína Eda resgatou completamente o desenvolvimento de todos esses dentes. Estudos clínicos estão em andamento atualmente para testar se injeções neonatais da proteína EDA podem prevenir a hipodontia e outros defeitos congênitos da DEH humana ligada ao X.

Construindo Novos Dentes

Há esperanças de que novos dentes sejam criados na clínica para substituir dentes ausentes no futuro. Isto será possível por meio de novas tecnologias à base de células, combinando as atuais tecnologias genéticas e de células-tronco com o conhecimento acumulado sobre os mecanismos da morfogênese dentária. Conforme descrito

(Continua)

QUADRO 5-1 Regulação Molecular da Morfogênese Dentária: Do Laboratório à Clínica (Cont.)

anteriormente, já compreendemos a linguagem que as células usam para a comunicação quando elas constroem um dente, e também conhecemos muitos detalhes de outros componentes do programa que fundamenta o desenvolvimento dentário. Além disso, foi demonstrado há muitas décadas que o desenvolvimento dentário, depois de iniciado, continua independentemente do tecido circunjacente.

Como prova de princípio, foi demonstrado que os dentes podem se desenvolver a partir de células dissociadas derivadas do epitélio e do mesênquima de germes dentários de camundongos. As células foram agregadas, e as células epiteliais e mesenquimais foram recombinadas, desenvolvidas em cultura de órgãos por alguns dias, e subsequentemente transplantadas para a mandíbula do camundongo adulto, onde formaram dentes funcionais. Estes foram vascularizados e inervados, e foi até possível mover ortodonticamente os dentes erupcionados. Entretanto, é óbvio que são necessárias mais pesquisas, pelo menos em relação à programação das células envolvidas com o desenvolvimento dentário, e ao controle do tempo, do crescimento, e do tamanho dos dentes antes que se torne viável a bioengenharia de novos dentes inteiros.

Professora Irma Thesleff
Institute of Biotechnology
University of Helsinki
Finland

LEITURA RECOMENDADA

Andl T, et al: WNT signals are required for the initiation of hair follicle development, *Dev Cell* 2:643-653, 2002.

Arte S, et al: Candidate gene analysis of tooth agenesis identifies novel mutations in six genes and suggests significant role for WNT and EDA signaling and allele combinations, *PLoS ONE* 8(8):e73705, 2013.

Bei M: Molecular genetics of tooth development, *Curr Opin Genet Dev* 19:504-510, 2009.

Casal ML, et al: Significant correction of disease after postnatal administration of recombinant ectodysplasin A in canine X-linked ectodermal dysplasia, *Am J Hum Genet* 81:1050-1056, 2007.

Jarvinen E, et al: Continuous tooth generation in mouse is induced by activated epithelial Wnt/beta-catenin signaling, *Proc Natl Acad Sci USA* 103:18627-18632, 2006.

Jussila M, Thesleff I: Signaling networks regulating tooth organogenesis and regeneration, and the specification of dental mesenchymal and epithelial cell lineages, *Cold Spring Harb Perspect Biol* 4(4):a008425, 2012, Review.

Lefebvre S, Mikkola ML: Ectodysplasin research—where to next? *Semin Immunol* 26:220-228, 2014.

Mustonen T, et al: Stimulation of ectodermal organ development by Ectodysplasin-A1, *Dev Biol* 259:123-136, 2003.

Oshima M, Tsuji T: Whole tooth regeneration as a future dental treatment, *Adv Exp Med Biol* 881:255-269, 2015.

Thesleff I: Molecular genetics of tooth development. In Moody SA, editor: *Principles of developmental genetics*, ed 2, Elsevier Academic Press, 2014.

van den Boogaard MJ, et al: Mutations in Wnt10A are present in more than half of isolated hypodontia cases, *J Med Genet* 49:327-331, 2012.

Yin W, Bian Z: Gene network underlying hypodontia, *J Dent Res* 94:878-885, 2015 (Review).

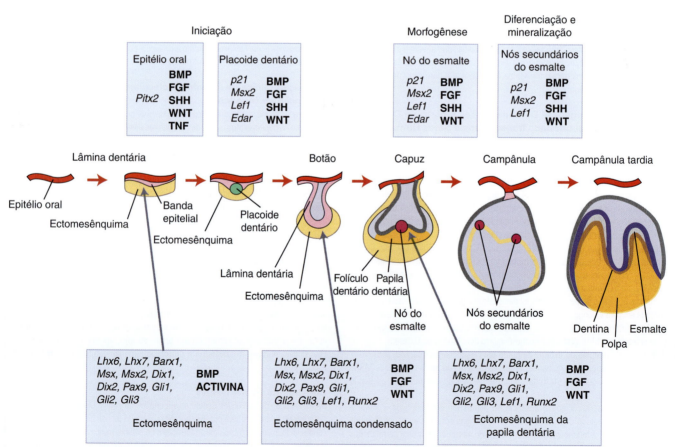

FIGURA 5-1 Sinalização molecular durante o desenvolvimento da coroa do dente. Os locais de expressão dos fatores de transcrição (*itálico*) e das moléculas de sinalização (**negrito**) estão listados.

CAPÍTULO 5 Desenvolvimento do Dente e de seus Tecidos de Suporte

TABELA 5-1 Resultado de Várias Recombinações de Epitélio e Crista Neural

Combinação	Dentes	Tecido Ósseo	Cartilagem	Crista Neural
Crista neural e epitélio mandibular	+	+	+	+
Crista neural e epitélio de membro	−	+	+	+
Apenas crista neural	−	−	+	+
Apenas epitélio mandibular	−	−	−	−

A partir de Lumsden AGS. In Mederson PFA, editor: *Development and evolutionary aspects of the neural crest*, New York, 1987, John Wiley & Sons.

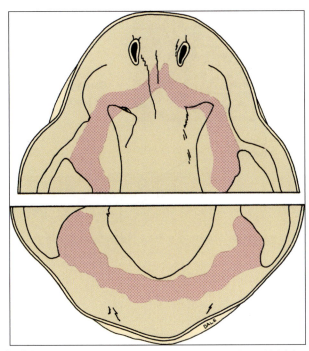

FIGURA 5-2 Representação esquemática da cavidade oral inicial mostrando a superfície interna dos maxilares superior e inferior e ilustrando a posição da banda epitelial primária. (Adaptado a partir de Nery EB et al: Timing and topography of early human tooth development. *Arch Oral Biol* 15:1315-1326, 1970.)

de brotamentos epiteliais para dentro do mesênquima em locais que correspondem às posições dos futuros dentes decíduos. Células ectomesenquimais acumulam-se ao redor desses brotamentos. A partir desse ponto, o desenvolvimento dentário prossegue em três estágios: *botão*, *capuz* e *campânula*. Esses termos são descritivos da morfologia do germe dentário em desenvolvimento, mas não abrangem as significativas alterações funcionais que ocorrem durante o desenvolvimento, tais como morfogênese e histodiferenciação. Note ainda que, sendo o desenvolvimento um processo contínuo, não é possível fazer uma clara distinção entre os estágios de transição. Outro problema para o estudante principiante é que, ao fazer o exame de cortes de dentes em desenvolvimento, um germe dentário pode estar seccionado em um determinado estágio de desenvolvimento, de modo a mimetizar um outro estágio.

Lâmina Vestibular

Ao se examinar um corte coronal através da região da cabeça de um embrião com 6 semanas de desenvolvimento, ainda não se observa o vestíbulo da boca ou sulco vestibular entre a bochecha e as áreas que conterão os dentes (Figura 5-4). O vestíbulo da boca se forma como resultado da proliferação da lâmina vestibular para dentro do ectomesênquima logo após a formação da lâmina dentária. As células da lâmina vestibular aumentam de tamanho rapidamente e, em seguida, degeneram-se para formar uma fenda que se torna o vestíbulo da boca, entre as bochechas e as futuras arcadas dentárias.

INICIAÇÃO DO DENTE

Uma questão intrigante é como se inicia o desenvolvimento dentário. Quando o epitélio do primeiro arco branquial murino (de camundongo) é combinado com a crista neural caudal ou cranial na câmara anterior do olho, dentes se formam (Figura 5-6). Epitélios de outras fontes, como de um brotamento de membro ou do segundo arco branquial, não desencadeiam essa resposta (Tabela 5-1). Contudo, após o 12º dia de desenvolvimento, o epitélio do primeiro arco branquial perde esse potencial odontogênico, o qual, em seguida, é assumido pelo ectomesênquima; subsequentemente, o ectomesênquima pode desencadear a formação do dente a partir de uma variedade de epitélios. Por exemplo, a recombinação do ectomesênquima tardio do primeiro arco branquial com o epitélio plantar (da região do pé) embrionário altera a direção do desenvolvimento do epitélio, de modo que um órgão do esmalte seja formado. Por outro lado, se o órgão do esmalte, de natureza epitelial, for recombinado com mesênquima de pele, o órgão perde suas características dentárias e assume as da epiderme. O que esses experimentos indicam é que a odontogênese é iniciada primeiramente por fatores residentes no epitélio do primeiro arco branquial que influenciam o ectomesênquima, mas que, com o tempo, esse potencial não apenas é transferido para o ectomesênquima, mas também é assumido por este tecido. Esses achados experimentais se refletem no padrão de expressão de fatores de transcrição e fatores de crescimento nesses tecidos.

A mais precoce indicação histológica do desenvolvimento dentário em camundongos ocorre no 11º dia de gestação (E11), a qual é marcada pelo espessamento do epitélio onde ocorrerá a formação dos dentes na superfície oral do primeiro arco branquial. Os genes implicados na consequente cascata molecular de eventos estão ilustrados na Figura 5-1, e a natureza de alguns deles está indicada na Tabela 5-2. Até o momento, os mais precoces marcadores mesenquimais para a formação dos dentes são os genes homeobox de domínio LIM (Lhx) (fatores de transcrição), Lhx-6 e Lhx-7. Esses dois genes são expressos no ectomesênquima derivado da crista neural da porção oral do primeiro arco branquial já ao 9º dia de gestação. Dados experimentais demonstram que a expressão de Lhx-6 e Lhx-7 resulta de uma molécula de sinalização originada a partir do epitélio oral do primeiro arco branquial. Caso o mesênquima do segundo arco branquial for recombinado com o epitélio oral do primeiro arco branquial, Lhx-6 e Lhx-7 serão induzidos. Entretanto, se o mesênquima do primeiro arco branquial (que expressa Lhx-6 e Lhx-7) for recombinado com o epitélio do segundo arco branquial, a expressão de ambos os genes se reduzirá rapidamente. Um principal candidato à indução dos genes Lhx é o fator de crescimento de fibroblastos 8 (Fgf-8) secretado; esse fator de crescimento é expresso no local e tempo apropriados no primeiro arco branquial e é capaz de induzir a expressão de Lhx-6 e Lhx-7 em experimentos *in vitro*.

Isso explica, em termos bastante simples, o estabelecimento do eixo oral-aboral. A próxima questão em relação aos sinais de desenvolvimento é: O que controla a posição e o número de germes dentários ao longo da superfície oral? Novamente, pelos dados experimentais disponíveis, os sinais para esses aspectos parecem originar-se do epitélio oral. Já foi demonstrado que o Fgf-8 desempenha um papel na determinação do eixo oral-aboral, e aparentemente também tem um papel na determinação das posições onde

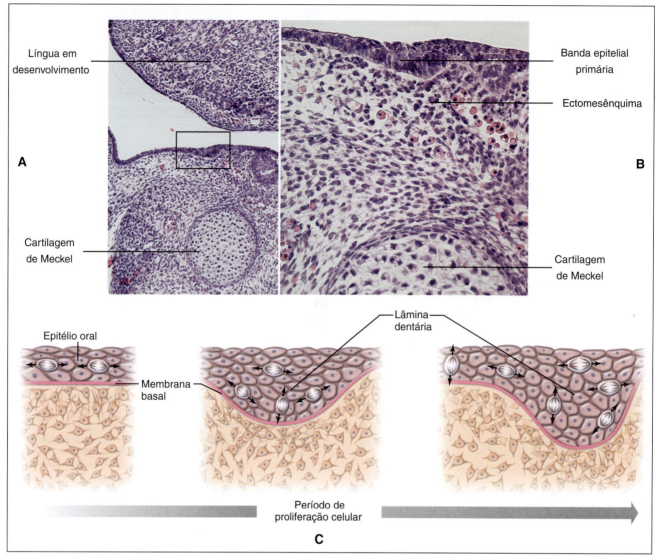

FIGURA 5-3 Corte sagital através da cabeça de um embrião. **A**, O epitélio espessado da banda epitelial primária. **B**, A mesma estrutura em aumento maior. **C**, Representação esquemática da mudança no plano de clivagem durante a formação da banda epitelial primária e, subsequentemente, da lâmina dentária. (**C**, Adaptado a partir de Ruch JV. Tooth morphogenesis and differentiation. In Linde A, editor: *Dentin and Dentinogenesis*, vol 1, Boca Raton, FL, 1984, CRC Press.)

os germes dentários serão formados. O gene Pax-9 é um dos primeiros genes mesenquimais a definir a localização dos germes dentários. A expressão do gene Pax-9 é colocalizada com os locais exatos onde surgem os germes dentários. O Pax-9 é induzido por Fgf-8 e é reprimido pelas proteínas morfogenéticas ósseas (BMP-2 e BMP-4). A expressão de Fgf-8, Bmp-2, e Bmp-4 ocorre em áreas não sobrepostas, sendo o Pax-9 expresso em locais onde se encontra Fgf-8, mas não Bmp. Evidentemente, numerosos outros genes também são expressos ao mesmo tempo no epitélio oral. Nesse momento, não está claro se eles regulam diretamente a expressão de Fgf-8 ou BMPs. As moléculas de sinalização geralmente regulam a expressão de fatores de transcrição que parecem regular a expressão dessas mesmas moléculas de sinalização. Pouco se sabe sobre os mecanismos reguladores das moléculas de sinalização, e pode ser difícil desvendar a rede de eventos reguladores. Pelo menos 12 fatores de transcrição são expressos no mesênquima odontogênico, e alguns têm papéis redundantes. Até o momento, mais de 90 genes foram identificados no epitélio oral, no epitélio dentário, e no mesênquima dentário durante o início do desenvolvimento dos dentes. O leitor é direcionado para a página da internet Gene Expression in Tooth (http://bite-it.helsinki.fi) e FaceBase (https://www.facebase.org/) para obter uma lista completa e mais atualizada. O nível de complexidade se torna evidente rapidamente, já que a geração de um único mutante *knockout* geralmente não é suficiente para determinar o papel de genes específicos, especialmente quando eles são membros de uma grande família. Por exemplo, Dlx-1 e Dlx-2 mostram um fenótipo de dente somente em mutantes *knockout* duplos, e nem todos os dentes são afetados. Isto pode ser explicado pela ação compensatória de outros genes Dlx (p. ex., Dlx-5 e Dlx-6). Consequentemente, as evidências provenientes de embriologia experimental, tecnologia de DNA recombinante, e imunocitoquímica indicam que o epitélio do primeiro arco branquial é essencial para o início do desenvolvimento dentário.

Em camundongos, a expressão de Shh está localizada no ectoderma dentário presuntivo em E11 e, portanto, é outro bom candidato de sinalização para a iniciação do dente (Figura 5-7). Camundongos *knockout* para Shh apresentam pouco desenvolvimento dos processos faciais e, assim, qualquer papel na iniciação do dente não pode ser identificado a partir destes processos. Mutações em genes Gli que são mediadores subsequentes da ação de Shh

CAPÍTULO 5 Desenvolvimento do Dente e de seus Tecidos de Suporte

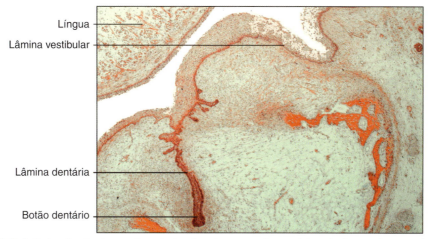

FIGURA 5-4 Corte através da porção anterior da cabeça em desenvolvimento ilustrando as posições das lâminas dentária e vestibular. A lâmina vestibular está situada anteriormente, e suas células degeneram-se para criar o sulco vestibular.

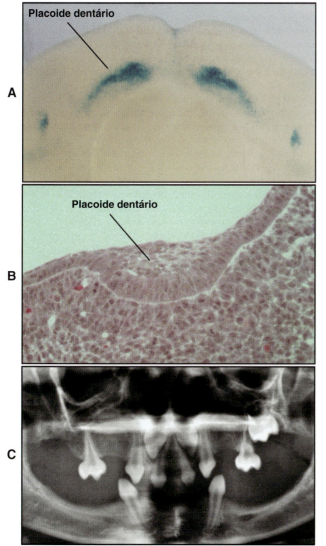

FIGURA 5-5 A, Hibridização *in situ* em montagem total de um embrião de camundongo E12 mostrando a expressão da molécula sinalizadora *sonic hedgehog* nos placoides dentários de incisivos e molares. **B,** Aparência histológica do placoide dentário. **C,** Oligodontia (hipodontia grave) em um paciente com perda de função da molécula sinalizadora ectodisplasina, que regula a formação do placoide. (Cortesia de I. Thesleff.)

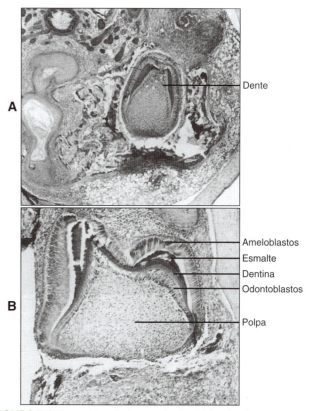

FIGURA 5-6 Recombinação intraocular de células da crista neural com epitélio dentário. **A,** Dente formado pela combinação de células da crista neural (obtidas a partir das pregas neurais) e epitélio mandibular, mas não pela combinação do epitélio de brotamento de membro. **B,** Dente formado pela combinação de células da crista neural (obtidas a partir do nível do tronco) e epitélio mandibular. Isto indica que a formação do dente é iniciada por fatores residentes no epitélio oral. (Cortesia de AGS Lumsden.)

TABELA 5-2 Genes Expressos Durante o Desenvolvimento Dentário

Barx	Homólogo semelhante a BarH em vertebrados (FT)
Bmp	Proteínas morfogenéticas ósseas (PS)
Cbfa1	Fator de ligação central A1 (FT)
Dlx	Homólogo a Distaless em vertebrados (FT)
Eda	Ectodisplasina A (PT)
Fgf	Fator de crescimento de fibroblastos (PS)
Gli	Oncogene homólogo associado a glioma (proteína com domínios dedo de zinco) (FT)
Hgf	Fator de crescimento de hepatócitos (PS)
Islt1	Islet1 (FT)
Lef	Fator de ligação ao facilitador linfoide 1 (FT)
Lhx	Gene do domínio homeobox Lim (FT)
Msx	Genes semelhantes a Msh em vertebrados (FT)
Osf2	Fator específico de osteoblastos 2 (FT)
Otlx	Gene *homeobox* relacionado a Otx (FT)
Pax	Gene homeótico *paired-box* (FT)
Pitx	Fator de transcrição denominado pela sua expressão na hipófise
Ptc	Receptor *patched* de superfície celular para *sonic hedgehog* (PT)
Shh	*Sonic hedgehog* (PS)
Slit	Proteína *slit* homóloga à de *Drosophila* (PS)
Smo	Co-receptor *smoothed* de Ptc de *sonic hedgehog* (PT)
Wnt	Homólogo a *Wingless* em vertebrados (SP)

PS, proteína secretada; *FT*, fator de transcrição; *PT*, proteína transmembranar.

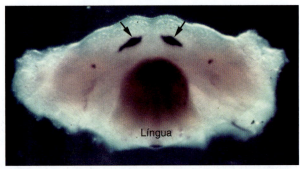

FIGURA 5-7 Expressão de sonic hedgehog (Shh) em um primórdio de mandíbula embrionário isolado de um camundongo em E11.5 mostrando a expressão no epitélio dentário em futuros locais de formação de dentes (*setas*).

sugerem um papel no início do desenvolvimento dentário, porque embriões mutantes duplos para Gli2$^{-/-}$ e Gli3$^{-/-}$ não produzem quaisquer botões dentários identificáveis. A adição de microesferas embebidas em Shh ao ectoderma oral pode induzir proliferação celular epitelial local para produzir invaginações similares a botões dentários. Desse modo, Shh parece ter um papel na estimulação da proliferação de células epiteliais, e sua expressão local nos sítios de desenvolvimento dentário implica na sinalização por Shh na iniciação dos dentes. Cbfa1, também referido como Osf2, é um fator de transcrição com um papel crítico durante a formação do tecido ósseo (veja Capítulo 6). Sua expressão no mesênquima dentário está associada às cascatas de sinalização iniciais que regulam a iniciação do dente. Ele regula interações epitélio-mesenquimais fundamentais que controlam o avanço da morfogênese e a histodiferenciação do órgão do esmalte. A falta de expressão de Cbfa1 causa a síndrome da displasia cleidocraniana, caracterizada por defeitos ósseos e múltiplos dentes supranumerários.

O fator de transcrição homeodomínio *paired-like* 2 (Pitx-2) é um agente essencial na formação do padrão e na determinação do destino celular durante o desenvolvimento embrionário. O Pitx-2 é um dos primeiros marcadores do desenvolvimento dentário e continua a ser expresso durante a formação de coroa. Ele regula as moléculas de sinalização e os fatores de transcrição iniciais necessários para o desenvolvimento dentário. Outro fator é Lef-1, um membro da família do grupo de alta mobilidade de proteínas nucleares que inclui as proteínas do fator das células T, que sabidamente são mediadoras nucleares da sinalização por Wnt. Lef-1 é inicialmente expresso em espessamentos epiteliais dentários e, durante a formação do botão epitelial, desloca-se para ser expresso no mesênquima em condensação. Em camundongos *knockout* para Lef-1, todo o desenvolvimento dentário é interrompido no estágio de botão; ensaios de recombinação, entretanto, identificaram a necessidade da ocorrência precoce de Lef-1 no epitélio dentário, antes da iniciação do botão dentário. A expressão ectópica de Lef-1 no epitélio oral também resulta na formação ectópica de dentes.

A expressão de vários genes no ectomesênquima marca os locais da iniciação dos germes dentários. Entre esses genes estão Pax-9 e ativina-A, que são expressos inicialmente em torno de E11 em camundongos dentro de pequenos grupos celulares localizados correspondentes aos locais onde o epitélio dentário formará os botões. No caso de Pax-9, interações antagonistas entre Fgf-8 e Bmp-4 do ectoderma oral, similares àquelas encontradas na regulação da expressão de Barx-1, demonstraram que possivelmente também atuam para localizar a expressão de Pax-9. A expressão da ativina-A não é regulada pelo mesmo mecanismo, sugerindo que tais interações de FGF-8-BMP-4 possam não ter um papel direto na iniciação do dente.

Mutações em genes, tais como PITX-2, SHH e PAX-9, estão implicadas em síndromes que resultam em agenesia dentária (ausência de dentes), uma condição heterogênea que afeta várias combinações de dentes. A agenesia dentária é uma anomalia comum do desenvolvimento na espécie humana, afetando de 2% a 10% da população, excluindo os terceiros molares.

Após a capacidade de iniciar o desenvolvimento dentário ter sido adquirida pelo ectomesênquima, as células da papila dentária a mantêm. Desse modo, caso seja feita a cultura de germes dentários iniciais por um período extenso, as células se desdiferenciam, e a morfologia dos germes se perde completamente; porém, se essas células epiteliais e ectomesenquimais desdiferenciadas forem coletadas e recombinadas *in vivo*, elas formarão um dente (o programa para a formação do dente não se perde). De particular interesse é que, em quimeras de pinto/camundongo, o epitélio oral de ave é capaz de induzir um programa de desenvolvimento dentário no ectomesênquima derivado de crista neural em camundongos (Figura 5-8). O epitélio oral de ave manteve a competência para formar um órgão dentário, uma competência expressa há 100.000 anos.

DETERMINAÇÃO DOS TIPOS DE DENTES

A determinação de tipos específicos de dente em suas posições corretas nos maxilares é referida como *padronização* da dentição. A determinação do padrão de coroa é um processo notavelmente consistente. Embora em alguns animais todos os dentes tenham o mesmo formato (homodontia), na maioria dos mamíferos eles são diferentes (heterodontia), enquadrando-se em três famílias: incisiviformes, caniniformes, e molariformes. Dois modelos hipotéticos — os modelos do campo (Figura 5-9) e do clone (Figura 5-10) — foram propostos para explicar como esses diferentes formatos são determinados, e existem evidências de apoio a ambos.

O modelo do campo propõe que os fatores responsáveis pelo formato dos dentes se encontram dentro do ectomesênquima em distintos campos graduados e sobrepostos para cada família de dente (veja Figura 5-9). O fato de que cada um dos campos expressa diferentes combinações de genes *homeobox* para padronização apoia essa teoria. O modelo de código homeobox (campo) para a padronização dentária é baseado em observações da expressão espacialmente restrita de vários genes *homeobox* nas células ectomesenquimais primordiais dos maxilares antes de E11. A expressão inicial dos genes homeobox Msx-1 e Msx-2 antes da iniciação dos germes dentários é restrita ao ectomesênquima distal da linha média, nas regiões onde se desenvolverão os incisivos (e caninos em seres humanos), mas não os dentes multicuspidados, enquanto Dlx-1 e Dlx-2 são expressos em células do ectomesenquimais onde se desenvolverão os dentes multicuspidados, mas não os incisivos (ou caninos). Esses domínios de expressão são amplos e não correspondem exatamente aos tipos específicos de dente. Em vez disso, eles são considerados para definir amplos territórios. A expressão de Barx-1 se sobrepõe a Dlx-1 e Dlx-2, e

CAPÍTULO 5 Desenvolvimento do Dente e de seus Tecidos de Suporte

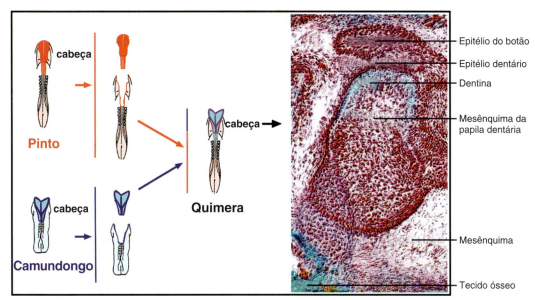

FIGURA 5-8 Transplante do tubo neural de camundongo (E8.5 – 6 somitos) em embriões hospedeiros de galinha equivalentes ao estágio de desenvolvimento do camundongo (6-7 somitos). A resultante quimera de pinto/camundongo leva à formação de estruturas dentárias em 14 dias pós-transplante. (Adaptado a partir de Mitsiadis TA et al, Development of teeth in chick embryos after mouse neural crest transplantations. *Proc Natl Acad Sci* 100:6541-6545, 2003.)

corresponde intimamente às células ectomesenquimais que se desenvolverão nos dentes molares em camundongos.

O modelo do código homeobox, desse modo, propõe que os domínios de sobreposição dos genes anteriormente mencionados fornecem a informação posicional para a morfogênese dos tipos de dentes. O apoio a esse modelo provém do fenótipo dentário de camundongos duplos *knockout* para Dlx-1$^{-/-}$ e Dlx2$^{-/-}$, nos quais o desenvolvimento dos dentes molares maxilares é interrompido no estágio do espessamento epitelial. Como previsto pelo modelo do código, o desenvolvimento dos incisivos é normal nesses camundongos; o desenvolvimento normal dos molares mandibulares (não previsto pelo código) resulta da redundância funcional com outros genes Dlx, como Dlx-5 e Dlx-6, os quais são expressos no ectomesênquima no primórdio mandibular.

Um suporte funcional adicional para o modelo do código provém da expressão errônea de Barx-1 em células ectomesenquimais distais, o que resulta no desenvolvimento de germes dentários de incisivos como molares. A expressão de Barx-1 está localizada no ectomesênquima proximal (de molares) por uma combinação de sinais positivos e negativos derivados do ectoderma oral. O FGF-8 localizado no ectoderma proximal induz a expressão de Barx-1, ao passo que BMP-4 no ectoderma distal reprime a expressão de Barx-1. A expressão de Barx-1 experimentalmente induzida no ectomesênquima distal (incisivo presumível) pela inibição da sinalização por BMP tem o efeito de repressão da expressão do gene Msx, a qual é induzida no ectomesênquima distal por BMP-4. A transformação de incisivos em molares, portanto, pode requerer uma combinação da perda dos genes dos "incisivos" (Msx) e ganho dos genes dos "molares" (Barx-1).

Também há relatos de que o regulador de transcrição Isl1, uma proteína contendo o homeodomínio LIM, desempenha um papel na formação e na padronização do dente. Essa proteína é encontrada no epitélio dos incisivos de camundongo, mas não no epitélio dos molares, sugerindo que ela esteja envolvida na especificação do tipo de dente.

Por outro lado, o modelo do clone propõe que cada classe de dente seja derivada de um clone de células ectomesenquimais programadas pelo epitélio para produzir dentes de um determinado padrão (veja Figura 5-10). Em apoio a esse argumento, demonstrou-se que tecidos isolados do primeiro molar presumível continuam a se desenvolver para formar três dentes molares em sua sequência posicional normal.

Possivelmente, ambos os modelos podem ser combinados, porque fatores temporais podem ter um papel. Por exemplo, o padrão codificado de expressão de genes *homeobox* no ectomesênquima pode ser expresso após um sinal epitelial, como ocorreu na iniciação do dente. Além disso, como na iniciação do dente, o ectomesênquima finalmente assume o papel dominante na formação do padrão da coroa. A recombinação da papila de um germe dentário molar com o órgão do esmalte do de um germe dentário incisivo resulta no desenvolvimento do molar; por outro lado, a recombinação da papila do germe dentário do incisivo com o órgão do esmalte do germe dentário do molar resulta no desenvolvimento do incisivo.

SINAIS DE INSTRUÇÃO PARA A PADRONIZAÇÃO

As recombinações dos epitélios de germes dentários de incisivos e molares com mesênquima de embriões jovens de camundongo (~ E10) demonstraram que, quando o epitélio do germe dentário de molar é recombinado com o mesênquima do germe dentário de incisivo, um dente molar se forma, e quando o epitélio do germe dentário de incisivo é recombinado com o mesênquima de um germe dentário de molar, um incisivo se forma. Isto levou à conclusão de que o epitélio era o responsável pela determinação do tipo e formato de um dente. Outras recombinações com embriões mais velhos (~ E14), no entanto, produziram diferentes resultados, em que o epitélio do germe dentário de molar recombinado com o mesênquima do germe dentário de incisivo resultou em dentes incisivos, e o epitélio do germe dentário de incisivo recombinado com o mesênquima do germe dentário de molar resultou em dentes molares. Outros experimentos usaram epitélio da pele plantar (sem pelos) em combinação com tecidos dentários. Em torno de E14, o epitélio dentário, quando recombinado com o mesênquima do pé, não mostrou desenvolvimento dentário; contudo, quando se combinava o epitélio da pele plantar com o mesênquima dentário, ocorria o desenvolvimento dentário.

O aparente conflito produzido por esses experimentos de ser o ectoderma ou o ectomesênquima a dar a informação instrutiva para a padronização foi agora resolvido ao se estudar a regulação temporal da expressão de genes *homeobox* no ectomesênquima por meio de sinais ectodérmicos. Note-se aqui o significativo estreitamento da janela temporal de eventos. A remoção do ectoderma obtido a partir de explantes do arco mandibular em E10 resulta em perda de expressão de genes *homeobox* ectomesenquimais dentro de 6 horas, indicando que a expressão requer sinais produzidos pelo ectoderma. A expressão pode ser restaurada pelo implante de microesferas embebidas em Fgf-8, um fator expresso no ectoderma oral nesse momento.

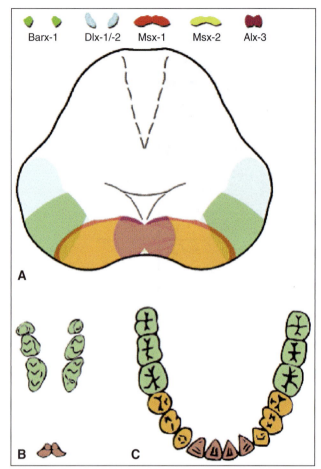

FIGURA 5-9 Modelo de código *homeobox* odontogênico de padronização dentária. FGF8 e BMP4 de derivação epitelial expressos durante a iniciação induzem a expressão mesenquimal de um número de genes homeobox no mesênquima subjacente como domínios sobrepostos que fornecem as informações espaciais necessárias para determinar o tipo de dente. **A,** Domínios de expressão de Barx-1 e Dlx-1/-2 sobrepõem-se no mesênquima da presumível região dos molares, enquanto domínios de Msx-1, Msx-2, e Alx-3 sobrepõem-se no mesênquima presumível de incisivos. **B,** Padrão dentário do camundongo. Os incisivos derivam de células que expressam Msx-1 e Alx-3; os molares derivam de células que expressam Barx-1 e Dlx-1/-2. **C,** Padrão dentário humano. Pré-molares e caninos podem ser derivados do mesmo código odontogênico observado em camundongos devido à sobreposição de domínios de expressão gênica. Deste modo, caninos e pré-molares podem ser derivados de células que expressam Dlx-1/-2 e Msx-1, por exemplo. (A partir de McCollum MA, Sharpe PT: Developmental genetics and early hominid craniodental evolution. *Bioessays* 23:481-493, 2001.)

A expressão de Dlx-1, Dlx-2, Msx, e Barx-1 é vista ao redor das microesferas implantadas independentemente de sua posição no explante, indicando que todas as células ectomesenquimais, nesse momento, são competentes para responder ao FGF-8. Quando esse experimento foi repetido em E10.5, a expressão de genes ectomesenquimais novamente foi perdida após a remoção do ectoderma, mas desta vez, o implante das microesferas de FGF-8 restaurou a expressão somente nos domínios originais. Desse modo, em E10.5, a competência das células ectomesenquimais para expressar genes *homeobox* em resposta ao FGF-8 restringiu-se àquelas células que expressavam o gene em E10. Em E11, a remoção do ectoderma não teve efeito sobre a expressão de genes ectomesenquimais, mostrando que nesse estágio a expressão é independente de sinais ectodérmicos. Esses resultados oferecem uma compreensão molecular do controle da padronização dentária e uma explicação para os resultados conflitantes da recombinação. Os domínios espaciais distais-proximais (incisivo-molar) da expressão de genes homeobox (código homeobox) são produzidos em resposta a sinais ectodérmicos espacialmente restritos que agem sobre células ectomesenquimais pluricompetentes. Recombinações realizadas antes de E10.5, consequentemente, mostrarão a influência instrutiva do ectoderma sobre o formato do dente, ao passo que as recombinações realizadas após E10.5 mostrarão uma influência instrutiva pelo ectomesênquima porque esse estágio de expressão é independente dos sinais ectodérmicos.

REGIONALIZAÇÃO DO ECTODERMA RELACIONADO À FORMAÇÃO ORAL E DENTÁRIA

Como a expressão regionalmente restrita dos genes de proteínas de sinalização no ectoderma oral controla a iniciação e a padronização dentárias, segue-se que os mecanismos que controlam a restrição regional dos sinais ectodérmicos precisam ser compreendidos. Durante a segmentação de insetos, interações entre HH e a via de sinalização *wingless* estão envolvidas na especificação dos limites das células ectodérmicas. Vários genes Wnt são expressos durante o desenvolvimento dentário, e um, o Wnt-7b, possui um padrão de expressão recíproco ao Shh no ectoderma oral. Wnt-7b é expresso em todo o ectoderma oral, exceto no presumível ectoderma dentário onde o Shh é expresso. A expressão errônea de Wnt-7b no presumível ectoderma dentário resulta em perda de expressão de Shh e falha na formação do botão dentário. Isto mostra que o gene Wnt-7B reprime a expressão de Shh no ectoderma oral, e assim os limites entre as áreas de ectoderma envolvidas com o desenvolvimento oral e o desenvolvimento dentário são mantidos por meio de uma interação entre as vias de sinalização por Wnt e Shh, de modo similar à manutenção dos limites ectodérmicos na segmentação de insetos.

ESTÁGIO DE BOTÃO

O estágio de botão é representado pela primeira incursão epitelial para o interior do ectomesênquima do maxilar (Figura 5-11). As células epiteliais mostram pouca ou nenhuma alteração em formato ou função. As células ectomesenquimais de suporte são estreitamente compactadas abaixo e ao redor do botão epitelial. À medida que o botão epitelial continua a proliferar dentro do ectomesênquima, ocorre um aumento da densidade celular imediatamente adjacente ao brotamento epitelial. Esse processo é classicamente referido como *condensação* do ectomesênquima.

TRANSIÇÃO DO ESTÁGIO DE BOTÃO PARA O ESTÁGIO DE CAPUZ

A transição entre os estágios de botão e de capuz marca o início das diferenças morfológicas entre os germes dentários que dão origem a diferentes tipos de dentes. A divisão celular diferencial no botão epitelial dá início a uma alteração no formato, de modo que agora o brotamento epitelial assuma um contorno mais complexo, com uma porção interna achatada ao longo da qual a condensação mesenquimal se torna densa (Figura 5-12). Sob o ponto de vista molecular, Msx-1 é expresso com Bmp-4 nas células mesenquimais que se condensam ao redor dos botões dentários. Embriões Msx-1$^{-/-}$ apresentam interrupção do desenvolvimento dental no estágio de botão, e a expressão de Bmp-4 do mesênquima é perdida, sugerindo que Msx-1 é necessário para a expressão de Bmp-4. Bmp-4 é capaz de manter a expressão de Msx-1 no mesênquima associado ao botão dentário em animais selvagens (*wild*), indicando que Bmp-4 induz sua própria expressão via Msx-1. O desenvolvimento dentário pode ser resgatado em embriões Msx-1$^{-/-}$ com a adição de BMP-4 exógeno.

É necessária a expressão de Bmp-4 no mesênquima para manter a expressão de Bmp-2 e de Shh no epitélio. A perda de expressão de Bmp-4 em mutantes Msx-1 é acompanhada pela perda de expressão de Shh em E12.5, a qual pode ser restaurada por meio de BMP-4 exógeno. O bloqueio da função de SHH com anticorpos neutralizadores também resulta em perda da expressão de Bmp-2, sugerindo que Shh e Bmp-2 possam estar na mesma via, e que a diminuição da expressão de Bmp-2 em mutantes Msx-1 possa ser subsequente à perda de SHH.

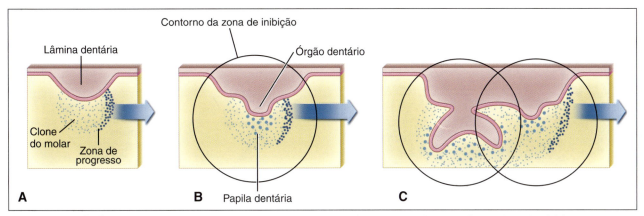

FIGURA 5-10 Teoria do clone. **A,** O ectomesênquima do clone de molares induziu a lâmina dentária a iniciar o desenvolvimento dentário. O clone e a lâmina dentária progridem em direção posterior. **B,** Quando um clone alcança o tamanho crítico, um botão dentário é iniciado em seu centro. **C,** O botão dentário seguinte não é iniciado até que a zona de progresso do clone escape à influência de uma zona de inibição que circunda o botão dentário. (Adaptado a partir de Osborn JW, Ten Cate AR: *Advanced dental histology*, ed 3, Oxford, UK, 1983, Elsevier.)

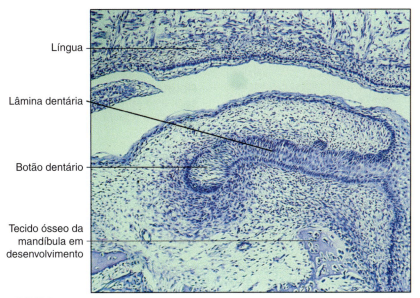

FIGURA 5-11 Estágio de botão do desenvolvimento dentário visto em corte sagital.

A perda de sinalização de SHH em diferentes estágios de desenvolvimento dentário identificou distintos requisitos dependentes do tempo para SHH. O bloqueio de sinalização de SHH usando anticorpos neutralizadores ou forscolina mostra que, em E11 a E12, o SHH é necessário para a proliferação do epitélio dentário para formar botões dentários, ao passo que o bloqueio em E13 afeta a morfologia do botão dentário, mas esses botões ainda podem formar dentes. A interrupção genética da sinalização por Shh em E12.5 por meio de excisão mediada por Cre dos alelos nulos alvos de Shh resulta em um distúrbio da morfologia de dentes molares, mas a citodiferenciação parece normal, sugerindo que Shh tenha um papel importante no estágio de capuz do desenvolvimento.

Outro gene *homeobox* com um papel na transição de botão para capuz é o Pax-9. Pax-9 é expresso no mesênquima ao estágio de botão e mais precocemente em domínios semelhantes aos de ativina-βA e Msx-1 em áreas de mesênquima que marcam os locais de formação de dentes. Embriões mutantes Pax-9$^{-/-}$ apresentam interrupção no estágio de botão em todos os dentes. Apesar de apresentar coexpressão, a expressão inicial da ativina-βA não é afetada em embriões Pax-9$^{-/-}$, e a expressão de Pax-9 não é afetada em embriões ativina-βA$^{-/-}$. Esses dois genes são essenciais para que o desenvolvimento dentário progrida além do estágio de botão e, portanto, parecem ter funções independentes; entretanto, ocorrem alterações na expressão de outros genes, como Bmp-4, Msx-1, e Lef-1 no mesênquima associado ao botão dentário de Pax-9$^{-/-}$.

ESTÁGIO DE CAPUZ

À medida que o botão dentário aumenta de tamanho, ele arrasta consigo parte da lâmina dentária; consequentemente, a partir desse ponto, o dente em desenvolvimento está preso à lâmina dentária por uma extensão denominada de *lâmina lateral* (Figura 5-13). Nesse estágio inicial de desenvolvimento dentário, já é possível a identificação dos elementos formadores do dente e de seus tecidos de suporte. O brotamento epitelial, que se assemelha superficialmente a um capuz apoiado sobre uma bola de ectomesênquima condensado (Figuras 5-13 e 5-14), ainda é referido amplamente como *órgão dentário*, mas na realidade deve ser chamado de *órgão do esmalte*, porque finalmente ele formará o esmalte do dente. A partir de agora, será usado o termo *órgão do esmalte*.

CAPÍTULO 5 Desenvolvimento do Dente e de seus Tecidos de Suporte

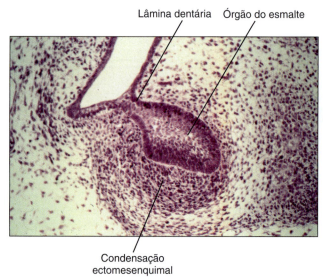

FIGURA 5-12 Início do estágio de capuz no desenvolvimento dentário. A condensação do ectomesênquima associada ao capuz epitelial está facilmente identificada.

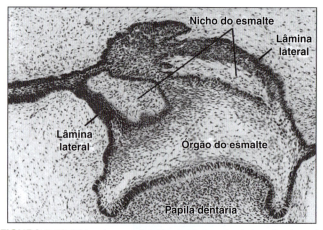

FIGURA 5-13 Nicho do esmalte. Essa estrutura é criada pelo plano de um corte através de uma lâmina lateral curva, de modo que o mesênquima pareça estar circundado pelo epitélio dentário.

O nicho do esmalte é uma estrutura aparente em cortes histológicos, criada porque a lâmina dentária é uma membrana epitelial, e não uma faixa única, e frequentemente contém uma concavidade preenchida com tecido conjuntivo. Um corte através desse arranjo dá a impressão de que o germe dentário possui uma dupla fixação no epitélio oral por meio de duas faixas separadas (veja Figura 5-13).

A bola de células ectomesenquimais condensadas, denominada *papila dentária*, formará a dentina e a polpa (veja Figuras 5-13 e 5-14). O ectomesênquima condensado que delimita a papila dentária e encapsula o órgão do esmalte — o folículo ou saco dentário — dá origem aos tecidos de suporte do dente. Como o órgão do esmalte assenta-se sobre a papila dentária como um capuz, esse estágio de desenvolvimento dentário é conhecido como o *estágio de capuz* (veja Figura 5-13).

O órgão do esmalte, a papila dentária e o folículo dentário em conjunto constituem o órgão dentário ou germe dentário. No início da ontogenia (história da vida) do dente, essas estruturas que dão origem aos tecidos dentários (esmalte, dentina-polpa, e aparelho de suporte do dente) podem ser identificadas como entidades distintas. Importantes alterações do desenvolvimento começam tardiamente no estágio de capuz e continuam

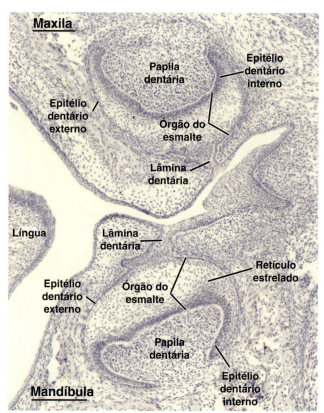

FIGURA 5-14 Estágio de capuz do desenvolvimento dentário. O órgão epitelial do esmalte assenta-se sobre uma massa de células ectomesenquimais, a papila dentária. (Cortesia de Y. Zhang.)

durante a transição do germe dentário do estágio de capuz para o estágio de campânula. Através dessas alterações, denominadas *histodiferenciação*, uma massa de células epiteliais similares transforma-se em componentes distintos sob os pontos de vista morfológico e funcional. As células no centro do órgão do esmalte sintetizam e secretam glicosaminoglicanos dentro do compartimento extracelular entre as células epiteliais. Os glicosaminoglicanos são hidrofílicos e, desse modo, atraem água para dentro do órgão do esmalte. A progressiva quantidade de fluido aumenta o volume do compartimento extracelular do órgão do esmalte, e as células centrais se afastam umas das outras. Como elas mantêm as conexões entre si através de seus desmossomas, elas assumem um formato estrelado (Figura 5-15). Consequentemente, o centro do órgão do esmalte é denominado *retículo estrelado*.

CENTROS DE SINALIZAÇÃO

Existem três conjuntos de centros de sinalização transitórios no epitélio dentário que produzem numerosas moléculas de sinalização diferentes pertencentes às famílias BMP, FGF, Shh e Wnt. Primeiramente vêm os nós de iniciação, os quais surgem no placoide dentário e iniciam o brotamento do epitélio dentário. Em seguida, aparecem os nós (primários e secundários) de esmalte que iniciam o estágio de transição de botão para capuz e a formação da coroa do dente. Células precursoras desses nós são inicialmente detectadas na extremidade dos botões dentários pela expressão do gene p21, seguidas logo após por Shh. Os nós primários de esmalte se tornaram visíveis histologicamente como agregados de células epiteliais que não se dividem, observados em cortes de germes dentários de molares em estágio de capuz (Figura 5-16). Esses agregados expressam genes para várias moléculas de sinalização, incluindo Bmp-2, Bmp-4, Bmp-7, Fgf-4, Fgf-9, Wnt-10b, Slit-1 e Shh (Figura 5-17). Reconstruções tridimensionais da expressão desses genes revelaram padrões alinhados sob os pontos de vista espacial

CAPÍTULO 5 Desenvolvimento do Dente e de seus Tecidos de Suporte

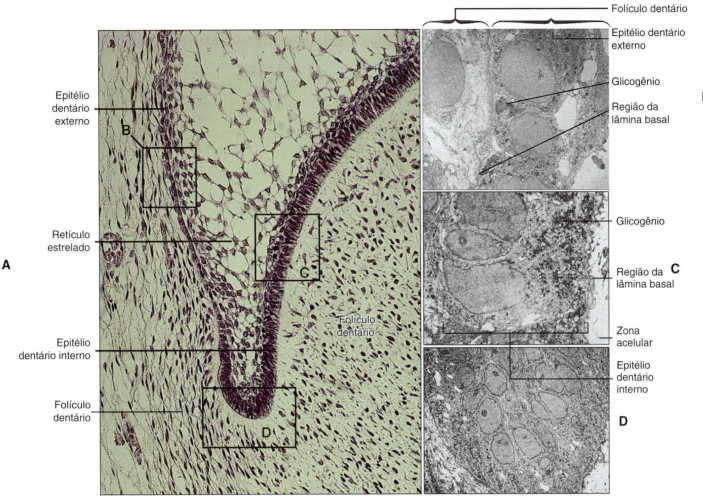

FIGURA 5-15 Estrutura de um germe dentário ao início do estágio de campânula. **A,** Fotomicrografia do órgão do esmalte na região da alça cervical. **B,** Epitélio dentário externo (ou epitélio externo do esmalte); suas células são separadas do folículo dentário por uma lâmina basal. Seu citoplasma contém algumas organelas, acúmulos de glicogênio e um grande núcleo. **C,** As células colunares baixas do epitélio dentário interno (ou epitélio interno do esmalte) são separadas da zona acelular da papila dentária por uma lâmina basal. **D,** Região da alça cervical do órgão do esmalte; a diferença entre o folículo dentário e a zona acelular em **(C)** está aparente. A última área possui algumas fibrilas colágenas no compartimento extracelular, onde a formação de dentina finalmente ocorrerá. (**B-D,** A partir de Egawa I: Electron Microscopy of Human Enamel Organ. *Shikwa Gakuho* 70:803-836, 1970.)

e temporal altamente dinâmicos no nó de esmalte. No geral, receptores para os sinais do nó do esmalte estão localizados nas células epiteliais circunjacentes ao nó de esmalte. Cada germe dentário de molar em estágio de capuz possui um único nó de esmalte primário que induz a formação de nós de esmalte secundários nas pontas das futuras cúspides e, consequentemente, regulam a padronização da coroa. Fgf-4 e Slit-1 podem ser os melhores marcadores moleculares para a formação de nós de esmalte, porque foram observados em nós primários e secundários.

Em resumo, o nó de esmalte representa um centro organizacional que rege a morfogênese das cúspides. O nó de esmalte compartilha muitas semelhanças com a crista ectodérmica apical dos membros em desenvolvimento: ambos consistem em células que não se dividem; ambos expressam Fgfs, BMPs e Msx-2; e ambos atuam como centros de sinalização.

Em alguns planos de corte, pode-se ver células que se estendem do nó de esmalte através do retículo estrelado até o epitélio externo do esmalte (Figura 5-18). Essa estrutura é referida como *cordão de esmalte*; embora possa fazer parte do centro organizacional do nó de esmalte, o cordão do esmalte poderia também estar relacionado anatomicamente ao local onde a lâmina lateral insere-se no capuz do órgão do esmalte, o que o tornaria visível somente em planos de corte casuais.

ESTÁGIO DE CAMPÂNULA

O crescimento contínuo do germe dentário leva ao próximo estágio de desenvolvimento dentário, o estágio de campânula (Figuras 5-15, 5-19, 5-20), assim chamado porque o órgão do esmalte assemelha-se à campânula de um sino, à medida que a superfície inferior do capuz epitelial se aprofunda. Ao início desse estágio, o formato do dente já foi decidido (morfodiferenciação). Durante esse estágio, as células que produzirão os tecidos mineralizados da coroa (ameloblastos e odontoblastos) adquirem seu fenótipo característico (histodiferenciação), e a coroa completa sua morfodiferenciação alcançando o seu tamanho total.

Na periferia do órgão do esmalte, as células assumem um formato cuboide baixo e formam o epitélio dentário externo (ou epitélio externo do esmalte) (veja Figura 5-15, A). As células que margeiam a papila dentária assumem um formato colunar baixo e são caracterizadas pelo seu alto conteúdo de glicogênio (veja Figura 5-14, B, C); elas formam o epitélio dentário interno (ou epitélio interno do esmalte). Os epitélios dentários externo e interno são contínuos; o epitélio dentário interno começa no ponto onde o epitélio dentário externo se curva para formar a concavidade em cujo interior as células da papila dentária se acumulam. A região onde

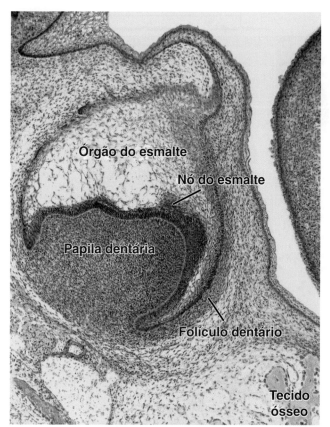

FIGURA 5-16 Germe dentário em estágio de capuz avançado mostrando a posição do nó do esmalte. A papila dentária estende-se ao redor da margem do órgão do esmalte para formar o folículo dentário. (Cortesia de Y. Zhang.)

os epitélios interno e externo do esmalte se unem na margem do órgão do esmalte é conhecida como *zona de reflexão* ou *alça cervical* (veja Figura 5-14, A e D); este ponto é onde as células continuam a se dividir até que a coroa do dente alcance o seu tamanho total e, após a formação da coroa, dão origem ao componente epitelial da formação da raiz. No estágio de campânula, algumas células epiteliais entre o epitélio dentário interno e o retículo estrelado diferenciam-se em uma camada denominada *estrato intermediário*. As células dessa camada logo se caracterizam por uma atividade excepcionalmente alta da enzima fosfatase alcalina (veja Figura 5-19, B). Embora essas células sejam histologicamente distintas das células do epitélio dentário interno, ambas as camadas trabalham de forma sinérgica, sendo consideradas como uma unidade funcional única, responsável pela formação do esmalte.

Ultraestrutura do Órgão do Esmalte ao Início do Estágio de Campânula

A ultraestrutura do germe dentário no estágio de campânula (veja Figura 5-15, B-D) não é complicada, mas deve ser compreendida para se apreciar as alterações que ocorrem para preparar a formação dos tecidos dentários mineralizados, ou seja, o esmalte e a dentina. O órgão do esmalte é sustentado por uma lâmina basal ao redor de sua periferia. As células do epitélio dentário externo são cuboides baixas e têm uma alta proporção núcleo/citoplasma (isto é, pouco citoplasma). Seu citoplasma contém ribossomas livres, alguns perfis de retículo endoplasmático granular, algumas mitocôndrias e alguns tonofilamentos dispersos. Complexos juncionais unem células adjacentes. As células em formato estrelado do retículo estrelado estão conectadas umas às outras, às células do epitélio dentário externo, e ao estrato intermediário por meio dos desmossomas. Seu citoplasma contém todas as organelas usuais, mas estas estão distribuídas esparsamente. As células do estrato intermediário estão conectadas entre si e às células do retículo estrelado e ao epitélio interno do esmalte também por desmossomas. Seu citoplasma também contém o conteúdo usual de organelas e tonofilamentos. As células do epitélio dentário interno possuem um núcleo em posição central e um citoplasma que contém ribossomas livres, alguns perfis dispersos de retículo endoplasmático granular, mitocôndrias uniformemente dispersas, alguns tonofilamentos, um aparelho de Golgi pouco desenvolvido situado em direção ao estrato intermediário, e alto conteúdo de glicogênio.

Papila e Folículo Dentários

A papila dentária é separada do órgão do esmalte por uma lâmina basal da qual uma massa de delicadas fibrilas aperiódicas se estende para dentro de uma zona acelular (veja Figura 5-15, C). Essas fibrilas correspondem à lâmina fibrorreticular da lâmina basal, e aí as primeiras proteínas da matriz do esmalte secretadas se acumulam (veja Capítulos 7 e 8). As células da papila dentária surgem como células mesenquimais indiferenciadas e têm uma estrutura simples com todas as organelas usuais em pequenas quantidades. Algumas poucas e delicadas fibrilas colágenas dispersas ocupam os espaços extracelulares. A papila dentária é referida como *polpa dentária* quando a primeira matriz calcificada aparece na ponta da cúspide do germe dentário no estágio de campânula.

A papila dentária estende-se ao redor da margem do órgão do esmalte para formar o folículo dentário (veja Figuras 5-15, A, e 5-16). O folículo dentário é distinguido claramente da papila dentária, uma vez que um número muito maior de fibrilas colágenas ocupa os espaços extracelulares entre os fibroblastos foliculares; estes geralmente são orientados circularmente ao redor do órgão dentário e da papila dentária.

Degradação da Lâmina Dentária e Determinação do Padrão da Coroa

Dois outros importantes eventos ocorrem durante o estágio de campânula (veja Figura 5-20). Primeiro, a lâmina dentária (e a lâmina lateral) que unem o germe dentário ao epitélio oral se fragmenta, finalmente separando o dente em desenvolvimento do epitélio oral. Em segundo lugar, o epitélio dentário interno completa seu dobramento, possibilitando a identificação do formato do futuro padrão da coroa do dente.

A fragmentação da lâmina dentária resulta na formação de agregados distintos de células epiteliais que normalmente se degeneram, mas alguns podem persistir e recebem o nome de *pérolas epiteliais*. Esses agregados de células podem formar pequenos cistos (cistos da erupção) sobre o dente em desenvolvimento e, desse modo, retardar a erupção; além disso, eles também podem dar origem a odontomas, ou serem ativados para formar dentes supranumerários. A capacidade de formar dentes sugere que estas estruturas foram expostas a todos os sinais necessários e retêm memória. Por analogia, tubarões possuem uma lâmina dentária perpétua e que regenera os dentes continuamente e, conforme demonstrado por sua capacidade de formar dentes supranumerários, as pérolas epiteliais podem ser a chave para a regeneração dentária.

Uma importante consequência da fragmentação da lâmina dentária é que o dente continua seu desenvolvimento em meio aos tecidos do maxilar separado do epitélio oral. Desse modo, antes que o dente possa ter uma função, ele deve restabelecer uma conexão com o epitélio oral e penetrá-lo até alcançar o plano de oclusão. Essa penetração do epitélio de revestimento pelo dente é um exemplo único de uma ruptura natural em um epitélio do corpo. A integridade é restabelecida pela formação de uma vedação especial em torno do dente, o epitélio juncional. Os fatores causais responsáveis pela gengivite, e mais provavelmente pela doença periodontal, passam através dessa junção quando a integridade está comprometida.

O dobramento que ocorre à medida que a coroa se desenvolve resulta do crescimento intrínseco causado por taxas diferenciais da divisão mitótica dentro do epitélio dentário interno. A interrupção da divisão mitótica nas

CAPÍTULO 5 Desenvolvimento do Dente e de seus Tecidos de Suporte

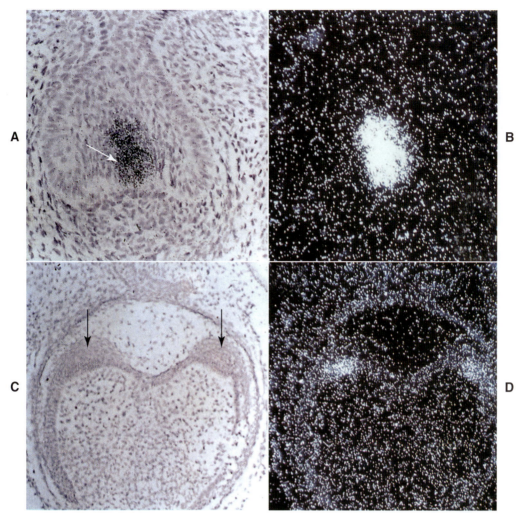

FIGURA 5-17 Expressão de Fgf-4 visualizada pela tecnologia de hibridização *in situ* radioativa em microscopia de luz de campo claro **(A, C)** e de campo escuro **(B, D)**. A expressão ocorre no nó do esmalte (*setas*) no capuz **(A, B)** e ao início do estágio de campânula **(C, D)** do desenvolvimento dentário, indicando uma relação com a formação do padrão da coroa. (A partir de Thesleff I et al: Regulation of organogenesis. Common molecular mechanisms regulating the development of teeth and other organs. *Int J Dev Biol* 39:35-50, 1995.)

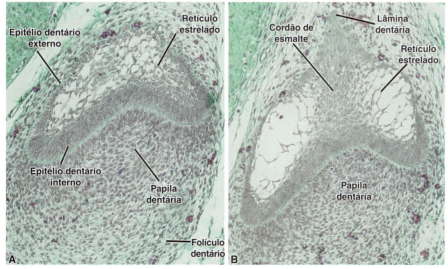

FIGURA 5-18 A e B, Cortes histológicos de um mesmo órgão dentário no estágio de capuz. Em alguns planos de corte, o órgão do esmalte parece estar dividido pelo cordão do esmalte.

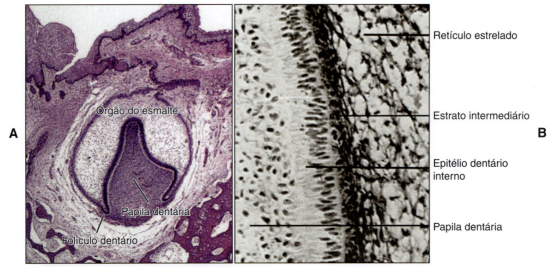

FIGURA 5-19 Início do estágio de campânula do desenvolvimento dentário. **A,** A superfície inferior do órgão do esmalte aprofundou-se, dando ao órgão o seu formato de campânula (ou de sino). A papila dentária e o folículo dentário estão evidentes. **B,** A distribuição de fosfatase alcalina no germe dentário ao início de seu desenvolvimento está mostrada. A atividade enzimática está demonstrada pelo precipitado negro localizado, em grande parte, no estrato intermediário.

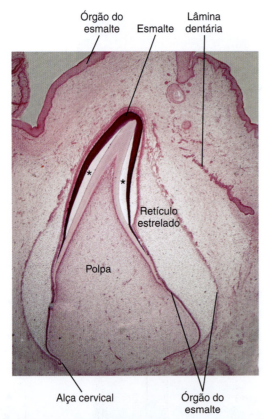

FIGURA 5-20 Estágio de coroa do desenvolvimento dentário. A lâmina dentária está se desintegrando, de modo que, a partir de então, o dente continue seu desenvolvimento separado do epitélio oral. O padrão da coroa do dente foi estabelecido pelo dobramento do epitélio dentário interno. Esse dobramento reduziu a quantidade de retículo estrelado sobre a ponta da futura cúspide. A dentina e o esmalte começaram a se formar no ápice do epitélio dentário interno dobrado. O espaço indicado pelos *asteriscos* resulta do destacamento artefatual entre o esmalte e a dentina devido ao processamento histológico. (Cortesia de B. Kablar.)

células do epitélio dentário interno determina o formato de um dente. Quando o germe dentário está crescendo rapidamente durante a transição do estágio de capuz para o de campânula, divisões celulares ocorrem em todo o epitélio dentário interno. À medida que o desenvolvimento continua, a divisão cessa em um determinado ponto porque as células estão começando a se diferenciar e a assumir sua função definitiva de produção de esmalte. O ponto no qual a diferenciação das células do epitélio dentário interno ocorre primeiro representa o local do desenvolvimento da futura cúspide. Como o epitélio dentário interno está confinado entre a alça cervical e a ponta da cúspide, a contínua proliferação celular faz com que o epitélio dentário interno se curve e forme um contorno na cúspide (Figura 5-21). Desse modo, a futura cúspide é empurrada em direção ao epitélio dentário externo.

Finalmente, a diferenciação das células do epitélio dentário interno e da papila dentária se estende ao longo dos declives das cúspides, e é seguida de deposição da dentina e esmalte primeiramente na ponta da cúspide. Essas duas matrizes são depositadas face a face, definindo, assim, a junção amelodentinária. A ocorrência de uma segunda zona de diferenciação celular dentro do epitélio dentário interno leva à formação de uma segunda cúspide, uma terceira zona leva a uma terceira cúspide, e assim por diante, até que o padrão final das cúspides do dente seja determinado. Conforme discutido anteriormente, essas zonas são determinadas por sinais moleculares nos nós primários e secundários do esmalte.

SUPRIMENTOS VASCULAR E NERVOSO DURANTE O DESENVOLVIMENTO INICIAL

Muita atenção tem sido direcionada aos suprimentos vascular e nervoso do dente em desenvolvimento, porque um ou ambos — de alguma forma — podem estar envolvidos na indução dos dentes. Os poucos estudos existentes sobre o desenvolvimento dos suprimentos vascular e nervoso para os dentes em primatas tendem a concordar com estudos similares sobre mamíferos menores. Desse modo, a discussão a seguir é generalizada.

Suprimento Vascular

Agregados de vasos sanguíneos são encontrados se ramificando em torno do germe dentário no folículo dental e entrando na papila dentária durante o estágio de capuz. Seu número na papila aumenta, atingindo um máximo

CAPÍTULO 5 Desenvolvimento do Dente e de seus Tecidos de Suporte

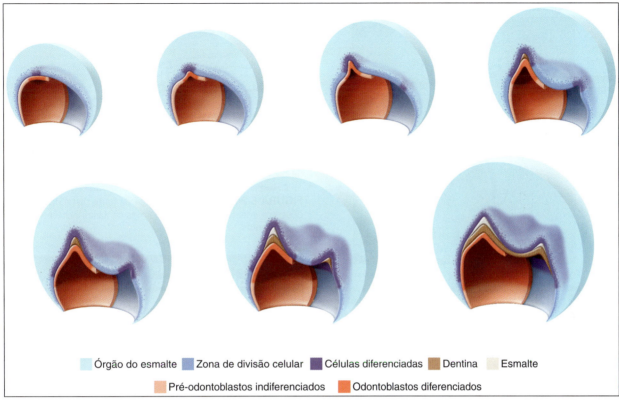

FIGURA 5-21 Resumo da formação do padrão da coroa no epitélio dentário interno.

durante o estágio de campânula quando se inicia a deposição de matriz. Curiosamente, os vasos que entram na papila se agregam em grupos que coincidem com a posição onde serão formadas as raízes. Com a idade, o volume de tecido da polpa diminui e o suprimento sanguíneo se torna progressivamente reduzido, afetando a viabilidade do tecido. A angiogênese, que é essencial para o desenvolvimento e a sobrevivência dos órgãos, não tem sido estudada extensamente durante o processo de desenvolvimento dentário. Muitos estudos descrevem a vascularização do dente, mas a expressão dos fatores angiogênicos responsáveis pelo desenvolvimento dos vasos sanguíneos tem recebido pouca atenção. Essa área de futuras pesquisas indubitavelmente irá melhorar a nossa compreensão sobre o papel da angiogênese no desenvolvimento dentário.

O órgão do esmalte é avascular, embora exista uma forte concentração de vasos no folículo dentário, adjacente ao epitélio dentário externo.

Suprimento Nervoso

Fibras nervosas precursoras se aproximam do dente em desenvolvimento durante a transição do estágio de botão para o de capuz. O alvo dessas fibras nervosas claramente é o folículo dentário; as fibras nervosas se ramificam e formam um rico plexo ao redor do germe dentário nessa estrutura. No entanto, apenas após o início da dentinogênese é que as fibras nervosas penetram na papila dentária (polpa). Embora supostamente exista uma possível relação entre os suprimentos sanguíneos e nervoso em desenvolvimento (isto é, que os nervos possam suprir os vasos), o momento do estabelecimento dos suprimentos vascular e nervoso da papila dentária é diferente. Além disso, estudos histoquímicos mostram que fibras nervosas autônomas estão ausentes da constituição das fibras nervosas precursoras que se aproximam do germe dentário. Consequentemente, a inervação inicial dos dentes em desenvolvimento está relacionada à inervação sensitiva dos futuros ligamento periodontal e polpa. Em nenhum momento fibras nervosas entram no órgão do esmalte.

Fatores de crescimento para fibras nervosas, tais como a neurotrofina, o fator de crescimento derivado da linhagem de células gliais e a semaforina, estão entre algumas das moléculas de sinalização relacionadas a fibras nervosas que foram estudadas durante o processo de desenvolvimento dentário. Curiosamente, elas parecem ser expressas em um padrão que sustenta uma implicação inicial da inervação no desenvolvimento dentário. Assim como múltiplas moléculas são capazes de estimular o crescimento ou a migração axonal, múltiplas moléculas provavelmente estão envolvidas na inervação inicial do germe dentário.

FORMAÇÃO DA DENTIÇÃO PERMANENTE

Até o momento, somente o desenvolvimento inicial da dentição decídua (ou primária) foi descrita. A dentição permanente (secundária) também se origina a partir da lâmina dentária. Os germes dentários que dão origem aos incisivos, caninos e pré-molares permanentes se formam como resultado da subsequente atividade proliferativa na lâmina dentária em sua extremidade mais profunda. Essa atividade proliferativa aumentada leva à formação de outros botões dentários na face lingual dos germes dentários decíduos (Figuras 5-22 e 5-23), os quais permanecem quiescentes por algum tempo.

Os molares da dentição permanente não possuem predecessores decíduos, de modo que seus germes dentários não se originem da mesma maneira. Por sua vez, quando os maxilares tiverem alcançado um comprimento suficiente, a lâmina dentária se aprofunda no ectomesênquima em direção posterior, por baixo do epitélio de revestimento da mucosa oral. Essa extensão para trás emite sucessivos brotamentos epiteliais que, juntamente com a resposta ectomesenquimal associada, formam os germes dentários do primeiro, do segundo e do terceiro molares (Figuras 5-24 e 5-25). Devido a essa extensão retrógrada da lâmina dentária da mandíbula em formação, às vezes, ocorrem dentes no ramo ósseo achatado da mandíbula adulta.

Consequentemente, os dentes das dentições primária e secundária se formam essencialmente da mesma maneira, mas em momentos diferentes (veja Figura 5-25). Toda a dentição primária é iniciada entre 6 e 8 semanas do desenvolvimento embrionário; os dentes permanentes sucessores entre a 20ª semana no útero e 10 meses após o nascimento; e os molares permanentes

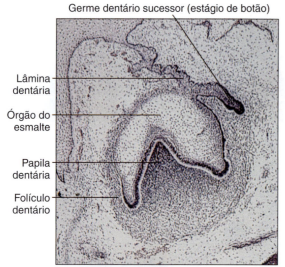

FIGURA 5-22 Fotomicrografia do estágio de capuz do desenvolvimento dentário. A subsequente proliferação epitelial da lâmina dentária em sua extremidade mais profunda forma o botão dentário do germe dentário sucessor. Essa situação ocorre apenas em relação com os germes dos dentes primários ou decíduos. (Cortesia de E.B. Brain.)

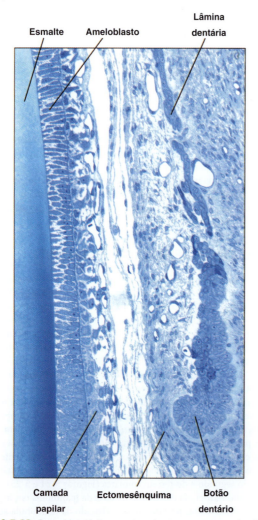

FIGURA 5-23 Corte histológico mostrando um aumento maior do botão dentário do dente permanente na extremidade da lâmina dentária fragmentada adjacente a um dente decíduo em um estágio avançado da formação da coroa. Observe o *espaço claro* que separa o botão dentário das células mesenquimais circunjacentes.

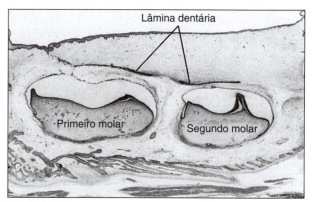

FIGURA 5-24 Corte sagital através da parte distal de um maxilar em desenvolvimento mostrando os germes dentários incipientes dos molares permanentes.

TABELA 5-3 Linha do Tempo do Desenvolvimento dos Dentes Humanos

Idade	Características do Desenvolvimento
42-48 dias	Formação da lâmina dentária
55-56 dias	Incisivos, caninos e molares decíduos em estágio de botão
14 semanas	Dentes decíduos em estágio de campânula; dentes permanentes em estágio de botão
18 semanas	Dentina e ameloblastos funcionais em dentes decíduos
32 semanas	Dentina e ameloblastos funcionais em primeiros molares permanentes

entre a 20ª semana no útero (primeiro molar) e 5 anos de idade (terceiro molar). Aberrações nesse padrão de desenvolvimento resultam em ausência de dentes ou formação de dentes extras.

FORMAÇÃO DOS TECIDOS MINERALIZADOS

A etapa seguinte no desenvolvimento do dente é a diferenciação terminal dos ameloblastos e odontoblastos, e a formação dos dois principais tecidos mineralizados do dente, a dentina (o tecido conjuntivo mineralizado e especializado que forma a maior parte do dente) e o esmalte, um processo denominado *histodiferenciação*.

A Figura 5-26 apresenta um resumo dos principais aspectos histológicos que levam à formação do esmalte e da dentina, e a Tabela 5-3 mostra uma linha de tempo aproximada do desenvolvimento dentário até o estágio de coroa. Até a coroa assumir seu formato final, durante a transição do estágio de capuz para o início do estágio de campânula, todas as células do epitélio dentário interno (ou epitélio interno do esmalte) se dividem continuamente. Em seguida, até que a coroa do dente alcance seu tamanho total, apenas as células na margem cervical do órgão do esmalte se dividem. Nos locais das pontas das futuras cúspides, onde uma camada de dentina surgirá primeiro, a atividade mitótica cessa e as células colunares baixas do epitélio dentário interno alongam-se e revertem a polaridade, tornando-se mais altas, com os seus núcleos alinhados adjacentes ao estrato intermediário, e com o aparelho de Golgi voltado em direção à papila dentária. Um segundo complexo juncional se desenvolve no perímetro apical, acima da área ocupada pelo aparelho de Golgi, consequentemente subdividindo o citoplasma do ameloblasto em um corpo celular e uma extensão celular apical, projetando-se do citoplasma acima do aparelho do Golgi. Por definição, a base de uma célula situa-se sobre a lâmina basal. Portanto, antes que as células do epitélio dentário interno mudem sua polaridade, a superfície basal das células está voltada para a papila dentária (uma lâmina basal encontra-se na interface entre o epitélio dentário interno e a papila dentária), enquanto a superfície apical está voltada para o estrato intermediário. Quando elas revertem a polaridade, a "base embrionária" se torna o "ápice funcional" e o "ápice

CAPÍTULO 5 Desenvolvimento do Dente e de seus Tecidos de Suporte

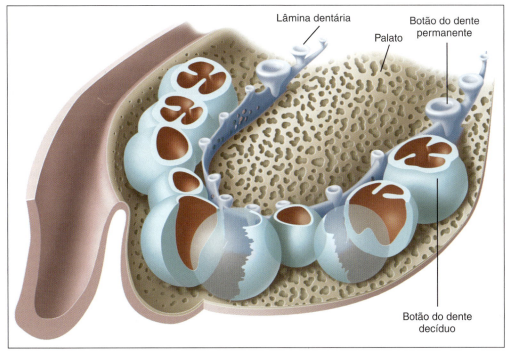

FIGURA 5-25 Representação esquemática do desenvolvimento dentário *in situ*. Germes dentários das dentições decídua (primária) e permanente (secundária) estão mostrados na maxila.

embrionário" se torna a "base funcional"; consequentemente, as porções apicais dos pré-ameloblastos agora se encontram voltados para a papila.

À medida que ocorrem essas alterações morfológicas nas células do epitélio dentário interno, também ocorrem alterações na papila dentária adjacente. As células ectomesenquimais indiferenciadas aumentam rapidamente de tamanho e, finalmente, se diferenciam em odontoblastos, as células formadoras de dentina. Esse aumento de tamanho das células da papila dentária elimina a zona acelular entre a papila dentária e o epitélio dentário interno. Experimentos em cultura de tecidos estabeleceram que a diferenciação dos odontoblastos a partir do ectomesênquima indiferenciado da papila dentária é iniciada por uma influência organizadora derivada das células do epitélio dentário interno. Na ausência de células epiteliais, não há o desenvolvimento da dentina. As células do epitélio dentário interno são indutivas e demonstraram que expressam e secretam vários fatores de crescimento. As células ectomesenquimais da papila dentária assumem a competência somente após um número estabelecido de divisões celulares, após o que elas presumivelmente expressam os receptores de superfície celular apropriados capazes de interagir com tais fatores de crescimento.

À medida que o desenvolvimento continua, ocorrem a diferenciação progressiva das células do epitélio dentário interno ao longo das inclinações das cúspides e a diferenciação dos odontoblastos na papila dentária. Os odontoblastos, à medida que se diferenciam, começam a elaborar a matriz orgânica da dentina, a qual finalmente se torna mineralizada. À medida que a matriz orgânica é depositada, os odontoblastos se movem em direção ao centro da papila dentária, deixando para trás uma extensão citoplasmática ao redor da qual se forma a dentina. Desse modo, estabelece-se uma característica tubular para a dentina. O Capítulo 8 apresenta uma discussão completa sobre a formação de dentina, ou dentinogênese.

Um pouco antes de se formar a primeira camada de dentina (dentina do manto), as células do epitélio dentário interno em diferenciação (pré-ameloblastos) secretam algumas proteínas de esmalte, as quais não se acumulam como uma camada (discutido no Capítulo 7). Essas primeiras proteínas, juntamente com outras moléculas (incluindo fatores de crescimento), podem desempenhar um papel na sinalização epitelial-mesenquimal que leva à diferenciação terminal dos odontoblastos, possivelmente pela interação com componentes da lâmina basal que os separa. O epitélio dentário interno e as células da papila dentária em diferenciação expressam transitoriamente as proteínas de outros tipos celulares antes de assumir completamente sua própria atividade secretora. A razão para essa atividade secretora transitória, ainda que aberrante, atualmente não é conhecida, mas pode fazer parte do processo para a aquisição do fenótipo. As células do epitélio dentário interno continuam sua diferenciação em ameloblastos que produzem matriz orgânica contra a superfície de dentina recém-formada. Quase imediatamente, essa matriz orgânica mineraliza-se e se torna a camada inicial de esmalte da coroa. Desse modo, embora ocorra a secreção de proteínas do esmalte antes que a dentina do manto seja visível na coroa, essas proteínas não se organizam como uma camada até que a dentina seja formada. As células formadoras de esmalte, os ameloblastos, afastam-se da dentina, deixando para trás uma camada de esmalte em progressivo espessamento. O Capítulo 7 aborda completamente o processo de formação do esmalte, ou amelogênese.

Para que esses eventos ocorram normalmente, odontoblastos em diferenciação devem receber sinais a partir dos ameloblastos em diferenciação (epitélio dentário interno), e vice-versa, um exemplo de indução recíproca.

Antes da formação da primeira dentina, as células do órgão do esmalte, e, em particular, as células do epitélio dentário interno, recebem nutrição a partir de duas fontes: vasos sanguíneos localizados na papila dentária e vasos sanguíneos situados ao longo da periferia do epitélio dentário externo. Quando a dentina se forma, ela corta a fonte de nutrientes advinda da papila dentária, causando uma redução drástica na quantidade de nutrientes que atinge o órgão do esmalte. Essa redução ocorre quando as células do epitélio dentário interno estão para secretar ativamente o esmalte, e assim aumenta a demanda de nutrientes. A demanda é atendida por um aparente colapso do retículo estrelado e pela invaginação do epitélio dentário externo por vasos sanguíneos situados externamente.

FORMAÇÃO DA RAIZ

A raiz do dente consiste em dentina recoberta por cemento. Dois aspectos da dentinogênese já foram explicados: (1) como a diferenciação dos odontoblastos das células da papila dentária é iniciada pelas células do epitélio dentário interno, e (2) como os odontoblastos iniciam a formação da dentina da coroa. Segue-se que as células epiteliais também podem ser necessárias para iniciar a formação dos odontoblastos, os quais finalmente formarão a dentina da raiz. Uma vez a formação da coroa esteja completa,

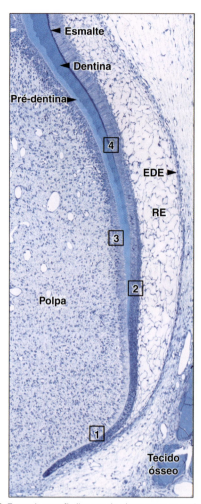

FIGURA 5-26 Fotomicrografia ilustrando algumas características principais da formação da coroa do dente. Em *1*, o epitélio dentário interno está separado da papila dentária por uma zona acelular. Em *2*, as células do epitélio dentário interno se alongaram, e a zona acelular começa a ser eliminada à medida que os odontoblastos se diferenciam a partir das células ectomesenquimais na papila dentária. Em *3*, os odontoblastos recuam em direção ao centro da polpa, deixando para trás a dentina formada. Em *4*, as células do epitélio dentário interno, agora ameloblastos, começam a migrar para fora e deixam para trás o esmalte formado. *EDE*, epitélio dentário externo; *RE*, retículo estrelado.

as células dos epitélios dentários interno e externo proliferam a partir da alça cervical do órgão do esmalte para formar uma camada dupla de células, conhecida como *bainha epitelial radicular de Hertwig*. Essa bainha de células epiteliais estende-se ao redor da polpa dentária entre esta última e o folículo dentário, até que ela envolva toda a polpa, com exceção de sua porção basal. A margem dessa bainha radicular, o diafragma epitelial, delimita o forame apical primário. À medida que as células epiteliais internas da bainha radicular (ou seja, células do epitélio dentário interno) envolvem cada vez mais e progressivamente a polpa dentária em expansão, elas iniciam a diferenciação dos odontoblastos a partir das células ectomesenquimais na periferia da polpa, voltadas para a bainha radicular. Essas células finalmente formam a dentina da raiz. Desse modo, forma-se um dente unirradicular (com uma única raiz) (Figura 5-27).

Os dentes multirradiculares se formam essencialmente da mesma maneira. Para descrever a formação de múltiplas raízes, é preciso imaginar a bainha radicular como uma borda ou um manguito pendente a partir do órgão do esmalte. A visualização de duas linguetas de epitélio, crescendo uma em direção à outra a partir desse manguito permite uma percepção de como um forame apical primário é convertido em dois forames apicais secundários e como, caso se formem três linguetas, surgirão três forames apicais secundários (Figura 5-28). A bainha epitelial radicular de Hertwig estende-se ao redor de cada forame apical, formando o mesmo número de tubos epiteliais que se desenvolvem de forma similar como em dentes unirradiculares. Aberrações nessa divisão do forame apical primário podem levar à formação de canais pulpoperiodontais nos locais de fusão das linguetas epiteliais.

Uma bainha radicular intacta, estendendo-se da alça cervical ao forame apical, pode ser demonstrada em cortes histológicos apenas nos estágios iniciais de formação da raiz. De fato, a bainha radicular desintegra-se à medida que a formação da raiz progride, e permanece intacta apenas na margem radicular de avanço onde ocorre a divisão celular, com o processo de indução à formação da raiz continuando até que esta se complete. À medida que a bainha radicular se fragmenta, ela deixa para trás uma série de agregados distintos de células epiteliais, separados do tecido conjuntivo circunjacente por uma lâmina basal, conhecidos como *restos celulares epiteliais de Malassez* (Figura 5-29). Em adultos, esses restos celulares epiteliais persistem nas proximidades da superfície da raiz em meio ao ligamento periodontal. Embora aparentemente sejam não funcionais, eles podem ser a fonte de cistos dentários. Atualmente existem evidências crescentes de que esses restos celulares tenham um papel ativo e possam ser ativados para participar do reparo e da regeneração periodontais.

As características histológicas do desenvolvimento da raiz e da formação dos tecidos mineralizados associados estão bem estabelecidas e são consideradas em detalhes no Capítulo 9. Contudo, a sinalização molecular e os mecanismos reguladores que levam à morfogênese e ao desenvolvimento da raiz ainda não estão totalmente esclarecidos. Informações atuais indicam que, assim como na coroa, as vias de sinalização Tgfβ/Bmp, Wnt, Fgf e Shh também estejam implicadas.

ERUPÇÃO DENTÁRIA

O desenvolvimento dentário ocorre dentro dos ossos maxilares em desenvolvimento em criptas ósseas separadas do epitélio oral. Logo após a formação da raiz seja iniciada, o dente começa a erupcionar (isto é, movimentar-se em direção axial) até assumir sua posição final na boca com sua superfície de oclusão no plano de oclusão. Os possíveis mecanismos da erupção dentária são discutidos no Capítulo 10; para essa discussão, é necessário apenas identificar o movimento axial do dente.

Na erupção, a coroa do dente deve escapar de sua cripta óssea e passar através da mucosa de revestimento da cavidade oral. À medida que o movimento eruptivo se inicia, o esmalte da coroa ainda está coberto por uma camada de ameloblastos e restos das outras três camadas do órgão do esmalte. Algumas vezes, estas são difíceis de distinguir e, juntos, os ameloblastos e as células adjacentes formam o *epitélio dentário reduzido* (ou *epitélio reduzido do esmalte*) (Figura 5-30). O tecido ósseo sobrejacente ao dente em erupção logo é reabsorvido, e a coroa passa através do tecido conjuntivo da mucosa, a qual é degradada antes do dente em erupção. Ocorre uma fusão entre o epitélio dentário reduzido e o epitélio oral, formando uma massa sólida de células epiteliais sobre a coroa do dente. As células centrais dessa massa degeneram, formando um canal epitelial através do qual a coroa do dente erupciona (Figura 5-31), deixando restos celulares sobre a coroa. Desse modo, a erupção do dente é alcançada sem expor o tecido conjuntivo circunjacente e sem hemorragia.

À medida que o dente perfura o epitélio oral, ocorre outro desenvolvimento significativo: forma-se a junção dentogengival, a partir das células epiteliais do epitélio oral e do epitélio dentário reduzido (Figura 5-32). A importância dessa junção já foi ressaltada (seu aspecto histológico é discutido em detalhes no Capítulo 12).

FORMAÇÃO DOS TECIDOS DE SUPORTE

Enquanto as raízes estão se formando, os tecidos de suporte do dente também se desenvolvem. No estágio de campânula, o germe dentário consiste em órgão do esmalte, papila dentária e folículo dentário; este último componente é uma camada fibrocelular que reveste a papila dentária e o órgão do esmalte. Acredita-se, tradicionalmente, que os tecidos de suporte

CAPÍTULO 5 Desenvolvimento do Dente e de seus Tecidos de Suporte

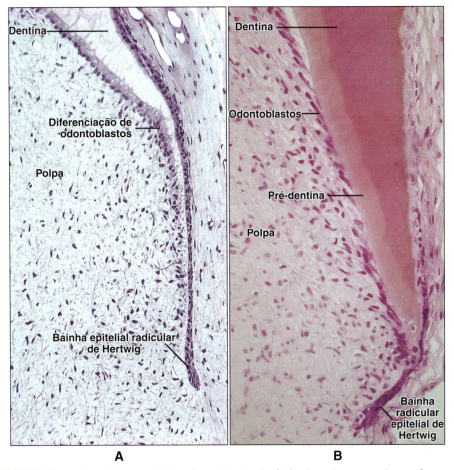

FIGURA 5-27 Fotomicrografias resumindo a formação da raiz. **A,** A raiz está começando a se formar como uma extensão dos epitélios dentários interno e externo na região da alça cervical, os quais formam uma estrutura em dupla camada chamada de bainha epitelial radicular de Hertwig. A bainha radicular induzirá a diferenciação dos odontoblastos a partir da polpa radicular. **B,** A diferenciação dos odontoblastos e a formação da dentina da raiz estão mostradas.

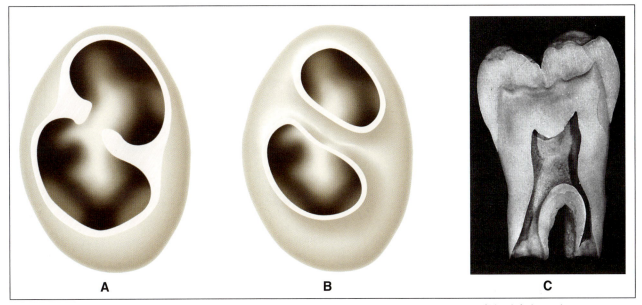

FIGURA 5-28 A e B, Formação da raiz de um dente com duas raízes, vista pelas superfícies inferiores dos germes dentários em desenvolvimento. **C,** Corte de um dente com raízes em desenvolvimento. As raízes ainda não terminaram sua formação, e a divisão em duas raízes está claramente visível.

do dente se originem a partir do folículo dentário. À medida que a bainha radicular se fragmenta, células ectomesenquimais do folículo dentário penetram por entre as fenestrações epiteliais e se tornam justapostas à dentina da raiz recém-formada (Figura 5-33). Nessa situação, essas células diferenciam-se em células formadoras de cemento (ou cementoblastos). O Capítulo 9 também discute a possibilidade de que algumas células da bainha epitelial radicular de Hertwig se transformem diretamente em cementoblastos e também possam originar outros componentes periodontais. Essas células elaboram uma matriz orgânica que se torna mineralizada e na qual feixes de fibras colágenas do ligamento periodontal se tornam ancorados. As células do ligamento periodontal e os feixes de fibras também se diferenciam a partir do folículo dentário. Algumas evidências recentes indicam que o tecido ósseo no qual os feixes de fibras do ligamento periodontal estão inseridos também seja formado por células que se diferenciam a partir do folículo dentário.

Em conclusão, este capítulo descreveu a formação dos dentes e de seus tecidos de suporte em termos simples, conforme o resumo na Figura 5-34. Embora tenha ocorrido um significativo progresso na compreensão da formação da coroa do dente, a biologia molecular do desenvolvimento

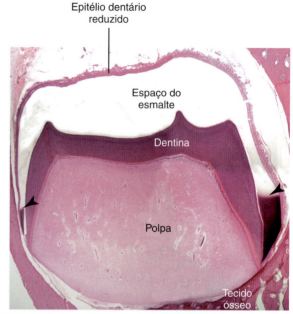

FIGURA 5-29 Fotomicrografia do ligamento periodontal mostrando os restos celulares epiteliais de Malassez (restos da bainha epitelial radicular de Hertwig) situados ao longo das proximidades com o cemento.

FIGURA 5-30 Germe dentário no qual a formação da coroa está quase completa. A formação dos tecidos mineralizados está bem avançada. Devido à desmineralização durante a preparação do material, o esmalte foi perdido dessa amostra, exceto na margem cervical (*cabeças de seta*).

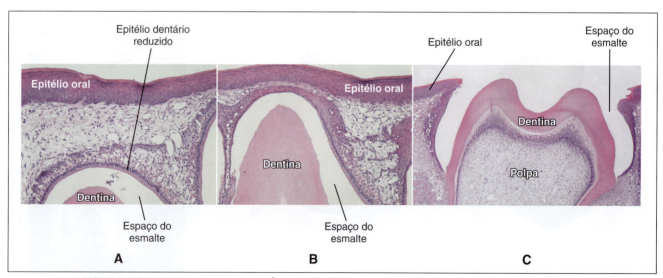

FIGURA 5-31 Dentes em erupção. **A,** À medida que o dente se aproxima do epitélio oral, uma delgada camada de tecido conjuntivo separa o órgão do esmalte do epitélio oral. **B e C,** À medida que o tecido conjuntivo é reabsorvido, os dois epitélios entram em contato e se fundem ao longo da face lateral da coroa do dente. Essa fusão lateral permite que a continuidade epitelial seja mantida em todos os momentos, uma vez que a parte central da coroa penetra o epitélio oral.

CAPÍTULO 5   Desenvolvimento do Dente e de seus Tecidos de Suporte

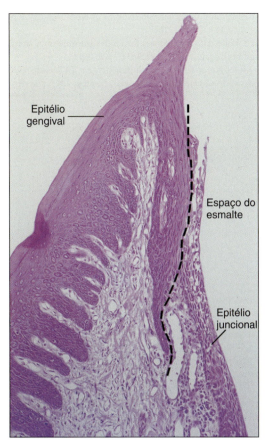

FIGURA 5-32 Formação da junção dentogengival a partir dos epitélios oral e dentário. A *linha tracejada* separa o epitélio juncional do epitélio oral.

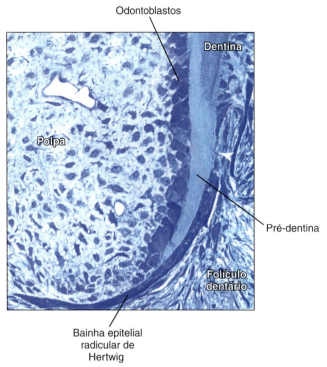

FIGURA 5-33 Fragmentação da bainha radicular e formação de cemento. Propôs-se que as células foliculares migrem através da área fragmentada (*cabeça de seta*).

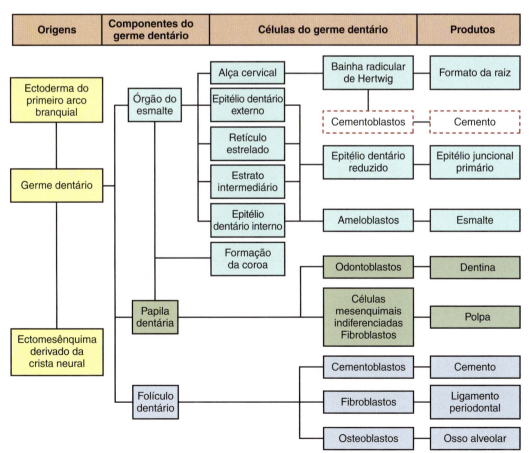

FIGURA 5-34 Resumo da formação dos dentes.

da raiz ainda está defasada. A raiz igualmente sofre sua morfogênese, e os eventos moleculares que regulam esse processo ainda não estão totalmente definidos. O papel dos nervos e da angiogênese no desenvolvimento dentário também necessitam de mais atenção. O progresso nessas áreas é fundamental para se alcançar a regeneração do dente.

A histologia e a biologia celular dos vários componentes dentários e de seus tecidos estruturais de suporte também são discutidas em capítulos subsequentes.

LEITURA RECOMENDADA

Cobourne MT, Sharpe PT: Making up the numbers: the molecular control of mammalian dental formula, *Semin Cell Dev Biol* 21:314-324, 2010.

Li J, et al: Cellular and molecular mechanisms of tooth root development, *Development* 144:374-384, 2017.

Mitsiadis TA, Luder H: Genetic basis for tooth malformations: from mice to men and back again, *Clin Genet* 80:319-329, 2011.

Thesleff I: Molecular genetics of tooth development. In Moody SA, editor: *Principles of developmental genetics*, ed 2, London, 2015, Elsevier Academic Press.

6

Tecido Ósseo

SUMÁRIO DO CAPÍTULO

Histologia Geral do Tecido Ósseo   91
Células do Tecido Ósseo   91
    Osteoblastos   92
    Osteócitos   97
    Osteoclastos   100
    Regulação da Formação das Células do Tecido Ósseo   103

Desenvolvimento e Formação do Tecido Ósseo   105
    Ossificação Endocondral   105
    Ossificação Intramembranosa   110
    Crescimento dos Ossos nas Suturas   112
    Renovação (Remodelação) Óssea   112

O tecido ósseo é um tecido conjuntivo mineralizado que possui seu peso seco composto por em torno de 67% de componentes minerais e 33% de matriz orgânica (Figura 6-1). A matriz orgânica contém cerca de 28% de colágeno do tipo I e 5% de proteínas não colagênicas da matriz. As principais proteínas não colagênicas da matriz óssea e sua função geral estão listadas na Tabela 6-1. Essa matriz orgânica é permeada por hidroxiapatita ($Ca_{10}[PO_4]_6[OH]_2$), similar à forma encontrada na natureza, na forma de pequenas placas que se encontram alojadas nos orifícios e poros das fibrilas colágenas, assim como também em meio aos espaços interfibrilares (veja Capítulo 1).

A organização estrutural e a composição do tecido ósseo refletem a atividade das células envolvidas na formação da matriz orgânica. O tecido ósseo de locais anatômicos, estágios de desenvolvimento e espécies diferentes exibe diferentes propriedades bioquímicas, organizações e proporções relativas de colágenos e componentes não colagênicos. Existem também variações com relação ao microambiente na proporção de proteínas não colagênicas da matriz; de fato, regiões com conteúdo escasso ou abundante dessas proteínas podem ser encontradas próximas umas às outras, refletindo a dinâmica local do tecido.

Além de suas funções óbvias de suporte, proteção e locomoção, o tecido ósseo constitui um importante reservatório de minerais. Sob o ponto de vista sistêmico, fatores hormonais controlam a fisiologia óssea; localmente, forças mecânicas (incluindo os movimentos dos dentes), fatores de crescimento e citocinas também possuem funções regulatórias. Além disso, existem evidências atuais de que o sistema nervoso central exerce um controle sobre a massa óssea mediado por um mecanismo neuroendócrino. O tecido ósseo resiste melhor a forças de compressão e menos a forças de tensão. Consequentemente, ocorrem fraturas ósseas mais facilmente devido a estresses tênseis e de cisalhamento.

HISTOLOGIA GERAL DO TECIDO ÓSSEO

Os ossos são classificados como longos ou chatos com base em sua aparência macroscópica e suas características físicas (Tabela 6-2). Entre os ossos longos estão os ossos dos membros (tíbia, fêmur, rádio, ulna e úmero). Os ossos chatos incluem todos os ossos do crânio, e ainda o esterno, a escápula e os ossos da pelve.

Todos os ossos possuem, de forma característica, uma densa camada externa de tecido ósseo compacto e uma cavidade medular central. Essa cavidade, normalmente preenchida por medula óssea vermelha ou amarela, é particularmente interrompida nas extremidades dos ossos longos por uma rede de trabéculas ósseas (as quais constituem o tecido ósseo *trabecular* ou *esponjoso*; Figura 6-2). O tecido ósseo compacto e o tecido ósseo esponjoso

se comportam de maneiras diferentes e apresentam diferentes respostas metabólicas.

O tecido ósseo maduro ou secundário (que constitui a forma histológica definitiva no esqueleto adulto), seja em sua conformação como tecido ósseo compacto ou como tecido ósseo trabecular (ou esponjoso), consiste histologicamente em camadas microscópicas, caracterizadas como lamelas ósseas. Três tipos distintos de organização em lamelas são identificados: lamelas circunferenciais, concêntricas e intersticiais (Figuras 6-3 a 6-5). As lamelas circunferenciais percorrem os perímetros externo e interno de todo um osso adulto. Lamelas concêntricas compõem a maior parte do tecido ósseo compacto, e formam as unidades morfofuncionais básicas do tecido ósseo, os ósteons, ou também denominados de *sistemas de Havers* (veja Figura 6-4). Cada ósteon é um cilindro ósseo, geralmente orientado paralelamente ao longo do eixo do osso. No centro de cada ósteon encontra-se um canal, o canal de Havers, cuja superfície interna é revestida por uma camada única de células ósseas; cada canal abriga um capilar. Canais de Havers adjacentes estão interconectados entre si pelos canais de Volkmann; esses canais, como os canais de Havers, contêm vasos sanguíneos, criando assim uma rica rede vascular por todo o tecido ósseo compacto. Lamelas intersticiais encontram-se entremeadas em meio a lamelas concêntricas adjacentes e preenchem os espaços entre elas. Na realidade, lamelas intersticiais representam restos de lamelas concêntricas de ósteons preexistentes, criados durante a remodelação óssea, os quais podem assumir inúmeros formatos.

Envolvendo a superfície externa de cada área de tecido ósseo compacto encontra-se uma membrana de tecido conjuntivo, o periósteo, a qual possui duas camadas. A camada externa do periósteo consiste em um tecido conjuntivo denso modelado, constituindo a *camada fibrosa*. A camada interna do periósteo, próxima à superfície óssea, consiste em células ósseas, suas células precursoras e um rico suprimento de vasos da microcirculação. As superfícies internas do tecido ósseo compacto e do tecido ósseo esponjoso são recobertas pelo endósteo. Entretanto, essa camada não é bem demarcada, e consiste em uma delgada camada contendo células osteogênicas que separam fisicamente a superfície óssea da medula óssea contida em seus espaços internos. De modo geral, a superfície periosteal do tecido ósseo é mais ativa na formação óssea do que a superfície endosteal.

CÉLULAS DO TECIDO ÓSSEO

Diferentes células são responsáveis pela formação, reabsorção, e manutenção da osteoarquitetura. Duas linhagens celulares estão presentes no tecido ósseo, cada uma com funções específicas: (1) células osteogênicas, as quais produzem e mantêm o tecido ósseo, e (2) osteoclastos, as quais realizam a reabsorção óssea (Figuras 6-6 a 6-8). As células osteogênicas têm morfologia variável (incluindo células osteoprogenitoras, pré-osteoblastos, osteoblastos, osteócitos e células de revestimento ósseo) representando diferentes estágios de maturação. A sequência de diferenciação de célula osteoprogenitora até pré-osteoblasto não apresenta quaisquer características morfológicas distintas, e grande parte do interesse em pesquisas visa principalmente o achado de marcadores moleculares para os vários estágios do ciclo de vida das células osteogênicas.

Osteoblastos

Osteoblastos são células mononucleadas que sintetizam a matriz orgânica do tecido ósseo. Os osteoblastos originam-se a partir de células-tronco pluripotentes, as quais são de origem mesenquimal nos esqueletos axial e apendicular, e de origem ectomesenquimal (células da crista neural que migram para o mesênquima) na cabeça. Embora os osteoblastos sejam células diferenciadas, tanto pré-osteoblastos como osteoblastos podem sofrer mitose durante o desenvolvimento pré-natal e, ocasionalmente, durante o crescimento pós-natal. Ambos os tipos celulares exibem altos níveis de atividade de fosfatase alcalina na superfície externa de sua membrana plasmática (Figura 6-9). Sob o ponto de vista funcional, acredita-se que a enzima realize a clivagem do fosfato inorgânico ligado a substratos diversos.

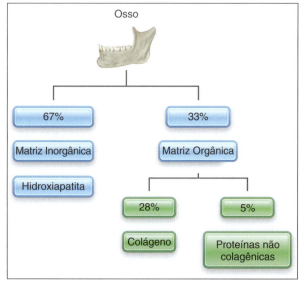

FIGURA 6-1 Composição química do tecido ósseo seco.

TABELA 6-1 Principais Proteínas Não Colagênicas Encontradas no Tecido Ósseo

Tipo	Funções Gerais
Proteoglicanos (Moléculas Contendo Glicosaminoglicanos)	
Agrecan	Organização da matriz
Biglican	Liga-se ao colágeno
Decorina	Liga-se ao colágeno
Glicoproteínas	
Fosfatase alcalina	Aumenta a concentração local de fosfato
Osteonectina	Organização do colágeno
Periostina	Organização do colágeno e sinais mecânicos
Tenascina	Interações célula-matriz
Pequenas Proteínas N-Glicosiladas de Ligação a Integrinas	
Sialoproteína óssea	Envolvida na mineralização inicial e na reabsorção óssea
Sialofosfoproteína da dentina	Regula a mineralização
Proteína de matriz 1 da dentina	Regula a função dos osteócitos
Fosfoproteína da matriz extracelular (MEPE)	Regula a atividade do hormônio fosfatúrico (PHEX)
Osteopontina	Regula a mineralização
Glicoproteínas Contendo Sequências RGD	
Fibronectina	Adesão celular
Trombospondinas	Adesão celular
Vitronectina	Adesão celular
Proteínas Contendo Ácido Gama-Carboxiglutâmico	
Proteína Gla da matriz	Regulador negativo de mineralização
Osteocalcina	Hormônio, remodelação óssea
Proteínas Séricas	
Albumina	Inibidor do crescimento de cristais
α2HS-glicoproteína	Inibe a calcificação

Adaptado a partir de Robey PG, Boskey AL: The composition of bone. In: *Primer on the metabolic bone diseases and disorders of mineral metabolism*, ed 8, Rosen et al, editor: American Association for Bone and Mineral Research, 2013.

TABELA 6-2 Terminologia para os Ossos e para o Tecido Ósseo

Aparência	Tipo de Osso/Tecido Ósseo	Exemplo
Aparência anatômica	Osso chato	Crânio, pelve, escápula
	Osso longo	Esqueleto apendicular
Aparência macroscópica	Tecido ósseo compacto	Tecido ósseo de ossos maduros; presente em ossos chatos e na diáfise de ossos longos
	Tecido ósseo esponjoso ou trabecular	Durante a ossificação, tecido ósseo embrionário; em ossos adultos, presente no interior das extremidades dos ossos longos
Desenvolvimento/formação	Ossificação intramembranosa	Formação do tecido ósseo diretamente a partir do mesênquima
	Ossificação endocondral	Formação de tecido ósseo utilizando-se de um molde de cartilagem como suporte
Regiões	Diáfise	Haste cilíndrica central em ossos longos
	Metáfise	Porção de transição entre a diáfise e as epífises; em ossos jovens, localizada ao nível da placa de crescimento
	Epífise	Extremidades de ossos longos
Estrutura histológica	Primário, imaturo, ou não lamelar	Matriz com trama irregular de colágeno
	Secundário, maduro, ou lamelar	Matriz com colágeno organizado em camadas concêntricas
Disposição das lamelas	Lamelas circunferenciais	Encontradas perifericamente nas superfícies periosteal e endosteal
	Lamelas concêntricas	Formando ósteons ao redor de canais de Havers
	Lamelas intersticiais	Fragmentos residuais de antigas lamelas entre ósteons
Tipos de ósteons	Primários	Os primeiros sistemas de Havers (ou ósteons) formados, consistindo em lamelas mal organizadas
	Definitivos	Ordens superiores de ósteons formadas após remodelação dos ósteons primários

CAPÍTULO 6 Tecido Ósseo

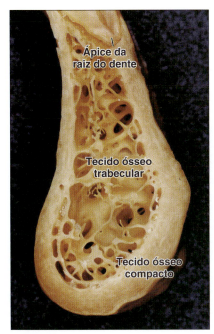

FIGURA 6-2 Corpo da mandíbula. A camada externa de tecido ósseo compacto e uma rede de suporte interno de tecido ósseo esponjoso (ou trabecular) podem ser claramente distinguidas.

O fosfato liberado a partir dessa clivagem provavelmente contribui para a iniciação e o progressivo crescimento dos cristais de sais minerais no tecido ósseo. No entanto, a função da fosfatase alcalina em células formadoras de tecido ósseo provavelmente é complexa e ainda não foi completamente definida. Recentemente, foi demonstrado que osteoblastos "ativos" expressam uma proteína de membrana chamada *Bril*, um membro da família das proteínas transmembranares induzidas por interferon (Ifitm) (Figura 6-10). Assim como a fosfatase alcalina, a função precisa de Bril ainda não está completamente definida, mas essa proteína é um marcador de locais onde o tecido ósseo está em formação ativa, e uma mutação nessa proteína foi associada a um dos tipos de osteogênese imperfeita.

Os osteoblastos são células cuboides volumosas (quando muito ativas) ou células ligeiramente achatadas, as quais são essencialmente responsáveis pela produção da matriz orgânica do tecido ósseo (Figura 6-11; veja também Figuras 6-7 e 6-8). Eles exibem abundantes e bem desenvolvidas organelas para a síntese de proteínas. No nível do microscópio de luz, o aparelho de Golgi aparece, de forma característica, como uma área paranuclear clara que pode ser definida facilmente após reações citoquímicas para enzimas residentes no aparelho de Golgi (veja Figuras 6-8, A e 6-11, A e B). Os produtos de secreção dos osteoblastos que compõem a matriz orgânica do tecido ósseo incluem o colágeno do tipo I, o componente dominante dessa matriz orgânica; pequenas quantidades de outros colágenos, incluindo os dos tipos V e XII; proteoglicanos; e várias proteínas não colagênicas. A molécula de colágeno tipo I é formada e organizada, como em fibroblastos e odontoblastos (veja Capítulos 4 e 8), dentro do retículo endoplasmático granular e finalizada nos compartimentos do aparelho de Golgi. Vesículas revestidas por proteínas que constituem o envoltório do tipo COPII estão implicadas na translocação

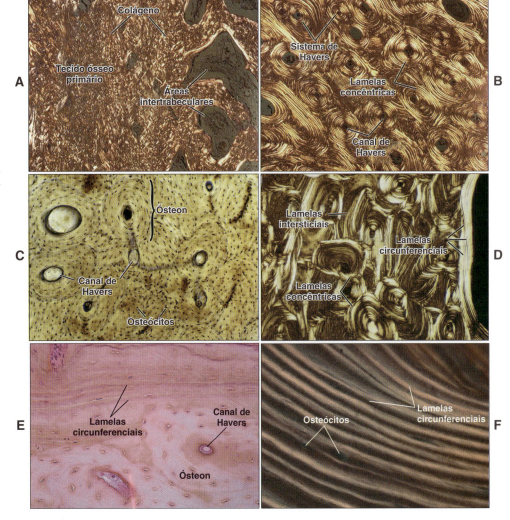

FIGURA 6-3 A organização de colágeno nas várias lamelas ósseas é vista facilmente com o uso de microscopia de contraste de fase **(A, B, D)**. **A,** O tecido ósseo primário (tecido ósseo embrionário) se caracteriza por fibrilas colágenas dispostas em orientação aleatória. **B a F,** As fibrilas colágenas no tecido ósseo lamelar assumem uma organização em camadas, incluindo lamelas circunferenciais, concêntricas, e intersticiais. As lamelas intersticiais encontram-se entremeadas aos ósteons; estas representam fragmentos das lamelas concêntricas preexistentes. As lamelas circunferenciais correm ao longo das faces interna **(D)** e externa **(E, F)** do osso. **(F,** Cortesia de P. Tambasco de Oliveira.)

CAPÍTULO 6 Tecido Ósseo

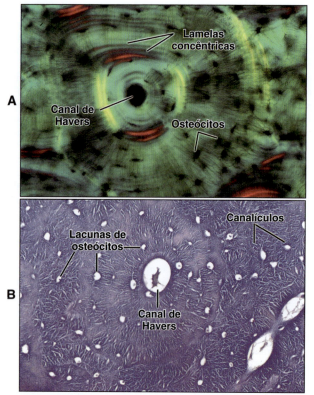

FIGURA 6-4 O ósteon (ou sistema de Havers) é a unidade morfofuncional básica do tecido ósseo compacto lamelar. Cada ósteon consiste em lamelas concêntricas que formam um cilindro de tecido ósseo com um canal vascular — o canal de Havers — em seu centro. Numerosos osteócitos encontram-se enclausurados nessas lamelas. Essas células possuem seu corpo celular em lacunas, enquanto seus prolongamentos se encontram em canalículos interconectados que formam uma extensa rede para a difusão de nutrientes e a transdução do estado local do tecido ósseo.

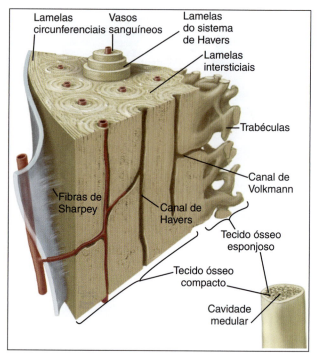

FIGURA 6-5 Componentes estruturais do tecido ósseo. (A partir de Pollard TD, Earnshaw WC: *Cell biology*, Philadelphia, 2002, Saunders.)

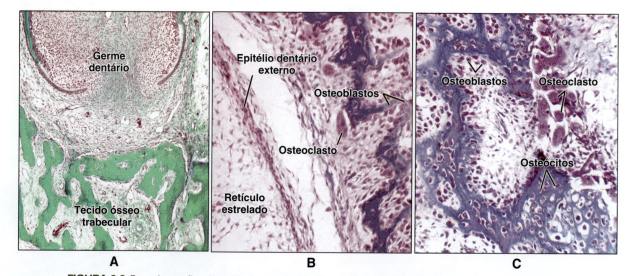

FIGURA 6-6 Fotomicrografias do tecido ósseo primário da mandíbula. **A,** O tecido ósseo se forma por ossificação intramembranosa e inicialmente assume uma organização trabecular. **B,** Fileiras de osteoblastos com citoplasma volumoso dispostos na superfície de trabéculas ósseas. **C,** A abundância de grandes osteócitos enclausurados em lacunas na matriz óssea e a presença de numerosos osteoclastos indicam que as trabéculas ósseas estão sendo formadas e reabsorvidas rapidamente.

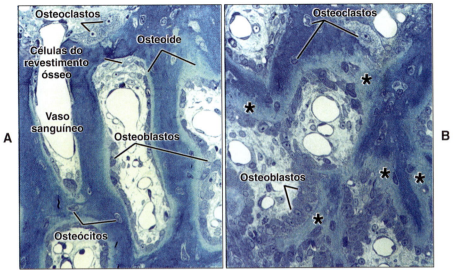

FIGURA 6-7 A e B, Tecido ósseo da mandíbula logo após o nascimento. Nesse momento, o tecido ósseo já sofreu uma substancial remodelação e apresenta uma configuração mais compacta (compare com a Figura 6-6). Superfícies onde a deposição óssea esteja ocorrendo são recobertas por osteoblastos volumosos ou por células menos ativas, de citoplasma achatado. Áreas quiescentes são recobertas por células do revestimento ósseo. Os osteócitos estão presentes em lacunas em meio à matriz calcificada e, em alguns casos, dentro do osteoide (*asteriscos*). Os osteoclastos geralmente são encontrados em posições opostas a superfícies ósseas com deposição ativa.

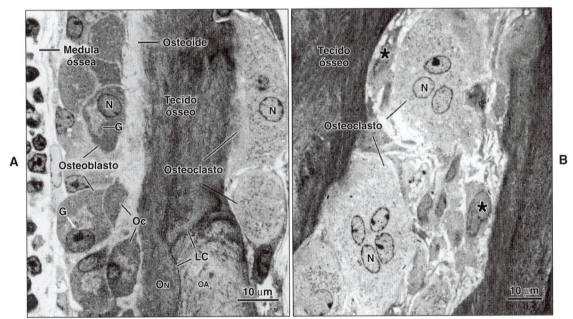

FIGURA 6-8 Preparação imuno-histoquímica de tecido ósseo marcado para osteopontina. Os precipitados granulares escuros indicam o local onde essa proteína não colagênica da matriz óssea está situada. **A,** Trabéculas ósseas em formação por osteoblastos ao longo de uma superfície, e reabsorvidas por osteoclastos em outra. Os osteoblastos formam uma camada de células cuboides justapostas ao osteoide, com um núcleo excêntrico (*N*) e um grande aparelho de Golgi perinuclear (*G*, cuja área aparece como uma região citoplasmática clara). Alguns dos osteoblastos se encontram enclausurados no osteoide como osteócitos (*Oc*). A osteopontina não se encontra distribuída de modo uniforme por toda a matriz óssea calcificada; um local onde a osteopontina está concentrada é nas linhas cimentantes (*LC*) na interface entre áreas de tecido ósseo antigo (*oA*) e tecido ósseo novo (*ON*). **B,** Os osteoclastos são grandes células multinucleadas que frequentemente atuam em grupos para reabsorver o tecido ósseo. Células mononucleadas os acompanham; algumas dessas células mononucleadas (*asteriscos*) finalmente se diferenciam em osteoblastos para produzir um novo tecido ósseo na superfície que sofreu reabsorção.

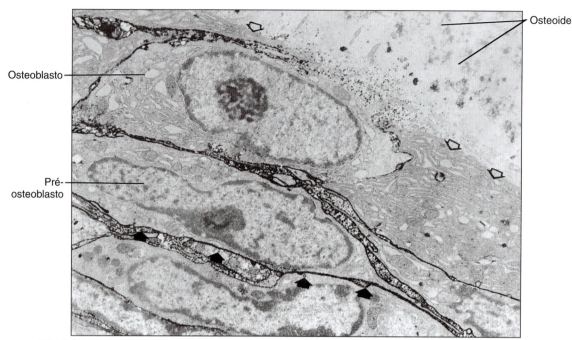

FIGURA 6-9 Pré-osteoblastos e osteoblastos da calvária demonstrando localização histoquímica de fosfatase alcalina ao longo da membrana plasmática (*setas cheias*). A quantidade de enzima na superfície de secreção (*setas vazias*) dos osteoblastos é significativamente menor ou ausente. (Cortesia de L. Watson.)

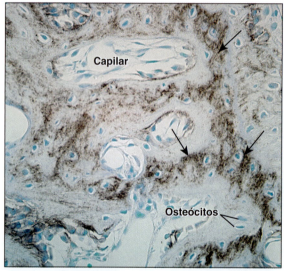

FIGURA 6-10 Localização imuno-histoquímica da proteína Bril em osso alveolar de rato. A marcação para Bril é encontrada em superfícies com formação óssea ativa (*setas*).

das cargas de secreção do retículo endoplasmático granular para o aparelho de Golgi. Pesquisas recentes sugerem que, em razão do grande tamanho das moléculas de pró-colágeno (300 a 400 nm), essas moléculas podem se utilizar de grandes túbulos revestidos por COPII para sua translocação. Acredita-se que as distensões esféricas e cilíndricas do aparelho de Golgi representem diferentes estágios de processamento e acondicionamento do pró-colágeno (veja Figura 6-11, C). Os típicos grânulos de secreção alongados, elétron-densos, contendo colágeno, liberam seus conteúdos principalmente ao longo da superfície da célula justaposta ao tecido ósseo em formação.

Essas moléculas se organizam no meio extracelular como fibrilas e se acumulam como uma camada de matriz não calcificada denominada de *osteoide* (ou pré-osso) (veja Figura 6-11, D e E). Existem ainda algumas questões sobre as proteínas não colagênicas estarem contidas nos grânulos de secreção com colágeno ou em uma população distinta de grânulos. Independentemente desse aspecto, proteínas não colagênicas também são liberadas principalmente ao longo da superfície dos osteoblastos justaposta ao osteoide e se difundem a partir da superfície dos osteoblastos em direção à frente de mineralização, onde elas participam da regulação da deposição de minerais. Próximos à frente de mineralização, focos de mineralização podem ser vistos no osteoide, e certas proteínas não colagênicas, como a sialoproteína óssea e a osteopontina, acumulam-se em seu interior (Figura 6-12).

Além das proteínas estruturais da matriz, os osteoblastos, suas células precursoras, ou ambos, secretam uma variedade de citocinas e fatores de crescimento que ajudam a regular a função celular e a formação óssea. Estes incluem vários membros da superfamília das proteínas morfogenéticas ósseas (BMPs), como BMP-2, BMP-7 e o fator de crescimento transformante β, além dos fatores de crescimento semelhantes à insulina (IGF-I e IGF-II), fator de crescimento derivado de plaquetas, fator de crescimento de fibroblastos e a proteína do local de integração relacionado ao gene *wingless* (Wnt). As moléculas Wnt são pequenas glicoproteínas secretadas que atuam no meio extracelular para regular muitos processos diferentes, tais como desenvolvimento, crescimento, padronização, potencialidade em relação à formação de células-tronco e câncer (Quadro 6-1). Embora o momento da secreção e as complexas interações desses fatores de crescimento ainda precisem ser elucidados, as combinações de IGF-I, fator de crescimento transformante β, e fator de crescimento derivado de plaquetas aumentam a rapidez de formação óssea e de reparo ósseo, e estão sendo consideradas para tratamentos dentários. Por exemplo, essas combinações podem ser usadas para acelerar a cura e o crescimento do tecido ósseo após cirurgias periodontais ou prevenir a doença periodontal pelo tratamento precoce das bolsas periodontais (veja Capítulo 15). De forma similar, esses fatores podem ser usados para aumentar a integração óssea após a colocação de implantes dentários. A proteína Wnt também se mostra promissora nesse sentido.

Os hormônios mais importantes no metabolismo do tecido ósseo são o hormônio das paratireoides (ou paratormônio, PTH), 1,25-di-hidroxivitamina D, calcitonina, estrógenos e os glicocorticoides. As ações do PTH e da vitamina D são complementares, aumentando a reabsorção óssea em altas concentrações (farmacológicas), mas dando suporte à formação óssea em concentrações mais baixas (fisiológicas). A calcitonina e os estrógenos inibem a reabsorção, enquanto os glicocorticoides inibem a reabsorção e a formação (mas

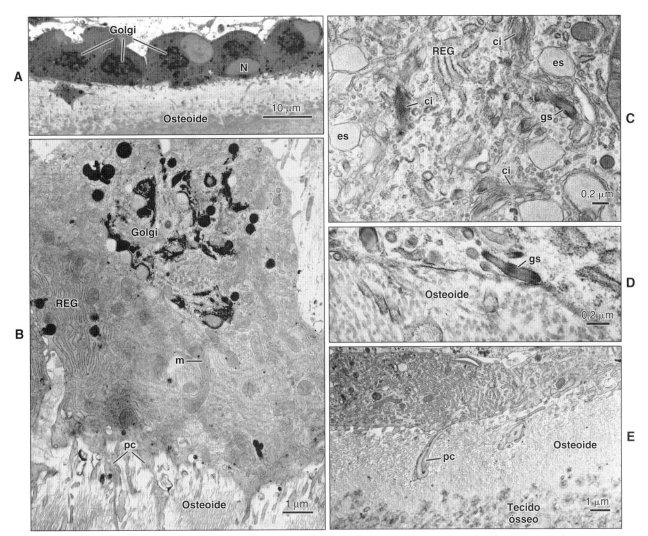

FIGURA 6-11 Fotomicrografia (**A**) e eletromicrografias (**B** a **D**) de osteoblastos ativos. **A** e **B** são preparações citoquímicas para atividade de fosfatase dependente de pH no aparelho de Golgi. **B** a **D**, Essas células contêm um extenso aparelho de Golgi circundado por abundantes cisternas de retículo endoplasmático granular (*REG*). **C**, Os sáculos de Golgi exibem expansões esféricas (*es*) e cilíndricas (*ci*) características de células secretoras de colágeno. **D**, As expansões cilíndricas brotam do aparelho de Golgi para formar grânulos de secreção (*gs*). Esses grânulos contendo colágeno são estruturas tipicamente alongadas, com regiões de elétron-densidade aumentada. **E**, À medida que os osteoblastos reduzem sua atividade sintética, eles se tornam achatados, e organelas de síntese de proteínas, particularmente o aparelho de Golgi, se tornam reduzidas. *pc*, prolongamento celular; *m*, mitocôndrias; *N*, núcleo.

primariamente a formação). É importante notar que a ação de FGF23 regula o gasto de fosfato. É mais provável que os hormônios que afetam o tecido ósseo atuem primariamente através da alteração da secreção de citocinas e de fatores de crescimento. Há crescentes evidências da mediação de mecanismos pelo SNC possivelmente também envolvidos no metabolismo do tecido ósseo. A leptina, um hormônio circulante produzido por adipócitos, inibe a liberação da serotonina derivada do tronco encefálico, a qual favorece o aumento de massa óssea e o apetite pela ação que exerce sobre neurônios hipotalâmicos. Esse hormônio atua no hipotálamo e, mediante o envolvimento do sistema nervoso simpático, é capaz de promover e inibir a diferenciação de osteoclastos. Algumas evidências também indicam que a leptina possa ainda atuar localmente para promover a diferenciação de células osteoprogenitoras e estimular os osteoblastos a produzir um novo tecido ósseo. Note-se que hormônios produzidos no tecido ósseo (por ex., a osteocalcina) podem afetar órgãos a distância, tais como pâncreas, testículos e encéfalo. Além disso, considera-se que o tecido ósseo regule o gasto energético de todo o corpo.

Os osteoblastos formam uma camada celular por sobre a superfície óssea em formação e propõe-se que atuem como uma barreira para controlar o fluxo de íons para dentro e para fora do tecido ósseo. Embora não existam complexos juncionais entre as células, junções comunicantes (*gap junctions*), de fato, se formam e acoplam funcionalmente as células adjacentes. Quando a formação do tecido ósseo cessa, os osteoblastos se achatam substancialmente, estendendo-se ao longo da superfície óssea (Figura 6-13; veja também Figura 6-7, A). Essas células, denominadas *células do revestimento ósseo*, contêm poucas organelas de síntese, sugerindo uma menor participação dessas células na produção de proteínas da matriz. As células do revestimento ósseo recobrem a maior parte das superfícies dos ossos no esqueleto adulto. Tem-se postulado que as células do revestimento ósseo mantenham suas junções comunicantes com os osteócitos, criando uma rede que atua no controle da homeostasia mineral, assegurando, assim, a vitalidade do tecido ósseo. Acredita-se que tais superfícies ósseas quiescentes sejam o local primário da troca de minerais entre sangue e tecido ósseo.

Osteócitos

À medida que os osteoblastos formam tecido ósseo, alguns se tornam enclausurados na matriz que secretam, esteja esta mineralizada ou não mineralizada; a partir de então, estas células são denominadas de *osteócitos* (Figuras 6-14 e 6-15; veja também Figuras 6-4, 6-6 e 6-7). O número de osteoblastos que se tornam osteócitos é variável, dependendo da rapidez de

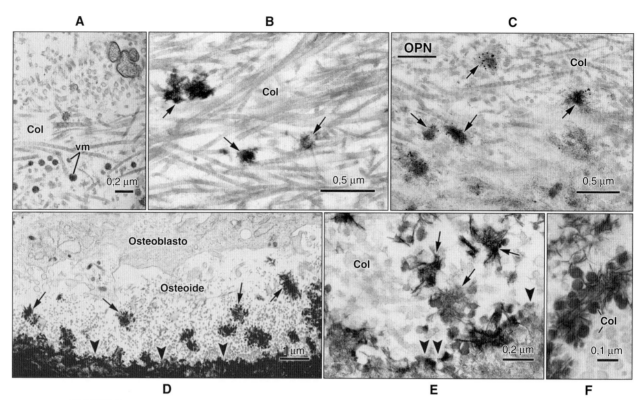

FIGURA 6-12 A a E, O *osteoide* é uma camada de matriz não mineralizada que gradualmente se transforma em tecido ósseo mineralizado, uma transformação que ocorre na frente de mineralização (*cabeças de seta*). À microscopia eletrônica, **(A)** vesículas da matriz (*vm*) algumas vezes podem ser vistas em meio às fibrilas colágenas não mineralizadas (*Col*), e **(C a E)** focos de mineralização (*setas*) são encontrados dentro do osteoide próximo à frente de mineralização. **C,** A imunomarcação (*pontos pretos*) revela a presença de osteopontina (*OPN*), entre outras proteínas não colagênicas, nesses focos. **F,** Os perfis lineares entre as fibrilas colágenas calcificadas são cristais de minerais.

QUADRO 6-1 — Desvendando a Via de Sinalização Wnt na Biologia do Tecido Ósseo

As moléculas Wnt são pequenas glicoproteínas secretadas que atuam no meio extracelular, envolvidas na regulação de muitos processos diferentes, tais como desenvolvimento, proliferação, padronização, potencialidade e câncer. A via de sinalização Wnt é conservada sob o ponto de vista evolutivo e extraordinariamente complexa. Isto é exemplificado — dependendo do contexto, da origem tecidual e da especificidade do tipo celular — pela presença de 19 tipos de proteínas Wnts, 7 receptores (do tipo *Frizzled*; FZD), 2 correceptores (LRP5 ou 6), 5 receptores solúveis relacionados ao receptor *Frizzled* (sFRP), e vários inibidores secretados (DKK, esclerostina, WISE, WIF). Um valioso recurso *on-line* sobre Wnts está disponível em http://web.stanford.edu/group/nusselab/cgi-bin/wnt/. A secreção de proteínas Wnt também é altamente coordenada e requer uma maquinaria intracelular especial adicional. Desse modo, duas proteínas transmembranares denominadas *porcupine* ("porco-espinho", PORCP) e wntless (WLS; ou GPR177 em mamíferos) são necessárias para que esse processo ocorra de maneira adequada. PORCP é uma enzima acil-transferase responsável pela ligação covalente de uma forma monoinsaturada de palmitato (cis-Δ9-palmitoleato) a um resíduo de serina de Wnt. A Wnt adicionada do palmitoleato é necessária para sua interação com GPR177, uma chaperona que irá acompanhar Wnts durante o tráfego a partir do aparelho de Golgi a caminho da superfície celular para secreção, até finalmente se ligar ao seu receptor e deflagrar a sinalização. A prenilação impõe às moléculas Wnt uma natureza muito hidrofóbica, o que restringe sua difusão extracelular depois de secretada. Consequentemente, sabe-se que as Wnts não se deslocam por grandes distâncias e atuam, sobretudo, localmente, de maneira autócrina ou parácrina. Além disso, essa característica torna extremamente difícil sua produção e purificação em laboratório. No entanto, as células desenvolveram moléculas de proteção, como SWIM, ou outros carreadores (exossomas) para aumentar a solubilidade de Wnt e a capacidade de se deslocar em distância. Uma vez no meio extracelular, as Wnts também podem ser inativadas pela remoção de uma fração de ácido graxo por meio de uma hidrolase secretada chamada *NOTUM*.

Wnts ativas continuam a se ligar a receptores na superfície de células adjacentes, onde elas iniciam diferentes cascatas de sinalização, dependente do receptor que estiver envolvido. Pelo menos duas dessas vias podem ser deflagradas, a canônica ou a não canônica. A primeira é estimulada por meio de receptores FZD (de conformação helicoidal, com 7 domínios transmembranares), enquanto a última é mediada por meio de receptores ROR/RYK.

A via canônica requer o recrutamento de correceptores transmembranares de passagem única (LRP5 ou 6) que participam de um sinalossoma, um complexo proteico. A fosforilação do domínio intracelular de LRP5/6 recruta um complexo estrutural que compreende várias moléculas citoplasmáticas diferentes, incluindo AXIN, *disheveled*, e 3-beta-glicogênio-sintetase (GSK3β). O sequestro de GSK3β para a cauda citoplasmática de LRP5/6 impedirá que ela fosforile a β-catenina, culminando em sua estabilização, acúmulo, e translocação para o núcleo. Em células não expostas a Wnts ligantes, os níveis citoplasmáticos de β-catenina são mantidos baixos por meio de poliubiquitinilação e degradação em proteassomas. Uma vez no núcleo, a β-catenina interage com fatores de transcrição da família TFC/LEF, e ativa a transcrição de um conjunto variado de genes-alvo, tais como MYC, AXIN e DKK1. A β-catenina desempenha outra função como parte de junções de adesão (cinturões de adesão) com a α-catenina e a N-caderina.

A via não canônica da sinalização de Wnt, conhecida como *via da polaridade celular planar*, também envolve receptores FRZ, mas que interage com outro conjunto de correceptores, como a tirosina-quinase ROR ou RYK2. Dependendo das proteínas citoplasmáticas acessórias recrutadas, estas podem continuar a disparar a ativação de várias cascatas intracelulares diferentes (RHO/ROCK, Ca^{2+}, JNK, PLC, PKC, PI3K/AKT e mTOR). Por sua vez, serão iniciados muitos diferentes eventos de fosforilação, os quais afetam a atividade dos fatores de transcrição nuclear e a expressão gênica. Entre outros, a via não canônica influenciará o movimento celular e a polaridade celular e, consequentemente, influenciando a padronização tecidual.

QUADRO 6-1 Desvendando a Via de Sinalização Wnt na Biologia do Tecido Ósseo (Cont.)

A sinalização Wnt também provocará muitos mecanismos de *feedback* e *feedforward* (direcionamento retrógrado e anterógrado), seja para terminar ou incrementar sua própria sinalização; isto pode ser realizado de muitas maneiras diferentes. Por exemplo, muitos receptores FZD solúveis (sFRPs) foram identificados atuando como chamarizes no meio extracelular para capturar e neutralizar Wnts antes que elas possam alcançar e ativar receptores/correceptores da superfície celular. De modo alternativo, proteínas secretadas também estão envolvidas na supressão da atividade da sinalização Wnt. Algumas, como WIF, podem interagir diretamente com Wnts e inibir a ligação de Wnts a seus receptores. Outras, como a esclerostina (SOST), WISE e DKKs atuam impedindo a ativação de LRP5/6 por Wnt. A SOST, e sua equivalente dentária WISE, ligam-se diretamente a LRP5/6 e impedem a ligação a Wnt por meio do recrutamento de outro correceptor modulador negativo de superfície celular, o LRP4. DKKs antagonizam Wnts através de uma estratégia similar, mas por meio de correceptores de superfície celular diferentes (Kremens).

Se o quadro não estava complexo o suficiente, células que produzem ou respondem a Wnts em um determinado microambiente geralmente são muito heterogêneas, sendo de origem diferente e realizando essencialmente diferentes tarefas. Cada uma dessas células pode expressar uma série diferente de agonistas e receptores de Wnt, e assim podem responder de maneira oposta. Além disso, as células devem lidar com e integrar eventos de sinalização adicionais que acontecem concomitantemente e são tão importantes para sua proliferação, sobrevivência, diferenciação e destino quanto aqueles induzidos por Wnts. Consequentemente, a comunicação entre as várias vias, seja de modo sinérgico ou antagônico, deve estar finamente sintonizada e integrada a um resultado correspondente a uma resposta lógica. A sinalização por meio de BMPs e PTH e de seus receptores associados são apenas exemplos das vias identificadas como capazes de intersecção com a sinalização Wnt, seja em situações fisiológicas (BMPs) ou farmacológicas (PTH).

No contexto da formação do tecido ósseo, a importância da sinalização Wnt tem sido amplamente documentada, seja por meio da utilização de modelos em camundongos preparados por engenharia genética, seja por meio de estudos de doenças humanas que afetam o esqueleto [Embora não seja discutido aqui em detalhes, deve-se ressaltar que a sinalização Wnt é igualmente fundamental para a morfogênese e o desenvolvimento dos dentes veja Capítulo 5)]. Além disso, esse processo de formação óssea mediada por Wnt pode envolver numerosos tipos celulares [células progenitoras (do estroma), ou células formadoras de tecido ósseo (osteoblastos), células envolvidas na reabsorção óssea (osteoclastos) e células envolvidas na percepção mecanossensorial (osteócitos)] que geralmente se comunicam entre si. Devido à complexidade do sistema e à estreita proximidade dessas diferentes células no tecido ósseo, ainda não está completamente elucidado qual delas está produzindo e/ou respondendo aos diferentes estímulos pela Wnt.

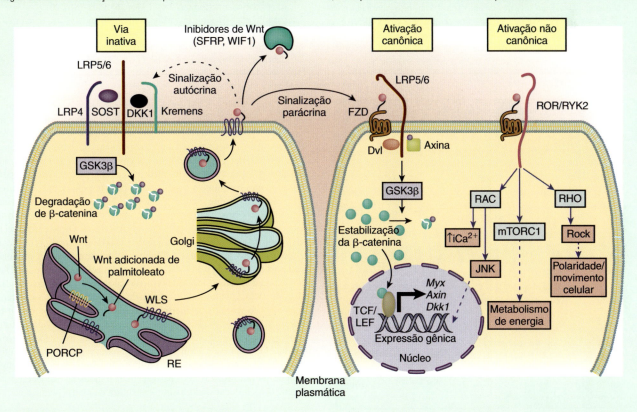

Entretanto, muitos componentes foram claramente identificados como essenciais para a manutenção de um esqueleto saudável, conforme descrito nos exemplos a seguir. Em seres humanos, mutações que inativam o correceptor de Wnt LRP5 causam a síndrome de osteoporose-pseudoglioma (OMIM 259770), que ocasiona o desenvolvimento de uma baixa massa óssea, enquanto mutações com ganho de função causam o oposto, a osteoesclerose (OMIM 144750). Além disso, descobriu-se que mutações no gene SOST são as causadoras da esclerosteose, ou doença de Van Buchem (OMIM 239100), uma doença na qual se observa a formação de uma alta massa óssea (OMIM 269500). Mais recentemente, múltiplas mutações inativantes encontradas em WNT1 foram associadas à osteoporose de início precoce e à osteogênese imperfeita, dando origem a ossos frágeis e precariamente mineralizados. Similarmente, a presença de mutações não sinônimas em WNT16 tem sido associada à diminuição da densidade mineral óssea e ao risco aumentado de fraturas. Curiosamente, parece haver efeitos específicos de regiões para a ausência de WNT16: áreas de tecido ósseo compacto cortical são mais afetadas do que áreas de tecido ósseo trabecular. De forma similar, na doença de Pyle (OMIM 265900), os ossos longos possuem córtices drasticamente delgados, mas parece haver uma formação exagerada de trabéculas na região metafisária. Foi descoberto que pacientes afetados eram portadores de mutações truncadas bialélicas no receptor chamariz de Wnt sFRP4. Constatou-se que as consequências negativas da excessiva sinalização Wnt no tecido ósseo cortical são independentes da β-catenina e envolvem um componente de comunicação com a via BMP e efeitos indiretos sobre a atividade dos osteoclastos. Em conjunto, esses estudos ressaltam a complexidade do sistema Wnt e revelam a delicada sintonia regionalizada de alguns componentes, sendo algumas vezes compensadas, ou não, por outros membros redundantes da sinalização Wnt.

Todos esses estudos prepararam o caminho para muitas abordagens terapêuticas, seja para doenças de ossos frágeis ou quebradiços de início precoce (na infância), seja para a osteoporose pós-menopausa tardia (na vida adulta). Apesar de os vários

(Continua)

QUADRO 6-1 Desvendando a Via de Sinalização Wnt na Biologia do Tecido Ósseo *(Cont.)*

alvos em potencial na via Wnt estarem sendo examinados para desenvolvimento de medicamentos, a SOST, de longe, tem sido explorada de modo mais bem-sucedido em estudos pré-clínicos, e agora em ambientes clínicos. Devido ao papel inibidor negativo de SOST, uma estratégia era gerar um anticorpo neutralizador monoclonal. A inibição do agente inibidor comprovou ser uma abordagem bem-sucedida para aumentar a sinalização Wnt no tecido ósseo e favorecer um equilíbrio positivo em relação à formação. Embora investigada primeiramente no contexto da osteoporose adulta, essa intervenção terapêutica está se voltando agora para casos pediátricos no tratamento de osteogênese imperfeita. A vantagem da SOST como um alvo é que sua expressão está confinada ao tecido ósseo, sendo expressa quase exclusivamente por osteócitos, e acredita-se que seus efeitos sejam locais e não sistêmicos. Consequentemente, a probabilidade de o tratamento afetar outros órgãos é minimizada.

De forma não surpreendente, novos estudos moleculares estimulantes vêm ampliando a nossa compreensão sobre os mecanismos da ação de Wnt nos ossos. É importante notar o efeito global que Wnt exerce sobre o metabolismo celular, independentemente das vias usuais conhecidas. A capacidade sintética extremamente alta dos osteoblastos para produzir a matriz extracelular essencialmente baseada em colágeno deve ser alcançada com altos requisitos energéticos correspondentes. Foi demonstrado que Wnt influencia a atividade dos osteoblastos por meio de uma via paralela, independente da β-catenina, mTORC1. Sabe-se que mTORC1 percebe o estado nutricional, e sua ativação impulsiona a síntese de proteínas. Descobriu-se que Wnt/mTORC1 é um sistema central e integral para a tomada de decisões relacionadas às fontes de consumo de energia pelos osteoblastos. Ele reprograma em geral os osteoblastos para aumentar sua capacidade de síntese proteica, necessária essencialmente para o processo de alto gasto energético das demandas de síntese de colágeno e dos demais componentes da matriz extracelular.

Pierre Moffatt, PhD
Shriners Hospitals for Children – Canada
McGill University
Montreal, Canada

LEITURA RECOMENDADA

Acebron SP, Niehrs C: Beta-catenin-independent roles of Wnt/LRP6 signaling, *Trends Cell Biol* 26:956-967, 2016.
Baron R, Kneissel M: WNT signaling in bone homeostasis and disease: from human mutations to treatments, *Nat Med* 19:179-192, 2013.
Elvidge S: Amgen/UCB build on bone franchise with anti-sclerostin antibody, *Nat Biotechnol* 34:580-581, 2016.
Fahiminiya S, et al: Mutations in WNT1 are a cause of osteogenesis imperfecta, *J Med Genet* 50:345-348, 2013.
Karner CM, Long F: Wnt signaling and cellular metabolism in osteoblasts, *Cell Mol Life Sci*, 2016.
Laine CM, et al: WNT1 mutations in early-onset osteoporosis and osteogenesis imperfecta, *N Engl J Med* 368:1809-1816, 2013.
Langton PF, et al: Making, exporting, and modulating Wnts, *Trends Cell Biol* 26:756-765, 2016.
Simsek Kiper PO, et al: Cortical-bone fragility—insights from sFRP4 deficiency in Pyle's disease, *N Engl J Med* 374:2553-2562, 2016.

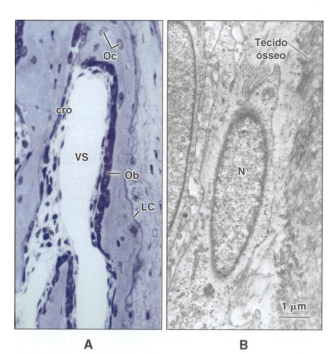

FIGURA 6-13 A, Fotomicrografia mostrando superfícies ósseas ativas e quiescentes. Osteoblastos volumosos (*Ob*) revestem a superfície onde o tecido ósseo está sendo ativamente formado, enquanto células do revestimento ósseo (*cro*) cobrem a superfície quiescente. **B,** Eletromicrografia da área marcada como *cro* em **A**. Células do revestimento ósseo são osteoblastos achatados com organelas de síntese de proteínas pouco desenvolvidas. *VS,* Vaso sanguíneo; *LC,* linha cimentante; *N,* núcleo; *Oc,* osteócito.

(veja Figuras 6-4, B; e 6-15). Estreitas extensões dessas lacunas formam canais fechados, ou canalículos, que alojam prolongamentos osteocíticos que se projetam a partir de seu corpo celular (veja Figuras 6-4, B; e 6-15, E). Através desses canais, os osteócitos se mantêm em contato com os osteócitos adjacentes e os osteoblastos (Figura 6-15, C) ou com as células de revestimento nas superfícies ósseas. Isto coloca os osteócitos em uma posição ideal para perceber os ambientes bioquímico e mecânico e para responder uns aos outros ou transduzir sinais que afetam a resposta de outras células envolvidas na remodelação óssea, a fim de manter a integridade e a vitalidade do tecido ósseo, particularmente no reparo de microfraturas. Os osteócitos secretam esclerostina; essa fosfoproteína atua sobre a via de sinalização Wnt para inibir a atividade dos osteoblastos e diminuir a formação óssea. A produção de esclerostina é inibida pelo PTH e pela carga mecânica, entre outros fatores. Sua expressão é aumentada pelo hormônio calcitonina, produzido pela glândula tireoide (veja Quadro 6-1). A falha de qualquer parte desse sistema de interconexão resulta em hipermineralização (esclerose) e morte do tecido ósseo. Esse tecido ósseo não vital pode, em seguida, ser reabsorvido e substituído durante o processo de remodelação óssea. Embora os osteócitos reduzam gradualmente a maior parte de sua maquinaria responsável pela síntese de matriz, eles ainda são capazes de produzir proteínas da matriz. Também se propõe que os osteócitos ainda participem na degradação óssea local (osteólise osteocítica), influenciando, assim, a estrutura da matriz perilacunar.

Osteoclastos

Comparado a todas as outras células ósseas e suas precursoras, o osteoclasto multinucleado é uma célula muito maior. Devido a seu tamanho, os osteoclastos podem ser facilmente identificados à microscopia de luz e geralmente são vistos em agregados (veja Figuras 6-6 a 6-8; 6-16, B; 6-35 e 6-36). Sob o ponto de vista citoquímico, o osteoclasto se caracteriza por possuir fosfatase ácida resistente ao tartarato em suas vesículas e vacúolos citoplasmáticos (Figura 6-17), o que o distingue de células gigantes multinucleadas. Ocorrem diferentes morfologias nos osteoclastos; entretanto, é difícil determinar, de forma inequívoca, se a célula está para iniciar ou terminar a reabsorção com base somente na aparência.

Tipicamente, os osteoclastos são encontrados sobre a superfície óssea, ocupando depressões escavadas, denominadas de *lacunas de Howship*, criadas por eles. A microscopia eletrônica de varredura das superfícies de reabsorção óssea mostra que as lacunas de Howship geralmente são sulcos rasos de formato irregular (Figura 6-18), refletindo a atividade e a mobilidade dos osteoclastos durante a reabsorção ativa.

formação óssea; quanto mais rápida a formação, mais osteócitos estarão presentes por volume unitário. De modo geral, o tecido ósseo embrionário (tecido ósseo primário ou imaturo) e o tecido ósseo de reparo possuem mais osteócitos do que o tecido ósseo lamelar (Figura 6-16; veja também Figura 6-6, C).

Após sua formação, o tamanho dos osteócitos se torna reduzido. O espaço ocupado por um osteócito na matriz é denominado de *lacuna osteocítica*

CAPÍTULO 6 Tecido Ósseo   101

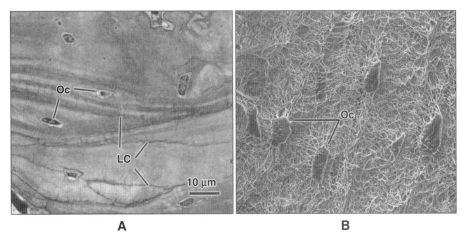

FIGURA 6-14 A, Fotomicrografia de tecido ósseo da mandíbula de rato. Osteócitos (*Oc*), situados em lacunas, povoam o tecido ósseo. Note as abundantes linhas cimentantes (*LC*). **B,** Eletromicrografia de varredura da extensa "malha" de prolongamentos celulares de osteócitos. *VS*, Vaso sanguíneo. (**B,** Cortesia de J. Feng.)

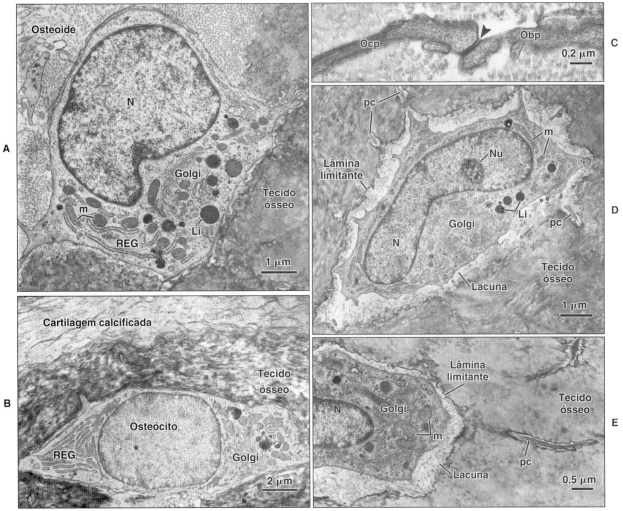

FIGURA 6-15 Eletromicrografias ilustrando várias morfologias de osteócitos. **A,** O osteócito se encontra parcialmente enclausurado no osteoide e na matriz óssea mineralizada. **B,** Osteócito recém-envolvido pela matriz óssea mineralizada e ainda próximo à superfície. **C,** Junção comunicante (*cabeça de seta*) entre o prolongamento de um osteoblasto (*Obp*) e o prolongamento de um osteócito (*Ocp*). **D** e **E,** Osteócitos mais antigos, situados mais profundamente na matriz óssea, estabelecem-se em lacunas delimitadas por uma lâmina limitante; essas células possuem numerosos prolongamentos (*pc*) que se ramificam a partir do corpo celular em meio a canalículos na matriz óssea. Embora os osteócitos tenham um aparato de síntese de matriz reduzido, eles ainda são capazes de sintetizar e secretar proteínas da matriz. Ocasionalmente, eles também exibem numerosos lisossomas (*Li*), sustentando sua participação na degradação local do tecido ósseo. *m*, Mitocôndrias; *N*, núcleo; *Nu*, nucléolo; *REG*, retículo endoplasmático granular.

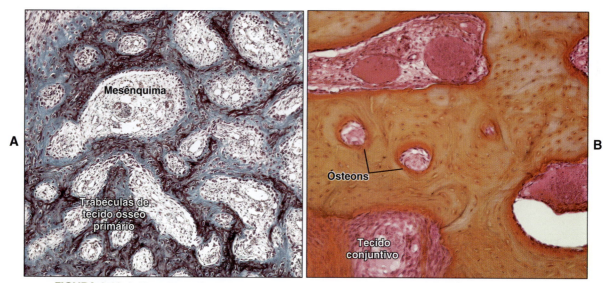

FIGURA 6-16 A, Fotomicrografia do tecido ósseo esponjoso primário. Esse tecido ósseo exibe um alto grau de vascularização, um abundante conteúdo de mesênquima associado, e uma alta celularidade. **B,** Fotomicrografia de uma área de osso alveolar antigo. Esse corte exibe ósteons primários, uma celularidade menor e menos tecido conjuntivo frouxo associado.

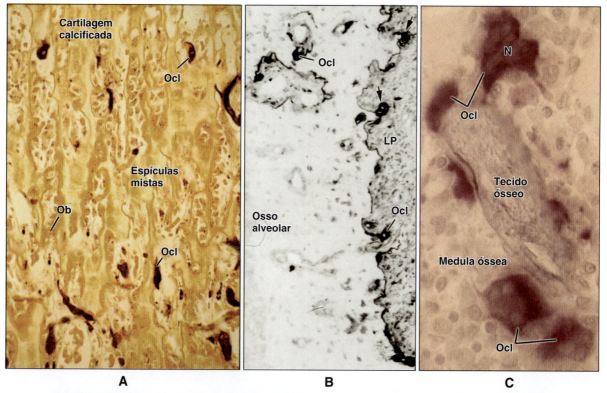

FIGURA 6-17 Detecção histoquímica de atividade da fosfatase ácida resistente ao tartarato, um marcador de osteoclastos (*Ocl*), em tíbia de rato **(A)**, em osso alveolar **(B)** e em tecido ósseo trabecular humano **(C)**. **A,** Os osteoclastos removem progressivamente as espículas mistas do tecido ósseo esponjoso primário da placa de crescimento. **B,** Numerosos osteoclastos são vistos ao longo de algumas superfícies onde o ligamento periodontal (*LP*) se insere e, internamente, em canais vasculares. **C,** Vários núcleos (*N*) estão presentes nos osteoclastos. *Ob,* Osteoblastos.

Sob microscopia eletrônica de transmissão, os osteoclastos multinucleados exibem um conjunto exclusivo de características morfológicas (Figuras 6-19 a 6-21). Adjacente à superfície tecidual, a membrana plasmática do osteoclasto se projeta de modo a formar inúmeras pregas profundas que constituem a borda pregueada (veja Figuras 6-19 e 6-20). Na periferia da borda pregueada, a membrana plasmática se encontra intimamente justaposta à superfície óssea, e o citoplasma adjacente, desprovido de organelas celulares, é dotado de abundantes quantidades de actina, vinculina e talina (proteínas associadas à adesão celular mediada por integrinas). Essa zona clara, ou zona de vedação, não apenas adere as células à superfície mineralizada, mas também (devido à vedação da periferia da borda pregueada) cria um microambiente isolado entre elas e a superfície óssea. Frequentemente, observa-se uma camada

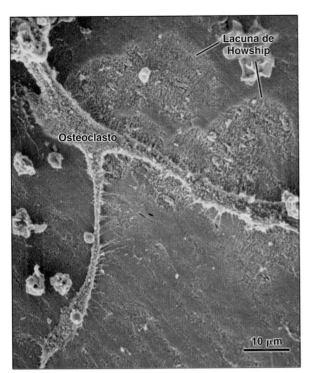

FIGURA 6-18 Eletromicrografia de varredura de uma lacuna de Howship criada por um osteoclasto cultivado sobre uma fatia de dentina.

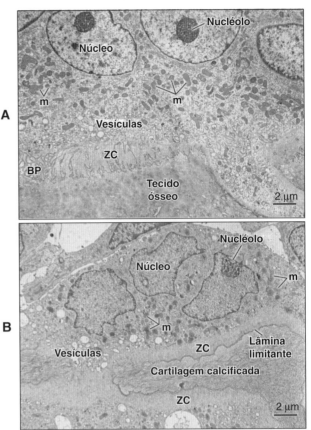

FIGURA 6-19 Eletromicrografias de transmissão de osteoclastos fixados **(A)** a tecido ósseo e **(B)** a cartilagem calcificada. Os osteoclastos são grandes células multinucleadas com abundantes mitocôndrias. A fixação ocorre por meio da zona clara (*ZC* ou zona de vedação) e da atividade de reabsorção ao longo da borda pregueada (*BP*). Uma camada elétron-densa de matriz interfacial (lâmina limitante) frequentemente é observada entre a zona de vedação e a superfície do tecido calcificado. Abundantes vesículas no citoplasma estão voltadas para o sítio de reabsorção (veja também Figura 6-20, B). *m*, Mitocôndrias.

elétron-densa de matriz interfacial (*lâmina limitante*) entre a zona de vedação e a superfície tecidual calcificada (Figura 6-22, A; veja também Figura 6-19). Vários mecanismos promovem a adesão dos osteoclastos às superfícies; entre estes mecanismos, a concentração de proteínas contendo a sequência de aminoácidos arginina-glicina-ácido aspártico (sequências RGD), tais como sialoproteína óssea e osteopontina, nas superfícies ósseas (*lâmina limitante*), pode facilitar a adesão dos osteoclastos e a formação da zona de vedação através de um mecanismo mediado por integrinas do tipo $\alpha_v\beta_3$ (veja Figura 6-22, A). As organelas celulares consistem em muitos núcleos, cada qual circundado por múltiplos aparelhos de Golgi, mitocôndrias, retículo endoplasmático granular, e numerosas estruturas vesiculares situadas entre o aparelho de Golgi e a superfície de reabsorção (veja Figuras 6-19 a 6-21). Durante anos, afirmou-se que os osteoclastos eram ricos em fosfatase ácida e outras enzimas lisossomais. Essas enzimas, no entanto, não estão concentradas nas estruturas lisossomais como na maioria das outras células. Em vez disso, as enzimas são sintetizadas no retículo endoplasmático granular, transportadas para os aparelhos de Golgi, e conduzidas para a borda pregueada em vesículas de transporte, onde liberam seu conteúdo dentro do compartimento isolado pela zona clara, adjacente à superfície óssea, criando essencialmente uma espécie de "lisossoma extracelular"[1] (Figura 6-22, B). Outra característica dos osteoclastos é uma bomba de prótons associada à borda pregueada que bombeia íons hidrogênio para o compartimento isolado pela zona clara. Consequentemente, a sequência de eventos de reabsorção é considerada da seguinte maneira

1. Fixação dos osteoclastos à superfície mineralizada do tecido ósseo;
2. Criação de um microambiente ácido isolado através da ação da bomba de prótons, que promove a desmineralização do tecido ósseo e expõe os componentes da matriz orgânica;
3. Degradação dos componentes orgânicos da matriz exposta pela ação das enzimas liberadas, tais como fosfatase ácida e catepsina B;
4. Endocitose dos produtos de degradação da matriz orgânica ao nível da borda pregueada;
5. Translocação dos produtos de degradação em vesículas de transporte e liberação extracelular ao longo da membrana oposta à borda pregueada (transcitose).

Regulação da Formação das Células do Tecido Ósseo

Grandes quantidades de células devem ser recrutadas de forma contínua para manter a integridade estrutural do tecido ósseo. A interferência nos mecanismos de recrutamento pode provocar condições patológicas. A origem das células formadoras do tecido ósseo é mesenquimal, enquanto as células formadoras de osteoclastos são de origem hematopoiética[2]. A diferenciação de ambos os tipos celulares é um processo de múltiplas etapas, o qual é estimulado por um conjunto exclusivo de citocinas, fatores de crescimento, e hormônios que fazem parte das complexas vias de sinalização. A Figura 6-23 resume a opinião atual referente à origem das células ósseas.

---

[1]**Nota da RT:** O que o autor chama, de maneira comparativa, de um "lisossoma extracelular", é mais bem denominado de **compartimento subosteoclástico**, o que equivale ao espaço da lacuna de Howship, sobre a qual o osteoclasto se assenta. Nesse compartimento subosteoclástico, que é um espaço fechado pela vedação proporcionada pelas integrinas da membrana plasmática na região da zona clara, são lançados íons e enzimas para promover a solubilização dos cristais de hidroxiapatita e a dissolução dos componentes orgânicos da matriz óssea, respectivamente, conforme relatado nos eventos listados em seguida.

[2]**Nota da RT:** Esta frase dá a impressão que a origem das células ósseas mencionadas é diferente, enquanto, na verdade, a frase foi mal construída. Tanto as células produtoras de matriz óssea (osteoblastos e, por conseguinte, osteócitos) como os osteoclastos são de origem mesenquimal, porém de linhagens diferentes. Osteoclastos são, de fato, de origem hematopoiética, pois são derivados da uma linhagem associada à linhagem monocítico-macrofágica, portanto formadoras de células sanguíneas, as quais também são de origem mesenquimal.

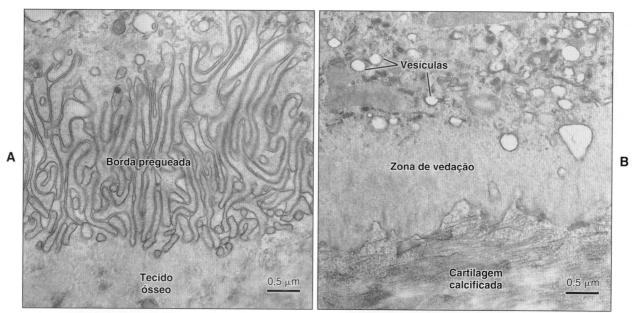

FIGURA 6-20 Eletromicrografias em grande aumento de osteoclastos, mostrando em **(A)** as numerosas pregas da membrana plasmática que constituem a borda pregueada e em **(B)** a zona de vedação (ou zona clara). A *delicada estriação* e o *aspecto finamente granulado* na zona de vedação representam a concentração de proteínas contráteis nessa região.

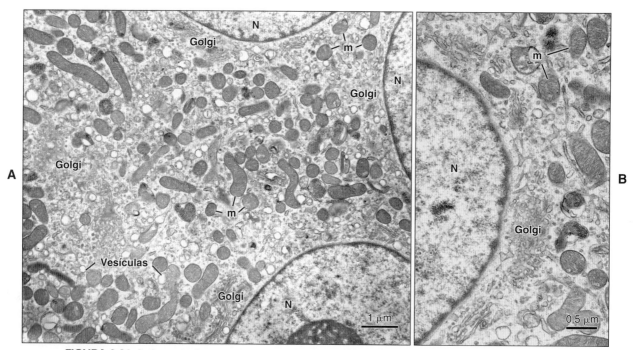

FIGURA 6-21 A, Os osteoclastos possuem numerosos aparelhos de Golgi. **B,** Sáculos de Golgi ocupam uma posição perinuclear. *N,* núcleo; *m,* Mitocôndrias.

Dois fatores de transcrição foram identificados como essenciais para a diferenciação entre osteoblastos a partir de células-tronco mesenquimais e sua função; estes são Runx2 (também conhecido como Cbfa1) e Osterix. A família de fatores de transcrição Runx (relacionados ao domínio *Runt*) é um importante regulador do destino celular durante a embriogênese e a diferenciação tecidual. Somente Runx2 está envolvido na diferenciação dos osteoblastos, enquanto todos os demais membros da família (Runx1 a Runx3) parecem participar da condrogênese. Runx2 atua como uma chave-mestra regulatória mediadora da ativação e/ou repressão temporal da proliferação celular e de genes fenotípicos, à medida que os osteoblastos progridem pelos estágios de diferenciação. Runx2 desencadeia a expressão das principais proteínas da matriz óssea, tais como sialoproteína óssea, osteopontina, osteocalcina e colágeno do tipo I, e parece controlar a maturação de osteoblastos e sua transição para osteócitos. Osterix, que contém motivos em dedo de zinco, pertence à família de proteínas específicas (família SP) de fatores de transcrição. Osterix pode ter um papel importante em afastar as células precursoras da linhagem dos condrócitos, direcionando-as para a linhagem de osteoblastos.

Ambos os genes são essenciais para a formação óssea; camundongos que não expressam Runx2 ou Osterix apresentam uma ausência completa da ocorrência dos processos de ossificação tanto intramembranosa como endocondral. Além disso, a diferenciação de osteoblastos durante o desenvolvimento e a remodelação dependem da atividade da via de sinalização Wnt (*wingless*). O mecanismo pelo qual isto ocorre não é completamente compreendido, mas existem evidências de que a via da β-catenina e a sinalização por Bmp-2

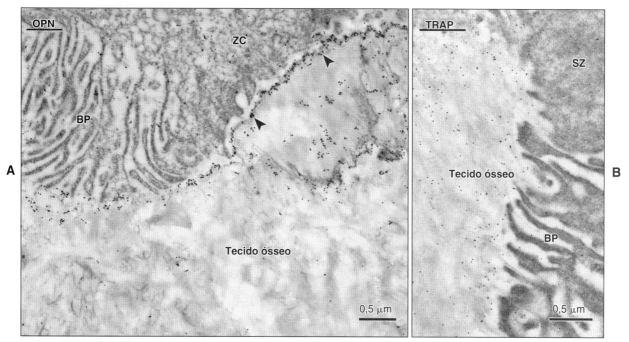

FIGURA 6-22 Preparações imunocitoquímicas para **(A)** osteopontina (*OPN*) e **(B)** fosfatase ácida resistente ao tartarato (*TRAP*). **A,** A superfície óssea (*cabeças de seta*), sobre a qual a zona de vedação (ou zona clara *ZC*) se fixa, frequentemente apresenta uma concentração de osteopontina (*pontos pretos*). **B,** Enzimas podem ser detectadas na matriz extracelular onde está ocorrendo a reabsorção. *BP*, borda pregueada.

estejam envolvidas. Finalmente, também foi demonstrado que vários fatores de transcrição não específicos do tecido ósseo afetam a diferenciação e a função dos osteoblastos; esses fatores incluem, entre outros, genes das famílias Dlx e Msx que, conforme descrito anteriormente, estão envolvidos na embriogênese e no desenvolvimento dentário (veja Capítulos 3 e 5).

Importantes avanços podem ser esperados a partir da percepção de que células mesenquimais pluripotentes são encontradas no estroma da medula óssea pós-natal. Algumas células desse estroma podem gerar uma ampla gama de tecidos do esqueleto, tais como cartilagem, tecido ósseo, tecido adiposo e estroma hematopoiético. Outras células-tronco com capacidade de se diferenciar em células osteogênicas foram encontradas no tecido adiposo, no cordão umbilical, na polpa dentária e em tecidos periodontais. Células provenientes dessas fontes poderiam ser induzidas a formar tecido ósseo, e seu uso poderia constituir a base para o desenvolvimento de novas abordagens terapêuticas, tal como o aumento de osso alveolar e o reparo da articulação temporomandibular.

Os osteoclastos multinucleados se originam a partir de precursores hematopoiéticos da linhagem monocítico-macrofágica (monócitos/macrófagos). Células estromais na cavidade medular e osteoblastos modulam a diferenciação de osteoclastos por meio de moléculas secretadas e de interações diretas célula a célula. A via de sinalização que envolve o receptor de ativação do fator nuclear κB (RANK) e seu ligante (RANKL) desempenha um importante papel no controle da osteoclastogênese. O RANKL, expresso na membrana plasmática das células do estroma da medula óssea e de osteoblastos, liga-se ao RANK expresso na membrana plasmática de células progenitoras de osteoclastos para induzir uma cascata de sinalização que leva à diferenciação e fusão das células precursoras de osteoclastos e à promoção da sobrevivência e atividade de osteoclastos maduros. Os osteoblastos também secretam uma molécula solúvel, que funciona como um chamariz para o RANKL, chamada de *osteoprotegerina*, a qual bloqueia a interação entre RANKL e RANK e interfere na formação de osteoclastos. As três moléculas — osteoprotegerina, RANKL e RANK — pertencem à superfamília do fator de necrose tumoral e seus receptores. Vários fatores autócrinos/parácrinos influenciam a produção de osteoprotegerina e de RANKL; alguns destes fatores são citocinas pró-inflamatórias que, sob condições fisiológicas normais, ajudam a manter o equilíbrio adequado entre a formação e reabsorção ósseas, mas que, em condições patológicas, como na doença periodontal, favorecem a perda óssea.

No processo de remodelação óssea fisiológica, deve-se ainda notar que os osteoclastos também secretam moléculas que sinalizam de volta para os osteoblastos, a fim de atraí-los para locais de reabsorção.

Por ser um tecido que inclui células progenitoras diretas de osteoblastos e regula a diferenciação de células progenitoras de osteoclastos, o estroma da medula óssea é um tecido de importância fundamental para a fisiologia do esqueleto. O principal tipo celular no estroma da medula óssea é uma célula com morfologia reticular, que expressa fosfatase alcalina e situa-se no lado abluminal dos sinusoides e arteríolas.

DESENVOLVIMENTO E FORMAÇÃO DO TECIDO ÓSSEO

Embora um osso não seja diferente de outro sob o ponto de vista histológico, a formação óssea ocorre por meio de três mecanismos principais: ossificação endocondral, ossificação intramembranosa e o crescimento a partir das suturas. A ossificação endocondral ocorre quando a cartilagem é substituída pelo tecido ósseo. A ossificação intramembranosa ocorre diretamente em meio ao mesênquima. A formação óssea ao longo das margens suturais é um caso especial.

Ossificação Endocondral

A ossificação endocondral ocorre em todos os ossos longos dos membros, nas vértebras, nas costelas, na extremidade articular da mandíbula e na base do crânio. Ao início do desenvolvimento embrionário, nos locais de formação de ossos, ocorre uma condensação das células mesenquimais. A família SOX de fatores de transcrição controla a indução da formação de cartilagem e a diferenciação de células condrogênicas a partir desse mesênquima condensado (veja Figura 6-23). O pericôndrio forma-se ao redor da periferia da cartilagem em formação, dando origem a um modelo cartilaginoso que finalmente será substituído por tecido ósseo (veja Figura 6-25). O rápido crescimento desse primórdio cartilaginoso ocorre através de crescimento intersticial em sua região central (uma vez que uma quantidade cada vez maior de matriz cartilaginosa vai sendo secretada por cada condroblasto) e de crescimento aposicional (através da proliferação celular e secreção de matriz por células do pericôndrio em expansão.

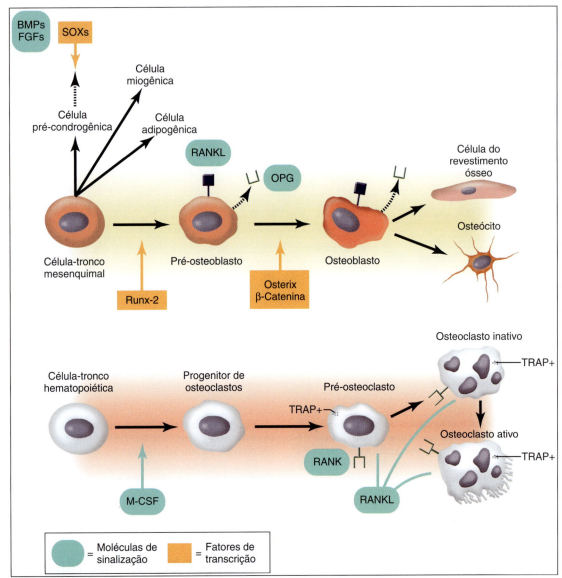

FIGURA 6-23 Origem das células ósseas. *BMPs*, Proteínas morfogenéticas ósseas; *FGFs*, fatores de crescimento de fibroblastos; *M-CSF*, fator estimulador de colônias de macrófagos; *OPG*, osteoprotegerina; *RANK*, receptor de ativação do fator nuclear κB; *RANKL*, ligante do receptor de ativação do fator nuclear κB; *SOX*, gene HMG-box relacionado a Sry); *TRAP*, fosfatase ácida resistente ao tartarato.

No caso de ossos longos, à medida que prossegue a diferenciação das células cartilaginosas em direção à metáfise, as células organizam-se grosseiramente em colunas longitudinais. Essas colunas podem ser subdivididas em três zonas funcionalmente diferentes: a zona de cartilagem em proliferação; a zona de cartilagem hipertrófica e em maturação; e a zona de mineralização provisória (Figuras 6-24 e 6-25). As células da zona de proliferação são menores e um tanto achatadas, e constituem essencialmente uma fonte de novas células.

A zona da cartilagem em maturação é a mais ampla (veja Figura 6-24); nessa zona, ocorrem hipertrofia de condrócitos e sua maquinaria de secreção sofre alterações. Nos estágios iniciais da hipertrofia, os condrócitos secretam principalmente colágeno do tipo II, o qual constitui o principal componente estrutural dos septos longitudinais da matriz cartilaginosa. À medida que a hipertrofia prossegue, ocorre a secreção principalmente de proteoglicanos, e quando os condrócitos atingem seu tamanho máximo, eles secretam colágeno do tipo X e proteínas não colagênicas, as quais, juntamente com a degradação parcial de proteoglicanos, criam um ambiente de matriz receptivo para a deposição de minerais. A mineralização da matriz começa nas zonas de mineralização por meio da elaboração de vesículas da matriz (Figura 6-26). Essas vesículas são pequenas estruturas revestidas por membrana, que brotam da membrana plasmática da célula para formar unidades independentes em meio aos septos cartilaginosos longitudinais (elas não estão presentes nos septos transversais). As primeiras evidências morfológicas da formação de cristais de hidroxiapatita ocorre em associação com a membrana dessas vesículas. As vesículas da matriz proporcionam um microambiente para a iniciação da mineralização. Desse modo, cada vesícula da matriz contém fosfatase alcalina, pirofosfatase, Ca^{2+}-ATPase, metaloproteinases, proteoglicanos e fosfolipídios aniônicos, os quais podem se ligar ao cálcio e fosfato inorgânico, formando, assim, complexos de fosfolipídios, cálcio e fosfato inorgânico. Consequentemente, os septos cartilaginosos longitudinais se tornam calcificados.

Concomitantemente, ocorre a vascularização da porção central da cartilagem. Em meio ao pericôndrio, na diáfise (no caso de ossos longos), a vascularização é aumentada, o pericôndrio sofre um processo de ossificação intramembranosa, forma-se um colar ósseo ao redor do primórdio cartilaginoso, e o pericôndrio se converte em periósteo. Na região central, a

CAPÍTULO 6 Tecido Ósseo   107

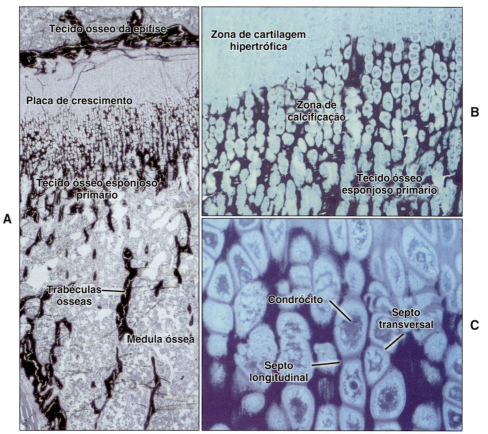

FIGURA 6-24 A a **C,** Fotomicrografias da ossificação endocondral em tíbia de rato. Os cortes foram corados com a coloração de von Kossa para revelar o componente mineral (*em preto*). **C,** Mostra, em aumento maior, a transição entre as zonas de cartilagem hipertrófica (ou em maturação) e de cartilagem calcificada da placa de crescimento.

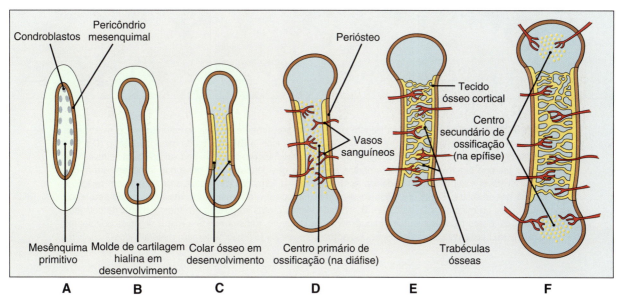

FIGURA 6-25 Ossificação endocondral. **A,** Condroblastos se desenvolvem no mesênquima primitivo e formam um molde cartilaginoso revestido por um pericôndrio mesenquimal. **B,** O molde de cartilagem hialina em desenvolvimento assume o formato do futuro osso a ser formado e um pericôndrio circunjacente torna-se identificável. **C,** Na porção mediana da diáfise, o pericôndrio se torna um periósteo, em função de células osteoprogenitoras se diferenciarem em osteoblastos e estes produzem um colar ósseo por meio de ossificação intramembranosa. Sais de cálcio são depositados na matriz do modelo cartilaginoso em crescimento. **D,** Vasos sanguíneos crescem a partir do periósteo, atravessam o colar ósseo, trazendo células osteoprogenitoras. Essas células estabelecem um centro primário de ossificação no centro da diáfise. **E,** Trabéculas ósseas se espalham a partir do centro primário de ossificação de modo a ocuparem toda a diáfise, unindo-se ao colar ósseo previamente formado, o qual, nesse momento, forma o tecido ósseo cortical da diáfise. Nesse estágio, as epífises (extremidades) em formato abaulado ainda são compostas por cartilagem hialina. **F,** À época do nascimento (o tempo preciso varia entre os ossos longos), centros secundários de ossificação se estabelecem no centro de cada epífise através da entrada de células mesenquimais osteoprogenitoras, juntamente com vasos sanguíneos, as quais se diferenciam em osteoblastos. (A partir de Stevens A, Lowe J: *Human histology*, ed 3, London, 2005, Mosby Elsevier.)

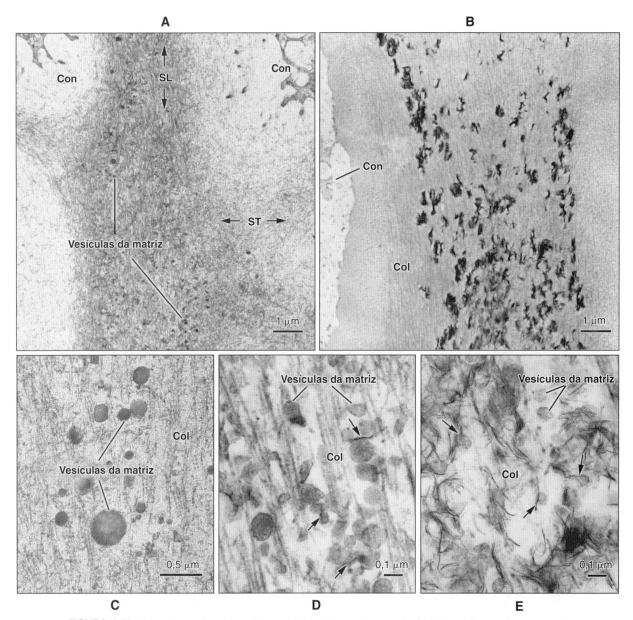

FIGURA 6-26 Eletromicrografias da cartilagem da placa de crescimento de tíbia de rato ilustrando eventos da matriz na **(A)** zona de cartilagem hipertrófica (ou zona de maturação) e **(B)** na zona de mineralização, e **(C a E)** a progressão de vesículas da matriz através dessas duas zonas. Vesículas da matriz são pequenas estruturas revestidas por membrana que brotam a partir da membrana plasmática dos condrócitos (*Con*) e que fornecem um microambiente favorável à deposição de minerais. Acredita-se que a formação de cristais seja iniciada em relação à membrana das vesículas. Esses primeiros cristais (*setas*) encorajam a formação de mais cristais ao seu redor, formando focos de mineralização vistos em **B** como depósitos pretos irregulares em meio à matriz de colágeno do tipo II (*Col*). Esses focos aumentam gradualmente de tamanho, transformando a matriz orgânica dos septos longitudinais (*SL*) em cartilagem calcificada. Os septos transversais (*ST*) não se tornam mineralizados.

cartilagem calcificada se desintegra, e células multinucleadas, denominadas *condroclastos* (similares aos osteoclastos), reabsorvem a maior parte da matriz mineralizada para dar mais espaço para a subsequentemente invasão vascular. Células mesenquimais, em posição perivascular, acompanham os vasos sanguíneos que invadem a cartilagem calcificada, proliferando e migrando sobre os restos da matriz cartilaginosa mineralizada. Tudo o que resta da cartilagem é representado apenas pelos septos longitudinais, uma vez que os septos horizontais foram completamente reabsorvidos. As células mesenquimais acompanhantes dos vasos se diferenciam em osteoblastos e começam a depositar osteoide nas traves de cartilagem mineralizada, sendo esse osteoide, em seguida, mineralizado. À medida que a matriz óssea é produzida, a cartilagem mineralizada é recoberta por uma margem circular de matriz óssea recém-formada, formando em conjunto espículas ósseas mistas, as quais se tornam voltadas para o espaço medular (Figura 6-27; veja também Figuras 6-17, A, e 6-24). A matriz óssea envolve e torna alguns osteoblastos enclausurados; esses osteoblastos se tornam osteócitos. A rede de espículas mistas é denominada coletivamente como *tecido ósseo esponjoso primário*. Com o tempo, o espaço criado pelo sistema vascular invasor é ocupado pela medula óssea vermelha. À medida que o osso em desenvolvimento cresce e se torna mais longo, a medula continua a se expandir. Os osteoclastos removem progressivamente a região central de cartilagem mineralizada e o tecido ósseo circunjacente, de modo que a atividade da cartilagem se torne restrita às extremidades do osso em desenvolvimento. Esse processo ocorre aproximadamente no mesmo ritmo de formação da

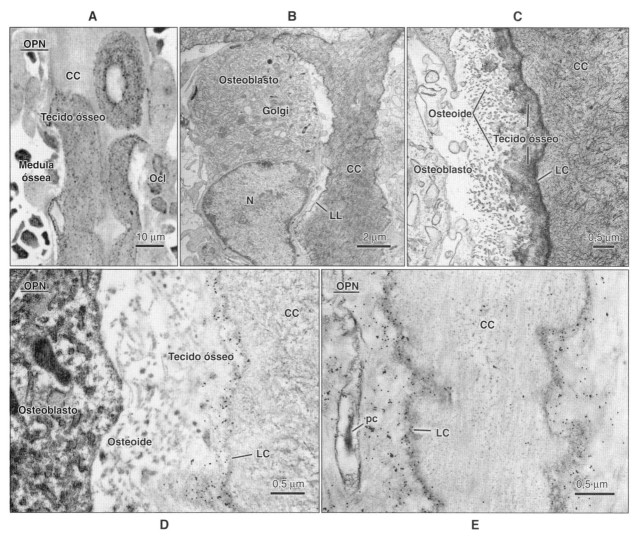

FIGURA 6-27 Ossificação endocondral. **A,** Fotomicrografia de uma espícula mista, a qual consiste em um eixo de cartilagem calcificada (*CC*) sobre o qual o tecido ósseo é depositado. Os depósitos pretos sobre o tecido ósseo representam a marcação imunocitoquímica para osteopontina (*OPN*). **B e C,** Eletromicrografias que ilustram a sequência de deposição óssea sobre a cartilagem calcificada. Os osteoblastos circundam a cartilagem. Primeiramente, uma cobertura superficial elétron-densa aparece sobre a cartilagem; essa cobertura é inicialmente denominada como lâmina limitante (*LL*), quando osteoblastos se encontram justapostos a ela, e como linha cimentante (*LC*), quando ela se encontra na interface entre o tecido ósseo e a cartilagem calcificada. Subsequentemente, ocorre a deposição do osteoide, que gradualmente se transforma em matriz óssea calcificada. **D e E,** Preparações imunocitoquímicas em microscopia eletrônica mostrando a distribuição da osteopontina (*pontos pretos*) no tecido ósseo recém-formado. *pc,* Prolongamento celular; *N,* núcleo; *Ocl,* osteoclasto.

cartilagem, de modo que o volume do tecido ósseo esponjoso primário permaneça relativamente constante durante o crescimento. Os osteoclastos também expandem a cavidade medular radialmente através de reabsorção óssea ao longo de toda a superfície endosteal.

A descrição clássica mostrada anteriormente sobre a ossificação endocondral sustenta que a condrogênese e a osteogênese sejam processos intimamente associados, ainda que distintos. Por consequência, condrócitos sofrem uma cascata de diferenciação que leva à hipertrofia e que culmina em morte celular programada (apoptose). Em seguida, o tecido ósseo se forma sobre a cartilagem calcificada por células osteoprogenitoras e células formadoras da medula óssea, levadas ao local pela invasão vascular. Embora, em geral, o resultado dessa visão clássica esteja correto, existem evidências atuais crescentes de que pelo menos um subgrupo de condrócitos hipertróficos escapa da apoptose e se transdiferencia em osteoblastos; os outros morrem. Foi proposto por Bianco e colegas (veja Leitura Recomendada) que "todos os condrócitos hipertróficos têm o potencial inerente para se diferenciar em células similares a osteoblastos, mas isto ocorre apenas naquelas que estão na margem (zona de transição) entre a cartilagem e o tecido ósseo." Essas células desativam seu programa de diferenciação condrogênica e ativam o programa molecular associado à pluripotência; aqui podem estar implicados fatores vasculares. Experimentos com traçadores de linhagens celulares demonstraram recentemente que uma fração substancial de células formadoras de tecido ósseo na placa de crescimento e durante a cicatrização e regeneração ósseas derivam da transdiferenciação de condrócitos. Esse processo pode estar vinculado à evolução dos peixes ósseos, e pode refletir as similaridades entre as redes regulatórias osteoblástica e condrogênica.

Em alguns ossos (por ex., a tíbia, mas não o ramo da mandíbula), uma invasão secundária dos vasos sanguíneos nas epífises (extremidades de um osso longo) do osso cria centros secundários de ossificação (veja Figura 6-25). A ossificação nestes centros secundários prossegue de maneira idêntica à ossificação no centro primário (diáfise, no caso de ossos longos), resultando em uma placa de cartilagem remanescente (*placa de crescimento epifisário,* ou disco epifisário) entre a diáfise e as extremidades do osso (epífises) (veja Figura 6-24). O crescimento ósseo em sentido longitudinal ocorre em consequência das divisões celulares do condrócitos, portanto do crescimento intersticial que ocorre na cartilagem da placa epifisária. Esse crescimento cessa quando as células cartilaginosas interrompem a proliferação, e a placa de crescimento desaparece. Além disso, à medida que o crescimento ósseo longitudinal se torna lento e cessa, o mesmo ocorre com a expansão da cavidade medular. As traves ósseas contendo restos de cartilagem mineralizada recobertos por tecido ósseo, presentes no tecido ósseo esponjoso primário nos centros primário e secundários de ossificação, são substituídas por tecido ósseo lamelar, criando assim áreas de tecido ósseo esponjoso secundário, que é encontrado ao longo do todo o osso adulto. O diâmetro da diáfise cresce à medida que ocorrem a diferenciação de osteoblastos e a deposição de tecido ósseo recém-formado na superfície periosteal, enquanto o tecido ósseo mais antigo vai sendo removido na superfície endosteal pelos osteoclastos.

Ossificação Intramembranosa

A ossificação intramembranosa foi identificada pela primeira vez quando antigos anatomistas observaram que os fontículos (ou fontanelas) de crânios fetais e de recém-nascidos eram preenchidos com uma membrana de tecido conjuntivo que era gradualmente substituída por tecido ósseo durante o desenvolvimento e o crescimento do crânio. Na ossificação intramembranosa, o tecido ósseo se desenvolve diretamente em meio ao tecido conjuntivo mesenquimal mole. As células mesenquimais proliferam e se condensam (Figura 6-28, A). Concomitantemente a um aumento da vascularização nesses locais de mesênquima condensado, osteoblastos diferenciam-se a partir dessas células mesenquimais e começam a produzir matriz óssea (Figura 6-28, B). À medida que as células mesenquimais se diferenciam em osteoblastos, elas começam a exibir atividade de fosfatase alcalina (Figura 6-29). Essa sequência de eventos ocorre em múltiplos locais em cada osso da abóbada craniana, na maxila, no corpo da mandíbula e na área periférica da região mediana da diáfise de ossos longos.

Depois de iniciada, a ossificação intramembranosa prossegue rapidamente. Esse primeiro tecido ósseo embrionário é um *tecido ósseo esponjoso primário* (Figura 6-30; veja também Figura 6-6). A princípio, o tecido ósseo esponjoso primário assume a conformação de espículas e trabéculas radiadas, mas progressivamente estas se fundem em delgadas placas ósseas. No crânio, mais de uma placa pode se fundir para formar um único osso. Placas primordiais formadas por ossificação intramembranosa são estruturalmente fracas, não apenas pela orientação aleatória das fibras colágenas na matriz óssea e pela escassa mineralização, mas também porque muitas ilhotas de mesênquima de consistência macia permanecem dentro das placas. Logo após a formação de placas no crânio ou do estabelecimento da ossificação intramembranosa na periferia da região mediana da diáfise, o osso se torna polarizado. O estabelecimento e a expansão da cavidade medular transformam as superfícies endosteais do osso principalmente em superfícies de reabsorção, enquanto o periósteo inicia a formação da maior parte do novo tecido ósseo. Entretanto, dependendo dos tecidos moles adjacentes e seu crescimento, segmentos da superfície periosteal de um osso podem conter pontos focais de reabsorção óssea. Por exemplo, o crescimento da língua, do encéfalo e da cavidade nasal, assim como o alongamento do corpo da mandíbula, requerem uma reabsorção focal ao longo da superfície periosteal. Por outro lado, segmentos do endósteo do mesmo osso simultaneamente podem se tornar uma superfície de formação, resultando em um desvio da orientação do osso.

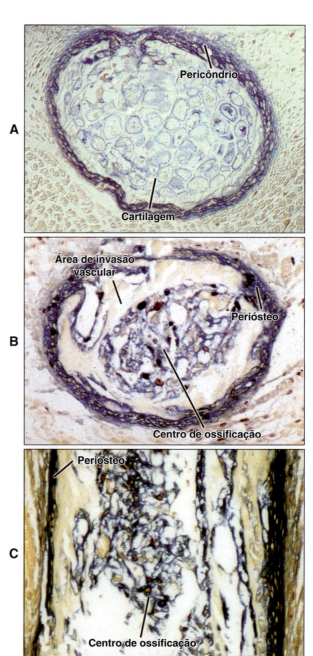

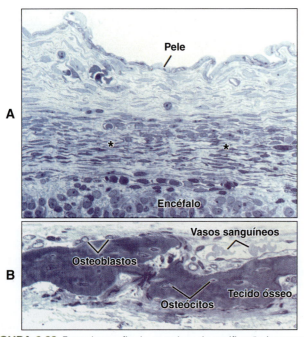

FIGURA 6-28 Fotomicrografia de uma área de ossificação intramembranosa na calvária de rato. **A,** Células ectomesenquimais (*asteriscos*) condensam-se entre a pele e o encéfalo em desenvolvimento. **B,** Essas células diferenciam-se em osteoblastos que depositam a matriz óssea diretamente em meio ao mesênquima, formando tecido ósseo esponjoso (ou trabeculado) primário.

FIGURA 6-29 Ossificação intramembranosa ao redor de moldes cartilaginosos de falanges dos dedos. **A e B,** Corte transversal. **C,** Corte longitudinal. Os preparados estão corados para atividade da fosfatase alcalina, vista aqui em azul. Tal atividade está presente no pericôndrio e no periósteo, assim como em áreas de invasão vascular.

CAPÍTULO 6 Tecido Ósseo

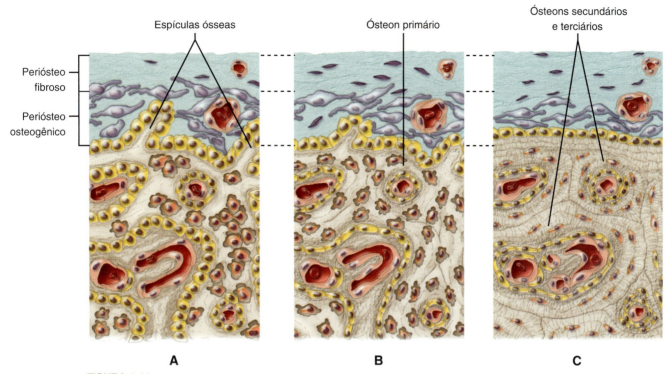

FIGURA 6-30 Ilustração diagramática da ossificação intramembranosa. **A,** Tecido ósseo esponjoso (ou trabecular) primário (ou imaturo). O tecido ósseo é bastante celularizado e possui a matriz de colágeno desorganizada. **B,** Tecido ósseo esponjoso (trabecular) primário (ou imaturo) em um estágio subsequente de desenvolvimento. O tecido ósseo é menos celularizado, adquire maior quantidade de matriz em meio aos espaços entre as trabéculas e possui a matriz de colágeno ligeiramente mais organizada; alguns ósteons primários estão se formando. **C,** Tecido ósseo lamelar (ou secundário, ou maduro). Os ósteons densamente compactados criam uma matriz óssea organizada; ocorre uma quantidade comparativamente menor de células e praticamente não se observa mais mesênquima entre o tecido ósseo. À medida que a remodelação do tecido ósseo ocorre de modo a torná-lo um tecido ósseo lamelar, a superfície óssea periosteal se torna mais regular e finalmente será coberta com lamelas circunferenciais.

O tecido ósseo esponjoso primário presente ao início do desenvolvimento do embrião e do feto sofre uma rápida remodelação. À medida que os ossos fetais começam a assumir a conformação a ser adquirida na vida adulta, a contínua proliferação do tecido conjuntivo mole entre ossos adjacentes ocasiona a formação de suturas e fontículos.

Desde o desenvolvimento fetal inicial até a total expressão do esqueleto adulto, ocorre uma lenta e contínua transição estrutural do tecido ósseo primário (ou não lamelar) para o tecido ósseo lamelar. Essa transição é rápida durante o desenvolvimento fetal final e os primeiros anos de vida pós-natal (veja Figuras 6-30, B, e 6-16, B) e envolve a formação de ósteons primários depositados ao redor de um vaso sanguíneo. Os ósteons primários tendem a ser pequenos, com lamelas que não são numerosas nem bem delineadas. À medida que mais ósteons se formam na superfície periosteal, eles se tornam mais compactados, até que finalmente uma alta porcentagem do tecido ósseo compacto consiste em ósteons secundários.

O tecido ósseo primário, ou não lamelar, se caracteriza por fibrilas colágenas entrelaçadas e orientadas em muitas direções, apresentando largos espaços interfibrilares. Já no tecido ósseo secundário, ou lamelar, as fibrilas colágenas geralmente são mais espessas e organizadas em camadas ordenadas, as quais consistem em fibrilas alinhadas e intimamente compactadas. Em função dessas características estruturais, a malha de colágeno com maior quantidade de espaços do tecido ósseo primário geralmente acomoda uma maior concentração de proteínas não colagênicas da matriz.

Assim como na cartilagem calcificada, acredita-se que vesículas da matriz estejam implicadas na iniciação da deposição de minerais durante a ossificação intramembranosa. A relativa importância das vesículas da matriz *versus* proteínas não colagênicas secretadas da matriz no controle dos eventos iniciais da mineralização ainda não foi esclarecida, podendo ambas estar implicadas, independentemente ou em sequência. A observação esporádica das vesículas da matriz no osteoide (Figura 6-31, A; veja também Figura 6-12, A) e o aumento de seu número sob algumas condições fisiológicas alteradas sugerem que as vesículas de matriz tenham um papel predominante quando é necessário promover uma intensa mineralização.

Entre as proteínas não colagênicas da matriz óssea, a sialoproteína óssea e osteopontina têm recebido uma atenção especial por estarem implicadas em eventos celulares e da matriz. Elas fazem parte de uma família de proteínas (SIBLING; pequenas glicoproteínas dotadas de glicosilação N-ligada que atuam como ligantes de integrinas, *small integrin-binding ligand, N-linked glycoproteins*), que supostamente se desenvolveram a partir da evolução divergente de um único gene ancestral. Como o local onde uma proteína está presente é sugestivo de sua função, a distribuição dessas duas proteínas foi consideravelmente estudada. Em geral, há o consenso de que a sialoproteína óssea e a osteopontina se codistribuam. Elas são encontradas em focos de mineralização próximos à frente de mineralização, acumulam-se nos espaços em meio às fibrilas colágenas calcificadas, e estão associadas às linhas cimentantes (veja Figura 6-31). Dependendo do anticorpo usado para imunolocalização, a osteopontina e, ocasionalmente, a sialoproteína óssea são imunodetectadas ao longo da superfície das lacunas de osteócitos e dos canalículos (*lâmina limitante*). Em relação à mineralização, o consenso de estudos bioquímicos, funcionais e de imunolocalização é de que a sialoproteína óssea é uma proteína promotora, e a osteopontina uma proteína inibidora. Também foi descrito recentemente o papel da sialoproteína óssea tanto na formação como na atividade dos osteoclastos. Surpreendentemente, camundongos que não expressam os genes para essas proteínas (*knockouts*) não manifestam alterações ósseas evidentes, mais provavelmente porque essas proteínas fazem parte de um sistema redundante. Em contrapartida, camundongos *knockout* para a proteína de matriz da dentina 1 (DMP-1, *dentin matrix protein 1*) e para a fosfoproteína da matriz extracelular (MEPE, *matrix extracellular phosphoprotein*) exibem evidentes fenótipos ósseos. Estudos em andamento que visam determinar como essas proteínas exercem seus efeitos e a caracterizar domínios funcionais associados à deposição de íons minerais, interações proteína-proteína, e adesão celular são importantes para a criação de peptídeos terapêuticos derivados delas.

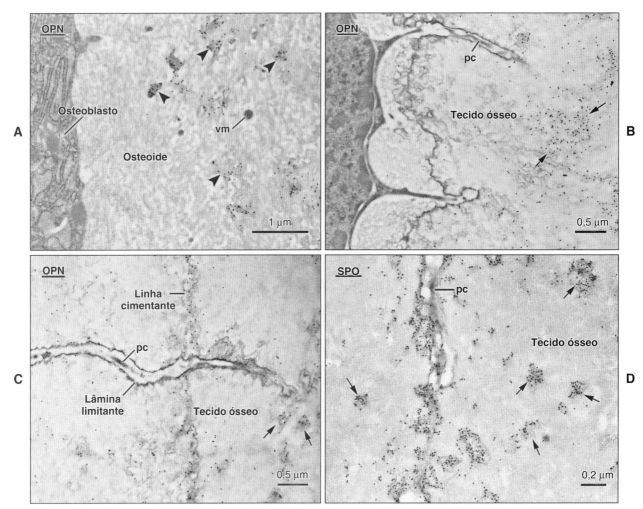

FIGURA 6-31 Preparações imunocitoquímicas ilustrando a distribuição de **(A a C)** osteopontina (*OPN*) em tecido ósseo de rato e **(D)** sialoproteína óssea (*SPO*) em tecido ósseo humano. Ambas as proteínas são encontradas essencialmente em locais similares da matriz, ou seja, em focos de mineralização (*cabeças de seta*), de forma difusa ou como manchas em meio às fibrilas colágenas calcificadas (*setas*), e linhas cimentantes. *pc*, Prolongamento celular; *vm*, vesícula da matriz.

Crescimento dos Ossos nas Suturas

As suturas têm um importante papel no crescimento da face e do crânio. Encontradas exclusivamente no crânio, as suturas são as articulações fibrosas entre os ossos; entretanto, elas permitem apenas um movimento limitado. Sua função é permitir que o crânio e a face acomodem órgãos em crescimento, como os olhos e o encéfalo.

A compreensão da estrutura de uma sutura baseia-se no conhecimento de que o periósteo de um osso consiste em duas camadas, uma camada fibrosa externa e uma camada celular ou osteogênica interna. Na sutura, a camada fibrosa separa-se em porções externa e interna. A porção externa corre através do intervalo da sutura para unir-se à porção externa do outro lado. Em cada lado, a porção interna — juntamente com a camada osteogênica do periósteo — segue pela sutura ao longo da superfície dos ossos envolvidos na articulação. A camada osteogênica da sutura é chamada de *câmbio*, e a porção interna é referida como *cápsula*. Entre essas duas camadas há um tecido conjuntivo frouxo ricamente celularizado e vascularizado (Figura 6-32).

Considera-se que as suturas tenham o mesmo potencial osteogênico do periósteo. Quando dois ossos são separados — por exemplo, os ossos do crânio são forçados a se separar pelo encéfalo em crescimento — há formação de tecido ósseo nas margens suturais, com ondas sucessivas de novas células ósseas que se diferenciam a partir do câmbio. Consequentemente, a estrutura histológica da sutura possibilita um forte vínculo entre os ossos, ao mesmo tempo que proporciona um local para nova formação óssea. As duas camadas do câmbio são separadas por uma camada média relativamente inerte, de modo que o crescimento ocorra de maneira independente em cada margem óssea.

Renovação (Remodelação) Óssea

O processo pelo qual o tamanho e o formato gerais dos ossos são estabelecidos é referido como *modelagem óssea*, e se estende desde o desenvolvimento embrionário dos ossos até o período pré-adulto do crescimento humano. Durante essa fase, o tecido ósseo se encontra em rápida formação, principalmente (mas não exclusivamente) na superfície periosteal. Simultaneamente, o tecido ósseo está sendo reabsorvido ao longo da superfície endosteal, em pontos focais na superfície periosteal, e nos ósteons do tecido ósseo compacto. Como os ossos aumentam significativamente tanto em comprimento como em espessura durante o crescimento, a deposição óssea ocorre em um ritmo muito maior do que o da reabsorção óssea. Essa substituição de tecido ósseo antigo por um novo tecido ósseo é chamada de *renovação* ou *remodelação óssea*. As taxas de renovação óssea de 30% a 100% ao ano são comuns em crianças em rápido crescimento; a maior parte do tecido ósseo presente hoje em uma criança não estará presente daqui a um ano. A remodelação óssea não cessa com a chegada da fase adulta, embora seu ritmo diminua. De fato, o esqueleto adulto tem seu tecido ósseo continuamente reabsorvido e reconstituído pela ação coordenada dos osteoclastos e osteoblastos. Em um indivíduo adulto, essa renovação se encontra em um estado estável; ou seja, a quantidade de tecido ósseo perdida é equilibrada pelo tecido ósseo formado. Em certas doenças (por ex., na osteoporose) e

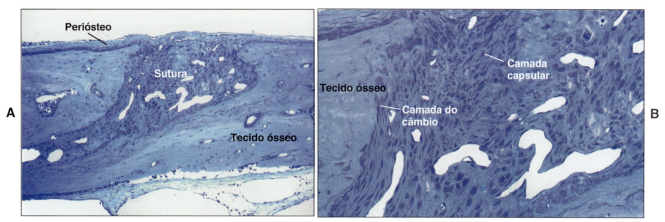

FIGURA 6-32 Crescimento ósseo a partir de suturas. **A,** Fotomicrografia em pequeno aumento mostrando que a sutura conecta duas superfícies periosteais. **B,** Um aumento maior mostra a camada osteogênica interna, ou câmbio, em desenvolvimento e a camada capsular central.

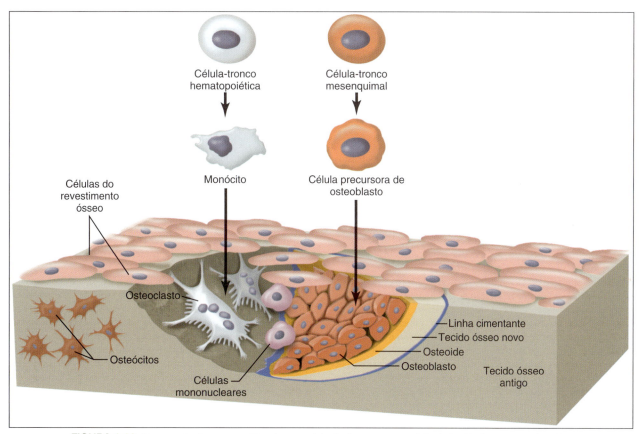

FIGURA 6-33 Representação esquemática de remodelação óssea na superfície do tecido ósseo esponjoso (ou trabecular) vista em sequência longitudinal. O processo ocorre por meio da atividade cooperativa de várias células que formam um compartimento funcional temporário conhecido como unidade multicelular básica, ou unidade de remodelação óssea. O processo começa com a ativação da formação de osteoclastos, seguida em ordem por (1) uma fase de reabsorção, durante a qual os osteoclastos removem tecido ósseo antigo e criam a lacuna de reabsorção; (2) uma fase de reversão, na qual células mononucleares (semelhantes a macrófagos ou precursores de osteoblastos) depositam uma linha cimentante; (3) uma fase de formação, durante a qual um novo tecido ósseo é depositado; e finalmente (4) uma fase de repouso, durante a qual os osteoblastos se tornam quiescentes e se tornam células do revestimento ósseo, de formato achatado. Acredita-se que essas células persistam como uma cobertura sobre a lacuna de reabsorção durante o ciclo de remodelação óssea. (Adaptado a partir de Raiz LG: Pathogenesis of osteoporosis: concepts, conflicts, and prospects. *J Clin Invest* 115:3318-3325, 2005.)

com o envelhecimento, a reabsorção excede a síntese, resultando em perda óssea geral. A renovação ocorre em áreas focais distintas, as quais envolvem grupos de células chamados de *unidades multicelulares básicas* ou *unidades de remodelação óssea*. A sequência de eventos nesses locais anatômicos temporários e em evolução consiste em cinco fases: ativação, reabsorção, reversão, formação e repouso (Figura 6-33). Durante a fase de reabsorção, o tecido ósseo é removido e forma-se uma lacuna de reabsorção. Fatores produzidos pelos osteoclastos, por células mononucleares na fase de reversão, ou liberados a partir da matriz óssea reabsorvida deflagram a fase de formação, durante a qual a lacuna é preenchida com um novo tecido ósseo produzido

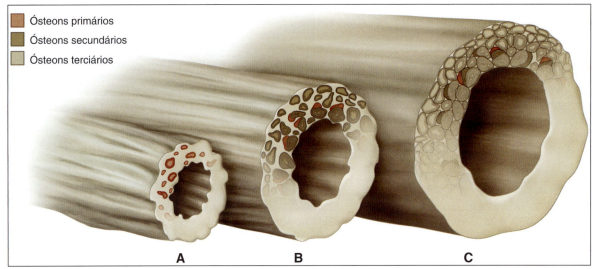

FIGURA 6-34 Ilustração diagramática do crescimento e da remodelação ósseos progressivos. **A,** O tecido ósseo imaturo em um osso jovem é delgado, contendo poucos ósteons primários. A superfície periosteal é ondulada e forma tecido ósseo rapidamente. A superfície endosteal é destinada principalmente à reabsorção. **B,** O tecido ósseo imaturo se torna espesso. A superfície periosteal não é ondulada, e ósteons secundários agora estão presentes. Os ósteons primários são reabsorvidos e os resquícios tornam-se suplantados por um novo tecido ósseo novo na superfície periosteal. **C,** O tecido ósseo se torna totalmente maduro em quase todo o osso. O osso torna-se ainda mais espesso, sua superfície periosteal é menos ondulada e ósteons terciários substituem os ósteons secundários. Resquícios de ósteons primários e secundários persistem como lamelas intersticiais. Finalmente, lamelas circunferenciais tornam a superfície periosteal com aspecto liso.

por osteoblastos recrutados no local. À medida que esses osteoblastos amadurecem, eles produzem mais osteoprotegerina e menos RANKL, levando à redução das interações RANK/RANKL. Isto resulta na inibição da atividade dos osteoclastos, permitindo, assim, que os osteoblastos preencham novamente a lacuna de reabsorção. A fase de formação tem uma duração substancialmente maior que as fases de reabsorção e reversão juntas. Os osteócitos provavelmente estão implicados em "perceber" a necessidade de remodelação e na transmissão de sinais através de sua extensa rede canalicular para os compartimentos dos osteoclastos e osteoblastos.

A taxa de remodelação do tecido ósseo cortical é de aproximadamente 5% ao ano, enquanto as taxas de renovação do tecido ósseo trabecular (ou esponjoso) e da superfície endosteal do tecido ósseo cortical pode se aproximar dos 15% ao ano. A liberação de íons minerais durante a remodelação óssea, juntamente com a ação combinada dos rins e do intestino, é uma parte integrante do sistema de homeostase do fosfato e do cálcio.

Os ósteons primários dos ossos fetais finalmente são reabsorvidos por osteoclastos para dar espaço para a cavidade medular em expansão, ou sofre remodelação; ou seja, um ósteon primário é substituído por gerações sucessivas de ósteons de ordem superior (por ex., secundários e terciários). Cada geração sucessora é ligeiramente maior, funcionalmente mais madura, e consequentemente com um número maior de lamelas (Figura 6-34). O que exatamente induz a remodelação ainda é pouco compreendido e provavelmente envolve mecanismos locais no microambiente ósseo e fatores sistêmicos.

À medida que os osteoclastos se movem em meio ao tecido ósseo compacto, eles criam um canal de reabsorção. A margem de avanço de reabsorção é denominado *cone de reabsorção* (ou *de abertura*), e se caracteriza por um arranjo recortado de lacunas de reabsorção (lacunas de Howship), cada uma abrigando um osteoclasto (Figuras 6-35 e 6-36). Quando uma porção de um ósteon inicial não é reabsorvida, ela permanece como lamelas intersticiais (veja Figuras 6-3 e 6-4). Atrás do cone de reabsorção encontra-se uma migração de células mononucleadas (macrófagos e/ou pré-osteoblastos) em toda a superfície áspera do canal ósseo. À medida que os pré-osteoblastos se diferenciam em osteoblastos, eles depositam sobre a superfície óssea reabsorvida uma delgada "cobertura" de proteínas não colagênicas da matriz, a qual constitui a camada *linha cimentante* ou *linha de reversão*. Essa camada é composta por, pelo menos, sialoproteína óssea e osteopontina, e atua como uma camada mineralizada de coesão entre o tecido ósseo antigo e o tecido ósseo novo que será formado por sobre a linha cimentante por esses mesmos osteoblastos (Figura 6-37; veja também Figuras 6-31, 6-33 e 6-35). Toda a área do ósteon onde ocorre a formação óssea ativa é denominada de *cone de enchimento* (veja Figuras 6-35 e 6-36). À medida que a formação prossegue, alguns osteoblastos se tornam osteócitos. Depois que a formação está completa, o canal de Havers contém um vaso sanguíneo central e uma camada de osteoblastos inativos, que são as células de revestimento que se comunicam por meio de prolongamentos celulares com os osteócitos enclausurados na matriz.

O tecido ósseo esponjoso lamelar (ou tecido ósseo esponjoso secundário) também sofre remodelação (veja Figuras 6-33 e 6-37). O osteoclastos criam cavidades de reabsorção sobre superfícies trabeculares quiescentes cobertas por células do revestimento ósseo, sendo essas superfícies, em seguida, colonizadas por novos osteoblastos que preenchem lentamente as cavidades com tecido ósseo novo, conforme descrito anteriormente. A unidade de remodelação óssea nas superfícies do tecido ósseo trabecular pode, na realidade, ser vista como um canal de reabsorção no tecido ósseo compacto cortado ao meio (compare as Figuras 6-33 e 6-35).

Essa descrição indica que uma considerável quantidade de remodelação óssea interna ocorre através de reabsorção e deposição. Como essa remodelação é controlada é um problema intrigante. Uma pergunta-chave é como os osteoclastos se tornam direcionados para atingir locais específicos. Conforme mencionado anteriormente, os osteoblastos — apropriadamente estimulados por hormônios (ou talvez por alterações ambientais locais que ocorrem em certas situações, como o movimento de um dente) — podem proporcionar o mecanismo de controle para a reabsorção óssea. O mecanismo de controle que interrompe a reabsorção óssea também precisa ser determinado. Esse sinal pode ser hormonal; de modo alternativo, o processo de reabsorção pode ser autolimitante.

A repetida deposição e a remoção de tecido ósseo acomodam o crescimento de um osso sem perda da função ou de sua relação com estruturas adjacentes durante a fase de remodelação. Assim, por exemplo, um significativo aumento de tamanho da mandíbula é alcançado ao nascimento à maturidade principalmente por remodelação óssea, sem qualquer perda de função ou alteração de sua posição em relação à maxila. Mais provavelmente, qualquer tecido ósseo presente em uma mandíbula em um ano não estará presente como o mesmo tecido ósseo 30 anos depois.

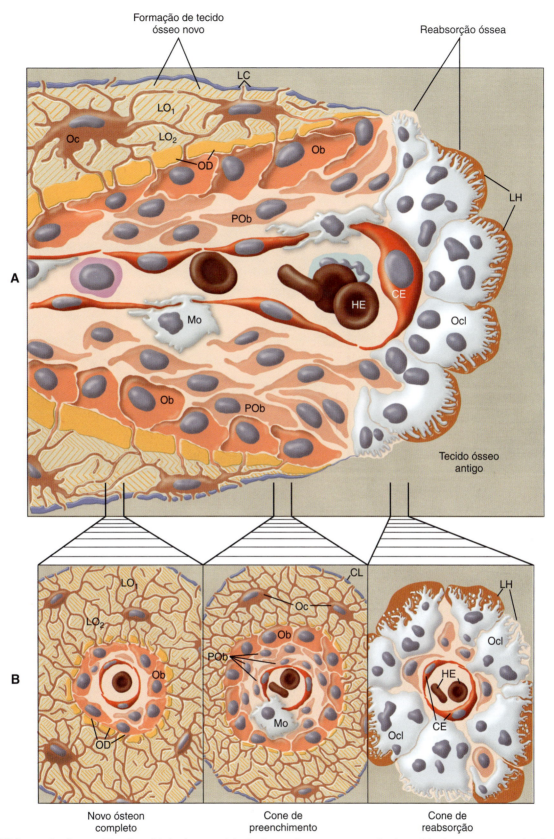

FIGURA 6-35 Ilustração diagramática da unidade de remodelação óssea durante a renovação do tecido ósseo compacto (cortical) em cortes **(A)** longitudinal e **(B)** transversal. A renovação do tecido ósseo antigo progride da esquerda para a direita, à medida que osteoclastos continuam a reabsorver e os osteoblastos continuam a formar novo tecido ósseo. Monócitos de origem hematógena migram através das células endoteliais e se fundem para formar osteoclastos, os quais erodem o antigo tecido ósseo, formando um arranjo frontal e um arranjo circular de lacunas de Howship (*LH*). Em conjunto, esses arranjos constituem o que se chama de *cone de reabsorção* (ou *cone de abertura*). Atrás dos osteoclastos, células uninucleadas (pré-osteoblastos) migram por sobre a superfície óssea e se diferenciam em osteoblastos responsáveis pela formação do osteoide (*OD*), *o qual se mineraliza para se tornar tecido ósseo novo (cone de preenchimento). Alguns osteoblastos se tornam enclausurados na matriz que eles* produzem, tornando-se osteócitos. Uma linha cimentante se forma na interface entre o tecido ósseo antigo e o tecido ósseo novo. Coletivamente, osteoblastos formam o cone de preenchimento, e quando o fazem, eles mudam a orientação do colágeno em lamelas ósseas sucessivas (*LO₁* e *LO₂*). *LC*, linha cimentante, *CE*, célula endotelial; *Mo*, monócito, *Ob*, osteoblasto, *Oc*, osteócito, *Ocl*, osteoclasto, *POb*, pré-osteoblasto, *HE*, hemácias.

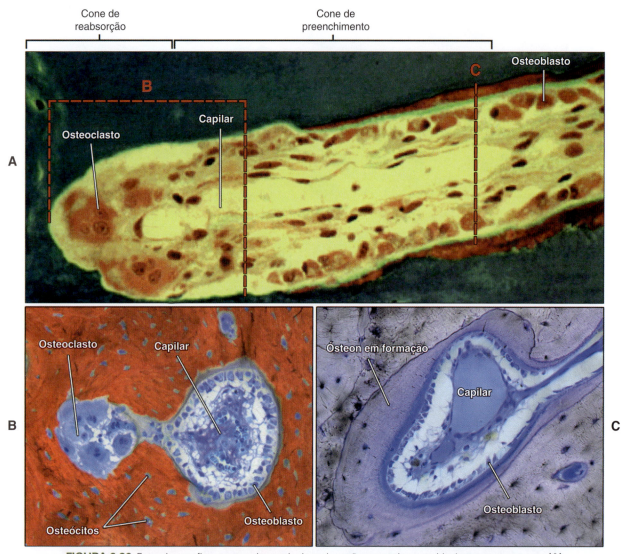

FIGURA 6-36 Fotomicrografias mostrando canais de reabsorção em meio ao tecido ósseo compacto em (A) corte longitudinal e (B e C) corte transversal. A, A margem anterior do canal, ou cone de reabsorção (ou cone de abertura), contém osteoclastos que reabsorvem o tecido ósseo antigo. A porção subsequente, ou cone de preenchimento, contém um capilar central e osteoblastos que depositarão tecido ósseo em lamelas concêntricas, dando origem a um novo ósteon. B, Vários grandes osteoclastos multinucleados se agregam no cone de reabsorção, cada um reabsorvendo pequenas áreas de tecido ósseo. As rasas lacunas de reabsorção que eles criam são referidas como *lacunas de Howship*. C, Após a reabsorção, osteoblastos mononucleados circundam a superfície óssea erodida para formar um novo tecido ósseo sobre ela. (A, Cortesia de R. K. Schenk; B e C, Cortesia de P. Tambasco de Oliveira.)

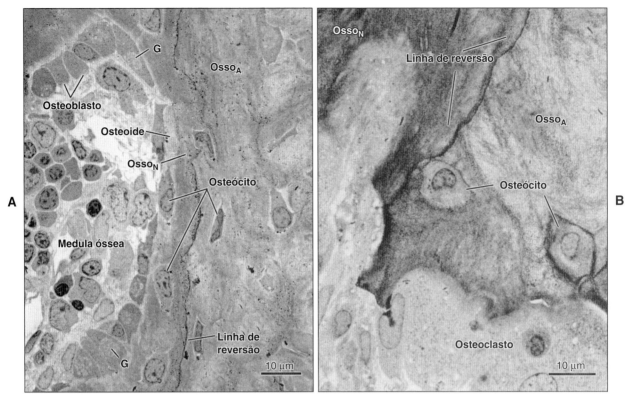

FIGURA 6-37 Preparações em microscopia de luz ilustrando **(A)** deposição de novo tecido ósseo (*Osso_N*) sobre a superfície do antigo tecido ósseo reabsorvido (*Osso_A*), e **(B)** tecido ósseo novo e tecido ósseo antigo, com parte do tecido ósseo antigo sendo reabsorvido por um osteoclasto. As preparações estão imunomarcadas para osteopontina (*depósitos pretos*). Na interface entre as duas camadas encontra-se uma linha de contorno recortado, intensamente imunorreativa para osteopontina. Essa aparência recortada corresponde às concavidades criadas pelos osteoclastos durante a reabsorção óssea. Esta linha é uma linha cimentante, ou linha de reversão, criada durante a mudança da fase de reabsorção para a fase de formação. As regiões pálidas no citoplasma dos osteoblastos em **A** representam o aparelho de Golgi (*G*).

LEITURA RECOMENDADA

Bianco P: The stem cell next door: skeletal and hematopoietic stem cell "niches" in bone, *Endocrinol* 152:2957-2962, 2011.

Bonewald LF: The role of the osteocyte in bone and nonbone disease, *Endocrinol Metab Clin North Am* 46:1-18, 2017.

Everts V, et al: The bone lining cell: its role in cleaning Howship's lacunae and initiating bone formation, *J Bone Miner Res* 17:77-90, 2002.

Gorski JP: Is all bone the same? Distinctive distributions and properties of non-collagenous matrix proteins in lamellar vs woven bone imply the existence of different underlying osteogenic mechanisms, *Crit Rev Oral Biol Med* 9:201-223, 1998.

Karsenty G, Kronenberg HM, Settembre C: Genetic control of bone formation, *Annu Rev Cell Dev Biol* 25:629-648, 2009.

Karsenty G, Oury F: The central regulation of bone mass: the first link between bone remodeling and energy metabolism, *J Clin Endocrinol Metab* 95:4795-4801, 2010.

Kobayashi T, Kronenberg H: Minireview: transcriptional regulation in development in bone, *Endocrinol* 146:1012-1017, 2005.

Martin TJ, Ng KW: Mechanisms by which cells of the osteoblast lineage control osteoclast formation and activity, *J Cell Biochem* 56:357, 1994.

Moffatt P, et al: Bril: a novel bone-specific modulator of mineralization, *J Bone Miner Res* 23:1497, 2008.

Parfitt AM: The bone remodeling compartment: a circulatory function for bone lining cells, *J Bone Miner Res* 16:1583, 2001.

Quarles LD: Endocrine functions of bone in mineral metabolism regulation, *J Clin Invest* 118:3820-3828, 2008.

Raiz LG: Pathogenesis of osteoporosis: concepts, conflicts, and prospects, *J Clin Invest* 115:3318-3325, 2005.

Robey PG, Boskey AL: The composition of bone. Primer on the metabolic bone diseases and disorders of mineral metabolism, ed 8, Rosen et al, editor: American Association for Bone and Mineral Research, 2013.

Roger A, Eastell R: Circulating osteoprotegerin and receptor activator for nuclear factor κB ligand: clinical utility in metabolic bone disease assessment, *J Clin Endocrinol Metab* 90:6323-6331, 2005.

Roodman GD: Osteoclast differentiation and activity, *Biochem Soc Trans* 26:7-13, 1998.

Salo J, et al: Removal of osteoclast bone resorption products by transcytosis, *Science* 276:270-273, 1997.

7

Esmalte: Composição, Formação e Estrutura

SUMÁRIO DO CAPÍTULO

Características Físicas do Esmalte   118
Estrutura do Esmalte   118
Amelogênese   122
Microscopia de Luz da Amelogênese   125
Microscopia Eletrônica da Amelogênese   128
   Estágio de Pré-secreção   128
    Fase Morfogenética   *128*
    Fase de Diferenciação   *128*
   Estágio de Secreção   131
   Estágio de Maturação   133
    Fase de Transição   *135*
    Maturação Propriamente Dita   *140*
Produtos de Secreção do Ameloblasto   141
Trajeto Seguido pelo Componente Mineral e Mineralização   147
Regulação do pH durante a Formação do Esmalte   147

Características da Organização Estrutural
   do Esmalte   147
   Relações entre os Prismas   147
   Estrias de Retzius   148
   Estriações Transversais   149
   Bandas de Hunter e Schreger   149
   Esmalte Nodoso   151
   Tufos e Lamelas de Esmalte   151
   Junção Amelodentinária e Fusos de Esmalte   151
   Superfície do Esmalte   151
Alterações da Idade   152
Defeitos da Amelogênese   152
Implicações Clínicas   154
   Fluoretação   154
   Condicionamento Ácido   154

O esmalte é a matriz calcificada mais dura do corpo. As células responsáveis por sua formação, os *ameloblastos*, são perdidas quando o dente erupciona na cavidade oral, e, portanto, o esmalte não pode se renovar. Para compensar essa limitação intrínseca, o esmalte adquiriu uma complexa organização estrutural, e um alto grau de mineralização, o que tornou isso possível foi a ausência quase total de matriz orgânica em seu estado maduro. Essas características refletem um ciclo de vida incomum dos ameloblastos e as características físico-química exclusivas das proteínas da matriz que regulam a formação dos cristais do esmalte, extremamente longos. Embora o esmalte seja estruturalmente diferente dos tecidos calcificados à base de colágeno, existem similaridades fundamentais e pontos em comum na formação de todos os tecidos calcificados.

CARACTERÍSTICAS FÍSICAS DO ESMALTE

O esmalte é translúcido e de tonalidade variável, que vai do amarelo-claro ao branco-acinzentado. Ele também varia em espessura, de um máximo de aproximadamente 2,5 mm nas superfícies de trabalho até uma borda afilada na linha cervical. Essa variação influencia a cor do esmalte porque a dentina subjacente, de tonalidade amarelada, é vista através das regiões mais finas.

O esmalte totalmente formado consiste em aproximadamente 96% de mineral e 4% de material orgânico e água (Tabela 7-1). O conteúdo inorgânico do esmalte é um fosfato de cálcio cristalino (hidroxiapatita), acompanhado por íons carbonato, sendo também encontrado no tecido ósseo, na cartilagem calcificada, na dentina e no cemento. Vários íons — estrôncio, magnésio, chumbo e fluoreto — se presentes durante a formação do esmalte, podem ser incorporados aos cristais. A suscetibilidade desses cristais à dissolução por ácido constitui a base química para o desenvolvimento da cárie dentária.

O alto conteúdo mineral torna o esmalte extremamente duro; esta é uma propriedade que, associado a sua complexa organização estrutural, permite sua resistência às forças mecânicas aplicadas durante a mastigação. Essa rigidez também torna o esmalte quebradiço; consequentemente, uma camada subjacente de dentina, mais resiliente, é necessária para manter sua integridade (Figura 7-1, A). Se essa camada de sustentação da dentina for destruída por cárie ou por uma preparação de cavidade inadequada, o esmalte sem sustentação se fratura facilmente.

ESTRUTURA DO ESMALTE

Devido à natureza altamente mineralizada do esmalte, sua estrutura é difícil de estudar. Quando cortes convencionais desmineralizados são examinados, apenas um espaço vazio pode ser visto em áreas anteriormente ocupadas por esmalte maduro, porque o componente mineral se dissolveu e o escasso material orgânico foi eliminado.

As unidades morfofuncionais fundamentais do esmalte em mamíferos são os prismas (ou bastões) e o esmalte interprismático (ou substância interprismática) (Figuras 7-1, B a D; e 7-2). Os bastões do esmalte foram inicialmente descritos como estruturas hexagonais e similares a prismas em corte transversal. Apesar de os bastões do esmalte, de fato, não possuírem uma geometria regular, e, portanto, não serem prismáticos, o termo *prisma do esmalte* ainda é usado com frequência.

O esmalte é constituído a partir de longos cristais de hidroxiapatita, semelhantes a fitas, intensamente compactados (Figura 7-3; veja também Figura 7-2), medindo 60 a 70 nm de largura e 25 a 30 nm de espessura. Os cristais são extremamente longos; alguns pesquisadores acreditam que o comprimento dos cristais na realidade se estenda por toda a espessura da camada de esmalte. As células unitárias[1] de fosfato de cálcio possuem uma simetria hexagonal e se empilham para dar um contorno hexagonal ao cristal, que é claramente visível em corte transversal no esmalte em maturação (Figura 7-4). Entretanto, cristais de esmalte completamente maduros não

---

[1] **Nota da RT:** Em função deste livro tratar de um tema biomédico, e para que não haja nenhum tipo de confusão, é necessário esclarecer que o termo "célula unitária", usado nesta frase, não se refere à unidade morfológica fundamental dos seres vivos, mas trata-se de um conceito químico, referente ao menor agrupamento de átomos representativo de uma determinada estrutura cristalina específica.

CAPÍTULO 7 Esmalte: Composição, Formação e Estrutura

TABELA 7-1 Porcentagem da Composição de Peso Líquido do Esmalte de Incisivo de Rato

Componente	Estágio de Secreção (%)	Maturação Intermediária (%)	Maturação Tardia (%)
Água	5	3	1
Mineral	29	93	95
Proteína	66	4	4

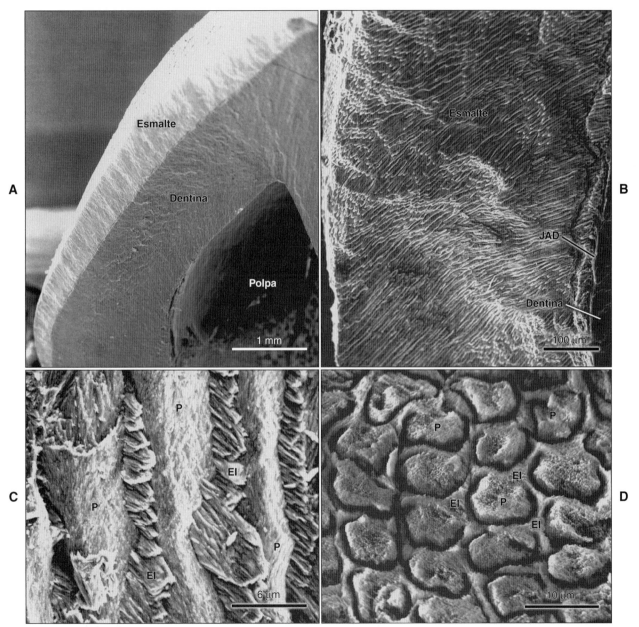

FIGURA 7-1 Vistas em microscopia eletrônica de varredura, onde em **(A)** observa-se a camada de esmalte que cobre a dentina coronal; em **(B)**, a complexa distribuição dos prismas de esmalte através da camada; e em **(C e D)**, perspectivas da relação entre prismas e regiões interprismáticas quando os prismas são expostos longitudinalmente **(C)** ou em corte transversal **(D)**. O esmalte interprismático circunda cada prisma. *JAD*, Junção amelodentinária; *EI*, esmalte interprismático; *P*, prisma.

CAPÍTULO 7 Esmalte: Composição, Formação e Estrutura

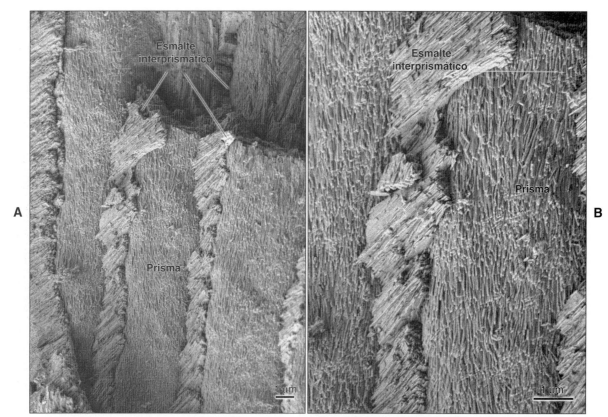

FIGURA 7-2 Imagens de alta resolução de microscopia eletrônica de varredura mostrando que os cristais nos prismas e no esmalte interprismático possuem estruturas similares, mas divergem em orientação.

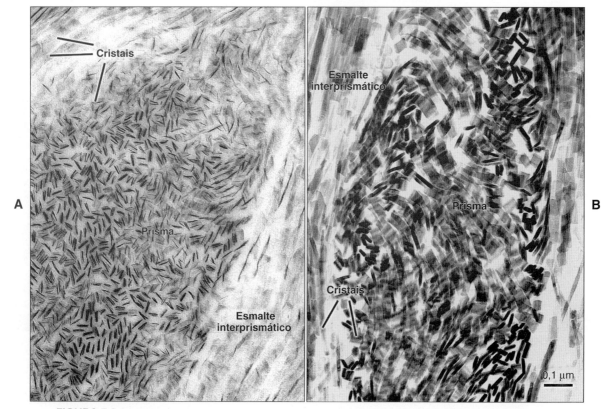

FIGURA 7-3 Imagens de microscopia eletrônica de transmissão de um prisma circundado por esmalte interprismático em um esmalte em formação recente **(A)** e em formação mais adiantada **(B)** no dente de um roedor. Os cristais que constituem o prisma e o esmalte interprismático são estruturas longas, semelhantes a fitas, que se tornam mais espessas à medida que o esmalte amadurece. Eles aparecem em diferentes planos de corte porque possuem diferentes orientações.

CAPÍTULO 7   Esmalte: Composição, Formação e Estrutura   121

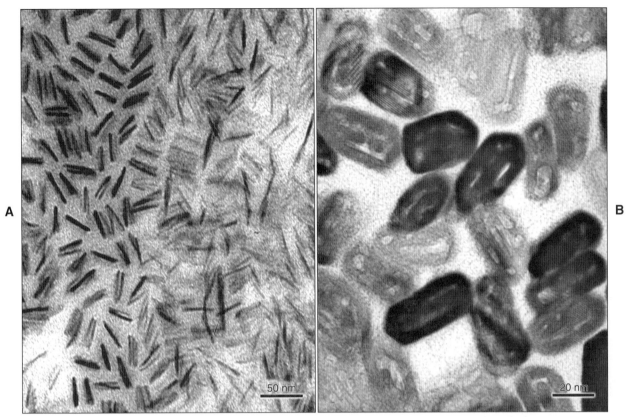

FIGURA 7-4 Cortes transversais de cristais de esmalte recém-formados, durante o estágio de secreção **(A)** e cristais mais antigos, no estágio de maturação **(B)**. Inicialmente, os cristais são delgados; à medida que eles crescem em espessura e largura, seu contorno hexagonal se torna aparente. **B,** Os padrões lineares vistos em cristais mais antigos são um reflexo de sua trama cristalina.

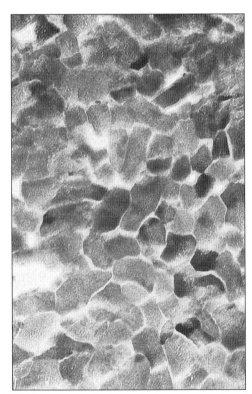

FIGURA 7-5 Eletromicrografia de cristais do esmalte maduro. O contorno é irregular, uma vez que os cristais se comprimem uns aos outros. (Cortesia de J.W. Simmelink et al.)

são mais perfeitamente hexagonais, mas exibem um contorno irregular porque se comprimem uns contra os outros durante a parte final de seu crescimento (Figura 7-5). Esses cristais são agrupados como prismas ou como esmalte interprismático (veja Figuras 7-2 e 7-3).

Em cortes por desgaste, a orientação dos prismas pode ser erroneamente interpretada porque a natureza cristalina do esmalte leva à interferência óptica quando a luz atravessa o corte, e seu contorno é difícil de determinar. Como resultado, quando prismas de esmalte aproximadamente cilíndricos são cortados, os segmentos do corte que se alinham podem ser interpretados erroneamente quando visualizados em arranjo longitudinal, o que dificulta uma avaliação da direção dos prismas à microscopia de luz (Figura 7-6). O uso da microscopia eletrônica de varredura e de transmissão supera essas dificuldades de interpretação.

O prisma tem um formato ligeiramente semelhante ao de um cilindro e é constituído por cristais com seus eixos longitudinais que, em sua maioria, seguem geralmente na direção do eixo longitudinal do prisma (Figura 7-7; veja também Figuras 7-1, C e D; 7-2; e 7-3). O esmalte interprismático circunda cada prisma, e seus cristais estão orientados em direção diferente dos cristais que compõem o prisma (Figura 7-8; veja também Figuras 7-1, C e D; 7-2; 7-3; e 7-7). A diferença na orientação é significativa de cerca três quartos da circunferência de um prisma. O limite entre o prisma e o esmalte interprismático nessa região é delimitada por um estreito espaço contendo material orgânico conhecido como *bainha do prisma* (Figura 7-9; veja também Figuras 7-1, D; e 7-8); a bainha do prisma é visualizada mais claramente no esmalte em formação de mamíferos superiores (Figura 7-10). Ao longo de uma pequena porção da circunferência do prisma, os cristais são convergentes com os do esmalte interprismático (Figura 7-11; veja também Figura 7-1, D). Nessa região, o prisma e o esmalte interprismático não estão separados, e não há espaço ou bainha do prisma entre eles, podendo-se visualizar os cristais do prisma se irradiando para o esmalte interprismático (veja Figura 7-8). O contorno transversal desses dois componentes relacionados foi comparado ao formato de um buraco de fechadura no esmalte humano. Como a analogia com o buraco de fechadura não descreve adequadamente algumas das variações no arranjo estrutural dos componentes do esmalte, e não condiz com o padrão de formação do esmalte, essa terminologia, em grande parte, foi descontinuada. O padrão estrutural básico do esmalte em mamíferos, consequentemente, é descrito de maneira mais apropriada como prismas cilíndricos embebidos no esmalte interprismático.

AMELOGÊNESE

A amelogênese, ou formação de esmalte, é um processo de duas etapas. Quando o esmalte inicialmente se forma, ele se mineraliza apenas parcialmente em cerca de 30% (veja Tabela 7-1). Subsequentemente, quando a matriz orgânica é degradada e removida, os cristais se tornam mais largos e espessos. Esse processo através do qual a matriz orgânica e a água são perdidas e o

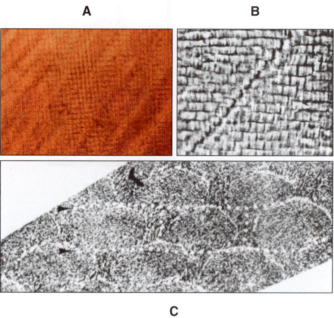

FIGURA 7-6 A e **B**, A interpretação da estrutura e orientação dos prismas pode ser enganosa em cortes por desgaste examinados por microscopia de luz. **C,** Quando tais cortes são desgastados e examinados ao microscópio eletrônico, o que parece ser um prisma em corte longitudinal em alguns casos pode ser, na realidade, prismas em cortes transversais. (A partir de Weber DF, Glick PL: Correlative microscopy of enamel prism orientation. *Am J Anat* 144:407-419, 1975.)

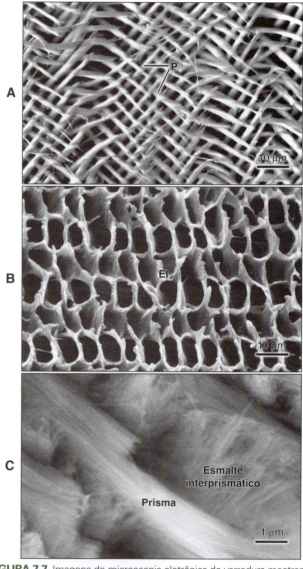

FIGURA 7-7 Imagens de microscopia eletrônica de varredura mostrando vários aspectos do esmalte de incisivo de rato. **A,** Os prismas do esmalte (*P*) estão organizados em fileiras com orientações alternadas. **B,** O arranjo em fileiras alternadas também é evidente na delimitação das áreas de esmalte interprismático (*EI*) que acomodam os prismas do esmalte. **C,** Os prismas e o esmalte interprismático são compostos por delicados e longos cristais de apatita.

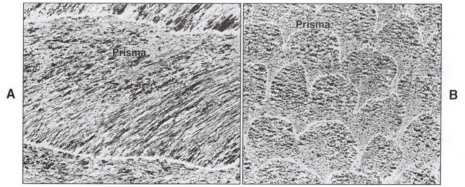

FIGURA 7-8 Eletromicrografia de transmissão de esmalte humano nos planos **(A)** longitudinal e **(B)** transversal dos prismas. (Cortesia de A.H. Meckel.)

CAPÍTULO 7 Esmalte: Composição, Formação e Estrutura

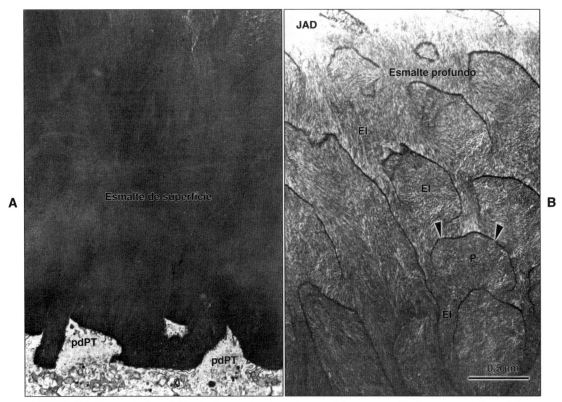

FIGURA 7-9 Preparado descalcificado de esmalte de gato no estágio de secreção. A matriz orgânica próxima aos ameloblastos é mais jovem e apresenta uma textura uniforme. Não há bainhas dos prismas discerníveis no esmalte mais jovem próximo à superfície, onde os prismas são estruturados. A porção distal do processo de Tomes (*pdPT*) penetra no esmalte. Em áreas mais profundas, próximas à dentina, a matriz é mais antiga e parcialmente removida. À medida que o esmalte amadurece, a matriz se acumula na interface entre prismas (*P*) e esmalte interprismático (*EI*) para formar as bainhas dos prismas (*cabeças de seta*). *JAD*, Junção amelodentinária.

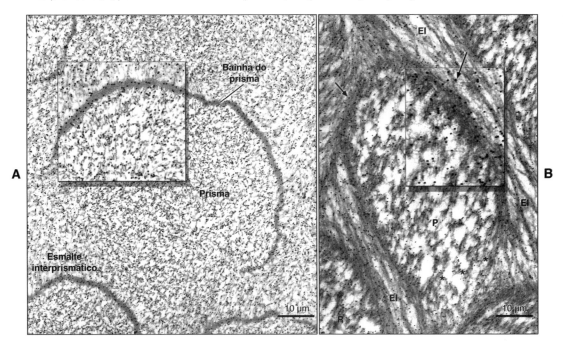

FIGURA 7-10 Propôs-se que a bainha do prisma seja composta pela "proteína da bainha", agora conhecida como *ameloblastina*. **A,** Entretanto, a marcação imunocitoquímica com ouro coloidal (*pontos pretos*) do esmalte em maturação de gato também revela presença de amelogenina em abundância na matriz orgânica que se acumula para formar a bainha do prisma. **B,** Roedores não possuem uma bainha do prisma bem definida; no entanto, preparados descalcificados de esmalte em maturação revelam uma concentração de matriz orgânica (*setas*) em torno da maior parte da periferia do prisma (*P*), exceto na zona de confluência (***) com o esmalte interprismático (*EI*). Essa matriz, assim como a de outros locais, é imunorreativa para amelogenina. Portanto, é provável que mais de uma proteína se acumule no delgado espaço entre os prismas e a substância interprismática enquanto o esmalte amadurece.

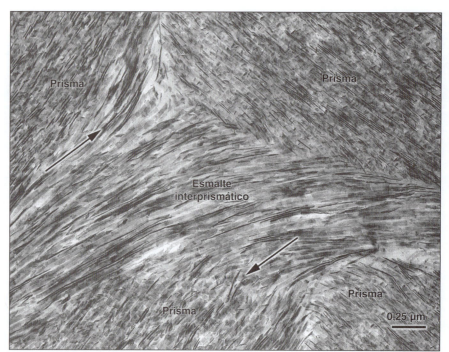

FIGURA 7-11 Septo de esmalte interprismático associado a quatro prismas adjacentes. Em certos locais (*setas*, zona de confluência), os cristais do esmalte interprismático entram nos prismas.

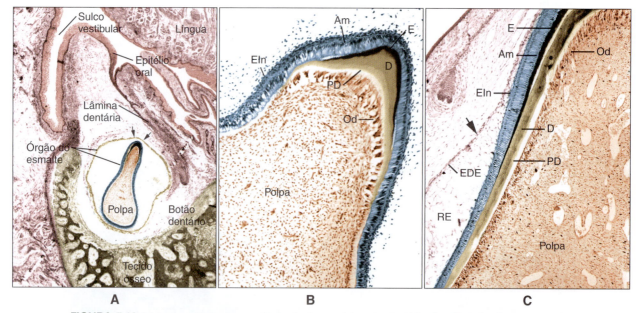

FIGURA 7-12 Início do estágio de campânula do desenvolvimento dentário. **A** e **B,** A dentina e o esmalte começaram a se formar na crista da coroa em formação, acompanhados por uma redução na quantidade do retículo estrelado (*RE*) por sobre a ponta da futura cúspide (*setas* em **A**). **C,** A diferenciação de ameloblastos (*Am*) e de odontoblastos (*Od*), juntamente com a formação do esmalte (*E*) e da dentina (*D*), progridem ao longo das vertentes do dente, em uma direção da região oclusal para a região cervical. Note a redução da quantidade do retículo estrelado (*RE*) acima da *seta* onde o esmalte está se formando ativamente. *PD*, Pré-dentina; *EDE*, epitélio dentário externo; *EIn*, estrato intermediário. (**B** e **C,** Cortesia de P. Tambasco de Oliveira.)

conteúdo mineral é incrementado acentua-se após o esmalte ter atingido sua espessura total, até adquirir mais de 96% de conteúdo mineral.

Os ameloblastos secretam proteínas da matriz e são responsáveis pela criação e manutenção de um ambiente extracelular favorável à deposição de minerais. Essas células epiteliais exibem um ciclo de vida exclusivo, caracterizado por progressivas alterações de fenótipo que refletem sua atividade primária em vários momentos da formação do esmalte (Figuras 7-12 a 7-19). A amelogênese é descrita em até seis fases, mas geralmente é subdividida em três estágios funcionais principais, referidos como *estágios de pré-secreção, de secreção* e *de maturação*. Classicamente, os ameloblastos de cada estágio foram descritos como exercendo funções mais ou menos exclusivas. Primeiramente, durante o estágio de pré-secreção, ameloblastos

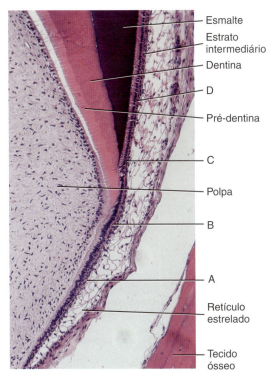

FIGURA 7-13 Aspectos histológicos da amelogênese vistos à microscopia de luz. Em *A*, o epitélio dentário interno (ou epitélio interno do esmalte) consiste em células colunares baixas indiferenciadas. Em *B*, essas células se alongam e se diferenciam em ameloblastos que estão voltados para os odontoblastos em diferenciação e, em seguida, começam a secretar a matriz orgânica do esmalte *(C)*. Em *D*, os ameloblastos estão depositando ativamente a matriz de esmalte.

em diferenciação adquirem seu fenótipo, mudam a polaridade, desenvolvem um extenso aparelho de organelas para a síntese de proteínas, e se preparam para secretar a matriz orgânica do esmalte. Em segundo lugar, durante o estágio de secreção (também chamado de *estágio de formação*), os ameloblastos elaboram e organizam toda a espessura do esmalte, resultando na formação de um tecido altamente organizado. Finalmente, durante o estágio de maturação, os ameloblastos modulam e transportam íons específicos necessários para o concomitante acréscimo de mineral. Os ameloblastos agora são considerados como células que realizam múltiplas atividades durante todo o seu ciclo de vida, e que aumentam ou diminuem algumas ou todas essas atividades, de acordo com as necessidades do desenvolvimento.

A formação do esmalte começa ao início do estágio de coroa durante o desenvolvimento do dente, e envolve a diferenciação das células do epitélio dentário interno (ou epitélio interno do esmalte), primeiramente nas pontas dos contornos das cúspides formadas nesse epitélio (Figura 7-12). Em seguida, o processo se estende ao longo das vertentes da coroa dentária até que todas as células do epitélio tenham se diferenciado em células formadoras de esmalte, ou ameloblastos (Figura 7-13). Outra característica é notável: quando ocorre a diferenciação dos ameloblastos, com a dentina já tendo iniciado a sua formação, essas células estão distantes dos vasos sanguíneos dispostos externamente ao epitélio dentário interno dentro da papila dentária. A compensação para esse suprimento vascular distante é obtida por vasos sanguíneos que se invaginam em direção ao epitélio dentário externo (ou epitélio externo do esmalte) e pela redução do retículo estrelado interveniente, o que aproxima os ameloblastos dos vasos sanguíneos (Figura 7-12, C).

MICROSCOPIA DE LUZ DA AMELOGÊNESE

Ao final do estágio de campânula, a maioria das características da amelogênese à microscopia de luz pode ser vista em um único corte (Figura 7-14). Desse modo, na região da alça cervical, as células colunares baixas do epitélio

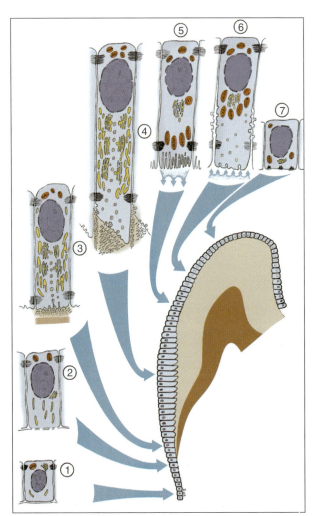

FIGURA 7-14 Representação esquemática dos vários estágios funcionais no ciclo vital dos ameloblastos, conforme ocorreria em um dente humano. *1*, Estágio morfogenético; *2*, estágio de histodiferenciação; *3*, estágio inicial de secreção (sem processos de Tomes); *4*, estágio de secreção (com processos de Tomes); *5*, ameloblasto de borda pregueada do estágio de maturação; *6*, ameloblasto de borda lisa do estágio de maturação; *7*, estágio de proteção.

dentário interno são claramente identificáveis. Perifericamente ao epitélio dentário interno encontram-se o estrato intermediário, o retículo estrelado, e o epitélio dentário externo, estando este último estreitamente associado a muitos vasos sanguíneos no folículo dentário.

À medida que o epitélio dentário interno se desenvolve em direção coronal no estágio de coroa do germe dentário, verifica-se que suas células se tornam maiores e colunares, enquanto os núcleos se alinham nas extremidades proximais das células, ou seja, extremidades adjacentes ao estrato intermediário. Logo após o início da formação da dentina, ocorre uma série de alterações morfológicas distintas e quase simultâneas associadas ao início da amelogênese no órgão do esmalte (veja Figuras 7-12, C e 7-13). As células do epitélio dentário interno, agora ameloblastos, passam a secretar mais ativamente as proteínas do esmalte que se acumulam e participam imediatamente da formação de uma camada inicial parcialmente mineralizada de esmalte, a qual não contém prismas. Quando a primeira camada de esmalte se forma, os ameloblastos se afastam da superfície da dentina. Um importante evento para a produção e organização do esmalte é o desenvolvimento de uma extensão citoplasmática nos ameloblastos, o processo de Tomes (sua formação e estrutura estão descritas adiante no capítulo), que se projeta e se interdigita com o esmalte recém-formado (veja Figuras 7-15 a 7-17). Em cortes de germes dentários em desenvolvimento de mamíferos

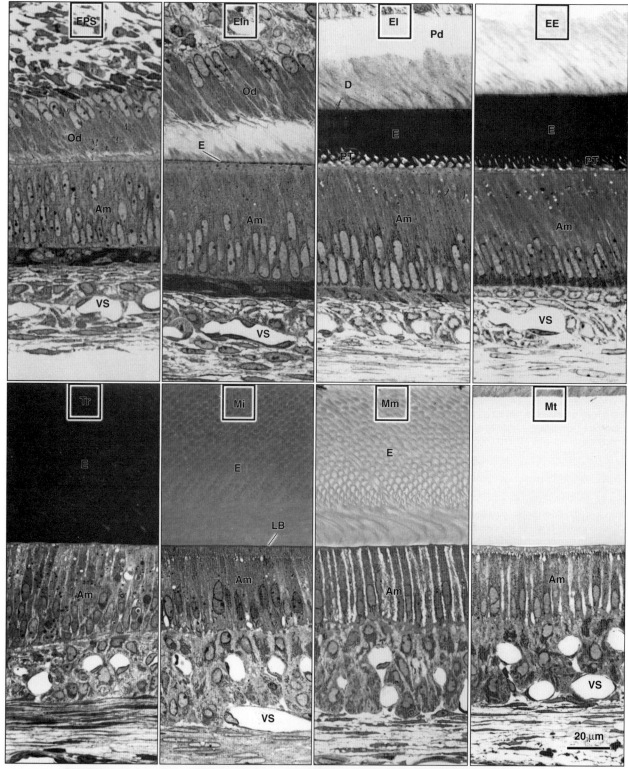

FIGURA 7-15 Prancha composta ilustrando as alterações morfológicas sofridas pelos ameloblastos de um incisivo de rato durante toda a amelogênese. *Am*, Ameloblastos; *LB*, lâmina basal; *VS*, vaso sanguíneo; *D*, dentina; *E*, Esmalte; *EI*, esmalte interno no estágio de secreção ; *EIn*, esmalte inicial ao estágio de secreção; *Mi*, estágio inicial de maturação; *Mt*, estágio tardio de maturação; *Mm*, estágio intermediário de maturação; *Od*, odontoblastos; *EE*, esmalte externo no estágio de secreção; *Pd*, pré-dentina; *EPS*, estágio de pré-secreção; *PT*, processo de Tomes; *Tr*, transição para o estágio de maturação.

CAPÍTULO 7 Esmalte: Composição, Formação e Estrutura

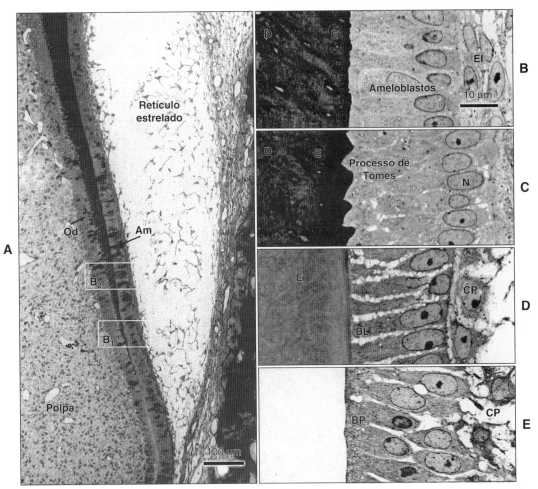

FIGURA 7-16 Fotomicrografias representativas da amelogênese em gatos. **A,** A formação do dente apresenta um gradiente de desenvolvimento da região oclusal para a região cervical, de tal forma que, em algumas coroas, seja possível encontrar a maioria dos estágios do ciclo vital dos ameloblastos. Os painéis à direita (**B** corresponde a B₁ e **C**, a B₂) são aumentos das áreas demarcadas em **A**. **B,** Estágio de secreção, formação inicial do esmalte. **C,** Estágio de secreção, formação do esmalte mais interno. **D** e **E** foram obtidos da borda incisal do dente (veja Figura 7-14). **D,** Estágio intermediário de maturação, com ameloblastos de borda lisa. **E,** Estágio tardio de maturação, com ameloblastos de borda pregueada. *Am*, Ameloblastos; *D*, dentina; *E*, Esmalte; *N*, núcleo; *Od*, odontoblastos; *CP*, camada papilar; *BP*, borda pregueada; *BL*, borda lisa; *EI*, estrato intermediário.

superiores, os processos de Tomes dão uma aparência serrilhada ou de cerca de madeira à junção entre o esmalte e a fileira de ameloblastos (veja Figuras 7-16, C e 7-17).

Quando a formação da espessura total do esmalte se completa, os ameloblastos entram no estágio de maturação (Figuras 7-15 e 7-16). Esse estágio tipicamente se inicia com uma breve fase de transição, durante a qual ocorrem significativas alterações morfológicas. Esses ameloblastos pós-secretores transicionais se tornam mais curtas e mais largas, reestruturando-se como células em maturação (veja Figura 7-15). Células do estrato intermediário subjacente, do retículo estrelado remanescente, e do epitélio dentário externo se reorganizam de tal forma que não seja mais possível a identificação individual dessas camadas celulares. Vasos sanguíneos se invaginam profundamente para essas camadas de células, sem romper a lâmina basal associada à face externa do órgão do esmalte, para formar uma estrutura convoluta referida como *camada papilar* (Figura 7-18; veja também Figura 7-15).

Finalmente, quando o esmalte está totalmente maduro, a camada de ameloblastos e a camada papilar adjacente regridem, e juntas constituem o epitélio dentário reduzido (ou epitélio reduzido do esmalte) (Figura 7-19). Os ameloblastos deixam de alternar sua aparência (modulação, discutida a seguir), reduzem seu tamanho e assumem um formato de cuboide baixo a achatado. Esse epitélio, embora não esteja mais envolvido na secreção e maturação do esmalte, continua a cobri-lo e tem uma função protetora. No caso de rupturas prematuras do epitélio, propôs-se que as células do tecido conjuntivo entram em contato com o esmalte e depositam sobre ele um material semelhante ao cemento. Durante essa fase de proteção, entretanto, a composição do esmalte ainda pode ser modificada. Por exemplo, o fluoreto, se disponível, ainda pode ser incorporado ao esmalte de um dente não erupcionado, e evidências indicam que o conteúdo de fluoreto é maior nos dentes que apresentam um intervalo mais longo entre a conclusão da formação do esmalte e sua erupção (período no qual, inevitavelmente, os ameloblastos são perdidos). O epitélio dentário reduzido permanece até a erupção do dente. À medida que o dente atravessa o epitélio oral, a parte do epitélio dentário reduzido situada em posição incisal é destruída, ao passo que a parte situada em posição mais cervical interage com o epitélio oral para formar o epitélio juncional (discutido no Capítulo 12).

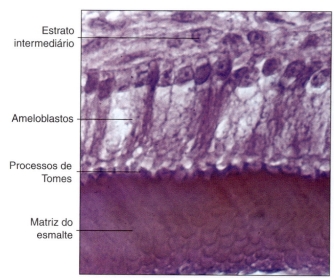

FIGURA 7-17 Formação da matriz de esmalte vista à microscopia de luz. Os processos de Tomes dos ameloblastos se projetam para dentro da matriz, visível após descalcificação em certos planos de corte, criando uma aparência de cerca de madeira em mamíferos superiores.

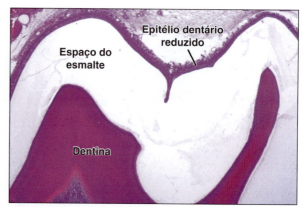

FIGURA 7-19 Quando a maturação do esmalte está completa, a camada de ameloblastos e a camada papilar adjacente constituem juntas o epitélio dentário reduzido (ou epitélio reduzido do esmalte). Apenas um espaço do esmalte é visível nessa preparação histológica, uma vez que, nesse estágio tardio do desenvolvimento, o esmalte se encontra intensamente mineralizado e, portanto, qualquer matriz residual é perdida durante a descalcificação.

MICROSCOPIA ELETRÔNICA DA AMELOGÊNESE

Estudos ultraestruturais sobre a formação de esmalte por microscopia eletrônica acrescentaram muito à compreensão desse complexo processo. Tais estudos frequentemente utilizaram como modelo o dente incisivo de rato em contínua erupção, uma vez que todos os estágios do desenvolvimento podem ser encontrados em um único dente e por demonstrar que os vários estágios de formação de esmalte apresentam uma semelhança geral com os estágios de desenvolvimento dos dentes humanos. Em incisivos de roedores em contínua erupção, os vários estágios de amelogênese são dispostos sequencialmente ao longo da extensão do dente (Figura 7-20). Em um sistema como esse, a posição representa o tempo de desenvolvimento, e é possível examinar — de modo previsível — os vários estágios da amelogênese através de amostragem em diferentes posições a partir da extremidade apical, onde ocorre a renovação celular, até a extremidade incisal, onde o atrito oclusal se equilibra com a contínua atividade de formação no dente, iniciada no ápice.

Estágio de Pré-secreção
Fase Morfogenética

Durante o estágio de campânula do desenvolvimento dentário, o formato da coroa é estabelecido. Uma lâmina basal está presente entre as células do epitélio dentário interno e a papila dentária (Figuras 7-21 e 7-22, A). Nesse estágio, a dentina ainda não está mineralizada, conforme evidenciado pela presença de vesículas da matriz intactas em sua estrutura (Figura 7-23; veja também Figuras 7-21 e 7-22, A). As células do epitélio dentário interno ainda podem sofrer divisão mitótica, inicialmente em toda a campânula, sendo finalmente limitada à porção cervical do dente. Essas células são cuboides ou colunares baixas, com grandes núcleos centralmente localizados, e um aparelho de Golgi pouco desenvolvido no citoplasma proximal (basal) das células (voltado para o estrato intermediário), em cujo perímetro existe um complexo juncional. Mitocôndrias e outros componentes citoplasmáticos encontram-se esparsos por toda a célula.

Fase de Diferenciação

À medida que as células do epitélio dentário interno se diferenciam em ameloblastos, elas se alongam e seus núcleos se deslocam para o citoplasma proximal (basal), em direção ao estrato intermediário. A lâmina basal que as suporta torna-se fragmentada por projeções citoplasmáticas e, em seguida, degradada durante a formação da pré-dentina do manto (veja Figura 7-21). Em cada célula, o aparelho de Golgi aumenta de volume e migra em direção distal, a partir de sua posição proximal, para ocupar uma importante fração do citoplasma supranuclear. A quantidade de retículo endoplasmático granular

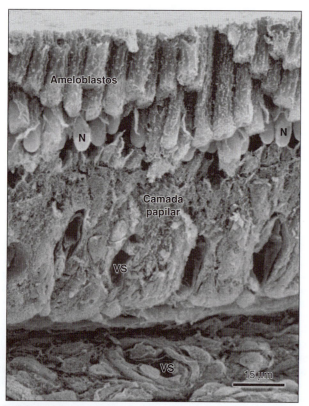

FIGURA 7-18 Vista em microscopia eletrônica de varredura do órgão do esmalte durante o estágio de maturação. Células do estrato intermediário, do retículo estrelado e do epitélio dentário externo tornam-se compactadas em uma camada única. Os vasos sanguíneos invaginam-se profundamente para esta camada para formar uma estrutura de aspecto retorcido, referida como *camada papilar*. *VS*, vaso sanguíneo; *N*, núcleo.

CAPÍTULO 7 Esmalte: Composição, Formação e Estrutura

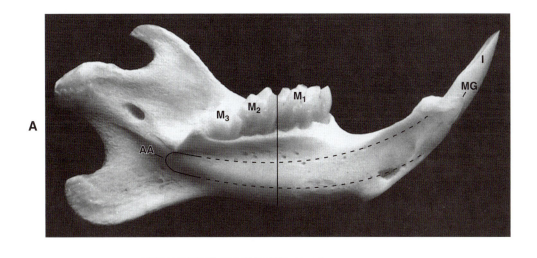

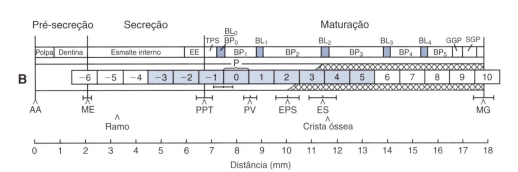

FIGURA 7-20 A, Vista mesial da hemimandíbula esquerda de rato. A *linha tracejada* delineia a posição aproximada do incisivo dentro do osso. A *linha sólida* perpendicular à superfície labial do incisivo e que passa entre o primeiro (M_1) e o segundo molar (M_2) demarca os estágios de secreção e de maturação. A formação de esmalte progride sequencialmente da extremidade apical para a extremidade incisal (*I*) do dente. **B,** Representação esquemática da extensão curvilínea da superfície labial do incisivo a partir da alça apical (*AA*) até a margem gengival (*MG*), e mapeamento das respectivas "extensões" ocupadas vários estágios e regiões da amelogênese. *ME,* Início da secreção da matriz de esmalte; *EPS,* esmalte parcialmente solúvel durante descalcificação; *ES,* esmalte completamente solúvel; *GGP,* região onde os ameloblastos acumulam grandes grânulos de pigmento; *SGP,* região onde os ameloblastos não apresentam grânulos de pigmento; *PPT,* ponto marcando a localização da perda do processo de Tomes; *EE,* região de secreção do esmalte externo; *TPS,* região de transição pós-secreção; *BP,* faixa de ameloblastos de borda pregueada; *PV,* prismas visíveis; *BL,* faixa de ameloblastos de borda lisa. (Adaptado a partir de Smith CE, Nanci A: A method for sampling the stages of amelogenesis on mandibular rat incisors using the molars as a reference for dissection. *Anat Rec* 225:257-266, 1989.)

aumenta significativamente e, em algumas espécies, as mitocôndrias se agrupam no citoplasma infranuclear, com apenas algumas esparsas no restante da célula. Um segundo complexo juncional se desenvolve no perímetro distal da célula (próximo aos odontoblastos em diferenciação), compartimentalizando o ameloblasto em um corpo e uma projeção distal denominada de processo de Tomes, sobre o qual o esmalte é depositado (Figura 7-22, B e C). Desse modo, o ameloblasto se torna uma célula polarizada, com a maioria de suas organelas situada no corpo celular, distalmente ao núcleo. Essas células podem não se dividir mais.

Embora no passado esses ameloblastos em diferenciação fossem considerados como células não secretoras, agora tem sido demonstrado claramente que a produção de algumas proteínas do esmalte tem início muito antes do previsto, até antes da perda da lâmina basal que separa pré-ameloblastos e pré-odontoblastos (veja Figura 7-22, A). Surpreendentemente, os pré-ameloblastos também expressam alguns produtos secretados por odontoblastos, tais como a sialoproteína da dentina, ainda que transitoriamente. Essa expressão recíproca de proteínas das matrizes opostas, à medida que as células se diferenciam, assim como a produção de típicas proteínas (ecto) mesenquimais por células derivadas do órgão do esmalte em estágios tardios (veja Capítulo 9), é compatível com a origem ectodérmica comum (epitélio oral/crista neural) de todas as células formadoras de tecidos mineralizados na região craniofacial.

A partir desse momento até o final do estágio de secreção (veja a próxima seção), os ameloblastos estão estreitamente alinhados entre si, e especializações de adesão intercelular, ou complexos juncionais, entre eles mantêm o alinhamento. Esses complexos juncionais circundam as células em seus perímetros distal (ou apical, próximo ao esmalte) e proximal (ou basal, próximo ao estrato intermediário). Delicados filamentos de actina se irradiam a partir dos complexos juncionais em direção ao citoplasma dos ameloblastos e podem ser distinguidos formando tramas terminais distal e proximal (Figura 7-24). Esses complexos juncionais desempenham um importante papel na amelogênese por manter os ameloblastos fortemente unidos e determinar em diferentes momentos o que pode, e o que não pode passar entre eles, de modo a entrar ou sair do esmalte.

130   **CAPÍTULO 7**   Esmalte: Composição, Formação e Estrutura

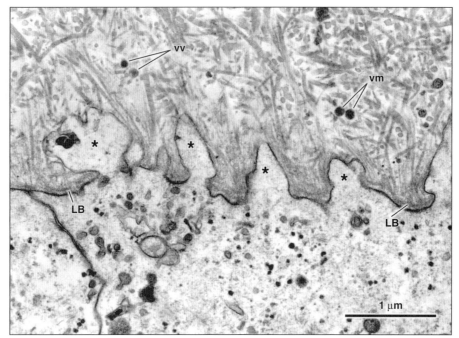

FIGURA 7-21 Ameloblastos em diferenciação estendem projeções citoplasmáticas (*) através da lâmina basal (*LB*), separando-os da pré-dentina do manto em formação. A lâmina basal está fragmentada e é removida antes da deposição ativa da matriz de esmalte. *vm*, Vesícula de matriz.

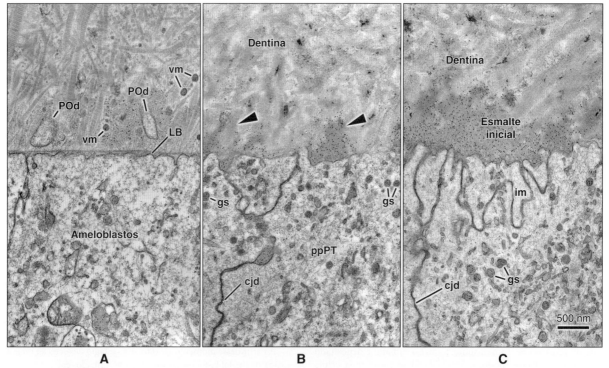

FIGURA 7-22 Preparações imunocitoquímicas com ouro coloidal ilustrando a expressão de amelogenina por ameloblastos em diferenciação. **A,** Moléculas de amelogenina são imunodetectadas (*pontos pretos*) no meio extracelular ao início do estágio de pré-secreção, antes da remoção da lâmina basal (*LB*) que se encontra na interface entre os ameloblastos e a matriz da pré-dentina em desenvolvimento. Em seguida, proteínas do esmalte **(B)** acumulam-se primeiramente como áreas focais (*cabeças de seta*) na interface com a dentina e, em seguida **(C)**, como uma camada uniforme de esmalte inicial que é vista em preparações mineralizadas contendo numerosos cristalitos. *cjd*, Complexo juncional distal; *im*, invaginações da membrana; *vm*, vesícula da matriz; *POd*, prolongamento de odontoblasto; *ppPT*, porção proximal do processo de Tomes; *gs*, grânulo de secreção.

CAPÍTULO 7 Esmalte: Composição, Formação e Estrutura

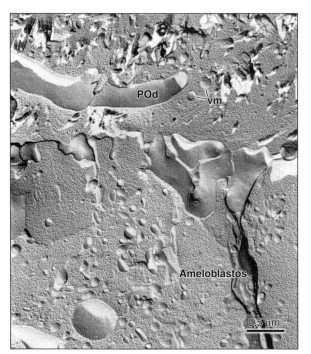

FIGURA 7-23 Preparação por criofratura ilustrando uma vista tridimensional de ameloblastos em estágio de pré-secreção, similares aos da Figura 7-22, A, e o prolongamento de um odontoblasto (*POd*) e vesículas da matriz (*vm*) na região da pré-dentina do manto em formação, onde as primeiras proteínas do esmalte são depositadas.

Estágio de Secreção

A ultraestrutura dos ameloblastos no estágio de secreção reflete sua intensa atividade sintética e secretora. O aparelho de Golgi é extenso e forma uma organela de aspecto cilíndrico ao corte transversal, circundada por numerosas cisternas de retículo endoplasmático granular, ocupando uma grande parte do citoplasma supranuclear (Figuras 7-25 a 7-28, A). O RNA mensageiro para proteínas do esmalte é traduzido por ribossomas na membrana do retículo endoplasmático granular e, em seguida, as proteínas sintetizadas são translocadas o interior de suas cisternas. Subsequentemente, as proteínas progridem através do aparelho de Golgi para modificações pós-traducionais adicionais (principalmente para proteínas não amelogeninas), e são acondicionadas em grânulos de secreção revestidos por membrana. Esses grânulos migram para a extremidade distal da célula, ou seja, para o processo de Tomes (Figuras 7-28, B; e 7-29, B; veja também Figuras 7-24, A; 7-27). A secreção pelos ameloblastos é constitutiva; ou seja, é contínua, e os grânulos de secreção não são armazenados por períodos prolongados, como é o caso, por exemplo, das células acinosas das glândulas salivares.

Quando se inicia a formação de esmalte, o processo de Tomes é composto apenas por uma porção proximal (Figura 7-30; veja também Figura 7-22). O conteúdo dos grânulos de secreção é liberado por sobre a dentina do manto recém-formada, ao longo da superfície do processo de Tomes, formando uma camada inicial de esmalte que não contém prismas de esmalte. Muito pouco tempo decorre entre a secreção da matriz do esmalte e sua mineralização. Os primeiros cristais de hidroxiapatita formados se interdigitam com os da dentina (Figura 7-31).

À medida que a camada inicial de esmalte vai se formando, os ameloblastos migram para longe da superfície da dentina e desenvolvem a porção distal do processo de Tomes como uma extensão da porção proximal. A porção proximal se estende a partir do complexo juncional distal até a superfície

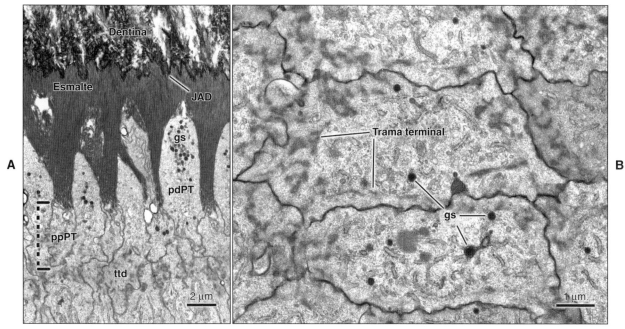

FIGURA 7-24 A, Ameloblastos diferenciados, neste caso ainda em estágio de secreção inicial, desenvolvem um complexo juncional em seu perímetro distal. A extensão celular acima do complexo juncional é o processo de Tomes, o qual é dividido em duas partes. A porção proximal do processo de Tomes (*ppPT*) estende-se do complexo juncional até a superfície da camada de esmalte, enquanto a porção mais distal (*pdPT*) penetra no esmalte. **B,** Vista em corte transversal de ameloblastos no nível do complexo juncional distal. Esse complexo, semelhante a um cinturão, estende-se ao redor de toda a circunferência apical (distal) dos ameloblastos e mantém as células firmemente unidas. Feixes de microfilamentos (*trama terminal*) concentram-se e seguem ao longo da superfície citoplasmática do complexo. *ttd*, Trama terminal distal; *JAD*, junção amelodentinária; *gs*, grânulo de secreção.

132 **CAPÍTULO 7** Esmalte: Composição, Formação e Estrutura

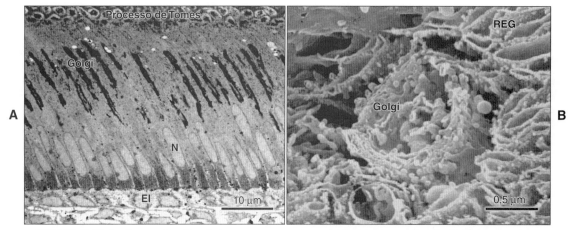

FIGURA 7-25 A, Preparação citoquímica para uma enzima residente no aparelho de Golgi mostrando a extensão dessa organela ao longo do citoplasma supranuclear de ameloblastos em estágio de secreção. **B,** Imagem em microscopia eletrônica de varredura de um ameloblasto em corte transversal preparado por criofratura. O aparelho de Golgi possui uma configuração cilíndrica e está circundado pelo retículo endoplasmático granular (*REG*). *N*, Núcleo; *EI*, estrato intermediário.

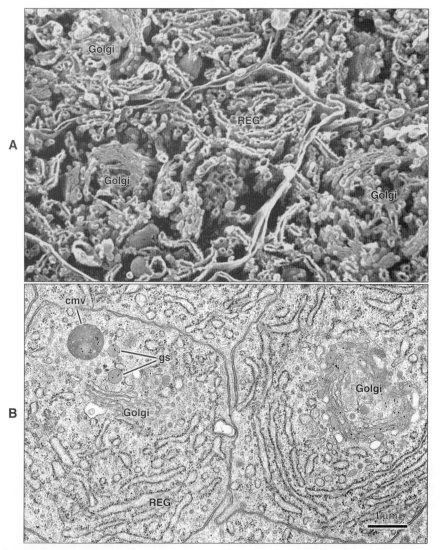

FIGURA 7-26 Vistas comparativas em microscopia eletrônica de varredura **(A)** e em microscopia eletrônica de transmissão **(B)** de ameloblastos em estágio de secreção em corte transversal. O aparelho de Golgi está localizado centralmente e circundado por cisternas de retículo endoplasmático granular (*REG*). A preparação em **B** está imunomarcada (*pontos pretos*) para amelogenina. A marcação é encontrada não apenas no aparelho de Golgi e nos grânulos de secreção (*gs*) mas também em organelas envolvidas na degradação de proteínas, tais como corpos multivesiculares (*cmv*).

CAPÍTULO 7 Esmalte: Composição, Formação e Estrutura

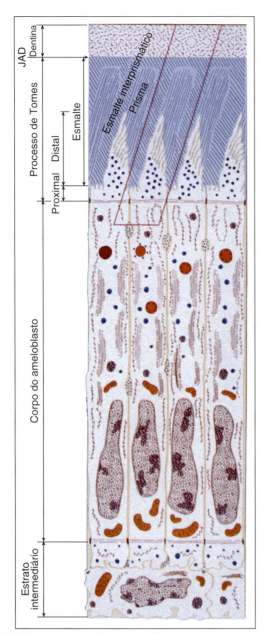

FIGURA 7-27 Representação esquemática da estrutura de ameloblastos em estágio de secreção, como seria revelado em um corte ao longo de seu eixo longitudinal. *JAD*, Junção amelodentinária.

da camada de esmalte, enquanto a porção distal penetra no esmalte e se interdigita com ele para além da camada inicial (Figura 7-32; veja também Figuras 7-24, A; 7-27 e 7-28, B). O citoplasma de ambas as porções do processo de Tomes estão em continuidade com o corpo do ameloblasto. A configuração dos cristais de esmalte nos prismas e no esmalte interprismático é uma propriedade proporcionada pelos ameloblastos e por seus processos de Tomes. O arcabouço estrutural dos prismas e do esmalte interprismático é similar em todas as espécies, mas seu tamanho e contorno variam para refletir a geometria da célula.

Quando a porção distal do processo de Tomes é estabelecida, a secreção de proteínas do esmalte se torna escalonada, e é confinada a dois locais (veja Figuras 7-27 e 7-32). Os locais onde as proteínas do esmalte são liberadas no meio extracelular podem ser identificados pela presença de abundantes invaginações na membrana (Figura 7-33; veja também Figura 7-32). Acredita-se que essas invaginações se formem para acomodar o excesso de membrana ocasionado pela rápida fusão de muitos grânulos de secreção nesses locais. A secreção derivada do primeiro local (ou seja, a partir da parte proximal do processo, próximo ao complexo juncional, ao redor da periferia da célula), juntamente com a secreção dos ameloblastos adjacentes, resulta na formação de divisórias ou partições de esmalte que delimitam uma fosseta (Figura 7-34; veja também Figura 7-7, B) na qual se situa a porção distal do processo de Tomes. Essas partições não são unidades distintas, e de fato formam um *continuum* por toda a camada de esmalte chamada de *esmalte interprismático*. A secreção derivada do segundo local (ou seja, ao longo de uma face da porção distal do processo de Tomes) fornece a matriz que participa da formação do *prisma de esmalte* que, finalmente, preenche uma fosseta. A formação do esmalte interprismático é sempre uma etapa à frente, porque a cavidade na qual um prisma de esmalte é formado deve primeiramente ser definida. De fato, o local de secreção da matriz interprismática é contíguo à frente de crescimento da camada do esmalte, enquanto o da matriz do prisma é mais profundo na camada de esmalte. Em ambos os locais, o esmalte tem composição idêntica, e os prismas e o esmalte interprismático diferem somente na orientação de seus cristalitos (Figura 7-35; veja também Figuras 7-1, C, 7-2, 7-3, e 7-11).

Acredita-se geralmente que a porção distal do processo de Tomes se alongue à medida que a camada de esmalte se torna espessa, e que se torne gradualmente mais delgada à medida que o diâmetro do prisma em crescimento a pressiona contra a parede da cavidade interprismática (veja Figura 7-35). A porção distal do processo de Tomes acaba sendo espremida, criando um estreito espaço ao longo da maior parte da circunferência entre o prisma e o esmalte interprismático que é preenchido com material orgânico e, conforme indicado anteriormente, forma a bainha do prisma que é proeminente em mamíferos superiores. A superfície de secreção na porção distal do processo de Tomes está voltada para a região onde não há bainha do prisma. Os cristais do prisma formados em relação à superfície de secreção são criados diretamente contra a partição interprismática e, consequentemente, sobre uma estreita área, os cristais dos prismas e os cristais interprismáticos são confluentes (veja Figura 7-35). Quando a porção externa da camada de esmalte está em formação, o formato da porção distal do processo de Tomes é alterado, e sua orientação em relação ao corpo celular se modifica (Figura 7-36; veja também Figura 7-15). Como resultado, os prismas de esmalte no terço externo da camada de esmalte apresentam um perfil ligeiramente diferente, e sua trajetória é mais retilínea (Figura 7-37; veja também Figura 7-1, B). Finalmente, os ameloblastos se tornam mais baixos e perdem sua porção distal do processo de Tomes; as células agora têm a mesma aparência geral de quando formavam o esmalte inicial (veja Figuras 7-15 e 7-36). Como os prismas se formam em relação à porção distal do processo de Tomes (que não existe mais), as poucas camadas finais de esmalte (esmalte superficial), da mesma forma que as poucas primeiras camadas, não contêm prismas (Figura 7-38). Desse modo, a camada de esmalte é composta por uma camada contendo prismas e esmalte interprismático (camada de esmalte prismático), comprimida entre delgadas camadas inicial (próximo ao limite amelodentinário) e final (superficial) de esmalte sem prismas (camadas de esmalte aprismático). Notavelmente, o esmalte da camada inicial, o esmalte interprismático e o esmalte da camada final são formados a partir da mesma superfície de secreção dos ameloblastos — ou seja, a superfície na porção proximal do processo de Tomes — e, de fato, acredita-se que elas constituam um *continuum*.

Estágio de Maturação

Antes de o dente erupcionar na cavidade oral, o esmalte endurece. Essa alteração nas propriedades físico-químicas resulta do crescimento em largura e espessura dos cristais preexistentes semeados durante a fase de formação da amelogênese, e não pela criação *de novo* de cristais adicionais (veja Figuras 7-3 e 7-4). O crescimento dos cristais durante o estágio de maturação ocorre à custa das proteínas da matriz e do fluido de esmalte, os quais, em grande parte, estão ausente do esmalte maduro. A amelogênese é um processo de desenvolvimento bastante lento que pode levar até 5 anos para se completar nas coroas de alguns dentes na dentição permanente do ser humano; até cerca de dois terços do tempo de formação podem ser ocupados pelo estágio de maturação. Os ameloblastos no estágio de maturação parecem realizar pequenos e repetidos acréscimos em termos de desenvolvimento, com um efeito cumulativo de grande alteração.

Embora os ameloblastos no estágio de maturação geralmente sejam referidos como *células pós-secretoras*, eles ainda sintetizam e secretam proteínas

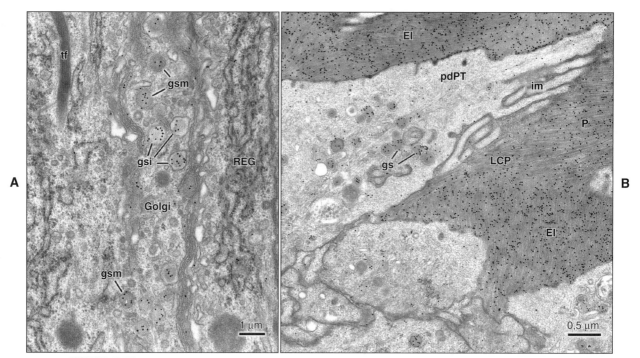

FIGURA 7-28 Preparações imunocitoquímicas para amelogenina. **A,** Grânulos de secreção imaturos (*gsi*) e maduros (*gsm*) são encontrados na face *trans* (de maturação) do aparelho de Golgi. **B,** Grânulos de secreção são translocados para o processo de Tomes e se acumulam próximo às superfícies de secreção, identificadas pela presença de invaginações da membrana plasmática apical (*im*). *pdPT*, Porção distal do processo de Tomes; *EI*, esmalte interprismático; *P*, prisma; *REG*, retículo endoplasmático granular; *LCP*, local de crescimento do prisma; *gs*, grânulo de secreção; *tf*, tonofilamentos.

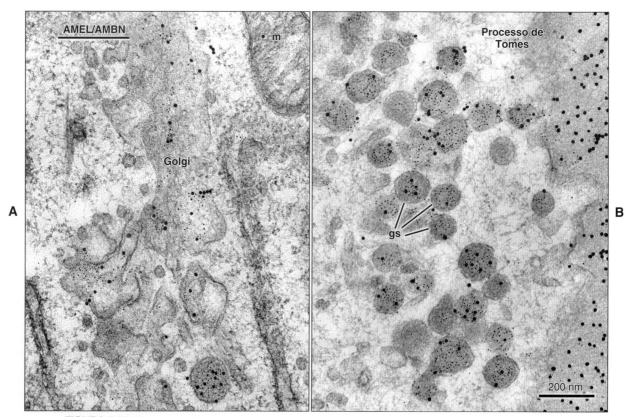

FIGURA 7-29 Preparações imunocitoquímicas com dupla marcação; os *pontos pretos finos* indicam a presença de ameloblastina (*AMBN*), enquanto os *pontos grandes* indicam a presença de amelogenina (*AMEL*). **A,** Ambas as proteínas são processadas simultaneamente no aparelho de Golgi. **B,** A maioria dos grânulos de secreção (*gs*) no processo de Tomes contém ambas as proteínas, indicando que elas são secretadas simultaneamente. *m*, Mitocôndrias.

CAPÍTULO 7 Esmalte: Composição, Formação e Estrutura 135

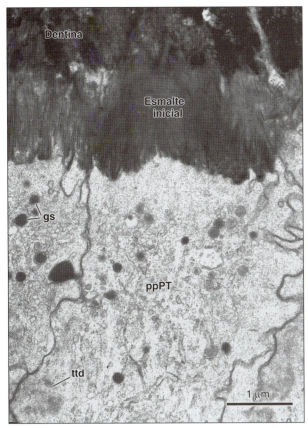

FIGURA 7-30 Quando o esmalte inicial se forma, o ameloblasto possui apenas uma porção proximal do processo de Tomes (*ppPT*). A porção distal desenvolve-se como uma extensão da porção proximal um pouco mais tarde, quando os prismas do esmalte começam a se formar. *ttd*, Trama terminal distal; *gs*, grânulos de secreção.

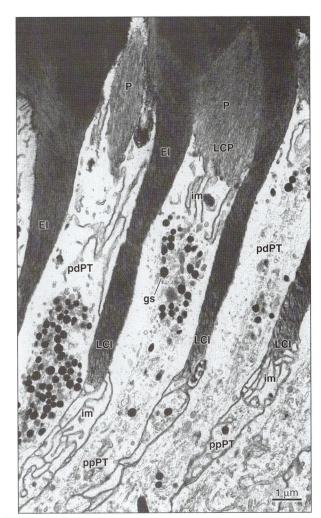

FIGURA 7-32 O esmalte interprismático (*EI*) circunda cada prisma em formação (*P*) e a porção distal dos processos de Tomes (*pdPT*); essa porção é a continuação da porção proximal (*ppPT*) para dentro da camada de esmalte. Os locais de crescimento do esmalte interprismático (*LCI*) e de prismas (*LCP*) estão associados a invaginações da membrana (*im*) nas porções proximal e distal dos processos de Tomes, respectivamente. Essas invaginações representam os locais onde os grânulos de secreção (*gs*) liberam as proteínas do esmalte no meio extracelular para o crescimento dos cristais de esmalte em comprimento, o que resulta em um aumento na espessura da camada de esmalte.

(veja Figura 7-36). Esses ameloblastos ainda exibem um proeminente aparelho de Golgi, uma característica estrutural compatível com tal atividade (Figura 7-39). Surpreendentemente, em algumas espécies, os ameloblastos ainda produzem temporariamente algumas proteínas da matriz do esmalte durante esse estágio (amelogenina e ameloblastina – discutidas adiante) (veja Figura 7-39). Embora os sinais de amelogenina sejam encontrados apenas ao início do estágio de maturação, curiosamente os sinais de ameloblastina continuam a ser expressos por muito tempo ainda. O significado dessa produção continuada enquanto ocorre remoção de grande parte da matriz não está claro. No entanto, ameloblastos no estágio de maturação normalmente também produzem outras proteínas (discutido adiante).

Fase de Transição

Após a espessura total do esmalte imaturo ter sido formada, os ameloblastos sofrem alterações morfológicas significativas em preparação para o seu próximo papel funcional, o de maturação do esmalte. Ocorre uma breve fase de transição, envolvendo uma redução na altura dos ameloblastos e uma diminuição em seu volume e em seu conteúdo de organelas (veja Figuras 7-15 e 7-36, C). Durante o estágio de maturação, os ameloblastos

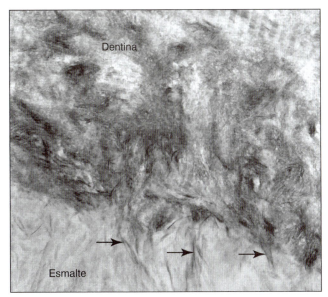

FIGURA 7-31 Eletromicrografia de transmissão da formação inicial de esmalte, mostrando o íntimo entrelaçamento do colágeno da dentina mineralizada com os cristais de esmalte mais finos, semelhantes a fitas.

136   **CAPÍTULO 7**   Esmalte: Composição, Formação e Estrutura

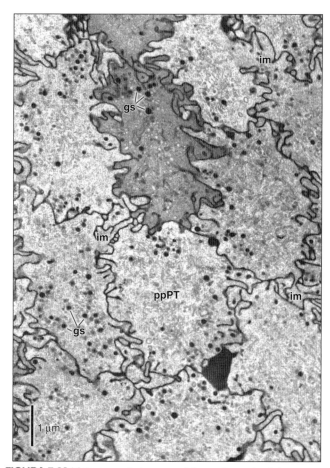

FIGURA 7-33 Vista em corte transversal da porção proximal do processo de Tomes (*ppPT*) de ameloblastos no nível da superfície de secreção do esmalte interprismático. As invaginações da membrana (*im*) estão presentes ao redor da circunferência das células e delineiam a margem de cada uma das cavidades formadas pelo esmalte interprismático mostradas na Figura 7-7, B. *gs*, Grânulo de secreção.

sofrem morte celular programada (apoptose) (Quadro 7-1). As particularidades do incisivo de rato permitiram aos pesquisadores obterem uma avaliação quantitativa da extensão do processo nesse dente; aproximadamente 25% das células morrem durante a fase de transição, e outros 25% morrem à medida que a maturação do esmalte prossegue. Não se sabe se a magnitude de perda celular é a mesma em dentes humanos. Entretanto, considerando as semelhanças gerais na amelogênese entre os dentes de erupções contínua e limitada, pode-se assumir com segurança que a população inicial de ameloblastos é significativamente reduzida durante a fase de maturação em todos os dentes. Curiosamente, a apoptose também ocorre em nós de esmalte (veja Capítulo 5) como parte dos eventos morfogenéticos.

A morte celular é um mecanismo fundamental durante o desenvolvimento embrionário e ao longo da vida de um organismo. Na embriogênese, as

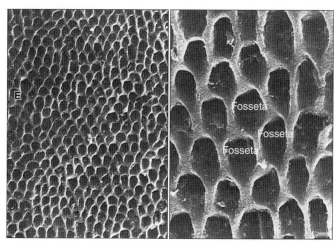

FIGURA 7-34 Eletromicrografia de varredura da superfície de um dente humano em desenvolvimento do qual os ameloblastos foram removidos. A superfície consiste em uma série de fossetas anteriormente preenchidas pelos processos de Tomes, cujas paredes são formadas por esmalte interprismático. (A partir de Warshawsky H et al: The development of enamel structure in rat incisors as compared to the teeth of monkey and man. *Anat Rec* 200:371-399, 1981.)

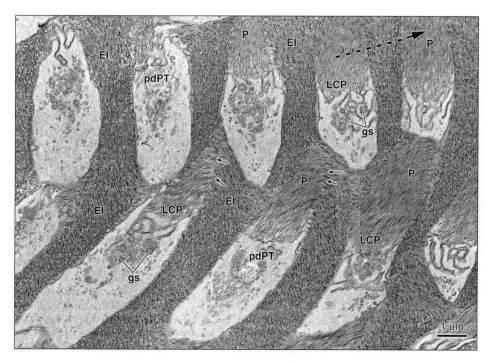

FIGURA 7-35 Em cortes transversais, as porções distais dos processos de Tomes (*pdPT*) aparecem como estruturas ovoides circundadas por esmalte interprismático (*EI*). Eles diminuem de tamanho em direção à junção amelodentinária (*seta tracejada*) à medida que os prismas (*P*) aumentam de diâmetro. Os cristais que compõem os prismas se misturam com os do esmalte interprismático (*setas pequenas*, zona de confluência) no ponto onde os prismas começam a se formar. *LCP*, Locais de crescimento dos prismas; *gs*, grânulo de secreção.

CAPÍTULO 7 Esmalte: Composição, Formação e Estrutura 137

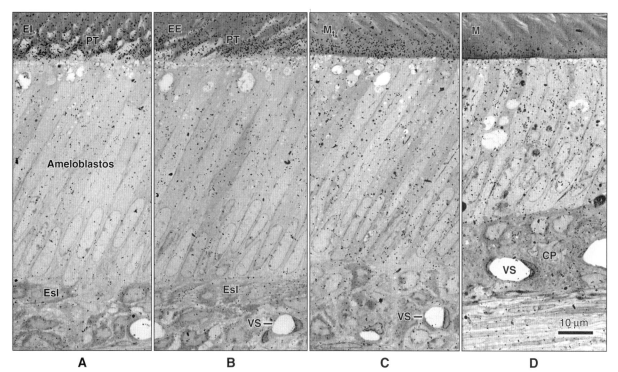

FIGURA 7-36 Preparações radioautográficas especiais após a administração de ^{3}H-metionina (metionina tritiada) para a marcação radioativa de produtos de secreção (principalmente amelogeninas) dos ameloblastos. Os *grânulos de prata escuros* sobre o esmalte indicam a presença de amelogeninas recém-formadas. **A e B,** Como esperado, ameloblastos em estágio de secreção secretam proteínas ativamente durante a formação de esmalte interno (*EI*) e externo (*EE*). **C e D,** A presença de grânulos sobre o esmalte da superfície durante a fase de transição (M$_t$) e o início da maturação (M) indica que os ameloblastos ainda produzem algumas proteínas da matriz do esmalte durante a fase inicial do estágio de maturação. **C,** Esta fotomicrografia é do início da transição; note que o estrato intermediário (*EsI*) começou a se reorganizar para fazer parte da camada papilar (*CP*). *VS,* Vaso sanguíneo; *PT,* processo de Tomes.

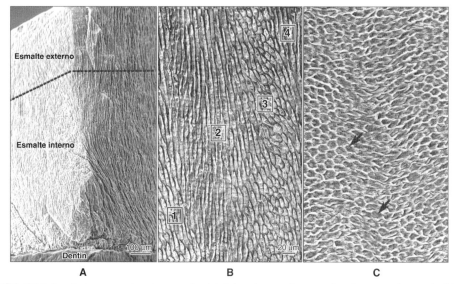

FIGURA 7-37 **A e B,** Imagens de microscopia eletrônica de varredura mostrando a complexa trajetória dos prismas nos dois terços internos da camada de esmalte em dentes humanos. **B,** Os prismas estão organizados em grupos que exibem diferentes orientações; esta imagem mostra quatro grupos adjacentes. **C,** Nesta preparação em criofratura, os prismas são vistos nas fossetas formadas pelo esmalte interprismático (*setas*).

CAPÍTULO 7 Esmalte: Composição, Formação e Estrutura

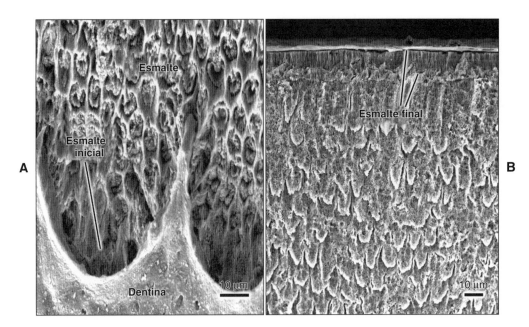

FIGURA 7-38 A primeira camada de esmalte (inicial) **(A)** e a última camada de esmalte (final) **(B)** são aprismáticas; ou seja, elas não contêm prismas.

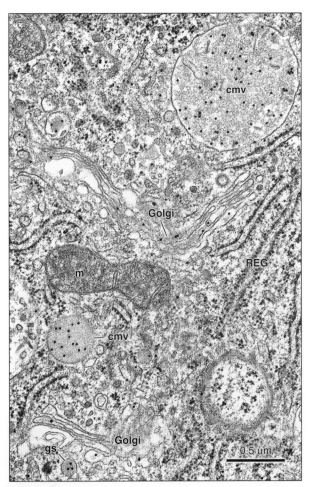

FIGURA 7-39 Conforme ilustrado nesta preparação imunocitoquímica (*pontos pretos*), ameloblastos em estágio inicial de maturação contêm amelogenina em seu aparelho de Golgi, indicando que eles ainda sintetizam proteínas do esmalte. Os elementos do sistema de lisossomas, como os corpos multivesiculares (*cmv*), também são imunorreativos. *m*, Mitocôndrias; *REG*, retículo endoplasmático granular; *gs*, grânulo de secreção.

QUADRO 7-1 Aspectos Essenciais da Morte Celular

Necrose (Morte Celular Acidental)
Morte celular que resulta de lesão irreversível à célula. As membranas da célula se tornam permeáveis e a célula torna-se tumefeita. Enzimas líticas destroem os conteúdos celulares, que, em seguida, extravazam para o meio extracelular, levando à montagem de uma resposta inflamatória.

Morte Celular Programada
Um processo celular ativo que culmina em morte celular. Esse processo pode ocorrer em resposta a estímulos durante o desenvolvimento ou a partir do microambiente, ou em resposta a algum dano fisiológico detectado pela rede de vigilância interna da célula.

Apoptose
Um tipo de morte celular programada caracterizada por um padrão particular de alterações morfológicas. O nome vem do grego antigo, referindo-se à queda das pétalas de flores ou de folhas das árvores. A apoptose é observada em todos os metazoários, incluindo plantas e animais, mas os genes que codificam as proteínas envolvidas na apoptose precisam ainda ser detectadas em organismos unicelulares, tais como leveduras.
A morte apoptótica ocorre em duas fases. Durante a fase latente, a célula parece morfologicamente normal, mas está se preparando ativamente para a morte. A fase de execução é caracterizada por uma série de dramáticas alterações estruturais e bioquímicas que culminam na fragmentação da célula em corpos apoptóticos envolvidos por membrana. As atividades que fazem com que as células sofram apoptose são chamadas de pró-apoptóticas. Atividades que protegem as células da apoptose são chamadas de antiapoptóticas.

Modificado a partir de Pollard TD, Earnshaw WC: *Cell biology*, Philadelphia, 2004, Saunders.

células morrem em momentos específicos durante o desenvolvimento para permitir uma morfogênese organizada. Duas formas principais pelas quais a morte celular pode ocorrer são a morte celular acidental ou induzida, (necrose) e a morte celular programada (apoptose). Reconhece-se atualmente também que a morte celular programada pode ocorrer sem exibição das dramáticas alterações estruturais típicas de apoptose. As principais características da necrose e da apoptose estão resumidas no Quadro 7-1, e as alterações celulares associadas à apoptose estão esquematicamente ilustradas na Figura 7-40. A família de proteínas Bcl-2, que compreende proteínas

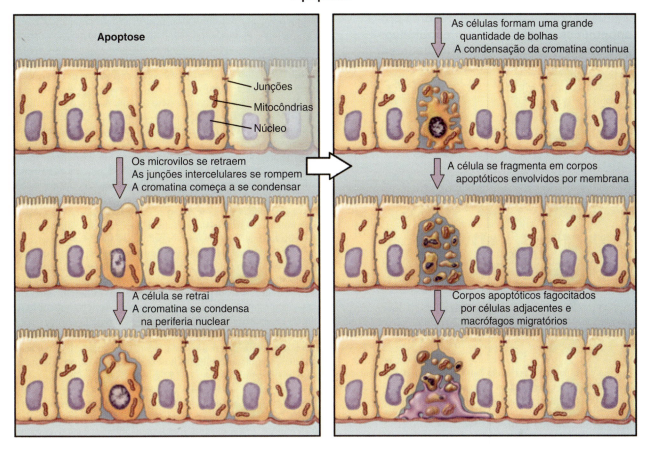
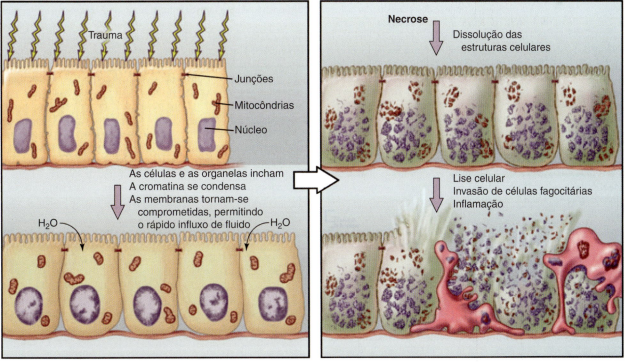

FIGURA 7-40 Comparação entre as cascatas de eventos que ocorrem na apoptose e na necrose. (A partir de Pollard TD et al: Programmed cell death. In Pollard TD et al., editors: *Cell biology*, ed 2, Philadelphia, 2007, Saunders.)

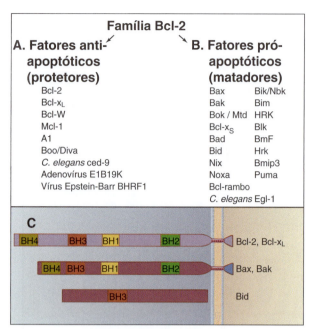

FIGURA 7-41 A família Bcl-2 das proteínas reguladoras da apoptose. (A partir de Pollard TD, Earnshaw WC: *Cell biology*, Philadelphia, 2004, Saunders.)

antiapoptóticas e pró-apoptóticas (Figura 7-41), é um importante regulador de apoptose. Proteinases especializadas (caspases) também inativam as vias de sobrevivência celular e ativam os fatores que promovem a morte.

Maturação Propriamente Dita

Em seguida, a principal atividade dos ameloblastos é a remoção da maior parte da água e do material orgânico do esmalte para permitir a introdução de material inorgânico adicional. A atividade mais dramática dessas células, sob o ponto de vista visual, é a modulação, onde se observam criação cíclica, perda e criação de novo de uma superfície apical altamente pregueada e invaginada (as células alternam entre um fenótipo de borda pregueada [ameloblastos de borda pregueada] e um fenótipo de borda lisa [ameloblastos de borda lisa]) (Figura 7-42; veja também Figuras 7-14 a 7-16). A modulação pode ser visualizada com a utilização de colorações especiais (Figura 7-43), ocorrendo em ondas que se deslocam através da coroa de um dente em desenvolvimento, das regiões menos maduras para as regiões mais maduras do esmalte (por ex., em uma direção apical-incisal nos dentes de contínua erupção, e em uma direção cervical-incisal [oclusal] em dentes de erupção limitada). As evidências disponíveis sugerem que os ameloblastos em algumas espécies modulam-se rapidamente — mais frequentemente uma vez a cada 8 horas — produzindo, assim, três ciclos diários completos de modulação. O significado das modulações ainda não está totalmente compreendido, mas parece estar relacionado à manutenção de um ambiente que permite o acréscimo de conteúdo mineral e a perda de matriz orgânica, o que ocorre em parte devido a alterações na permeabilidade do órgão do esmalte. Uma proposta é a de que a acidificação associada ao contínuo acréscimo de mineral durante a maturação faz com que os ameloblastos de borda pregueada produzam íons bicarbonato. Esse processo alcaliniza continuamente o fluido do esmalte para impedir a desmineralização reversa dos cristalitos em crescimento e manter condições de pH otimizadas para o funcionamento das enzimas que degradam a matriz, as quais preferem condições ligeiramente ácidas a quase neutras. Fluidos intersticiais que possam extravasar para dentro do esmalte em maturação durante a fase de ameloblasto de borda lisa também podem contribuir para neutralizar o pH do fluido de esmalte. Os ameloblastos de borda pregueada possuem complexos juncionais proximais que são permeáveis e complexos juncionais distais que são impermeáveis, enquanto que a maior parte dos ameloblastos de borda lisa têm complexos juncionais distais que são permeáveis e complexos juncionais proximais que são impermeáveis (Figura 7-44). Os ameloblastos de borda pregueada apresentam uma considerável atividade endocitótica e contêm numerosos lisossomas, proteínas de ligação ao cálcio e cálcio-adenosinotrifosfatases (Ca^{2+}-ATPases) associadas à membrana plasmática que parecem promover o bombeamento dos íons cálcio para dentro do esmalte em maturação. Ameloblastos de borda lisa, entretanto, transferem pequenas proteínas e outras moléculas, apresentam pouca atividade endocitótica, e quase não exibem qualquer atividade de Ca^{2+}-ATPase na membrana plasmática.

Os dados disponíveis até o momento sugerem que os íons cálcio necessários para o crescimento ativo dos cristais passem através dos ameloblastos de borda pregueada (porque seus complexos juncionais distais são impermeáveis), mas seguem ao longo das laterais dos ameloblastos de borda lisa, que são mais permeáveis. A incorporação ativa de íons minerais aos cristais ocorre principalmente em relação às células de borda pregueada. Com relação à remoção da matriz orgânica do esmalte em maturação, atualmente existem evidências suficientes que indicam que a reabsorção ativa de proteínas intactas pelos ameloblastos não é o principal mecanismo de perda de matriz orgânica observada durante a maturação do esmalte. Isto é atribuído largamente à ação de enzimas que degradam a maior parte das proteínas da matriz, as quais atuam no meio extracelular digerindo tais proteínas da matriz em fragmentos pequenos o suficiente para serem capazes de sair da camada de esmalte. Fragmentos polipeptídicos que saem do esmalte provavelmente seguem por entre as junções distais permeáveis de células de borda lisa e se difundem lateralmente entre os ameloblastos para serem capturados ao longo de suas superfícies basolaterais. Quando as células se tornam células de borda pregueada, nas quais os complexos juncionais proximais se tornam agora permeáveis, alguns dos peptídeos que se difundem lateralmente podem se dispersar por toda a camada papilar e talvez para além dela. Alguns fragmentos de proteínas da camada de esmalte também podem ser capturados por endocitose através das invaginações de membrana da borda pregueada.

Assim que os ameloblastos completam a fase de transição e iniciam a primeira série de ciclos de modulação, eles depositam uma lâmina basal atípica em seu ápice agora achatado (nenhuma parte do processo de Tomes é identificável nesse estágio). Essa camada interfacial adere-se à superfície do esmalte, e os ameloblastos se fixam a ela por meio dos hemidesmossomas (Figura 7-45). Os típicos constituintes de uma lâmina basal, tais como os colágenos dos tipos IV e VII, não foram demonstrados; no entanto, foi demonstrado que a camada contém laminina-332 (anteriormente conhecida como laminina-5), uma molécula heterotrimérica que é essencial para a formação das fixações dos hemidesmossomas. Pacientes com deficiência de laminina-332 apresentam hipoplasia focal do esmalte, e a interrupção direcionada da função da laminina-332 em camundongos afeta a aparência dos ameloblastos e a formação do esmalte. Essa lâmina basal atípica é conhecida por ser rica em glicoconjugados e conter algumas proteínas exclusivas (Figura 7-46), cuja natureza e função somente agora estão começando a ser elucidados (veja a discussão a seguir). Desse modo, provavelmente ela represente uma estrutura única tanto em composição como em função; além de uma função de adesão, a presença de moléculas altamente glicosiladas pode conferir a essa lâmina basal uma propriedade seletiva de cargas que pode ajudar a regular o movimento de substâncias para dentro e para fora da camada de esmalte. Além disso, ela está situada de tal forma que pode retransmitir aos ameloblastos informações sobre o estado do compartimento dinâmico de esmalte.

Nesse ponto, é válido recapitular as muitas funções que as células do epitélio dentário interno realizam durante o seu ciclo de vida. Inicialmente, as células estão envolvidas no estabelecimento do padrão da coroa dentária (morfogênese); nesse momento, elas são pequenas células colunares baixas com núcleos em posição central, e sofrem frequentes mitoses. Em seguida, as células sofrem alterações morfológicas, e se tornam ameloblastos (histodiferenciação). Essas alterações são preparatórias para sua entrada na fase seguinte, a secreção ativa da matriz de esmalte, quando eles desenvolvem os processos de Tomes. O estágio de secreção é seguido por uma breve fase de transição, de reestruturação celular, levando à maturação propriamente dita do esmalte, quando os ameloblastos exibem variações cíclicas com fenótipos de borda pregueada e de borda lisa em relação à superfície do esmalte; as células com borda pregueada permitem a incorporação de material inorgânico, enquanto as células de borda lisa permitem a saída de fragmentos de proteínas e água. A fase final é a fase de proteção da superfície do esmalte recém-formado até o momento da erupção do dente.

CAPÍTULO 7 Esmalte: Composição, Formação e Estrutura

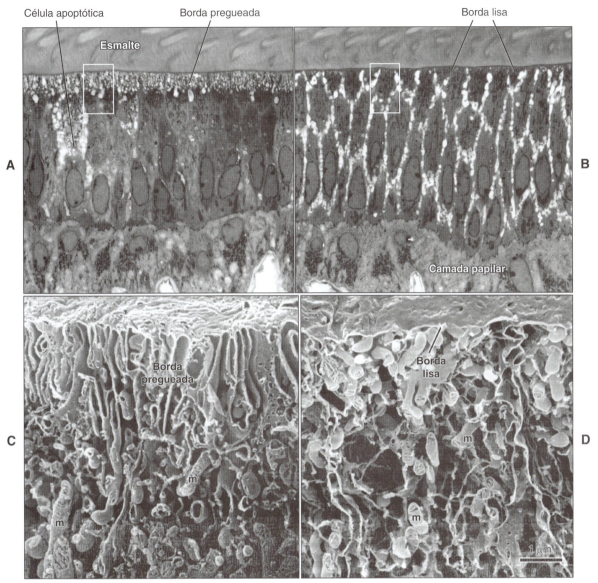

FIGURA 7-42 Eletromicrografias de varredura de cortes histológicos (**A** e **B**) e amostras em criofratura (**C** e **D**) mostrando os domínios apicais de ameloblastos em estágio de maturação com borda pregueada (**A** e **C**) e com borda lisa (**B** e **D**). **C** e **D** são provenientes de áreas similares às áreas demarcadas em **A** e **B**, respectivamente. *m*, Mitocôndrias.

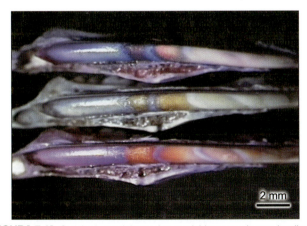

FIGURA 7-43 O ciclo de modulação dos ameloblastos pode ser visualizado por colorações especiais. Corantes indicadores foram utilizados para detectar variações regionais do pH ao longo do esmalte em maturação de incisivos de rato. As grandes faixas correspondem a regiões recobertas por ameloblastos de borda pregueada, enquanto as menores correspondem àquelas associadas a ameloblastos de borda lisa. (Cortesia de C.E. Smith.)

PRODUTOS DE SECREÇÃO DO AMELOBLASTO

A matriz orgânica do esmalte é formada por proteínas não colagênicas, as quais consistem apenas em várias proteínas do esmalte e enzimas (Tabela 7-2). Das proteínas do esmalte, 90% constituem um grupo heterogêneo de proteínas de baixo peso molecular conhecidas como *amelogeninas*. Os 10% remanescentes consistem em proteínas não amelogeninas, tais como a enamelina e a ameloblastina. O perfil eletroforético de homogenatos totais do esmalte imaturo é complexo, e representa uma imagem composta de formas recém-secretadas e parcialmente degradadas de ambas as categorias de proteínas. As amelogeninas são proteínas hidrofóbicas ricas em prolina, histidina, e glutamina, apresentando poucas modificações pós-traducionais (um único local de fosforilação) e com pesos moleculares relatados que variam entre 5 e 45 kDa. Sua heterogeneidade é ocasionada por três maneiras. Primeiramente, os genes responsáveis pela transcrição de amelogenina são encontrados nos cromossomas X e Y; pelo fato de esses dois genes não serem 100% homólogos, a princípio existe uma heterogeneidade sexual. O significado funcional desse dimorfismo sexual não é conhecido. Em segundo lugar, o gene da amelogenina contém vários éxons, os quais podem ser processados de numerosas maneiras para produzir RNAs mensageiros (RNAm) maduros que podem incluir todos os éxons ou perder alguns deles,

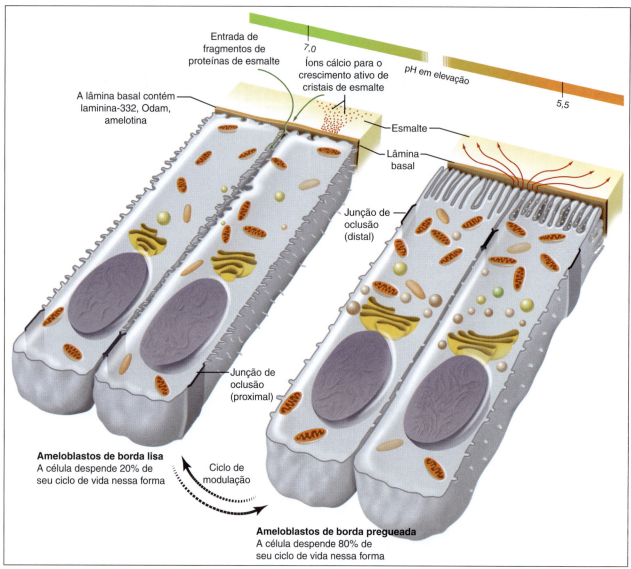

FIGURA 7-44 A morfologia funcional dos ameloblastos de borda pregueada e de borda lisa no estágio de maturação.

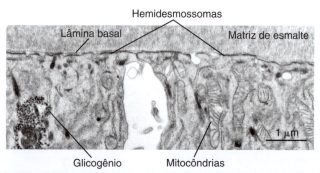

FIGURA 7-45 Existe uma lâmina basal na interface entre os ameloblastos e o esmalte em maturação. As células estão fixadas à lâmina basal por hemidesmossomas.

produzindo até nove isoformas. O significado funcional de formas de amelogeninas alternativamente processadas ainda não foi totalmente determinado. Em terceiro lugar, as amelogeninas sofrem um processamento extracelular a curto e a longo prazos por enzimas proteolíticas, ocasionando fragmentos de peso molecular mais baixo, dos quais o polipeptídeo de amelogenina rico em tirosina, e o polipeptídeo de amelogenina rico em leucina são significativos, uma vez que estes constituem a maior parte da matriz orgânica residual no esmalte em maturação.

A ameloblastina e a enamelina são os membros mais bem estudados da família de não amelogeninas. Uma proteína sulfatada de 65 kDa também foi descrita. Acredita-se que as não amelogeninas sofram um rápido processamento extracelular, e que moléculas intactas não se acumulem no esmalte por longos períodos. Outra proteína não amelogenina, chamada *tufelina* foi descrita, mas sua função como uma proteína da matriz de esmalte é questionável, uma vez que está presente em vários tecidos e não possui um peptídeo de sinal para a secreção. O fato de que as não amelogeninas representem componentes menores do esmalte em formação não implica necessariamente que elas sejam produzidas em pequenas quantidades, mas provavelmente isto é um reflexo de sua curta meia-vida (isto é, elas não se acumulam com o tempo).

Membros de, pelo menos, duas famílias gerais de proteinases estão envolvidas no processamento extracelular e na degradação das proteínas do esmalte (veja Tabela 7-2). A enamelisina (MMP20), uma enzima da família das metaloproteinases de matriz (MMP), está envolvida no processamento a curto prazo das proteínas da matriz recém-secretadas. Uma outra enzima da família de serina-proteinases, originalmente denominada *serina-protease 1 da matriz do esmalte* e atualmente denominada de *calicreína*

CAPÍTULO 7 Esmalte: Composição, Formação e Estrutura

TABELA 7-2 Resumo das Proteínas Secretadas Associadas à Formação de Esmalte*

Nome	Símbolo/ Localização do Gene	Características
Proteínas que Contribuem para o Crescimento Aposicional em Espessura da Camada de Esmalte		
Amelogenina	AMELX; AMELY Xp22.3; Yp 11.2	• Representa a principal proteína presente no esmalte em formação; a expressão cessa quando o esmalte atinge a espessura total. • Possui um peso molecular relativamente baixo (aproximadamente 25 kDa), com poucas modificações pós-traducionais. • Ameloblastos secretam várias versões (isoformas) da proteína, derivadas da transcrição ativa dos cromossomas X e Y e do processamento alternativo (*splicing*) de seu RNA mensageiro; a maioria das isoformas secretadas é truncada em relação à extensão total do transcrito hipotético. • A extremidade N-terminal da proteína secretada começa de modo característico na sequência MPLPP– de aminoácidos, e a extremidade C-terminal geralmente termina com a sequência –KREEVD. • Tem propriedades de solubilidade incomuns relativas a temperatura, pH e concentrações de íons cálcio; soluções da proteína são capazes de se transformar em uma geleia sob condições fisiológicas. • Apresenta uma acentuada tendência à autoagregação; cria estruturas unitárias chamadas nanoesferas (aproximadamente 20 nm) que se agregam em grandes arranjos quaternários, incluindo cadeias e fitas. • Inibe o crescimento lateral (expansão volumétrica) de cristais de hidroxiapatita. *Perda de função:* Forma-se uma delgada camada hipoplásica de esmalte, desprovida de prismas.
Ameloblastina	AMBN 4q 13.3	• Presente em quantidades muito menores em comparação à amelogenina (aproximadamente 10% da matriz); é encontrada, sobretudo, no esmalte recém-formado (estágio de secreção), e mais frequentemente na superfície externa do que em áreas mais profundas próximas à junção amelodentinária. • Peso molecular aproximadamente 2,5 vezes maior que a amelogenina (aproximadamente 65 kDa); possui carboidratos O-ligados (*O-linked*). • Clivada rapidamente em vários fragmentos logo após ser secretada pelos ameloblastos; um fragmento tem propriedades de ligação ao cálcio. • Ameloblastos continuam a expressar ameloblastina durante todo o estágio de maturação, embora a ameloblastina não pareça cruzar a lâmina basal e entrar na camada de esmalte em maturação. • Acredita-se que auxilie os ameloblastos na adesão à superfície do esmalte em formação durante o estágio de secreção. *Proteína mutante:* Ameloblastos em diferenciação terminal desprendem-se da dentina, e a formação de esmalte se interrompe. O órgão do esmalte regride e se torna cístico.
Enamelina	ENAM 4 q 13.3	• É a maior (aproximadamente 186 kDa) e a menos abundante (>5%) das proteínas da matriz do esmalte. • Acredita-se que sofra extensas modificações pós-traducionais; possui carboidratos N-ligados e é fosforilada. • A proteína em extensão total e seus maiores fragmentos derivados (de cerca de 89 kDa), criados logo que a proteína é secretada, não são detectados dentro do esmalte em formação (estágio de secreção); estes estão presentes somente na superfície do esmalte em crescimento. • Fragmentos pequenos de enamelina, porém, permanecem no esmalte (por ex., 32 kDa e 25 kDa); estes se ligam fortemente ao mineral e são inibidores do crescimento dos cristais. • Acredita-se que atua em parte como um modulador para a formação *de novo* de mineral e para promover o alongamento dos cristais. *Perda de função e proteína mutante:* Sem camada de esmalte definida.
Proteínas Envolvidas no Processamento Pós-secreção e na Degradação de Amelogeninas e Não Amelogeninas		
Enamelisina	MMP20 11q22.3	• Metaloproteinase cálcio-dependente da subfamília das metaloproteinases de matriz; possui algumas características estruturais exclusivas. • Encontrada primariamente no esmalte recém-formado (estágio de secreção). • Acredita-se que ela clive as extremidades C-terminais hidrofílicas de amelogeninas e de outros locais internos; suspeita-se que ela seja responsável por clivar a ameloblastina e a enamelina em certos fragmentos grandes. *Perda de função:* Resulta na formação de uma delgada camada de esmalte hipomaturada.
Serina-protease da matriz de esmalte (agora chamada de *calicreína 4*)	KLK4 19q 13.4	• Serina-proteinase da subfamília das calicreínas teciduais (peptidase 4 relacionada à calicreína); também é expressa na próstata. • Acredita-se que seja secretada no esmalte que tenha atingido a espessura total quando os ameloblastos perdem seus processos de Tomes e iniciam seus ciclos de modulação ao longo da superfície do esmalte. • Degrada lentamente as amelogeninas residuais e fragmentos derivados de não amelogeninas em pequenos polipeptídeos. *Perda de função:* Hipomaturação do esmalte.
Proteínas Relacionadas à Lâmina Basal que Recobre o Esmalte em Maturação e o Esmalte Maduro Pré-eruptivo		
Amelotina	AMTN 4q13.3	• Secretada por ameloblastos durante e logo após a transição para o estágio de maturação. • Encontra-se na lâmina basal de superfície, juntamente com a laminina-332 durante toda a maturação, e também é encontrada na interface entre o epitélio juncional e o dente. • Função precisa ainda a ser determinada. • Suposta função de mineralização da superfície.

(Continua)

CAPÍTULO 7 Esmalte: Composição, Formação e Estrutura

TABELA 7-2 Resumo das Proteínas Secretadas Associadas à Formação de Esmalte* (Cont.)

Nome	Símbolo/ Localização do Gene	Características
Proteína odontogênica associada a ameloblastos	ODAM 4q13.3	*Perda de função:* • Fenótipo do esmalte leve e seletivo. • Sem fenótipo sobre o epitélio juncional. • Secretada por ameloblastos durante e logo após a transição para o estágio de maturação. • Localizada na a lâmina basal de superfície durante toda a maturação, e é encontrada na lâmina basal localizada na superfície do epitélio juncional e entre as células incompletamente diferenciadas do epitélio juncional. • A ruptura da integridade periodontal induz a expressão da proteína por células dos restos epiteliais de Malassez. • Função precisa ainda a ser determinada.
Fosfoproteína 1 de secreção de ligação a cálcio rica em prolina e glutamina	SCPPPQ1	*Perda de função:* • Sem fenótipo sobre o esmalte. • Defeitos do epitélio juncional. • Secretada por ameloblastos durante o período intermediário da maturação, até a maturação avançada. • Produzida pelo epitélio juncional.
Proteínas Redenominadas		
Enamelina descrita pela primeira vez		• A proteína solúvel em EDTA descrita na literatura antiga como "enamelina" vem a ser a albumina, derivada de contaminação pelo sangue. • Descrita na literatura antiga; não possui peptídeo-sinal e, portanto, não representa uma proteína secretada de modo intencional para o meio extracelular.
Tufelina		
Amelina/ sheathlina		• Estes são termos antigos para a proteína agora referida como *ameloblastina*.

*Modificada a partir de uma tabela preparada por C.E. Smith.

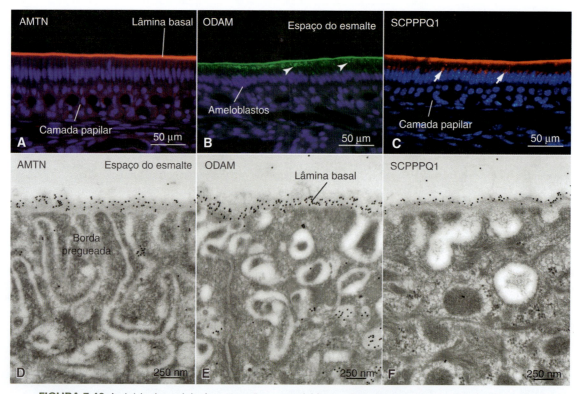

FIGURA 7-46 Ao início do estágio de maturação, os ameloblastos depositam uma lâmina basal atípica sobre a superfície de esmalte, à qual se aderem firmemente. **A** a **C,** Imagens de imunofluorescência mostrando que a amelotina (**A,** *AMTN*), a proteína odontogênica associada a ameloblastos (**B,** *ODAM*), e fosfoproteína de secreção 1 de ligação a cálcio rica em prolina e glutamina (**C,** *SCPPPQ1*) estão presentes na interface entre os ameloblastos e o esmalte. Observe também a presença característica de ODAM, mas não de AMTN, na porção apical dos ameloblastos (*cabeças de seta*), e na região de Golgi marcada para SCPPPQ1 em ameloblastos em estágio de maturação tardio (*setas*). **C** a **E,** Eletromicrografias de transmissão de preparações de imunomarcação com ouro coloidal de ameloblastos de borda pregueada e ilustrando a presença de AMTN (**D**), ODAM (**E**) e SCPPPQ1 (**F**) na lâmina basal em sua superfície apical.

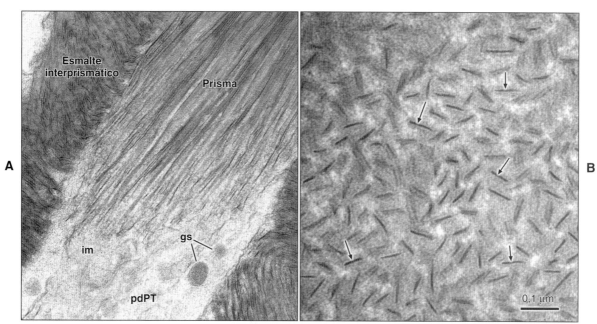

FIGURA 7-47 A, Eletromicrografia de transmissão ilustrando a relação entre cristais dos prismas do esmalte, a porção distal do processo de Tomes (*pdPT*) e o esmalte interprismático circunjacente. As extremidades dos cristais do prisma em alongamento encontram-se em contato com a invaginação da membrana (*im*) na superfície de secreção, uma área que pode ser considerada como uma frente de mineralização. **B,** Em corte transversal, cristais recém-formados aparecem como pequenas estruturas semelhantes a agulhas (*setas*), circundadas pela matriz orgânica de aspecto granular. *gs*, Grânulos de secreção.

4 (KLK4), atua como uma enzima digestiva importante durante o estágio de maturação. Ambas as proteinases são secretadas como uma forma latente de proenzima, mas como cada uma delas é ativada ainda permanece mal definido no momento.

Tem havido um considerável esforço para a identificação dos produtos dos ameloblastos secretados na camada de esmalte, onde eles estariam em posição de afetar a formação e o crescimento dos cristais, e também a estruturação da camada. As tentativas de definir melhor o secretoma dos ameloblastos, em geral, levaram à identificação das três novas proteínas produzidas por ameloblastos em estágio de maturação; estas são a amelotina (AMTN), a proteína odontogênica associada a ameloblastos (ODAM), e fosfoproteína 1 de secreção de ligação ao cálcio rica em prolina e glutamina (SCPPPQ1) (veja Tabela 7-2). Um fragmento de ODAM foi originalmente isolado do amiloide de tumores epiteliais odontogênicos calcificados. As três proteínas foram encontradas por imunolocalização na lâmina basal especial na interface entre os ameloblastos e o esmalte em maturação (veja Figura 7-46). Uma certa quantidade de ODAM também é encontrada em meio às invaginações da membrana dos ameloblastos com borda pregueada. Consequentemente, elas representam novos componentes da lâmina basal atípica e, assim sendo, elas podem participar de sua organização supramolecular e do mecanismo molecular que medeia a adesão do órgão do esmalte à superfície do esmalte em maturação. Essas proteínas podem também ter outras funções relacionadas a eventos celulares ou de matriz que ocorrem durante a maturação do esmalte; por exemplo, existem algumas evidências de que a amelotina também participa da mineralização da camada final do esmalte. Conforme discutido no Capítulo 12, a amelotina, a ODAM e a SCPPPQ1 também são expressas no epitélio juncional onde a adesão celular à superfície do dente desempenha um importante papel na manutenção da integridade e da saúde periodontal.

Atualmente, a matriz extracelular do esmalte dentário em desenvolvimento está razoavelmente bem definida em termos de seus principais componentes proteicos. O esmalte em formação não apresenta uma camada distinta de pré-esmalte, não mineralizada (como o osteoide ou a pré-dentina) que se acumule e se transforme gradualmente em uma camada mineralizada em uma região interfacial, referida como *frente de mineralização*. Em vez disso, conforme indicado anteriormente, as proteínas da matriz do esmalte participam da mineralização tão logo elas sejam liberadas pelos ameloblastos, e os cristais crescem diretamente contra as superfícies de secreção (Figura 7-47). Nesses locais de crescimento, na realidade, a interface entre a membrana e a extremidade em alongamento dos cristais pode ser considerada uma frente de mineralização. Embora a matriz primordial formada pelas amelogeninas marginalmente solúveis possa prover algum suporte físico, é provável que as proteínas do esmalte não desempenhem uma função importante na estruturação e suporte como o colágeno no tecido ósseo, na dentina, e no cemento celular.

Sob o ponto de vista morfológico, a matriz orgânica de esmalte jovem em formação parece uniforme em preparações histológicas descalcificadas; no entanto, análises imunocitoquímicas revelam que as proteínas do esmalte se encontram distribuídas de maneira diferenciada em meio à camada de esmalte (Figura 7-48). Moléculas de não amelogeninas intactas ou relativamente intactas, tais como a ameloblastina e a enamelina, estão concentradas próximo à superfície celular nos locais onde elas são secretadas, enquanto fragmentos de degradação são encontrados principalmente em áreas de esmalte mais profundo (mais antigo). As áreas onde há a concentração de moléculas intactas realmente correspondem à posição no esmalte na qual os cristais interprismáticos e prismáticos crescem em comprimento (locais de crescimento do esmalte). As não amelogeninas criam, por si mesmas ou por meio de interações seletivas com a membrana plasmática, condições favoráveis ao alongamento dos cristais. Por outro lado, formas intactas e fragmentadas de amelogenina estão menos concentradas nos locais de crescimento, e são encontradas em abundância em toda a camada de esmalte. As amelogeninas e a ameloblastina (e provavelmente também a enamelina) são sintetizadas em conjunto, e estão contidas no mesmo grânulo de secreção (veja Figura 7-29). Tendo em vista que elas são secretadas em conjunto, sua segregação nos locais de crescimento é intrigante, e pode resultar de condições microambientais, propriedades físico-química das proteínas, ou algum atributo especial das populações de grânulos de secreção. Acredita-se que as amelogeninas formem agregados supramoleculares (chamados de *nanoesferas*) que circundam os cristais ao longo de seu eixo longitudinal e são visíveis em cortes de esmalte examinados por microscopia eletrônica como um material granular de fundo entre os cristais (veja Figura 7-47, B). Análises recentes mostraram que as amelogeninas também podem se organizar como estruturas em nanofitas que dão suporte ao crescimento uniaxial de nanofibras de apatita. Estudos com radiomarcação indicam que amelogeninas

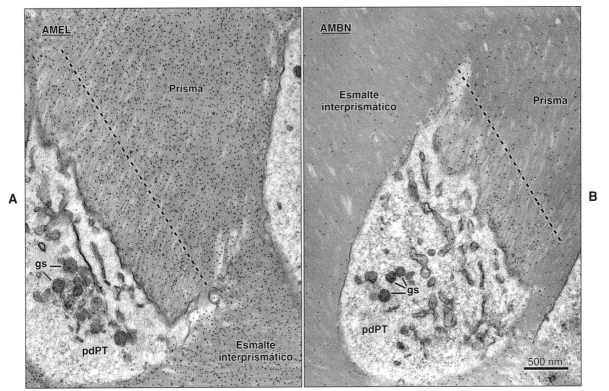

FIGURA 7-48 Preparações imunocitoquímicas comparativas ilustrando a distribuição diferencial de **(A)** amelogenina (*AMEL*) e **(B)** ameloblastina (*AMBN*), neste caso em relação à porção distal de um processo de Tomes (*pdPT*). As amelogeninas estão menos concentradas em uma estreita região próxima à superfície de secreção do processo (ocorrem menos *pontos pretos* entre a célula e a *linha tracejada* do que além dela), enquanto a maior parte da ameloblastina é encontrada nessa região marginal onde os cristais de esmalte se alongam. *gs*, Grânulo de secreção.

recém-formadas se difundem a partir das superfícies de secreção e, finalmente, se dispersam por toda a camada de esmalte. Assim sendo, elas podem adicionar volume à camada de esmalte, na qual os cristais podem se alongar e se acumular. Essa possibilidade contou também com o apoio de uma recente análise tridimensional da camada de esmalte em formação em camundongos *knockout* para amelogenina, na qual se concluiu que "a amelogenina não promove diretamente a nucleação dos cristais, nem dá formato ou orientação a fitas de esmalte, mas separa e sustenta as fitas de esmalte, e expande a matriz de esmalte para acomodar o alongamento contínuo das fitas".

Com base nas características bioquímicas e na distribuição diferencial das várias proteínas do esmalte, acredita-se que membros da família das não amelogeninas promovam e orientem amplamente a formação dos cristais do esmalte. As amelogeninas regulam o crescimento dos cristais em espessura e largura, impedindo, assim, sua fusão durante a formação, e devem ser removidas para permitir o subsequente aumento de tamanho dos cristais durante a maturação.

A expressão das proteínas da matriz em estágios iniciais por células que não estejam completamente diferenciadas, incluindo a expressão inversa de proteínas da matriz por células epiteliais e ectomesenquimais, pode fazer parte da sinalização recíproca epitelial-mesenquimal durante a morfogênese e a histodiferenciação do dente. A secreção inicial da amelogenina em um momento em que os odontoblastos ainda não estão completamente diferenciados, a pré-dentina do manto ainda não é discernível, e a mineralização do esmalte ainda não começou, é sugestivo de que essa proteína seja multifuncional. Inicialmente, as amelogeninas podem participar dos eventos epiteliais-mesenquimais. Por não haver nenhum sinal evidente da deposição de minerais em meio às áreas iniciais das proteínas do esmalte, seja qual for o papel da amelogenina na nucleação de cristais, provavelmente ele está associado à expressão temporal de isoformas específicas, ao processamento extracelular de isoformas principais, ou à chegada de outras proteínas, tais como a ameloblastina. Quando a mineralização do esmalte está em andamento, a amelogenina pode então atuar na regulação do microambiente onde se formam os cristais.

Estudos que utilizam camundongos *knockout* (que não expressam uma determinada proteína), camundongos transgênicos (que expressam excessivamente uma proteína selecionada ou apresentam mutações pontuais) e camundongos mutantes (que expressam proteínas alteradas ou defeituosas) estão fornecendo informações valiosas sobre a função dos vários produtos dos ameloblastos. Camundongos transgênicos expressam formas mutadas de amelogenina, enquanto camundongos *knockout* exibem os principais defeitos estruturais do esmalte que afetam a espessura geral e a estrutura dos prismas do esmalte. Compatível com o papel que lhes é proposto na promoção e sustentação da formação do componente mineral, nenhuma das camadas estruturadas de esmalte se forma em camundongos que expressam ameloblastina ou enamelina defeituosas. Este também é o caso quando a expressão da enamelina é completamente suprimida, atestando o papel fundamental das não amelogeninas. Em animais com proteínas de esmalte defeituosas ou ausentes, a indução e a formação dos dentes prosseguem aparentemente de maneira normal no contexto histológico. Isto levanta questões sobre as funções de sinalização propostas, discutidas anteriormente, e sugere a possível existência de mecanismos redundantes.

De modo surpreendente, a largura e a espessura dos cristais ainda aumentam consideravelmente em camundongos *knockout* para MMP20 e KLK4, os quais exibem atividade proteolítica significativamente reduzida. O esmalte é hipomineralizado, a organização entre os prismas e o esmalte interprismático apresenta alterada, e as proteínas do esmalte persistem durante a maturação. O esmalte é mais delgado em camundongos *knockout* para MMP20, porque essa enzima é ativa durante a secreção, quando a espessura total da camada de esmalte é criada. Por outro lado, animais *knockout* para KLK4 não apresentam problemas importantes de espessura, porque essa enzima do estágio de maturação entra em ação apenas após a espessura total do esmalte ter sido estabelecida. Curiosamente, o *knockout*

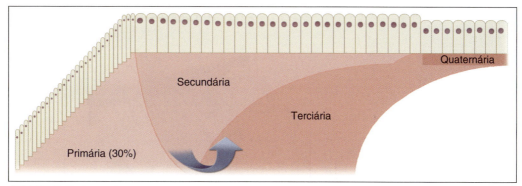

FIGURA 7-49 Quatro fases da mineralização do esmalte. (Adaptado a partir de Suga S: Enamel hypomineralization viewed from the pattern of progressive mineralization of human and monkey developing enamel. *Adv Dent Res* 3:188-198, 1989.)

para KLK4 também apresenta fragilidade no esmalte próximo à junção amelodentinária, e a camada de esmalte é desgastada por abrasão quando os dentes erupcionam na cavidade oral, sugerindo que o processo de maturação também fortalece a relação interfacial entre o esmalte e a dentina.

Conforme mencionado anteriormente, os ameloblastos produzem os componentes da lâmina basal durante a pré-secreção e a maturação. A interrupção da produção de laminina-332, uma proteína heterotrimérica composta por cadeias α3, β3, e γ2, causa hipoplasia do esmalte. Um modelo de camundongo que expressa a laminina-332 contendo a cadeia γ2 da laminina humana (em vez da cadeia presente na molécula de laminina-332 do camundongo) exibe uma grave hipomineralização, uma vez que a integridade da lâmina basal atípica, presente durante a maturação do esmalte, é afetada. O *knockout* para amelotina apresenta apenas um fenótipo "leve e seletivo", e não há um fenótipo de esmalte histologicamente aparente no *knockout* para ODAM.

TRAJETO SEGUIDO PELO COMPONENTE MINERAL E MINERALIZAÇÃO

O modo de introdução dos íons minerais no esmalte em formação é de interesse porque engloba as fases de secreção e de maturação da formação do esmalte, com esta última demandando um grande aumento no influxo de minerais. A camada de esmalte constitui um ambiente isolado, essencialmente criado e mantido pelo órgão do esmalte. A rota pela qual o cálcio se desloca a partir dos vasos sanguíneos através do órgão do esmalte até alcançar o esmalte provavelmente implica em vias intercelulares e transcelulares. Há vários anos, foi descrita uma rede tubular lisa que se abriria sobre o esmalte, no estágio de secreção dos ameloblastos. Foi então especulado que a rede poderia ter um papel no controle dos íons cálcio, de modo similar ao retículo sarcoplasmático, ao qual ela se assemelha. A via transcelular pode ocorrer através da célula pela ação de tamponamento citoplasmático e de proteínas de transporte (isto é, calbindinas), ou por meio de locais de armazenamentos de alta capacidade associados ao retículo endoplasmático. Esses mecanismos permitiriam evitar os efeitos citotóxicos do excesso de cálcio no citoplasma. O estrato intermediário também pode participar da translocação de cálcio, uma vez que a atividade de cálcio-ATPases foi localizada na membrana plasmática de células do estrato intermediário.

Não há a associação de vesículas da matriz à mineralização do esmalte, como é o caso dos tecidos mineralizados que tenham o colágeno como principal elemento da matriz. Nesses tecidos, as vesículas da matriz proporcionam um ambiente fechado para iniciar a formação dos cristais em uma matriz orgânica pré-formada. Em vez disso, o que se observa é a formação de cristalitos diretamente por sobre a dentina do manto e seu subsequente alongamento em direção à membrana do ameloblasto em locais onde são liberadas as proteínas do esmalte (veja Figura 7-47, A), de modo que não seja criado algum equivalente à pré-dentina ou ao osteoide. Devido ao fato de haver uma aparente continuidade entre os cristalitos do esmalte e da dentina, alguns acreditam que os primeiros cristalitos de esmalte sejam nucleados por cristalitos de apatita localizados na dentina (veja Figura 7-31).

Embora a amelogênese seja descrita corretamente como um processo de duas etapas envolvendo a secreção do esmalte parcialmente mineralizado e sua subsequente maturação, estudos envolvendo microrradiografia de cortes finos por desgaste e ampliação por computador indicam que a mineralização do esmalte pode envolver vários estágios. Esses estágios resultam na criação de uma camada de esmalte que é mais intensamente mineralizado em sua superfície, com o grau de mineralização diminuindo em direção à junção amelodentinária até que a camada mais interna seja alcançada, onde a mineralização aparentemente é maior. Essas alterações estão representadas na Figura 7-49.

REGULAÇÃO DO pH DURANTE A FORMAÇÃO DO ESMALTE

Os valores de pH do esmalte em formação são mantidos próximos à neutralidade durante a secreção; no entanto, eles apresentam uma considerável variação durante a maturação, mudando de valores ácidos a quase neutros, e, em seguida, elevando-se para níveis mais altos de pH no esmalte mais maduro. As vias conhecidas até o momento utilizadas pelos ameloblastos na regulação do pH envolvem anidrases carbônicas (principalmente AC2 e AC6) para gerarem o bicarbonato local; trocadores e canais de íons cloreto para a troca de íons cloreto através da membrana plasmática apical; cotransportadores de bicarbonato para permitir a passagem do bicarbonato derivado de fontes externas, do polo basal até o polo apical dos ameloblastos; e um trocador, possivelmente de Na^+/H^+, para remover íons H^+ gerados durante a produção intracelular de bicarbonato (Figura 7-50). Esses vários mecanismos assemelham-se aos que ocorrem nas células dos ductos estriado das glândulas salivares maiores (veja Capítulo 11). Com base nos fenótipos anormais resultantes da falta de expressão dos genes ou de proteínas associadas a essas vias, supôs-se que o desenvolvimento do esmalte requeira a correta manutenção do pH em todos os estágios de formação do esmalte. No caso das ACs, tendo em vista que nenhum fenótipo anormal de esmalte foi associado a alterações da expressão dos genes até o momento, é provável que as várias isoformas tenham capacidade compensatória.

Os leitores devem consultar uma revisão recente de Bronckers (veja Leitura Recomendada) para uma visão abrangente dos complexos mecanismos de ciclagem e tamponamento do pH e transporte de íons durante a maturação do esmalte, cujos detalhes estão além desse tratado histológico.

CARACTERÍSTICAS DA ORGANIZAÇÃO ESTRUTURAL DO ESMALTE

Relações entre os Prismas

Em dentes humanos, os prismas tendem a ser mantidos em grupos organizados circunferencialmente em torno do eixo longo do dente. Em geral, os prismas seguem em uma direção perpendicular à superfície da dentina, com uma leve inclinação para à cúspide à medida que seguem em direção à superfície. Próximo à ponta da cúspide, eles seguem mais verticalmente, enquanto que, no esmalte cervical, eles seguem principalmente em direção horizontal.

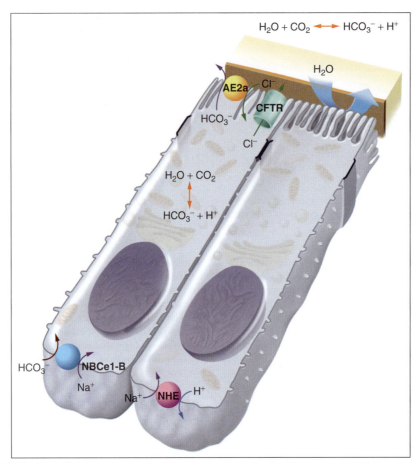

FIGURA 7-50 Vias utilizadas pelos ameloblastos para regulação do pH no esmalte. (Adaptado a partir de Lacruz et al: Regulation of pH during amelogenesis. *Calcif Tissue Int* 86:91-103, 2010; e Simmer et al: Regulation of dental shape and hardness. *J Dent Res* 89:1024-1038, 2010.)

Sobrepostos a esse arranjo existem dois outros padrões que complicam a estrutura do esmalte. Primeiramente, cada prisma, enquanto se encaminha para a superfície, segue um curso irregular inclinando-se para a direita e para a esquerda no plano transversal do dente (exceto no esmalte cervical, no qual os prismas apresentam um curso retilíneo), e para cima e para baixo no plano vertical. Em segundo lugar, aproximadamente nos dois terços internos da camada do esmalte, grupos adjacentes de prismas se entrelaçam e assim apresentam orientações locais diferentes, mas uma direção geral similar. Essas complexas inter-relações produzem algumas das características estruturais vistas no esmalte, e estas devem ser lembradas ao interpretar a estrutura do esmalte.

Estrias de Retzius

As estrias de Retzius geralmente são identificadas com o uso de cortes por desgaste de dentes calcificados, mas podem também ser vistas no esmalte em formação. Em um corte longitudinal do dente, elas são visualizadas como uma série de linhas que se estendem da junção amelodentinária em direção à superfície dentária (Figura 7-51); em corte transversal, elas aparecem como anéis concêntricos (Figura 7-52). Embora as estrias de Retzius geralmente sejam atribuídas a um ritmo semanal na produção de esmalte, resultando em uma alteração estrutural dos prismas, as bases para sua produção ainda não está esclarecida. Outra proposta sugere que elas reflitam o crescimento aposicional ou incremental da camada de esmalte. À medida que a coroa se torna maior, novos grupos de células são acrescentados cervicalmente para compensar o aumento de tamanho. Essas células sofrem uma decussação passiva à medida que a camada de esmalte aumenta em espessura para assumir uma posição mais coronal (Figura 7-53). A demarcação entre o esmalte produzido por esses grupos celulares pode aparecer como uma estria de Retzius, de acordo com alguns pesquisadores. A linha neonatal,

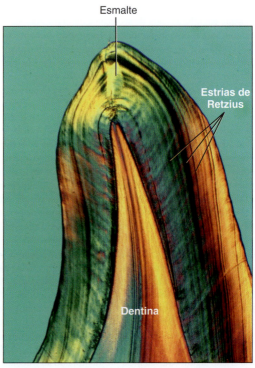

FIGURA 7-51 Corte longitudinal por desgaste mostrando a disposição das estrias de Retzius usando microscopia de luz polarizada. A estria mais larga corresponde à linha neonatal. (Cortesia de P. Tambasco de Oliveira.)

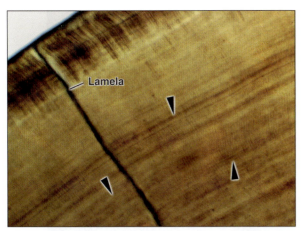

FIGURA 7-52 Fotomicrografia de um corte por desgaste mostrando estrias de Retzius no esmalte. Em corte transversal, as estrias aparecem como uma série de linhas concêntricas escuras (*cabeças de seta*). Uma lamela do esmalte pode ser vista seguindo da superfície externa até a junção amelodentinária.

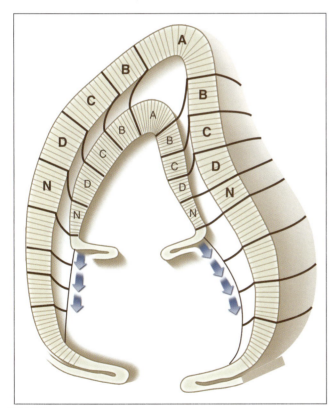

FIGURA 7-53 Diagrama ilustrando o aumento de tamanho da coroa e o crescimento correspondente do órgão do esmalte em um dente de erupção limitada. Os grupos de ameloblastos estão marcados de *A* a *N*. À medida que a coroa se torna maior, esses grupos são deslocados em direção apical sobre a coroa aumentada a partir de sua própria produção de esmalte. A trajetória seguida pelos prismas produzidos pelos grupos está delineada pelas *linhas escuras*. Acredita-se que a junção entre os prismas de esmalte produzida pelos vários grupos de ameloblastos seja responsável pelo padrão incremental do esmalte e siga a orientação geral das estrias de Retzius. Novos ameloblastos se diferenciam cervicalmente, na direção das *setas*, à medida que a coroa aumenta de tamanho. (Adaptado a partir de Warshawsky H. Ultrastructural studies on amelogenesis. In Butler WT, editor: *The chemistry and biology of mineralized tissues*, Birmingham, AL, 1985, Ebsco Media.)

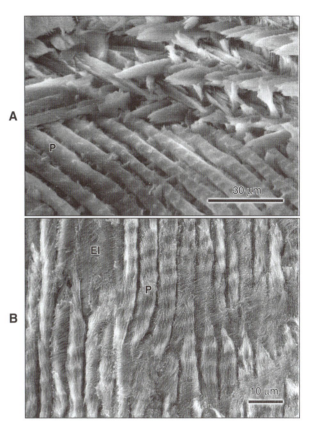

FIGURA 7-54 Nesta eletromicrografia de varredura, varicosidades e depressões periódicas são vistas ao longo dos prismas de esmalte (*P*) em dentes de roedor **(A)** e humano **(B)**, produzindo a impressão de estriações transversais ao longo de sua extensão. *EI,* Esmalte interprismático.

quando presente, é uma estria de Retzius aumentada que aparentemente reflete as grandes alterações fisiológicas que ocorrem ao nascimento. Linhas incrementais acentuadas também são produzidas por distúrbios sistêmicos (por ex., febres) que afetam a amelogênese.

Estriações Transversais

Sabe-se que o esmalte humano se forma a uma taxa de aproximadamente 4 μm ao dia. Cortes por desgaste do esmalte revela o que parecem ser faixas periódicas ou estriações transversais a intervalos de 4 μm nos prismas. O que parecem ser estriações transversais em prismas em cortes longitudinais nos cortes por desgaste foi demonstrado como grupos de prismas em cortes oblíquos (veja Figura 7-6). Desse modo, o microscópio de luz pode produzir uma ilusão de prismas cortados longitudinalmente que, na realidade, conforme demonstrado por microscopia eletrônica, se trata de um alinhamento de prismas em cortes oblíquos em fileiras horizontais. À microscopia eletrônica de varredura, constrições e expansões alternadas dos prismas algumas vezes são visíveis; um exame cuidadoso revela que elas são, na realidade, ranhuras na estrutura dos prismas (Figura 7-54). Esse padrão pode refletir um ritmo diurno na formação dos prismas, a organização dos cristalitos dentro do prisma, ou as inter-relações estruturais entre os prismas e o esmalte interprismático.

Bandas de Hunter e Schreger

As bandas de Hunter e Schreger são um fenômeno óptico produzido por alterações de direção entre grupos adjacentes de prismas. As bandas são vistas mais claramente em cortes longitudinais por desgaste vistos sob luz refletida, e são encontradas nos dois terços internos do esmalte. Essas bandas aparecem como zonas escuras e claras alternadas que podem ser invertidas alterando a direção da iluminação incidente (Figura 7-55). A microscopia eletrônica de varredura revela claramente a diferença na orientação de grupos de prismas nessas zonas (Figura 7-56; veja também Figura 7-37).

CAPÍTULO 7 Esmalte: Composição, Formação e Estrutura

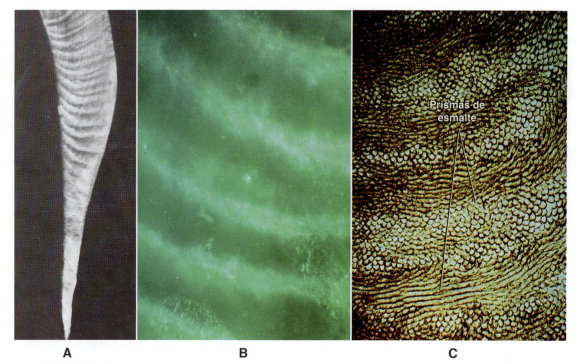

FIGURA 7-55 Corte longitudinal do esmalte visto por luz incidente. **A,** A série de faixas alternadas claras e escuras, caracterizadas como bandas de Hunter e Schreger, está aparente. **B,** Vista em grande aumento de bandas de Hunter e Schreger, visualizadas por luz incidente. **C,** Corte correspondente a **B** visto sob luz transmitida. A diferente orientação dos prismas do esmalte é evidente.

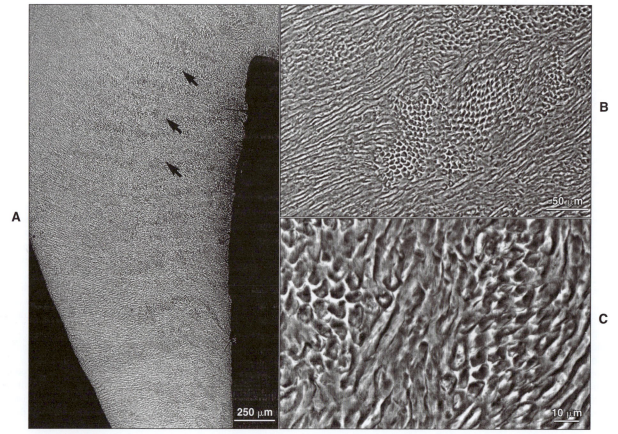

FIGURA 7-56 Eletromicrografias de varredura em progressivos aumentos **(A a C)** mostrando alterações alternadas nos grupos de prismas (*setas*) nos dois terços internos da camada de esmalte, as quais correspondem às bandas de Hunter e Schreger vistas à microscopia de luz (veja Figura 7-55).

Esmalte Nodoso

Sobre as cúspides dos dentes os prismas parecem retorcidos uns em torno dos outros em um arranjo aparentemente complexo conhecido como *esmalte nodoso*. É preciso lembrar que os prismas são organizados radialmente nos planos horizontais, e cada plano circunda o eixo longitudinal do dente como uma arruela. Os prismas ondulam para frente e para trás dentro dos planos. Essa ondulação nos prismas direcionados verticalmente ao redor de um anel de pequena circunferência explica facilmente o esmalte nodoso.

Tufos e Lamelas de Esmalte

Os tufos e as lamelas de esmalte podem ser comparados a falhas geológicas e não possuem um significado clínico conhecido. Estas estruturas são melhor visualizadas em cortes transversais do esmalte (Figura 7-57). Os tufos de esmalte se projetam a partir da junção amelodentinária a uma curta distância para dentro do esmalte. Eles parecem ser ramificados e contêm maiores concentrações de proteínas de esmalte do que o restante do esmalte. Como uma proteína especial, chamada *proteína dos tufos*, foi descrita nesses locais, acredita-se que os tufos se formem durante o desenvolvimento em consequência de alterações abruptas na direção dos grupos de prismas que surgem a partir de diferentes regiões da junção amelodentinária de aspecto pregueado. As lamelas se estendem a profundidades variadas a partir da superfície do esmalte, e consistem em defeitos lineares, em orientação longitudinal, preenchidos com material orgânico. Esse material orgânico pode ser derivado de componentes do órgão do esmalte ou de tecido conjuntivo ao redor do dente em desenvolvimento, os quais foram aprisionados. Tufos e lamelas geralmente são mais bem demonstrados em cortes por desgaste, mas eles podem também ser vistos em cortes cuidadosamente desmineralizados de esmalte humano devido ao seu maior conteúdo proteico. Rachaduras no esmalte algumas vezes podem ser confundidas com lamelas, mas podem ser distinguidas destas últimas porque geralmente não contêm material orgânico.

Junção Amelodentinária e Fusos de Esmalte

A junção entre o esmalte e a dentina é estabelecida à medida que esses dois tecidos mineralizados começam a se formar, e é vista como um limite de aspecto pregueado entre os dois tecidos em corte transversal (Figura 7-58; veja também Figuras 7-24, A; 7-38, A; e 7-57). Antes de o esmalte se formar, alguns prolongamentos de odontoblastos em desenvolvimento se estendem para dentro da camada de ameloblastos e, quando se inicia a formação do esmalte, tais prolongamentos se tornam enclausurados no esmalte, formando os fusos de esmalte (Figura 7-59). A microscopia eletrônica revela que os cristais da dentina e do esmalte se misturam entre si (Figura 7-60; veja também Figura 7-31). A microscopia eletrônica de varredura revela que a junção consiste em uma série de cristas em vez de espículas, um arranjo que provavelmente aumenta a aderência entre a dentina e o esmalte (veja Figura 7-38, A); neste sentido, é válido notar que o pregueamento é mais pronunciado na dentina coronal, onde os estresses de oclusão são maiores (Figura 7-58, C). O formato e a natureza da junção previnem o cisalhamento do esmalte durante a função.

Superfície do Esmalte

A superfície do esmalte é caracterizada por várias estruturas. As estrias de Retzius frequentemente se estendem da junção amelodentinária para a superfície externa do esmalte, onde terminam como ranhuras rasas conhecidas

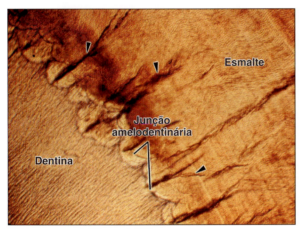

FIGURA 7-57 Corte transversal por desgaste do esmalte. Os tufos de esmalte são as estruturas ramificadas que se estendem da junção amelodentinária para dentro do esmalte (*cabeças de seta*). A junção é vista como uma linha de aspecto recortado.

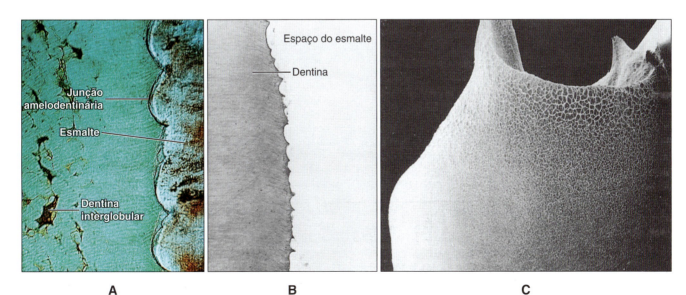

FIGURA 7-58 Junção amelodentinária. **A,** Corte por desgaste. **B,** Corte desmineralizado após o esmalte ter se perdido. A natureza recortada da junção quando vista em um plano é surpreendente. **C,** Eletromicrografia de varredura em pequeno aumento de um pré-molar do qual o esmalte foi removido mostra que o aspecto recortado é acentuado onde a junção está sujeita a maiores estresses funcionais. (**C,** Cortesia de W.H. Douglas.)

152   **CAPÍTULO 7**   Esmalte: Composição, Formação e Estrutura

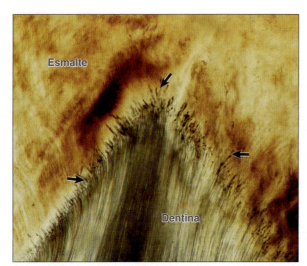

FIGURA 7-59 Fusos de esmalte (*setas*) em um corte por desgaste se estendem da junção amelodentinária para dentro do esmalte, sendo mais frequentemente encontrados nas pontas das cúspides.

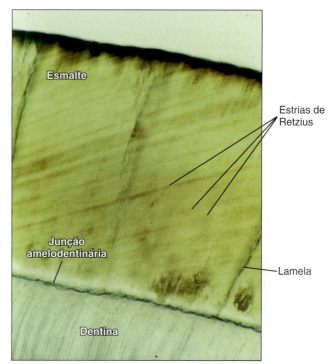

FIGURA 7-61 Corte por desgaste do esmalte mostrando estrias de Retzius e lamelas.

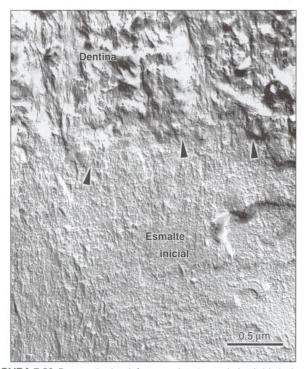

FIGURA 7-60 Preparação de criofratura na junção amelodentinária (*cabeças de setas*). A aparência característica da dentina, com estrutura de colágeno, e da camada de esmalte (inicial), de estrutura não colagênica, é notável.

como periquimácias (Figuras 7-61 a 7-63). As periquimácias correm em linhas circunferencialmente horizontais através da superfície de uma coroa. Além disso, lamelas ou ranhuras no esmalte aparecem como linhas serrilhadas em várias regiões da superfície do dente. A estrutura da superfície do esmalte varia com a idade. Em dentes não erupcionados, a superfície do esmalte consiste em uma camada de superfície desestruturada (esmalte final) que é rapidamente perdida por abrasões, atritos e erosão em dentes erupcionados.

À medida que o dente erupciona, ele é recoberto por uma película que consiste em restos do órgão do esmalte que são rapidamente perdidos. Uma película salivar, um depósito orgânico quase onipresente sobre a superfície dos dentes, sempre reaparece logo após o polimento mecânico dos dentes.

A placa bacteriana forma-se facilmente sobre a película, em especial em áreas mais protegidas da dentição.

ALTERAÇÕES DA IDADE

O esmalte é um tecido não vital, incapaz de regeneração. Com a idade, o esmalte progressivamente se torna desgastado em regiões de atrito mastigatório. Facetas desgastadas se tornam cada vez mais proeminentes em pessoas idosas e, em alguns casos, porções substanciais da coroa (esmalte e dentina) tornam-se erodidas. Outras características do esmalte em envelhecimento incluem despigmentação, permeabilidade reduzida e modificações na camada superficial. Uma aparente redução da incidência de cáries está ligada a essas alterações.

Os dentes escurecem com a idade. Discute-se se esse escurecimento é causado por alguma alteração na estrutura do esmalte. Embora o escurecimento possa ser causado por adição de material orgânico ambiental ao esmalte, ele também pode ser causado por um aprofundamento da cor da dentina (a camada se torna mais espessa com a idade) percebido através do adelgaçamento progressivo da camada de esmalte translúcido.

Não há dúvida de que o esmalte se torna menos permeável com a idade. O esmalte jovem comporta-se como uma membrana semipermeável, permitindo a lenta passagem de água e de substâncias de pequeno tamanho molecular através dos poros por entre os cristais. Com a idade, os poros diminuem à medida que os cristais adquirem mais íons e à medida que a superfície aumenta de tamanho.

A camada superficial do esmalte reflete de modo mais proeminente as alterações neste tecido. Durante o envelhecimento, a composição da camada superficial se altera à medida que ocorrem as trocas iônicas com o ambiente oral. Em particular, um aumento progressivo no conteúdo de fluoreto afeta a camada superficial (e que, incidentalmente, pode ser alcançado por aplicação tópica).

DEFEITOS DA AMELOGÊNESE

A amelogênese imperfeita é um grupo de defeitos herdados que causam o colapso da estrutura e da aparência clínica do esmalte dentário (Figura 7-64). A classificação fenotípica da amelogênese imperfeita reflete o estágio de

CAPÍTULO 7   Esmalte: Composição, Formação e Estrutura

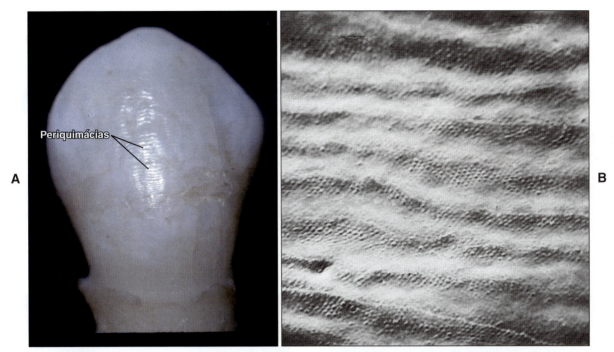

FIGURA 7-62 A, Micrografia ilustrando periquimácias na superfície de um dente. **B,** Eletromicrografia de varredura da superfície labial de um dente, mostrando os periquimácias. (Cortesia de D. Weber.)

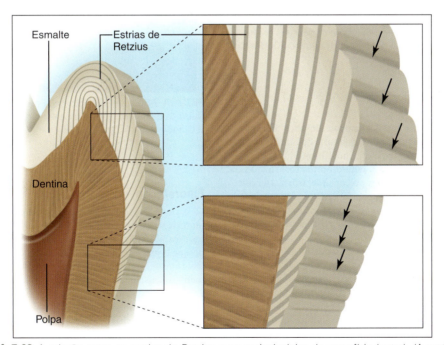

FIGURA 7-63 A relação entre as estrias de Retzius e as periquimácias da superfície (*setas*). (A partir de Fejerskov O, Thylstrup A. Dental enamel. In Mjör I, Fejerskov O, editors: *Human oral embryology and histology*, Copenhagen, 1986, Munksgaard.)

formação do esmalte no qual ocorre o problema, dando origem a um esmalte defeituoso hipoplásico, hipocalcificado ou hipomaduro. Uma forma autossômica dominante (uma cópia do gene alterada), ligada ao cromossoma X, e uma forma autossômica recessiva (ambas as cópias do gene alteradas) da doença foram descritas. Mutações em vários genes, incluindo AMELX, ENAM, *homeobox distal-less 3* (DLX3), membro H da família com similaridade na sequência 83 (FAM83H), MMP-20, KLK4, e WD *repeat domain 72* (WDR72), têm sido associadas à amelogênese imperfeita. Nem todos os casos podem ser atribuídos a essas mutações, sugerindo que outros genes possam contribuir para sua patogênese. Recentemente, foi demonstrado que a deleção do éxon 6 de AMBN 6 e dos éxons 3-6 de AMTN causam a amelogênese imperfeita humana não sindrômica.

Além dessa displasia genética, muitas outras condições produzem defeitos na estrutura do esmalte. Tais defeitos ocorrem porque os ameloblastos são particularmente sensíveis a alterações em seu ambiente. Mesmo alterações fisiológicas menores os afetam e desencadeiam mudanças na estrutura do

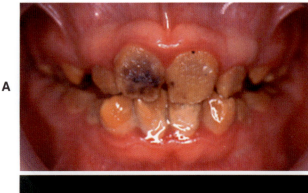
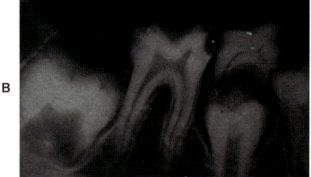

FIGURA 7-64 A, Fotografia oral da aparência dos dentes em um indivíduo afetado por amelogênese imperfeita ligada ao X, resultante de mutações do gene AMELX. Observe a severa hipomineralização, com alteração da cor do esmalte. **B,** A radiografia intraoral mostra a ausência ou a presença de uma camada muito delgada de esmalte em dentes erupcionados. A camada de esmalte em dentes não erupcionados apresenta opacidade reduzida, tornando difícil distingui-la da dentina. (Cortesia de M. Schmittbuhl.)

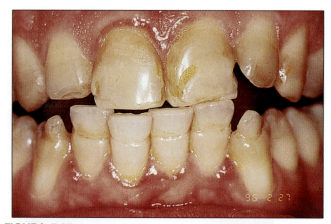

FIGURA 7-65 Coloração endógena decorrente do desenvolvimento, ocasionada por doença febril. As zonas de esmalte defeituoso e normal podem ser facilmente distinguidas. (Cortesia de Dr. G. Taybos.)

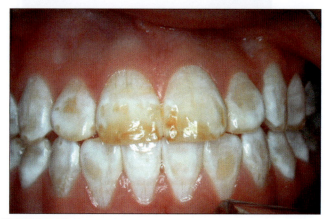

FIGURA 7-66 Este paciente tinha um nível moderado de fluorose em todos os dentes, levando a uma estética precária. (Cortesia de Professor E.C. Reynolds.)

esmalte que só podem ser vistas histologicamente. Insultos mais graves perturbam a produção de esmalte ou causam a morte dos ameloblastos, e os defeitos resultantes são facilmente visíveis clinicamente.

Três condições que afetam a formação de esmalte ocorrem com frequência. Defeitos no esmalte podem ser causados por doenças febris. Durante o curso uma dessas doenças, a formação de esmalte é perturbada de tal modo que todos os dentes que se formam no momento se tornam caracterizados por faixas distintas de esmalte mal formado. Na recuperação, a formação de esmalte normal é retomada (Figura 7-65).

Em segundo lugar, os defeitos podem ser causados nos dentes por distúrbios induzidos por tetraciclina. Antibióticos da classe das tetraciclinas se incorporam a tecidos mineralizados; no caso do esmalte, essa incorporação pode resultar em uma faixa de pigmentação marrom ou até mesmo a pigmentação total. A hipoplasia ou a ausência de esmalte também podem ocorrer. O grau da lesão é determinado pela magnitude e duração do tratamento com tetraciclina.

Finalmente, os íons fluoreto podem interferir na amelogênese (Figura 7-66). A ingestão crônica de concentrações de íons fluoreto em excesso de 5 ppm (5 vezes a quantidade nos suprimentos fluoretados de água) interfere o suficiente na função dos ameloblastos para produzir o esmalte manchado. O esmalte manchado tem má aparência e frequentemente é visto como manchas brancas de esmalte hipomineralizado e alterado. Esse esmalte, apesar da má aparência, ainda resiste a cáries.

IMPLICAÇÕES CLÍNICAS

Uma apreciação da histologia do esmalte é importante para a compreensão dos princípios de fluoretação, técnicas de condicionamento ácido e cáries dentárias.

Fluoretação

Se os íons fluoreto forem incorporados ou adsorvidos aos cristais de hidroxiapatita, os cristais se tornarão mais resistentes à dissolução ácida. Essa reação explica em parte o papel do fluoreto na prevenção de cáries, porque o processo de cárie é iniciado pela desmineralização do esmalte. Obviamente, se o fluoreto estiver presente durante a formação do esmalte, todos os cristais de esmalte serão mais resistentes à dissolução ácida. Entretanto, a quantidade de fluoreto deve ser cuidadosamente controlada devido à sensibilidade dos ameloblastos aos íons fluoreto e à possibilidade de produzir manchas desagradáveis. A natureza semipermeável do esmalte permite a aplicação tópica para fornecer uma maior concentração de fluoreto na superfície do esmalte de dentes erupcionados.

A presença de fluoreto incrementa as reações químicas que levam à precipitação do fosfato de cálcio. Existe um equilíbrio na cavidade oral entre os íons cálcio e fosfato na fase de solução (saliva) e na fase sólida (esmalte), e o fluoreto desvia esse equilíbrio para favorecer a fase sólida. Sob o ponto de vista clínico, quando uma região localizada do esmalte perdeu conteúdo mineral (por ex., uma lesão em mancha branca), o esmalte pode ser remineralizado, caso um agente destrutivo (placa bacteriana) tenha sido removido. A reação de remineralização é grandemente aumentada com o fluoreto.

Condicionamento Ácido

O condicionamento ácido da superfície do esmalte, ou condicionamento do esmalte, tornou-se uma importante técnica na prática clínica. O uso de selantes de fissuras, colagem de materiais de restauração ao esmalte e cimentação de bráquetes ortodônticos nas superfícies dentárias envolve o condicionamento ácido. O processo alcança o efeito desejado em dois estágios: primeiro, o condicionamento ácido remove placas e outros resíduos, juntamente com uma delgada camada de esmalte; segundo, ele aumenta a porosidade das superfícies expostas pela dissolução seletiva dos cristais, o que promove uma melhor superfície de colagem para os materiais restaurativos e adesivos.

A microscopia eletrônica de varredura demonstra os efeitos do condicionamento ácido nas superfícies do esmalte. Três padrões de condicionamento ácido predominam (Figura 7-67), embora isto possa variar substancialmente com posição, idade e grau de alteração da superfície, como a incorporação de fluoreto. O mais comum é o tipo I, caracterizado pela remoção preferencial de prismas. No tipo II, de modo inverso, o esmalte interprismático é preferencialmente removido, e os prismas ficam intactos. O tipo III, que ocorre com menos frequência, é irregular e indiscriminado. Existe ainda alguma discussão sobre por que os condicionadores ácidos produzem diferentes padrões de superfície. A visão mais comum a respeito é que o padrão de condicionamento ácido depende da orientação dos cristais. Estudos ultraestruturais sobre a dissolução dos cristais indicam que os cristais se dissolvem mais facilmente em suas extremidades do que em suas laterais. Desse modo, os cristais situados perpendiculares à superfície do esmalte são os mais vulneráveis. Os padrões de condicionamento ácido de tipos I e II podem ser facilmente explicados observando-se que os cristais alcançam as superfícies do esmalte em diferentes inclinações nos prismas, em comparação com as áreas interprismáticas (Figura 7-68).

O condicionamento ácido das superfícies do esmalte é atualmente um procedimento aceito para obtenção de melhor fixação de resinas ao esmalte. A retenção depende principalmente de um entrelaçamento mecânico. O agente de condicionamento remove a película orgânica da superfície do dente e preferencialmente corroi a superfície do esmalte para estabelecer um contato mais firme. Em áreas com esmalte aprismático, especialmente em dentes decíduos, faz-se necessária uma corrosão um pouco mais acentuada para obter uma adequada retenção mecânica.

Em resumo, o processo de amelogênese envolve células que secretam proteínas do esmalte, as quais participam imediatamente da mineralização do esmalte em aproximadamente 30%. Quando toda a espessura do esmalte está formada e estruturada, em seguida ele adquire uma quantidade significativa de conteúdo mineral adicional, coincidente com a remoção da maior parte das proteínas do esmalte e da água, para produzir uma camada única que consiste em mais de 95% de minerais. Esse processo complicado se encontra sob controle celular, e as células associadas sofrem alterações morfológicas significativas durante toda a amelogênese, refletindo sua atividade fisiológica em evolução. Em especial, a conclusão da mineralização é caracterizada pela modulação, um processo pelo qual os ameloblastos alternam seu fenótipo de modo cíclico por várias vezes, de modo que a remoção da matriz orgânica e o crescimento dos cristais continuem de maneira eficiente em meio ao espaço isolado do esmalte. Uma questão intrigante é como os campos de formação e de maturação são mantidos em um dente em desenvolvimento, até que este esteja avançado o suficiente para que esses dois processos sejam então separados cronologicamente (isto é, toda a coroa dentária se encontra em maturação). Em linhas gerais, espera-se que uma melhor compreensão dos eventos celulares que ocorrem durante a amelogênese, os processos em nanoescala envolvidos na criação dos longos cristais do esmalte e em sua estruturação levem ao desenvolvimento de abordagens biomiméticas para a reconstrução do esmalte.

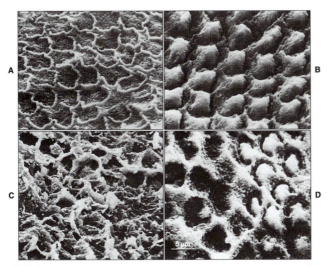

FIGURA 7-67 Eletromicrografias de varredura de padrões de condicionamento ácido no esmalte. **A,** Padrão do tipo I: prismas preferencialmente erodidos. **B,** Padrão do tipo II: limites dos prismas (esmalte interprismático) preferencialmente erodidos. **C,** Padrão do tipo III: erosão indiscriminada. **D,** Junção entre zonas de condicionamento ácido dos tipos I e II. (Cortesia de L. Silverstone.)

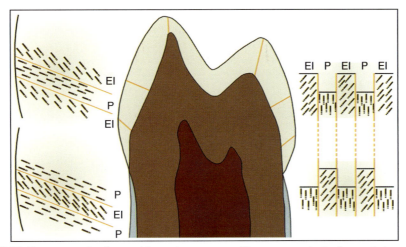

FIGURA 7-68 Representação diagramática sobre como a diferença na orientação geral dos cristais dos prismas (*P*) e dos cristais do esmalte interprismático (*EI*) resultará nas diferentes topografias de condicionamento ácido ilustradas na Figura 7-68, A e B. Os cristais são mais suscetíveis à dissolução em suas extremidades do que ao longo de suas superfícies laterais, de modo que aqueles que chegam perpendicularmente à superfície serão mais afetados.

LEITURA RECOMENDADA

Bartlett JD, Simmer JP: New perspectives on amelotin and amelogenesis, *J Dent Res* 94:642-644, 2015.

Bartlett JD, et al: Protein-protein interactions of the developing enamel matrix, *Curr Top Dev Biol* 74:57-115, 2006.

Bronckers ALJJ: Ion transport by ameloblasts during amelogenesis, *J Dent Res* 96:243-253, 2017.

Hubbard MJ: Calcium transport across the dental enamel epithelium, *Crit Rev Oral Biol Med* 11:437, 2000.

Nanci A, Smith CE: Matrix-mediated mineralization in enamel and the collagen-based hard tissues. In Goldberg M, et al, editor: *Chemistry and biology of mineralized tissues*, Rosemont, IL, 1999, American Academy of Orthopaedic Surgeons.

8

Complexo Dentina-Polpa

SUMÁRIO DO CAPÍTULO

Estrutura Básica da Dentina   157
Composição, Formação e Estrutura
   da Dentina   157
Tipos de Dentina   160
   Dentina Primária   160
   Dentina Secundária   160
   Dentina Terciária   160
Padrão de Formação da Dentina   160
Dentinogênese   161
   Diferenciação dos Odontoblastos   161
   Formação da Dentina do Manto   162
   Suprimento Vascular   163
   Controle da Mineralização   164
   Padrão da Mineralização   164
   Formação da Dentina Radicular   165
   Dentinogêneses Secundária e Terciária   165
Histologia da Dentina   167
   Túbulos Dentinários   167
   Dentina Peritubular   170

Dentina Esclerótica   170
Dentina Intertubular   172
Dentina Interglobular   172
Linhas Incrementais de Crescimento   173
Camada Granulosa de Tomes   174
Polpa   175
   Odontoblastos   175
   Fibroblastos   182
   Células Ectomesenquimais Indiferenciadas   182
   Células-tronco da Polpa Dentária   182
   Células Inflamatórias   183
   Matriz Extracelular da Polpa (Fibras e Substância
      Fundamental)   183
Vascularização e Suprimento Linfático   183
Inervação do Complexo Dentina-Polpa   185
Sensibilidade da Dentina   186
Cálculos Pulpares   190
Alterações pela Idade   191
Resposta aos Estímulos Ambientais   192

ESTRUTURA BÁSICA DA DENTINA

A dentina é o componente de tecido mineralizado do complexo dentina-polpa, a qual forma a maior parte do dente (Figura 8-1). A dentina possui uma matriz semelhante à do tecido ósseo, caracterizada por múltiplos túbulos dentinários densamente compactados que atravessam toda a sua espessura, os quais contêm prolongamentos citoplasmáticos dos odontoblastos, que são as células responsáveis pela formação e subsequente manutenção da dentina. Os corpos celulares dos odontoblastos se encontram alinhados ao longo da face interna da dentina, justapostos a uma camada de pré-dentina, onde eles também formam o limite periférico da polpa dentária.

A polpa dentária é o tecido conjuntivo mole que preenche a porção central do dente. O espaço ocupado por ela é a cavidade pulpar, a qual é dividida em uma porção coronal (ou câmara pulpar) e uma porção radicular (o canal radicular). A câmara pulpar molda-se ao formato geral da coroa anatômica. Sob as cúspides, a câmara estende-se em cornos pulpares, os quais são especialmente proeminentes sob a cúspide bucal de dentes pré--molares e sob a cúspide mesiobucal de dentes molares. Suas cúspides são particularmente significativas na restauração dentária, quando devem ser evitadas para prevenir a exposição do tecido pulpar.

O canal radicular (ou sistema de canais radiculares, como é chamado em dentes multirradiculares) termina no forame apical, onde a polpa e o ligamento periodontal se encontram, e por onde os principais nervos e vasos entram e saem do dente. No dente em desenvolvimento, o forame apical é amplo, e sua localização é central (Figura 8-2). À medida que o dente completa seu desenvolvimento, o diâmetro do forame apical se reduz e sua posição se torna mais excêntrica. Tamanhos entre 0,3 e 0,6 µm são típicos de um forame completo, sendo o maior diâmetro ocorrendo na raiz palatina de molares maxilares e na raiz distal de molares mandibulares. O

forame pode estar localizado na extremidade propriamente dita da raiz, ou ápice anatômico, mas usualmente ele se encontra em posição ligeiramente mais oclusal (0,5 a 0,75 mm) em relação ao ápice. Caso haja mais de um forame na raiz, o maior é designado como forame apical, e os outros como forames acessórios.

Conexões entre a polpa e os tecidos periodontais também podem ocorrer ao longo da superfície lateral da raiz através dos canais laterais. Tais canais, os quais podem conter vasos sanguíneos, não estão presentes em todos os dentes, e ocorrem com diferentes frequências nos diferentes tipos de dentes. Ocasionalmente, os canais laterais entram no assoalho da câmara pulpar de dentes multirradiculares. Como o forame apical e os canais laterais são áreas de comunicação entre o espaço pulpar e o periodonto, eles podem atuar como vias de disseminação de doenças de um tecido para o outro. Consequentemente, doenças da polpa dentária podem produzir alterações nos tecidos periodontais. Mais raramente, doenças do periodonto envolvem a polpa dentária.

COMPOSIÇÃO, FORMAÇÃO E ESTRUTURA DA DENTINA

A dentina é depositada primeiramente como uma camada de matriz não mineralizada denominada *pré-dentina*, cuja espessura varia (10 a 50 µm) e reveste sua porção mais interna (pulpar). A pré-dentina consiste principalmente em colágeno, e é similar ao osteoide no tecido ósseo; ela é fácil de ser identificada em cortes histológicos por se corar com menos intensidade do que a dentina mineralizada (Figura 8-3). A pré-dentina mineraliza-se gradualmente em dentina, à medida que várias proteínas não colagênicas da matriz são incorporadas à frente de mineralização. A espessura da

157

pré-dentina permanece constante porque a quantidade que se calcifica é equilibrada pela adição de nova matriz não mineralizada. A pré-dentina é mais espessa nos momentos em que a dentinogênese ativa está ocorrendo e diminui de espessura com a idade.

A dentina madura é constituída de aproximadamente 70% de material inorgânico, 20% de material orgânico e 10% de água. O componente inorgânico da dentina consiste em hidroxiapatita composta na forma de pequenas placas. A fase orgânica consiste em cerca de 90% de colágeno (principalmente do tipo I, com pequenas quantidades dos tipos III e V), com inclusões fracionárias de várias proteínas não colagênicas da matriz e lipídios. Embora o foco dos estudos tenha sido durante muito tempo a identificação das proteínas específicas do tecido ósseo ou da dentina, atualmente está claro que as proteínas da matriz óssea podem ser encontradas na dentina e que as proteínas da matriz dentinária também estão presentes no tecido ósseo (veja Tabela 1-1).

As proteínas não colagênicas da matriz se encontram compactadas nos espaços em meio às fibrilas colágenas e se acumulam ao longo da periferia dos túbulos dentinários. Tais proteínas incluem a fosfoproteína da dentina (DPP) (ou fosfoforina), sialoproteína da dentina (DSP), glicoproteína da dentina (DGP), proteína de matriz da dentina 1 (DMP1), osteonectina (também conhecida como SPARC, proteína ácida secretada e rica em cisteína), osteocalcina, sialoproteína óssea (BSP), osteopontina, fosfoglicoproteína da matriz extracelular, proteoglicanos e algumas proteínas séricas. Sob o ponto de vista gênico, a DPP, a DSP e a DGP são expressas como uma molécula única chamada de *sialofosfoproteína da dentina* (DSPP), a qual, em seguida, é processada em componentes individuais com propriedades físico-químicas distintas. A DSPP é clivada tão rapidamente após sua síntese, de modo que uma DSPP não clivada nunca tenha sido isolada. As proteínas derivadas da DSPP são altamente modificadas após sua tradução. A DPP e a DSP representam as principais proteínas não colagênicas da matriz na dentina. A DPP é o produto da clivagem proteolítica da extremidade carbóxi da DSPP, enquanto a DSP é o produto da clivagem proteolítica da extremidade amino, com a DGP equivalente à porção intermediária da molécula. Conforme mencionado anteriormente, os odontoblastos em diferenciação também parecem produzir proteínas do esmalte, tais como a amelogenina, ainda que por um breve período. De modo recíproco, acredita-se também que os ameloblastos em diferenciação produzam, temporariamente, algumas proteínas da dentina.

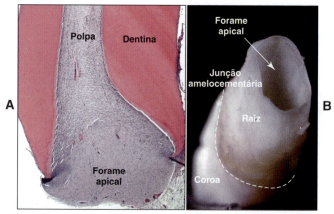

FIGURA 8-2 A, Corte histológico e **B,** fotomicrografia mostrando o forame apical amplamente aberto em dentes em desenvolvimento.

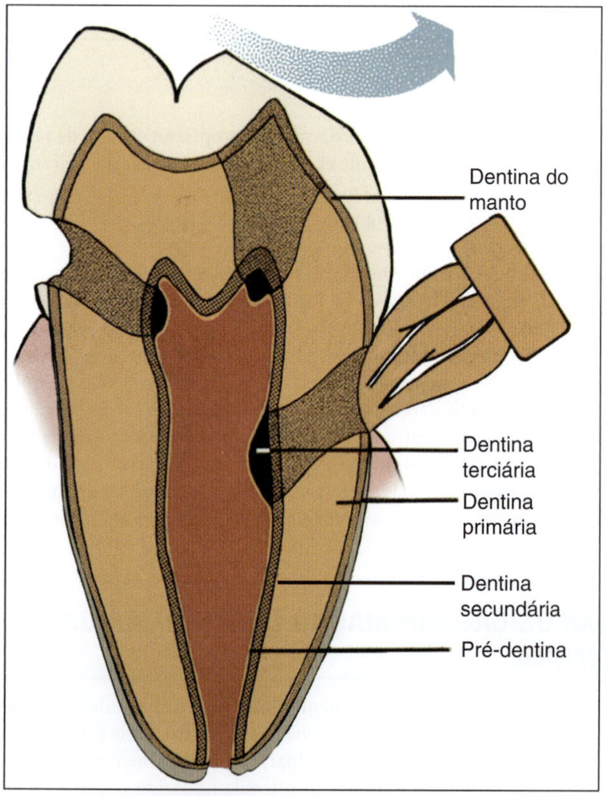

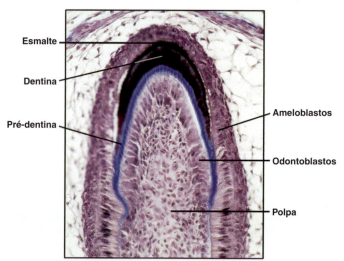

FIGURA 8-1 Tipos de dentina e sua distribuição.

FIGURA 8-3 Em cortes histológicos, a pré-dentina cora-se de maneira diferente da dentina.

O colágeno do tipo I atua como uma estrutura de suporte que acomoda uma grande proporção (estimada em 56%) de minerais em orifícios e poros das fibrilas. As proteínas não colagênicas da matriz regulam a deposição de minerais e podem atuar como inibidores, promotores e/ou estabilizadores; sua distribuição é sugestiva de sua função. Por exemplo, proteoglicanos intactos parecem estar mais concentrados na pré-dentina e, desse modo, acredita-se que impeçam a mineralização prematura da matriz orgânica enquanto as fibrilas colágenas amadurecem e atingem a correta dimensão. A DPP é uma fosfoproteína incomum. Ela possui um ponto isoelétrico de 1 e numerosos resíduos de ácido aspártico-serina-serina, e muitos de seus resíduos de serina são fosforilados. Possuindo uma alta carga negativa, a DPP liga-se a grandes quantidades de cálcio. Estudos *in vitro* mostram que a DPP liga-se ao colágeno e é capaz de iniciar a formação de hidroxiapatita. A DSP e a DMP1 são predominantemente imunodetectadas na dentina peritubular (discutida adiante no capítulo), onde podem inibir seu crescimento e, assim, prevenir a oclusão dos túbulos. Além de sua codistribuição, a DSP e a DMP1 exibem similaridades em características bioquímicas; deste modo, elas podem ter funções redundantes ou sinérgicas. Mutações de DSPP resultam em uma variedade de fenótipos dentários, incluindo displasia da dentina e dentinogênese imperfeita, que afetam tanto a dentição primária quanto a permanente. Existem três tipos de dentinogênese imperfeita; o tipo I também está associado à osteogênese imperfeita. Nos tipos I e II, a câmara pulpar não é mais visível porque nela é depositada uma dentina anormal (Figura 8-4). Camundongos que não expressam DSPP ou DMP1 apresentam câmaras pulpares aumentadas (como se observa na dentinogênese imperfeita do tipo III), um aumento na espessura da pré-dentina, e hipomineralização, indicando funções adicionais para o controle da dentina peritubular. Note-se que a DSPP e a DMP1 estão presentes no tecido ósseo e na dentina como fragmentos processados, e que a ausência de DMP1 acarreta profundos efeitos no tecido ósseo.

A dentina é ligeiramente mais dura que o tecido ósseo e mais mole que o esmalte. Essa diferença pode ser facilmente distinguida em radiografias nas quais a dentina aparece mais radiolucente (mais escura) que o esmalte e mais radiopaca (mais clara) do que a polpa (Figura 8-5, B). Como a luz pode passar facilmente através do esmalte, delgado e altamente mineralizado, e pode ser refletida pela dentina amarelada subjacente, a coroa de um

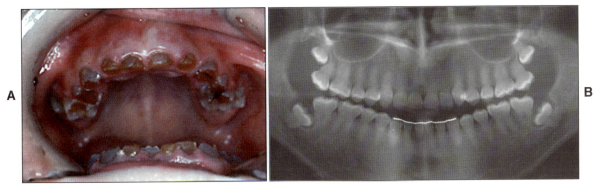

FIGURA 8-4 Fotografia intraoral **(A)** e radiografia panorâmica **(B)** de uma dentição com dentinogênese imperfeita do tipo II, um defeito genético autossômico dominante. Observe que a câmara pulpar aparece opalescente porque foi preenchida por dentina defeituosa. (Cortesia de M. Schmittbuhl.)

FIGURA 8-5 A deposição diferencial de dentina resulta em uma redução assimétrica da câmara pulpar, referida como *recessão da polpa*, conforme visto em **(A)**, um corte de espessura maior (100 μm) especialmente preparado, no qual tanto os tecidos mineralizados como o tecido mole foram mantidos, e **(B)** radiografia.

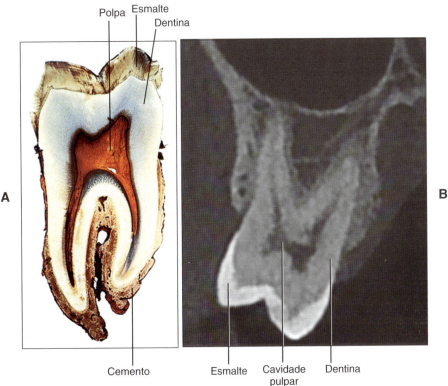

dente também assume tal tonalidade. O esmalte mais espesso não permite que a luz atravesse tão facilmente e em tais dentes a coroa aparece mais branca. Dentes com doença pulpar ou sem uma polpa frequentemente exibem despigmentação da dentina, o que causa um escurecimento da coroa clínica.

Sob o ponto de vista físico, a dentina tem uma qualidade elástica que é importante para o adequado funcionamento do dente, uma vez que a elasticidade fornece flexibilidade e previne a fratura do esmalte sobrejacente, de natureza friável. A dentina e o esmalte se encontram firmemente unidos na junção amelodentinária, a qual aparece ao microscópio, como visto em capítulo anterior, como uma margem ondulada bem definida entre os dois tecidos (veja Figura 7-58). Na raiz do dente, a dentina é recoberta por cemento, e a junção entre esses dois tecidos é menos distinta porque, no ser humano, eles se entrelaçam.

TIPOS DE DENTINA

Dentina Primária

A maior parte do dente é formada pela dentina primária, a qual delineia a câmara pulpar e é referida como *dentina circumpulpar* (veja Figura 8-1). A camada externa, próxima ao esmalte ou ao cemento, difere do resto da dentina primária no modo de ser mineralizada e na inter-relação estrutural entre os componentes colagênicos e não colagênicos da matriz. Essa camada externa é chamada de *dentina do manto*; no entanto, o termo é usado geralmente para se referir à camada externa na dentina coronal.

Dentina Secundária

A dentina secundária desenvolve-se após a formação da raiz ter sido terminada, e representa a deposição contínua, porém muito mais lenta, de dentina pelos odontoblastos (Figura 8-6). A dentina secundária possui uma estrutura tubular que, embora menos regular, em sua maior parte é contínua com a estrutura da dentina primária. A proporção entre minerais e material orgânico é a mesma da dentina primária. A dentina secundária não é depositada de maneira uniforme ao redor da periferia da câmara pulpar, especialmente nos dentes molares. A maior deposição de dentina secundária no teto e no assoalho da câmara pulpar leva a uma redução assimétrica em seu tamanho e formato (veja Figura 8-5, A). Essas alterações no espaço pulpar, clinicamente referidas como recessão pulpar, podem ser facilmente detectadas em cortes histológicos e radiografias (veja Figura 8-5, B), e são importantes na determinação da forma de preparação da cavidade para certos procedimentos de restauração dentária. Por exemplo, a preparação do dente para uma coroa total em um paciente jovem apresenta um risco substancial de envolvimento da polpa dentária, através da exposição mecânica de um corno pulpar. Em um paciente idoso, o corno pulpar retrocede e apresenta menos risco. Algumas evidências sugerem que os túbulos da dentina secundária sofrem esclerose (ou seja, tornam-se preenchidos com material calcificado) mais facilmente do que os túbulos da dentina primária. Esse processo tende a reduzir a permeabilidade geral da dentina, consequentemente protegendo a polpa.

Dentina Terciária

A dentina terciária (também referida como *dentina reacional* ou *de reparação*) é produzida em reação a vários estímulos, tais como atritos, cáries ou um procedimento de restauração dentária. Ao contrário das dentinas primária ou secundária, cuja formação ocorre ao longo de toda a margem dentino-pulpar, a dentina terciária é produzida apenas por aquelas células diretamente afetadas pelo estímulo. A qualidade (ou arquitetura) e a quantidade de dentina terciária produzidas estão relacionadas à resposta celular iniciada, a qual depende da intensidade e da duração do estímulo. A dentina terciária pode conter túbulos contínuos com os da dentina secundária, túbulos em pequenas quantidades e irregularmente organizados, ou nenhum túbulo (Figura 8-7). As células que formam a dentina terciária revestem sua superfície ou se tornam incluídas na dentina; o último caso é referido como *osteodentina* (Figura 8-8). A dentina terciária é subclassificada como dentina reacional, depositada por odontoblastos preexistentes ou como dentina de reparação, formada por células recém-diferenciadas semelhantes a odontoblastos.

PADRÃO DE FORMAÇÃO DA DENTINA

A formação da dentina se inicia no estágio de campânula do desenvolvimento dentário, no tecido da papila dentária, adjacente à extremidade côncava do epitélio dentário interno dobrado (Figura 8-9), o local onde se inicia o desenvolvimento da cúspide. A partir desse ponto, a formação da dentina se estende ao longo da vertente da cúspide até a alça cervical do órgão do

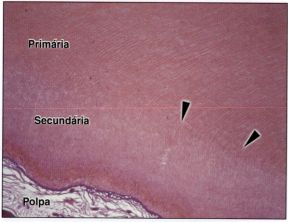

FIGURA 8-6 Corte de dentina. A região onde os túbulos dentinários mudam de direção (*cabeças de seta*) delimita a junção entre as dentinas primária e secundária.

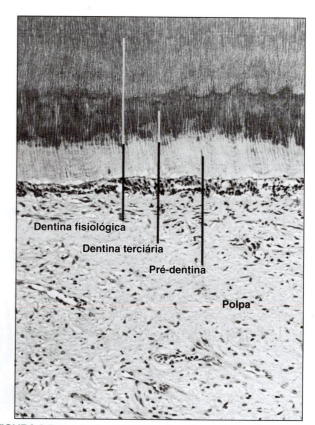

FIGURA 8-7 Dentina terciária com um padrão tubular regular e nenhuma inclusão celular. É provável que essa dentina tenha sido depositada lentamente em resposta a um estímulo leve.

CAPÍTULO 8 Complexo Dentina-Polpa 161

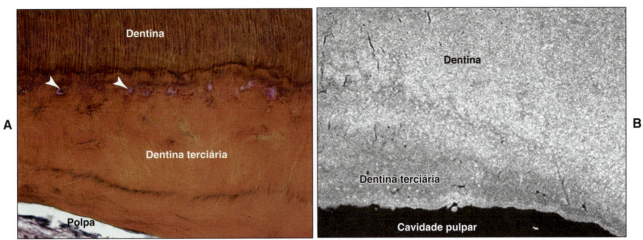

FIGURA 8-8 Fotomicrografia **(A)** e eletromicrografia de varredura **(B)** da dentina terciária (de reparação) contendo apenas alguns túbulos irregulares esparsos e algumas inclusões celulares (*cabeças de seta*).

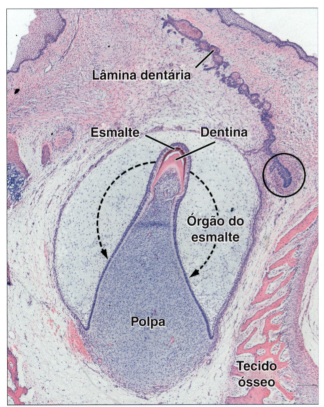

FIGURA 8-9 Formação inicial da dentina durante o início do estágio de campânula do dente em desenvolvimento. A partir da extremidade da cúspide da futura coroa, a formação da dentina se estende ao longo das vertentes da cúspide. A estrutura delimitada pelo círculo representa um botão de um dente permanente.

esmalte e a dentina espessa-se até que toda a dentina coronal seja formada. Em dentes multicuspidados, a formação da dentina começa independentemente nos locais de cada futura extremidade da cúspide e, novamente, se estende pelas vertentes laterais da cúspide até que ocorra a fusão com os centros de formação adjacentes. A dentina formada dessa maneira constitui a dentina da coroa do dente, ou dentina coronal.

A dentina radicular forma-se em um estágio ligeiramente tardio do desenvolvimento, e requer a proliferação de células epiteliais (bainha epitelial radicular de Hertwig) a partir da alça cervical do órgão do esmalte ao redor da polpa em crescimento para iniciar a diferenciação dos odontoblastos da raiz. O início da formação da raiz precede o início da erupção do dente, e quando o dente alcança sua posição funcional, cerca de dois terços da dentina radicular estará formada. A conclusão da formação da dentina radicular não ocorre no dente decíduo até cerca de 18 meses após sua erupção e, no dente permanente, até 2 a 3 anos após sua erupção. Durante esse período, diz-se que o dente possui um ápice aberto (veja Figura 8-2).

As taxas de deposição da dentina variam não somente em um único dente, mas também entre diferentes dentes. A formação da dentina continua durante toda a vida do dente, e sua formação resulta em uma gradual, porém progressiva, redução do tamanho da cavidade pulpar.

DENTINOGÊNESE

A dentina é formada por células denominadas *odontoblastos*, as quais se diferenciam a partir das células ectomesenquimais da papila dentária após uma influência organizadora que emana do epitélio dentário interno (ou epitélio interno do esmalte). Portanto, a papila dentária é o órgão formador de dentina e finalmente se torna a polpa do dente, uma mudança na terminologia geralmente associada ao momento em que a formação da dentina se inicia.

Diferenciação dos Odontoblastos

Uma compreensão detalhada de como os odontoblastos se diferenciam a partir das células ectomesenquimais é necessária, não apenas para entender o desenvolvimento normal, mas também para explicar, e finalmente ser capaz de influenciar; seu recrutamento para iniciar o reparo da dentina, quando este for necessário.

A diferenciação dos odontoblastos a partir da papila dentária no desenvolvimento normal é proporcionada pela expressão de moléculas de sinalização e fatores de crescimento pelas células do epitélio dentário interno (veja Capítulo 5). Sua sequência de diferenciação está ilustrada nas Figuras 8-10 e 8-11. As células da papila dentária são pequenas e indiferenciadas, e exibem um núcleo central e poucas organelas. Neste momento, elas estão separadas do epitélio dentário interno por uma zona acelular que contém algumas delicadas fibrilas colágenas. Quase imediatamente após as células do epitélio dentário interno inverterem sua polaridade, alterações também podem ocorrer na papila dentária adjacente. As células ectomesenquimais adjacentes à zona acelular aumentam rapidamente de tamanho, e se alongam para inicialmente se tornarem pré-odontoblastos e, em seguida, odontoblastos, à medida que o seu citoplasma aumenta de volume para conter quantidades crescentes de organelas relacionadas à síntese de proteínas.

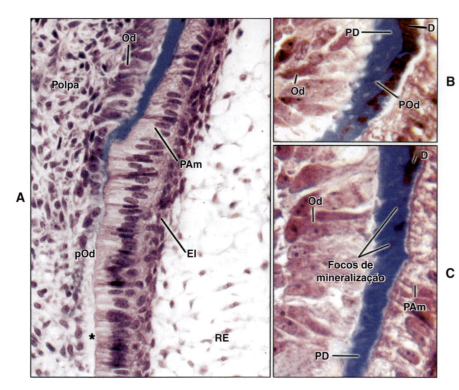

FIGURA 8-10 Alterações na papila dentária associadas à iniciação da formação da dentina. **A,** Uma zona acelular (*) promove a separação entre as células indiferenciadas da papila dentária (pré--odontoblastos, *pOd*) e as células do epitélio dentário interno em diferenciação (pré-ameloblastos, *pAm*). Os pré-odontoblastos se desenvolvem em odontoblastos de formato cilíndrico polarizados (*Od*), com o núcleo distante da matriz depositam-se na interface com os pré-ameloblastos. **B** e **C,** A matriz inicialmente se acumula como uma camada não mineralizada, a pré-dentina (*PD*), a qual gradualmente se mineraliza para formar a dentina do manto (*D*). *POd,* Prolongamento odontoblástico; *EI,* estrato intermediário; *RE,* retículo estrelado.

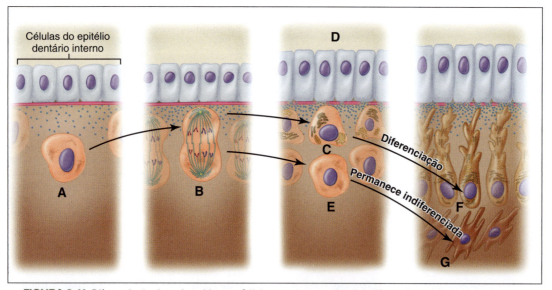

FIGURA 8-11 Diferenciação dos odontoblastos. Células ectomesenquimais indiferenciadas (*A*) da papila dentária se dividem (*B*), com seus fusos mitóticos perpendiculares à lâmina basal (*linha rosa*). Células-filhas (*C*), influenciadas pelas células do epitélio dentário interno e pelas moléculas que estas produzem (*D*), diferenciam-se em odontoblastos (*F*). Outras células-filhas (*E*), não expostas a essa influência epitelial, persistem como células subodontoblásticas (*G*). Estas células foram expostas a todos os determinantes necessários para a formação dos odontoblastos exceto as últimas.

A zona acelular entre a papila dentária e o epitélio dentário interno é gradualmente eliminada à medida que os odontoblastos se diferenciam e aumentam de tamanho, de modo a ocuparem essa zona. Essas células recém-diferenciadas são caracterizadas por serem altamente polarizadas, com seus núcleos posicionados distantes do epitélio dentário interno.

Formação da Dentina do Manto

Após a diferenciação dos odontoblastos, a etapa seguinte na produção de dentina é a formação de sua matriz orgânica. O primeiro sinal de formação da dentina é o aparecimento de distintas fibrilas colágenas de grande diâmetro (0,1 a 0,2 μm de diâmetro), chamadas *fibras de von Korff* (Figuras 8-12 a 8-15). Essas fibras consistem em colágeno do tipo III associado, pelo menos inicialmente, à fibronectina. Essas fibras originam-se profundamente em meio os odontoblastos, estendem-se em direção ao epitélio dentário interno, e se espalham em meio a substância fundamental desestruturada logo abaixo do epitélio. À medida que os odontoblastos continuam a aumentar de tamanho, eles também produzem fibrilas de colágeno do tipo I menores, orientadas paralelamente à futura junção amelodentinária (Figura 8-16). Desse modo, aparece uma camada de pré-dentina do manto.

Concomitantemente a essa deposição de colágeno, a membrana plasmática dos odontoblastos adjacentes aos ameloblastos em diferenciação estende prolongamentos curtos e abaulados para dentro da matriz extracelular em formação (veja Figura 8-16). Ocasionalmente, um desses prolongamentos pode penetrar na lâmina basal, atravessando-a e interpondo-se às células do epitélio dentário interno para formar o que, posteriormente, se tornará um fuso de esmalte (veja Capítulo 7). À medida que os odontoblastos formam esses prolongamentos, eles também emitem a partir de sua membrana plasmática uma série de pequenas vesículas revestidas por membrana, conhecidas como *vesículas da matriz*, as quais vêm a se situar superficialmente, próximas à lâmina basal (Figura 8-17; veja também Figuras 8-12 e 8-16, A). Em seguida, os odontoblastos continuam a desenvolver prolongamentos celulares — os prolongamentos odontoblásticos, ou prolongamentos (ou fibras) de Tomes — os quais são deixados para trás, em meio à matriz da dentina em formação, conforme os odontoblastos se deslocam em direção ao centro da polpa (veja Figura 8-15). A fase mineral aparece inicialmente dentro das vesículas da matriz como cristais únicos, os quais supostamente são semeados por fosfolipídios presentes na membrana das vesículas (veja Figura 8-16). Esses cristais crescem rapidamente e rompem os limites dessas vesículas para se disseminar como grupamentos de cristalitos que se fundem com grupos adjacentes para formar uma camada contínua de matriz mineralizada. A deposição de minerais é defasada em relação à formação da matriz orgânica, de modo que uma camada de matriz orgânica, chamada *pré-dentina*, sempre seja encontrada entre os odontoblastos e a frente de mineralização. Após a semeadura dos minerais, as proteínas não colagênicas da matriz produzidas pelos odontoblastos entram em cena para regular a deposição de minerais. Desse modo, a dentina do manto coronal é formada em uma camada de aproximadamente 15 a 20 μm de espessura, sobre a qual em seguida a dentina primária (circumpulpar) é adicionada.

Suprimento Vascular

O Capítulo 1 estabeleceu os requisitos para um bom suprimento sanguíneo durante a fase de formação de tecidos mineralizados. Durante a dentinogênese,

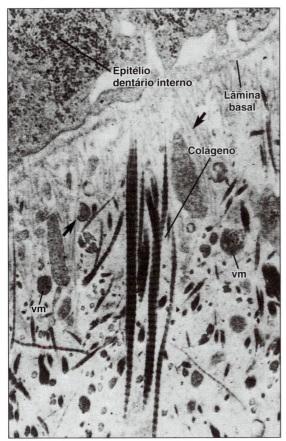

FIGURA 8-12 Eletromicrografia mostrando a característica deposição das primeiras fibrilas colágenas para formar a pré-dentina do manto da região da coroa. Fibrilas colágenas de grande diâmetro (*colágeno*) entrelaçam-se com fibrilas aperiódicas (*setas*) associadas à lâmina basal que sustenta o epitélio dentário interno. *vm*, Vesícula da matriz. (A partir de Ten Cate AR: A fine structural study of coronal and root dentinogensis in the mouse: observations on the so-called 'von Korff fibres' and their contribution to mantle dentine. *J Anat* 125:183-197, 1978.)

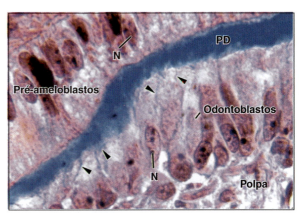

FIGURA 8-14 Fotomicrografia de um corte histológico em parafina especialmente corado para colágeno. Fibras de von Korff aparecem como estruturas tortuosas, azuladas, de aspecto filamentoso (*cabeças de seta*) que se originam profundamente entre os odontoblastos. *N*, Núcleo; *PD*, pré-dentina.

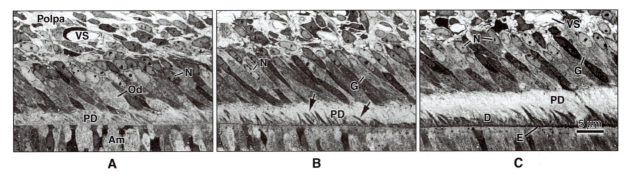

FIGURA 8-13 A a **C**, Eletromicrografias de cortes histológicos ilustrando a formação da primeira camada de dentina (dentina do manto, *D*) em um incisivo de rato. Odontoblastos diferenciados são altas células colunares firmemente compactadas em um arranjo em paliçada. Seu núcleo (*N*) está situado no citoplasma basal, o aparelho de Golgi (*G*) ocupa grande parte do citoplasma supranuclear e seu corpo se encontra inclinado em relação ao dos ameloblastos (*Am*). **B,** Uma concentração de fibrilas colágenas de grande diâmetro (*setas*) pode ser vista na matriz de pré-dentina em formação (*PD*) próximo à superfície dos ameloblastos. **C,** À medida que a matriz se mineraliza, as fibrilas se tornam incorporadas na dentina do manto. *VS*, Vaso sanguíneo; *E*, Esmalte; *Od*, odontoblastos.

CAPÍTULO 8 Complexo Dentina-Polpa

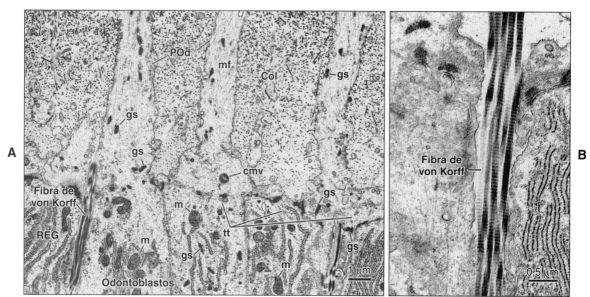

FIGURA 8-15 Imagens de microscopia eletrônica de transmissão. **A,** O prolongamento odontoblástico (*POd*) é a porção da célula que se estende acima da trama terminal (*tt*) no citoplasma apical do odontoblasto. Numerosos grânulos de secreção (*gs*), alongados e típicos, ocasionais corpos multivesiculares (*cmv*) e microfilamentos (*mf*) são encontrados no prolongamento. As pequenas fibrilas colágenas (*Col*) que formam a maior parte da pré-dentina seguem perpendicularmente aos prolongamentos e, consequentemente, aparecem como estruturas semelhantes a pontos em um plano que passa longitudinalmente ao longo dos odontoblastos. Feixes de fibrilas colágenas de grande diâmetro, as fibras de von Korff, seguem paralelamente aos prolongamentos odontoblásticos e se estendem profundamente entre os corpos celulares. **B,** Em aumento maior, fibrilas componentes de uma fibra de von Korff, que se estende entre dois odontoblastos, apresentam a típica periodicidade das fibrilas colágenas. *m,* Mitocôndrias; *REG,* retículo endoplasmático granular.

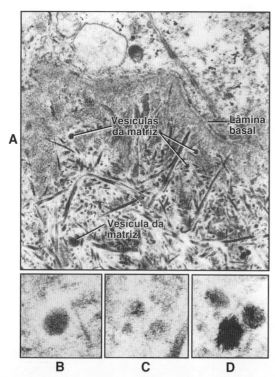

FIGURA 8-16 Eletromicrografia do início da formação da dentina em um germe dentário humano ao início do estágio de campânula. **A,** Fibrilas colágenas da matriz da dentina inicialmente formadas podem ser vistas, juntamente com a lâmina basal que sustenta os ameloblastos. Entremeadas às fibrilas colágenas se encontram vesículas da matriz, nas quais ocorre a mineralização inicial da matriz da dentina. **B** a **D** mostram a ocorrência e o crescimento de cristais de apatita nessas vesículas. (A partir de Sisca RF, Provenza DV: Initial dentin formation in human deciduous teeth. An electron microscope study. *Calcif Tissue Res* 9:1-16, 1972.)

foram observadas interessantes alterações em molares de ratos, em relação à distribuição e natureza dos capilares associados aos odontoblastos. Quando a formação de dentina do manto se inicia, os capilares são encontrados sob os odontoblastos recém-diferenciados. Conforme a dentinogênese circumpulpar é iniciada, alguns desses capilares migram para se situar por entre os odontoblastos (Figura 8-18), e ao mesmo tempo seu endotélio se torna fenestrado para permitir um maior intercâmbio. Com a conclusão da dentinogênese, eles se retiram da camada de odontoblastos, e seu revestimento endotelial se torna contínuo novamente.

Controle da Mineralização

Durante toda a dentinogênese, a mineralização é alcançada pela contínua deposição de minerais, inicialmente nas vesículas da matriz, e em seguida na frente de mineralização. A questão é se o odontoblasto realiza e controla essa mineralização. Claramente, a célula exerce controle na iniciação da mineralização, produzindo vesículas da matriz e proteínas capazes de regular a deposição de minerais, e adaptando a matriz orgânica na frente de mineralização para que ela possa acomodar os depósitos de minerais.

O problema de como os íons minerais alcançam os locais de mineralização foi revisado no Capítulo 1. No caso da dentinogênese, existe alguma discussão, uma vez que as junções que mantêm os odontoblastos unidos em um arranjo em paliçada são incompletas e, portanto, permeáveis. Sob o ponto de vista conceitual, pode ocorrer a simples percolação do fluido tecidual supersaturado com íons cálcio e fosfato. Entretanto, canais de cálcio do tipo L foram demonstrados na membrana plasmática basal do odontoblasto; de forma significativa, quando tais canais são bloqueados, a mineralização da dentina é afetada. A presença da atividade da fosfatase alcalina e da atividade de Ca^{2+}-ATPases na extremidade distal da célula também é compatível com uma implicação da célula no transporte e na liberação de íons minerais na camada de dentina em formação.

Padrão da Mineralização

Sob o ponto de vista histológico, pode-se observar dois padrões de mineralização da dentina — a calcificação globular e a calcificação linear (Figuras 8-19 e 8-20) — que parecem depender da taxa de formação da

CAPÍTULO 8 Complexo Dentina-Polpa 165

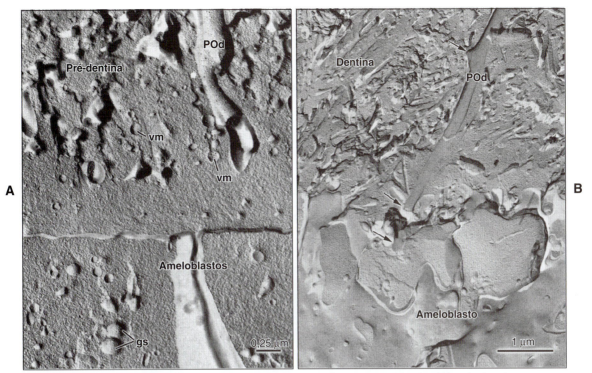

FIGURA 8-17 Preparações em criofratura mostrando a interface entre pré-dentina **(A)** e dentina do manto **(B)** em formação e os ameloblastos em momento inicial da formação do dente. **A,** A presença de abundantes bem definidas vesículas da matriz (*vm*) na matriz extracelular indica que a mineralização ainda não foi iniciada. **B,** Prolongamentos odontoblásticos (*POd*) podem estabelecer contato (*setas*) com ameloblastos, um evento que supostamente é um dos vários mecanismos da interação epitelial-mesenquimal durante o desenvolvimento dentário. *gs,* Grânulo de secreção.

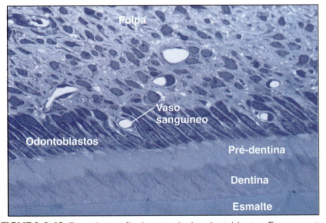

FIGURA 8-18 Fotomicrografia da camada de odontoblastos. Essa amostra foi fixada por perfusão, o que forçou os vasos sanguíneos a se abrir, consequentemente revelando melhor sua distribuição na camada.

dentina. A calcificação globular (ou calcosférica) envolve a deposição de cristais em várias áreas distintas da matriz por captura heterogênea no colágeno. Com o contínuo crescimento dos cristais, são formadas massas globulares que aumentam continuamente e finalmente se fundem formando uma massa calcificada única. Esse padrão de mineralização é mais bem observado na região da dentina do manto, onde vesículas da matriz dão origem a focos de mineralização que crescem e coalescem. Na dentina circumpulpar, a frente de mineralização pode progredir em um padrão globular ou linear. O tamanho dos glóbulos parece depender da taxa de deposição da dentina, com os glóbulos maiores se formando onde a deposição de dentina é mais rápida. Quando a taxa de formação progride lentamente, a frente de mineralização parece mais uniforme, e o processo é dito como linear.

Formação da Dentina Radicular

As células epiteliais da bainha radicular de Hertwig iniciam a diferenciação dos odontoblastos que formam a dentina radicular (Figura 8-21; veja também Capítulo 9). A dentina radicular forma-se de maneira similar à da dentina coronal, mas foram relatadas algumas diferenças. A camada mais externa da dentina radicular, o equivalente da dentina do manto na coroa, exibe diferenças na orientação e organização das fibras colágenas, em parte porque as fibras colágenas do cemento se misturam às da dentina (veja Capítulo 9). Alguns relatos também indicam que o conteúdo de fosfoproteínas da dentina radicular é diferente, que sua formação ocorre em menor velocidade, e seu grau de mineralização difere daquele da dentina coronal. Essas possíveis diferenças, porém, precisam ser determinadas e podem simplesmente refletir o contexto anatômico da dentina radicular em vez de diferenças fundamentais.

Dentinogêneses Secundária e Terciária

A dentina secundária é depositada após o término da formação da raiz; ela é formada pelos mesmos odontoblastos que formaram a dentina primária, e é depositada como uma continuação da dentina primária. A formação da dentina secundária é realizada essencialmente da mesma maneira que a da dentina primária, embora em um ritmo muito mais lento. A dentina secundária pode ser distinguida histologicamente da dentina primária por uma sutil linha de demarcação, um leve diferencial na coloração, e uma organização menos regular dos túbulos dentinários (veja Figura 8-5). De fato, em algumas regiões os túbulos podem estar totalmente ausentes; à medida que a camada de dentina se torna mais espessa, sua superfície interna é reduzida, resultando na aglomeração dos odontoblastos e na morte de alguns deles.

A dentina terciária é depositada em locais específicos em resposta à lesão por parte de odontoblastos danificados ou por células substitutas derivadas da polpa. A taxa de deposição depende do grau da lesão; quanto mais grave a lesão, mais rápida será a taxa de deposição de dentina. Como resultado dessa rápida deposição, as células frequentemente tornam-se capturadas na matriz recém-formada, e o padrão tubular se torna

CAPÍTULO 8 Complexo Dentina-Polpa

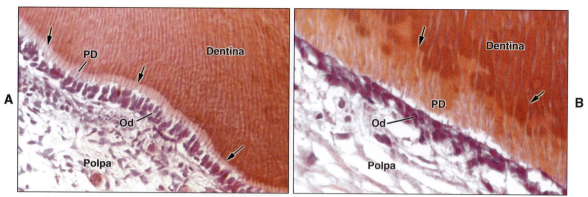

FIGURA 8-19 Fotomicrografias da interface pré-dentina-dentina ilustrando frentes de mineralização **(A)** linear e **(B)** globular (*setas*). *Od*, Odontoblastos; *PD*, pré-dentina.

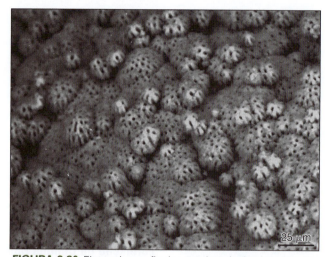

FIGURA 8-20 Eletromicrografia de varredura da dentina globular.

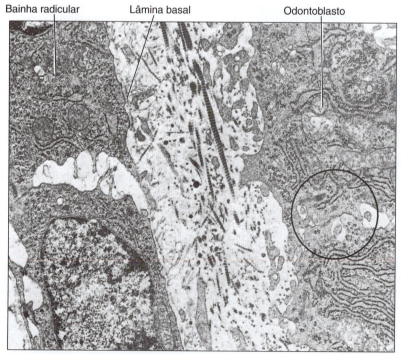

FIGURA 8-21 Eletromicrografia ilustrando o início da dentinogênese da raiz. Células da bainha epitelial radicular de Hertwig iniciaram a diferenciação dos odontoblastos que estão prestes a iniciar a formação de dentina radicular. As primeiras fibrilas colágenas da matriz estão alinhadas paralelamente à lâmina basal, a qual sustenta as células da bainha radicular e que nesse estágio está se tornando descontínua. A *área delimitada no círculo* mostra um complexo juncional entre dois odontoblastos. (A partir de Ten Cate AR: A fine structural study of coronal and root dentinogensis in the mouse: observations on the so-called 'von Korff fibres' and their contribution to mantle dentine. *J Anat* 125:183-197, 1978.)

grosseiramente distorcido (Figura 8-22). Além de sua organização estrutural específica, a composição da dentina terciária também é característica; durante sua formação, a produção de colágeno, DSP e DMP1 parece diminuída, enquanto a de sialoproteína óssea e osteopontina está aumentada (Figura 8-23).

HISTOLOGIA DA DENTINA

Quando a dentina é vista ao microscópio, vários aspectos estruturais podem ser identificados: túbulos dentinários, dentina peritubular e intertubular, áreas de calcificação deficiente (denominadas de *dentina interglobular*), linhas incrementais de crescimento e uma área vista somente na porção radicular do dente, conhecida como *camada granulosa de Tomes*.

Túbulos Dentinários

Os prolongamentos odontoblásticos, similares aos prolongamentos dos osteócitos, ocupam canalículos que atravessam a camada de dentina, os quais são referidos como *túbulos dentinários* (Figuras 8-24 e 8-25). Os túbulos dentinários estendem-se através de toda a espessura da dentina a partir da junção amelodentinária, até a frente de mineralização, e formam uma rede para a difusão de nutrientes por toda a dentina. Na dentina coronal, os túbulos seguem um trajeto em formato de "S" a partir da superfície externa a dentina até o perímetro da polpa. Essa curvatura em formato de "S" é menos pronunciada sob as cúspides e bordas incisais (onde os túbulos podem seguir um curso quase retilíneo; Figura 8-26). Essas curvaturas resultam da aglomeração dos odontoblastos e do trajeto seguido por essas células ao se deslocarem em direção ao centro da polpa. Evidências também indicam que alguns odontoblastos são deletados seletivamente por apoptose à medida que eles aumentam em quantidade. Na dentina radicular, pouco ou nenhum apinhamento resulta a partir da diminuição na área de superfície, e os túbulos correm em um curso retilíneo. Na pré-dentina, os prolongamentos odontoblásticos seguem em um compartimento delimitado por fibras colágenas não mineralizadas (veja Figura 8-25, A e B).

Os túbulos dentinários são estruturas afiladas que são mais largos nas proximidades da polpa e mais delgados nas proximidades da junção amelodentinária. Estima-se que nas partes coronais de dentes pré-molares e molares jovens, as quantidades dos túbulos variem de 59.000 a 76.000 por milímetro quadrado na superfície pulpar, com aproximadamente metade destas quantidades por milímetro quadrado próximo ao esmalte. Este aumento por volume unitário está associado à aglomeração dos odontoblastos à medida que o espaço pulpar vai se tornando menor. Uma significativa redução da densidade média dos túbulos também ocorre na dentina radicular, em comparação com a dentina cervical.

Os túbulos dentinários se ramificam a tal ponto, de modo que a dentina seja permeada por um profuso sistema de canalículos anastomosados (Figura 8-27). As principais ramificações ocorrem com mais frequência na dentina radicular do que na dentina coronal (Figura 8-28). A natureza tubular da dentina confere um raro grau de permeabilidade a esse tecido mineralizado, o que a torna capaz de aumentar um processo de cárie (Figura 8-29) e acentuar a resposta da polpa aos procedimentos de restauração dentária. Nas lesões cariosas, os túbulos podem ser preenchidos com bactérias e aparecem intensamente corados nos cortes histológicos (Figura 8-30; veja também Figura 8-29). Os prolongamentos odontoblásticos no interior desses túbulos podem se desintegrar ou se retrair, deixando para trás um túbulo vazio, referido como *trato morto*. A dentina de reparação sela esses tratos mortos em sua extremidade pulpar, o que protege a polpa contra infecções. Tais tratos mortos também podem ocorrer normalmente em consequência

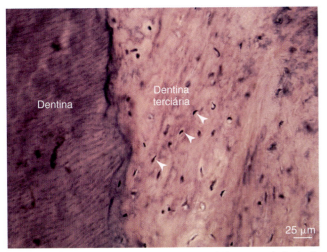

FIGURA 8-22 Fotomicrografia da dentina terciária contendo inclusões celulares (*cabeças de seta*).

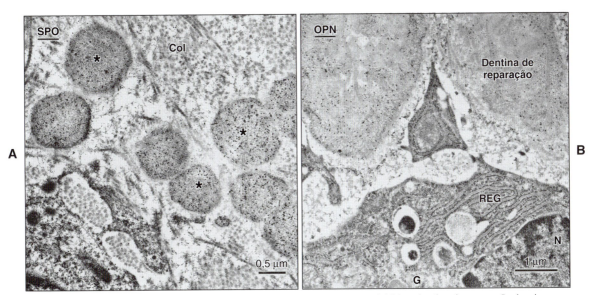

FIGURA 8-23 Conforme ilustrado por essas preparações com ouro coloidal, a dentina de reparação é pobre em colágeno e enriquecida em proteínas não colagênicas da matriz, como a sialoproteína óssea (*SPO*) e osteopontina (*OPN*). **A,** Nessa situação, a dentina de reparação iniciou a formação como massas globulares (*) entre as fibrilas colágenas (*Col*). **B,** Os glóbulos cresceram e se fundiram para formar massas maiores de matriz mineralizada. *G,* aparelho de Golgi; *N,* núcleo; *REG,* retículo endoplasmático granular.

168 CAPÍTULO 8 Complexo Dentina-Polpa

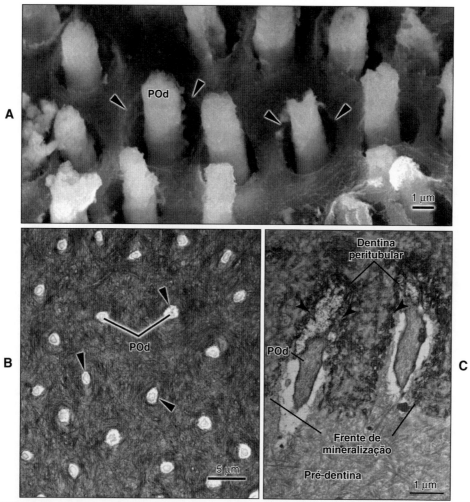

FIGURA 8-24 Imagens de eletromicrografias de varredura **(A)** e fotomicrografias **(B)**. Os prolongamentos odontoblásticos (*POd*) seguem em canalículos chamados túbulos dentinários (*cabeças de seta*). **C** é uma eletromicrografia de transmissão mostrando que os túbulos dentinários são revestidos por dentina peritubular, começando na frente de mineralização e se estendendo para a dentina.

CAPÍTULO 8 Complexo Dentina-Polpa

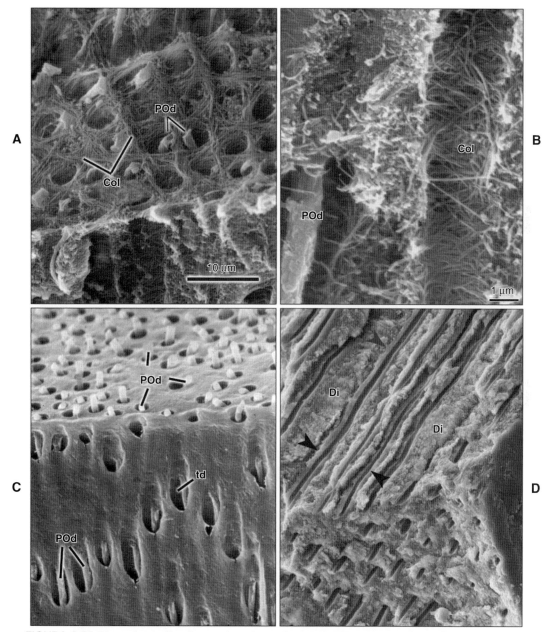

FIGURA 8-25 Eletromicrografias de varredura da pré-dentina (**A** e **B**) e da dentina (**C** e **D**). **A** e **B**, Embora não ocorram túbulos dentinários (*td*) na pré-dentina, cada prolongamento odontoblástico (*POd*) é circundado por uma trama de fibrilas colágenas entrelaçadas (*Col*) que delineiam o futuro túbulo dentinário. Uma vez visíveis em cortes transversais (**A**) e longitudinais (**B**), as fibrilas seguem em trajeto circunferencial e perpendicularmente ao prolongamento. **C,** Na dentina saudável, cada túbulo é ocupado por um prolongamento ou por suas ramificações. **D,** O túbulo dentinário é delimitado por uma camada de dentina peritubular (*cabeças de seta*), a qual é pobre em colágeno e mais mineralizada do que o restante da dentina. A dentina entre os túbulos é referida como dentina intertubular (*Di*).

CAPÍTULO 8 Complexo Dentina-Polpa

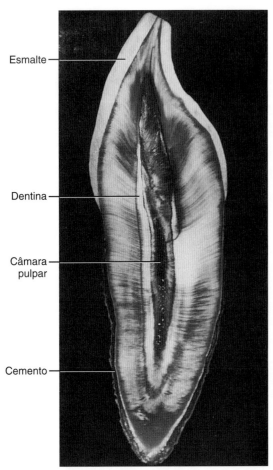

FIGURA 8-26 Corte por desgaste mostrando a curvatura primária em formato de "S" dos túbulos dentinários na coroa e seu curso retilíneo na raiz.

(Labels: Esmalte, Dentina, Câmara pulpar, Cemento)

da morte de odontoblastos, decorrente da aglomeração celular, particularmente nos cornos pulpares. Em cortes por desgaste, os túbulos vazios aparecem enegrecidos pela luz transmitida porque eles aprisionam ar.

Dentina Peritubular

Os túbulos são delimitados por um colar de matriz altamente calcificada caracterizado como *dentina peritubular* (veja Figura 8-25, D), o qual se inicia na frente de mineralização (veja Figura 8-24, C). O mecanismo pelo qual a dentina peritubular se forma e sua precisa composição ainda não são conhecidos; foi demonstrado que a dentina peritubular é hipermineralizada em comparação com a dentina intertubular. Além disso, a dentina peritubular contém pouco colágeno, e em dentes de roedores parece ser enriquecida em proteínas não colagênicas da matriz, como a DSP (Figura 8-31) e a DMP1. Esse anel hipermineralizado de dentina é bem aparente em dentes humanos quando cortes por desgaste não desmineralizados, feitos em ângulos retos com os túbulos, são examinados sob o microscópio de luz ou por microscopia eletrônica de varredura (Figura 8-32).

Dentina Esclerótica

O termo dentina esclerótica descreve os túbulos dentinários que se tornaram ocluídos com material calcificado. Quando isso ocorre em vários túbulos na mesma área, a dentina assume uma aparência vítrea e se torna translúcida (Figura 8-33). A quantidade de dentina esclerótica aumenta com a idade e é mais comum no terço apical da raiz e na coroa a meio caminho entre a junção amelodentinária e a superfície da polpa. A oclusão dos túbulos dentinários por minerais começa na dentina radicular de pré-molares aos 18 anos de idade, sem que haja qualquer influência externa identificável; consequentemente, assume-se que a dentina esclerótica seja uma resposta fisiológica e que a oclusão ocorra pela contínua deposição de dentina peritubular (Figura 8-34, A). Entretanto, a oclusão dos túbulos pode ocorrer por várias outras maneiras: deposição de minerais dentro do túbulo sem qualquer formação de dentina (veja Figura 8-34, B); uma mineralização difusa que ocorre quando um prolongamento odontoblástico viável ainda se encontra presente (veja Figura 8-34, C); e a mineralização do próprio prolongamento odontoblástico e de conteúdos tubulares,

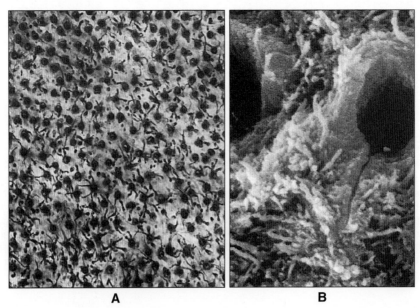

FIGURA 8-27 Ramificações dos túbulos dentinários. **A,** Fotomicrografia de um corte transversal da dentina corada com nitrato de prata, mostrando a extensa rede de delicadas ramificações do compartimento tubular. **B,** Eletromicrografia de varredura mostrando uma microrramificação que se estende a partir de um túbulo dentinário maior através da dentina peritubular. Uma delgada camada de dentina peritubular também delimita a microrramificação.

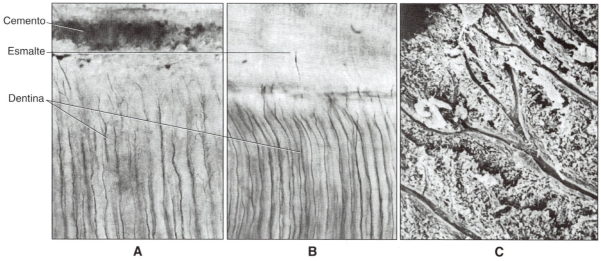

FIGURA 8-28 A ramificação terminal dos túbulos dentinários é mais profusa na dentina radicular **(A)** do que na dentina coronal **(B)**. **C,** Eletromicrografia de varredura mostrando ramificações.

FIGURA 8-29 Cárie da dentina. Eletromicrografias de transmissão mostram a via natural criada para microrganismos através de túbulos dentinários em corte longitudinal **(A)** e em corte transversal **(B)**. **C,** Os microrganismos absorvem corantes e, em cortes histológicos ao microscópio de luz, os túbulos de dentina cariosa são vistos como estrias escuras. (**B,** Cortesia de N.W. Johnson.)

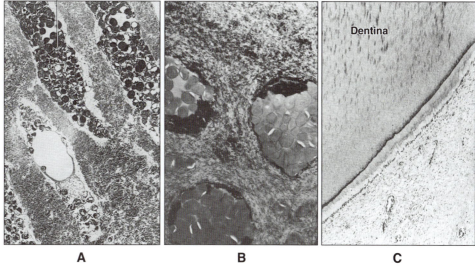

FIGURA 8-30 A, Fotomicrografia mostrando tratos mortos na lesão cariosa radicular, os quais aparecem escuros sob luz transmitida. **B,** Eletromicrografia de varredura mostrando túbulos vazios sob uma lesão cariosa.

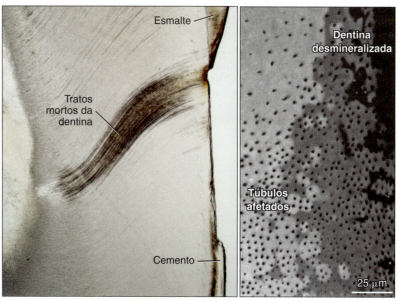

incluindo fibrilas colágenas intratubulares (veja Figura 8-34, D). Como a esclerose reduz a permeabilidade da dentina, ela pode ajudar a prolongar a vitalidade da polpa.

Dentina Intertubular

A dentina localizada entre os túbulos dentinários é denominada *dentina intertubular* (veja Figuras 8-25, D, e 8-32). A dentina intertubular representa o produto primário de formação pelos odontoblastos, e consiste em uma rede firmemente entrelaçada de fibrilas de colágeno do tipo I (50 a 200 nm de diâmetro) nas quais, e ao seu redor, os cristais de apatita são depositados. As fibrilas se dispõem de maneira aleatória em um plano em ângulos aproximadamente retos com os túbulos dentinários. A substância fundamental consiste em proteínas não colagênicas da matriz e algumas proteínas plasmáticas.

Dentina Interglobular

Dentina interglobular é o termo usado para descrever áreas de dentina não mineralizada ou hipomineralizada onde houve falha na fusão de zonas de mineralização globular (calcosferitos) em uma massa homogênea em meio à dentina madura (Figura 8-35). Essas áreas são especialmente prevalentes em dentes humanos, nos quais o indivíduo apresentava uma deficiência de vitamina D ou tenha sido submetido à exposição a altos níveis de fluoreto no momento da formação da dentina. A dentina interglobular é mais comum na dentina circumpulpar logo abaixo da dentina do manto, onde o padrão

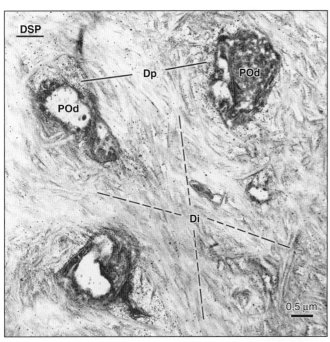

FIGURA 8-31 Preparação com ouro coloidal ilustrando um acúmulo de sialoproteína da dentina (DSP; *partículas pretas*) ao redor de prolongamentos odontoblásticos (*POd*) em certas regiões de um incisivo de rato. Menos colágeno está presente nessas áreas correspondentes à posição da dentina peritubular (*Dp*). A matriz entre essas áreas é a dentina intertubular (*Di*) e constitui a maior parte da dentina.

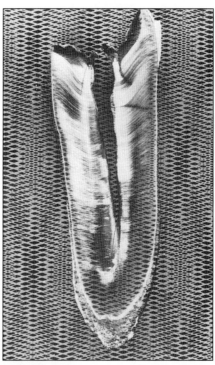

FIGURA 8-33 Corte por desgaste, com aproximadamente 100 μm de espessura, de um dente maduro. O corte foi colocado sobre um padrão em treliça, que pode ser visto através da dentina esclerótica apical translúcida, mas não através da dentina normal.

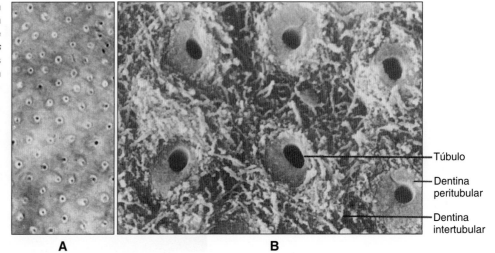

FIGURA 8-32 Dentina peritubular vista em corte por desgaste por microscopia de luz **(A)** e microscopia eletrônica de varredura **(B)**. Os *pontos escuros centrais* são túbulos dentinários vazios circundados por um colar bem definido de dentina peritubular.

CAPÍTULO 8 Complexo Dentina-Polpa

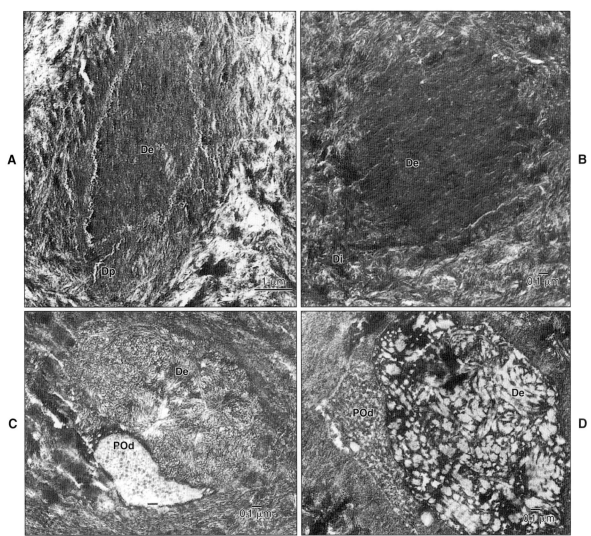

FIGURA 8-34 Esclerose dos túbulos dentinários, a qual ocorre de diferentes maneiras. **A,** O túbulo é preenchido com uma deposição uniforme de minerais, o qual tem sido interpretado como uma disseminação de dentina peritubular. Entretanto, em **B,** a oclusão tubular ocorreu de maneira similar, embora nenhuma dentina peritubular seja reconhecível. Em **C,** a mineralização difusa está ocorrendo na presença de um prolongamento odontoblástico (*POd*) viável. Em **D,** a mineralização ocorre no prolongamento odontoblástico e ao redor de fibrilas colágenas depositadas dentro do túbulo como uma resposta reacionária. *Di,* Dentina intertubular; *Dp,* dentina peritubular; *De,* dentina esclerótica. (**A** e **D,** a partir de: Ultrastructure of dentinal tubular substances near the dentino-enamel junction. *Calcif Tissue Res* 9:238-242, 1972; **B,** a partir de Frank RM, Nalbandian H: *Handbook of microscopic anatomy,* vol 6, Teeth, New York, 1989, Springer Verlag; **C,** a partir de Frank RM, Voegel JC: Ultrastructure of human odontoblast process and its mineralization during dental caries. *Caries Res* 14:367-380, 1980.)

de mineralização é predominantemente globular. Como essa irregularidade da dentina é uma particularidade da mineralização e não da formação da matriz, o padrão arquitetural normal dos túbulos permanece inalterado, e eles seguem ininterruptos através das áreas interglobulares. Contudo, não existe dentina peritubular onde os túbulos atravessam as áreas não mineralizadas.

Linhas Incrementais de Crescimento

A matriz orgânica da dentina primária é depositada de modo incremental a uma taxa diária de aproximadamente 4 μm; no limite entre cada camada adicionada diariamente, minúsculas alterações na orientação das fibras colágenas podem ser demonstradas por meio de técnicas de coloração especiais. Sobreposto a essa produção diária de camadas incrementais, observa-se um ciclo de 5 dias no qual as alterações na orientação das fibras colágenas são mais exageradas. Essas linhas incrementais dispõem-se em ângulos retos com os túbulos dentinários e geralmente marcam o padrão linear rítmico normal da deposição de dentina em direção interna e em direção à raiz (Figura 8-36). Linhas incrementais de 5 dias podem ser facilmente visualizadas em cortes convencionais e em cortes por desgaste como linhas incrementais de von Ebner (separadas a cerca de 20 μm umas das outras). O exame cuidadoso da mineralização globular mostra que a taxa na matriz orgânica é de aproximadamente 2 μm a cada 12 horas. Desse modo, a matriz orgânica da dentina é depositada de forma rítmica a uma taxa diária de cerca de 4 μm ao dia e é mineralizada em um ciclo de 12 horas. Conforme mencionado anteriormente, a taxa de deposição de dentina secundária é mais lenta e assimétrica.

Outro tipo de padrão incremental encontrado na dentina é observado como as linhas de contorno de Owen. Existe alguma confusão sobre a exata

174 **CAPÍTULO 8** Complexo Dentina-Polpa

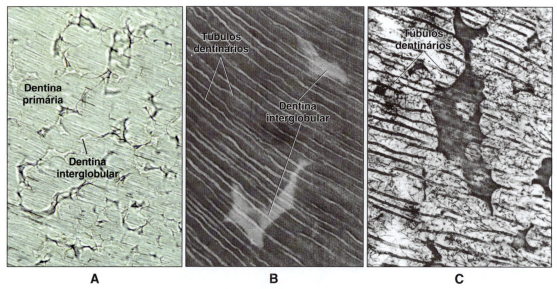

FIGURA 8-35 Dentina interglobular. **A,** Corte por desgaste. **B,** Corte desmineralizado corado com hematoxilina-eosina. **C,** Corte desmineralizado corado com nitrato de prata. As margens esféricas das áreas interglobulares indicam a falha da fusão dos calcosferitos (glóbulos de cálcio). Em **B,** a coloração da matriz não mineralizada é mais clara e em **C** é mais escura. Os túbulos dentinários atravessam a dentina interglobular, mas nenhuma dentina peritubular está presente nessas áreas. A coloração com nitrato de prata revela numerosos túbulos menores dentro dos quais seguem as ramificações do prolongamento odontoblástico. (**C,** Cortesia de Dr. Alexanian.)

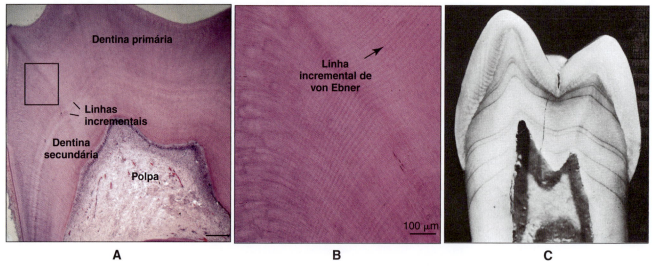

FIGURA 8-36 A, Corte histológico mostrando as linhas de von Ebner, de delicada deposição incremental na dentina. **B** é um aumento maior da área demarcada em **A**. **C,** Corte do dente de um indivíduo que recebeu tetraciclina de modo intermitente. A droga foi incorporada a sucessivas frentes de formação de dentina, simulando padrões de linhas incrementais tanto na dentina coronal como na dentina radicular.

conotação desse termo. Segundo a descrição original de Owen, as linhas de contorno resultam de uma coincidência nas curvaturas secundárias entre túbulos dentinários adjacentes. No entanto, outras linhas com a mesma disposição, porém causadas por acentuadas deficiências na mineralização, são agora conhecidas de modo mais geral como *linhas de contorno de Owen.* Essas linhas são facilmente identificadas em cortes por desgaste longitudinais. Uma linha de contorno excepcionalmente larga é a linha neonatal, encontrada em dentes que se mineralizam ao nascimento e refletem o distúrbio na mineralização criado pelo trauma fisiológico do parto. Períodos de enfermidades ou uma nutrição inadequada também são marcados por acentuadas linhas de contorno na dentina.

Camada Granulosa de Tomes

Quando a dentina radicular é vista sob luz transmitida em cortes por desgaste (e apenas em cortes por desgaste), uma área de aparência granular, a camada granulosa de Tomes, pode ser visualizada logo abaixo da superfície da dentina onde a raiz é recoberta por cemento (Figuras 8-37 e 8-38). Ocorre um aumento progressivo na granularidade a partir da junção amelocementária até o ápice do dente. Muitas interpretações foram propostas para essas estruturas. No passado, acreditava-se que essa aparência granulosa estivesse associada a minúsculas áreas hipomineralizadas de dentina interglobular. Também foi proposto que se tratasse de verdadeiros espaços; entretanto, estes não puderam ser visualizados em cortes corados por hematoxilina-eosina ou em eletromicrografias. Finalmente, sugeriu-se que os espaços representassem cortes através das porções terminais em alça dos túbulos dentinários encontrados apenas na dentina radicular, e vistos somente por causa da refração da luz em cortes por desgaste espessos. Uma interpretação mais recente relaciona essa camada a um arranjo especial de colágeno e de proteínas não colagênicas da matriz na interface entre a dentina e o cemento (veja Capítulo 9).

POLPA

A polpa dentária é o tecido conjuntivo mole que sustenta a dentina. Ao examinar sua aparência histológica, quatro zonas distintas podem ser distinguidas: (1) a zona odontoblástica, na periferia da polpa; (2) uma zona de Weil, livre de células, sob os odontoblastos, a qual é proeminente na polpa coronal; (3) uma zona rica em células, onde a densidade celular é alta, a qual novamente é vista facilmente na polpa coronal, adjacente à zona livre de células; e (4) o eixo da polpa, caracterizado pelos principais vasos e nervos da polpa (Figuras 8-39 e 8-40). As principais células da polpa são os odontoblastos, fibroblastos, células ectomesenquimais indiferenciadas, macrófagos, e outras células imunocompetentes. Curiosamente, demonstrou-se que a polpa dentária é uma fonte conveniente de células-tronco multipotentes.

Odontoblastos

As células mais características da polpa dentária, e, portanto, mais facilmente identificáveis, são os odontoblastos. Os odontoblastos formam uma camada que reveste a periferia pulpar e possuem um prolongamento que se estende

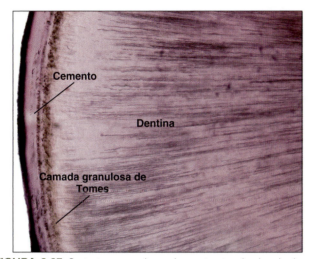

FIGURA 8-37 Corte transversal por desgaste através da raiz de um dente. A camada granulosa de Tomes está visível logo abaixo do cemento.

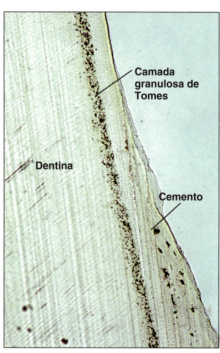

FIGURA 8-38 Corte longitudinal por desgaste da camada granulosa de Tomes.

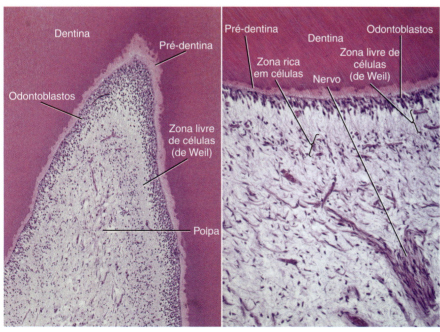

FIGURA 8-39 A, Fotomicrografia em pequeno aumento do complexo dentina-polpa. **B,** Em aumento maior, a zona livre de células (zona de Weil) está claramente visível sob a camada de odontoblastos, assim como a zona rica em células.

176 CAPÍTULO 8 Complexo Dentina-Polpa

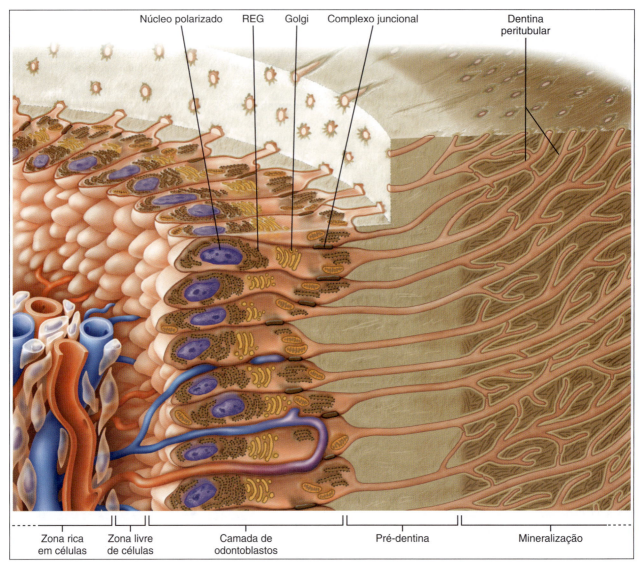

FIGURA 8-40 Representação esquemática de células que delimitam a polpa. *REG,* Retículo endoplasmático granular.

para dentro da dentina (Figura 8-41, A). Na coroa do dente maduro, os odontoblastos frequentemente parecem estar organizados em um padrão em paliçada, com três a cinco células de espessura. Essa aparência é um artefato causado pela agregação dos odontoblastos à medida que eles migram em direção centrípeta, e também por um plano de corte tangencial. O número de odontoblastos corresponde ao número de túbulos dentinários e, conforme mencionado previamente, varia com o tipo de dente e a localização no espaço pulpar. Os odontoblastos da coroa são maiores do que os odontoblastos da raiz. Na coroa dentária totalmente desenvolvida, os corpos celulares dos odontoblastos são colunares e medem aproximadamente 50 μm de altura, ao passo que na porção média da polpa, eles são mais cuboides, e na parte apical se apresentam mais achatados.

A morfologia dos odontoblastos reflete sua atividade funcional e varia de uma fase sintética ativa até uma fase quiescente (Figura 8-42). À microscopia de luz, uma célula em atividade possui uma morfologia alongada, apresentando um núcleo basal, um citoplasma predominantemente basófilo e uma proeminente zona de Golgi. Em contraste, uma célula em repouso é pequena e arredondada, com um escasso citoplasma e um núcleo mais heterocromático, portanto, mais intensamente corado. À microscopia eletrônica, é possível discernir outro estágio no ciclo de vida dos odontoblastos. Além dos estados de secreção e de repouso (ou envelhecido) identificáveis à microscopia de luz, também é possível definir um estágio de transição, intermediário entre os estados de secreção e em repouso. As organelas de um odontoblasto ativo são proeminentes, e consistem em numerosas vesículas, abundante retículo endoplasmático, um aparelho de Golgi bem desenvolvido, localizado no citoplasma supranuclear (neste caso, voltado para a dentina), e numerosas mitocôndrias dispersas por todo o corpo celular (Figuras 8-43 e 8-44; veja também Figura 8-41, B). O núcleo contém abundante cromatina dispersa pela periferia e vários nucléolos. A via para a síntese de colágeno dentro do odontoblasto e sua subsequente organização intracelular e extracelular são similares à descrita para a síntese de colágeno no fibroblasto (resumida na Figura 4-12). Compartimentos membranosos abaulados esféricos e cilíndricos estão implicados no processamento da molécula de pró-colágeno (Figura 8-45; veja também Figura 8-44, B). Os compartimentos cilíndricos brotam como grânulos de secreção que exibem um característico formato alongado e uma evidente elétron-densidade. Em seguida, os grânulos de secreção são transportados em direção ao prolongamento odontoblástico, onde seu conteúdo é liberado (Figura 8-46, A). A discussão continua quanto à possibilidade de as proteínas não colagênicas da matriz, produzidas pelos odontoblastos, serem acondicionadas dentro de um mesmo grânulo de secreção com moléculas de colágeno ou em uma população distinta de grânulos. De fato, a imunomarcação para a sialoproteína óssea e para a

FIGURA 8-41 A, Vista em pequeno aumento de odontoblastos obtidos para exame à microscopia eletrônica de transmissão. Essas altas células, em formato de pino de boliche, delimitam a polpa e formam uma camada compacta voltada para a pré-dentina. Apesar da presença de núcleos (*N*) em diferentes níveis, existe apenas uma camada de odontoblastos que estende prolongamentos celulares (*POd*) através da pré-dentina para dentro da dentina. Observe as delicadas ramificações nesses prolongamentos. Vasos sanguíneos (*VS*) se encontram presentes entre as células. **B,** Eletromicrografia de transmissão; uma grande porção do citoplasma supranuclear dos odontoblastos é ocupada por um extenso aparelho de Golgi (*Golgi*) circundado por abundantes cisternas de retículo endoplasmático granular (*REG*). *tt,* Trama terminal; *m,* mitocôndrias.

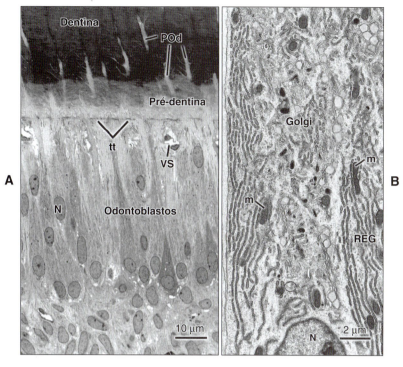

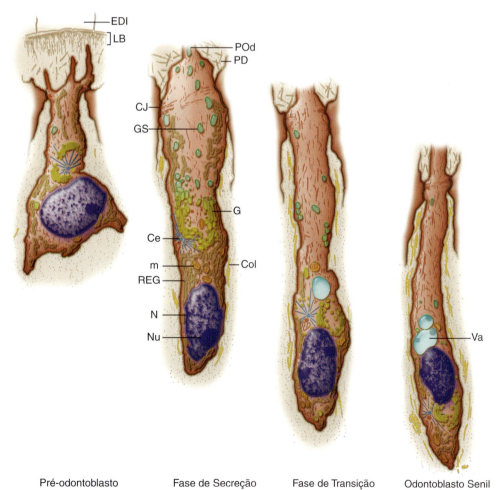

FIGURA 8-42 Representação esquemática dos vários estágios funcionais do odontoblasto. *LB,* Lâmina basal; *Ce,* centríolo; *Col,* colágeno; *G,* aparelho de Golgi; *EDI,* epitélio dentário interno; *CJ,* complexo juncional; *m,* mitocôndrias; *N,* núcleo; *Nu,* nucléolo; *POd,* prolongamento odontoblástico; *PD,* pré-dentina; *REG,* retículo endoplasmático granular; *GS,* grânulo de secreção; *Va,* vacúolo. (Adaptado a partir de Couve E: Ultrastructural changes during the life cycle of human odontoblast. *Arch Oral Biol* 31:643-651, 1986.)

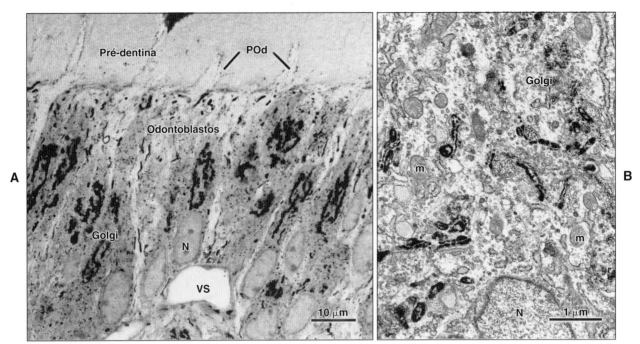

FIGURA 8-43 Preparações citoquímicas para uma fosfatase associada ao aparelho de Golgi, visualizadas à microscopia de luz **(A)** e à microscopia eletrônica de transmissão **(B)**, ilustrando a posição e extensão dessa organela envolvida na síntese de proteínas no citoplasma supranuclear. O produto de reação é encontrado seletivamente nos sáculos intermediários do aparelho de Golgi. *VS*, Vaso sanguíneo; *m*, mitocôndrias; *N*, núcleo; *POd*, prolongamento odontoblástico.

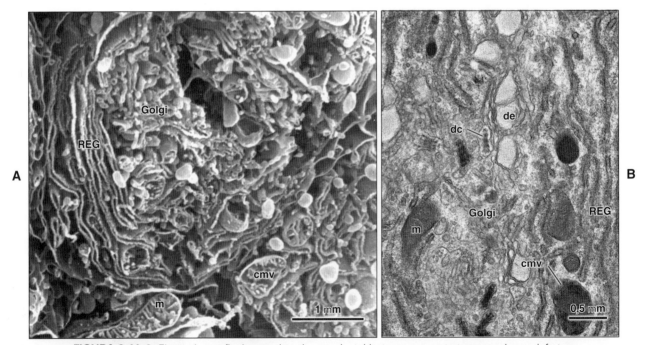

FIGURA 8-44 A, Eletromicrografia de varredura de um odontoblasto em um corte transversal por criofratura no nível do aparelho de Golgi (*Golgi*). Cisternas de retículo endoplasmático granular (*REG*) circundam o complexo de Golgi. **B,** Eletromicrografia de transmissão mostrando sáculos de Golgi com dilatações cilíndricas (*dc*) e esféricas (*de*), nas quais as moléculas de colágeno são processadas. *m*, Mitocôndrias; *cmv*, corpo multivesicular.

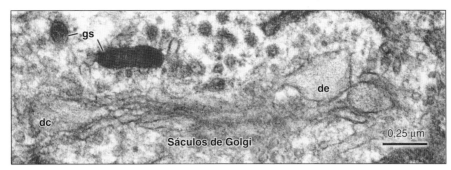

FIGURA 8-45 Eletromicrografia de transmissão de uma pilha de Golgi. Dilatações cilíndricas (*dc*) e esféricas (*de*) podem ser vistas nas margens dos sáculos. Dilatações cilíndricas, quando maduras, brotam como grânulos de secreção (*gs*) atípicos, de formato alongado e elétron-densos, contendo colágeno.

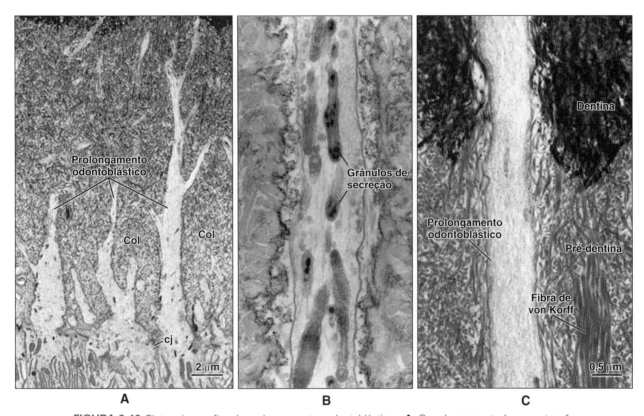

FIGURA 8-46 Eletromicrografias de prolongamentos odontoblásticos. **A,** O prolongamento é uma extensão celular ramificada que se estende acima do complexo juncional (*cj*) apical para dentro da pré-dentina e dentina. As fibrilas colágenas se tornam mais espessas e mais compactas em direção à dentina. **B,** Numerosos grânulos de secreção contendo colágeno são encontrados no prolongamento, particularmente próximo à sua base, onde as fibrilas colágenas circundantes (*Col*) se encontram menos densamente compactadas. **C,** Prolongamento na junção entre pré-dentina e dentina. Um feixe de fibrilas colágenas mais espessas, as quais constituem as fibras de von Korff, seguem paralelamente ao prolongamento. Observe, nessa região, a escassez de grânulos de secreção alongados contendo colágeno.

osteocalcina pode ser encontrada em grânulos arredondados (Figura 8-47), enquanto sua presença nos grânulos alongados contendo colágeno ainda não foi demonstrada de maneira convincente. Outros grânulos revestidos por membrana, de aparência similar a lisossomas, estão presentes no citoplasma, assim como numerosos filamentos e microtúbulos. Quantidades reduzidas de organelas intracelulares refletem a diminuição da atividade funcional dos odontoblastos. Desse modo, o odontoblasto de transição é uma célula mais estreita, com seu núcleo deslocado do citoplasma basal e exibindo uma maior quantidade de cromatina condensada. A quantidade de retículo endoplasmático está reduzida e vacúolos autofágicos estão presentes e se encontram associados à reorganização do citoplasma.

Odontoblastos em repouso, ou envelhecidos, são células menores aglomeradas umas às outras. O núcleo desta célula está situado em uma posição mais apical no citoplasma, criando uma proeminente região infranuclear na qual poucas organelas citoplasmáticas são observadas. A região supranuclear é desprovida de organelas, exceto grandes vacúolos preenchidos com lipídios, em um citoplasma contendo estruturas tubulares e filamentosas. Os grânulos de secreção são escassos ou até ausentes.

O prolongamento odontoblástico inicia-se no colo das células, logo acima do complexo juncional apical, onde a célula começa gradualmente a se estreitar conforme ela penetra na pré-dentina (Figura 8-48; veja também Figuras 8-15, A; 8-41, A; 8-46, A; e 8-47). Uma importante alteração na condição citológica dos odontoblastos ocorre na junção entre o corpo celular e o prolongamento. O prolongamento é desprovido de organelas principais, mas exibe uma abundância em microtúbulos e filamentos dispostos em um padrão linear ao longo de seu comprimento (veja Figuras 8-15, A, e 8-46). Vesículas revestidas e depressões revestidas, as quais refletem a atividade de pinocitose ao longo da membrana plasmática do prolongamento, também estão presentes (Figura 8-49).

Junções intercelulares ocorrem entre os odontoblastos adjacentes, e envolvem junções comunicantes (*gap junctions*), junções de oclusão e desmossomas. Distalmente, antes de o corpo celular dar origem ao prolongamento odontoblástico, as junções formam um complexo juncional (veja Figura 8-46, A), o qual consiste, principalmente, em junções de adesão entremeadas com áreas de junções de oclusão. Os filamentos de actina que se inserem na junção de adesão são proeminentes e formam uma trama terminal (veja Figuras 8-15, A; 8-41, A; e 8-46, A). Esses complexos juncionais não formam zônulas, ou seja, não percorrem totalmente o perímetro apical das células, como ocorre nos epitélios; eles são focais e há alguma discussão sobre sua capacidade ou não de restringir a passagem de moléculas e íons da polpa para dentro da camada de dentina. Por exemplo, alguns traçadores moleculares se mostraram alcançando a pré-dentina via espaço interodontoblástico, mas outros não conseguem. Proteínas séricas parecem passar livremente entre odontoblastos e são encontradas na dentina.

Junções comunicantes ocorrem frequentemente nas superfícies laterais dos odontoblastos, sendo também encontradas na membrana plasmática do domínio basal da célula, onde são estabelecidas junções com fibroblastos pulpares. O número e a localização das junções comunicantes são variáveis, mas elas podem se formar, dissolver-se e novamente formar-se rapidamente, de acordo com a necessidade funcional (Figura 8-50).

Acredita-se geralmente que o ciclo de vida dos odontoblastos seja igual ao do dente viável porque os odontoblastos são células terminais, o que significa que, quando diferenciadas, essas células não podem mais sofrer subsequentes divisões celulares. Esse fato levanta um interessante problema. Às vezes, quando o tecido da polpa é exposto, o reparo pode ocorrer pela formação de dentina nova. Isto significa que novos odontoblastos devem ter se diferenciado e migrado para o local da exposição a partir do tecido pulpar, mais provavelmente da zona subodontoblástica rica em células. A diferenciação dos odontoblastos durante o desenvolvimento do dente requer uma cascata de determinantes, incluindo células do epitélio dentário interno ou da bainha epitelial radicular de Hertwig. Células epiteliais, porém, não estão mais presentes no dente desenvolvido, e o estímulo para a diferenciação de novos odontoblastos sob essas circunstâncias é, portanto, diferente e ainda não compreendido.

Os túbulos dentinários e seus conteúdos conferem à dentina sua vitalidade e capacidade de responder a vários estímulos. Consequentemente, o compartimento tubular assume um significado, em qualquer análise, da resposta da dentina aos procedimentos clínicos, tais como preparo cavitário ou ligação de materiais à dentina.

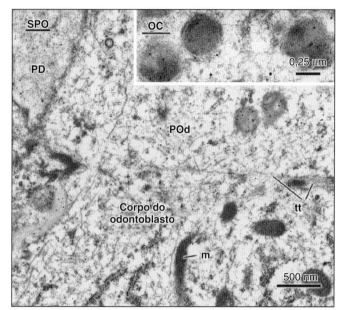

FIGURA 8-47 Preparações imunocitoquímicas com ouro coloidal para sialoproteína óssea (*SPO*) e osteocalcina (*OC, inserto*). Grânulos arredondados são imunorreativos (*pontos pretos*) para essas duas proteínas da matriz, sugerindo que possa existir uma população de grânulos de secreção diferente daquela de grânulos alongados que contêm colágeno, a qual pode ser a população responsável pelo transporte e secreção das proteínas não colagênicas da matriz da dentina. Uma trama terminal (*tt*) está associada às junções apicais e delimita o corpo dos odontoblastos em relação ao prolongamento odontoblástico (*POd*). *m*, Mitocôndrias; *PD*, pré-dentina.

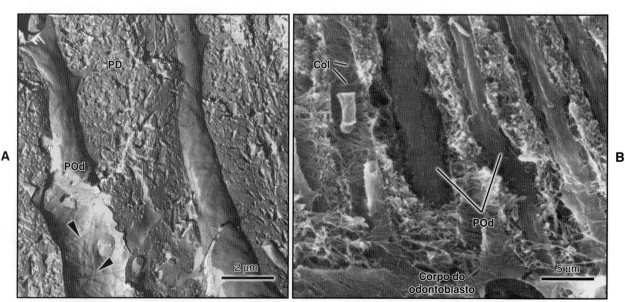

FIGURA 8-48 Preparações em criofratura **(A)** e em microscopia eletrônica de varredura **(B)** ilustrando prolongamentos odontoblásticos (*POd*) próximo de seu ponto de emergência a partir do corpo celular. O prolongamento é circundado pelas fibrilas colágenas (*Col*) da pré-dentina (*PD*). As fibrilas estão associadas intimamente ao prolongamento e, em certas áreas, elas formam uma impressão na membrana plasmática (*cabeças de seta*). *Od*, Odontoblasto.

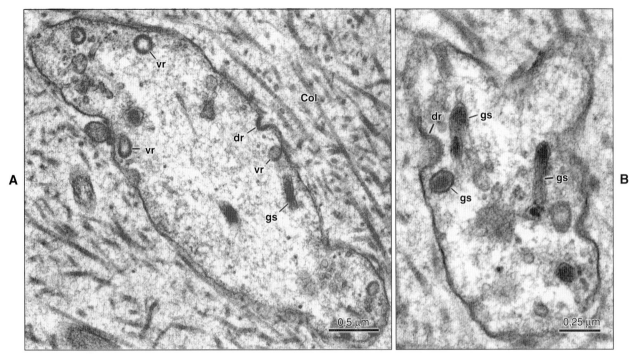

FIGURA 8-49 A e **B,** Duas eletromicrografias mostrando cortes transversais de prolongamentos odontoblásticos no nível da pré-dentina, próximo ao corpo celular. Os prolongamentos são circundados por fibrilas colágenas (*Col*) e contêm grânulos de secreção (*gs*) alongados e arredondados, além de depressões revestidas (*dr*) e vesículas revestidas (*vr*), sugestivas de intensa atividade pinocitótica ao longo da membrana plasmática. **B** está em um aumento maior que **A**.

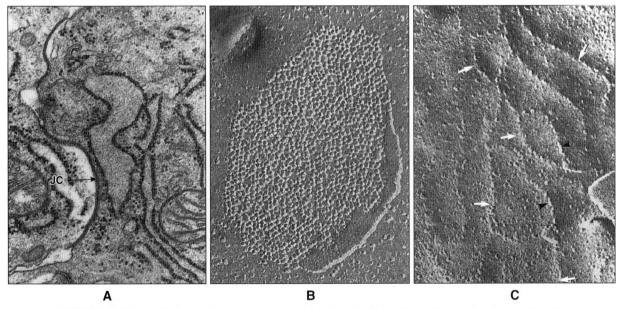

FIGURA 8-50 Junções intercelulares entre odontoblastos. **A,** Eletromicrografia mostrando uma junção comunicante (*JC*). **B,** Criofratura de uma junção comunicante. **C,** Criofratura de uma junção de oclusão, a qual consiste em extensas fileiras ramificadas de partículas, semelhantes a um zíper (*setas*). (**A** e **C,** Cortesia de M. Weinstock; **B,** a partir de Arana-Chavez VE, Katchburian E: Development of tight junctions between odontoblasts in early dentinogenesis as revealed by freeze-fracture. *Anat Rec* 248:332-338, 1997.)

A descrição feita até o momento dos túbulos dentinários e dos prolongamentos odontoblásticos é razoavelmente incontroversa; a dentina é tubular, cada túbulo é (ou já foi) ocupado por um prolongamento odontoblástico, o túbulo é delimitado por uma camada de dentina peritubular e o fluido dentinário circula entre a dentina e o prolongamento. No entanto, essa explicação é simplista e uma série de questões discutíveis requer amplificação, especialmente por ser o complexo dentina-polpa tão crucial para a prática diária da odontologia. Talvez a questão mais importante seja a extensão do prolongamento odontoblástico dentro do túbulo dentinário. Usando anticorpos marcados contra proteínas que constituem o citoesqueleto (actina, vimentina e tubulina), pesquisadores demonstraram que a maioria dos túbulos dentinários exibe esses componentes ao longo de toda a sua extensão até à junção amelodentinária. Uma vez que tais proteínas são exclusivamente intracelulares, pode-se deduzir a presença de um prolongamento.

Outra questão refere-se aos conteúdos do espaço entre o prolongamento odontoblástico e a parede do túbulo, o chamado fluido dentinário. Admite-se a hipótese de que o espaço seja preenchido por fluido (equivalente ao líquido intersticial), mas isto é difícil de ser provado porque a demonstração de fluido é conseguida somente após o preparo cavitário, o que causa o extravazamento do fluido. Informações existentes em relação ao conteúdo dos túbulos indicam que proteoglicanos, tenascina, fibronectina e as proteínas séricas albumina, glicoproteína HS e transferrina (em proporções diferentes das encontradas no soro) podem estar presentes, o que demonstra claramente uma complexa mistura sobre a qual muito ainda deve ser aprendido.

Fibroblastos

As células que ocorrem em maior número na polpa são os fibroblastos (Figuras 8-51 e 8-52). Os fibroblastos são particularmente numerosos na porção coronal da polpa, onde formam a zona rica em células. A função dos fibroblastos é formar e manter a matriz extracelular da polpa, que consiste em colágeno e substância fundamental. A aparência histológica desses fibroblastos reflete seu estado funcional. Em polpas jovens, os fibroblastos sintetizam matriz ativamente e, consequentemente, têm um citoplasma abundante e grandes quantidades de todas as típicas organelas associadas à síntese e secreção de proteínas. Com a idade, a necessidade de síntese diminui e os fibroblastos aparecem como células fusiformes achatadas, com núcleos condensados. Os fibroblastos da polpa também têm a capacidade de ingerir e degradar colágeno quando adequadamente estimulados (veja Capítulo 4). A morte celular dos fibroblastos pulpares por apoptose (veja Capítulo 7), especialmente na zona rica em células, indica a ocorrência de uma relativa renovação dessas células. A ultraestrutura de fibroblastos em uma polpa jovem está mostrada na Figura 8-52. Desmossomas frequentemente estão presentes entre essas células.

Células Ectomesenquimais Indiferenciadas

As células mesenquimais indiferenciadas representam o *pool* do qual as células do tecido conjuntivo pulpar são derivadas. Dependendo do estímulo, tais células podem dar origem a odontoblastos e fibroblastos. Essas células são encontradas em toda a área rica em células e no eixo da polpa, e frequentemente estão relacionadas a vasos sanguíneos. Ao microscópio de luz, células mesenquimais indiferenciadas aparecem como grandes células poliédricas com um grande núcleo centralizado, pouco corado. Essas células exibem um abundante citoplasma e projeções citoplasmáticas periféricas. Em polpas maduras, o número de células mesenquimais indiferenciadas diminui, assim como o de numerosas outras células no eixo da polpa. Essa redução, aliada a outros fatores relacionados ao envelhecimento, reduz o potencial regenerativo da polpa.

Células-tronco da Polpa Dentária

Células-tronco mesenquimais foram isoladas da polpa dentária de dentes adultos e decíduos. Essas células-tronco da polpa dental pós-natal têm

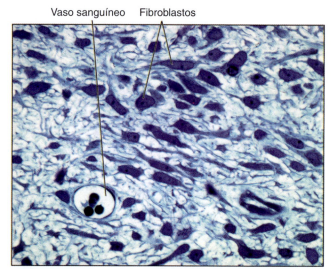

FIGURA 8-51 Aspecto em microscopia de luz de fibroblastos na polpa dentária.

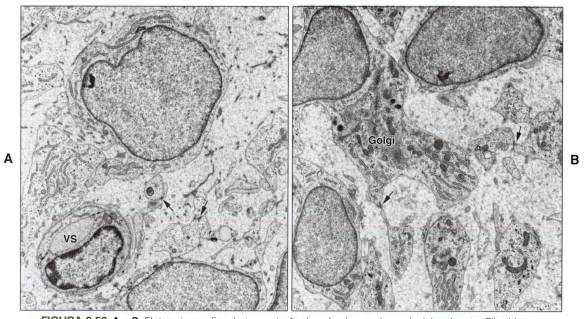

FIGURA 8-52 A e **B**, Eletromicrografias de transmissão de polpa jovem de um incisivo de rato. Fibroblastos apresentam um aparelho de Golgi (*Golgi*) bem desenvolvido e extensos prolongamentos citoplasmáticos que estabelecem contatos com os prolongamentos de células adjacentes através de desmossomas (*setas*). Nesse estágio inicial, ocorrem poucas fibrilas colágenas, e a matriz extracelular consiste principalmente em substância fundamental. *VS*, Vaso sanguíneo.

capacidade de autorrenovação e, sob condições ambientais apropriadas, podem se diferenciar em odontoblastos, condrócitos, adipócitos e neurônios. Também foi demonstrado que essas células têm a capacidade de dar origem a osteoblastos e, portanto, podem ser uma ferramenta promissora para a regeneração do tecido ósseo.

Células Inflamatórias

Macrófagos tendem a se localizar em todo o eixo da polpa; tais células aparecem como grandes células ovais, ou às vezes alongadas, as quais, à microscopia de luz, exibem um núcleo intensamente corado. Os macrófagos da polpa, derivados de monócitos do sangue, estão envolvidos — como em outros locais — na eliminação de células mortas, cuja presença ainda indica que ocorre renovação de fibroblastos da polpa dentária.

Em polpas normais, linfócitos T são encontrados, mas linfócitos B são escassos. Existem também outros tipos de leucócitos (neutrófilos e eosinófilos), cujo número aumenta substancialmente durante infecções.

Células dendríticas apresentadoras de antígenos, derivadas da medula óssea (Figura 8-53), são encontradas em meio à camada de odontoblastos, e ao redor desta, em dentes não erupcionados, e em dentes erupcionados abaixo da camada de odontoblastos. Elas estão em íntima relação com elementos vasculares e neurais, e sua função é similar à das células de Langerhans encontradas em epitélios (veja Capítulo 12), já que capturam e apresentam antígenos estranhos a linfócitos T. Essas células participam da vigilância imunológica e seu número aumenta em dentes cariados, onde elas se infiltram na camada de odontoblastos e podem projetar seus prolongamentos para dentro dos túbulos dentinários.

Matriz Extracelular da Polpa (Fibras e Substância Fundamental)

A matriz extracelular, a qual ocupa o compartimento extracelular da polpa, consiste em fibras colágenas e substância fundamental. As fibras são principalmente dos colágenos dos tipos I e III. Em polpas jovens, fibrilas colágenas isoladas são encontradas dispersas em meio às células da polpa. Enquanto o conteúdo geral de colágeno da polpa aumenta com a idade, a proporção entre os tipos I e III de colágeno permanece estável, e a quantidade aumentada de colágeno se organiza em feixes de fibras no meio extracelular (Figura 8-54). A maior concentração de colágeno ocorre geralmente na porção mais apical da polpa. Esse fato tem um significado prático quando se realiza uma pulpectomia durante um tratamento endodôntico. A apreensão da polpa com um extirpa-nervo na região apical oferece uma melhor oportunidade de remover o tecido intacto do que sua apreensão com o extirpa-nervo em uma direção mais coronal, onde a polpa é mais gelatinosa e mais propensa a ruptura.

A substância fundamental da matriz pulpar assemelha-se à de qualquer outro tecido conjuntivo frouxo. Composta essencialmente por glicosaminoglicanos, glicoproteínas e água, a substância fundamental dá suporte às células e atua como um meio de transporte de nutrientes derivados a partir da vascularização para as células, e de metabólitos das células para a vascularização. Alterações na composição da substância fundamental causadas por envelhecimento ou doença interferem nessa função, produzindo alterações metabólicas, redução da função celular e irregularidades na deposição de minerais.

VASCULARIZAÇÃO E SUPRIMENTO LINFÁTICO

A circulação estabelece a pressão do líquido intersticial encontrado no compartimento extracelular pulpar. Vasos sanguíneos entram e saem da polpa dental através de forames apical e acessórios. Um ou às vezes dois vasos de tamanho arteriolar (cerca de 150 μm) entram no forame apical com os feixes nervosos sensitivos e simpáticos. Vasos menores entram na polpa através de forames menores. Vasos que saem da polpa dentária estão estreitamente associados às arteríolas e aos feixes nervosos que entram pelo forame apical. Uma vez que as arteríolas tenham entrado na polpa, ocorre um aumento do calibre de seu lúmen, com redução na espessura da parede vascular. As arteríolas ocupam uma posição central no interior da polpa e, à medida que atravessam a porção radicular pulpar, emitem ramos laterais menores que se estendem em direção à área subodontoblástica, onde se ramificam. O número de ramos emitidos dessa maneira aumenta conforme as arteríolas seguem em direção coronal, de modo que, na região coronal da polpa, elas se dividem e se subdividem para formarem uma extensa rede vascular capilar. Ocasionalmente, observa-se a formação de alças em "U" das arteríolas pulpares, e acredita-se que essa configuração anatômica esteja relacionada à regulação do fluxo sanguíneo.

A extensa rede vascular na porção coronal da polpa pode ser demonstrada por microscopia eletrônica de varredura de moldes vasculares (Figura 8-55). A porção principal do leito capilar está localizada na área subodontoblástica. Algumas alças capilares terminais se estendem para cima entre os

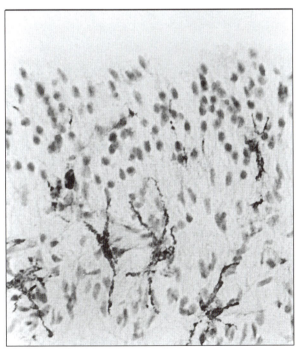

FIGURA 8-53 Células dendríticas na camada de odontoblastos. (Cortesia de G. Bergenholtz.)

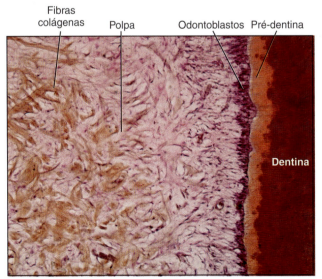

FIGURA 8-54 Preparação histológica especialmente corada para revelar o colágeno. Com a idade, as fibras colágenas tornam-se mais abundantes e agregam-se para formar grandes feixes de fibras.

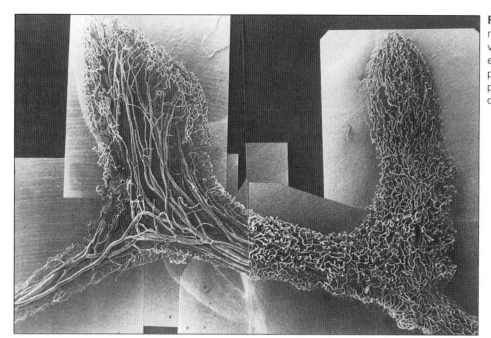

FIGURA 8-55 Molde em resina da vascularização de um molar de cão. À direita, a vascularização periférica pode ser vista. À esquerda, essa vascularização foi removida para mostrar os vasos da região central da polpa e suas ramificações periféricas. (Cortesia de K. Takahashi.)

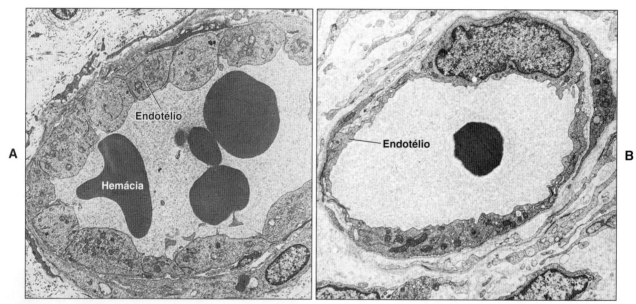

FIGURA 8-56 Eletromicrografias de uma anastomose arteriovenosa na polpa dentária. Essa anastomose se caracteriza por células endoteliais abauladas **(A)** que contrastam com as células endoteliais achatadas do revestimento de vênulas **(B)**.

odontoblastos, adjacentes à pré-dentina, caso a dentinogênese esteja ocorrendo (veja Figuras 8-18 e 8-41, A). Pericitos encontram-se a intervalos variáveis, localizados na periferia dos capilares, formando uma bainha circunferencial parcial sobre a parede endotelial. Acredita-se que essas células sejam células contráteis capazes de reduzir o tamanho do lúmen vascular. Anastomoses arteriovenosas também foram identificadas na polpa dentária (Figura 8-56). A anastomose é de tamanho arteriolar, com um endotélio cujas células se projetam para o interior do lúmen. Anastomoses são pontos de comunicação direta entre os leitos arterial e venoso da circulação.

O componente eferente, ou de drenagem, da circulação compõe-se de um extenso sistema de vênulas, cujos diâmetros são comparáveis aos das arteríolas, mas suas paredes são muito mais delgadas, o que torna seus lumens comparativamente maiores. A camada muscular nas paredes da vênula é intermitente e delgada.

Vasos linfáticos também ocorrem no tecido pulpar; eles surgem como pequenos vasos em fundo cego, de paredes delgadas, na região coronal da polpa (Figura 8-57) e seguem em direção apical através das regiões média e radicular da polpa, para sair como um ou dois vasos maiores através do forame apical. Os vasos linfáticos são diferenciados das pequenas vênulas pela presença de descontinuidades em suas paredes vasculares e pela ausência de hemácias em seus lumens.

Fibras nervosas simpáticas adrenérgicas terminam associadas às células musculares lisas das paredes arteriolares (Figura 8-58, A). Terminações

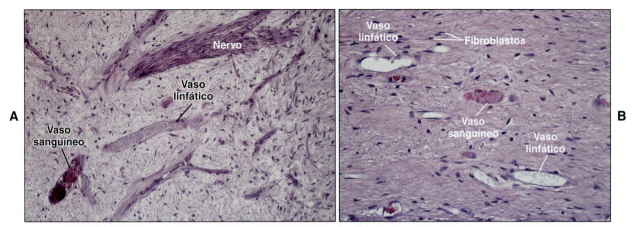

FIGURA 8-57 Vasos linfáticos na polpa dentária (**A, B**). Estes possuem uma delgada parede e, diferentemente dos vasos sanguíneos, não contêm células sanguíneas.

FIGURA 8-58 A, Terminações nervosas livres na parede vascular de um capilar. **B,** Terminações nervosas varicosas em uma arteríola. (A partir de Okamura K, Kobayashi I, Matsuo K, et al: An immunohistochemical e ultrastructural study of vasomotor nerves in the microvasculature of human dental pulp. *Arch Oral Biol* 40:47-53, 1995.)

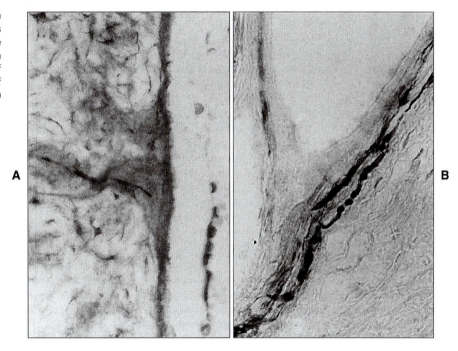

nervosas aferentes livres terminam associadas a arteríolas, capilares e veias (veja Figura 8-58, B); elas servem como efetores liberando vários neuropeptídeos que exercem efeitos sobre o sistema vascular.

INERVAÇÃO DO COMPLEXO DENTINA-POLPA

A polpa dentária é ricamente inervada. Nervos entram na polpa através do forame apical, juntamente com vasos sanguíneos aferentes, e em conjunto formam um feixe neurovascular. Dependendo do tamanho dos forames, nervos também podem acompanhar vasos sanguíneos através dos forames acessórios. Na câmara pulpar, os nervos geralmente seguem o mesmo trajeto dos vasos aferentes, iniciando-se como grandes feixes nervosos que se ramificam perifericamente à medida que se estendem em direção oclusal através do eixo da polpa (Figura 8-59). Esses ramos acabam contribuindo para um extenso plexo nervoso na zona de Weil (ou zona livre de células), logo abaixo dos corpos celulares dos odontoblastos na porção coronal do dente. Esse plexo nervoso, o qual é chamado de *plexo subodontoblástico de Raschkow*, pode ser demonstrado em cortes corados com nitrato de prata à microscopia de luz (Figura 8-60) ou por técnicas imunocitoquímicas para detectar várias proteínas associadas a fibras nervosas (Figura 8-61, A). Na raiz, não existe um plexo nervoso correspondente. Em vez disto, ramos derivados dos troncos ascendentes são emitidos a intervalos, ramificando-se em seguida, com cada ramo suprindo seu próprio território (veja Figura 8-61, B).

Os feixes nervosos que entram na polpa dentária consistem principalmente em fibras nervosas aferentes sensitivas do nervo trigêmeo (quinto nervo craniano) e ramos simpáticos do gânglio cervical superior. Cada feixe contém axônios mielínicos e amielínicos (Figura 8-62). Análises ultraestruturais da polpa dentária de animais demonstraram descontinuidades maiores no perineuro de revestimento dos feixes nervosos à medida que os nervos ascendem em direção coronal. Além disso, conforme os feixes nervosos ascendem coronalmente, os axônios mielínicos perdem gradualmente seu revestimento de mielina, de modo que ocorra um aumento proporcional no número de axônios amielínicos na face mais coronal do dente.

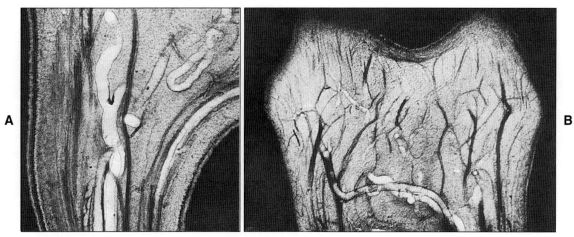

FIGURA 8-59 Fotomicrografias de um dente mostrando o padrão geral de distribuição dos nervos e vasos no canal radicular **(A)** e na câmara pulpar **(B)**. (A partir de Bernick S: Vascular and nerves changes associated with the healing of the human pulp. *Oral Surg Oral Med Oral Pathol* 33:983-1000, 1972.)

SENSIBILIDADE DA DENTINA

Um dos aspectos mais incomuns do complexo polpa-dentina é a sua sensibilidade. A extrema sensibilidade desse complexo é difícil de explicar, uma vez que essa característica não oferece qualquer benefício evolucionário aparente. A sensação predominante percebida por esse complexo é a dor, embora evidências atuais indiquem que fibras nervosas aferentes pulpares também sejam capazes de distinguir estímulos mecânicos, térmicos e táteis (mas sempre como alguma forma de desconforto). A convergência de fibras nervosas aferentes pulpares com outras fibras nervosas aferentes pulpares, e com fibras nervosas aferentes de outras estruturas orofaciais no sistema nervoso central frequentemente torna a dor pulpar difícil de localizar.

Entre os numerosos estímulos que podem evocar uma resposta dolorosa quando aplicados à dentina, muitos estão relacionados à prática odontológica clínica, tais como o ar frio ou a água, o contato mecânico por uma broca ou rugina e a desidratação com algodão ou por uma corrente de ar. É interessante observar que alguns produtos, como histamina e bradicinina, conhecidos por produzir dor em outros tecidos, não produzem dor na dentina.

Três mecanismos, todos envolvendo o conhecimento da estrutura da dentina e da polpa, foram propostos para explicar a sensibilidade da dentina: (1) A dentina contém terminações nervosas que respondem ao serem estimuladas; (2) Os odontoblastos servem como receptores e estão acoplados às fibras nervosas na polpa; e (3) a natureza tubular da dentina permite o movimento do fluido dentro dos túbulos quando um estímulo é aplicado, um movimento que é registrado pelas terminações nervosas livres pulpares próximas aos odontoblastos (Figura 8-66). No que se refere à primeira possibilidade, tudo o que se pode afirmar é que algumas fibras nervosas ocorrem dentro de alguns túbulos na dentina de localização mais interna, mas a sensibilidade da dentina, se houver, não depende unicamente da estimulação de tais terminações nervosas.

O segundo possível mecanismo para explicar a sensibilidade da dentina considera o odontoblasto como uma célula receptora. Esse conceito atraente foi considerado, abandonado e reconsiderado por muitas razões. Um ponto já discutido é que sendo os odontoblastos originários a partir da crista neural, eles retêm a capacidade de transduzir e propagar um impulso. Faltava, porém, a demonstração de uma relação sináptica entre os odontoblastos e as fibras nervosas pulpares. O ponto de que o potencial de membrana dos odontoblastos medido *in vitro* é muito baixo para permitir a transdução, e que os anestésicos locais e precipitantes de proteínas não eliminam a sensibilidade, também influenciam negativamente esse conceito. O fato de que os prolongamentos odontoblásticos se estendem até a junção amelo-dentinária, e a demonstração de junções comunicantes entre odontoblastos

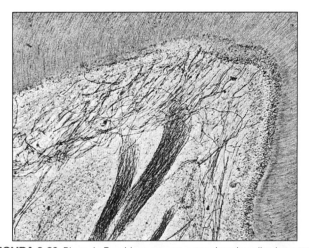

FIGURA 8-60 Plexo de Raschkow em um corte desmineralizado tratado por impregnação por prata. Os troncos nervosos ascendentes se ramificam para formar esse plexo, o qual está situado sob a camada de odontoblastos. (A partir de Bernick S. Innervation of teeth. In Finn SB, editor: *Biology of the pulpal dental organ*, Tuscaloosa, 1968, University of Alabama Press.)

Embora a maioria dos feixes nervosos termine no plexo subodontoblástico como terminações nervosas livres amielínicas, um pequeno número de axônios passa entre os odontoblastos (veja Figura 8-60, A) e algumas vezes se estendem para dentro dos túbulos dentinários (Figura 8-63). Nenhuma junção organizada ou relação sináptica foi observada entre os axônios e os prolongamentos odontoblásticos. Ocasionalmente, algumas fibras nervosas entram nos túbulos dentinários; no entanto, o número de túbulos contendo fibras nervosas em relação ao número total de túbulos é pequeno. A literatura também contém relatos de fibras nervosas que seguem na pré-dentina em ângulos retos com os túbulos, e assume-se que tais alças geralmente representem fibras nervosas isoladas do plexo de Raschkow que são capturadas pelo processo avançado de dentinogênese (Figura 8-64). Todavia, essa descrição pode estar muito simplificada; estudos recentes que examinaram cortes tangenciais de pré-dentina indicaram que algumas dessas fibras sofrem uma ramificação dendrítica (Figura 8-65). O significado funcional, se houver, desse padrão de inervação dentro da pré-dentina ainda não foi determinado.

CAPÍTULO 8 Complexo Dentina-Polpa

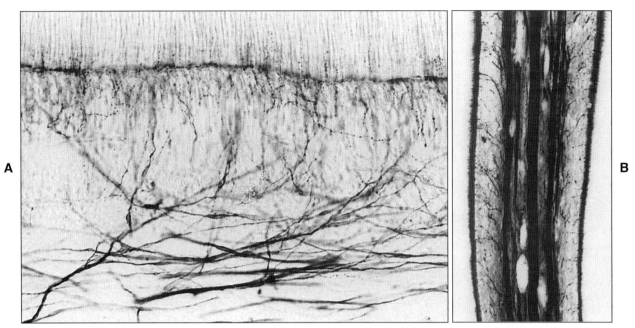

FIGURA 8-61 A, Inervação da dentina demonstrada por imunocitoquímica para o receptor do fator de crescimento neural (NGFR). O NGFR está presente em alguns túbulos dentinários, sugerindo que as fibras nervosas se estendam para dentro deles. **B,** Nervos na polpa radicular. Ramos laterais estão direcionados à dentina, e um plexo de Raschkow está ausente. (**A,** A partir de Maeda T et al: Immunocytochemical localization of nerve growth factor receptor (NGFR) in human teeth. *Proc Finn Dent Soc* 88[suppl 1]:557-562, 1992; **B,** A partir de Maeda T et al: Dense innervation of human radicular dental pulp as revealed by immunocytochemistry for protein gene-product 9.5. *Arch Oral Biol* 39:563-568, 1994.)

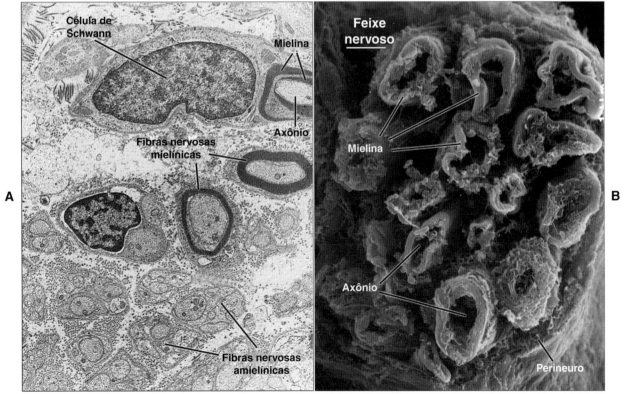

FIGURA 8-62 A, Eletromicrografia de transmissão mostrando uma mistura de fibras nervosas mielínicas e amielínicas na polpa. **B,** Eletromicrografia de varredura de um feixe nervoso com axônios mielínicos. A mielina forma uma bainha isolante ao redor dos axônios.

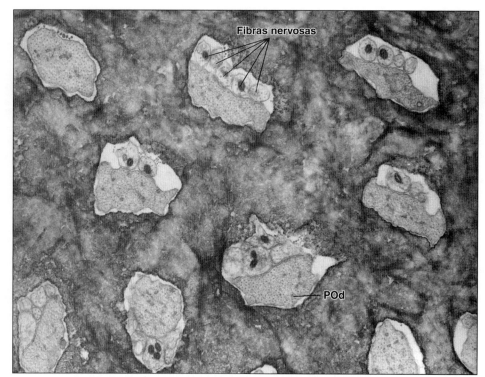

FIGURA 8-63 Eletromicrografia da dentina em um corno pulpar vista em corte transversal. Alguns dos túbulos contêm um prolongamento odontoblástico (*POd*) e fibras nervosas. (Cortesia de R. Holland.)

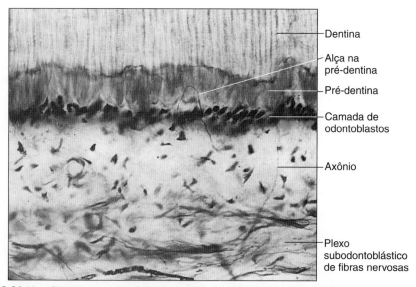

FIGURA 8-64 Uma fibra nervosa emergindo do plexo de Raschkow é mostrada passando entre os odontoblastos e formando uma alça na pré-dentina. (A partir de Bernick S. Innervation of teeth. In Finn SB, editor: *Biology of the pulpal dental organ,* Tuscaloosa, 1968, University of Alabama Press.)

(e, possivelmente, entre os odontoblastos e as fibras nervosas pulpares) são compatíveis com o papel direto dos odontoblastos na sensibilidade da dentina.

O terceiro mecanismo proposto para explicar a sensibilidade da dentina envolve o movimento de fluido dentinário através dos túbulos dentinários. Essa teoria hidrodinâmica, que se encaixa em grande parte dos dados experimentais e morfológicos, propõe que o movimento de fluido através dos túbulos distorce o ambiente pulpar local e é percebido pelas terminações nervosas livres do plexo de Raschkow. Consequentemente, quando a dentina é exposta pela primeira vez, pequenas bolhas de fluido podem ser vistas no assoalho da cavidade. Quando se seca a cavidade com ar ou algodão, uma perda maior de fluido é induzida, levando a mais movimento e mais dor. A sensibilidade aumentada na junção amelodentinária é explicada pela profusa ramificação dos túbulos nessa região. A hipótese hidrodinâmica também explica por que anestésicos locais, aplicados à dentina exposta, falham em bloquear a sensibilidade; e por que a dor é produzida por alterações térmicas, sondagem mecânica, soluções hipertônicas e desidratação.

CAPÍTULO 8 Complexo Dentina-Polpa

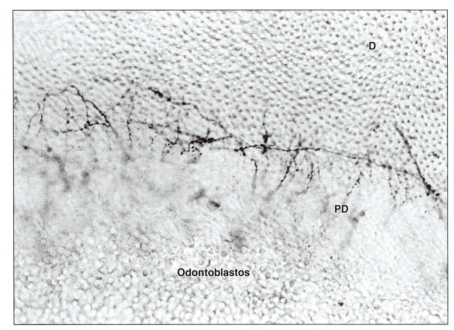

FIGURA 8-65 Fibra nervosa na junção entre pré-dentina (*PD*) e dentina (*D*) demonstrada por imunomarcação para receptor do fator de crescimento neural em um corte tangencial. É notável sua extensa ramificação. (A partir de Maeda T et al: Immunocytochemical localization of nerve growth factor receptor (NGFR) in human teeth. *Proc Finn Dent Soc* 88[suppl 1]:557-562, 1992.)

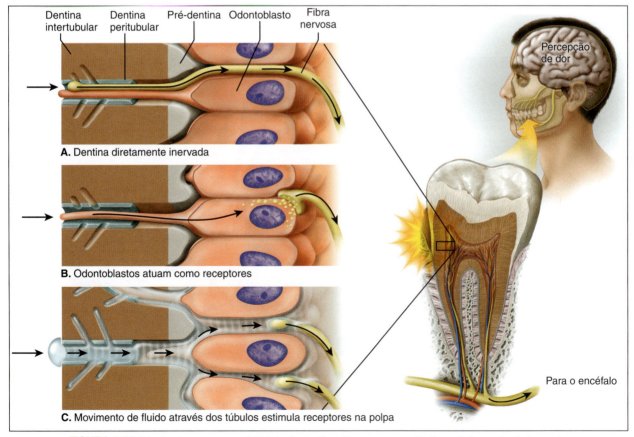

FIGURA 8-66 Três teorias para a sensibilidade da dentina. *A* sugere que a dentina seja inervada diretamente. *B* sugere que os odontoblastos atuem como receptores. *C* sugere que os receptores na base dos odontoblastos sejam estimulados direta ou indiretamente pelo movimento do fluido dentinário através dos túbulos.

Deve-se atentar, porém, para o fato de que a sensibilidade da dentina não oferece nenhum benefício ao organismo, e para a possibilidade de que essa sensibilidade resulta de necessidades funcionais mais importantes do complexo dentina-polpa inervado. Cada vez mais, valoriza-se o fato de que a inervação pulpar tem um papel significativo na homeostasia da polpa e em seus mecanismos de defesa, e que esse papel envolve a interação entre nervos, vasos sanguíneos, e células imunocompetentes, os quais demonstraram manter contato com elementos vasculares e neurais da polpa. Células imunocompetentes estabelecem contato com o endotélio vascular e também se encontram em íntima associação com terminações nervosas livres (Figura 8-67). Além disso, células imunocompetentes expressam receptores para vários neuropeptídeos. Essa linguagem bioquímica comum entre os sistemas imunológico, nervoso e vascular sugere uma unidade funcional de importância na biologia da polpa.

CÁLCULOS PULPARES

Os cálculos pulpares, ou dentículos, são encontrados, com frequência, no tecido da polpa (Figura 8-68). Como seu nome sugere, eles são massas calcificadas distintas, com proporções de cálcio-fósforo comparáveis às da dentina. Eles podem ser individuais ou múltiplos em qualquer dente, sendo mais comuns no orifício da câmara pulpar ou dentro do canal radicular. Histologicamente, eles usualmente consistem em camadas concêntricas de tecido mineralizado formado pela adição superficial ao redor de trombos sanguíneos, células mortas ou que estejam morrendo, ou fibras colágenas. Ocasionalmente, um cálculo pulpar pode conter túbulos e ser circundados por células semelhantes a odontoblastos. Esses cálculos são raros e, se vistos, ocorrem próximos ao ápice do dente. Tais cálculos são referidos como cálculos pulpares *verdadeiros*, em oposição aos cálculos que não têm células associadas a eles.

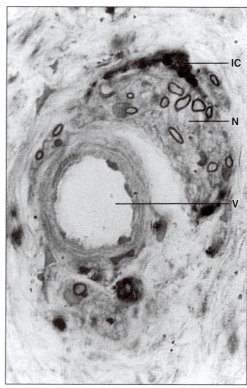

FIGURA 8-67 Associação entre uma célula imunocompetente (*IC*), um vaso sanguíneo (*V*), e fibras nervosas (*N*). (A partir de Yoshiba N et al: Immunohistochemical localization of HLA-DR-positive cells in unerupted and erupted normal and carious human teeth. *J Dent Res* 75:1585-1589, 1996.)

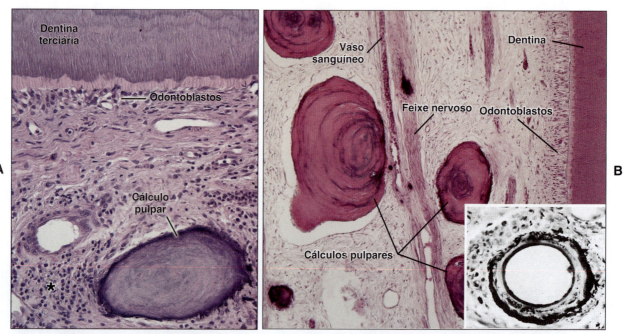

FIGURA 8-68 Cálculos pulpares livres (falsos). **A,** A presença de dentina terciária e um forte infiltrado inflamatório mononuclear (*) são indicativos de uma lesão cariosa. **B,** Múltiplos cálculos em uma polpa madura. Um processo de calcificação distrófica está começando na parede de um vaso (*inserto*). (**A,** Cortesia de P. Tambasco de Oliveira; **inserto**, a partir de Bernick S: Age changes in the blood supply to human teeth. *J Dent Res* 46:544-550, 1967.)

Os cálculos pulpares podem se formar em vários dentes e, de fato, em todos os dentes em alguns indivíduos. Se durante a formação de um cálculo pulpar ocorrer a união entre ele e a parede da dentina, ou se a deposição de dentina secundária circundar o cálculo, diz-se que o cálculo pulpar é fixo, para distinguir de um cálculo livre (o qual é completamente circundado por tecido conjuntivo mole). A presença de cálculos pulpares é significativa visto que eles reduzem o número geral das células dentro da polpa e atuam como um impedimento ao debridamento e ao aumento do sistema dos canais radiculares durante o tratamento endodôntico.

ALTERAÇÕES PELA IDADE

O complexo dentina-polpa, como todos os tecidos corporais, sofre alterações com o tempo. A alteração mais evidente é a diminuição do volume da câmara pulpar e do canal radicular, ocasionada pela contínua deposição da dentina (Figura 8-69). Em dentes maduros, frequentemente o canal radicular não é mais do que um delgado canal (Figura 8-70); de fato, às vezes o canal radicular parece estar quase completamente obliterado. É provável que essa contínua restrição do volume da polpa provoque uma redução no suprimento vascular para a polpa e inicie muitas das outras alterações encontradas nesse tecido.

A partir de aproximadamente 20 anos de idade, o número de células diminui gradualmente até os 70 anos, quando a densidade celular terá se reduzido em cerca da metade. A distribuição das fibrilas colágenas pode se alterar com a idade, levando à aparência de feixes fibrosos.

Com o envelhecimento ocorre uma perda e uma degeneração de axônios mielínicos e amielínicos, as quais estão correlacionadas a uma diminuição da sensibilidade relacionada à idade. Também há um aumento de tratos mortos e de dentina esclerótica, os quais, aliado à presença de dentina de reparação, também contribuem para a redução da sensibilidade.

Outra alteração da idade é a ocorrência de áreas irregulares de calcificação distrófica, especialmente na parte central da polpa (Figura 8-71). Calcificações distróficas geralmente se originam associadas a vasos sanguíneos ou como depósitos minerais difusos ao longo dos feixes de colágeno.

É preciso ressaltar que a polpa sustenta a dentina, e que as alterações do envelhecimento pulpar se refletem na dentina. Dentro da dentina, a deposição de dentina intratubular continua, resultando na redução gradual do diâmetro dos túbulos. Essa contínua deposição geralmente leva ao fechamento completo dos túbulos, como se pode visualizar facilmente em cortes de dentina por desgaste, porque está se torna translúcida (ou

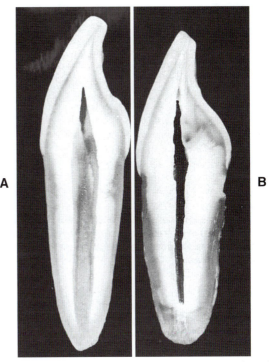

FIGURA 8-70 Diferença no volume da polpa entre um dente jovem (**A**) e um dente maduro (**B**).

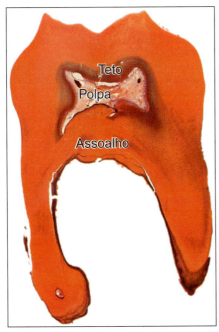

FIGURA 8-69 Diminuição do volume da polpa com o envelhecimento. A polpa foi consideravelmente reduzida pela deposição contínua de dentina no assoalho da câmara pulpar e formação de dentina terciária no teto.

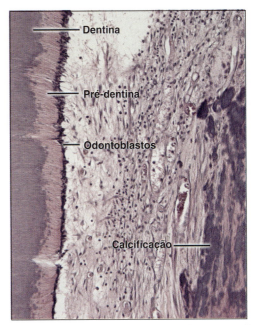

FIGURA 8-71 Calcificação difusa associada a feixes de colágeno no centro da câmara pulpar. (Cortesia de P. Tambasco de Oliveira.)

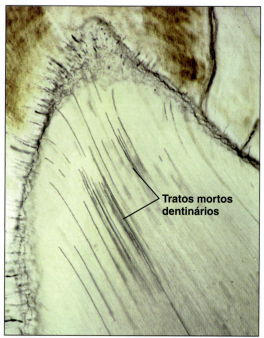

FIGURA 8-72 Tratos mortos em um corte por desgaste. Sob iluminação transmitida, os tratos aparecem escuros porque o ar aprisionado em seu interior refrata a luz.

esclerótica). A dentina esclerótica é comum próximo ao ápice da raiz em dentes de indivíduos de meia-idade (veja Figura 8-33). Associadas à dentina esclerótica estão uma maior friabilidade e uma menor permeabilidade da dentina. Outra alteração do envelhecimento encontrada na dentina é o aumento dos tratos mortos (Figura 8-72).

RESPOSTA AOS ESTÍMULOS AMBIENTAIS

Muitas das alterações devido à idade no complexo polpa-dentina tornam esse complexo mais resistente a lesões ambientais. Por exemplo, a disseminação de cáries se torna mais lenta devido à oclusão dos túbulos dentinários. As alterações do envelhecimento também se aceleram em resposta aos estímulos ambientais, tais como cáries ou atrito do esmalte. A resposta do complexo dentina-polpa ao atrito gradual é a produção de mais dentina esclerótica e o depósito de dentina secundária a uma taxa aumentada. Se o estímulo for mais severo, a dentina terciária será formada nas extremidades dos túbulos afetados pela lesão.

Alterações com a idade, porém, também diminuem a capacidade de autorreparo do complexo polpa-dentina. A lesão é definida como a interferência de um estímulo no metabolismo celular. Caso ocorra uma lesão pulpar, a idade da polpa determina sua capacidade de reparar o dano. Como o metabolismo celular é elevado em polpas jovens, suas células são propensas à lesão, a qual se manifesta como uma alteração na função celular, mas a recuperação ocorre rapidamente. Caso a lesão ocorra de tal modo a causar a destruição dos odontoblastos, em polpas jovens existe a possibilidade de haver a diferenciação de novos odontoblastos a partir de células mesenquimais da polpa e a consequente formação de dentina de reparo. Esse potencial é consideravelmente reduzido com o envelhecimento.

LEITURA RECOMENDADA

Brännström M, Aström A: The hydrodynamics of the dentine: its possible relationship to dentinal pain, *Int Dent J* 22:219, 1972.
Butler WT: Dentin matrix proteins, *Eur J Oral Sci* 106:204, 1998.
Goldberg M, et al: Dentin: structure, composition and mineralization, *Front Biosci (Elite Ed)* 3:711-735, 2011.
Huang GT: Dental pulp and dentin tissue engineering and regeneration: advancement and challenge, *Front Biosci (Elite Ed)* 3:788-800, 2011.
Structure and calcification of dentin. In Linde A, Bonucci E, editors: *Calcification in biological systems*, Boca Raton, FL, 1992, CRC Press.
Linde A, Lundgren T: From serum to the mineral phase: the role of the odontoblast in calcium transport and mineral formation, *Int J Dev Biol* 39:213, 1995.
MacDougall M, et al: Molecular basis of human dentin diseases, *Am J Med Genet A* 140:2536, 2006.
Miura M, et al: SHED: stem cells from human exfoliated deciduous teeth, *Proc Natl Acad Sci USA* 100:5807-5812, 2003.
Qin C, et al: Post-translational modifications of sibling proteins and their roles in osteogenesis and dentinogenesis, *Crit Rev Oral Biol Med* 15:126, 2004.
Ruch JV, et al: Odontoblast differentiation, *Int J Dev Biol* 39:51, 1995.
Shimono M, et al, editor: *Dentin/pulp complex*, Tokyo, 1996, Quintessence.
Volponi AA, et al: Stem cell-based biological tooth repair and regeneration, *Trends Cell Biol* 20:715-722, 2010.
Yamakoshi Y, et al: Dentin glycoprotein: the protein in the middle of the dentin sialophosphoprotein chimera, *J Biol Chem* 280:17472, 2005.

Periodonto

9

SUMÁRIO DO CAPÍTULO

Cemento 193
Composição Bioquímica 193
Iniciação da Formação de Cemento 194
Origem das Células Periodontais e Diferenciação dos Cementoblastos 194
Fatores Moleculares Reguladores da Cementogênese 196
Proteínas Morfogenéticas Ósseas 196
Fatores Epiteliais 197
Principais Proteínas da Matriz com Domínios de Adesão Celular 197
Proteínas Gla 198
Fatores de Transcrição 198
Via de Sinalização Wnt 199
Outros Fatores 199
Variedades de Cemento 199
Cemento Acelular de Fibras Extrínsecas (Cemento Primário) 199
Cemento Celular de Fibras Intrínsecas (Cemento Secundário) 202

Cemento Acelular Afibrilar 203
Distribuição das Variedades de Cemento ao Longo da Raiz 204
Junção Amelocementária 204
Fixação do Cemento à Dentina 204
Processo Alveolar 205
Ligamento Periodontal 206
Fibroblastos 208
Células Epiteliais 210
Células Mesenquimais Indiferenciadas 210
Células-tronco 210
Células do Tecido Ósseo e do Cemento 210
Elementos do Sistema Colágeno 211
Elementos do Sistema Elástico 212
Substância Fundamental 213
Suprimento Sanguíneo 213
Suprimento Nervoso 213
Adaptação à Demanda Funcional 215

O periodonto é definido como o conjunto formado pelos tecidos de suporte e revestimento do dente, o qual consiste no cemento, no ligamento periodontal, no osso alveolar (revestimento ósseo do alvéolo dentário) e na parte da gengiva voltada para o dente. O funcionamento adequado do periodonto é obtido somente através da integridade estrutural e da interação entre esses vários tecidos. Juntos, tais tecidos formam uma articulação fibrosa especializada, caracterizada como gonfose, cujos componentes são de origem ectomesenquimal (exceto a gengiva). A ocorrência disseminada de doenças periodontais e a percepção de que os tecidos periodontais perdidos para a doença podem ser reparados têm resultado em um considerável esforço para compreender os fatores e as células responsáveis pela regulação da formação, manutenção e regeneração do periodonto. Este capítulo descreve os eventos histológicos que levam à formação dos tecidos de suporte (Figura 9-1), com exceção para a junção dentogengival, a qual é abordada no contexto da mucosa oral (veja Capítulo 12).

CEMENTO

O cemento é um tecido conjuntivo mineralizado, avascular, que recobre as raízes dos dentes (Figura 9-2). O cemento é classificado de acordo com a presença ou ausência de células inseridas em sua matriz e com a origem das fibras colágenas da matriz. O desenvolvimento do cemento é subdividido em um estágio pré-funcional, o qual ocorre durante toda a formação da raiz, e um estágio funcional, que se inicia quando o dente está em oclusão e continua por toda a vida. Existem muitas variedades de cemento. O estudante iniciante, porém, precisa apenas pensar nas duas formas principais de cemento que possuem diferentes características estruturais e funcionais: o cemento acelular, o qual proporciona a fixação para o dente; e o cemento celular, que possui um papel adaptativo em resposta ao desgaste e ao movimento do dente, e está associado ao reparo dos tecidos periodontais.

Composição Bioquímica

Quatro tecidos mineralizados são encontrados na cavidade oral, e destes, dois são componentes do dente — o esmalte e a dentina — e um é componente do periodonto — o cemento. Suas características e composição bioquímica estão resumidas na Tabela 1-1. A composição do cemento é similar à do tecido ósseo. O cemento contém aproximadamente 45% a 50% de hidroxiapatita por peso, com o restante sendo representado pelo colágeno e pelas proteínas não colagênicas da matriz. O colágeno do tipo I é o colágeno predominante no cemento; no cemento celular de fibras intrínsecas, ele constitui até 90% dos componentes orgânicos e, da mesma forma que no tecido ósseo, ele acomoda uma parte substancial da deposição de minerais. O colágeno do tipo I também é o principal colágeno do ligamento periodontal, e sua principal função é compor os feixes de fibras que ancoram o dente ao osso e distribuir as forças mastigatórias. Outros colágenos associados ao cemento incluem o do tipo III, um colágeno com menos ligações cruzadas encontrado em altas concentrações tanto durante o desenvolvimento como durante o reparo e regeneração dos tecidos mineralizados, mas que se torna reduzido com a maturação desse tecido, e o colágeno do tipo XII, um colágeno associado a fibrilas, com triplas hélices interrompidas, e que se liga ao colágeno do tipo I e às proteínas não colagênicas. O colágeno do tipo XII é encontrado em altas concentrações em tecidos conjuntivos de ligamentos, incluindo o ligamento periodontal, com níveis mais baixos observados no cemento. Esse colágeno não fibrilar interage com o colágeno do tipo I e pode auxiliar na manutenção de um ligamento periodontal funcional e maduro, capaz de resistir às forças de oclusão. Quantidades vestigiais de outros colágenos, incluindo os dos tipos V, VI, e XIV, também são encontradas em extratos de cemento maduro; no entanto, estes podem ser contaminantes derivados do ligamento periodontal, produzidos por fibroblastos do ligamento periodontal associados às fibras colágenas inseridas no cemento. Proteínas não colagênicas identificadas no cemento também estão associadas ao tecido ósseo e incluem as seguintes: fosfatase alcalina, sialoproteína óssea, proteína de matriz da dentina 1,

193

CAPÍTULO 9 Periodonto

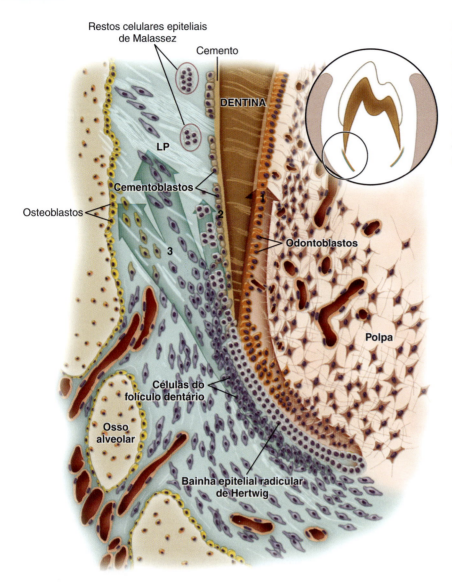

FIGURA 9-1 Representação esquemática onde se observa *(1)* a diferenciação dos odontoblastos a partir de células ectomesenquimais na polpa radicular; *(2)* a fragmentação da bainha epitelial radicular de Hertwig, com porções residuais formando os restos epiteliais de Malassez; e *(3)* a diferenciação subsequente dos cementoblastos a partir das células da bainha epitelial radicular de Hertwig ou a partir de células do folículo dentário, e a contribuição do folículo para a formação dos feixes de fibras do ligamento periodontal (*LP*) e, possivelmente, de osteoblastos.

sialoproteína da dentina, fibronectina, osteocalcina, osteonectina, osteopontina, tenascina e vários fatores de crescimento, além de proteoglicanos e proteolipídios. Duas moléculas aparentemente exclusivas do cemento, uma molécula de adesão (proteína de fixação ao cemento) e um fator de crescimento semelhante à insulina, foram identificadas, mas outros estudos são necessários para confirmar sua existência e função. Além de produzir as proteínas da matriz comuns listadas, a expressão da proteína Bril, específica da membrana plasmática de osteoblastos, um membro da família de proteínas transmembranares induzíveis por interferon, confere um suporte adicional para a similaridade entre osteoblastos e cementoblastos.

Iniciação da Formação de Cemento

Embora a formação de cemento ocorra ao longo de toda a raiz, seu início é limitado à margem da raiz em crescimento (Figura 9-3). Neste local, acredita-se que a bainha epitelial radicular de Hertwig (BERH), a qual é derivada da extensão coronoapical dos epitélios dentários interno e externo (veja Capítulo 5), envie uma mensagem indutiva, possivelmente por meio da secreção de algumas proteínas do esmalte ou outro produto epitelial, para as células ectomesenquimais da polpa imediatamente adjacentes. Essas células ectomesenquimais se diferenciam em odontoblastos e produzem uma camada de pré-dentina (Figuras 9-3 e 9-4). A subsequente série de eventos resulta na formação de cemento sobre a superfície da dentina radicular; porém, as células específicas e os fatores desencadeadores responsáveis por promover sua formação ainda não estão elucidados. Teorias atuais incluem o seguinte: (1) Logo após a deposição da dentina, a BERH torna-se interrompida e, em seguida, as células ectomesenquimais da porção interna do folículo dentário entram em contato com a pré-dentina; (2) células do folículo dentário que estão se infiltrando em meio à BERH recebem um sinal indutivo recíproco derivado da dentina e/ou das células da BERH circunjacentes, e se diferenciam em cementoblastos; ou (3) células da BERH transformam-se em cementoblastos (um processo discutido adiante). Durante esses processos, algumas células da bainha epitelial radicular fragmentada formam massas distintas circundadas por uma lâmina basal, conhecidas como *restos celulares epiteliais de Malassez*, os quais persistem no ligamento periodontal maduro (Figuras 9-5 e 9-6). Evidências crescentes demonstram que esses restos epiteliais não são simplesmente células residuais, mas, em vez disso, podem participar na manutenção e regeneração dos tecidos periodontais. Se algumas células da BERH permanecerem aderidas à superfície radicular em formação, elas poderão produzir depósitos focais de material semelhante ao esmalte, chamados de *pérolas de esmalte* (Figura 9-7), encontrados mais comumente na área de bifurcação de raízes.

Origem das Células Periodontais e Diferenciação dos Cementoblastos

Vários fatores precisam ser totalmente determinados para a melhor compreensão o periodonto, incluindo as seguintes questões:

1. Quais são os precursores dos cementoblastos e dos fibroblastos do ligamento periodontal?

CAPÍTULO 9 Periodonto 195

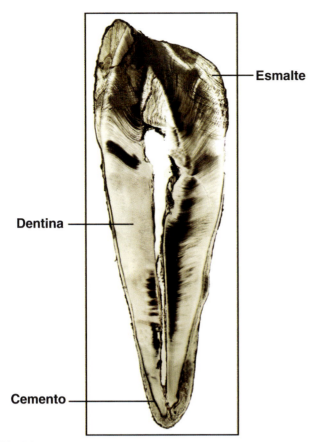

FIGURA 9-2 Corte por desgaste de um pré-molar mostrando a distribuição de cemento ao redor da raiz. Quantidades crescentes de cemento ocorrem ao redor do ápice.

2. Os cementoblastos expressam produtos gênicos exclusivos, ou eles são simplesmente osteoblastos posicionais?
3. Os cementos acelular e celular são tecidos fenotipicamente distintos?
4. Que fatores promovem a diferenciação dos cementoblastos?
5. O que regula a formação do ligamento periodontal *versus* cementogênese, proporcionando, assim, um equilíbrio entre o cemento, o ligamento periodontal e o osso alveolar?

As respostas a essas questões são importantes não apenas para compreender os processos normais de formação, mas também para considerar novas abordagens terapêuticas direcionadas para doenças periodontais.

A visão há muito adotada é a de que células precursoras de cementoblastos e de fibroblastos do ligamento periodontal residem no folículo dentário e que os fatores dentro do ambiente local regulam sua capacidade de atuar como cementoblastos que formam o cemento radicular ou como fibroblastos do ligamento periodontal. Células envolvidas na regeneração de tecidos periodontais incluem células-tronco que migram da região vascular, assim como células progenitoras locais. A localização precisa das células progenitoras e a existência ou não de um progenitor comum ou progenitor distintos para cada tipo celular permanecem a ser definidas. Além disso, atualmente existem evidências crescentes de que células epiteliais da BERH podem sofrer transformação epitelial-mesenquimal para cementoblastos durante o desenvolvimento. Tal transformação é um processo fundamental na biologia do desenvolvimento; conforme visto no Capítulo 2, isso ocorre durante a migração de células da crista neural, e no Capítulo 3, durante a fusão das bordas mediais dos processos palatinos. Dados estruturais e imunocitoquímicos sustentam a possibilidade de que, pelo menos em parte, os cementoblastos são transformados a partir de células epiteliais da BERH. Em roedores, a formação inicial do cemento acelular ocorre em presença de células epiteliais, e alguns estudos demonstraram que células derivadas do órgão do esmalte são capazes de gerar produtos mesenquimais, tais como colágeno do tipo I, sialoproteína óssea, e osteopontina.

Ainda existem dúvidas sobre se os cementos acelular (primário) e celular (secundário) são produzidos por distintas populações de células que expressam comportamentos espaço-temporais que resultam nas diferenças histológicas características entre esses tecidos. Essa possibilidade de distinção formativa e celular em potencial é destacada em camundongos nulos para

FIGURA 9-3 Cortes histológicos da margem da raiz em desenvolvimento **(A)** de um dente de rato durante a formação de cemento acelular de fibras extrínsecas *(CAFE)* e **(B)** de um dente humano durante a formação de cemento celular de fibras intrínsecas *(CCFI)*. No rato, a bainha epitelial radicular de Hertwig *(BERH)* ainda está presente quando a dentina radicular *(D)* se calcifica e, de fato, a deposição de cemento acelular inicia-se sobre a dentina mineralizada, frequentemente na presença de células com características epiteliais *(setas)*. Em dentes humanos, os cementos acelular e celular são depositados antes que a camada superficial da dentina se mineralize. *Cb,* Cementoblastos; *Od,* odontoblastos; *PC,* pré--cemento; *PD,* pré-dentina.

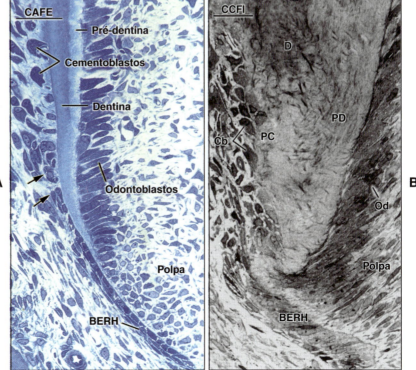

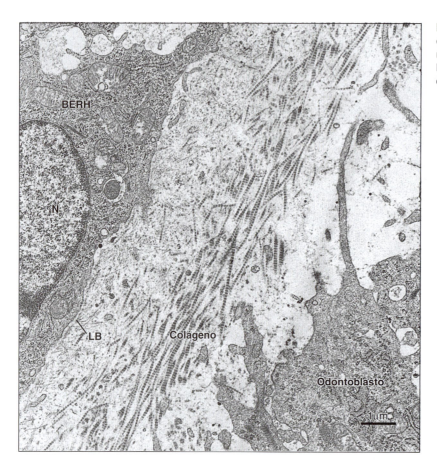

FIGURA 9-4 Eletromicrografia do início da dentinogênese da raiz. Os grandes feixes de fibrilas colágenas são primeiramente depositados paralelamente e distantes da lâmina basal (*LB*) que sustenta a bainha epitelial radicular de Hertwig (*BERH*). *N*, Núcleo.

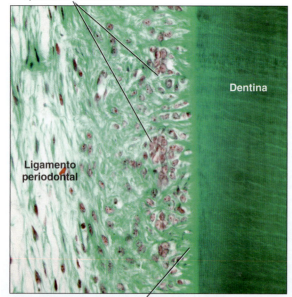

FIGURA 9-5 Formação inicial do cemento. A primeira camada de cemento se forma justaposta à superfície da dentina radicular. Restos celulares epiteliais de Malassez (remanescentes da bainha epitelial radicular de Hertwig) podem ser vistos em meio ao tecido do folículo dentário.

o gene da fosfatase alcalina não específica de tecido, ou em ratos tratados com bifosfonatos. Nesses animais, a formação de cemento acelular é significativamente afetada, enquanto o cemento celular parece se desenvolver normalmente. Em camundongos hipofosfatêmicos, a formação de cemento acelular pode ser resgatada por terapia de reposição de enzimas para a fosfatase alcalina não específica de tecido. Isto sugere diferenças em tipos celulares ou nos fatores que controlam o desenvolvimento dessas duas variedades de cemento. No equivalente humano, a hipofosfatasia, caracterizada por baixos níveis de fosfatase alcalina, a formação do cemento parece ser limitada ou inexistente, não exclusivo do cemento acelular ou do celular. Em contraste, em camundongos com mutações em genes que mantêm níveis de pirofosfato extracelular, tais como ank e PC-1, resultando em níveis limitados de pirofosfato, a formação do cemento celular ocorre até mesmo em estágios iniciais do desenvolvimento da raiz. Esses achados sugerem um importante papel para o fosfato no controle da taxa de formação do cemento.

Fatores Moleculares Reguladores da Cementogênese

Para compreender o papel específico do fosfato e de outras moléculas, estudos adicionais com foco na definição de células e nos fatores que controlam o desenvolvimento, manutenção e regeneração dos tecidos periodontais são necessários. Alguns dos fatores que sabidamente estão envolvidos no controle desses eventos são discutidos a seguir e estão resumidos na Tabela 9-1.

Proteínas Morfogenéticas Ósseas

As proteínas morfogenéticas ósseas (BMPs, *bone morphogenetic proteins*) são membros da superfamília do fator de crescimento transformante β, que atuam através de receptores transmembranares de serina e treonina-proteína-quinases. Essas moléculas de sinalização possuem uma variedade de funções durante a morfogênese e a diferenciação celular, e nos dentes elas são consideradas uma parte da rede de moléculas de sinalização

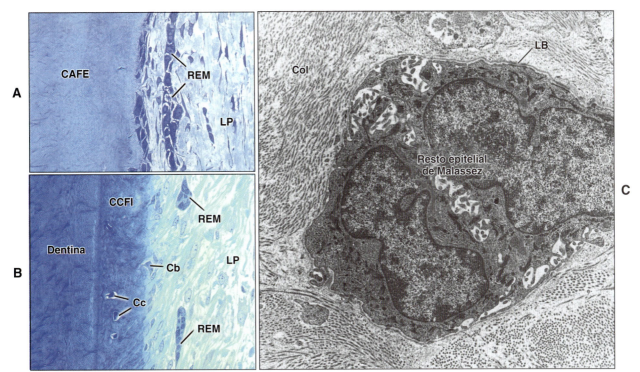

FIGURA 9-6 Fotomicrografias obtidas ao longo da raiz em formação em **(A)** um dente humano e **(B)** um dente de suíno. Restos epiteliais de Malassez (*REM*) são vistos próximos à superfície da raiz. Estes podem aparecer como longos cordões celulares ou grupamentos celulares alongados ou esféricos mais distintos. O tamanho das células e sua intensidade de coloração podem variar. **C,** Electromicrografia de um resto epitelial de Malassez. A escassez de organelas citoplasmáticas e a lâmina basal (*LB*) ao redor são notáveis. *CAFE,* Cemento acelular de fibras extrínsecas; *Cb,* cementoblasto; *Cc,* cementócitos; *CCFI,* cemento celular de fibras intrínsecas; *Col,* fibrilas colágenas; *LP,* ligamento periodontal.

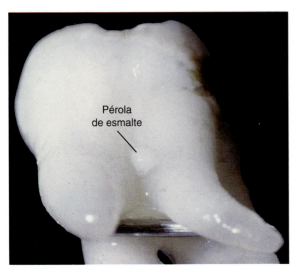

FIGURA 9-7 Pérolas de esmalte aparecem como massas esféricas e se desenvolvem ectopicamente na área de bifurcações da raiz.

epiteliais-mesenquimais que regulam a iniciação da formação da coroa. Os papéis das BMPs no desenvolvimento da raiz, incluindo se elas estão implicadas na sinalização epitelial-mesenquimal, bem como as vias de sinalização e os fatores de transcrição envolvidos na modulação de seu comportamento permanecem a serem definidos. Contudo, sabe-se atualmente que várias BMPs, incluindo BMP-2, BMP-4, e BMP-7, promovem a diferenciação de pré-osteoblastos e de supostas células precursoras dos cementoblastos. Além disso, BMPs têm sido usadas com sucesso para induzir a regeneração periodontal em uma série de modelos experimentais e em certas situações clínicas.

Fatores Epiteliais

Interações epiteliais-mesenquimais são necessárias para a formação da coroa dentária, e fatores epiteliais estão implicados. As mesmas duas populações de células envolvidas na morfogênese da coroa — ou seja, células epiteliais e ectomesenquimais — também participam da formação da raiz. A possibilidade de que tais interações também sejam necessárias para o desenvolvimento dos tecidos periodontais e que algumas das mesmas moléculas de sinalização estejam envolvidas, portanto, é uma hipótese lógica. Entre os supostos candidatos estão as proteínas do esmalte, a proteína relacionada ao hormônio da paratireoide e componentes da lâmina basal. No caso das proteínas do esmalte, a discussão centraliza-se no fato de que essas proteínas não foram detectadas de maneira consistente ao longo das raízes em formação. Entretanto, isto não descarta uma expressão transitória aos estágios iniciais da formação da raiz, onde elas poderiam influenciar a diferenciação de odontoblastos e/ou de cementoblastos. Ao longo dessa linha, um derivado da matriz do esmalte, que consiste, predominantemente, em moléculas de amelogenina, é usado clinicamente para estimular o reparo e a regeneração, e apesar das numerosas descobertas dos últimos 20 anos, seu mecanismo de ação permanece a ser determinado (veja Capítulo 15).

Principais Proteínas da Matriz com Domínios de Adesão Celular

A sialoproteína óssea e a osteopontina são moléculas multifuncionais associadas à formação do cemento durante o desenvolvimento, assim como no reparo e regeneração de tecidos periodontais. Elas contêm o domínio de adesão celular arginina-glicina-ácido aspártico e, consequentemente, acredita-se que

TABELA 9-1 Algumas Moléculas Essenciais no Periodonto

Função Sugerida Relacionada à Cementogênese

Fatores de Crescimento

Superfamília do fator de crescimento transformante β (incluindo proteínas morfogenéticas ósseas)

Fator de crescimento derivado de plaquetas e fator de crescimento semelhante à insulina

Fatores de crescimento de fibroblastos

Relacionada à promoção da diferenciação celular e, subsequentemente, à cementogênese durante o desenvolvimento e a regeneração.

Os dados existentes sugerem que o fator de crescimento derivado de plaquetas, isolado ou em combinação com o fator de crescimento semelhante à insulina, promove a formação de cemento alterando as atividades do ciclo celular.

Os papéis sugeridos para esses fatores são a promoção da proliferação e migração celular, e também a angiogênese — todos eventos essenciais para formação e regeneração dos tecidos periodontais.

Moléculas de Adesão

Sialoproteína óssea

Osteopontina

Proteínas Epiteliais/do Esmalte

Colágenos

Essas moléculas podem promover a adesão de células específicas à raiz recém-formada. A sialoproteína óssea pode estar envolvida na promoção da mineralização, enquanto a osteopontina pode regular a extensão do crescimento de cristal.

Interações epiteliais-mesenquimais podem estar envolvidas na estimulação de células do folículo dentário a assumir uma via de diferenciação para a formação de cementoblastos.

Algumas moléculas epiteliais podem promover o reparo periodontal direta ou indiretamente.

Colágenos, especialmente os dos tipos I e III, desempenham papéis fundamentais na regulação do desenvolvimento e da regeneração de tecidos periodontais.

Além disso, o colágeno do tipo XII pode ajudar na manutenção do espaço do ligamento periodontal em função da formação contínua de cemento.

Proteínas Gla

Proteína Gla da matriz/Proteína Gla do tecido ósseo (osteocalcina)

Essas proteínas contêm ácido γ-carboxiglutâmico, daí o nome *proteínas Gla*. A osteocalcina é um marcador para células associadas à mineralização — ou seja, osteoblastos, cementoblastos e odontoblastos — e é considerada um regulador do crescimento de cristais. Propôs-se também que ela atue como um hormônio regulador do metabolismo da energia através de várias funções sinérgicas que favorecem a proliferação de células β-pancreáticas, aumentando a secreção de insulina pelo pâncreas e sua sensibilidade pelos tecidos periféricos, e promovendo gasto de energia (no tecido adiposo multilocular) e a produção de testosterona pelas células de Leydig nos testículos. A proteína Gla da matriz parece desempenhar um papel significativo na prevenção da calcificação ectópica anormal.

Fatores de Transcrição

Fator de transcrição relacionado a Runx-2 (Runx-2)

Osterix

Como nos osteoblastos, estes podem estar envolvidos na diferenciação de cementoblastos.

Moléculas de Sinalização

Osteoprotegerina

Ligante do receptor de ativação do fator nuclear κB (RANKL)

Receptor de ativação do fator nuclear κB (RANK)

Esclerostina

Sítio de integração relacionado a *Wingless* (Wnt)

Essas moléculas medeiam a reabsorção do tecido ósseo e da raiz dentária pelos osteoclastos.

Antagonista de Wnt e promove a formação do cemento.

Regula as populações de células-tronco e a diferenciação dos cementoblastos.

Proteínas Específicas do Cemento

Proteína 1 do cemento (proteína 23 derivada de cemento)

Pode ter um papel como regulador local da diferenciação celular e da mineralização da matriz extracelular.

---

promovam a adesão de células selecionadas à raiz recém-formada. Dados atuais sugerem ainda que ambas as proteínas estejam implicadas na regulação da formação de minerais sobre a superfície radicular. O equilíbrio entre as atividades dessas duas moléculas pode contribuir para estabelecer e manter um ligamento periodontal não mineralizado entre o cemento e o osso alveolar. Nenhuma anomalia importante do desenvolvimento da raiz foi relatada no modelo de camundongo *knockout* para osteopontina. Por outro lado, a expressão da sialoproteína óssea afeta a formação de cemento acelular e a fixação periodontal, possivelmente pela promoção de mineralização na superfície radicular para ancorar fibras do ligamento periodontal.

Proteínas Gla

Proteínas enriquecidas em ácido γ-carboxiglutâmico (Gla), um aminoácido de ligação ao cálcio, são conhecidas como *proteínas Gla*. A proteína Gla óssea (osteocalcina) é um marcador da maturação de osteoblastos, odontoblastos, e cementoblastos, e considera-se que ela regule a extensão da mineralização. Além disso, essa proteína derivada de osteoblastos pode atuar como hormônio,

regulando a secreção de insulina, a sensibilidade à insulina, e o gasto de energia. A proteína Gla de matriz (MGP) foi identificada em tecidos periodontais e, com base em seu papel sugerido como um inibidor da mineralização, pode atuar na preservação da largura do ligamento periodontal. Camundongos nulos para MGP exibem uma substancial calcificação ectópica. Porém, o desenvolvimento periodontal e a formação de dentes parecem normais em camundongos nulos para MGP; portanto, são necessários estudos adicionais para definir o papel da MGP nos tecidos periodontais.

Fatores de Transcrição

Conforme mostrado no Capítulo 6, Runx-2 (fator de transcrição 2 relacionado ao domínio Runt), também conhecido como *Cbfa1* (fator alfa 1 de ligação central), e Osterix, de função subsequente a Runx-2, foram identificados como deflagradores principais para a diferenciação de osteoblastos. Foi recentemente descoberto que Runx-2 é expresso em células do folículo dentário, em células do ligamento periodontal e em cementoblastos. Com base nas similaridades entre cementoblastos (pelo menos no cemento celular)

TABELA 9-2 Tipos, Distribuição e Função do Cemento

Tipo	Origem das Fibras	Localização	Função
Acelular (primário)	Extrínsecas (algumas fibras intrínsecas inicialmente)	A partir da margem cervical até o terço apical	Ancoragem
Celular (secundário)	Intrínsecas	Terço médio a apical e bifurcações	Adaptação e reparo
Misto (camadas alternadas de cementos acelular e celular)	Intrínsecas e extrínsecas	Porção apical e bifurcações	Adaptação
Afibrilar acelular	–	Esporões e áreas circunscritas sobre o esmalte e a dentina	Nenhuma função conhecida ao longo da junção amelocementária

e osteoblastos, é provável que ambos os fatores estejam envolvidos na diferenciação de cementoblastos. Os fatores exatos que desencadeiam a expressão ou a ativação desses fatores de transcrição essenciais estão sendo atualmente investigados; BMPs já foram identificadas como fatores promotores da expressão de Runx-2.

Via de Sinalização Wnt

As moléculas Wnt são pequenas glicoproteínas secretadas que atuam no meio extracelular para regular muitos processos diferentes, tais como desenvolvimento, crescimento, padronização, multipotencialidade celular, e câncer. A via de sinalização Wnt é conservada sob o ponto de vista evolutivo, e é extraordinariamente complexa (veja Quadro 6-1, por Moffatt). Genes repórteres de Wnt e cepas de camundongos com rastreamento de linhagem permitiram aos pesquisadores criar mapas moleculares da responsividade à Wnt nos tecidos craniofaciais, e esses padrões de sinalização de Wnt se encontram colocalizados com várias populações de células-tronco ou de células progenitoras no osso alveolar, no ligamento periodontal e no cemento. Acredita-se que Osterix controle a proliferação de cementoblastos mantendo um nível baixo de Wnt. A inativação da esclerostina, um antagonista da via de sinalização Wnt, leva ao aumento na formação de cemento. Também foi demonstrado *in vitro* que níveis de fosfato/pirofosfato influenciam a via de sinalização Wnt. Desse modo, proteínas Wnt oferecem um imenso potencial para promover a formação e a regeneração de tecidos periodontais. (Veja Yin em Leitura Recomendada.)

Outros Fatores

Outras moléculas encontradas nos tecidos periodontais em desenvolvimento e maduros incluem fosfatase alcalina, vários fatores de crescimento (p. ex., fator de crescimento semelhante à insulina, fator de crescimento transformante β e fator de crescimento derivado de plaquetas), metaloproteinases e proteoglicanos. O significado da fosfatase alcalina para a formação de cemento há muito tem sido avaliado e já foi discutido em uma seção anterior. Proteoglicanos se acumulam na junção dentinocementária e tem sido proposto que, juntamente com proteínas não colagênicas da matriz, como a sialoproteína óssea e a osteopontina, eles podem mediar a mineralização inicial e a fixação de fibras.

Tecidos mineralizados, como o tecido ósseo, renovam-se continuamente e requerem um delicado equilíbrio entre células relacionadas à síntese e à reabsorção de matriz. Dois fatores que surgiram como fundamentais para esse equilíbrio são a osteoprotegerina e o ligante do receptor de ativação do fator nuclear κB (RANKL). Ambos são produzidos por osteoblastos e por fibroblastos do ligamento periodontal. Conforme discutido em mais detalhes no Capítulo 6, o RANKL ativa os osteoclastos pela ligação a seus receptores específicos localizados na superfície celular (RANK), enquanto a osteoprotegerina age como um chamariz que interfere na ligação entre RANKL e RANK. Fatores de crescimento e citocinas na região local do periodonto mostraram que modulam a expressão de osteoprotegerina e de RANKL e, consequentemente, podem ser importantes para o controle da reabsorção óssea mediada por osteoclastos e da reabsorção da raiz; desse modo, eles podem ser fatores atraentes para o planejamento da utilização de agentes terapêuticos para regular o comportamento dessas células.

Igualmente importante para o processo de maturação e função celular são a expressão cronometrada de receptores específicos da superfície celular e a capacidade de certos fatores de regular sua expressão e, subsequentemente, as vias de sinalização mediadas por interações entre ligantes e receptores.

VARIEDADES DE CEMENTO

A Tabela 9-2 lista os vários tipos de cemento, juntamente com origem, localização e função de cada um.

Cemento Acelular de Fibras Extrínsecas (Cemento Primário)

Os cementoblastos que produzem o cemento acelular de fibras extrínsecas diferenciam-se nas proximidades da margem da raiz em avanço. Durante o desenvolvimento da raiz em dentes humanos, os primeiros cementoblastos alinham-se ao longo da superfície da dentina do manto recém-formada, mas ainda não mineralizada (pré-dentina), após a desintegração da bainha epitelial radicular de Hertwig (BERH) (Figura 9-8, A e B). Esses primeiros cementoblastos exibem características fibroblásticas, estendem prolongamentos celulares para a dentina não mineralizada e inicialmente depositam fibrilas colágenas em seu interior, de modo que fibrilas da dentina e do cemento se misturem. A mineralização da dentina do manto inicia-se internamente e não alcança a superfície até que essa mistura ocorra. Em seguida, a mineralização se difunde para dentro do cemento sob a influência regulatória de proteínas não colagênicas da matriz, estabelecendo, assim, a junção dentinocementária (ou cementodentinária). Em roedores, a deposição inicial de cemento ocorre sobre a superfície da dentina já mineralizada, impedindo a mistura de fibras (veja Figura 9-3, A).

O cemento acelular de fibras extrínsecas inicial consiste em uma camada mineralizada com uma curta franja de fibras colágenas implantadas perpendicularmente à superfície radicular (veja Figura 9-8, D). As células na superfície radicular, em seguida, migram para longe dessa superfície, mas continuam a depositar colágeno, de modo que os delicados feixes de fibras se alonguem e se tornem espessos. Essas células também secretam proteínas não colagênicas da matriz que preenchem os espaços entre as fibras colágenas (Figura 9-9). Essa atividade continua até que se forme cerca de 15 a 20 μm de cemento, quando então os feixes de fibras do ligamento periodontal em formação se tornam fixados à franja fibrosa. Em seguida, as células da superfície, agora claramente definidas como cementoblastos, irão sintetizar e secretar somente proteínas não colagênicas da matriz, enquanto as fibrilas colágenas inseridas na camada de cemento serão formadas por fibroblastos do ligamento periodontal. Embora essa variedade de cemento seja denominada *cemento acelular de fibras extrínsecas*, é discutível se sua parte inicial deve ser classificada como possuindo fibras intrínsecas. Conforme descrito anteriormente, a matriz de colágeno do primeiro cemento formado resulta de células associadas ao cemento e é elaborada antes da formação do ligamento periodontal; consequentemente, o colágeno é de origem local ou intrínseca. Essa variedade de cemento se desenvolve lentamente, à medida que o dente erupciona, e é considerada acelular porque as células que o formam permanecem em sua superfície (veja Figura 9-8, C).

Ao microscópio de luz, o cemento acelular de fibras extrínsecas parece relativamente sem estrutura (Figura 9-10, A); entretanto, dois conjuntos de estriações podem ser vistos com corantes especiais ou com luz polarizada. As estriações que seguem paralelamente à superfície radicular indicam deposição incremental, enquanto as curtas estriações em ângulos retos com a superfície radicular indicam os feixes de fibras colágenas do ligamento periodontal mineralizadas e inseridas no cemento (Figura 9-11). À microscopia eletrônica, pode-se ver claramente a entrada desses feixes colágenos no cemento, onde se tornam totalmente mineralizados. Não há uma camada bem definida de cementoide, similar ao osteoide ou à pré-dentina, possível

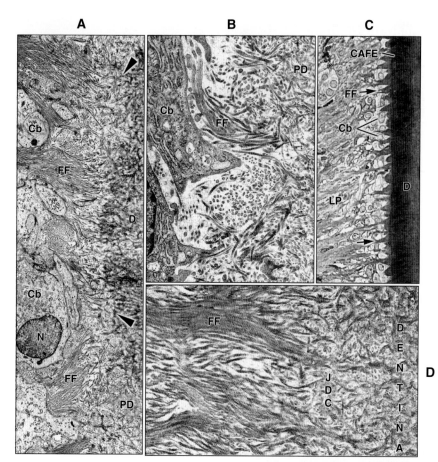

FIGURA 9-8 Início da cementogênese na formação do cemento acelular de fibras extrínsecas *(CAFE)* em dente humano. **A,** Entrelaçamento de feixes de fibras colágenas com fibras na superfície da dentina não mineralizada (pré-dentina, *PD*). As *cabeças de seta* indicam a frente de mineralização da porção externa da dentina. **B,** Detalhes do entrelaçamento. **C,** A conexão final entre os feixes de fibras colágenas de cemento acelular (ou primário) e a superfície da dentina *(D)* é mostrada. **D,** A franja fibrosa *(FF)* estendendo-se a partir do cemento. *Cb,* Cementoblasto; *JDC,* junção dentinocementária; *N,* núcleo; *LP,* ligamento periodontal. (Cortesia de D.D. Bosshardt.)

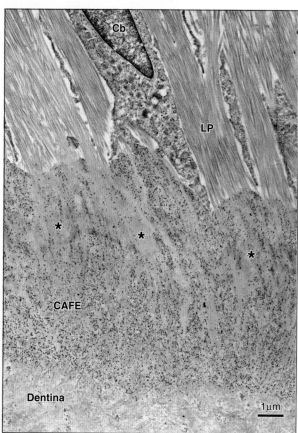

FIGURA 9-9 Preparação imunocitoquímica com ouro coloidal ilustrando a presença e a distribuição de osteopontina *(pontos pretos)*, uma importante proteína não colagênica da matriz, em cemento acelular de fibras extrínsecas *(CAFE)* de rato. Essa proteína acumula-se entre as porções inseridas das fibras colágenas extrínsecas *(asteriscos)* e se apresenta mais concentrada próximo à dentina, onde as fibras colágenas são esparsas e organizadas de maneira mais frouxa. *Cb,* Cementoblasto; *LP,* ligamento periodontal.

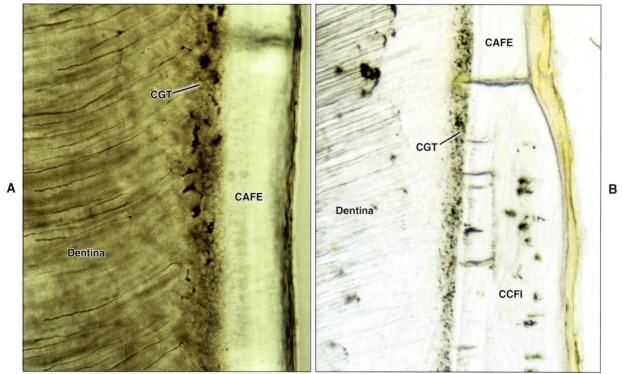

FIGURA 9-10 Cortes por desgaste de dentes humanos examinados por luz transmitida ilustrando **(A)** o cemento acelular de fibras extrínsecas (*CAFE*) e **(B)** a transição entre o primeiro e o cemento celular de fibras intrínsecas *(CCFI)*. Ambos aparecem como uma camada translúcida, sem estrutura. Lacunas que continham cementócitos (*estruturas arredondadas escuras*) estão presentes no cemento celular de fibras intrínsecas. *CGT,* Camada granular de Tomes (veja Capítulo 8).

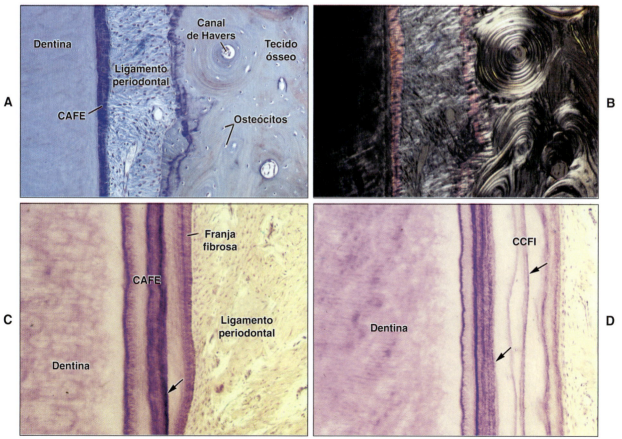

FIGURA 9-11 Cortes histológicos examinados por **(A)** luz transmitida e **(B)** luz polarizada. A microscopia de polarização revela estriações perpendiculares na camada de cemento e na superfície de osso alveolar. Estas correspondem aos locais de inserção dos feixes de fibras colágenas. **C** e **D,** Linhas longitudinais (*setas*) e perpendiculares também são visíveis com algumas colorações histológicas. As camadas longitudinais podem aparecer como linhas delgadas ou mais espessas, essencialmente denotando a interface entre camadas sucessivas de cemento. *CAFE,* Cemento acelular de fibras extrínsecas; *CCFI,* cemento celular de fibras intrínsecas. (**A** e **B,** Cortesia de P. Tambasco de Oliveira.)

de ser distinguida na superfície desse cemento. Todavia, as principais fibras do ligamento periodontal, ou pelo menos sua porção relacionada ao cemento, podem ser consideradas equivalentes ao cementoide. O grau geral de mineralização desse cemento é de cerca de 45% a 60%, mas exames com raios X moles revelam que a camada mais interna é menos mineralizada e que as camadas externas são caracterizadas por faixas alternadas de conteúdo mineral maior e menor que seguem paralelamente à superfície radicular.

Cemento Celular de Fibras Intrínsecas (Cemento Secundário)

Em alguns dentes (veja a discussão a seguir), após pelo menos metade da raiz ter se formado, uma variedade de cemento que se forma mais rapidamente e é menos mineralizada, o cemento celular de fibras intrínsecas, é depositada na superfície da dentina não mineralizada próximo à margem da raiz em avanço (veja Figura 9-3, B), como para o cemento acelular. Cementoblastos em diferenciação depositam as fibrilas colágenas em direção à dentina não mineralizada, de tal forma que as fibrilas de ambas as camadas se misturem. Essas células também produzem várias proteínas não colagênicas da matriz que preenchem os espaços entre as fibrilas colágenas, regulam a deposição de minerais e, juntamente com o mineral, proporcionam coesão à camada de cemento (Figura 9-12). Uma camada de matriz não mineralizada, denominada *cementoide*, a qual se calcifica gradualmente, está presente na superfície da matriz mineralizada do cemento, com uma frente de mineralização entre as duas camadas (Figuras 9-12 a 9-14). Em contraste com o osteoide ou a pré-dentina, o cementoide não é tão regular e imediatamente discernível. À medida que a deposição de cemento progride, os cementoblastos se tornam enclausurados na matriz extracelular secretada por eles (Figura 9-15; veja também Figuras 9-12). Essas células enclausuradas, com reduzida atividade secretora, são chamadas *cementócitos*, e, de modo similar aos osteócitos, residem em lacunas. Estudos histológicos sugerem que a incorporação de cementoblastos ao cemento é mais casual do que a dos osteoblastos ao tecido ósseo. Os cementócitos possuem prolongamentos alojados em canalículos que se comunicam entre si, mas não formam um sincício que se estenda até a superfície, como é o caso no tecido ósseo (veja Figura 9-12, A). Acredita-se que a nutrição das células ocorra essencialmente por difusão, e cementócitos em camadas mais profundas podem não ser vitais. À microscopia eletrônica, os cementócitos apresentam um aspecto variável, dependendo da distância de sua localização a partir da superfície do cemento e de seu suprimento nutricional a partir do ligamento periodontal.

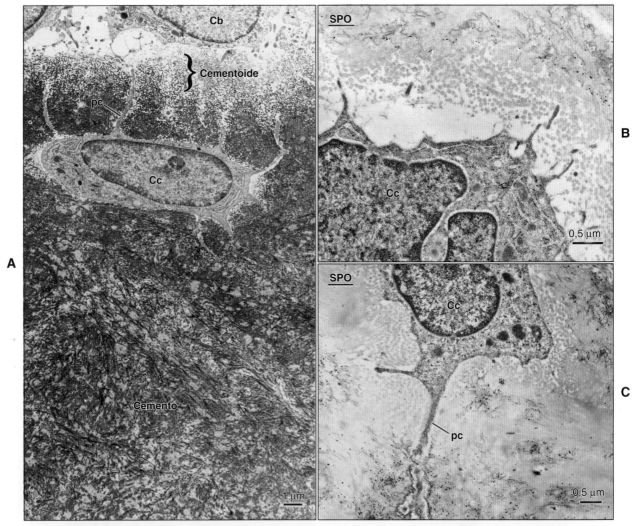

FIGURA 9-12 Cemento celular de fibras intrínsecas de rato (**A** e **C**) e ser humano (**B**). **A,** Cementoblastos *(Cb)* recobrem a superfície do cemento e se encontram justapostos a uma camada de matriz não mineralizada (cementoide). **A** a **C,** Cementócitos *(Cc)* residem em lacunas no cemento e podem adotar vários formatos. **A,** Os prolongamentos celulares *(pc)* dos cementócitos geralmente estão direcionados para a superfície. **B** e **C,** Preparações imunocitoquímicas para sialoproteína óssea (SPO). Essa proteína não colagênica da matriz (indicada pela presença de *pontos pretos*) acumula-se em meio ao colágeno mineralizado em regiões que geralmente são mais elétron-densas.

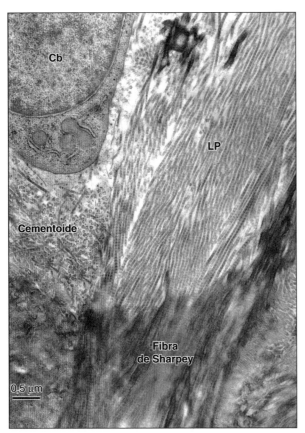

FIGURA 9-13 Eletromicrografia ilustrando a inserção dos feixes de fibras do ligamento periodontal (*LP*) no cemento celular de fibras intrínsecas. O cementoide é visto na superfície do cemento mineralizado. *Cb*, Cementoblasto.

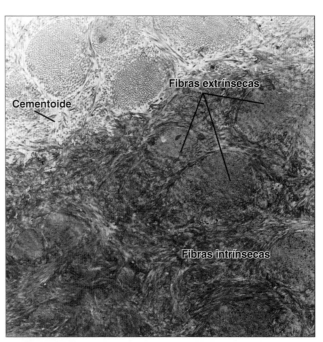

FIGURA 9-14 Eletromicrografia de um corte oblíquo através da interface entre o ligamento periodontal e o cemento. A distinção entre fibras extrínsecas e intrínsecas dentro do cemento está facilmente aparente, com as fibras intrínsecas essencialmente circundando as porções inseridas das fibras extrínsecas, que constituem as fibras de Sharpey. (Cortesia de M.A. Listgarten.)

A perda de organelas intracelulares e a morte celular são progressivas nas camadas mais profundas do cemento celular. Embora tais características sejam compatíveis com a perda de função celular, elas também podem refletir uma má preservação tecidual nas camadas mais profundas. Após uma rápida fase inicial de formação de matriz, a taxa de deposição desacelera-se e ocorre uma secreção de maneira mais direcionada. Algumas vezes, isto pode levar à formação de uma camada de cemento acelular de fibras intrínsecas, porque as células não são englobadas em sua matriz, mas permanecem em sua superfície. Em algumas espécies, células da BERH em desagregação tornam-se enclausuradas próximo à junção cementodentinária, e o cemento celular forma-se ao redor e acima delas.

Fibrilas colágenas são depositadas aleatoriamente durante a fase rápida; no entanto, subsequentemente a maior parte das fibrilas se organiza em feixes com orientação paralela à superfície radicular (veja Figura 9-14). Quando o ligamento periodontal se torna organizado, o cemento celular continua a ser depositado ao redor dos feixes de fibras do ligamento, que se incorporaram ao cemento e são parcialmente mineralizados, criando assim um cemento celular de fibras mistas. Isto constitui a maior parte do cemento secundário e, à microscopia de luz, esse tecido é identificado facilmente por causa: (1) da presença de cementócitos inclusos em lacunas, com prolongamentos em canalículos direcionados para a superfície do dente (veja Figuras 9-12, A e 9-15); (2) de sua estrutura laminada; e (3) da presença de cementoide em sua superfície. As fibras intrínsecas são mineralizadas de modo uniforme, enquanto os feixes de fibras extrínsecas são mineralizados de maneira variável, muitos dos quais contendo um eixo não mineralizado.

O cemento celular (secundário) difere do cemento acelular (primário) sob muitos aspectos. Não se trata apenas de diferenças estruturais óbvias, já que as células são incorporadas à matriz, mas o fenótipo das células que as produzem também pode diferir. Além disso, o envolvimento do cemento secundário na fixação do dente é menor e secundário (essa variedade de cemento geralmente está ausente em dentes incisivos e caninos) e está confinado às regiões apical e inter-radicular do dente.

Cemento Acelular Afibrilar

A variedade de cemento acelular afibrilar consiste em uma matriz mineralizada acelular e afibrilar com uma textura similar àquela que constitui a maior parte do cemento acelular de fibras extrínsecas ou à encontrada entre as

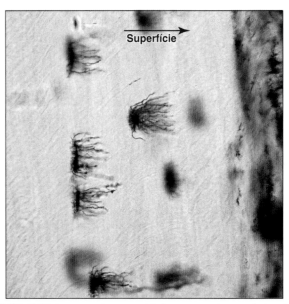

FIGURA 9-15 Lacunas de cementócitos em corte por desgaste. A maioria dos canalículos aponta para a superfície do dente *(seta)*. As manchas escuras pouco distintas são outras lacunas de cementócitos situadas mais profundamente no corte por desgaste (e consequentemente fora de foco).

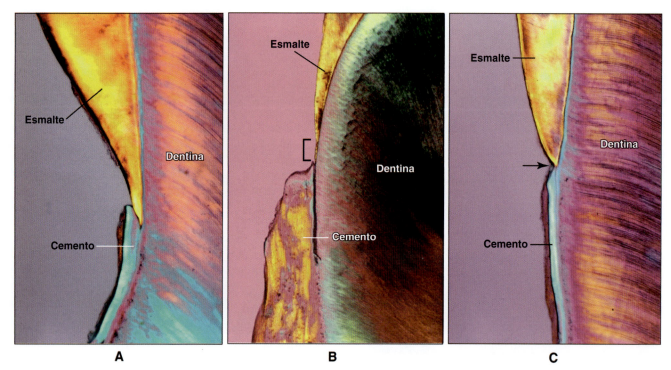

FIGURA 9-16 Três configurações da junção amelocementária em cortes por desgaste. **A,** O cemento sobrepõe-se ao esmalte. **B,** Uma deficiência de cemento (*colchete*) deixa exposta a dentina da raiz. **C,** A junção extremidade a extremidade está visível *(seta).* (B e C, Cortesia de P. Tambasco de Oliveira.)

fibrilas colágenas das variedades de cemento fibrilar e do tecido ósseo. Esse cemento não contém colágeno, e, portanto, não tem um papel na fixação do dente. Ele é depositado sobre o esmalte e a dentina, nas proximidades da junção amelocementária (Figura 9-16, A).

As células responsáveis pela produção do cemento acelular afibrilar ainda não foram identificadas com precisão. Por muito tempo, acreditou-se que essa variedade de cemento representasse uma anomalia do desenvolvimento formada como resultado de rupturas locais no epitélio dentário reduzido (ou epitélio reduzido do esmalte), as quais permitem que células do folículo dentário entrem em contato com a superfície do esmalte e se diferenciem em cementoblastos. Esse conceito tem sido questionado, porque o próprio órgão do esmalte mostrou-se capaz de produzir proteínas mesenquimais encontradas no tecido ósseo e no cemento. Portanto, o epitélio dentário reduzido não precisa, obrigatoriamente, se retrair da superfície de esmalte para resultar em deposição de cemento afibrilar.

Pesquisadores também relataram que a BERH pode elaborar produtos epiteliais que se acumulam na superfície da raiz em formação para constituir uma camada referida como *cemento intermediário.* Até o momento, entretanto, nenhum estudo demonstrou a presença consistente de uma distinta camada de matriz entre a dentina e o cemento propriamente dito. Isto pode realmente corresponder à situação em que o cemento afibrilar acelular se forma no topo do esmalte (veja discussão adiante). A aparente presença de uma camada ao longo da superfície da dentina radicular em algumas preparações histológicas (veja Figura 9-11, C e D) não consiste em proteínas do esmalte, e pode resultar da maneira como ocorre a interface entre o colágeno da dentina e do cemento, e da densidade da compactação de proteínas não colagênicas da matriz entre as fibrilas colágenas.

Distribuição das Variedades de Cemento ao Longo da Raiz

Em humanos, o cemento afibrilar acelular está limitado à superfície do esmalte cervical e ocorre como esporões que se estendem do cemento acelular de fibras extrínsecas ou como placas isoladas na superfície do esmalte, nas proximidades da junção amelocementária. O cemento acelular de fibras extrínsecas, o que representa o principal tecido de fixação, estende-se da margem cervical do dente e recobre dois terços da raiz e, frequentemente, mais. De fato, em incisivos e caninos, essa forma de cemento geralmente é a única encontrada, e se estende até o forame apical. Na margem cervical, o cemento tem aproximadamente 50 µm de espessura, e esta aumenta à medida que ele progride em direção apical até cerca de 200 µm. O cemento celular está confinado ao terço apical e às regiões inter-radiculares dos dentes pré-molares e molares. O cemento celular geralmente está ausente dos dentes unirradiculares, o que indica que sua presença não é essencial para o suporte do dente. Ambas as variedades de cemento fibrilar podem se sobrepor. Conforme mencionado anteriormente, o tipo de cemento formado durante a cicatrização de uma ferida periodontal parece ser de origem celular.

JUNÇÃO AMELOCEMENTÁRIA

Classicamente, em aproximadamente 30% dos dentes humanos o cemento e o esmalte se unem como uma junção no topo de suas extremidades, a qual forma uma distinta junção amelocementária na margem cervical; 10% possuem um intervalo entre o cemento e o esmalte, expondo a dentina da raiz; e em aproximadamente 60%, o cemento se sobrepõe ao esmalte. Essas informações foram obtidas a partir de um estudo com cortes por desgaste (veja Figura 9-16), mas estudos com microscópio eletrônico de varredura indicam que a junção amelocementária pode exibir todas essas formas e apresentar uma considerável variação quando acompanhada de modo circunferencial. A exposição da dentina da raiz na margem cervical pode levar à sensibilidade nesse local. Também tem sido sugerido que essa morfologia resulte em um risco aumentado de reabsorção idiopática da raiz mediada por osteoclastos e de cáries da superfície radicular.

FIXAÇÃO DO CEMENTO À DENTINA

O mecanismo de fixação do cemento à dentina é de interesse biológico e de relevância clínica, uma vez que alterações patológicas e intervenções clínicas podem influenciar a natureza da superfície radicular exposta e, consequentemente, a qualidade da nova fixação que se forma quando o cemento de reparo é depositado. O mecanismo pelo qual esses tecidos mineralizados se unem é essencialmente o mesmo para o cemento acelular de fibras extrínsecas e o cemento celular de fibras intrínsecas. A mineralização da dentina do manto inicia-se internamente e não alcança a superfície até que as fibrilas colágenas da dentina e do cemento tenham tempo de se misturar. Em seguida, a mineralização se difunde através da camada superficial da dentina e da junção cementodentinária, e para dentro do cemento, resultando essencialmente em uma massa amalgamada de minerais. Embora a iniciação da mineralização da dentina ocorra em relação às vesículas da matriz na pré-dentina radicular, a subsequente disseminação da deposição de minerais está sob a influência regulatória de várias proteínas não colagênicas da matriz. A partir de uma perspectiva biomecânica, esse arranjo parece ideal para uma forte união entre a dentina e o cemento. No cemento acelular de fibras extrínsecas de dentes de roedores, o cemento é depositado sobre a dentina mineralizada, tornando impossível a amalgamação entre a dentina e o cemento, e estabelecendo uma interface enfraquecida. De fato, cortes histológicos de dentes de roedores frequentemente apresentam uma separação entre a dentina e o cemento no terço cervical da raiz. De modo interessante, se uma fase de reabsorção preceder uma nova deposição de matriz, o cemento de reparo adere-se bem à superfície radicular, implicando que odontoclastos não apenas removem minerais e matriz, mas também muito provavelmente pré-condicionam a superfície radicular. Uma possibilidade é que os odontoclastos gerem uma franja de matriz orgânica com a qual a matriz do cemento de reparo em seguida possa se misturar, recapitulando, assim, a sequência de desenvolvimento.

PROCESSO ALVEOLAR

O processo alveolar é a projeção de tecido ósseo dos maxilares que contém o alvéolo para cada um dos dentes (Figura 9-17). O processo alveolar consiste em uma placa cortical externa (bucal e lingual), um tecido ósseo esponjoso central, e uma camada óssea de revestimento do alvéolo (osso alveolar). A placa cortical e o osso alveolar se unem na crista alveolar (geralmente 1,5 a 2 mm abaixo do nível da junção amelocementária no dente que ela circunda). O osso alveolar compreende componentes internos e externos; ele é perfurado por muitos forames, os quais permitem a passagem de nervos e vasos; consequentemente, algumas vezes ele é referido como *lâmina cribriforme*. Sob o ponto de vista radiográfico, o osso alveolar também é referido como *lâmina dura* devido a uma maior radiopacidade (Figura 9-18). Essa radiopacidade aumentada é o resultado da presença de um tecido ósseo compacto sem trabeculações, no qual raios X devem penetrar, e não do aumento do conteúdo mineral.

O tecido ósseo que reveste diretamente o alvéolo (face interna do osso alveolar) é referido especificamente — sob o ponto de vista histológico — como *tecido ósseo fasciculado*. Nesse tecido ósseo encontram-se inseridos os feixes de fibras colágenas extrínsecas do ligamento periodontal (Figura 9-19), os quais, como no cemento celular, são mineralizados apenas na sua periferia. Desse modo, o tecido ósseo fasciculado proporciona a fixação para os feixes de fibras do ligamento periodontal que se inserem nele. Histologicamente, o tecido ósseo fasciculado geralmente é descrito como contendo menos fibrilas colágenas intrínsecas do que o tecido ósseo lamelar, e exibe uma textura fibrosa grosseira. O tecido ósseo fasciculado encontra-se contraposto a uma camada externa de tecido ósseo lamelar, mas em alguns casos o osso alveolar pode ser constituído quase completamente de tecido ósseo fasciculado. Esta, porém, é uma descrição simplista, porque o dente está constantemente fazendo movimentos menores, e consequentemente o tecido ósseo da parede do alvéolo deve se adaptar continuamente a muitas formas de estresse. Desta forma, praticamente todas as formas histológicas de tecido ósseo podem ser observadas na constituição estrutural do alvéolo, até no mesmo campo do mesmo corte histológico (Figura 9-20). Essa considerável variação reflete a plasticidade funcional do osso alveolar.

A placa cortical consiste em camadas superficiais de tecido ósseo lamelar, sustentadas por tecido ósseo compacto contendo sistemas de Havers, de espessura variável. A placa cortical geralmente é mais delgada na maxila e

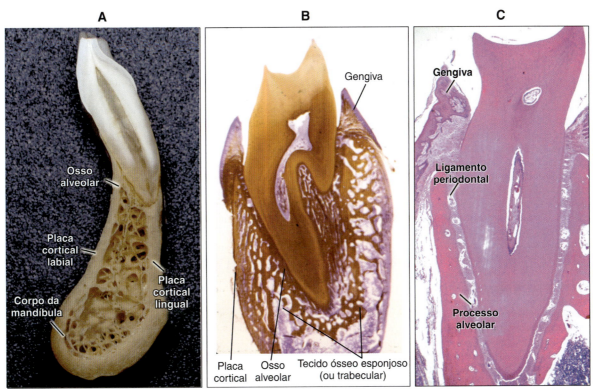

FIGURA 9-17 A, Um tecido ósseo esponjoso (ou trabecular) é encontrado entre a placa cortical lingual e o osso alveolar na região do terço apical da raiz e no corpo da mandíbula. **B** e **C,** Cortes histológicos ilustrando **(B)** um espesso processo alveolar com um abundante tecido ósseo trabecular entre as placas corticais e o osso alveolar, e **(C)** um processo alveolar delgado desprovido de um tecido ósseo trabecular distinto. (**A,** Cortesia de P. Tambasco de Oliveira.)

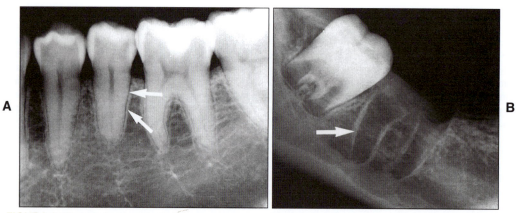

FIGURA 9-18 A lâmina dura *(setas)* aparece como uma delgada camada opaca ao redor dos dentes **(A)** e ao redor de um alvéolo de extração recente **(B)**. (A partir de White SC, Pharoah MJ: *Oral radiology: principles and interpretation*, ed 6, Mosby, 2009, St. Louis.)

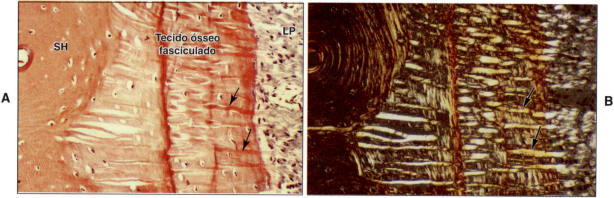

FIGURA 9-19 Preparações histológicas de osso alveolar examinadas por **(A)** microscopia de luz transmitida e **(B)** microscopia de polarização. Feixes de fibras do ligamento periodontal (*LP*) *(setas)* se inserem no tecido ósseo que reveste o alvéolo dentário, o que lhe concede a denominação de *tecido ósseo fasciculado*. As fibras inseridas são referidas como fibras de Sharpey e aparecem refringentes sob luz polarizada. O tecido ósseo fasciculado é aposto ao tecido ósseo compacto com sistemas de Havers (*SH*). (Cortesia de P. Tambasco de Oliveira.)

mais espessa na face bucal dos pré-molares e molares mandibulares. O tecido ósseo trabecular (ou esponjoso), que ocupa a parte central do processo alveolar, também consiste em trabéculas lamelares, onde trabéculas maiores podem se apresentar com alguns sistemas de Havers em seu limite com o tecido ósseo compacto. Os espaços intertrabeculares geralmente são preenchidos por medula óssea amarela, rica em células adiposas, embora às vezes também possa haver certas quantidades de medula óssea vermelha ou hematopoiética. O tecido ósseo trabecular está ausente na região dos dentes anteriores e, nesse caso, a placa cortical e o osso alveolar encontram-se fundidos um ao outro. A parte importante desse complexo, em termos do suporte dentário, é o tecido ósseo fasciculado.

LIGAMENTO PERIODONTAL

A compreensão das populações celulares e sua função em tecidos periodontais maduros saudáveis é necessária para o desenvolvimento de terapias de regeneração previsíveis. As pesquisas, até o momento, sugerem que o ligamento periodontal, em estado hígido, contém uma população heterogênea de células mesenquimais e que algumas células nessa população, quando adequadamente estimuladas, podem se diferenciar em direção a um fenótipo de osteoblasto ou de cementoblasto, ou seja, promovem a formação de tecido ósseo e cemento. Além disso, fibroblastos perivasculares e células endosteais — mais uma vez — quando adequadamente induzidos, têm a capacidade de formar o tecido do ligamento periodontal, cemento, e tecido ósseo. Existem evidências convincentes que indicam que as populações celulares no ligamento periodontal, durante o desenvolvimento e durante a regeneração, secretam fatores capazes de regular a extensão da mineralização. Consequentemente, os fatores secretados por fibroblastos do ligamento periodontal podem inibir a mineralização e prevenir a fusão da raiz dentária com o tecido ósseo circunjacente, uma situação referida como *anquilose*. Embora ainda sejam necessárias muitas pesquisas, o conhecimento atual permitiu o desenvolvimento de melhores estratégias para atrair e manter as células em um local de regeneração.

O ligamento periodontal é um tecido conjuntivo mole e especializado, situado entre o cemento que recobre a raiz do dente e o tecido ósseo que forma a parede do alvéolo. A largura do ligamento periodontal varia de 0,15 a 0,38 mm, com sua porção mais delgada ao redor do terço médio da raiz (Figuras 9-21 e 9-22). A largura média é 0,21 mm dos 11 aos 16 anos de idade, 0,18 mm dos 32 aos 52 anos, e 0,15 mm dos 51 aos 67 anos, mostrando uma progressiva diminuição com a idade. O ligamento periodontal é um tecido conjuntivo particularmente bem adaptado à sua principal função, sustentando os dentes em seus alvéolos e ao mesmo tempo permitindo que resistam às consideráveis forças de mastigação. O ligamento periodontal também tem a importante função, além de fixar os dentes ao tecido ósseo, de atuar como um receptor sensitivo, o que é necessário para o adequado posicionamento dos maxilares durante a função normal.

Além do reconhecimento de que o ligamento periodontal é formado na região do folículo dentário em desenvolvimento, a exata cronologia dos eventos associados ao desenvolvimento de um ligamento periodontal organizado varia entre as espécies, em famílias individuais de dentes, e entre dentes decíduos e permanentes. A descrição generalizada a seguir relata vários estudos realizados

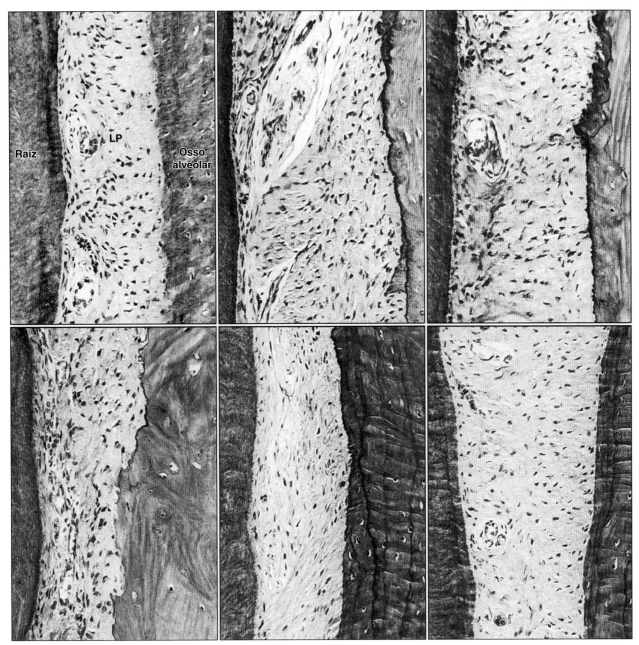

FIGURA 9-20 Fotomicrografias da região do ligamento periodontal *(LP)* de um único dente. A considerável variação na morfologia do tecido ósseo do revestimento desse alvéolo é produzida por reabsorção e deposição de tecido ósseo, à medida que ele responde às demandas funcionais às quais é submetido. A superfície radicular está sempre à esquerda e o tecido ósseo do osso alveolar à direita.

principalmente em primatas. Ao início da formação do ligamento, o espaço do ligamento é ocupado por um tecido conjuntivo desorganizado, com curtos feixes de fibras que se estendem para seu interior a partir das superfícies do osso alveolar e do cemento (Figura 9-23). Em seguida, células mesenquimais do ligamento começam a secretar colágeno (principalmente colágeno do tipo I), o qual se organiza em feixes que se estendem a partir das superfícies do osso alveolar e do cemento para estabelecer uma continuidade através do espaço do ligamento e, portanto, asseguram uma fixação do dente ao osso alveolar. Além do colágeno, várias proteínas não colagênicas são secretadas, as quais aparentemente têm um papel na manutenção do espaço do ligamento periodontal, mas isto ainda permanece como uma questão não resolvida. Em seguida, os movimentos eruptivos do dente e o estabelecimento da oclusão modificam essa fixação inicial. Por exemplo, antes de o dente erupcionar, a crista do osso alveolar encontra-se acima da junção amelocementária, e os feixes de fibras do ligamento periodontal em desenvolvimento seguem uma orientação oblíqua em direção apical, do tecido ósseo ao cemento. Conforme o dente se movimenta durante a erupção, o nível da crista alveolar vem a coincidir com a junção amelocementária, e os feixes de fibras em orientação oblíqua imediatamente abaixo das fibras colágenas da lâmina própria da gengiva livre tornam-se horizontalmente posicionadas. Durante o processo da erupção do dente, precursores de osteoclastos são ativados por uma variedade de fatores secretados pelas células no ambiente local, incluindo o RANKL/ ligante da osteoprotegerina e o fator estimulador de colônias de macrófagos. Osteoclastos funcionais são essenciais para a formação dos espaços medulares em meio ao tecido ósseo e para a erupção dentária. Quando o dente finalmente vem a funcionar, a crista alveolar está posicionada mais próxima ao ápice da raiz. As fibras anteriormente em posição horizontal, denominadas *fibras da crista alveolar*, tornam-se oblíquas mais uma vez, com a diferença de que agora a inserção das fibras colágenas no cemento se inverte em relação à sua inserção no osso alveolar, estando orientadas do osso alveolar para o cemento

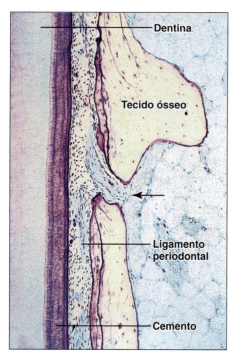

FIGURA 9-21 Corte longitudinal ao longo da raiz do dente. Note a perfuração *(seta)* no osso alveolar que permite a passagem de feixes neurovasculares.

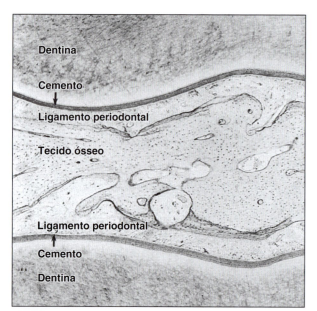

FIGURA 9-22 Ligamento periodontal em um corte transversal entre dois dentes.

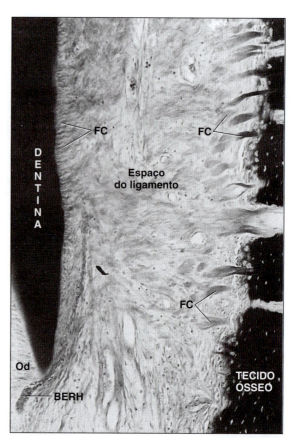

FIGURA 9-23 O ligamento periodontal em desenvolvimento. Feixes de fibras colágenas (*FC*) estendem-se para o espaço do ligamento ainda não organizado a partir das superfícies do cemento e do osso alveolar. *BERH,* bainha epitelial radicular de Hertwig; *Od,* odontoblastos.

em direção coronal, em oposição à sua direção apical inicial (Figura 9-24). Apenas após os dentes terem assumido sua função, os feixes de fibras do ligamento periodontal tornam-se consideravelmente espessos.

Quando o periodonto é submetido a um aumento de função, a largura do ligamento periodontal pode aumentar em até 50%, e a espessura dos principais feixes de fibras também aumenta notavelmente. As trabéculas ósseas que sustentam os alvéolos também aumentam de quantidade e espessura, e o próprio osso alveolar se torna mais espesso. Por outro lado, uma redução na função leva a alterações que são opostas às descritas para a função em excesso. O ligamento se torna estreitado, a quantidade e a espessura dos feixes de fibras diminuem, e as trabéculas do tecido ósseo esponjoso tornam-se menos abundantes. Essa redução de largura do ligamento periodontal é causada principalmente pela deposição de cemento adicional (Figura 9-25).

Similarmente a todos os outros tecidos conjuntivos, o ligamento periodontal consiste em células e em uma matriz extracelular, composta por fibras colágenas, e componentes não colagênicos. As células incluem osteoblastos e osteoclastos (tecnicamente dentro do ligamento, mas funcionalmente associadas ao tecido ósseo do osso alveolar), fibroblastos, células dos restos epiteliais de Malassez, macrófagos, células mesenquimais indiferenciadas, células-tronco e cementoblastos (estas últimas também tecnicamente dentro do ligamento, mas funcionalmente associados ao cemento). A matriz extracelular consiste em feixes de fibras colágenas bem definidos (Figura 9-26) embebidos na *substância fundamental,* de composição amorfa, a qual consiste, entre outros, em glicosaminoglicanos, glicoproteínas e glicolipídios.

Fibroblastos

As principais células do ligamento periodontal são os fibroblastos. Embora os fibroblastos pareçam semelhantes ao microscópio, existem populações celulares heterogêneas entre os diferentes tecidos conjuntivos e também dentro do mesmo tecido conjuntivo. No caso do ligamento periodontal, seus fibroblastos são caracterizados por uma capacidade em alcançar uma taxa excepcionalmente alta de renovação de proteínas no compartimento extracelular, em particular do colágeno. Os fibroblastos do ligamento periodontal são grandes células, com um extenso citoplasma contendo abundantes organelas associadas à síntese e à secreção de proteínas (isto é, retículo endoplasmático granular, aparelho de Golgi e muitos grânulos de secreção). Os fibroblastos do ligamento também possuem um citoesqueleto bem desenvolvido (veja Capítulo 4), com uma rede de filamentos de actina particularmente proeminente, cuja presença acredita-se indicar as demandas funcionais impostas sobre as células, exigindo alterações no formato e migração. Os fibroblastos do ligamento também apresentam frequentes contatos célula-célula, tais como junções de adesão e junções comunicantes. Os fibroblastos estão alinhados ao longo da direção geral dos feixes de fibras, e possuem extensos prolongamentos que se

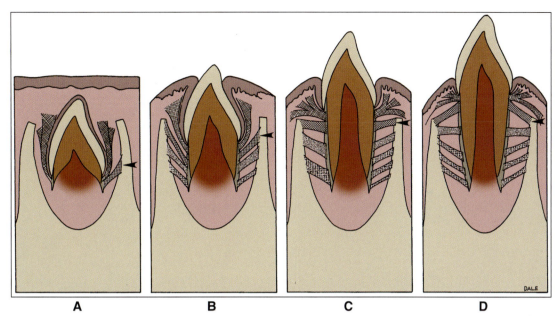

FIGURA 9-24 O desenvolvimento dos principais grupos de fibras no ligamento periodontal. O grupo de fibras da crista alveolar *(cabeças de seta)*, formando-se primeiramente em **A**, inicialmente são oblíquas (**B**), em seguida horizontais (**C**), e, por fim, novamente oblíquas (**D**).

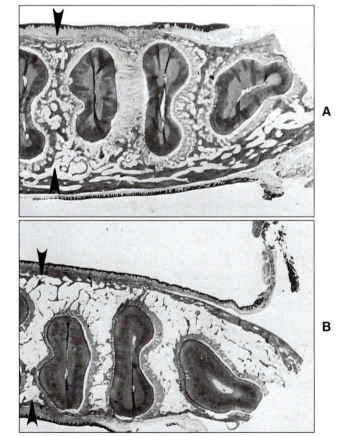

FIGURA 9-25 Fotomicrografias do efeito da perda de função do aparelho de sustentação do dente. **A**, Aparência normal dos tecidos de suporte dos dentes. **B**, Efeito da perda de função por 6 meses. A perda de tecido ósseo na área marcada por *cabeças de seta* é notável. Um estreitamento do ligamento periodontal também pode ser distinguido. (Cortesia de D.C. Picton.)

enovelam ao redor dos feixes. As fibrilas colágenas dos feixes de fibras são continuamente remodeladas. Os fibroblastos promovem a remodelação do colágeno, sendo capazes de sintetizar e degradar moléculas de colágeno simultaneamente (veja Capítulo 4). Por causa da taxa excepcionalmente alta de renovação do colágeno no ligamento, qualquer interferência na função dos fibroblastos por alguma doença provoca rapidamente uma perda dos tecidos de suporte de um dente. É importante notar que em situações inflamatórias, tais como as associadas a doenças periodontais, uma expressão aumentada de metaloproteinases da matriz ocorre de forma agressiva, destinada à destruição do colágeno. Consequentemente, terapias atrativas para o controle da destruição tecidual podem incluir moduladores do hospedeiro que tenham a capacidade de inibir metaloproteinases da matriz.

É provável que a contratilidade dos fibroblastos tenha um grande significado durante movimentos dentários pós-eruptivos. Estes incluem movimentos funcionais durante a mastigação, acomodação para o crescimento dos maxilares e compensação para o desgaste oclusal e interproximal. Os fibroblastos estão intimamente associados aos componentes fibrosos da matriz do ligamento periodontal e respondem às alterações na tensão e na compressão na matriz. Integrinas, as quais se ligam aos componentes da matriz extracelular, servem como mecanotransdutores para transmitir o estímulo para a célula. Além da contração, a resposta da célula pode abranger o movimento das fibrilas colágenas sendo puxadas em direção à célula, o movimento dos prolongamentos celulares ou dos receptores individuais nos prolongamentos, ou uma combinação de todos esses eventos. Os fibroblastos e o colágeno se alinham paralelamente à direção da principal força de tração na matriz, a qual provavelmente é a responsável pela organização altamente ordenada dos feixes de fibras do ligamento periodontal.

Estresses mecânicos também representam um estímulo significativo para produção de matriz extracelular pelos fibroblastos; o estresse repetitivo ao qual o ligamento periodontal é submetido, presumivelmente, contribui para as altas taxas de renovação do colágeno nesse tecido. Essa rápida renovação dos componentes da matriz permite ao ligamento periodontal adaptar-se às demandas dos movimentos funcionais do dente. Alterações localizadas nas forças tênseis e compressivas durante o crescimento, e o desvio mesial resultante de desgaste interproximal, estimulam a formação ou a reabsorção de tecido ósseo e de cemento. Em contraste, a ausência dessas forças, tais como quando um dente não possui um oponente, resulta em diminuição da produção de matriz, aumento da secreção de colagenase (metaloproteinase 1 da matriz) e adelgaçamento do ligamento periodontal.

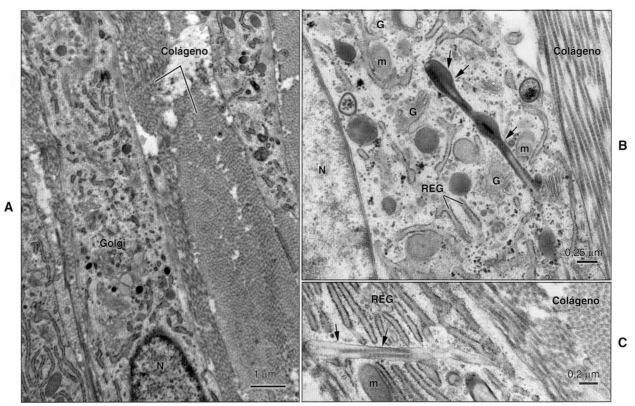

FIGURA 9-26 Eletromicrografias do ligamento periodontal em um suíno. **A,** Fibroblastos alongados podem ser vistos alternados com típicos feixes de fibrilas colágenas. As áreas claras são ocupadas pela substância fundamental. **B** e **C,** O ligamento periodontal sofre renovação e remodelação, durante a qual ocorrem síntese e degradação da matriz extracelular. A degradação do colágeno ocorre, em parte, no meio intracelular após sua internalização (*setas*). *G,* aparelho de Golgi; *m,* mitocôndrias; *N,* núcleo; *REG,* retículo endoplasmático granular.

Células Epiteliais

As células epiteliais no ligamento periodontal são remanescentes da bainha epitelial radicular de Hertwig (BERH), que formam os restos epiteliais de Malassez. As células epiteliais ocorrem próximas ao cemento como agregados ou cordões de células e são facilmente identificadas em cortes histológicos porque seus núcleos geralmente se coram intensamente (veja Figura 9-6). Alguns acreditam que elas formem uma rede em torno das raízes que possivelmente se interconectam com o epitélio juncional (Figura 9-27). Foi proposto que os restos epiteliais de Malassez tenham um papel na manutenção periodontal e representem um compartimento de células-tronco capaz de dar origem a muitos, se não todos, tipos celulares encontrados no periodonto. Tem sido demonstrado que, sob certas circunstâncias, elas podem ser ativadas e produzir proteínas de matriz de origem epitelial e mesenquimal que estão implicadas na mineralização das matrizes de tecidos dentários e do tecido ósseo. Quando a integridade periodontal é comprometida, os restos epiteliais de Malassez são ativados logo ao início da lesão e aumentam drasticamente a expressão da proteína odontogênica associada a ameloblastos, uma proteína semelhante a proteínas matricelulares[1] (veja Capítulos 7 e 12 para discussão dessa proteína).

Células Mesenquimais Indiferenciadas

Células mesenquimais indiferenciadas, ou células progenitoras mesenquimais, representam importantes componentes do ligamento periodontal, as quais possuem essencialmente uma localização perivascular. Embora elas tenham sido demonstradas como uma fonte de novas células para o ligamento periodontal, ainda não se sabe se uma única célula progenitora dá origem a células-filhas que se diferenciam em fibroblastos, osteoblastos e cementoblastos ou se existem células progenitoras distintas para cada linhagem celular. O fato de que novas células estejam sendo produzidas para o ligamento periodontal enquanto células do ligamento se encontram em um estado estável significa que essa produção de novas células deve estar equilibrada pela migração de células para fora do ligamento ou por morte celular. A eliminação seletiva de células do ligamento ocorre por apoptose (veja Capítulo 7 para a descrição desse processo) e esse processo proporciona a renovação celular, a qual no ligamento periodontal de rato envolve aproximadamente 2% da população em qualquer momento.

Células-tronco

Células-tronco pluripotentes estão presentes no ligamento periodontal, o que representa uma fonte de fácil acesso a células-tronco comparadas àquelas encontradas na polpa. Essas células-tronco mesenquimais pós-natais têm capacidade de autorrenovação e possuem o potencial para se diferenciar em células de linhagens adipogênica, cementogênica, osteogênica e condrogênica. Alguns acreditam que as células-tronco do ligamento periodontal expressam diferentes marcadores mesenquimais e embrionários.

Células do Tecido Ósseo e do Cemento

Embora tecnicamente situadas no ligamento periodontal, células do tecido ósseo e do cemento estão associadas adequadamente aos tecidos mineralizados que elas formam, e são discutidas juntamente com esses tecidos.

---

[1]**Nota da RT:** Deve-se prestar atenção a este termo, para que ele não seja apressadamente considerado como as típicas proteínas da matriz extracelular, de função essencialmente estrutural. **Proteínas matricelulares** são secretadas no meio extracelular, mas não desempenham um papel estrutural primário nesse local. Em vez disso, tais proteínas modulam a função celular interagindo com receptores de superfície celular, proteases, hormônios e outras moléculas bioefetoras, bem como com proteínas de matriz estrutural, como colágenos. Para mais detalhes, consulte a revisão de Bornstein, 2009 e também a revisitação do conceito de proteína matricelular, na revisão de Murphy-Ulrich e Sage, 2014.

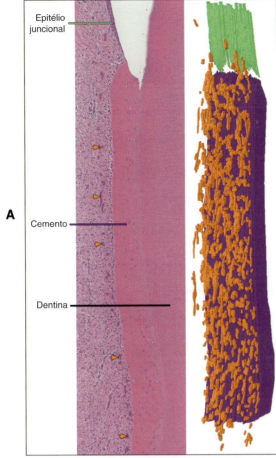

A maioria das fibrilas colágenas no ligamento periodontal está organizada em distintos feixes de fibras bem definidos. Cada feixe assemelha-se a uma corda trançada; fibrilas individuais podem ser remodeladas continuamente, enquanto a fibra total mantém sua arquitetura e função. Desse modo, os feixes de fibras são capazes de se adaptar aos contínuos estresses aos quais são submetidos. Esses feixes estão organizados em grupos que podem ser vistos facilmente ao microscópio de luz em cortes histológicos adequadamente corados (Figuras 9-28 e 9-29). Aqueles feixes que se dispõem entre o cemento que reveste a raiz do dente e o osso alveolar representam os principais feixes de fibras do ligamento periodontal. Esses feixes são os seguintes:

1. O grupo da crista alveolar, fixado ao cemento logo abaixo da junção amelocementária, seguindo para baixo e para fora, para se inserir na margem do alvéolo (ou seja, na crista alveolar);
2. O grupo horizontal, em posição imediatamente apical ao grupo da crista alveolar, seguindo em ângulos retos ao eixo longo do dente, a partir do cemento até o osso alveolar, logo abaixo da crista alveolar;
3. O grupo oblíquo, de longe o mais numeroso no ligamento periodontal, seguindo do cemento em direção oblíqua para se inserir no osso alveolar coronalmente;
4. O grupo apical, que se irradia do cemento ao redor do ápice da raiz para o osso alveolar, inserindo-se na base do alvéolo dentário;
5. O grupo inter-radicular, encontrado apenas entre as raízes de dentes multirradiculares, e que seguem do cemento para o osso alveolar, inserindo-se na crista do septo inter-radicular (veja Figura 9-28).

Em cada extremidade, todos os principais feixes de fibras colágenas do ligamento periodontal se encontram inseridos no cemento ou no tecido ósseo (veja Figuras 9-5, 9-8, 9-11, 9-13, 9-19 e 9-23). A porção inserida é referida como *fibra de Sharpey*. As fibras de Sharpey no cemento primário acelular são completamente mineralizadas; aquelas no cemento celular e no tecido ósseo em geral são mineralizadas apenas parcialmente em sua periferia. Ocasionalmente, as fibras de Sharpey passam, de maneira ininterrupta, através do osso do processo alveolar para continuar como fibras principais de um ligamento periodontal adjacente, ou elas podem se misturar nas faces bucal e lingual com as fibras do periósteo que recobrem as placas corticais externas do processo alveolar. As fibras de Sharpey atravessam o processo alveolar somente quando o processo consiste totalmente em tecido ósseo compacto e não contém sistemas de Havers, o que não é comum.

Embora estritamente não façam parte do ligamento periodontal, outros grupos de fibras colágenas estão associados à manutenção da integridade funcional do periodonto. Esses grupos são encontrados na lâmina própria da gengiva, e coletivamente formam o ligamento gengival (veja Figuras 9-28 e 9-29). Cinco grupos de feixes de fibras compõem esse ligamento:

1. Grupo dentogengival. Consiste nas fibras mais numerosas, as quais se estendem do cemento cervical para a lâmina própria das regiões de gengiva livre e gengiva inserida;
2. Grupo alveologengival. Essas fibras se irradiam do tecido ósseo da crista alveolar e se estendem para o interior da lâmina própria da gengiva livre e da gengiva inserida;
3. Grupo circular. Esse pequeno grupo de fibras forma uma faixa ao redor do colo do dente, misturando-se a outros grupos de fibras na gengiva livre e ajudando a fixar a gengiva livre ao dente (veja Figura 9-28);
4. Grupo dentoperiosteal. Seguindo em direção apical a partir do cemento sobre o periósteo das placas corticais externas do processo alveolar, essas fibras inserem-se no processo alveolar ou na musculatura vestibular e no assoalho da boca;
5. Sistema de fibras transeptais. Essas fibras seguem em localização interdentária a partir do cemento, em posição imediatamente apical à base do epitélio juncional de um dente, passando sobre a crista alveolar, se inserindo em uma região comparável do cemento do dente adjacente. Em conjunto, essas fibras constituem o sistema de fibras transeptais, formando coletivamente um ligamento interdentário que conecta todos os dentes do arco (Figura 9-30). As fibras que seguem por sobre a crista alveolar, particularmente o sistema de fibras transeptais, têm sido envolvidas como uma causa principal de reincidência pós-retenção de dentes ortodonticamente posicionados. A incapacidade do sistema de fibras transeptais de sofrer reorganização fisiológica levou a essa conclusão. Embora a taxa de renovação não seja tão rápida como

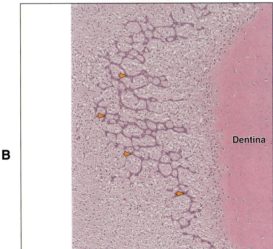

FIGURA 9-27 A, Restos celulares epiteliais de Malassez aparecem frequentemente como ilhotas isoladas *(setas)* ao longo da superfície da raiz. A reconstrução tridimensional a partir de cortes seriados, no entanto, demonstra claramente que essas ilhotas fazem parte de uma complexa rede que circunda as raízes do dente. **B,** Essa rede também pode ser vista em cortes tangenciais aleatórios à superfície do dente. (Reconstrução de C. Rivest.)

Elementos do Sistema Colágeno

Os colágenos predominantes do ligamento periodontal são os dos tipos I, III e XII, com fibrilas individuais com um diâmetro médio menor do que fibrilas colágenas de tendões. Acredita-se que essa diferença reflita a curta meia-vida dos colágenos fibrilares do ligamento, o que significa que eles têm menos tempo para a polimerização de fibrilas.

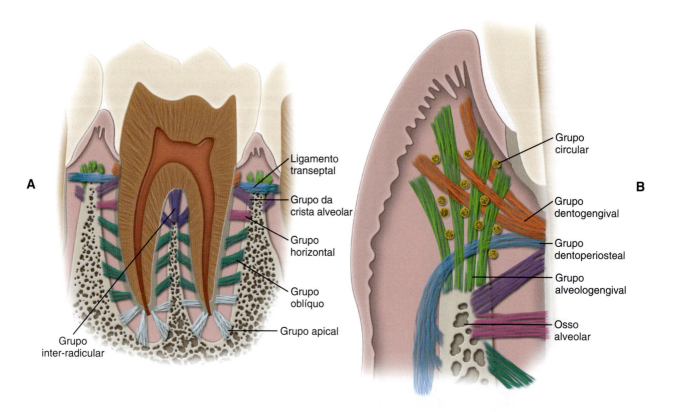

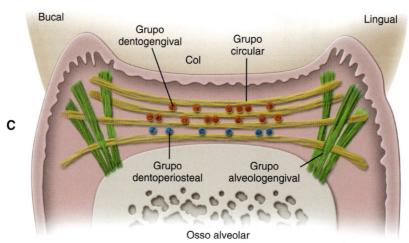

FIGURA 9-28 O arranjo dos principais grupos de fibras do ligamento periodontal. **A,** Principais grupos de fibras. **B,** Grupos de fibras do ligamento gengival. **C,** Fibras do ligamento gengival vistas em posição interproximal em relação ao col gengival.

no ligamento periodontal, estudos demonstraram que o sistema de fibras transeptais seja capaz de renovação e remodelação sob condições fisiológicas normais, assim como durante a movimentação terapêutica do dente. Consequentemente, um período de retenção suficientemente prolongado após o movimento ortodôntico do dente pareceria razoável para permitir a reorganização do sistema de fibras transeptal para assegurar a estabilidade clínica da posição do dente.

Elementos do Sistema Elástico

Os três tipos de fibras do sistema elástico são as fibras oxitalânicas, elaunínicas, e elásticas (veja Capítulo 4). Somente as fibras oxitalânicas estão presentes no ligamento periodontal; entretanto, fibras elaunínicas podem ser encontradas em meio ao ligamento gengival.

As fibras oxitalânicas (Figura 9-31) são formadas por feixes de microfibrilas distribuídas extensamente no ligamento periodontal. As fibras seguem em orientação mais ou menos vertical a partir da superfície do cemento em direção apical, formando uma malha ramificada tridimensional que circunda a raiz e termina no complexo apical de artérias, veias e vasos linfáticos. As fibras também estão associadas a feixes nervosos e pequenos vasos sanguíneos. As fibras oxitalânicas são numerosas e densas na região cervical do ligamento, onde elas seguem paralelamente ao grupo gengival de fibras colágenas. Embora sua função não tenha sido completamente determinada, acredita-se que elas regulem o fluxo vascular em relação à função do dente. Como elas são fibras do sistema elástico, elas podem se expandir em resposta às variações tensionais, sendo essas variações, então, registradas nas paredes das estruturas vasculares.

CAPÍTULO 9 Periodonto

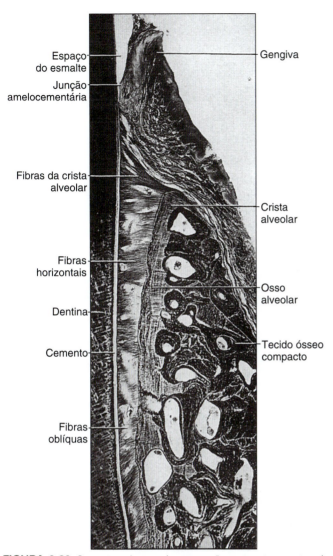

FIGURA 9-29 Corte tratado com impregnação por prata, mostrando alguns dos grupos de fibras dos ligamentos gengival e periodontal.

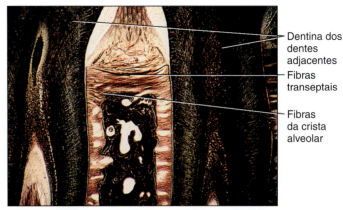

FIGURA 9-30 Corte histológico mostrando as fibras da crista alveolar, as quais se estende do cemento da região cervical até o osso alveolar. As fibras periodontais penetram no osso alveolar, e as fibras transeptais estendem-se do dente à esquerda para o dente à direita. (A partir de Avery JA, Chiego DJ Jr: *Essentials of oral histology and embryology*, ed 3, Mosby, 2006, St. Louis.)

Substância Fundamental

A substância fundamental é um material amorfo que agrega as células e os elementos fibrosos da matriz extracelular, e retém certa quantidade de fluido, o qual atua na difusão de gases e substâncias metabólicas. A substância fundamental é um importante constituinte do ligamento periodontal, mas poucos estudos têm sido feitos para determinar sua exata composição. As informações existentes indicam uma similaridade com a maioria dos outros tecidos conjuntivos em termos de seus componentes, com alguma variação nas proporções, de modo que, no ligamento, o dermatan-sulfato seja o principal glicosaminoglicano. A substância fundamental do ligamento periodontal foi estimada contendo 70% de água, e acredita-se que tenha um efeito significativo sobre a capacidade do dente em resistir às cargas de estresse. Em casos de lesão e inflamação, observa-se um aumento na quantidade de líquido intersticial na substância fundamental do ligamento periodontal.

Suprimento Sanguíneo

Para um tecido conjuntivo, o ligamento periodontal é excepcionalmente bem vascularizado, o que reflete a alta taxa de renovação de seus constituintes celulares e extracelulares. O principal suprimento sanguíneo do tecido conectivo é derivado das artérias alveolares superior e inferior. Essas artérias seguem um trajeto intraósseo e emitem ramos alveolares que ascendem no osso como artérias interalveolares. Numerosos ramos se originam dos vasos interalveolares para seguir horizontalmente, penetram no osso alveolar, e entrando no espaço do ligamento periodontal. Como esses ramos entram no ligamento, eles são chamados de *artérias perfurantes*, sendo mais abundantes no ligamento periodontal dos dentes posteriores do que no ligamento periodontal dos dentes anteriores, e suas quantidades são maiores nos dentes mandibulares do que nos maxilares. Em dentes unirradiculares, essas artérias são encontradas mais frequentemente no terço gengival do ligamento, seguido pelo terço apical.

Esse padrão de distribuição tem importância clínica. Na cicatrização das feridas de extração, o tecido novo invade a partir das perfurações, e a formação de um coágulo sanguíneo que ocupa o alvéolo é mais rápida em suas áreas gengival e apical. Dentro do ligamento, essas artérias ocupam áreas (ou compartimentos) de tecido conjuntivo frouxo denominadas de *áreas intersticiais* entre os principais feixes de fibras. Os vasos seguem em direção apical-oclusal, com numerosas conexões transversas (Figura 9-32). Ocorrem capilares fenestrados.

Muitas anastomoses arteriovenosas estão presentes no ligamento periodontal e a drenagem venosa é realizada por vasos axialmente direcionados que drenam em um sistema de redes na porção apical do ligamento, as quais consistem em vênulas de grande diâmetro (veja Figura 9-32). Os vasos linfáticos tendem a seguir a drenagem venosa.

Suprimento Nervoso

O uso de radioautografia e imunocitoquímica para a marcação de proteínas neurais tem melhorado, de modo considerável, o conhecimento sobre a inervação do ligamento periodontal sobre o que anteriormente se baseava nos resultados de técnicas de impregnação com prata um tanto imprevisíveis. Embora tenham sido relatadas diferenças entre as espécies, parece existir um padrão geral da inervação do ligamento (Figura 9-33). Primeiramente, a configuração anatômica geral é aplicável a todos os dentes, com fibras nervosas seguindo da região apical em direção à margem gengival, com a contribuição de fibras que entram lateralmente através dos forames da parede do alvéolo (veja Figura 9-21). Essas últimas fibras dividem-se em dois ramos, um que se estende em direção apical e outro em direção gengival. Em segundo lugar, ocorre variação regional na terminação dos elementos neurais, com a região apical do ligamento contendo mais terminações nervosas do que em outras partes (exceto em incisivos superiores, nos quais não apenas a inervação geralmente é mais densa que nos molares, mas também existem distribuições ainda mais densas de elementos neurais na metade coronal do ligamento periodontal em posições tanto labial como apical, sugerindo que o arranjo espacial dos receptores é um fator na determinação das características de resposta do ligamento). Terceiro,

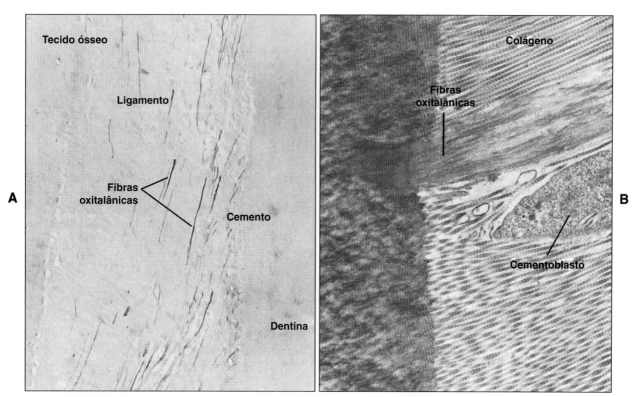

FIGURA 9-31 Fibras oxitalânicas vistas à microscopia de luz **(A)** e à microscopia eletrônica **(B)**. Essas fibras seguem em uma direção oblíqua, geralmente do cemento para os vasos sanguíneos.

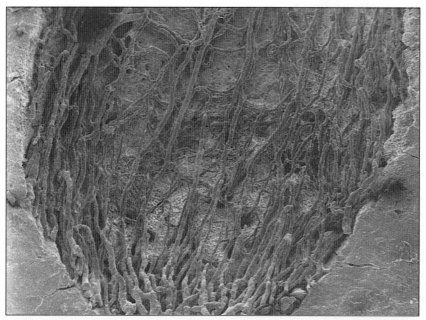

FIGURA 9-32 Molde por corrosão demonstrando a extensa vascularização do ligamento periodontal. Muitas conexões transversais e a rede venosa espessada no ápice estão visíveis. (A partir de Selliseth NJ, Selvig KA: *J Periodontol* 65:1079-87, 1994.)

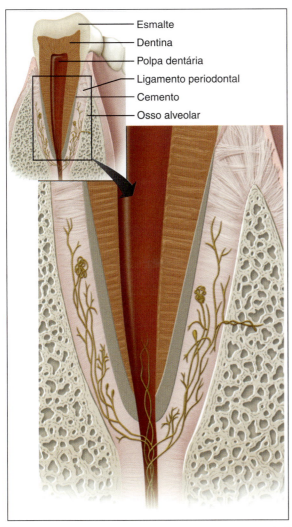

FIGURA 9-33 Terminações nervosas em um ligamento periodontal humano. (A partir de Maeda T et al: *Arch Histol Cytol* 53:259-265, 1990.)

a maneira na qual essas fibras nervosas terminam está sendo esclarecida. Quatro tipos de terminações nervosas já foram descritas (Figura 9-34). As primeiras (e mais comuns) são as terminações nervosas livres que se ramificam assumindo uma configuração arborizada. Essas terminações nervosas localizam-se a intervalos regulares ao longo da extensão da raiz, sugerindo que cada terminação controla seu próprio território, e se estendendo até a camada de cementoblastos. Essas terminações nervosas originam-se prioritariamente a partir de fibras amielínicas, envolvidas por células de Schwann não mielinizantes dotadas de prolongamentos que se projetam em direção ao tecido conjuntivo circunjacente (Figura 9-35). Acredita-se que essas terminações sejam nociceptores e mecanorreceptores. O segundo tipo de terminação nervosa é encontrado ao redor do ápice radicular e assemelha-se aos corpúsculos de Ruffini. Essas fibras nervosas parecem ser dendríticas e terminam formando expansões em meio aos feixes de fibras do ligamento periodontal. À microscopia eletrônica, pode-se ver que esses receptores ainda se subdividem em formas simples e compostas, com as primeiras consistindo em extensão em um único prolongamento, enquanto as últimas consistem em várias terminações após a ramificação. Ambos os receptores são envoltos por células de Schwann não mielinizantes, as quais se encontram especialmente próximas aos feixes de fibras colágenas (Figura 9-36), que fornece evidências morfológicas de sua conhecida função

como mecanorreceptores. Uma cápsula fibrosa incompleta, às vezes, é encontrada associada aos receptores compostos. O terceiro tipo de terminação nervosa é uma forma espiralada encontrada na região intermediária do ligamento periodontal, cuja função e ultraestrutura ainda não foram determinadas. O quarto tipo (o menos comum) é encontrado associado ao ápice da raiz, e consiste em terminações fusiformes circundadas por uma cápsula fibrosa.

O suprimento autônomo do ligamento periodontal ainda não foi totalmente determinado e as poucas descrições disponíveis referem-se ao suprimento simpático. Nenhuma evidência indica a existência de um suprimento parassimpático. Acredita-se que as numerosas terminações nervosas livres, observadas em íntima associação com os vasos sanguíneos, sejam simpáticas e afetem o fluxo sanguíneo regional.

Adaptação à Demanda Funcional

Os componentes estruturais do periodonto foram apresentados (a gengiva voltada para os dentes é descrita no Capítulo 12). Juntos, esses componentes formam um sistema funcional que proporciona a fixação dos dentes aos ossos maxilares, permitindo ao mesmo tempo que os dentes resistam a consideráveis forças de mastigação.

Uma notável capacidade do ligamento periodontal é que ele mantém sua largura mais ou menos no decorrer do tempo. O equilíbrio entre a formação e a manutenção dos tecidos mineralizados — tecido ósseo e cemento — em comparação ao tecidos conjuntivo mole do ligamento periodontal requer um controle finamente regulado sobre as células na área local. Várias situações nas quais esse equilíbrio se rompe resultam em uma variedade de condições patológicas anormais, por exemplo, (1) a ausência de erupção dentária devido à anquilose dos dentes com o tecido ósseo circunjacente, geralmente associada a um defeito de osteoclastos, e (2) falta de formação de cemento, o que resulta na esfoliação dos dentes, conforme se observa na hipofosfatasia.

Existem evidências convincentes que indicam que populações de células no ligamento periodontal, durante o desenvolvimento e durante a regeneração, secretam moléculas que podem regular a extensão da mineralização e prevenir a fusão da raiz dentária com o osso circunjacente. Em nível celular, há relatos de que Msx2 previne a diferenciação osteogênica dos fibroblastos do ligamento periodontal reprimindo a atividade transcricional de Runx2. De fato, Msx2 pode ter um papel central em evitar, de modo geral, a mineralização de ligamentos e tendões. Nesse ponto, a questão de como o ligamento periodontal permanece não mineralizado — uma vez que ele se encontra aprisionado entre dois tecidos mineralizados — permanece não resolvida e exigirá mais atenção.

O ligamento periodontal também tem a capacidade de se adaptar a alterações funcionais. Quando a demanda funcional aumenta, a largura do ligamento periodontal pode aumentar em até 50%, e a espessura dos feixes de fibras também aumenta de modo significativo. Por outro lado, uma redução da função leva ao estreitamento do ligamento e à diminuição da quantidade e da espessura dos feixes de fibras. Essas modificações funcionais do ligamento periodontal também implicam em alterações adaptativas correspondentes no cemento e no osso alveolar adjacentes.

A capacidade sensitiva é outra importante função do periodonto, embora a natureza dessa função do ligamento periodontal ainda seja discutida. Quando os dentes se movimentam em seus alvéolos, indubitavelmente eles distorcem os receptores no ligamento periodontal e desencadeiam uma resposta. Consequentemente, o ligamento periodontal contribui para as sensações de tato e pressão sobre os dentes; além disso, a distribuição espacial dos receptores é significativa. O que igualmente é certo, entretanto, é que os receptores do ligamento não são os únicos elementos de onde surgem as sensações. Por exemplo, ao dar batidinhas nos dentes, as vibrações são passadas através do osso e detectadas na orelha média. Também se discute sobre a exata função desses receptores. A estimulação dos dentes causa uma abertura reflexa dos maxilares e, da mesma maneira, a estimulação dos mecanorreceptores periodontais inicia essa resposta. Não se sabe se tal reflexo é necessário para o processo mastigatório normal ou se é um mecanismo protetor para impedir que as forças aplicadas aos dentes alcancem níveis potencialmente danosos.

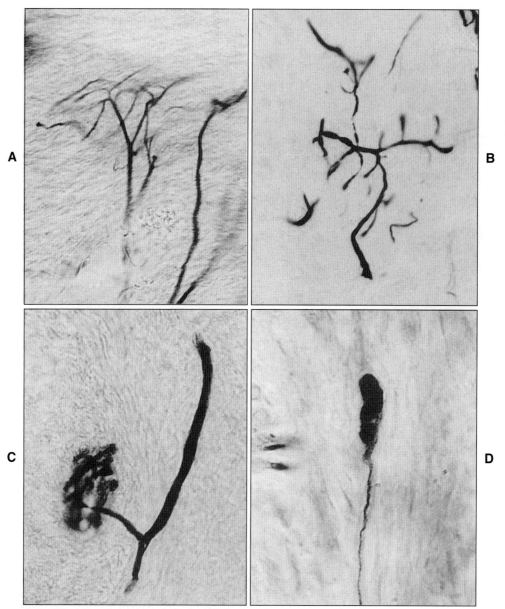

FIGURA 9-34 Os quatro tipos de terminações nervosas encontrados em um ligamento periodontal humano. **A,** Terminações livres com ramificações arborizadas. **B,** Terminação de Ruffini. **C,** Terminação espiralada. **D,** Terminação encapsulada do tipo fusiforme. (A partir de Maeda T et al: *Arch Histol Cytol* 53:259-265, 1990.)

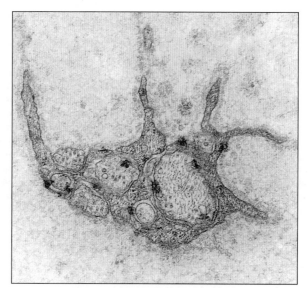

FIGURA 9-35 Eletromicrografia de uma terminação nervosa livre em um ligamento periodontal humano, mostrando fibras amielínicas associadas a uma célula de Schwann não mielinizante, enviando projeções digitiformes para o tecido conjuntivo. (A partir de Lambrichts I et al: *J Periodontal Res* 27:191-196, 1992.)

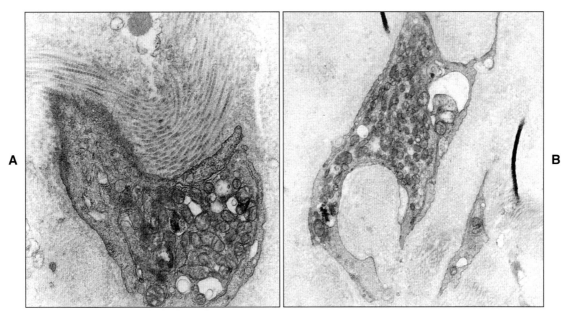

FIGURA 9-36 Eletromicrografias ilustrando a íntima relação das terminações similares a corpúsculos de Ruffini com feixes de fibrilas colágenas. **A,** Inserção de fibrilas colágenas na lâmina basal de uma célula de Schwann. **B,** Fibra nervosa associada a um feixe de fibrilas colágenas. (A partir de Lambrichts I et al: *J Periodontal Res* 27:191-196, 1992.)

LEITURA RECOMENDADA

Bartold PM, Narayanan AS: Molecular and cell biology of healthy and diseased periodontal tissues, *Periodontol 2000* 40:29-49, 2006.

Beertsen W, et al: The periodontal ligament: a unique, multifunctional connective tissue, *Periodontol 2000* 13:20-40, 1997.

Bosshardt DD: Are cementoblasts a subpopulation of osteoblasts or a unique phenotype? *J Dent Res* 84:390-406, 2005.

Diekwisch TG: The developmental biology of cementum, *Int J Dev Biol* 45(5–6):695-706, 2001.

Lekic PC, et al: Is fibroblast heterogeneity relevant to the health, diseases, and treatments of periodontal tissues? *Crit Rev Oral Biol Med* 8:253-268, 1997.

Nanci A, Bosshardt DD: Structure of periodontal tissues in health and disease, *Periodontol 2000* 40:11-28, 2006.

Polimeni G, et al: Biology and principles of periodontal wound healing/regeneration, *Periodontol 2000* 41:30-47, 2006.

Saffar JL, et al: Alveolar bone and the alveolar process: the socket that is never stable, *Periodontol 2000* 13:76-90, 1997.

Ten Cate AR: The development of the periodontium: a largely ectomesenchymally derived unit, *Periodontol 2000* 13:9-19, 1997.

Wesselink PR, Beertsen W: The prevalence and distribution of rests of Malassez in the mouse molar and their possible role in repair and maintenance of the periodontal ligament, *Arch Oral Biol* 38:399-403, 1993.

Yin X, et al: Wnt signaling and its contribution to craniofacial tissue homeostasis, *J Dent Res* 94:1487-1494, 2015.

10

Movimento Dentário Fisiológico: Erupção e Esfoliação

SUMÁRIO DO CAPÍTULO

Movimento Dentário Pré-eruptivo   218
Movimento Dentário Eruptivo   220
    Aspectos Histológicos   220
    Mecanismos do Movimento Dentário Eruptivo   220
       Formação da Raiz   220
       Remodelação Óssea   221
       Folículo Dentário   221
       Ligamento Periodontal   221
       Determinantes Moleculares da Erupção Dentária   221
Movimento Dentário Pós-eruptivo   222
    Acomodação ao Crescimento   222
    Compensação ao Desgaste Oclusal   222

    Acomodação ao Desgaste Interproximal   222
       Componente Anterior da Força Oclusal   222
       Retração do Ligamento Transeptal   222
       Pressões dos Tecidos Moles   222
Esfoliação dos Dentes   223
    Odontoclastos   223
    Pressão   224
    Padrão de Esfoliação   225
Movimento Dentário Anormal   227
Movimento Dentário Ortodôntico   228

Os maxilares de uma criança podem acomodar apenas poucos e pequenos dentes. Como os dentes, depois de formados, não podem aumentar de tamanho, os maxilares maiores do adulto requerem não somente mais dentes, mas também dentes maiores. Essa acomodação é efetuada com duas dentições. A primeira é a dentição decídua, ou primária, e a segunda é a dentição permanente, ou secundária (Figuras 10-1 e 10-2).

O desenvolvimento inicial dos dentes já foi descrito e ressalta-se que os dentes se desenvolvem em meio aos tecidos dos maxilares (Figura 10-3). Para que os dentes se tornem funcionais, é necessário um movimento considerável para trazê-los até o plano de oclusão (ou plano oclusal). Os movimentos feitos pelos dentes são complexos e podem ser descritos em termos gerais da seguinte forma:

Movimento dentário pré-eruptivo. Feito pelos germes dos dentes decíduos e permanentes em meio aos tecidos dos maxilares antes que eles iniciem a erupção.

Movimento dentário eruptivo. Feito por um dente que se desloca de sua posição dentro do osso do maxilar até sua posição funcional em oclusão. Essa fase, algumas vezes, é subdividida em componentes intraósseo e extraósseo.

Movimento dentário pós-eruptivo. Esse movimento mantém a posição do dente erupcionado em oclusão, enquanto os maxilares continuam a crescer, além de compensar o desgaste dentário oclusal e proximal.

A progressão da dentição primária para a permanente, sobreposta a esses movimentos, envolve a esfoliação da dentição decídua. Embora essa categorização dos movimentos dentários seja conveniente para fins descritivos, o que está sendo descrito é uma complexa série de eventos que ocorrem em um processo contínuo para mover o dente em um espaço tridimensional.

MOVIMENTO DENTÁRIO PRÉ-ERUPTIVO

Quando os germes dos dentes decíduos inicialmente se diferenciam, eles são extremamente pequenos e contam com uma grande quantidade de espaço disponível nos maxilares em desenvolvimento. No entanto, devido ao seu rápido crescimento, eles se tornam apinhados. Um alongamento dos maxilares, o qual permite os movimentos graduais dos germes dentários dos segundos molares decíduos em sentido retrógrado e dos germes anteriores

para a frente, alivia esse apinhamento. Ao mesmo tempo, os germes dentários estão se movendo fisicamente para fora e para cima (ou para baixo, conforme seja o caso) com o progressivo aumento do comprimento, da largura e da altura dos maxilares.

A origem dos dentes permanentes sucedâneos foi descrita no Capítulo 5. Seus germes dentários se desenvolvem na face lingual de seus predecessores decíduos, na mesma cripta óssea. A partir dessa posição, eles se desviam consideravelmente à medida que ocorre o desenvolvimento dos maxilares. Por exemplo, os incisivos e caninos definitivamente ocupam uma posição, em suas próprias criptas ósseas, na face lingual das raízes de seus predecessores decíduos, enquanto os germes dentários dos pré-molares, também em suas próprias criptas, acabam por se posicionar entre as raízes divergentes dos molares decíduos (Figuras 10-4 e 10-5).

Os germes dentários dos molares permanentes, os quais não possuem predecessores, desenvolvem-se a partir da extensão retrógrada da lâmina dentária. A princípio, pouco espaço está disponível nos maxilares para acomodar esses germes dentários. No maxilar superior, os germes dentários dos molares se desenvolvem primeiro, com suas superfícies oclusais voltadas distalmente e, em seguida, oscilam até assumirem sua posição apenas quando a maxila tiver crescido o suficiente para dar espaço a esse movimento (Figura 10-6). Na mandíbula, os molares permanentes se desenvolvem com seus eixos apresentando uma inclinação mesial, a qual se torna vertical apenas após ocorrer o crescimento suficiente da mandíbula.

Esses movimentos pré-eruptivos dos germes dentários decíduos e permanentes levam os dentes a uma posição dentro dos maxilares para o movimento eruptivo. Esses movimentos dentários pré-eruptivos são uma combinação de dois fatores: (1) o movimento físico total do germe dentário, e (2) o crescimento no qual uma parte do germe dentário permanece fixa enquanto o restante continua a crescer, levando a uma alteração no centro do germe dentário. Esse crescimento explica, por exemplo, como os incisivos decíduos mantêm sua posição em relação à mucosa oral à medida que os maxilares aumentam de altura.

Os movimentos pré-eruptivos ocorrem em uma localização intraóssea e são refletidos nos padrões de remodelação óssea no interior da parede da cripta. Por exemplo, durante o movimento físico em uma direção mesial, a reabsorção óssea ocorre na superfície mesial da parede da cripta, enquanto a deposição óssea se dá na parede distal como um processo de preenchimento.

218

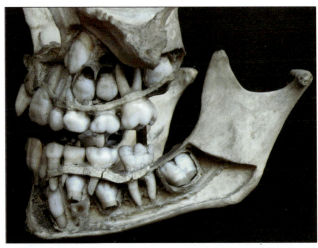

FIGURA 10-1 Crânio seco de uma criança de 8 anos. A placa cortical externa foi cortada para mostrar a dentição mista. (Cortesia de M. Schmittbuhl.)

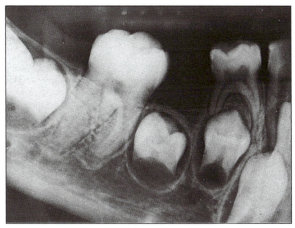

FIGURA 10-4 Radiografia da mandíbula de uma criança de 7 anos. O primeiro pré-molar permanente está erupcionando entre as raízes divergentes do primeiro molar decíduo. O segundo molar decíduo foi perdido precocemente, o que pode levar a uma inclinação do primeiro molar permanente e impedir a erupção do segundo pré-molar permanente. (Cortesia de M. Schmittbuhl.)

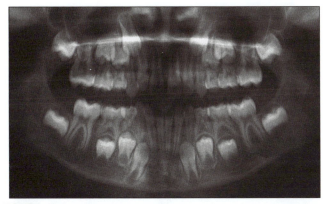

FIGURA 10-2 Radiografia panorâmica da dentição mista de uma criança de 7 anos. (Cortesia de M. Schmittbuhl.)

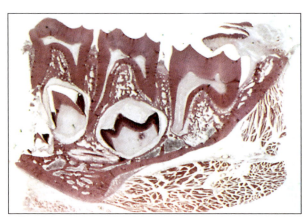

FIGURA 10-5 Corte histológico mostrando dentes da dentição permanente se desenvolvendo entre as raízes dos dentes decíduos correspondentes. As raízes do molar no lado esquerdo estão sendo reabsorvidas.

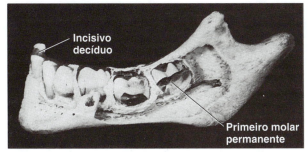

FIGURA 10-3 Mandíbula seca de uma criança de 6 meses de idade. Os dentes ocupam a maior parte do corpo da mandíbula. O primeiro incisivo decíduo erupcionou. A quantidade de formação da coroa no primeiro molar permanente é notável.

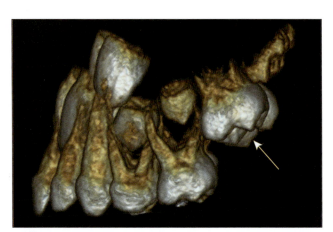

FIGURA 10-6 Reconstrução por tomografia computadorizada de dentes maxilares mostrando o desenvolvimento do terceiro molar com sua superfície oclusal voltada para trás (*seta*). (Cortesia de M. Schmittbuhl.)

Durante o crescimento excêntrico, ocorre apenas a reabsorção óssea, consequentemente alterando o formato da cripta para acomodar o formato do germe dentário em alteração. Pouco se conhece sobre os mecanismos que determinam os movimentos dentários pré-eruptivos, inclusive se a remodelação do tecido ósseo para posicionar a cripta óssea é importante enquanto mecanismo ou simplesmente representa uma resposta adaptativa.

MOVIMENTO DENTÁRIO ERUPTIVO

Os mecanismos de erupção para dentes decíduos e permanentes são similares, resultando no movimento axial ou oclusal do dente a partir de sua posição de desenvolvimento nos maxilares até sua posição funcional final no plano oclusal. A verdadeira erupção do dente, quando ele ultrapassa a gengiva, é apenas uma fase da erupção.

Aspectos Histológicos

Sob o ponto de vista histológico, muitas alterações ocorrem em associação com, e para, a acomodação da erupção dentária. O ligamento periodontal desenvolve-se somente após o início da formação da raiz; quando estabelecido, o ligamento periodontal deve ser remodelado para acomodar o contínuo movimento eruptivo do dente. A remodelação dos feixes de fibras do ligamento periodontal é realizada pelos fibroblastos, os quais simultaneamente sintetizam e degradam as fibrilas colágenas, conforme necessário, em toda a extensão do ligamento. É preciso lembrar que os fibroblastos possuem um citoesqueleto, o qual o permite de se contrair. Essa contratilidade é uma propriedade de todos os fibroblastos, mas que é especialmente bem desenvolvida nos fibroblastos do ligamento periodontal, os quais foram demonstrados exercer forças contráteis mais fortes do que, por exemplo, os fibroblastos da gengiva ou da pele. Os fibroblastos do ligamento exibem numerosos contatos entre si, similares a máculas de adesão, além de exibir uma íntima relação com os feixes de fibras colágenas do ligamento periodontal.

A arquitetura dos tecidos anteriormente à erupção dos dentes sucedâneos difere daquela encontrada anteriormente à erupção dos dentes decíduos. O folículo dentário fibrocelular que circunda um dente sucedâneo mantém sua conexão com a lâmina própria da membrana mucosa oral por meio de uma faixa de tecido fibroso contendo restos da lâmina dentária, conhecido como *cordão gubernacular*. Em um crânio seco, orifícios podem ser identificados nos maxilares nas faces linguais dos dentes decíduos. Esses orifícios, os quais já contiveram cordões gubernaculares, são denominados *canais gubernaculares* (Figuras 10-7 e 10-8). À medida que o dente sucedâneo erupciona, seu canal gubernacular é alargado rapidamente pela atividade local dos osteoclastos, delineando a via eruptiva para o dente. A velocidade da erupção depende da fase do movimento. Durante a fase intraóssea, a velocidade pode chegar a 10 mm ao dia; ela aumenta cerca de 75 mm ao dia, uma vez o dente escape de sua cripta óssea. Essa taxa persiste até que o dente alcance o plano oclusal, indicando que o tecido conjuntivo oferece pouca resistência ao movimento dentário.

Quando o dente em erupção aparece na cavidade oral, ele está sujeito a fatores ambientais que ajudam a determinar sua posição final no arco dentário. Forças musculares derivadas de língua, bochechas e lábios atuam sobre o dente, da mesma forma que as forças de contato do dente em erupção atuam sobre outros dentes erupcionados. O hábito infantil de sugar o polegar é um exemplo óbvio da influência ambiental na posição do dente.

Mecanismos do Movimento Dentário Eruptivo

Os mecanismos eruptivos ainda não são totalmente compreendidos, mas em geral acredita-se que a erupção seja um processo multifatorial no qual é difícil separar causa e efeito. Numerosas teorias foram propostas para a erupção dentária; entre estas, o alongamento da raiz, a remodelação óssea alveolar e, até certo ponto, a formação do ligamento periodontal oferecem a explicação mais plausível para a erupção dentária em seres humanos. Uma excelente revisão crítica sobre os fatores envolvidos na

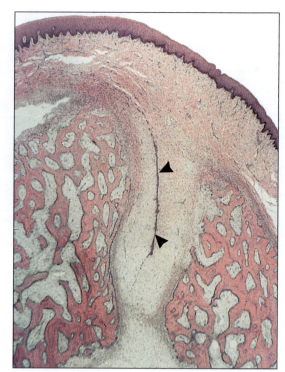

FIGURA 10-7 Corte histológico de um canal gubernacular e seu conteúdo. O canal é preenchido por tecido conjuntivo que conecta o folículo dentário ao epitélio oral. Cordões de células epiteliais (*cabeças de seta*), remanescentes da lâmina dentária, geralmente estão presentes.

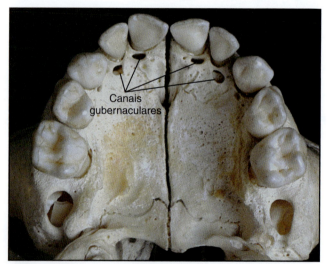

FIGURA 10-8 Crânio seco de uma criança de 5 anos. Os canais gubernaculares estão localizados atrás dos incisivos superiores decíduos. (Cortesia de M. Schmittbuhl.)

erupção dentária foi escrita por Marks e Schroeder (veja Leitura Recomendada).

Formação da Raiz

À primeira vista, a formação da raiz parece ser uma causa óbvia da erupção dentária porque, indubitavelmente, provoca um aumento geral no comprimento do dente, o qual deve estar acomodado pelo crescimento da raiz para dentro do osso do maxilar em questão, por um aumento na altura deste maxilar, ou pelo movimento oclusal da coroa. Embora este último movimento seja o que de fato ocorre, isso não significa que

CAPÍTULO 10 Movimento Dentário Fisiológico: Erupção e Esfoliação

o crescimento da raiz seja o responsável por tanto. De fato, observações clínicas, estudos experimentais e análises histológicas são fortes argumentos contra essa conclusão. Por exemplo, se um dente de erupção contínua (por ex., o molar de uma cobaia) for impedido de erupcionar por ter sido fixado ao osso, o crescimento da raiz continua e é acomodado pela reabsorção de certa quantidade de tecido ósseo na base do alvéolo e por uma encurvamento da raiz recém-formada. Esse experimento permite duas conclusões: que o crescimento da raiz produz uma força, e que essa força é suficiente para produzir a reabsorção óssea. Desse modo, embora o crescimento da raiz possa produzir uma força, ele não pode ser traduzido em movimento eruptivo do dente, a menos que exista uma estrutura na base do dente capaz de resistir a essa força; como não existe tal estrutura, algum outro mecanismo deve movimentar o dente para acomodar o crescimento da raiz. A situação é ainda substanciada pelos fatos de que dentes sem raiz erupcionam, que alguns dentes erupcionam a uma distância maior do que o comprimento total de suas raízes, e que dentes ainda irão erupcionar após o término da formação da raiz.

Em conclusão, a formação da raiz, por si só, não é necessária para a erupção dental, embora a formação da raiz, sob certas circunstâncias, possa acelerar a erupção dentária. Dependendo da velocidade do alongamento da raiz, o tecido ósseo da parte basal do maxilar em questão será reabsorvido, ou se formará, para manter uma adequada relação entre a raiz e o osso.

Remodelação Óssea

A remodelação óssea dos maxilares tem sido ligada à erupção dentária já que, como ocorre na fase pré-eruptiva, o padrão intrínseco de crescimento da mandíbula ou da maxila supostamente movimenta os dentes através de deposição seletiva e reabsorção de tecido ósseo na vizinhança imediata do dente. A evidência mais forte em favor da remodelação óssea como uma causa do movimento dentário provém de uma série de experimentos em cães. Quando o pré-molar em desenvolvimento é removido sem perturbar o folículo dentário, ou caso a erupção seja impedida ligando-se o germe dentário à margem inferior da mandíbula, ainda assim uma via eruptiva se formará no tecido ósseo sobrejacente ao dente enucleado, à medida que osteoclastos ampliam o canal gubernacular. Entretanto, se o folículo dentário for removido, nenhuma via eruptiva se forma. Além disso, se uma réplica de metal ou silicone substituir o germe dentário, e enquanto o folículo dentário estiver retido, a réplica irá erupcionar, formando-se uma via eruptiva. Essas observações devem ser analisadas cuidadosamente. Primeiro, elas demonstram claramente que uma via eruptiva pode se formar no tecido ósseo sem que haja um dente em desenvolvimento e crescimento. Segundo, elas demonstram que o folículo dentário está envolvido. Não é possível obter a conclusão de que a demonstração de uma via eruptiva que se forma no tecido ósseo significa que a remodelação óssea seja a responsável pelo movimento dentário, a menos que uma deposição óssea coincidente também possa ser demonstrada na base da cripta, e ainda se possa demonstrar que a prevenção de tal deposição óssea interfere na erupção dentária. Estudos cuidadosos usando tetraciclinas como marcadores da deposição óssea demonstraram que a atividade predominante no fundo de um alvéolo em numerosas espécies (incluindo seres humanos) é a reabsorção óssea. Em humanos, por exemplo, a base da cripta do primeiro e do terceiro molares permanentes é reabsorvida continuamente à medida que esses dentes erupcionam, embora nos segundos pré-molar e molar ocorra alguma deposição óssea no assoalho da cripta. No caso da demonstração da erupção de uma réplica inerte, pode-se pensar que somente a remodelação óssea possa produzir isso, mas conforme será discutido a seguir, as evidências indicam que o tecido do folículo dentário seja responsável por esse movimento. Além disso, alguns estudos recentes estão mostrando que o crescimento de osso alveolar na base da cripta é necessário para a erupção de dentes molares em ratos. Claramente, a erupção dentária intraóssea requer mais atenção. Independentemente de o crescimento do osso ser uma força primária de movimentação, é consenso geral que o folículo dentário é necessário para que a erupção ocorra e que, conforme discutido a seguir, ele modula a remodelação óssea.

Folículo Dentário

Investigações indicam um padrão de atividade celular envolvendo o epitélio dentário reduzido (ou epitélio reduzido do esmalte) e o folículo associado à erupção dentária, o qual facilita a degradação do tecido conjuntivo e a reabsorção óssea à medida que o dente erupciona. Em animais osteopetróticos, nos quais o fator estimulador de colônias 1, um fator que estimula a diferenciação dos osteoclastos, está ausente, a erupção é impedida porque não existe um mecanismo para a remoção de tecido ósseo. A administração local desse fator permite a diferenciação dos osteoclastos, e a erupção ocorre. O epitélio dentário reduzido também secreta proteases, que auxiliam na degradação do tecido conjuntivo para produzir uma via de mínima resistência. A expressão da proteína morfogenética óssea 6 (BMP6) no folículo dentário também pode ser essencial para promover o crescimento de tecido ósseo do osso alveolar na base da cripta.

Acredita-se que exista uma sinalização entre o epitélio dentário reduzido e o folículo dentário. Essa sinalização pode explicar a notável consistência dos tempos de erupção, porque a programação do epitélio dentário reduzido provavelmente faz parte de seu ciclo de vida funcional. A sinalização também ajuda a explicar por que o folículo na região radicular, que não está associado ao epitélio dentário reduzido, não sofre degeneração, mas, por sua vez, participa da formação do ligamento periodontal.

Ligamento Periodontal

A formação e renovação do ligamento periodontal são consideradas como um fator na erupção dentária devido à força de tração que os fibroblastos possuem, e devido aos resultados experimentais obtidos com utilização de incisivos de ratos em contínua erupção. A situação é diferente em dentes com um período de crescimento limitado, nos quais a presença de um ligamento periodontal nem sempre se correlaciona com a reabsorção. Há casos em que um ligamento periodontal está presente e o dente não erupciona, e casos em que há erupção de dentes sem raiz.

Determinantes Moleculares da Erupção Dentária

Conforme mencionado anteriormente, a erupção dentária é um processo estritamente regulado envolvendo o órgão dentário (folículo dentário, órgão do esmalte) e os tecidos alveolares circunjacentes. O movimento dentário resulta de um equilíbrio entre a destruição tecidual (tecido ósseo, tecido conjuntivo e epitélio) e formação tecidual (tecido ósseo, ligamento periodontal e raiz). Durante a remodelação óssea, osteoclastos são recrutados; estes são derivados de monócitos circulantes que são atraídos quimicamente ao local onde ocorre a reabsorção óssea. O folículo produz o fator estimulador de colônias 1, um fator de crescimento que promove a diferenciação de monócitos em macrófagos e osteoclastos. Além disso, a interleucina 1α, um promotor da reabsorção óssea, é sintetizada pelo órgão do esmalte em resposta ao fator de crescimento epidérmico e induz as células foliculares a produzirem o fator estimulador de colônias 1. A proteína quimiotática para monócitos 1 (MCP-1) também pode estar envolvida em atrair monócitos ao longo da via da erupção dentária.

Conforme discutido no Capítulo 6, a osteoclastogênese é regulada pela via de sinalização do receptor de ativação do fator nuclear κB (RANK) e seu ligante (RANKL), juntamente com a osteoprotegerina. A osteoprotegerina inibe a formação de osteoclastos, e sua expressão está reduzida na porção apical do folículo dentário. Finalmente, a diferenciação dos osteoblastos na base da cripta alveolar é acentuada. O fator de transcrição Runx-2 está envolvido na diferenciação e função dos osteoblastos e, conforme esperado, esse fator é expresso em alto nível na porção basal do folículo dentário. O fator de crescimento transformante β diminui a expressão de Runx-2 na porção apical do folículo dentário, favorecendo a remoção de tecido ósseo ao longo da superfície onde o dente erupciona. Foi demonstrado que o fator de crescimento epidérmico, o qual aumenta o nível de expressão do fator de crescimento transformante β, acelera a erupção dos incisivos em roedores.

A Tabela 10-1 lista as várias moléculas que foram propostas como participantes da cascata de sinalização parácrina da erupção. A compreensão de seu papel poderá, um dia, oferecer a possibilidade de se corrigir os efeitos

TABELA 10-1 Moléculas Supostamente Implicadas na Cascata de Sinalização da Erupção Dentária

Molécula	Abreviação
Proteína morfogenética óssea 2	BMP-2
Fator de crescimento epidérmico	EGF
Receptor do fator de crescimento epidérmico	EGF-R
Fator estimulador de colônias 1	CSF-1
Receptor do fator estimulador de colônias 1	CSF-1R
Interleucina 1α	IL-1α
Receptor de interleucina 1α	IL-1R
c-Fos	
Fator nuclear κB	NF κB
Proteína quimiotática para monócitos 1	MCP-1
Fator de crescimento transformante α	TGF-α
Fator de crescimento transformante β₁	TGF-ß₁
Proteína relacionada ao hormônio paratireóideo	PTHrP
Osteoprotegerina	OPG
Ligante do receptor de ativação do fator nuclear κB	RANKL
Fator de transcrição relacionado a Runt 2	Runx-2

Adaptado a partir de Wise GE et al: Cellular, molecular, and genetic determinants of tooth eruption. *Crit Rev Oral Biol Med* 13:323-334, 2002.

da erupção e conquistar movimentos ortodônticos moleculares. Seguindo essa linha, foi demonstrado através da utilização da transferência local de genes que o ligante do receptor de ativação do fator nuclear κB acelera o movimento dentário ortodôntico em ratos, enquanto a osteoprotegerina o diminui.

MOVIMENTO DENTÁRIO PÓS-ERUPTIVO

Os movimentos pós-eruptivos são aqueles efetuados pelo dente após ele ter alcançado sua posição funcional no plano oclusal. Esses movimentos podem ser divididos em três categorias: (1) movimentos para acomodar os maxilares em crescimento; (2) movimentos para compensar o contínuo desgaste oclusal; e (3) movimentos para acomodar o desgaste interproximal.

Acomodação ao Crescimento

Os movimentos pós-eruptivos que acomodam o crescimento dos maxilares se completam ao final da segunda década de vida, quando cessa o crescimento dos maxilares. Esses movimentos são vistos histologicamente como um reajuste da posição do alvéolo dentário, obtido pela formação de novo tecido ósseo na crista alveolar e no assoalho do alvéolo para acompanhar o aumento da altura dos maxilares. Estudos mostraram que esse reajuste ocorre entre 14 e 18 anos de idade, quando ocorre o movimento ativo do dente. Os ápices dos dentes movem-se de 2 a 3 mm de distância a partir do canal dentário inferior (considerado um ponto de referência fixo). Esse movimento ocorre mais cedo em meninas do que em meninos, e está relacionado ao súbito crescimento condilar que separa os maxilares e os dentes, permitindo o subsequente movimento eruptivo.

Embora esse movimento seja visto como remodelação do alvéolo, não se deve assumir que ele produza o movimento do dente. Os mesmos argumentos aplicados à remodelação óssea para os movimentos dentários pré-eruptivos e eruptivos aplicam-se a esse caso.

Compensação ao Desgaste Oclusal

O movimento axial que um dente faz para compensar o desgaste oclusal mais provavelmente é realizado pelo mesmo mecanismo do movimento eruptivo do dente. Notavelmente, esses movimentos axiais pós-eruptivos são feitos quando os ápices dos molares permanentes inferiores estão totalmente formados e os ápices dos segundos pré-molar e molar estão quase completos, o que indica novamente que o crescimento da raiz não é o fator responsável pelo movimento eruptivo axial do dente, ressaltando ainda o papel do ligamento periodontal. Afirma-se que a compensação do desgaste oclusal geralmente é realizada pela contínua deposição de cemento ao redor do ápice do dente; no entanto, a deposição de cemento nessa localização ocorre apenas após o dente ter se movimentado.

Acomodação ao Desgaste Interproximal

O desgaste também ocorre nos pontos de contato entre os dentes em suas superfícies proximais; sua extensão pode ser considerável (mais de 7 mm na mandíbula). Esse desgaste interproximal é compensado por um processo conhecido como *desvio mesial* ou *aproximal*. O desvio mesial e o conhecimento de suas prováveis causas são importantes para a prática da ortodontia, uma vez que a manutenção da posição do dente após o tratamento depende da extensão de tal desvio. As forças que causam o desvio mesial são multifatoriais e incluem um componente anterior de força oclusal, a retração do ligamento transeptal entre os dentes e a pressão dos tecidos moles.

Componente Anterior da Força Oclusal

Quando os dentes entram em contato (por ex., ao cerrar os maxilares), uma força direcionada anteriormente é gerada. Essa força pode ser demonstrada facilmente colocando-se uma fita de aço entre os dentes e mostrando que mais força é necessária para removê-la quando os maxilares estão cerrados. Essa força anterior é o resultado da inclinação mesial da maior parte dos dentes e da soma dos planos intercuspidais (produzindo uma força em direção frontal). No caso dos incisivos, os quais são inclinados em direção labial, espera-se que qualquer componente anterior de força os movimente na mesma direção. Os incisivos se movem mesialmente, mas isto pode ser explicado por uma analogia com bolas de bilhar (Figura 10-9). Quando as cúspides estão seletivamente desgastadas, a direção da força oclusal pode ser aumentada ou invertida. Paradoxalmente, um experimento destinado a demonstrar esse componente anterior de força também mostrou que há outros fatores envolvidos. Quando dentes opostos são removidos, eliminando assim a força da mordida, a migração mesial dos dentes é desacelerada, mas não interrompida, indicando a presença de alguma outra força. As fibras transeptais do ligamento periodontal foram implicadas.

Retração do Ligamento Transeptal

O ligamento periodontal tem um importante papel na manutenção da posição do dente. Sugeriu-se que suas fibras transeptais (que seguem entre dentes adjacentes por sobre do processo alveolar) tracionem dentes adjacentes, aproximando-os e mantendo-os em contato, o que é apoiado pela existência de algumas evidências. Por exemplo, a reincidência de desalinhamento de dentes movimentados ortodonticamente pode ser reduzida caso uma fibrotomia seja feita para remover o ligamento transeptal. Além disso, em demonstração experimental, em dentes que foram seccionados, as metades se separam uma da outra, mas se o ligamento transeptal fosse previamente cortado, essa separação não ocorria. Ademais, foi demonstrada a fagocitose de colágeno durante a remodelação no ligamento transeptal, com uma taxa crescente de renovação durante o movimento dentário ortodôntico; no entanto, isto apenas evidencia que o ligamento transeptal é capaz de adaptação. Um experimento simples e elegante indica que a causa do desvio mesial é multifatorial: o desgaste dos contatos proximais fornece espaço para o dente se mover, após o que os dentes se movem para restabelecer o contato. Caso os dentes estejam desgastados para oclusão e suas superfícies proximais estiverem em formato discoide, a taxa de desvio é desacelerada.

Pressões de Tecidos Moles

As pressões geradas pelas bochechas e pela língua podem empurrar os dentes mesialmente. Quando tais pressões são eliminadas, porém, construindo-se uma cúpula acrílica sobre os dentes, ainda ocorre desvio mesial, sugerindo que a pressão dos tecidos moles não tem um papel importante

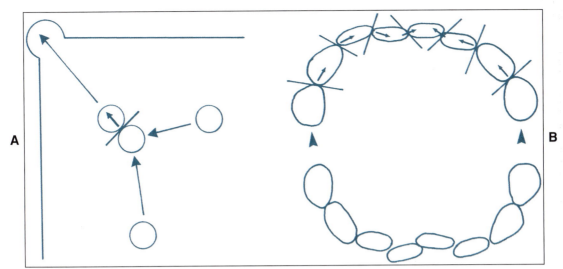

FIGURA 10-9 Analogia com as bolas de bilhar. **A,** Se as duas bolas que se tocam estiverem alinhadas com a caçapa, independentemente de como a primeira é atingida, a segunda entrará na caçapa porque ela se desloca em ângulos retos até a tangente comum entre as duas bolas. **B,** Em uma dentição jovem, as *cabeças de seta* indicam o componente anterior de força, o qual impulsiona os primeiros pré-molares contra os caninos. De acordo com o exemplo das bolas de bilhar, os caninos e incisivos todos se movem em direções em ângulos retos às tangentes comuns traçadas através dos pontos de contato (*setas*). (A partir de uma discussão de Osborn J. In Poole DFG, Stack MV, editors: *The eruption and occlusion of teeth*, Proceedings of the 27th Symposium of the Colston Research Society, London, 1976, Butterworth Heinemann.)

(se tiver algum) na criação do desvio mesial. No entanto, a pressão dos tecidos moles influencia a posição do dente, ainda que não cause movimento dentário.

ESFOLIAÇÃO DOS DENTES

À medida que incisivos, caninos e pré-molares permanentes se desenvolvem, aumentam de tamanho e começam a erupcionar, eles influenciam o padrão de reabsorção dos dentes decíduos e sua esfoliação. Por exemplo, os incisivos e caninos permanentes se desenvolvem em posição lingual aos dentes decíduos e erupcionam em direções oclusal e vestibular. A reabsorção das raízes dos dentes decíduos ocorre na superfície lingual, e esses dentes são esfoliados deixando intacta grande parte de sua câmara pulpar (Figuras 10-10 e 10-11). Pré-molares permanentes se desenvolvem entre as raízes divergentes dos molares decíduos e erupcionam em direção oclusal. Em virtude disso, a reabsorção da dentina inter-radicular ocorre com alguma reabsorção de câmara pulpar, de dentina coronal, e às vezes de esmalte (Figuras 10-12 e 10-13).

Odontoclastos

A reabsorção dos tecidos dentários mineralizados é realizada por células com uma natureza histológica similar à dos osteoclastos, mas devido a seu envolvimento na remoção de tecidos dentários, elas são chamadas de *odontoclastos* (Figuras 10-14 e 10-15). Os odontoclastos são derivados de monócitos que migram dos vasos sanguíneos até o local de reabsorção, onde estas células se fundem para formar os característicos odontoclastos multinucleados, com suas típicas zona clara de adesão e borda preguada.

Pouco se sabe sobre a reabsorção dos tecidos moles do dente e do periodonto (isto é, a polpa e o ligamento periodontal, respectivamente) à medida que ocorre a esfoliação do dente. Embora a reabsorção ativa da raiz esteja ocorrendo, a polpa coronal parece normal, e odontoblastos ainda revestem a superfície da pré-dentina. Quando a reabsorção da raiz está quase completa, esses odontoblastos se degeneram, e células mononucleares emergem dos vasos pulpares e migram para a superfície da pré-dentina, onde elas se fundem com outras células mononucleares para formar

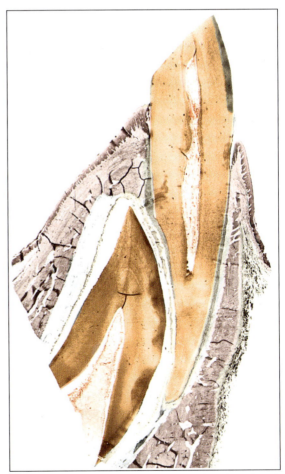

FIGURA 10-10 Fotomicrografia das posições relativas de caninos decíduo e permanente. Ocorre a reabsorção na face lingual do canino decíduo, e o dente geralmente é esfoliado com grande parte de sua raiz lingual intacta.

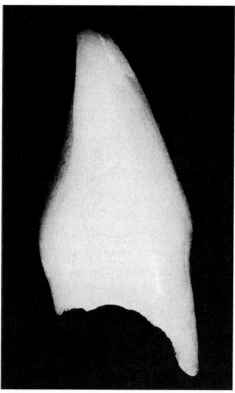

FIGURA 10-11 Canino decíduo esfoliado. Esse dente foi esfoliado com uma considerável porção de sua raiz remanescente em sua face bucal.

odontoclastos que participam ativamente da remoção da dentina (Figura 10-16). Pouco antes da esfoliação, a reabsorção cessa, à medida que os odontoclastos migram para longe da superfície da dentina, e as células remanescentes da polpa agora depositam sobre ela um tecido semelhante ao cemento (Figura 10-17). O dente então é esfoliado, restando algum tecido pulpar intacto.

A simples observação de cortes histológicos mostra que a perda de fibras do ligamento periodontal é abrupta. A investigação por microscopia eletrônica confirma esse achado e também mostra que a morte celular nessa região acontece sem inflamação. A morte celular assume pelo menos duas formas. Em um caso, fibroblastos exibem sinais de interferência em processos celulares normais, tais como secreção (Figura 10-18), assim como outras alterações citotóxicas que finalmente levam à necrose e à morte celular. Esse processo é induzido em resposta à agressão celular local. Em outro caso, fibroblastos do ligamento exibem traços morfológicos característicos de morte celular por apoptose (Figura 10-19). A apoptose (veja Capítulo 7) tem sido bem descrita e envolve a condensação da célula com a fagocitose definitiva por macrófagos das imediações ou por fibroblastos não danificados. O achado de morte celular por apoptose no ligamento periodontal em reabsorção sugere que a esfoliação dos dentes também é um evento programado. O suporte a essa conclusão é obtido a partir de um estudo sobre erupção dentária em gêmeos monozigóticos, indicando que a esfoliação é determinada principalmente (80%) por fatores genéticos (sendo os determinantes restantes fatores locais).

Pressão

Obviamente, a pressão provocada pelo dente sucedâneo em erupção desempenha um papel na esfoliação da dentição decídua. Por exemplo, se um germe de um dente sucedâneo estiver ausente por motivo congênito ou ocupar uma posição aberrante no maxilar, a esfoliação do dente

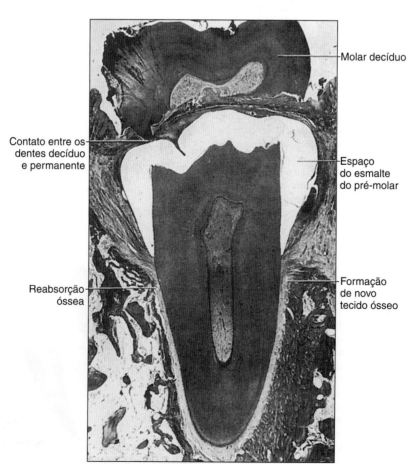

FIGURA 10-12 As raízes de um molar primário completamente reabsorvidas. A dentina está em contato com o esmalte do pré-molar. (Cortesia de E.A. Grimmer.)

CAPÍTULO 10　Movimento Dentário Fisiológico: Erupção e Esfoliação　225

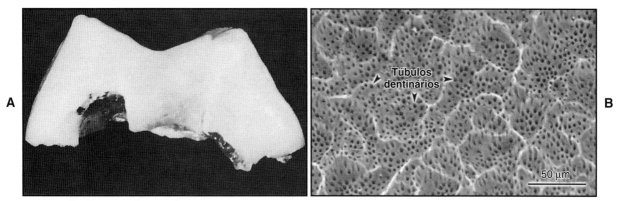

FIGURA 10-13 A, Molar decíduo esfoliado. As raízes foram completamente perdidas, e o esmalte e a dentina coronal foram erodidos. **B,** Eletromicrografia de varredura da superfície erodida da dentina mostrando as numerosas lacunas de reabsorção criadas por odontoclastos.

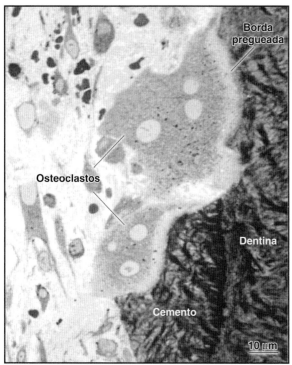

FIGURA 10-14 Reabsorção da raiz induzida por forças ortodônticas em um pré-molar humano. O cemento e a dentina foram reabsorvidos por odontoclastos que se dispõem sobre a superfície radicular. Essas grandes células multinucleadas com uma borda pregueada se assemelham a osteoclastos.

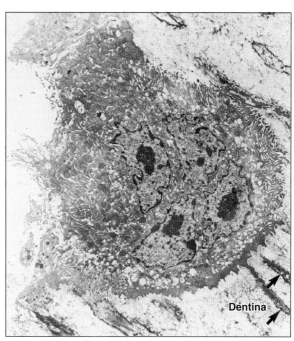

FIGURA 10-15 Ultraestrutura de um odontoclasto. Esta célula está reabsorvendo dentina e envia extensões (*setas*) para dentro dos túbulos dentinários. A borda pregueada pode ser vista, assim como os vários núcleos da célula. (A partir de Freilich LS: Ultrastructure and Acid Phosphatase Cytochemistry of Odontoclasts: Effects of Parathyroid Extract, *J Dent Res* 50:1047-1055, 1971.)

decíduo é retardada. Ainda assim, o dente geralmente é esfoliado. Sugere-se também que uma força maior aplicada a um dente decíduo pode iniciar sua reabsorção. O crescimento da face e dos maxilares, assim como o correspondente aumento de tamanho e da força dos músculos da mastigação provavelmente aumentam as forças aplicadas aos dentes decíduos, de modo que os elementos do periodonto, em especial o ligamento periodontal, sejam danificados e a reabsorção do dente seja iniciada (Figura 10-20).

A sobreposição de pressão local e das forças mastigatórias sobre a reabsorção dentária fisiológica provavelmente determinará o padrão e a taxa de esfoliação do dente decíduo. A pressão de um dente permanente em erupção resulta em alguma perda de raiz, o que por sua vez significa perda de tecidos de suporte. À medida que a sustentação do dente diminui, este é menos capaz de resistir às crescentes forças de mastigação e, assim, o processo de esfoliação é acelerado.

Padrão de Esfoliação

Em geral, o padrão de esfoliação é simétrico para os lados direito e esquerdo da boca. Com exceção dos segundos molares, os dentes primários mandibulares são esfoliados antes de seus equivalentes maxilares. A esfoliação de todos os quatro molares primários é praticamente simultânea. A esfoliação ocorre em meninas antes dos meninos. A maior discrepância entre os sexos é observada para os caninos mandibulares, e a menor discrepância para os incisivos centrais maxilares. A sequência da esfoliação na mandíbula segue uma ordem de anterior a posterior dos dentes neste maxilar. Na maxila, o primeiro molar, que sofre esfoliação antes do canino, rompe essa sequência.

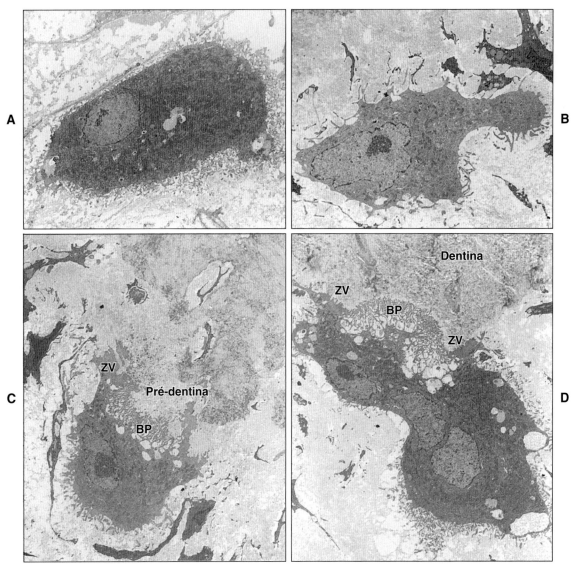

FIGURA 10-16 Ultraestrutura de odontoclastos e seus precursores. **A,** Célula precursora mononuclear na câmara pulpar. **B,** Célula precursora mononuclear aderida à superfície de pré-dentina. **C,** Odontoclastos multinucleados reabsorvendo pré-dentina. **D,** Odontoclastos multinucleares reabsorvendo dentina. Em **C** e **D,** as zonas de vedação (*ZV*) e a borda pregueada (*BP*) estão notáveis. (A partir de Sahara N et al: Odontoclastic resorption at the pulpal surface of coronal dentin prior to shedding of human deciduous teeth. *Arch Histol Cytol* 55:273-285, 1992.)

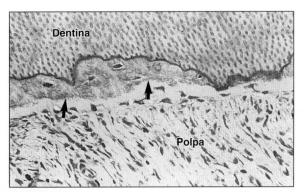

FIGURA 10-17 Tecido semelhante ao cemento (*setas*) depositado sobre a dentina coronal reabsorvida. (Cortesia de N. Sahara; a partir de Sahara N et al: Cementum-like tissue deposition on the resorbed pulp chamber wall of human deciduous teeth prior to shedding. *Acta Anat* 147:24-34, 1993.)

Em resumo (Figura 10-21), o movimento dentário fisiológico é um processo complexo e multifatorial. Vários eventos relacionados ocorrem envolvendo a remodelação óssea e a remoção de tecidos moles. A falha de tais eventos em proceder de maneira adequada atrasa ou impede a erupção. A erupção dentária ativa começa em um ambiente intraósseo dinâmico que sofre formação e reabsorção ósseas, eventos que são regulados pelo folículo dentário e pelo órgão do esmalte. Embora se possa considerar que a força para o movimento eruptivo do dente tenha sido identificada, os mecanismos de controle ainda permanecem a ser definidos de maneira total. A consistência das datas de erupção da dentição humana é notável (os chamados molares dos 6 anos como um indicador dos primeiros molares permanentes comprovam isto) e certamente indica o envolvimento de um desenvolvimento programado. A capacidade dos ortodontistas para controlar clinicamente e intervir durante a reabsorção do dente é limitada, e inclui a extração de dentes primários, remoção cirúrgica de tecido ósseo e incisão de ligamentos. Uma compreensão melhor dos mediadores moleculares da erupção e, em particular, do papel dos produtos

CAPÍTULO 10 Movimento Dentário Fisiológico: Erupção e Esfoliação

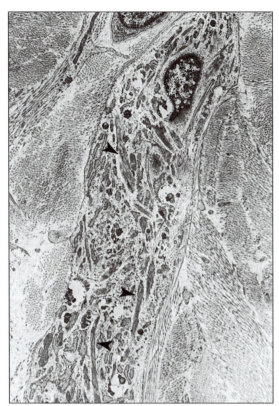

FIGURA 10-18 Eletromicrografia de um fibroblasto do ligamento periodontal em uma área precedendo a frente de reabsorção da raiz. O citoplasma do fibroblasto está preenchido com colágeno (*cabeças de seta*), sugerindo uma interferência na fisiologia da célula com relação à síntese e/ou degradação de proteínas.

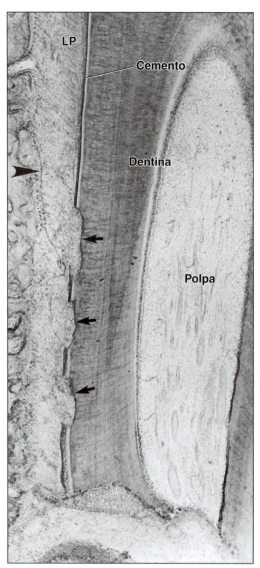

FIGURA 10-20 Histologia da reabsorção da raiz. A reabsorção dentária está ocorrendo no ápice da raiz e, como consequência, são vistas alterações no ligamento periodontal (*LP*) à medida que essa estrutura se torna menos capaz de resistir às forças aplicadas sobre ela. A orientação oblíqua e para baixo das fibras do ligamento está sendo progressivamente perdida (*abaixo da cabeça de seta*), e ocorrem depressões locais de reabsorção de cemento (*setas*).

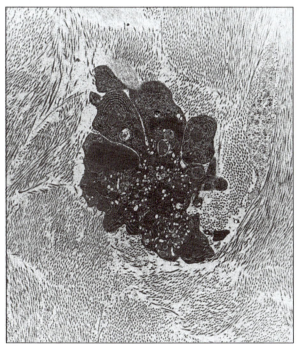

FIGURA 10-19 Fibroblasto degenerado no ligamento periodontal próximo à frente de reabsorção da raiz. Essa aparência é característica da morte celular por apoptose (fisiológica).

do epitélio dentário reduzido, certamente aumentará as opções clínicas. Como a via de erupção criada pelos osteoclastos determina, pelo menos inicialmente, a direção da erupção dentária, e, portanto, seu posicionamento tridimensional no maxilar em formação, pode-se até questionar se seria possível o uso de alguns desses mediadores para controlar a posição final e a inter-relação dos dentes.

MOVIMENTO DENTÁRIO ANORMAL

As etapas que levam ao desenvolvimento da dentição permanente final são complexas, exigindo um equilíbrio entre a formação do dente, o crescimento dos maxilares e a manutenção da função. De modo não surpreendente, distúrbios nesse processo geralmente indicam alguma anormalidade local ou sistêmica, consequentemente fazendo com que os padrões de formação e erupção dentários tenham um considerável significado diagnóstico. O padrão normal é tão notavelmente consistente, de modo que os primeiros molares permanentes (como se acabou de mencionar) geralmente sejam referidos como *molares dos 6 anos*, em razão de seu previsível tempo de erupção.

A erupção dentária mais cedo que o normal é incomum. Algumas vezes, bebês nascem com um incisivo central já erupcionado, mas isto representa um desenvolvimento dentário anormal, e o dente é extraído para permitir a amamentação. A perda prematura de um dente decíduo ocasionalmente leva à erupção precoce de seu sucessor permanente. O atraso na erupção dos dentes é bem mais comum e pode ser causado por fatores congênitos, sistêmicos ou locais (predominando os fatores locais). A ausência congênita de dentes ocorre com mais frequência no caso dos terceiros molares permanentes. Os fatores sistêmicos envolvendo atrasos na erupção dentária podem ser derivados de deficiências endócrinas, deficiências nutricionais e alguns fatores genéticos. Se os dentes não aparecerem em um bebê durante o primeiro ano, uma causa fundamental deve ser pesquisada. Qualquer lesão sistêmica que retarde a erupção dos dentes permanentes geralmente é identificada antes do sexto ano, quando ocorre a erupção dos primeiros molares permanentes.

Os fatores locais que impedem a erupção dentária são muitos. Os exemplos incluem a perda precoce de um dente decíduo, com consequente desvio dos dentes adjacentes para bloquear a via eruptiva (veja Figura 10-4), e os cistos de erupção (derivados da lâmina dentária). O apinhamento dentário em maxilares pequenos frequentemente oferece pouco espaço para a erupção, com consequente impactação dos dentes (Figura 10-22). Os terceiros molares são particularmente propensos à impactação porque eles são os últimos a erupcionar, quando um mínimo de espaço está disponível.

O canino superior geralmente também é impactado por causa de sua erupção tardia (Figura 10-23).

MOVIMENTO DENTÁRIO ORTODÔNTICO

Os tecidos de suporte do dente (isto é, o ligamento periodontal e o osso alveolar) possuem uma notável plasticidade que permite o movimento dentário fisiológico, e se acomodam aos constantes movimentos menores feitos pelo dente durante a mastigação. Essa plasticidade dos tecidos de sustentação dos dentes permite o movimento dentário ortodôntico.

Teoricamente, é possível produzir o movimento dentário sem qualquer dano tecidual com o uso de uma força leve, equivalente às forças fisiológicas que determinam a posição de um dente, para capitalizar sobre a plasticidade dos tecidos de suporte. As alterações que ocorrem sob tais circunstâncias são fáceis de descrever: ocorre a diferenciação dos osteoclastos, e eles reabsorvem o tecido ósseo da parede do alvéolo no lado da pressão. Ao mesmo tempo, ocorre a remodelação das fibras colágenas no ligamento periodontal, a fim de acomodar a nova posição de um dente. No lado da tensão, também ocorre a remodelação dos feixes de fibras colágenas, mas em associação com a deposição de tecido ósseo na parede do alvéolo. Não ocorrem alterações na estrutura do cemento. Se as atuais técnicas ortodônticas duplicam essa situação ideal é duvidoso; a maioria envolve algum grau de dano tecidual variável, uma vez que as forças aplicadas

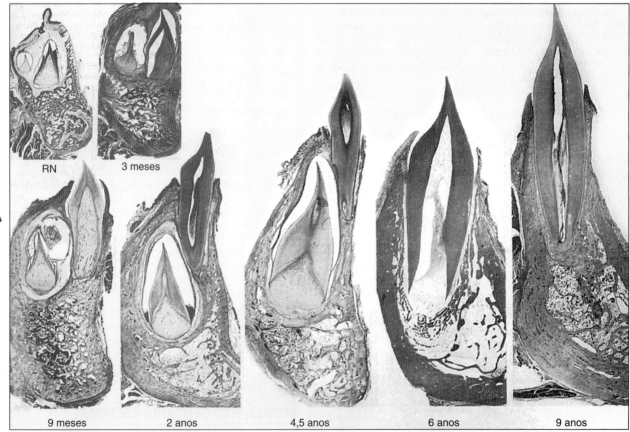

FIGURA 10-21 Resumo dos movimentos pré-eruptivo e eruptivo do dente, incluindo o padrão de reabsorção dental. **A,** Cortes bucolinguais através da região do incisivo central da mandíbula em estágios representativos do desenvolvimento desde o nascimento (recém-nascido, *RN*) até os 9 anos de idade. Ao nascimento, os germes dentários decíduos e permanentes ocupam a mesma cripta óssea. Observe como, pelo crescimento excêntrico e erupção do dente decíduo, o germe dentário permanente vem a ocupar sua própria cripta óssea, em posição apical ao incisivo erupcionado. Aos 4,5 anos de idade, começa a reabsorção do incisivo decíduo. Aos 6 anos de idade, o incisivo decíduo foi esfoliado e seu sucessor está erupcionando. A deposição ativa de novo tecido ósseo na base do alvéolo é notável.

CAPÍTULO 10   Movimento Dentário Fisiológico: Erupção e Esfoliação

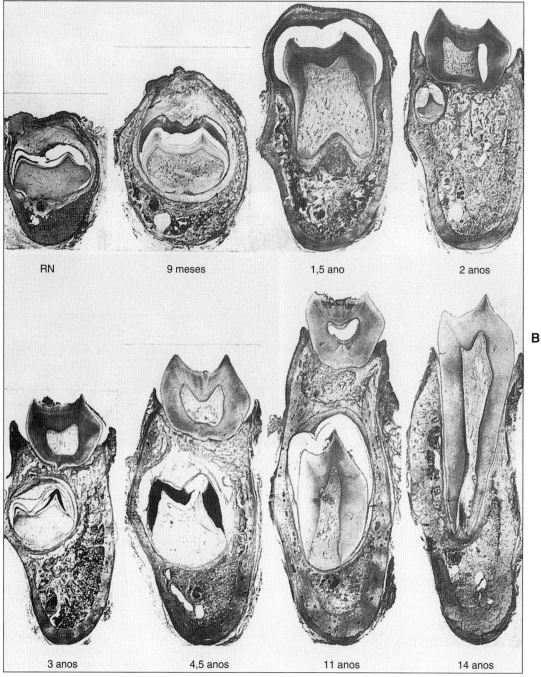

FIGURA 10-21 *(Cont.)* B, Cortes bucolinguais através do primeiro molar decíduo e primeiro pré-molar permanente da mandíbula em estágios representativos do desenvolvimento, do nascimento aos 14 anos de idade. Observe como o germe dentário permanente muda sua posição. No corte de uma mandíbula de 4,5 anos, o canal gubernacular está claramente visível. A ausência de raízes nos cortes de 2, 3, 4, 5 e 11 anos não resulta da reabsorção, mas dos cortes feitos na linha média de um dente com raízes amplamente divergentes. (A partir de Bhaskar SN, editor: *Orban's oral histology and embryology*, ed 11, St Louis, 1991, Mosby.)

para mover o dente não estão distribuídas igualmente por todo o ligamento periodontal.

A análise das reações teciduais em termos de um gráfico ilustrando o padrão típico do movimento dentário ortodôntico é conveniente (Figura 10-24). Uma força aplicada resulta no imediato movimento do dente, o que, por sua vez, leva a áreas de tensão e compressão dentro do ligamento periodontal, e a alterações no tecido ósseo e no ligamento. Ao contrário do movimento dentário fisiológico, no qual ocorre a reabsorção óssea da parede alveolar em sua face do ligamento periodontal, o movimento dentário ortodôntico também causa alguma reabsorção interna ou que leva a um enfraquecimento, na qual o osso alveolar é remodelado a partir de sua face endosteal (Figura 10-25).

Essa diferença na reabsorção é causada por alterações no ligamento periodontal resultantes da compressão. O ligamento sofre hialinização, um termo que descreve a perda das células de uma área do ligamento, observada à microscopia de luz, decorrente de trauma. Obviamente, se não houver células, nenhuma remodelação óssea pode ocorrer. Embora a hialinização esteja presente, o movimento dentário cessa. Apenas quando

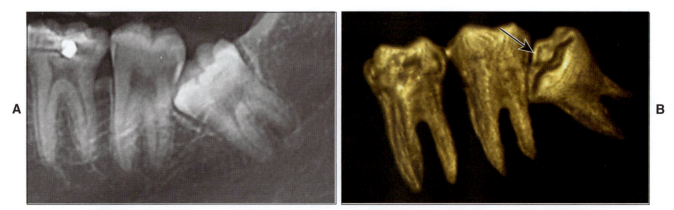

FIGURA 10-22 Fatia escaneada em tomografia computadorizada **(A)** e reconstrução tridimensional **(B)** de um terceiro molar mandibular impactado (*seta*). (Cortesia de M. Schmittbuhl.)

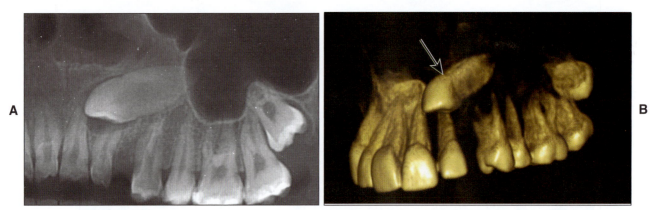

FIGURA 10-23 Fatia escaneada em tomografia computadorizada **(A)** e reconstrução tridimensional **(B)** de um canino maxilar impactado (*seta*). (Cortesia de M. Schmittbuhl.)

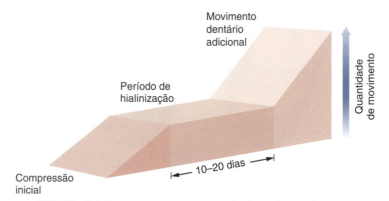

FIGURA 10-24 Movimento dentário ortodôntico ao longo do tempo.

novas células repovoarem a porção hialinizada do ligamento e o tecido ósseo for removido pelos osteoclastos é que o movimento dentário recomeçará. Esse movimento coincide com a remodelação ativa do colágeno do ligamento pelos fibroblastos recém-chegados e com a deposição de novo tecido ósseo. Evidentemente, forças mais intensas causam áreas maiores de hialinização, um período mais longo de reparo, e uma desaceleração do movimento dentário.

O Capítulo 9 ressalta que o movimento dentário ortodôntico é possível devido a resistência do cemento à reabsorção ser maior do que a do tecido ósseo. Se ambos os tecidos fossem reabsorvidos com igual facilidade, ocorreria a perda de raiz em seguida ao movimento ortodôntico; todavia, mesmo quando as radiografias não mostram alterações visíveis na superfície da raiz, a maioria dos dentes movidos ortodonticamente sofre algum grau de reabsorção radicular (Figura 10-26), e a reabsorção é seguida de reparo. Essa reabsorção é vista como pequenas lacunas criadas por odontoclastos, as quais são reparadas rapidamente pela formação de um novo cemento (Figura 10-27). Como o cemento é mais resistente que o tecido ósseo à reabsorção, uma reabsorção clinicamente demonstrável geralmente ocorre somente após a aplicação de uma força mais intensa e do movimento dos dentes por mais de 30 dias.

Além das alterações no periodonto, o movimento dentário demanda a remodelação dos tecidos gengivais adjacentes (da qual pouco se sabe) e

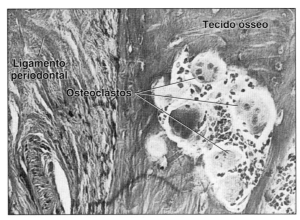

FIGURA 10-25 Reabsorção por escavação do osso alveolar 7 dias após o início do movimento dentário com uma leve força de inclinação. (A partir de Buck DL, Church DH: A histologic study of human tooth movement. *Am J Orthod* 62:507-516, 1972.)

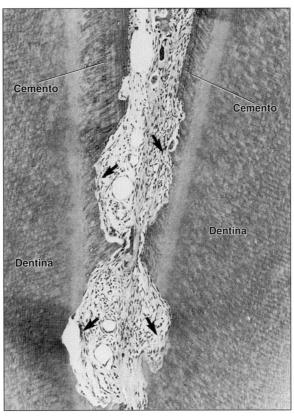

FIGURA 10-26 Fotomicrografia da resposta dos tecidos de suporte quando as raízes dos dentes entram em contato. Os dois dentes estão entrando em contato como consequência da má oclusão, mas a mesma situação pode ser criada pela força ortodôntica excessiva. O septo interdentário foi perdido quase completamente, e as superfícies das raízes agora estão sendo reabsorvidas. O reparo desses nichos de reabsorção (*setas*) é possível, caso o movimento seja interrompido.

alguma adaptação do tecido pulpar. Um movimento rápido demais pode levar a danos dos vasos que suprem a polpa, resultando finalmente em necrose pulpar, especialmente quando o dente é inclinado demais. Uma força interrompida de certa magnitude tem pouco efeito sobre a polpa, razão pela qual os aparelhos removíveis causam pouco ou nenhum dano à polpa. Com um aparelho fixo produzindo uma força contínua, geralmente ocorre algum dano à polpa; entretanto, como a polpa jovem geralmente está envolvida e as forças são moderadas, segue-se o reparo.

O desenvolvimento de uma dentição funcional, desde sua iniciação, através da dentição decídua até a permanente, foi descrito completamente. Muitos dos eventos essenciais no processo, para ambas as dentições, estão resumidos nas Figuras 10-28 e 10-29.

(Texto continua na p. 235)

232 CAPÍTULO 10 Movimento Dentário Fisiológico: Erupção e Esfoliação

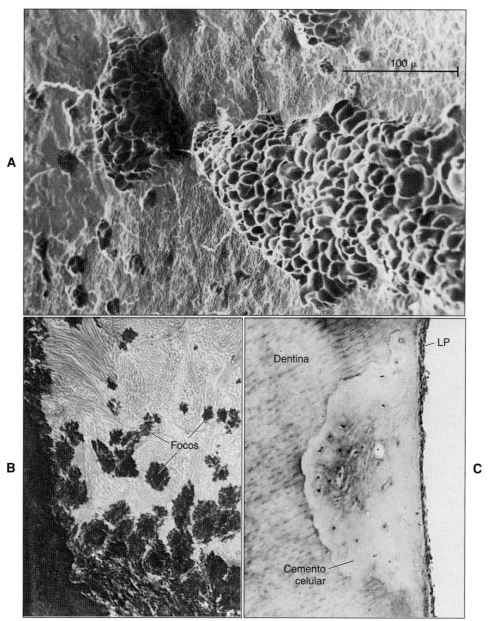

FIGURA 10-27 Reabsorção e reparo da superfície radicular. **A,** Eletromicrografia de varredura da superfície radicular de um dente usada como âncora para a rápida expansão do maxilar, apresentando lacunas de reabsorção na superfície da raiz. **B,** Eletromicrografia de transmissão de uma região de reparo de cemento ilustrando a presença de focos de mineralização em meio ao colágeno. **C,** Fotomicrografia do reparo terminado da superfície da raiz. LP, Ligamento periodontal. (**A**, a partir de Barber AF, Sims MR: Rapid maxillary expansion and external root resorption in man: a scanning electron microscope study. *Am J Orthod* 79:630-52, 1981; **B**, a partir de Furseth R: The resorption processes of human deciduous teeth studied by light microscopy, microradiography and electron microscopy. *Arch Oral Biol* 13:417-31, 1968; **C**, a partir de Langford SR, Sims MR: Root surface resorption, repair, and periodontal attachment following rapid maxillary expansion in man. *Am J Orthod* 81:108-15, 1982.)

CAPÍTULO 10 Movimento Dentário Fisiológico: Erupção e Esfoliação

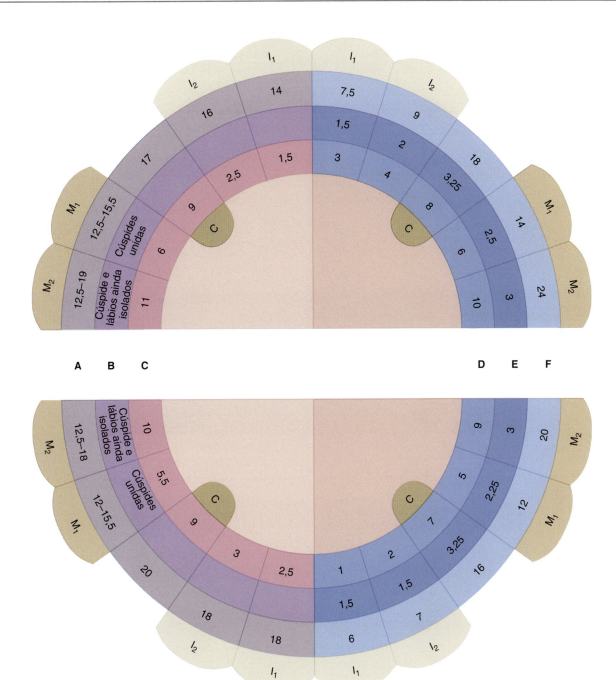

FIGURA 10-28 Cronologia da dentição primária humana. *A,* Inicia-se a mineralização (semanas *in utero*). *B,* Quantidade de matriz de esmalte encontrada ao nascimento. *C,* Esmalte completo (meses). *D,* Sequência da erupção. *E,* Raiz completa (anos). *F,* Surgimento na cavidade oral (meses). *C,* Canino; *I,* incisivo; *M,* molar.

CAPÍTULO 10 Movimento Dentário Fisiológico: Erupção e Esfoliação

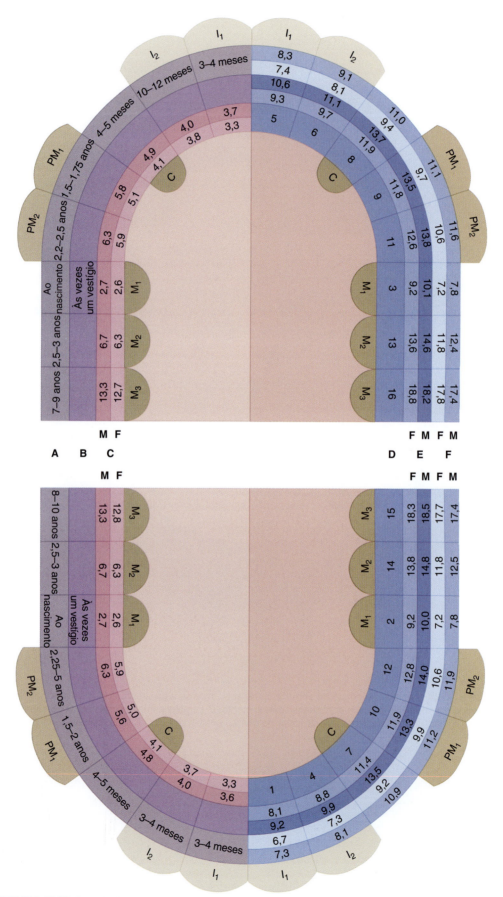

FIGURA 10-29 Cronologia da dentição permanente humana. *A,* Inicia-se a mineralização (semanas *in utero*). *B,* Quantidade de matriz de esmalte encontrada ao nascimento. *C,* Esmalte completo. *D,* Sequência de erupção. *E,* Raiz completa (anos). *F,* Surgimento na cavidade oral (meses). *C,* Canino; *F,* feminino; *I,* incisivo; *Ma,* masculino; *M,* molar, *PM,* pré-molar.

LEITURA RECOMENDADA

Cahill DR: Histological changes in the bony crypt and gubernacular canal of erupting permanent premolars during deciduous premolar exfoliation in beagles, *J Dent Res* 53:786-791, 1974.

Craddock HL, Youngson CC: Eruptive tooth movement—the current state of knowledge, *Br Dent J* 197:385-391, 2004.

Kardos TB: The mechanism of tooth eruption, *Br Dent J* 181:91-95, 1996.

Marks SC Jr, et al: The mechanisms and mediators of tooth eruption: models for developmental biologists, *Int J Dev Biol* 39:223-230, 1995.

Marks SC Jr, Schroeder HE: Tooth eruption: theories and facts, *Anat Rec* 245:374-393, 1996.

Ten Cate AR, et al: The role of fibroblasts in the remodeling of periodontal ligament during physiologic tooth movement, *Am J Orthod* 69:155-168, 1976.

Wise GE, et al: Cellular, molecular and genetic determinants of tooth eruption, *Crit Rev Oral Biol Med* 13:323-334, 2002.

Wise GE, et al: Requirement of alveolar bone formation for eruption of rat molars, *Eur J Oral Sci* 119:333-338, 2011.

Wise GE, King GJ: Mechanisms of tooth eruption and orthodontic tooth movement, *J Dent Res* 87:414-434, 2008.

11

Glândulas Salivares

SUMÁRIO DO CAPÍTULO

Funções da Saliva   236
  Proteção   236
  Tamponamento   236
  Formação da Película   236
  Manutenção da Integridade do Dente   237
  Ação Antimicrobiana   237
  Reparo Tecidual   237
  Digestão   238
  Paladar   238
Anatomia   238
Desenvolvimento   238
Estrutura   238
  Células Secretoras   240
    Células Serosas   241
    Células Mucosas   241
  Formação e Secreção da Saliva   243
    Componentes Macromoleculares   243
    Fluido e Eletrólitos   244
    Outros Mecanismos Moduladores da Secreção de Saliva   245

  Células Mioepiteliais   246
  Ductos   246
    Ductos Intercalares   246
    Ductos Estriados   247
    Ductos Excretores   247
  Modificação da Saliva pelos Ductos   254
  Tecido Conjuntivo   254
  Suprimento Nervoso   255
  Suprimento Sanguíneo   255
  Resumo da Estrutura das Glândulas Salivares   255
Histologia das Glândulas Salivares Maiores   256
  Glândula Salivar Parótida   256
  Glândula Salivar Submandibular   257
  Glândula Salivar Sublingual   257
Histologia das Glândulas Salivares Menores   257
Considerações Clínicas   258
  Alterações do Envelhecimento   258
  Doenças   258
  Boca Seca (Xerostomia)   258

A cavidade oral se mantém umedecida por meio de uma filme de fluido denominado *saliva* que recobre os dentes e a mucosa. A saliva é um fluido complexo, produzido pelas glândulas salivares. Indivíduos com deficiência de secreção salivar experimentam dificuldade para comer, falar e engolir, e se tornam propensos a infecções da mucosa e cáries em excesso.

Em seres humanos, três pares de glândulas salivares maiores — parótidas, submandibulares e sublinguais — estão localizados fora da cavidade oral, com extensos sistemas de ductos através dos quais as secreções das glândulas chegam à boca. Numerosas glândulas salivares menores estão localizadas em várias partes da cavidade oral — as glândulas labiais, linguais, palatinas, bucais, glossopalatinas e retromolares — tipicamente localizadas na camada submucosa (Figura 11-1), com curtos ductos que se abrem diretamente na superfície mucosa.

A composição da saliva está resumida na Tabela 11-1. A saliva produzida por cada glândula salivar maior, porém, difere em quantidade e composição. As glândulas parótidas secretam uma saliva aquosa, rica em enzimas (tais como a amilase), proteínas (como as proteínas ricas em prolina), e glicoproteínas. A saliva produzida pelas glândulas submandibulares, além dos componentes já listados, contém substâncias altamente glicosiladas chamadas *mucinas*. As glândulas sublinguais produzem uma saliva viscosa também rica em mucinas. O fluido oral, que é referido como saliva *mista*, ou *total*, inclui as secreções das glândulas salivares maiores e das glândulas salivares menores, células epiteliais orais descamadas, microrganismos e seus produtos, restos alimentares e componentes séricos, além de células inflamatórias que ganham acesso através do sulco gengival. Além disso, a saliva total não é a simples soma de todos esses componentes, porque muitas proteínas são removidas à medida que se aderem às superfícies dos dentes e da mucosa oral, ligam-se a microrganismos, ou são degradadas.

FUNÇÕES DA SALIVA

A saliva tem muitas funções (Tabela 11-2), sendo a mais importante a proteção da cavidade oral.

Proteção

A saliva protege a cavidade oral de muitas maneiras. A natureza fluida da saliva proporciona uma ação de lavagem que remove as bactérias não aderentes e outros resíduos. Em especial, a depuração dos carboidratos da boca limita sua disponibilidade para os microrganismos da placa acidogênica. As mucinas e outras glicoproteínas promovem lubrificação, impedindo a adesão dos tecidos orais uns aos outros, permitindo o deslizamento de uns sobre os outros. As mucinas também formam uma barreira contra estímulos nocivos, toxinas microbianas e traumas menores.

Tamponamento

Os íons bicarbonato e, até certo ponto, os íons fosfato, na saliva, exercem uma ação de tamponamento que ajuda a proteger os dentes contra a desmineralização causada pelos ácidos bacterianos produzidos durante o metabolismo de carboidratos. Algumas proteínas salivares básicas também podem contribuir para a ação de tamponamento da saliva. Além disso, o metabolismo de proteínas e peptídeos salivares pelas bactérias produz ureia e amônia, os quais ajudam a aumentar o pH.

Formação da Película

Muitas das proteínas salivares ligam-se às superfícies dos dentes e da mucosa oral, formando um delgado filme sobre eles, a película salivar. Várias proteínas

236

ligam-se ao cálcio e ajudam a proteger a superfície dentária. Outras possuem sítios de ligação para bactérias orais, fornecendo a adesão inicial para os organismos que formam a placa.

Manutenção da Integridade do Dente

A saliva é supersaturada com íons cálcio e fosfato. A solubilidade desses íons é mantida por várias proteínas de ligação ao cálcio, especialmente as proteínas ácidas ricas em prolina e a estaterina. Na superfície do dente, a alta concentração de cálcio e fosfato resulta em uma maturação pós-eruptiva do esmalte, aumentando a rigidez da superfície e a resistência à desmineralização. A remineralização de lesões cariosas iniciais também pode ocorrer; esta é aumentada pela presença de íons fluoreto na saliva.

Ação Antimicrobiana

A saliva exerce uma importante influência ecológica sobre os micro-organismos que colonizam os tecidos orais. Além do efeito de barreira produzido pelas mucinas, a saliva contém um espectro de proteínas com atividade antimicrobiana, tais como lisozima, lactoferrina, peroxidase e inibidor de proteases secretado por leucócitos. Na saliva encontra-se uma série de pequenos peptídeos que exercem sua ação inserindo-se em membranas e interrompendo funções celulares ou mitocondriais. Estes incluem as α-defensinas e β-defensinas, a catelicidina-LL37 e as histatinas. Além das atividades antibacterianas e antifúngicas, várias dessas proteínas e peptídeos também exibem atividade antiviral. A principal imunoglobulina da saliva, a imunoglobulina A (IgA) de secreção, causa aglutinação de microrganismos específicos, impedindo sua aderência aos tecidos orais e formando agregados que são deglutidos. Mucinas, assim como aglutininas específicas, também agregam microrganismos.

Reparo Tecidual

Uma variedade de fatores do crescimento e outros peptídeos e proteínas biologicamente ativos estão presentes em pequenas quantidades na saliva. Sob condições experimentais, muitas dessas substâncias promovem a proliferação e a diferenciação tecidual, cicatrização de feridas e outros

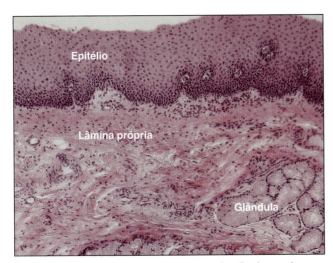

FIGURA 11-1 Glândula salivar menor mucosa, localizada na submucosa abaixo da mucosa (epitélio e lâmina própria) da cavidade oral. A saliva secretada pelas glândulas salivares menores alcança a cavidade oral por meio de curtos ductos que conectam as glândulas ao epitélio de revestimento superficial. (Cortesia de B. Kablar.)

TABELA 11-1 Composição da Saliva

Parâmetro	Características
Volume	600–1.000 mL/dia
Eletrólitos	Na^+, K^+, Cl^-, HCO_3^-, Ca^{2+}, Mg^{2+}, HPO_4^{2-}, SCN^{-*} e F^-
Proteínas e peptídeos de secreção	Amilase, proteínas ricas em prolina, mucinas, histatina, cistatina, peroxidase, lisozima, lactoferrina, defensinas e catelicidina-LL37
Imunoglobulinas	Imunoglobulina A de secreção; imunoglobulinas G e M
Pequenas moléculas orgânicas	Glicose, aminoácidos, ureia, ácido úrico e moléculas lipídicas
Outros componentes	Fator de crescimento epidérmico, proteínas de ligação ao monofosfato cíclico de adenosina (AMPc) e albumina sérica

Taxa de Fluxo (mL/min)	Total	Parótida	Submandibular
Repouso	0,2–0,4	0,04	0,1
Estimulada	2,0–5,0	1,0–2,0	0,8
pH	6,7–7,4	6,0–7,8	

*__Nota da RT:__ SCN^- é o ânion tiocianato.

TABELA 11-2 Funções da Saliva

Função	Efeito	Constituintes Ativos
Proteção	Limpeza	Água
	Lubrificação	Mucinas, glicoproteínas
	Isolamento térmico/químico	Mucinas
	Formação da película	Proteínas, glicoproteínas, mucinas
	Ligação ao tanino	Proteínas básicas ricas em prolina, histatinas
Tamponamento	Manutenção do pH	Bicarbonato, fosfato, proteínas básicas, ureia, amônia
	Neutralização de ácidos	
Integridade dentária	Maturação do esmalte, reparo	Cálcio, fosfato, fluoreto, estaterina, proteínas ácidas ricas em prolina
Atividade antimicrobiana	Barreira física	Mucinas
	Defesa imunológica	Imunoglobulina A de secreção
	Defesa não imunológica	Peroxidase, lisozima, lactoferrina, histatina, mucinas, aglutininas, inibidor de proteases secretadas por leucócitos, defensinas e catelicidina-LL 37
Reparo tecidual	Cicatrização de feridas e de epitélios	Fatores de crescimento, proteínas *trefoil*, regeneração
Digestão	Formação do bolo alimentar	Água, mucinas
	Digestão de amido e de triglicerídeos	Amilase, lipase
Paladar	Solubilização de moléculas	Água e lipocalinas
	Manutenção dos corpúsculos gustativos	Fator de crescimento epidérmico e anidrase carbônica VI

efeitos benéficos. Entretanto, no momento, o papel da maioria dessas substâncias na proteção da cavidade oral é desconhecido.

Digestão

A saliva também contribui para a digestão dos alimentos. A solubilização de substâncias alimentares e as ações de enzimas, como amilase e lipase, iniciam o processo de digestão. As propriedades umidificantes e lubrificantes da saliva também permitem a formação e a deglutição de um bolo alimentar.

Paladar

A saliva atua no paladar ou gustação através da solubilização das substâncias alimentares, de modo que elas possam ser percebidas pelos receptores do paladar localizados nos corpúsculos gustativos. A saliva produzida pelas glândulas salivares menores nas imediações das papilas circunvaladas contém proteínas as quais acredita-se que se liguem a substâncias gustantes e as apresentam aos receptores gustativos. Além disso, a saliva contém proteínas que têm um efeito trófico sobre receptores gustativos.

ANATOMIA

A maior entre as grandes glândulas salivares é a parótida. A porção superficial da glândula parótida localiza-se em posição subcutânea, à frente da orelha externa, e sua porção mais profunda situa-se atrás do ramo da mandíbula. A glândula salivar parótida está intimamente associada a ramos periféricos do nervo facial (VII nervo craniano; Figura 11-2, A). O ducto principal da glândula parótida (ducto de Stensen) segue para frente, através do músculo masseter, volta-se para dentro na margem anterior do masseter e abre-se na cavidade oral em uma papila oposta ao segundo molar maxilar. Uma pequena quantidade de parênquima parotídeo ocasionalmente forma uma glândula acessória associada ao ducto de Stensen, imediatamente anterior à porção superficial. A glândula salivar parótida recebe seu suprimento sanguíneo a partir de ramos da artéria carótida externa quando estes atravessam a glândula. O suprimento nervoso parassimpático para a glândula salivar parótida provém principalmente do nervo glossofaríngeo (IX nervo craniano). As fibras pré-ganglionares fazem sinapses no gânglio ótico; as fibras pós-ganglionares alcançam a glândula através do nervo auriculotemporal. A inervação simpática de todas as glândulas salivares é provida pelas fibras pós-ganglionares derivadas do gânglio cervical superior, que seguem com o suprimento sanguíneo.

A glândula salivar submandibular está situada na porção posterior do assoalho da boca, adjacente à face medial da mandíbula, e envolve a margem posterior do músculo milo-hióideo (veja Figura 11-2, B). O ducto excretor da glândula salivar submandibular (ducto de Wharton) segue para frente, acima do músculo milo-hióideo, e abre-se na boca, sob a língua, na carúncula sublingual, lateralmente ao frênulo da língua. A glândula salivar submandibular recebe seu suprimento sanguíneo derivado das artérias facial e lingual. O suprimento nervoso parassimpático é proveniente principalmente do nervo facial (VII nervo craniano), que alcança a glândula através do nervo lingual e do gânglio submandibular.

A glândula salivar sublingual é a menor das glândulas salivares maiores. A glândula está localizada na parte anterior do assoalho da boca, entre a mucosa e o músculo milo-hióideo (veja Figura 11-2, B). As secreções da glândula salivar sublingual entram na cavidade oral através de uma série de pequenos ductos (ductos de Rivinus) que se abrem ao longo da prega sublingual, e frequentemente através de um ducto maior (ducto de Bartholin) que se abre com o ducto submandibular na carúncula sublingual. A glândula salivar sublingual recebe seu suprimento sanguíneo das artérias sublingual e submental. O nervo facial (VII nervo craniano) fornece a inervação parassimpática à glândula salivar sublingual, também através do nervo lingual e do gânglio submandibular.

As glândulas salivares menores, cujo número é estimado entre 600 e 1.000, consistem em pequenos agregados distintos de unidades secretoras presentes na submucosa na maior parte da cavidade oral. Os únicos locais onde elas não são encontradas são na gengiva e na porção anterior do palato duro. Elas são predominantemente glândulas tubulosas mucosas, com exceção das glândulas acinosas serosas linguais (glândulas de von Ebner) que estão localizadas na língua e se abrem nos sulcos que circundam as

papilas circunvaladas no dorso da língua e por entre as papilas foliadas, situadas nas regiões laterais da língua.

DESENVOLVIMENTO

De modo similar aos dentes, as glândulas salivares individuais surgem como uma proliferação das células epiteliais orais, formando um espessamento focal que cresce para dentro do ectomesênquima subjacente. O crescimento contínuo resulta na formação de um pequeno brotamento conectado à superfície por meio de um cordão alongado de células epiteliais, com células mesenquimais se condensando ao redor do brotamento (Figura 11-3). Desenvolvem-se fendas no brotamento, formando dois ou mais novos brotamentos; a continuação desse processo, denominado *morfogênese em ramificação*, produz sucessivas gerações de brotamentos e uma ramificação hierárquica da glândula.

Estudos de processos análogos em animais experimentais e estudos sobre o desenvolvimento de glândulas salivares *in vitro* revelaram que o processo de morfogênese em ramificação requer interações entre o epitélio e o mesênquima. Vários fatores que controlam a localização dos pontos de ramificação, bem como a estrutura geral da glândula, foram identificados. Moléculas de sinalização, incluindo membros da família de proteínas do fator de crescimento de fibroblastos, sonic hedgehog, fator de crescimento transformante β, e seus receptores, desempenham um importante papel no desenvolvimento das ramificações. Acredita-se que a interação diferencial entre filamentos contráteis de actina nas extremidades basal e apical das células epiteliais forneça o mecanismo físico que cause a formação de fendas, com a deposição dos componentes da matriz extracelular em meio às fendas aparentemente servindo para a sua estabilização. Finalmente, o mesênquima específico associado às glândulas salivares tem se mostrado como responsável por proporcionar o ambiente adequado para o desenvolvimento da glândula.

O desenvolvimento de um lúmen dentro do epitélio ramificado geralmente ocorre nessa ordem: (1) na extremidade distal do cordão principal e em seus ramos; (2) na extremidade proximal do cordão principal; e (3) na porção central do cordão principal (Figura 11-4). Os lúmens formam-se dentro dos cordões, convertendo-os em ductos, antes de se desenvolverem dentro dos brotamentos terminais. Alguns estudos sugerem que a formação dos lúmens possa envolver a apoptose das células centralmente localizadas nos cordões celulares, porém pesquisas adicionais são necessárias para estabelecer definitivamente um papel para a morte celular nesse processo.

Após o desenvolvimento de lúmen nos brotamentos terminais, o epitélio consistirá em duas camadas de células. As células da camada interna se diferenciam definitivamente em células secretoras da glândula madura, mucosas ou serosas, dependendo da glândula específica. Algumas células da camada externa formam as células mioepiteliais contráteis que estão presentes ao redor das unidades secretoras terminais e dos ductos intercalares. À medida que os componentes parenquimatosos epiteliais aumentam de tamanho e número, o mesênquima associado (tecido conjuntivo) tem sua quantidade reduzida, embora uma delgada camada de tecido conjuntivo permaneça, circundando cada unidade secretora terminal e cada ducto da glândula adulta. Divisões mais espessas do tecido conjuntivo (septos), em continuidade com a cápsula, e em cujo interior seguem os nervos e vasos sanguíneos que suprem a glândula, sustentam os ductos excretores e dividem a glândula em lobos e lóbulos (Figura 11-5).

As glândulas salivares parótidas começam a se desenvolver por volta de 4 a 6 semanas de vida embrionária, as glândulas salivares submandibulares por volta de 6 semanas, e as glândulas salivares sublinguais e menores em torno de 8 a 12 semanas. As células das unidades secretoras terminais e dos ductos atingem a maturidade durante os dois últimos meses de gestação. As glândulas continuam a crescer no período pós-natal — durante o qual a proporção de volume de parênquima composto por porções secretoras aumenta, enquanto as proporções de parênquima ductal, tecido conjuntivo, e elementos vasculares diminuem — até os 2 anos de idade.

ESTRUTURA

Conforme descrito na seção anterior, uma glândula salivar consiste em uma série de ductos ramificados, que terminam em unidades (ou porções) secretoras terminais de formato esférico (ácinos) ou cilíndrico (túbulos)

CAPÍTULO 11   Glândulas Salivares   239

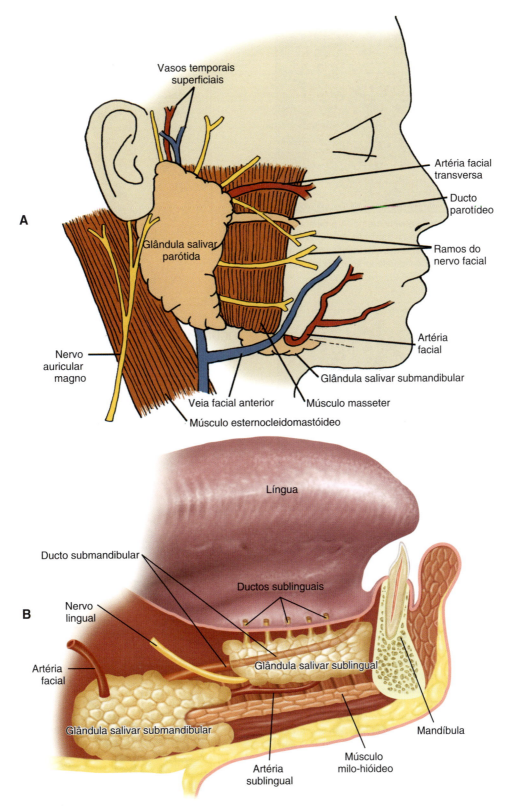

FIGURA 11-2 Anatomia das glândulas salivares maiores. **A,** Glândula salivar parótida. **B,** Glândulas salivares submandibulares e sublinguais. As glândulas salivares maiores geralmente ocorrem aos pares e possuem longos ductos que conduzem sua saliva para a cavidade oral. (Modificado a partir de Hollinshead WH: *Anatomy for surgeons, vol 1, The head and neck*, New York, 1958, Hoeber.)

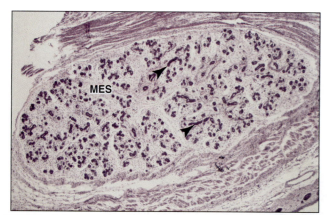

FIGURA 11-3 Glândula salivar em desenvolvimento. A proliferação do epitélio no mesênquima subjacente resulta na formação de longos cordões epiteliais (*cabeças de seta*) que sofrem repetidas ramificações dicotômicas. O mesênquima (*MES*) se apresenta condensado ao redor do epitélio glandular em desenvolvimento.

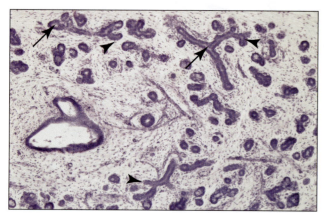

FIGURA 11-4 Glândula salivar em desenvolvimento. A formação do lúmen (*setas*) se iniciou nos ductos. A ramificação das extremidades distais dos cordões epiteliais está evidente (*cabeças de seta*).

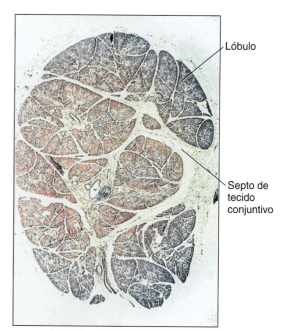

FIGURA 11-5 Glândula salivar mostrando sua organização lobular.

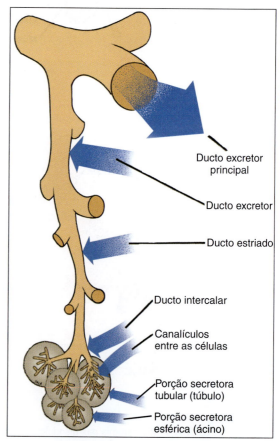

FIGURA 11-6 Sistema ductal de uma glândula salivar. O ducto excretor principal abre-se na cavidade oral. Ductos excretores estão localizados no tecido conjuntivo interlobular, e os ductos estriados são os principais componentes ductais intralobulares. Os ductos intercalares variam de comprimento e conectam as unidades (ou porções) secretoras terminais aos ductos estriados. Canalículos intercelulares são extensões do lúmen da porção secretora entre células secretoras adjacentes que servem para aumentar a área de superfície luminal disponível para secreção.

(Figura 11-6). Pode-se fazer uma analogia com um cacho de uvas, em que os talos representam os ductos e as uvas correspondem às porções secretoras terminais. O ducto excretor principal, que desemboca na cavidade oral, divide-se progressivamente em ductos excretores interlobares e intralobulares menores que entram em lobos e lóbulos da glândula. O componente ductal intralobular predominante é o ducto estriado, o qual desempenha um papel essencial na modificação da saliva primária produzida pelas unidades secretoras terminais. A conexão dos ductos estriados às porções secretoras terminais é feita pelos ductos intercalares, que se ramificam uma ou duas vezes antes de se unir às unidades secretoras terminais individuais. O lúmen de cada unidade secretora terminal está em continuidade com o ducto intercalar. Nas unidades secretoras de algumas glândulas, são encontradas pequenas extensões de seus lumens, os canalículos intercelulares, entre células secretoras adjacentes (Figura 11-7). Esses canalículos intercelulares podem se estender quase até à base das células secretoras e servem para aumentar o tamanho da superfície de secreção (luminal) das células.

Células Secretoras

Os dois principais tipos de células secretoras presentes nas glândulas salivares são as células serosas e as células mucosas. As células serosas e mucosas diferem em estrutura e nos tipos de componentes macromoleculares que produzem e secretam. Em geral, células serosas produzem as proteínas e glicoproteínas [proteínas adicionadas de maiores quantidades de resíduos de carboidratos (ou seja, que sofreram um grau maior de glicosilação)], muitas das quais possuem atividades enzimáticas, antimicrobianas, e de ligação ao cálcio bem definidas, além de outras. Tipicamente, glicoproteínas

CAPÍTULO 11   Glândulas Salivares

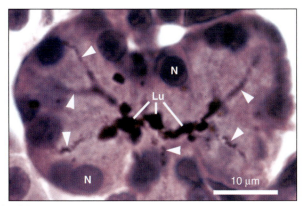

FIGURA 11-7 Lúmen e canalículos intercelulares em um ácino seroso. O lúmen (*Lu*) e os canalículos intercelulares foram preenchidos com tinta da índia. As *cabeças de seta* indicam canalículos intercelulares estendendo-se entre células adjacentes. *N*, Núcleos de células serosas. (A partir de Hand AR. *Salivary Gland*. In Provenza DV, Seibel W, editors: *Oral histology: inheritance and development*, ed 2, Philadelphia, 1986, Lea and Febiger.)

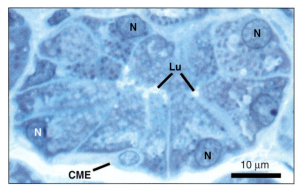

FIGURA 11-8 Fotomicrografia de um ácino seroso da glândula salivar submandibular humana corada com azul de toluidina. O citoplasma apical das células serosas contém grânulos de secreção de densidade variável. *Lu*, Lúmen; *CME*, célula mioepitelial; *N*, núcleo.

da secreção serosas possuem cadeias laterais de oligossacarídeos N-ligados (ou seja, ligados a grupamentos β-amida do aminoácido asparagina das cadeias polipeptídicas). Os principais produtos de células mucosas são mucinas, as quais possuem um eixo proteico (apomucina), que é organizado em domínios específicos, adicionado, em grande parte, por resíduos de carboidratos. Consequentemente, mucinas também são glicoproteínas, mas diferem da maioria das glicoproteínas de secreções serosas na estrutura do eixo proteico, na natureza da glicosilação (dotadas predominantemente de radicais glicídicos O-ligados, ou seja, carboidratos ligados a grupamentos hidroxila de resíduos dos aminoácidos serina ou treonina), no grau de glicosilação e em sua função. As mucinas atuam principalmente na lubrificação e na formação de uma barreira nas superfícies, além de prender e agregar microrganismos. Células mucosas secretam outros poucos, se algum, componentes macromoleculares.

Nos últimos anos, a distinção entre células serosas e células mucosas se tornou um tanto quanto pouco distinta. Células serosas de algumas glândulas salivares são conhecidas por produzir certos tipos de mucinas, e acredita-se que algumas células mucosas produzam certas proteínas menos glicosiladas. Além disso, avanços nos procedimentos na preservação de tecidos demonstraram que a estrutura das células mucosas e serosas é realmente similar, e que a típica morfologia de grânulos de secreção mucosa tumefeitos, fundidos uns aos outros, e aparentemente vazios é, provavelmente, o resultado de alterações decorrentes de artefatos ocorridas durante a fixação química.

Células Serosas

As unidades ou porções secretoras terminais compostas por células serosas são tipicamente esféricas, e consistem em 8 a 12 células em torno de um lúmen central (Figura 11-8). As células são piramidais, com uma ampla base adjacente ao estroma de tecido conjuntivo e um estreito ápice voltado para o lúmen da porção secretora. O lúmen geralmente possui extensões digitiformes, denominadas de *canalículos intercelulares*, localizadas entre células adjacentes, as quais aumentam o tamanho da superfície luminal das células. Os núcleos esféricos possuem uma localização no citoplasma basal, e ocasionalmente são vistas células binucleadas. No citoplasma apical encontram-se numerosos grânulos de secreção, nos quais os componentes macromoleculares da saliva são armazenados (Figuras 11-9 e 11-10). Os grânulos podem ter aparência variável, apresentando-se desde homogeneamente elétron-densos até com uma combinação de regiões elétron-densas e elétron-lucentes, organizadas em padrões complexos. O citoplasma basal contém numerosas cisternas de retículo endoplasmático granular, as quais convergem em um grande aparelho de Golgi localizado em posição imediatamente apical ou lateral ao núcleo (Figura 11-11). Grânulos de secreção em formação, de tamanhos e densidade variáveis, estão presentes na face *trans* do aparelho de Golgi. A densidade desses grânulos aumenta à medida que seu conteúdo se condensa, acabando por determinar os grânulos de secreção maduros. As células serosas também contêm todas as organelas típicas encontradas em outras células, incluindo os componentes do citoesqueleto, mitocôndrias, lisossomas e peroxissomas.

As membranas plasmáticas das células serosas exibem várias especializações. A superfície luminal, incluindo os canalículos intercelulares, é dotada com alguns pequenos microvilos. As superfícies laterais apresentam ocasionais pregas que se interdigitam com projeções similares das células adjacentes. A superfície basal se projeta em pregas regulares que se estendem lateralmente além das margens da célula para se interdigitar com pregas de células adjacentes. O pregueamento das membranas plasmáticas aumenta muito a área de superfície celular. As células serosas, assim como as células mucosas, também se unem entre si por meio de uma variedade de junções intercelulares (veja Capítulo 4). Uma junção de oclusão (*tight junction* ou zônula de oclusão), um cinturão de adesão (zônula de adesão) e um desmossoma (mácula de adesão) formam um complexo juncional que separa a superfície luminal das superfícies basolaterais da célula. As junções de oclusão ajudam a manter os domínios de superfície celular e regulam a passagem de substâncias do lúmen para os espaços intercelulares e vice-versa. As junções de oclusão exibem uma permeabilidade seletiva, permitindo a passagem de certos íons e água. Sua permeabilidade pode ser alterada por neurotransmissores específicos para permitir a passagem de moléculas maiores (de até vários milhares de dáltons de tamanho). Os cinturões de adesão e os desmossomas — estes últimos encontrados em toda parte ao longo das superfícies celulares laterais — servem para manter unidas as células adjacentes. As células secretoras também estão fixadas à lâmina basal por hemidesmossomas. Por meio de interações com proteínas citoplasmáticas e elementos do citoesqueleto, essas junções do tipo célula-célula e do tipo célula-matriz também atuam em eventos de sinalização que fornecem informações às células sobre o seu ambiente imediato. As junções comunicantes (*gap junctions*) que unem os citoplasmas de células adjacentes também são encontradas ao longo das superfícies celulares laterais. Essas junções permitem a passagem de pequenas moléculas entre as células, tais como íons, metabólitos, e monofosfato cíclico de adenosina (AMP cíclico, ou AMPc). Elas provavelmente servem para coordenar a atividade de todas as células em uma porção secretora, criando uma unidade funcional.

Células Mucosas

As unidades secretoras que são compostas por células mucosas têm tipicamente uma configuração tubular; quando em corte transversal, esses túbulos aparecem como estruturas arredondadas, com células mucosas que circundam um lúmen central de tamanho maior do que o das unidades secretoras serosas (Figura 11-12). As unidades secretoras mucosas nas glândulas salivares maiores e algumas glândulas salivares menores possuem células serosas associadas a eles, que se organizam em uma estrutura em formato de crescente ou meia-lua que recobre as células mucosas na extremidade do túbulo mucoso (Figura 11-13). Essas células serosas dispostas em meia-lua são, em todos os sentidos, similares às células serosas das unidades secretoras

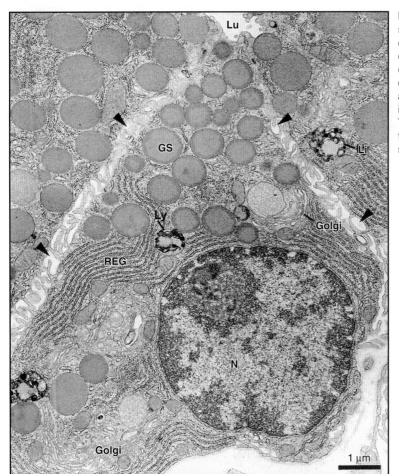

FIGURA 11-9 Eletromicrografia de transmissão de um ácino seroso da glândula salivar parótida de um rato. O núcleo *(N)* e o retículo endoplasmático granular *(REG)* estão localizados no citoplasma basal, e numerosos grânulos de secreção *(GS)* elétron-densos estão presentes no citoplasma apical. Porções do aparelho de Golgi *(Golgi)* estão localizadas no citoplasma apical e lateralmente ao núcleo. *Cabeças de seta,* Espaços intercelulares; *Lu,* lúmen; *Li,* lisossomas. (A partir de Hand AR: The effects of acute starvation on parotid acinar cells. Ultrastructural and cytochemical observations on ad libitum-fed and starved rats. *Am J Anat* 135:71-92, 1972.)

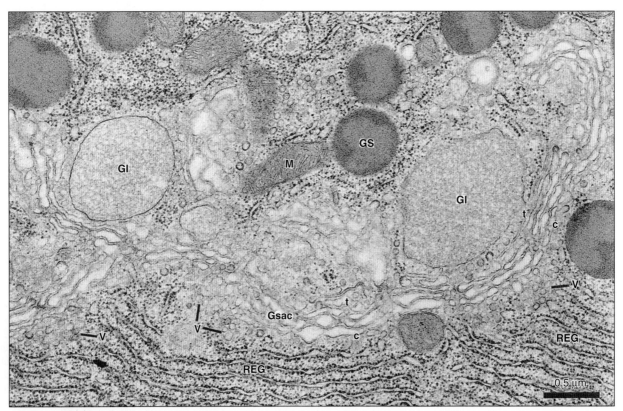

FIGURA 11-10 Eletromicrografia de transmissão do aparelho de Golgi de uma célula serosa da glândula salivar parótida de um rato. O aparelho de Golgi consiste em várias pilhas interconectadas de sáculos membranosos *(GSac)*. Pequenas vesículas *(V)* estão localizadas entre o retículo endoplasmático granular *(REG)* e a face *cis* (c) do aparelho de Golgi, e grânulos imaturos *(GI)* de tamanho e densidade variáveis estão presentes na face *trans (t). M,* Mitocôndria; *GS,* grânulos de secreção maduros. (A partir de Hand AR. Salivary gland. In Bhaskar SN, editor: *Orban's oral histology and embryology,* ed 11, St Louis, 1991, Mosby.)

CAPÍTULO 11 Glândulas Salivares 243

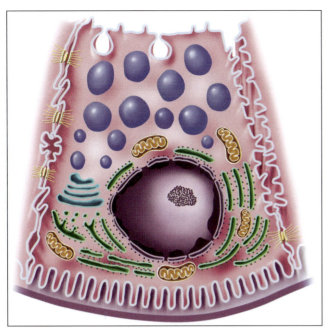

FIGURA 11-11 Célula serosa. Canalículos intercelulares são vistos em cortes longitudinal *(à direita)* e transversal *(à esquerda)*.

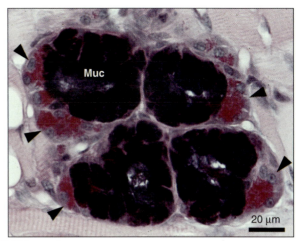

FIGURA 11-13 Porções secretoras terminais mucosas com semiluas serosas *(cabeças de seta)* em uma glândula salivar menor corada com ácido periódico-reativo de Schiff (PAS), Alcian blue, e hematoxilina. O produto de secreção da natureza mucosa (*Muc, púrpura escura*) cora-se fortemente com a técnica do PAS e Alcian blue, enquanto os grânulos contendo as glicoproteínas nas células das semiluas serosas coram-se apenas com o PAS. *(magenta).* (A partir de Hand AR. Salivary glands. In Provenza DV, Seibel W, editors: *Oral histology: inheritance and development*, ed 2, Philadelphia, 1986, Lea and Febiger.)

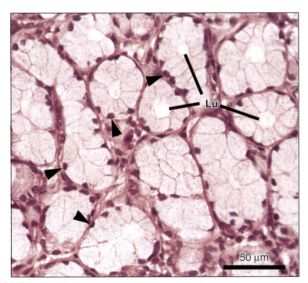

FIGURA 11-12 Células mucosas em porções secretoras terminais tubulosas (túbulos mucosos), coradas com hematoxilina e eosina. Grânulos de secreção mucosos pouco corados preenchem o citoplasma, e os núcleos *(cabeças de seta)* são achatados e comprimidos contra as superfícies basais das células. Os lúmens *(Lu)* são grandes, se comparados aos dos ácinos serosos.

presentes na mesma glândula. Suas secreções alcançam o lúmen da unidade secretora através dos canalículos intercelulares que se estendem por entre as células mucosas na extremidade do túbulo mucoso.

A característica mais proeminente das células mucosas é o acúmulo de grandes quantidades do produto de secreção (muco) em grandes grânulos de secreção que ocupam grande parte do citoplasma apical, os quais comprimem o núcleo e o retículo endoplasmático contra a membrana plasmática do domínio basal da célula. O produto de secreção aparece não corado em preparações histológicas de rotina, dando uma aparência vacuolizada ao citoplasma supranuclear. Entretanto, quando são usados corantes especiais que revelam resíduos de carboidratos ou grupamentos ácidos, tais como a coloração com ácido periódico-reativo de Schiff (PAS) ou Alcian blue, o produto de secreção se cora intensamente (veja Figura 11-13). À microscopia eletrônica, os grânulos de secreção mucosa aparecem intumescidos, suas membranas se apresentam rompidas e, frequentemente, se fundem uns aos outros. Seu conteúdo aparece elétron-lucente, mas pode incluir algum material finamente filamentoso ou floculento (Figura 11-14). Conforme notado anteriormente, a aparência típica dos grânulos de secreção das células mucosas provavelmente é causada por artefatos induzidos durante a fixação química; quando amostras de tecido são congeladas rapidamente (por alguns milissegundos) e subsequentemente preparadas para microscopia eletrônica, os grânulos de secreção das células mucosas são pequenos, densos, possuem membranas intactas, e não se fundem.

As células mucosas possuem um grande aparelho de Golgi, localizado em posição principalmente basal ao conjunto de grânulos de secreção. Pequenos grânulos se formam na face *trans* do aparelho de Golgi, aumentam de tamanho, e se unem ao resto dos grânulos armazenados no citoplasma apical. O retículo endoplasmático e a maioria das outras organelas estão limitados principalmente ao citoplasma basal da célula (Figura 11-15; veja também Figura 11-14). Assim como as células serosas, as células mucosas são unidas por várias junções intercelulares. Ao contrário das células serosas, entretanto, as células mucosas não possuem canalículos intercelulares, com exceção daquelas associadas a semiluas serosas.

Formação e Secreção da Saliva

A formação da saliva ocorre em dois estágios. No primeiro estágio, as células das porções secretoras e dos ductos intercalares produzem a saliva primária, que é um fluido isotônico contendo a maioria dos componentes orgânicos e toda a água que é secretada pelas glândulas salivares. No segundo estágio, a saliva primária é modificada à medida que ela atravessa os ductos estriados e excretores, principalmente por reabsorção e secreção de eletrólitos. A saliva final que alcança a cavidade oral é hipotônica.

Componentes Macromoleculares

Assim como outras células que são especializadas em síntese e na secreção regulada de proteínas e glicoproteínas, as células das porções secretoras terminais possuem um abundante retículo endoplasmático granular e um grande aparelho de Golgi, e armazenam seus produtos em grânulos de

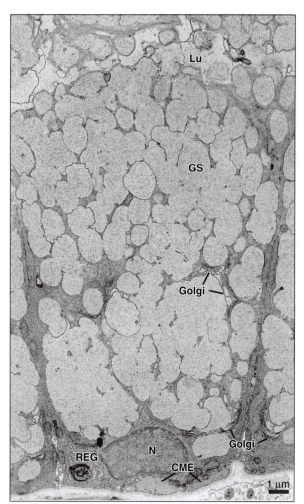

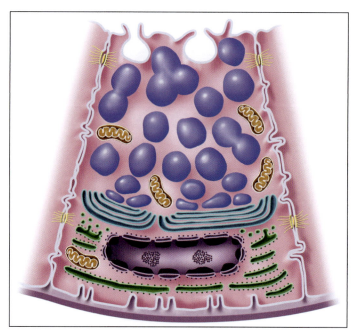

FIGURA 11-15 Célula mucosa.

FIGURA 11-14 Eletromicrografia de transmissão de uma célula mucosa da glândula salivar sublingual de camundongo. O núcleo (N) e o retículo endoplasmático granular (REG) estão localizados no citoplasma basal. O citoplasma supranuclear é preenchido com grânulos de secreção mucosos (GS), de aspecto elétron-lucente e dotados de um delicado conteúdo fibrilar. Muitos grânulos apresentam membranas rompidas e se encontram fundidos a grânulos adjacentes. O aparelho de Golgi (Golgi) é grande, e porções dele encontram-se localizadas no citoplasma basal e centralmente na célula. Dois prolongamentos de células mioepiteliais (CME) estão associados à superfície basal da célula mucosa. Lu, Lúmen.

secreção revestido por membrana no citoplasma apical. As proteínas de secreção são sintetizadas pelos ribossomos aderidos às cisternas do retículo endoplasmático granular e translocadas para o seu lúmen. As proteínas associam-se a outras moléculas (chaperonas), que asseguram o seu adequado dobramento, e modificações pós-traducionais, tais como a formação de pontes dissulfeto e as glicosilações N-ligada e O-ligada, se iniciam. As proteínas são transferidas para o aparelho de Golgi, onde elas ainda sofrem modificações subsequentes, seguido de condensação e acondicionamento nos grânulos de secreção (Figura 11-16).

Os grânulos de secreção são armazenados no citoplasma apical até que a célula receba um estímulo apropriado para a secreção. As membranas dos grânulos se fundem com a membrana plasmática na superfície apical (luminal), e os conteúdos são liberados no lúmen pelo processo de exocitose (Figura 11-17). Nas glândulas salivares, a norepinefrina, o neurotransmissor da divisão simpática do sistema nervoso autônomo, geralmente é um estímulo efetivo para a exocitose. A norepinefrina liga-se a receptores ß-adrenérgicos na superfície celular. A ativação do receptor, através de proteínas G (proteínas de ligação ao trifosfato de guanosina, GTP), estimula a adenilil-ciclase a produzir o AMP cíclico (AMPc). Níveis aumentados de AMPc ativam a proteína quinase A, a qual fosforila outras proteínas em uma cascata que finalmente leva à exocitose do conteúdo dos grânulos (Figura 11-18). A fusão da membrana dos grânulos com a membrana plasmática apical é mediada pela formação de um complexo de proteínas que envolve proteínas da membrana dos grânulos, proteínas da membrana plasmática, e proteínas no citoplasma. Após a liberação do conteúdo do grânulo, a membrana dos grânulos é internalizada pela célula como pequenas vesículas, as quais podem ser recicladas ou degradadas.

Fluido e Eletrólitos

A liberação de água pelas células das unidades secretoras terminais é regulada principalmente pela inervação parassimpática. A ligação de acetilcolina aos receptores colinérgicos muscarínicos ativa a fosfolipase C, resultando na formação de inositol-trifosfato e a subsequente liberação de Ca^{2+} dos depósitos intracelulares. O aumento da concentração citossólica de Ca^{2+} abre canais de Cl^- na membrana plasmática apical e canais de K^+ na membrana basolateral. O efluxo apical de Cl^- direciona o Na^+ extracelular para o lúmen, provavelmente através das junções de oclusão, para equilibrar o gradiente eletroquímico. O gradiente osmótico resultante de aumento da concentração luminal de Na^+ e Cl^- resulta no movimento de água para dentro do lúmen, provavelmente através das células via canais de água (aquaporinas) na membrana plasmática apical e possivelmente através de junções de oclusão (veja Figura 11-18). Um cotransportador $Na^+/K^+/2Cl^-$ e a Na^+/K^+-ATPase na membrana basolateral serve para manter o equilíbrio intracelular iônico e osmótico durante a secreção ativa. Deste modo, a transferência de fluido pelas células das glândulas salivares é impulsionada pelo transporte ativo de eletrólitos.

Outros receptores também são capazes de estimular a transferência de fluido. A norepinefrina, que atua via receptores α-adrenérgicos, e a substância P ativam a via do Ca^{2+}-inositol-trifosfato, descrita anteriormente. As células também podem transferir fluido usando outros mecanismos de transporte de eletrólitos. Acredita-se que o canal de Cl^- da membrana plasmática apical também transporte HCO_3^- para dentro do lúmen. Em altas taxas de fluxo, as concentrações de HCO_3^- aumentam significativamente na saliva. Um trocador Na^+/H^+ na membrana basolateral serve para restaurar o pH intracelular após a acidificação que ocorre como resultado da secreção de HCO_3^-.

FIGURA 11-16 Imunomarcação com ouro coloidal de proteínas de secreção em células da glândula salivar. **A,** Proteína de secreção da parótida em uma célula serosa da glândula parótida de um rato. O corte foi incubado com um anticorpo contra a proteína de secreção da parótida e, em seguida, com partículas de ouro acopladas à proteína estafilocócica A para localizar o anticorpo ligado. Partículas de ouro estão presentes sobre os grânulos de secreção *(GS)* e o aparelho de Golgi *(Golgi)*, indicando a presença da proteína de secreção da parótida nessas organelas. **B,** Proteína de secreção B da glândula submandibular *(SMGB)* em uma célula de uma semilua serosa da glândula salivar sublingual de rato. O corte foi incubado com um anticorpo contra a proteína de secreção, a proteína SMGB, e em seguida foi tratado como em **A**. Partículas de ouro estão presentes sobre os sáculos de Golgi *(GSac)* e grânulos de secreção imaturos *(GI)* e maduros *(GS)*. *N,* Núcleo.

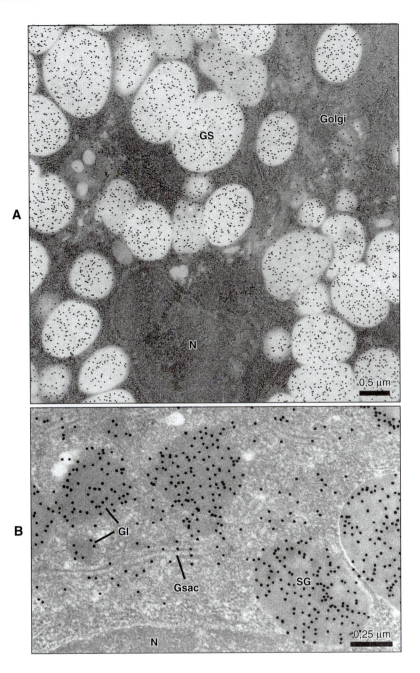

Outros Mecanismos Moduladores da Secreção de Saliva

A secreção de proteínas e a transferência de fluido e eletrólitos pelas células das unidades secretoras terminais pode ser afetada por outras moléculas de sinalização. A norepinefrina, atuando através de receptores α-adrenérgicos, e a substância P, que se liga a receptores específicos da superfície celular, ativam a via do Ca^{2+}/inositol-trifosfato descrita anteriormente para a estimulação colinérgica muscarínica, resultando na transferência de fluido e de eletrólitos. Pequenas quantidades de proteínas são secretadas em resposta a certos hormônios gastrointestinais (por ex., gastrina e colecistoquinina) e outros peptídeos liberados por terminais nervosos autônomos, como o polipeptídeo intestinal vasoativo e o neuropeptídeo Y. A substância P, o polipeptídeo intestinal vasoativo, o neuropeptídeo Y, e o peptídeo relacionado ao gene da calcitonina também exercem efeitos sobre a vascularização glandular para regular o fluxo sanguíneo. O óxido nítrico, produzido por fibras nervosas parassimpáticas, células endoteliais vasculares, e células secretoras glandulares, estimula a produção de monofosfato cíclico de guanosina (GMP cíclico, ou GMPc) e a liberação de Ca^{2+} dos sítios de armazenagem intracelular nas células secretoras. Esses mecanismos mais provavelmente atuam em consonância com as vias de sinalização β-adrenérgicas e colinérgicas muscarínicas para aumentar ou modular a secreção de saliva.

O trifosfato de adenosina (ATP) extracelular, o qual ativa os receptores purinérgicos P2X e P2Y nas células secretoras e ductais, eleva os níveis intracelulares de Ca^{2+}. Os receptores P2X são canais não seletivos de cátions que permitem que o Ca^{2+} extracelular entre na célula. Os receptores P2Y causam a liberação de Ca^{2+} dos sítios de armazenamento intracelular via estimulação da fosfolipase C e da formação do inositol-trifosfato. Os receptores purinérgicos podem servir para modular a secreção de saliva induzida por outras vias de sinalização; entretanto, foram realizados apenas estudos *in vitro* sobre a função dos receptores, e a fonte *in vivo* de trifosfato de adenosina extracelular é desconhecida. Desse modo, o significado fisiológico da ativação de receptores purinérgicos nas glândulas salivares permanece indefinido.

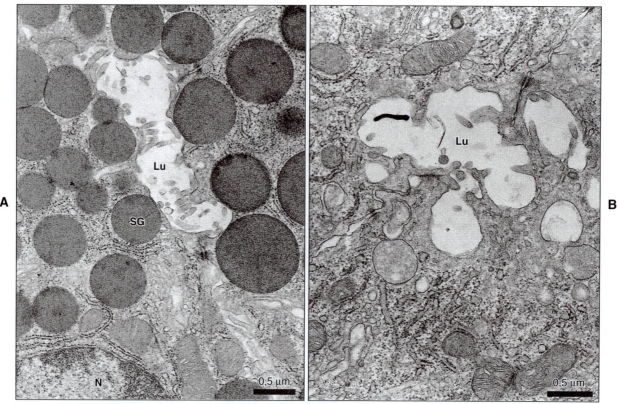

FIGURA 11-17 Eletromicrografias de transmissão de células serosas de glândula salivar parótida de rato demonstrando a exocitose do conteúdo de grânulos de secreção. **A,** O citoplasma apical de células em repouso (não estimuladas) está preenchido com grânulos de secreção *(GS)*. **B,** Após a administração de isoproterenol, uma droga β-adrenérgica, as células se apresentam desprovidas de grânulos de secreção, e o lúmen (*Lu*) está aumentado devido à fusão das membranas dos grânulos durante a exocitose. *N,* Núcleo. (A partir de Hand AR. Salivary glands. In Provenza DV, Seibel W, editors: *Oral histology: Inheritance and development*, ed 2, Philadelphia, 1986, Lea and Febiger.)

Células Mioepiteliais

As células mioepiteliais são células contráteis associadas às porções secretoras terminais e aos ductos intercalares das glândulas salivares maiores (Figura 11-19). Essas células se localizam entre a lâmina basal e as células secretoras ou ductais, e estão unidas às células por desmossomas. As células mioepiteliais apresentam muitas similaridades com as células musculares lisas, mas são de natureza e derivação epitelial. As células mioepiteliais apresentam-se ao redor das porções secretoras terminais e têm formato estrelado; numerosos prolongamentos ramificados estendem-se do corpo celular para circundar e envolver a porção secretora (Figura 11-20). Os prolongamentos são preenchidos com filamentos de actina e moléculas solúveis de miosina (Figuras 11-21 e 11-22). A membrana plasmática possui numerosas cavéolas, que presumivelmente atuam na deflagração da contração. A maioria das outras organelas celulares localiza-se no citoplasma perinuclear. As células mioepiteliais associadas aos ductos intercalares têm um formato mais fusiforme, com poucos prolongamentos, e tendem a se orientar longitudinalmente ao ducto.

Acredita-se que a contração das células mioepiteliais proporcione um suporte para as porções secretoras durante a secreção ativa da saliva. As células também podem ajudar a expelir a saliva primária a partir da unidade secretora terminal para dentro do sistema de ductos. A contração das células mioepiteliais dos ductos intercalares pode encurtar e alongar os ductos, ajudando a manter sua patência. Estudos recentes sugerem que as células mioepiteliais possuem funções adicionais que podem ser mais importantes do que sua capacidade de se contrair. Elas fornecem sinais às células secretoras de ácinos e túbulos, os quais são necessários para a manutenção da polaridade celular e da organização estrutural das unidades secretoras terminais. As evidências também sugerem que células mioepiteliais produzam uma série de proteínas com atividade de supressão tumoral, como os inibidores de proteinases (por ex., inibidor tecidual das metaloproteinases) e fatores antiangiogênicos, e que essas células possam proporcionar uma barreira contra neoplasias epiteliais invasivas.

Ductos

O sistema ductal das glândulas salivares maiores é uma rede variada de canais que aumentam progressivamente de diâmetro, iniciando-se nas porções secretoras terminais e estendendo-se até a cavidade oral (veja Figura 11-6). As três classes de ductos incluem os ductos intercalares, estriados e excretores, e cada um com estruturas e funções diferentes. O sistema ductal é mais do que um simples conjunto de condutos para a passagem de saliva; eles participam ativamente da produção e da modificação da saliva.

Ductos Intercalares

A saliva primária produzida pelas porções secretoras terminais passa primeiramente através dos ductos intercalares (Figura 11-23). As primeiras células do ducto intercalar encontram-se diretamente adjacentes às células da unidade secretora terminal, e o lúmen da unidade secretora é contínuo com o lúmen do ducto intercalar. Os ductos intercalares são revestidos por um epitélio simples cuboide, e os corpos das células mioepiteliais e seus prolongamentos tipicamente se localizam ao longo da superfície basal do ducto. O diâmetro total dos ductos intercalares e seus lumens são menores do que o das unidades secretoras, e seus lumens são maiores do que os das unidades secretoras. Vários ductos que drenam porções secretoras individuais

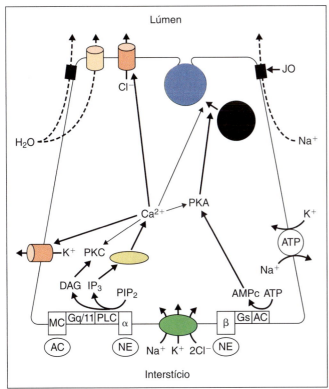

FIGURA 11-18 Mecanismos de secreção salivar. A secreção de proteínas ocorre por exocitose, ou seja, a fusão dos grânulos de secreção com a membrana plasmática apical para a liberação de seus conteúdos no lúmen da unidade secretora. A ligação da norepinefrina (*NE*) — o neurotransmissor da divisão simpática do sistema nervoso autônomo — aos receptores β-adrenérgicos (β) na membrana basolateral ativa uma proteína G heterotrimérica (Gs), a qual, por sua vez, ativa a adenilil-ciclase (*AC*), que catalisa a formação do monofosfato cíclico de adenosina (ou AMP cíclico, *AMPc*) a partir do trifosfato de adenosina (*ATP*). O monofosfato cíclico de adenosina ativa a proteína quinase A (*PKA*), a qual fosforila outras proteínas em uma cascata que leva à exocitose. A transferência de fluido e de eletrólitos é estimulada principalmente pela ligação da acetilcolina (*AC*), o neurotransmissor da divisão parassimpática do sistema nervoso autônomo, aos receptores colinérgicos muscarínicos (*CM*) e também pela ligação de norepinefrina a receptores α-adrenérgicos (α). Esses receptores ativam uma proteína G heterotrimérica (Gq/11), causando a ativação da fosfolipase C (*PLC*), a qual converte o fosfatidilinositol bifosfato (*PIP₂*) em trifosfato de inositol (*IP₃*) e diacilglicerol (*DAG*). O trifosfato de inositol causa a liberação de Ca²⁺ das reservas intracelulares, provavelmente a partir do retículo endoplasmático. A concentração aumentada de Ca²⁺ abre canais de Cl⁻ na membrana apical e canais de K⁺ na membrana basolateral, e ativa o cotransportador basolateral Na⁺/K⁺/2Cl⁻. O aumento de Cl⁻ luminal é equilibrado pelo movimento de Na⁺ extracelular através das junções de oclusão (*JO*), e o resultante gradiente osmótico puxa a água para dentro do lúmen através da célula via a aquaporina 5, um canal de água, e através das junções de oclusão. O cotransportador basolateral Na⁺/K⁺/2Cl⁻ e a Na⁺/K⁺-adenosina-trifosfatase servem para manter os equilíbrios eletrolítico e osmótico intracelulares. O cálcio também estimula a exocitose, porém em menor extensão do o monofosfato cíclico de adenosina, além de modular a atividade da proteína quinase A e da proteína quinase C (*PKC*). A proteína quinase C, por sua vez, modula a exocitose e as concentrações intracelulares de Ca²⁺.

se unem para formar ductos intercalares maiores, e estes tornam a se unir antes de desembocarem nos ductos estriados. A extensão dos ductos intercalares nas diferentes glândulas salivares maiores e menores é variável.

As células do ducto intercalar possuem núcleos em posição central e uma pequena quantidade de citoplasma contendo pouco retículo endoplasmático granular e um pequeno aparelho de Golgi (Figuras 11-24 e 11-25). Alguns pequenos grânulos de secreção podem ser encontrados no citoplasma apical, especialmente em células localizadas próximo às unidades secretoras. A superfície apical da célula possui alguns poucos microvilos curtos que se projetam para o interior do lúmen; as superfícies laterais são unidas por complexos juncionais apicais, além de desmossomas esparsos e junções comunicantes, e apresentam pregas laterais que se interdigitam com pregas similares de células adjacentes. Devido ao seu pequeno tamanho e ausência de características distintivas, ductos intercalares geralmente são difíceis de identificar em cortes histológicos de rotina.

Os ductos intercalares contribuem com componentes macromoleculares, os quais são armazenados em seus grânulos de secreção, para a saliva. Esses componentes incluem lisozima e lactoferrina; outros componentes atualmente desconhecidos provavelmente também são secretados por essas células. Uma porção do componente fluido da saliva primária provavelmente é adicionado no segmento do ducto intercalar. Células indiferenciadas, consideradas como células-tronco das glândulas salivares, estão presentes nos ductos intercalares. Essas células podem proliferar e sofrer diferenciação para substituir células danificadas ou mortas nas porções secretoras e nos ductos estriados.

Ductos Estriados

Os ductos estriados, os quais recebem a saliva primária dos ductos intercalares, constituem a maior porção do sistema ductal. Esses ductos consistem no principal componente ductal localizado dentro dos lóbulos da glândula, ou seja, são ductos intralobulares (Figura 11-26). As células dos ductos estriados são colunares, com um núcleo centralmente posicionado, e um pálido citoplasma acidófilo (Figura 11-27). No tecido bem preservado, débeis linhas ou estriações em orientação radial podem ser observadas no citoplasma basal das células dos ductos. O diâmetro total do ducto é maior do que o das porções secretoras terminais, e o lúmen é maior do que o das porções secretoras e dos ductos intercalares. Uma lâmina basal envolve o ducto estriado, e um plexo capilar está presente no tecido conjuntivo circunjacente.

A estrutura das células ductais reflete uma importante função dessas células, que é a modificação da saliva primária por meio de reabsorção e transferência de eletrólitos. As estriações basais das células dos ductos estriados, quando observadas à microscopia eletrônica, resultam da presença de numerosas mitocôndrias alongadas em estreitas divisões citoplasmáticas, separadas por invaginações da membrana plasmática basolateral que se interdigitam intensamente umas às outras (Figura 11-28). O citoplasma apical pode conter pequenos grânulos de secreção e vesículas elétron-lucentes. Os grânulos contêm calicreína e talvez outras proteínas de secreção; a presença de vesículas sugere que as células possam participar na endocitose de substâncias a partir do lúmen. As células ductais também contêm numerosos lisossomas e peroxissomas, e depósitos de glicogênio geralmente estão presentes no citoplasma perinuclear. Células adjacentes são unidas por junções de oclusão bem desenvolvidas, as quais participam de complexos juncionais, mas não possuem junções comunicantes. A estrutura das células dos ductos estriados está representada na Figura 11-29.

Ductos Excretores

Os ductos excretores estão localizados nos septos de tecido conjuntivo entre os lóbulos da glândula, ou seja, em localização extra ou interlobular. Esses ductos têm diâmetro maior do que o dos ductos estriados e possuem tipicamente um epitélio pseudoestratificado, com células colunares que se estendem da lâmina basal até o lúmen ductal e pequenas células basais que se assentam sobre a lâmina basal mas não alcançam o lúmen (Figura 11-30, A). À medida que ductos excretores menores se unem para formar os grandes ductos excretores, o número de células basais aumenta e células mucosas (caliciformes) esparsas podem estar presentes (veja Figura 11-30, B). O epitélio do ducto excretor principal pode se tornar estratificado próximo à sua desembocadura na cavidade oral.

Nos ductos excretores menores, a estrutura das células colunares é similar à das células dos ductos estriados. À medida que os ductos aumentam de tamanho, o número de mitocôndrias e a extensão das invaginações da

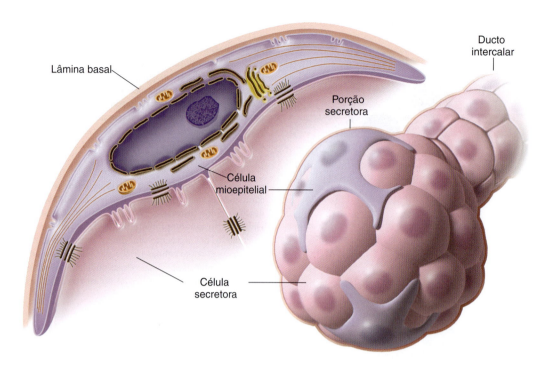

FIGURA 11-19 Células mioepiteliais em vistas de corte (*à esquerda*) e superficial (*à direita*).

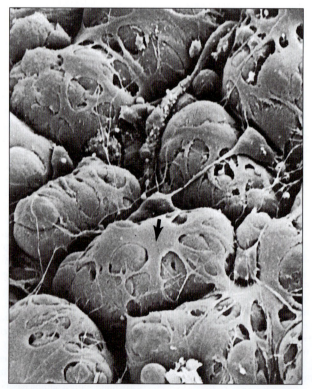

FIGURA 11-20 Eletromicrografia de varredura de células mioepiteliais. A lâmina basal foi digerida, revelando as superfícies basais das células acinosas recobertas por células mioepiteliais *(seta)* e seus prolongamentos ramificados. (A partir de Nagato T et al: A scanning electron microscope study of myoepithelial cells in exocrine glands. *Cell Tissue Res* 209:1-10, 1980.)

CAPÍTULO 11 Glândulas Salivares   249

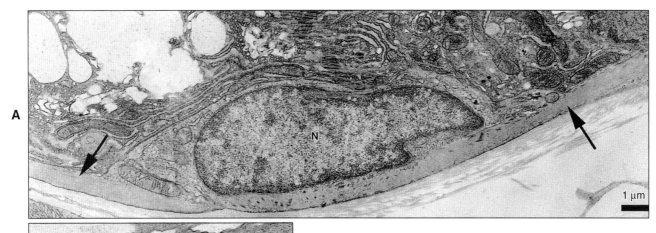

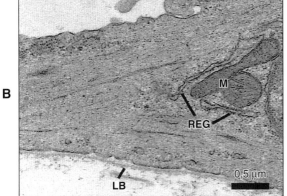

FIGURA 11-21 A, Eletromicrografia de transmissão de uma célula mioepitelial na base de uma célula secretora mucosa de uma glândula salivar sublingual de rato. Prolongamentos da célula *(setas)* se estendem a ambos os lados do corpo celular. **B,** Os prolongamentos da célula mioepitelial estão preenchidos com filamentos de actina. Algumas mitocôndrias *(M)* e curtas cisternas de retículo endoplasmático granular *(REG)* estão localizadas no citoplasma perinuclear. A célula mioepitelial está localizada no lado epitelial da lâmina basal *(LB)*. *N,* Núcleo. (**A,** A partir de Hand AR. Salivary glands. In Bhaskar SN, editor: *Orban's oral histology and embryology*, ed 11, St Louis, 1991, Mosby.)

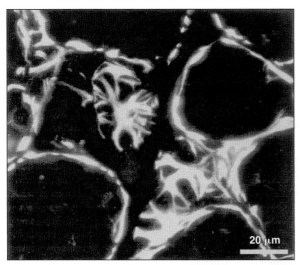

FIGURA 11-22 Imunofluorescência para a identificação de miosina em células mioepiteliais de glândula salivar sublingual de rato. O corte foi tratado com anticorpo para miosina do músculo liso, seguido de um anticorpo secundário com marcação fluorescente. Cortes tangenciais das unidades secretoras revelam a natureza ramificada das células mioepiteliais. Prolongamentos de células mioepiteliais em cortes transversais e longitudinais circundam as unidades secretoras adjacentes. (Cortesia de D. Drenckhahn, Würzburg, Germany. A partir de Hand AR. Salivary glands. In Bhaskar SN, editor: *Orban's oral histology and embryology*, ed 11, St Louis, 1991, Mosby.)

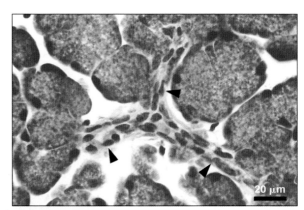

FIGURA 11-23 Fotomicrografia destacando um ducto intercalar ramificado *(cabeças de seta)* unindo vários ácinos serosos na glândula salivar submandibular humana. As células do ducto são cuboides baixas e seu citoplasma cora-se fracamente com eosina. As células dos ácinos serosos apresentam o citoplasma basófilo, corado pela hematoxilina.

250 CAPÍTULO 11 Glândulas Salivares

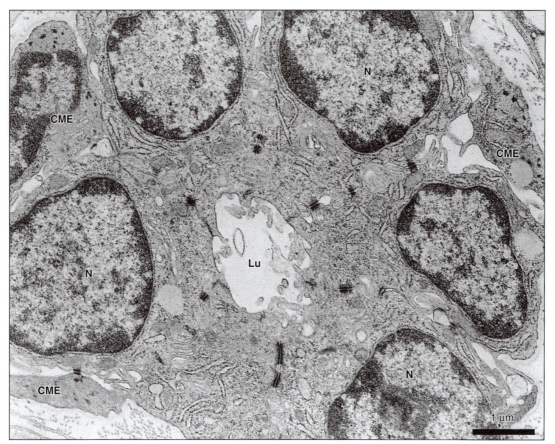

FIGURA 11-24 Eletromicrografia de transmissão de um ducto intercalar de glândula salivar parótida de rato. As células cuboides possuem poucas cisternas de retículo endoplasmático granular e um pequeno aparelho de Golgi, e estão unidas por complexos juncionais e numerosos desmossomas. Prolongamentos de células mioepiteliais *(CME)* estão associados à superfície basal das células do ducto. *Lu,* Lúmen; *N,* núcleo. (A partir de Hand AR. Salivary glands. In Bhaskar SN, editor: *Orban's oral histology and embryology,* ed 11, St Louis, 1991, Mosby.)

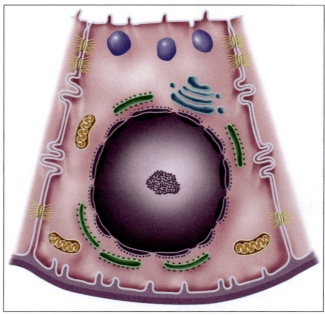

FIGURA 11-25 Célula do ducto intercalar.

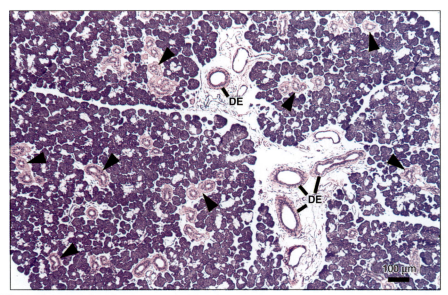

FIGURA 11-26 Fotomicrografia de uma glândula salivar submandibular humana, corada com hematoxilina e eosina. Os ductos estriados *(cabeças de seta)* coram-se pela eosina e são facilmente identificáveis em menor aumento. Os ácinos serosos coram-se com hematoxilina. Ductos excretores maiores (*DE*) estão presentes no tecido conjuntivo interlobular.

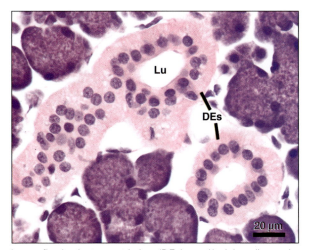

FIGURA 11-27 Fotomicrografia de ductos estriados *(DEs)* na glândula salivar submandibular humana. Os ductos possuem grandes lúmens *(Lu)* e são revestidos por células epiteliais colunares que formam um epitélio colunar simples, com núcleos centralmente localizados e débeis estriações basais. O citoplasma das células dos ductos estriados cora-se pela eosina.

CAPÍTULO 11 Glândulas Salivares

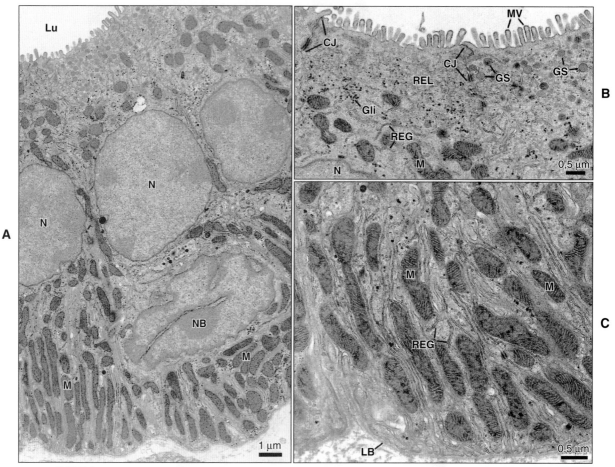

FIGURA 11-28 Eletromicrografias de transmissão de células de ductos estriados de glândula salivar parótida de camundongo. **A,** As células colunares do ducto possuem núcleos em posição central *(N)*, abundantes mitocôndrias *(M)* entre invaginações da membrana plasmática de superfície basal, e curtos microvilos em sua superfície apical. O núcleo em localização basal *(NB)* pode pertencer a uma célula dendrítica (célula apresentadora de antígenos). **B,** O citoplasma apical contém cisternas irregulares de retículo endoplasmático liso *(REL)* e granular *(REG)*, mitocôndrias próximas ao núcleo e partículas de glicogênio *(Gli)* elétron-densas esparsas. Algumas células apresentam um acúmulo de pequenos grânulos de secreção *(GS)* próximos à membrana apical. Células adjacentes são mantidas unidas por complexos juncionais *(CJ)*. **C,** O citoplasma basal apresenta uma série de divisões contendo mitocôndrias, poucas cisternas de retículo endoplasmático, e partículas de glicogênio, separadas de outras divisões do citoplasma por extensas invaginações da membrana plasmática de superfície basal. Os estreitos prolongamentos citoplasmáticos estendem-se lateralmente além dos limites celulares para se interdigitar com prolongamentos similares de células adjacentes. *LB,* Lâmina basal; *Lu,* lúmen; *MV,* microvilos. (**A,** A partir de Park K et al: Defective fluid secretion and NaCl absorption in the parotid glands of Na^+/H^+ exchanger-deficient mice. *J Biol Chem* 276:27042-27050, 2001.)

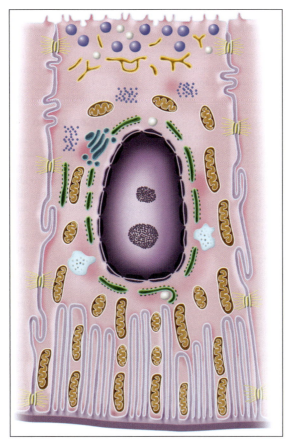

FIGURA 11-29 Célula do ducto estriado.

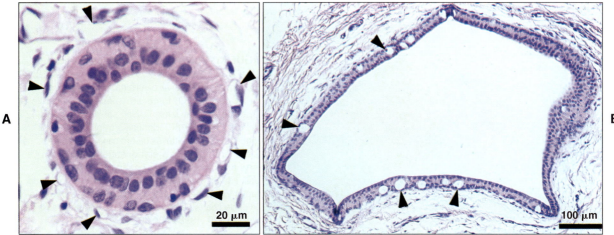

FIGURA 11-30 Fotomicrografias de ductos excretores da glândula salivar submandibular humana, corados com hematoxilina e eosina. **A,** Um pequeno ducto excretor no tecido conjuntivo interlobular. O epitélio do ducto é pseudoestratificado, com células colunares altas e algumas células basais. Numerosos capilares e vênulas *(cabeças de seta)* estão presentes ao redor do ducto. **B,** Um grande ducto excretor está circundado por tecido conjuntivo mais fibroso. O epitélio pseudoestratificado contém várias células caliciformes *(cabeças de seta)*.

membrana basolateral diminuem. As células basais possuem numerosos feixes de filamentos intermediários (tonofilamentos) e estão fixadas à lâmina basal por proeminentes hemidesmossomas. Em alguns casos, células basais podem conter abundantes filamentos de actina e possuem prolongamentos alongados similares aos das células mioepiteliais. Estudos em animais experimentais sugerem que as células colunares e as células basais apresentam uma alta taxa de proliferação.

Pequenas quantidades de outros tipos celulares estão presentes nos ductos excretores e, até certo ponto, nos ductos estriados. Células em tufo (caveoladas ou em escova), com longos microvilos rígidos e vesículas apicais, supostamente são células receptoras de algum tipo. Terminações nervosas ocasionalmente são encontradas adjacentes às porções basais dessas células. Outras células com citoplasma pálido e cromatina nuclear condensada podem ser encontradas na base do epitélio ductal. Algumas dessas células parecem ser linfócitos e macrófagos. Em outros casos, as células possuem longos prolongamentos ramificados que se estendem entre as células epiteliais. Essas células presumivelmente são células dendríticas, ou células apresentadoras de antígenos, as quais estão envolvidas na vigilância imunológica e no processamento e apresentação de antígenos estranhos a linfócitos T.

Modificação da Saliva pelos Ductos

Além de conduzir a saliva a partir das porções secretoras terminais para a cavidade oral, uma importante função dos ductos estriados e excretores é a modificação da saliva primária produzida pelas porções secretoras e pelos ductos intercalares, principalmente através de reabsorção e transferência de eletrólitos. Os domínios luminal e basolateral da membrana plasmática possuem abundantes transportadores (Figura 11-31) que atuam para produzir uma reabsorção líquida de Na^+ e Cl^-, resultando na formação da saliva hipotônica final. Os ductos também transferem K^+ e HCO^-, mas apenas pouca transferência ou reabsorção de água ocorre nos ductos estriados e excretores. A composição eletrolítica final da saliva varia, dependendo da taxa de fluxo salivar. Em altas taxas de fluxo, a saliva está em contato com o epitélio ductal por um período menor, e as concentrações de Na^+ e Cl^- se elevam enquanto a concentração de K^+ diminui. Em baixas taxas de fluxo, as concentrações eletrolíticas se alteram em direção oposta. A concentração de HCO^-, porém, aumenta com crescentes taxas de fluxo, refletindo a transferência aumentada de HCO^- pelas células acinosas para impulsionar a transferência de fluido.

A reabsorção e a transferência de eletrólitos pelos ductos estriados e excretores são reguladas pelo sistema nervoso autônomo e pelos mineralocorticoides produzidos pelo córtex suprarrenal. A inervação simpática tem um papel mais importante na regulação do transporte de eletrólitos nos ductos do que nas unidades secretoras devido a um número maior de canais de Cl^- regulados por AMPc (o regulador da condutância transmembranar da fibrose cística) na membrana plasmática luminal.

Tecido Conjuntivo

O tecido conjuntivo das glândulas salivares inclui uma cápsula circunjacente, variavelmente desenvolvida, que demarca a glândula das estruturas adjacentes. Os septos que se estendem para dentro a partir da cápsula dividem a glândula em lobos e lóbulos, e conduzem os vasos sanguíneos e nervos que suprem os componentes parenquimatosos, juntamente com os ductos excretores que conduzem a saliva para a cavidade oral (veja Figuras 11-5 e 11-26). Como em outros locais, as células do tecido conjuntivo incluem fibroblastos, macrófagos, células dendríticas, mastócitos, plasmócitos, células adiposas e ocasionalmente granulócitos e linfócitos. Fibras colágenas e elásticas, juntamente com glicoproteínas e proteoglicanos da substância fundamental, constituem a matriz extracelular do tecido conjuntivo.

Dentro dos lóbulos da glândula, divisões mais delicadas de tecido conjuntivo estendem-se por entre as unidades secretoras terminais e ductos adjacentes. Essas divisões conduzem os pequenos vasos da microcirculação (arteríolas, capilares e vênulas) e os ramos mais delgados dos nervos autônomos que inervam as células secretoras e ductais. Os mesmos componentes celulares e extracelulares do tecido conjuntivo estão presentes nesses locais.

Plasmócitos localizados adjacentes às porções secretoras e aos ductos intralobulares produzem imunoglobulinas que são translocadas para a saliva por transcitose. A principal imunoglobulina presente na saliva é a IgA de secreção, a qual é sintetizada como um dímero conjugado a uma proteína adicional, chamada de *cadeia J*. As células epiteliais da glândula salivar têm receptores para a IgA dimérica em suas membranas basolaterais. As células epiteliais capturam a IgA ligada ao receptor por meio de vesículas de transcitose, as quais, contendo a IgA, deslocam-se da membrana plasmática basolateral para a membrana plasmática apical. A IgA ligada, juntamente com uma porção do receptor denominada *componente de secreção*, é liberada na superfície luminal da célula. Pequenas quantidades de IgG e IgM também são secretadas na saliva.

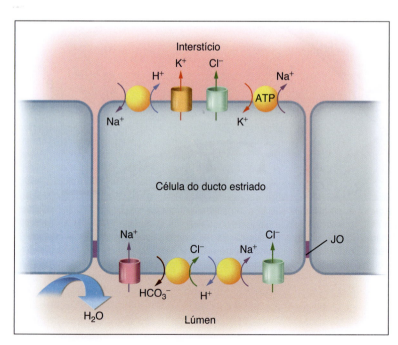

FIGURA 11-31 Mecanismos de modificação da saliva pelo epitélio ductal. Células dos ductos estriados reabsorvem Na^+ e Cl^- principalmente via canais na membrana luminal; trocadores Na^+/H^+ e Cl^-/HCO^- fornecem mecanismos adicionais para a captação desses íons. O Na^+ sai pela superfície basolateral através da Na^+/K^+-adenosina-trifosfatase (Na^+-K^+-ATPase), enquanto o Cl^- sai através de um canal. Canais de K^+ na superfície basolateral mantêm a eletroneutralidade, e o trocador Na^+/H^+ compensa a acidificação intracelular. As junções de oclusão (*JO*) são relativamente "impermeáveis", tornando o epitélio ductal impermeável à água. (Modificado a partir de Melvin JE: Chloride channels and salivar gland function. *Crit Rev Oral Biol Med* 10:199, 1999-2009.)

Suprimento Nervoso

As glândulas salivares são inervadas por fibras nervosas pós-ganglionares das divisões simpáticas e parassimpáticas do sistema nervoso autônomo. Dependendo da glândula, as fibras parassimpáticas pré-ganglionares originam-se nos núcleos salivatórios superior ou inferior no tronco encefálico, e seguem através dos VII e IX nervos cranianos (nervos facial e glossofaríngeo, respectivamente) para os gânglios submandibular e ótico, onde fazem sinapses com neurônios pós-ganglionares que enviam seus axônios às glândulas através dos nervos lingual e auriculotemporal. Fibras nervosas simpáticas pré-ganglionares originam-se na região torácica da medula espinal, fazem sinapses com neurônios pós-ganglionares no gânglio cervical superior e atingem as glândulas acompanhando o suprimento sanguíneo arterial. Durante o desenvolvimento, a capacidade dos axônios simpáticos em atingir seus alvos e a sobrevivência dos neurônios pós-ganglionares dependem criticamente dos fatores neurotróficos sintetizados pelas células das glândulas em desenvolvimento.

Dentro dos lóbulos da glândula, os ramos dos nervos acompanham os vasos sanguíneos, finalmente formando um plexo de fibras amielínicas adjacentes a arteríolas, ductos e porções secretoras (Figura 11-32). Os axônios amielínicos de cada feixe nervoso são revestidos por prolongamentos citoplasmáticos de células de Schwann. Existem duas relações morfológicas diferentes entre as fibras nervosas e as células epiteliais. Em alguns casos, um axônio deixa o feixe nervoso, perde seu envoltório formado pelas células de Schwann, penetra na lâmina basal epitelial e forma uma dilatação expandida, ou varicosidade, em íntimo contato (10 a 20 nm) com a membrana basolateral da célula epitelial. Na relação mais comum, o axônio forma uma varicosidade, mas permanece associado ao feixe nervoso, e o envoltório formado pelas células de Schwann está ausente sobre a varicosidade. Nesse tipo de inervação, a varicosidade axonal está separada das células epiteliais por uma distância de 100 a 200 nm e das lâminas basais associadas ao feixe nervoso e às células epiteliais. O tipo de relação entre fibras nervosas e células epiteliais, denominada *intraparenquimatosa* e *extraparenquimatosa*, respectivamente, varia entre as glândulas e entre as diferentes células em uma mesma glândula. Por exemplo, a inervação intraparenquimatosa ocorre na glândula salivar submandibular humana e nas glândulas salivares menores dos lábios, enquanto na glândula salivar parótida humana ocorre apenas a inervação extraparenquimatosa. Apesar das diferentes relações morfológicas, nenhuma diferença funcional entre os dois padrões de inervação é aparente.

Diversas varicosidades podem estar presentes ao longo da extensão de um axônio, e uma única fibra nervosa pode inervar mais de uma célula epitelial. As varicosidades axonais contêm pequenas vesículas com neurotransmissores, além de ocasionais vesículas maiores e de centro elétron-denso e mitocôndrias. Acredita-se que essas varicosidades sejam os locais de inervação das células glandulares e, portanto, os locais de liberação de neurotransmissores. Entretanto, não ocorrem especializações das membranas plasmáticas axonais ou epiteliais nesses locais como nas sinapses do sistema nervoso central. O principal neurotransmissor parassimpático é a acetilcolina; o principal neurotransmissor simpático é a norepinefrina. A liberação desses neurotransmissores e sua interação com os receptores da superfície celular iniciam a resposta das células — isto é, a transferência de fluido e eletrólitos, exocitose do conteúdo granular, modulação dos processos de transporte nas células ductais, ou contração das células mioepiteliais ou das células musculares lisas arteriolares.

Suprimento Sanguíneo

A secreção rápida e sustentada de saliva, que consiste em 99% de água, necessita um extenso suprimento sanguíneo para as glândulas salivares. Uma ou mais artérias entram na glândula e dão origem a artérias menores e arteríolas que tendem a seguir o trajeto dos ductos excretores. As arteríolas se dividem em capilares que se distribuem ao redor das porções secretoras terminais e dos ductos estriados. Em algumas espécies, os capilares que suprem as porções secretoras e os ductos surgem de arteríolas distintas (isto é, um arranjo paralelo), enquanto em outras espécies um sistema porta venoso conecta a rede capilar ao redor das porções secretoras com aquela ao redor dos ductos. Um extenso plexo capilar, que também surge de arteríolas distintas, existe ao redor dos ductos excretores. O endotélio dos capilares e das vênulas pós-capilares é fenestrado.

O retorno venoso, com exceção do observado anteriormente, geralmente acompanha o suprimento arterial. No entanto, ocorrem anastomoses arteriovenosas em algumas glândulas. À medida que o fluxo sanguíneo aumenta durante a secreção (chegando a quinze vezes durante a secreção máxima), mais sangue é desviado através dessas anastomoses, resultando em elevação das pressões venosa e capilar. O resultante aumento na filtração de fluido através do endotélio capilar fornece o fluido necessário para manter a secreção.

Resumo da Estrutura das Glândulas Salivares

As glândulas salivares consistem em unidades (ou porções) secretoras terminais que são compostas por células serosas ou células mucosas, ou porções secretoras mucosas com extremidades recobertas por células serosas em disposição em meia-lua, e um sistema de ductos (intercalados, estriados e excretores) que modificam a saliva produzida pelas porções secretoras e a conduzem para a cavidade oral (Figura 11-33). Células mioepiteliais contráteis estão distribuídas ao redor das porções secretoras e dos ductos intercalares. Cada glândula é sustentada por tecido conjuntivo, o qual conduz os suprimentos nervoso, vascular e linfático para os componentes parenquimatosos, e é onde células do sistema imunológico, as quais conferem os tipos de imunidade inata e adaptativa, são encontradas.

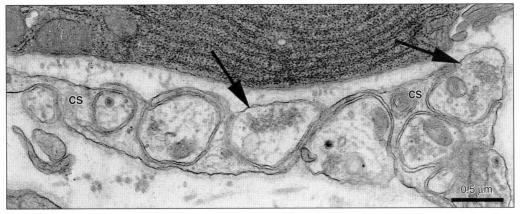

FIGURA 11-32 Eletromicrografia de transmissão de um feixe nervoso autônomo em uma glândula salivar submandibular de rato. Axônios amielínicos são envolvidos pelo citoplasma de uma célula de Schwann *(CS)*. A inervação das células secretoras ocorre onde varicosidades axonais contendo vesículas com neurotransmissores não apresentam o envoltório pelas células de Schwann *(setas)*. (A partir de Hand AR. Salivary glands. In Provenza DV, Seibel W, editors: *Oral histology: inheritance and development*, ed 2, Philadelphia, 1986, Lea and Febiger.)

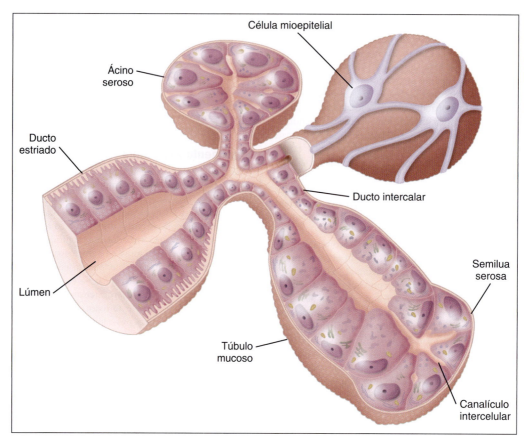

FIGURA 11-33 Arquitetura dos ductos das glândulas salivares e de porções secretoras terminais, e as principais características das células parenquimatosas. (A partir de Hand AR. Salivary glands. In Bhaskar SN, editor: *Orban's oral histology and embryology*, ed 11, St Louis, 1991, Mosby.)

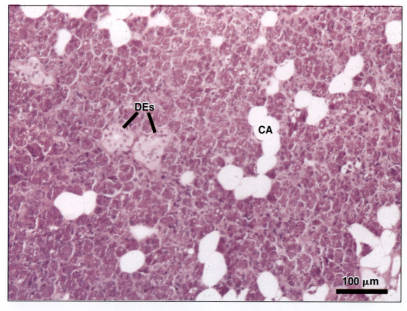

FIGURA 11-34 Fotomicrografia de uma glândula salivar parótida humana, corada com hematoxilina e eosina. Todas as porções secretoras são ácinos serosos. *CA*, Células adiposas; *DEs*, ductos estriados.

HISTOLOGIA DAS GLÂNDULAS SALIVARES MAIORES

Glândula Salivar Parótida

Na glândula salivar parótida, todas as unidades secretoras esféricas (ácinos) são formadas por células serosas (Figura 11-34). As células acinosas de formato piramidal possuem um núcleo esférico, situado no citoplasma basal, e estão dispostas em torno de um pequeno lúmen central. O citoplasma basal cora-se com corantes básicos, enquanto os grânulos de secreção no citoplasma apical geralmente se coram com corantes ácidos. Áreas contendo células adiposas geralmente são vistas em cortes da glândula salivar parótida.

Os ductos intercalares são numerosos e longos na glândula salivar parótida. Os ductos são revestidos com células epiteliais cuboides e possuem lúmens maiores do que os dos ácinos. Algumas vezes, núcleos das células mioepiteliais podem estar presentes na superfície basal dos ductos. Os ductos estriados são numerosos e aparecem como túbulos de contorno arredondado ou alongado, ligeiramente acidófilos, de diâmetro maior do que o das unidades secretoras. Os ductos consistem em um epitélio colunar simples, com núcleos arredondados em posição central. Fracas estriações, representando as invaginações da membrana plasmática da superfície basal, associadas a mitocôndrias, podem estar visíveis abaixo do núcleo. Os lúmens são grandes em relação ao tamanho total dos ductos.

Glândula Salivar Submandibular

A glândula submandibular contém porções secretoras serosas (ácinos serosos) e túbulos mucosos associados a semiluas formadas por células serosas (ácinos mistos) (Figura 11-35); portanto, ela é uma glândula mista. Embora as proporções de unidades secretoras serosas e mucosas possam variar de lóbulo para lóbulo e entre glândulas individuais, o número de células serosas excede significativamente o das células mucosas. Os ácinos serosos têm estrutura similar aos encontrados na glândula salivar parótida, cujas células contêm abundantes grânulos de secreção, um núcleo esférico e citoplasma basófilo. As células secretoras mucosas são preenchidas com grânulos de secreção palidamente corados e geralmente pouco citoplasma é visível. O núcleo apresenta-se comprimido contra a membrana plasmática de superfície basal e contém cromatina intensamente corada. Os lúmens dos túbulos mucosos são maiores do que os dos ácinos serosos. Células serosas das semiluas serosas têm estrutura similar à das células dos ácinos serosos, mas lançam suas secreções em pequenos canalículos intercelulares que se estendem entre as células mucosas para alcançar o lúmen do túbulo mucoso. Os ductos intercalares e estriados são menos numerosos do que os da glândula salivar parótida, mas sob os demais aspectos são estruturalmente similares.

Glândula Salivar Sublingual

A glândula salivar sublingual também é mista, mas as células secretoras mucosas predominam (Figura 11-36). Os túbulos mucosos e as semiluas serosas assemelham-se aos da glândula salivar submandibular. Embora os ácinos serosos possam estar presentes, eles são raros, e a maioria das estruturas que aparecem como ácinos serosos provavelmente representa cortes através de semiluas serosas que não incluem o túbulo mucoso. Os ductos intercalares são pequenos e difíceis de reconhecer. Os ductos estriados ocorrem em número menor que nas glândulas salivares parótidas ou submandibulares, e alguns ductos podem não apresentar as invaginações da membrana plasmática basolateral características dos ductos estriados.

HISTOLOGIA DAS GLÂNDULAS SALIVARES MENORES

As glândulas salivares menores consistem em agregados de porções secretoras terminais e ductos, organizados em pequenas estruturas semelhantes a lóbulos localizados na submucosa de áreas da cavidade oral, ou entre as fibras musculares estriadas esqueléticas da língua (Figura 11-37; veja também Figura 11-1). Os ductos que drenam agregados glandulares

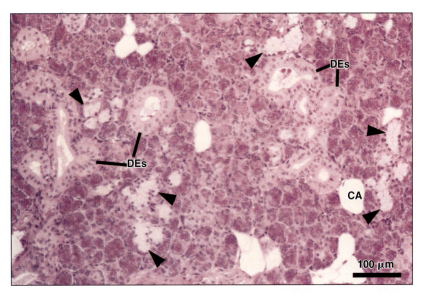

FIGURA 11-35 Fotomicrografia de uma glândula salivar submandibular humana, corada com hematoxilina e eosina. Os ácinos serosos predominam, mas alguns túbulos mucosos *(cabeças de seta)* estão presentes. Vários ductos estriados *(DEs)* de natureza acidófila, corados pela eosina, estão presentes. *CA,* Células adiposas.

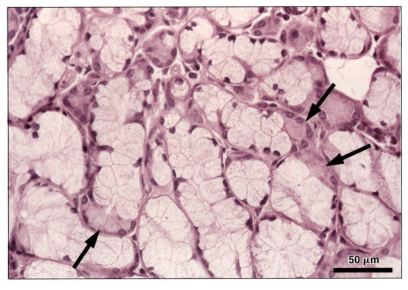

FIGURA 11-36 Fotomicrografia de uma glândula salivar sublingual humana, corada com hematoxilina e eosina. Os túbulos mucosos são abundantes; muitos possuem semiluas serosas *(setas)*.

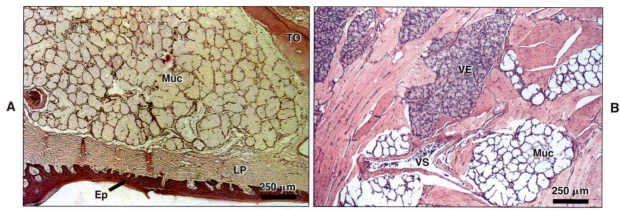

FIGURA 11-37 Fotomicrografias de glândulas salivares menores humanas coradas com hematoxilina e eosina. **A,** Glândula mucosa *(Muc)* na porção lateral do palato duro. **B,** Glândulas serosas linguais (de von Ebner) *(VE)* e glândulas mucosas *(Muc)* localizadas entre as fibras musculares estriadas esqueléticas na parte posterior da língua. *TO,* Tecido ósseo; *VS,* vaso sanguíneo; *Ep,* epitélio; *LP,* lâmina própria.

individuais geralmente se abrem diretamente na superfície da mucosa. As porções secretoras terminais da maioria das glândulas salivares menores são túbulos mucosos ou possuem pequenas e ocasionais semiluas serosas. Ductos intercalares geralmente são pouco desenvolvidos e as células dos ductos maiores podem não apresentar as típicas invaginações da membrana plasmática basolateral presentes nas células dos ductos estriados das glândulas salivares maiores. Em contraste com a situação usual nas glândulas salivares menores, as glândulas linguais serosas (de von Ebner) na língua, abaixo das papilas circunvaladas, são glândulas formadas exclusivamente por ácinos serosos. Suas secreções são liberadas em regiões com números significativos de corpúsculos gustativos — especificamente, os sulcos que circundam as papilas circunvaladas, e as fendas entre as papilas foliadas rudimentares nas regiões laterais da língua. Eles secretam enzimas digestivas e proteínas, as quais se acredita desempenharem um papel no processo gustativo. Presume-se que o componente fluido de suas secreções lave os sulcos e prepare os receptores gustativos para um novo estímulo.

A saliva produzida pelas glândulas salivares menores é tipicamente rica em mucinas, várias proteínas antibacterianas e imunoglobulinas de secreção. As glândulas salivares menores exibem uma atividade secretora contínua e lenta, e, portanto, têm um importante papel na proteção e umedecimento da mucosa oral, especialmente à noite, quando as glândulas salivares maiores estão em grande parte inativas.

CONSIDERAÇÕES CLÍNICAS

Alterações do Envelhecimento

Com o envelhecimento, ocorre uma perda generalizada do parênquima das glândulas salivares. Uma redução gradual entre 30% e 60% no volume proporcional de porções secretoras das glândulas salivares maiores tem sido observada. As células secretoras perdidas geralmente são substituídas por tecido adiposo. Também ocorre um aumento do tecido conjuntivo fibroso e dos elementos vasculares. Alterações do sistema de ductos, incluindo um aumento dos ductos intralobulares não estriados, dilatação dos ductos extralobulares e alterações degenerativas e metaplásicas, foram relatadas. Embora a diminuição da produção de saliva muitas vezes seja observada em idosos, não está claro se isto está relacionado diretamente à redução do parênquima. Alguns estudos em indivíduos idosos saudáveis, nos quais o uso de medicamentos era cuidadosamente controlado, revelaram pouca ou nenhuma perda da função salivar, sugerindo uma grande capacidade de reserva funcional. Outros estudos sugerem que embora a secreção salivar em repouso (não estimulada) esteja na faixa de variação normal, o volume de saliva produzido durante a secreção estimulada é menor que o normal.

Doenças

As glândulas salivares podem ser influenciadas por uma série de doenças, locais e sistêmicas. Vários vírus — tais como o citomegalovírus, o vírus Epstein-Barr e os herpesvírus humanos 6 e 7 — infectam e se replicam dentro de células de glândulas salivares e são lançados na saliva. Infecções virais, tais como a caxumba (parotidite) e infecções bacterianas de glândulas individuais podem causar inflamação, as quais resultam em um inchaço doloroso. O bloqueio de um ducto pode causar um edema transitório associado à alimentação, à medida que o fluxo sanguíneo aumenta e a saliva retorna à glândula. A obstrução de ductos pode resultar da formação de sialólitos (cálculos), mais comum no ducto principal da glândula salivar submandibular, ou da formação de um tampão mucoso, ou na secção do ducto de uma glândula salivar menor por um trauma. As glândulas salivares também podem ser afetadas por uma variedade de tumores benignos e malignos.

As glândulas salivares podem ser afetadas em várias doenças endócrinas, autoimunes, infecciosas e genéticas. O diabetes pode ter efeitos significativos nas glândulas salivares e na secreção salivar. Pode ocorrer um edema da glândula salivar parótida, e o fluxo salivar se reduzir. Níveis aumentados de glicose na saliva podem influenciar o metabolismo de placas bacterianas. Estudos de diabetes experimental demonstram alterações na expressão de certas proteínas de secreção. Doenças autoimunes, tais como a síndrome de Sjögren, a artrite reumatoide ou a doença do enxerto *versus* hospedeiro que ocorre após um transplante de um tecido ou de órgão, podem causar destruição do parênquima salivar e fluxo reduzido de saliva. Os pacientes com doenças da glândula suprarrenal podem apresentar uma composição salivar alterada em relação aos eletrólitos. A função salivar também está afetada em indivíduos com síndrome da imunodeficiência adquirida. As taxas de fluxo salivar estão reduzidas, e níveis mais baixos de imunoglobulinas de secreção estão presentes na saliva. O aumento de tamanho da glândula salivar parótida pode ocorrer devido a uma linfadenopatia e a cistos linfoepiteliais. Alterações patológicas nas glândulas salivares também são observadas em indivíduos com fibrose cística. As concentrações salivares de Na^+ e Cl^- estão aumentadas, e as glândulas secretoras de muco podem desenvolver tampões mucosos.

Boca Seca (Xerostomia)

A boca seca, ou xerostomia, é uma queixa clínica comum. Uma perda de função salivar ou uma redução no volume de saliva secretada pode levar à sensação de secura oral. A secura oral ocorre mais comumente como um efeito colateral de medicamentos tomados pelo paciente para outros problemas. Muitos fármacos causam inibição central ou periférica da secreção salivar. A destruição do parênquima das glândulas salivares é outra causa comum de xerostomia. A perda de função glandular ocorre após radioterapia para câncer de cabeça e pescoço, porque as glândulas salivares geralmente são incluídas no campo de radiação, e as células das glândulas salivares são altamente sensíveis aos efeitos deletérios da radiação. A quimioterapia para o câncer ou associada a transplante de medula óssea também pode causar redução da função salivar. Doenças autoimunes, em particular a síndrome de Sjögren, podem causar perda progressiva da função salivar devido à invasão de linfócitos na glândula e à destruição de células epiteliais.

O reduzido volume de saliva na boca leva à secura dos tecidos orais e à perda dos efeitos protetores dos tampões, proteínas e mucinas presentes na saliva. Os tecidos orais tornam-se mais suscetíveis a infecções, e a fala, a alimentação e deglutição se tornam difíceis e dolorosas. Os dentes são altamente suscetíveis a cáries, especialmente nas proximidades das margens gengivais. O alívio temporário é conseguido tomando-se pequenos goles de água frequentemente ou com saliva artificial. Pacientes que possuem algum tecido salivar funcional podem se beneficiar da terapia farmacológica com drogas parassimpaticomiméticas orais, como a pilocarpina, para aumentar o fluxo salivar. No futuro, o tratamento satisfatório dos pacientes com xerostomia pode incluir a modificação genética de células das glândulas salivares para aumentar a transferência de fluido e a secreção de proteínas.

LEITURA RECOMENDADA

Cutler LS: Functional differentiation of salivary glands, Forte J, editor: *Handbook of physiology: salivary, pancreatic, gastric and hepatobiliary secretion*, vol 3, New York, 1989, American Physiological Society.

Dobrosielski-Vergona K, editor: *Biology of the salivary glands*, Boca Raton, FL, 1993, CRC Press.

Dodds MW, et al: Health benefits of saliva: a review, *J Dent* 33:223-233, 2005.

Hand AR: The secretory process of salivary glands and pancreas. In Riva A, Motta PM, editors: *Ultrastructure of the extraparietal glands of the digestive tract*, Boston, 1990, Kluwer Academic.

Harunaga J, et al: Dynamics of salivary gland morphogenesis, *J Dent Res* 90: 1070-1077, 2011.

Melvin JE, et al: Regulation of fluid and electrolyte secretion in salivary gland acinar cells, *Annu Rev Physiol* 67:445-469, 2005.

Spielmann N, Wong DT: Saliva: diagnostics and therapeutic perspectives, *Oral Dis* 17:345-354, 2011.

Tandler B, guest editor: Microstructure of the salivary glands, part I, *Microsc Res Tech* 26:1–19, 1993.

12

Mucosa Oral

SUMÁRIO DO CAPÍTULO

Definição da Mucosa Oral 260
Funções da Mucosa Oral 260
  Proteção 260
  Percepção Sensitiva 261
  Secreção 261
  Regulação Térmica 261
Limites da Mucosa Oral 261
  Características Clínicas 261
Tecidos e Glândulas Componentes 262
Epitélio Oral 263
  Proliferação Epitelial 264
  Maturação Epitelial 264
    Queratinização 264
    Não Queratinização 266
  Ultraestrutura das Células Epiteliais 267
  Eventos Celulares na Maturação 268
    Epitélio Estratificado Pavimentoso Queratinizado 269
    Epitélio Estratificado Pavimentoso Não Queratinizado 270
  Permeabilidade e Absorção 270
  Não Queratinócitos no Epitélio Oral 270
  Melanócitos e Pigmentação Oral 271
  Células de Langerhans 271
  Células de Merkel 272
  Células Inflamatórias 272
Junção entre o Epitélio e a Lâmina Própria 272
Lâmina Própria 273
  Células 274
    Fibroblastos 274
    Macrófagos 274

    Mastócitos 275
    Células Inflamatórias 275
  Matriz Extracelular 276
    Componentes do Sistema Colágeno 276
    Componentes do Sistema Elástico 276
    Substância Fundamental 276
Suprimento Sanguíneo 276
Suprimento Nervoso 276
Variações Estruturais 278
  Mucosa Mastigatória 278
  Mucosa de Revestimento 282
  Mucosa Especializada 282
  Papilas Fungiformes 282
  Papilas Filiformes 282
  Papilas Foliadas 283
  Papilas Circunvaladas 283
Transições entre Tecidos na Mucosa Oral 283
  Junção Mucocutânea 283
  Junção Mucogengival 283
  Junção Dentogengival 283
    Componentes do Tecido Conjuntivo 285
    Col 286
    Suprimento Sanguíneo 286
    Suprimento Nervoso 286
Desenvolvimento da Mucosa Oral 287
Alterações do Envelhecimento 287

DEFINIÇÃO DA MUCOSA ORAL

O termo *membrana mucosa* é usado para descrever o revestimento úmido do trato gastrintestinal, das vias respiratórias e de outros órgãos ocos do corpo que se comunicam com o meio externo. Na cavidade oral, esse revestimento é referido como *membrana mucosa oral*, ou mucosa oral. Nos lábios, a mucosa oral é contínua com a pele; na faringe, a mucosa oral é contínua com a mucosa que reveste o restante do tubo digestório. Desse modo, a localização anatômica da mucosa oral é entre a pele e a mucosa gastrintestinal, apresentando algumas das propriedades de ambas.

A pele, a mucosa oral e a mucosa do tubo digestório consistem em dois componentes teciduais distintos: um epitélio de revestimento e um tecido conjuntivo subjacente. A compreensão da estrutura complexa de um tecido ou de um órgão geralmente é mais fácil quando se conhece sua função. Este ponto é particularmente verdadeiro em relação à mucosa oral, cuja estrutura reflete uma variedade de adaptações funcionais.

FUNÇÕES DA MUCOSA ORAL

A mucosa oral serve a várias funções. A principal delas é a proteção dos tecidos mais profundos da cavidade oral; outras funções incluem a atuação como uma área sensitiva, além de servir como local de atividade e secreção de glândulas. Essas funções são discutidas adiante.

Proteção

Sendo a mucosa oral uma túnica de revestimento superficial, ela separa e protege os tecidos mais profundos situados e os órgãos na região oral do ambiente da cavidade oral. As atividades normais de apreender o alimento, além de morder e mastigar, expõem os tecidos moles orais a forças mecânicas (compressão, distensão, e cisalhamento) e a abrasões na superfície (devido a partículas duras na dieta). A mucosa oral mostra uma série de adaptações de seu epitélio revestimento e de seu tecido conjuntivo para resistir a essas agressões. Além disso, microrganismos que normalmente residem na cavidade oral causariam infecção se tivessem acesso aos tecidos. Muitos desses organismos também produzem substâncias com efeito tóxico sobre os tecidos. O epitélio da mucosa oral atua como a principal barreira a essas ameaças.

Percepção Sensitiva

A função sensitiva da mucosa oral é importante porque ela fornece consideráveis informações sobre os eventos na cavidade oral. Na boca, receptores respondem à temperatura, ao tato e à dor; a língua possui, de forma quantitativa especial, abundantes corpúsculos gustativos. Reflexos, como o de deglutição, náuseas, vômito e salivação, também são iniciados por receptores na mucosa oral.

Secreção

A principal secreção associada à mucosa oral é a saliva, produzida pelas glândulas salivares, e que contribui para a manutenção de uma superfície úmida. As glândulas salivares maiores estão situadas distantes da mucosa, e suas secreções acessam a mucosa através de longos ductos excretores; porém, muitas glândulas salivares menores estão associadas à mucosa oral (as glândulas salivares estão descritas de forma abrangente no Capítulo 11). Glândulas sebáceas comumente estão presentes na mucosa oral, mas provavelmente suas secreções são insignificantes.

Regulação Térmica

Em alguns animais (como o cão), uma considerável parcela do calor corporal é dissipada através da mucosa oral por ofego; para esses animais, a mucosa desempenha um importante papel na regulação da temperatura corporal. Entretanto, a mucosa oral humana praticamente não tem nenhum papel na regulação da temperatura corporal, e não existe nenhuma especialização óbvia dos vasos sanguíneos para o controle de transferência de calor, como anastomoses arteriovenosas.

LIMITES DA MUCOSA ORAL

A cavidade oral consiste em duas partes: uma porção externa, o vestíbulo da boca, delimitado pelos lábios e bochechas, e a cavidade oral propriamente dita, separada do vestíbulo pelo osso alveolar e pela gengiva. Os palatos duro e mole formam a zona superior da cavidade oral propriamente dita, e o assoalho da boca e a base da língua formam o limite inferior. Posteriormente, a cavidade oral é delimitada pelos pilares das fauces e pelas tonsilas. A mucosa oral apresenta uma considerável variação estrutural em diferentes regiões da cavidade oral, mas três principais tipos de mucosa podem ser reconhecidos, identificados de acordo com sua função primária: *mucosa mastigatória*, *mucosa de revestimento* e *mucosa especializada*. A Figura 12-1 mostra a localização anatômica de cada tipo, e os tipos são descritos de forma mais abrangente adiante no capítulo. Sob o ponto de vista quantitativo, a maior parte da mucosa oral é representada por áreas de mucosa de revestimento, constituindo cerca de 60% da área total, enquanto a mucosa mastigatória e a mucosa especializada ocupam áreas menores (25% e 15%, respectivamente).

Características Clínicas

Embora a mucosa oral seja contínua com a pele, ela difere consideravelmente desta em aparência. Geralmente, a mucosa oral possui uma tonalidade mais intensa, de maneira mais evidente nos lábios (onde a borda vermelha do lábio, de aspecto brilhante, contrasta com o tom da pele). Essa tonalidade representa o efeito combinado de uma série de fatores: a concentração e o estado de dilatação de pequenos vasos sanguíneos no tecido conjuntivo subjacente, a espessura do epitélio, o grau de queratinização e a quantidade do pigmento melanina no epitélio. A cor dá uma indicação referente às condições clínicas da mucosa; tecidos inflamados são avermelhados, devido à dilatação dos vasos sanguíneos, enquanto tecidos saudáveis normais são de tonalidade rosa pálida.

Outros aspectos que distinguem a mucosa oral da pele são a sua superfície úmida e a ausência de anexos. A pele contém numerosos folículos pilosos, glândulas sebáceas e glândulas sudoríparas, enquanto a mucosa oral essencialmente apenas está associada a glândulas salivares menores presentes na sua submucosa. Essas glândulas estão concentradas em várias regiões da cavidade oral, e as aberturas de seus ductos na superfície da mucosa às vezes estão evidentes ao exame clínico (Figura 12-2, B). As glândulas sebáceas estão presentes no lábio superior e mucosa bucal (ou mucosa jugal, ou seja, das bochechas) em cerca de três quartos dos adultos, e ocasionalmente têm sido descritas na mucosa alveolar e no dorso da língua (Figura 12-3). As glândulas sebáceas aparecem como pontos amarelados pálidos, também chamados de *pontos de Fordyce*.

A superfície da mucosa oral tende a ser mais lisa e a ter menos dobras ou pregas que a pele, mas as características topográficas são facilmente aparentes ao exame clínico. O mais evidente é representado pelas diferentes papilas no dorso da língua e as cristas transversais (ou rugas) do palato duro. A gengiva saudável apresenta um padrão de um delicado aspecto pontilhado na superfície, que consiste em pequenas endentações da superfície da mucosa (veja Figura 12-2, A). Em muitas pessoas ocorre uma crista levemente esbranquiçada, ao longo da mucosa bucal no plano de oclusão

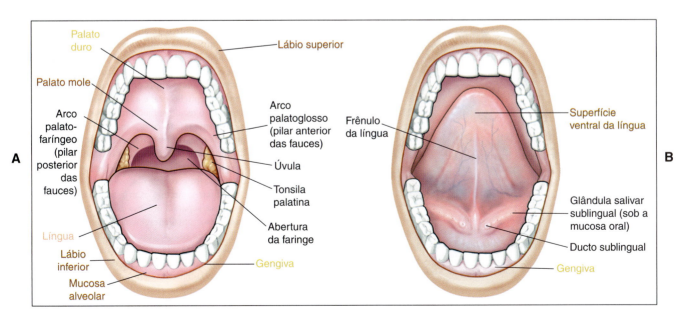

FIGURA 12-1 Localizações anatômicas ocupadas pelos três tipos principais de mucosa na cavidade oral. (A partir de Thibodeau G, Patton K: *Anatomy and physiology*, ed 6, St Louis, 2007, Mosby.)

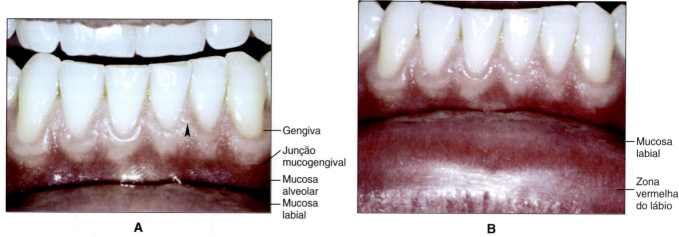

FIGURA 12-2 Mucosa oral saudável. **A,** Gengiva inserida, mucosa alveolar, e mucosa da face interna do lábio. O pontilhado gengival é mais evidente nas regiões interproximais (*cabeça de seta*). A junção mucogengival, entre a gengiva queratinizada e a mucosa alveolar não queratinizada, é claramente evidente. **B,** Zona vermelha do lábio contígua à mucosa da face interna do lábio. Ductos de glândulas salivares menores abrem-se na superfície nessa região. (Cortesia de A. Kauzman.)

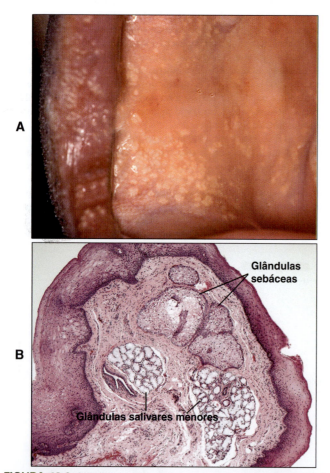

FIGURA 12-3 Glândulas sebáceas na mucosa da bochecha. **A,** Clinicamente, estas aparecem como agregados de manchas amareladas denominadas de pontos de Fordyce. **B,** Corte histológico de uma biopsia dessa região. Note a presença de glândulas salivares menores em proximidade às glândulas sebáceas. (Cortesia de A. Kauzman.)

A mucosa oral varia consideravelmente em sua firmeza e textura. A mucosa de revestimento dos lábios e das bochechas, por exemplo, é macia e flexível, enquanto a gengiva e o palato duro são recobertos por uma camada firme e imóvel. Essas diferenças têm importantes implicações clínicas para a administração de injeções locais de anestésicos ou para a obtenção de biópsias de mucosa oral. Fluidos podem ser facilmente introduzidos na frouxa mucosa de revestimento, mas injeções na mucosa mastigatória são difíceis e dolorosas. No entanto, a mucosa de revestimento se abre quando sofre incisões cirúrgicas, e pode necessitar de uma sutura, mas isso não ocorre com a mucosa mastigatória. Da mesma forma, o acúmulo de líquido no caso de uma inflamação é evidente e doloroso na mucosa mastigatória, mas na mucosa de revestimento o líquido se dispersa, e inflamações podem não ser tão evidentes ou dolorosas.

TECIDOS E GLÂNDULAS COMPONENTES

Os dois principais componentes teciduais da mucosa oral são um epitélio estratificado pavimentoso, caracterizado como *epitélio oral*, e uma camada subjacente de tecido conjuntivo, denominada *lâmina própria* (Figura 12-4). Na pele, esses dois tecidos são conhecidos como *epiderme* e *derme*. A interface entre o epitélio e o tecido conjuntivo geralmente é irregular, e projeções ascendentes de tecido conjuntivo, denominadas de *papilas conjuntivas*, se interdigitam com cristas epiteliais (Figura 12-5). Há uma lâmina basal na interface entre o epitélio e o tecido conjuntivo, a qual requer técnicas especiais de coloração para ser visível à microscopia de luz (veja Figura 12-5, A).

Embora a junção entre o epitélio oral e a lâmina própria seja óbvia, a junção entre a mucosa oral e o tecido subjacente, ou *submucosa*, não é tão fácil de se identificar em comparação com a junção entre a mucosa e a submucosa nos intestinos, na qual ocorre claramente uma camada de tecido muscular, entremeada com fibras colágenas e fibras elásticas (Figura 12-6, A). Em muitas regiões (por ex., bochechas, lábios e partes do palato duro) uma camada de tecido adiposo frouxamente disposto ou de tecido conjuntivo ricamente dotado de glândulas, contendo os principais vasos sanguíneos e nervos que suprem a mucosa, separa a mucosa oral do tecido ósseo ou do tecido muscular subjacente. Essa camada representa a submucosa na cavidade oral (veja Figura 12-6, B), e sua composição determina a flexibilidade da fixação da mucosa oral às estruturas subjacentes. Em regiões, como a gengiva e partes do palato duro, a mucosa oral encontra-se diretamente ancorada ao periósteo do tecido ósseo subjacente, sem uma submucosa interposta (veja Figura 12-6, C). Esse arranjo é chamado de *mucoperiósteo*, o qual proporciona uma inserção firme e inelástica.

As glândulas salivares menores estão situadas na submucosa, abaixo da mucosa. Glândulas sebáceas são menos abundantes que as glândulas salivares;

dos dentes. Essa linha, também denominada linha alba (ou linha branca), é uma região queratinizada e pode representar o efeito da abrasão devido a restaurações dentárias grosseiras ou mordidas nas bochechas.

CAPÍTULO 12 Mucosa Oral   263

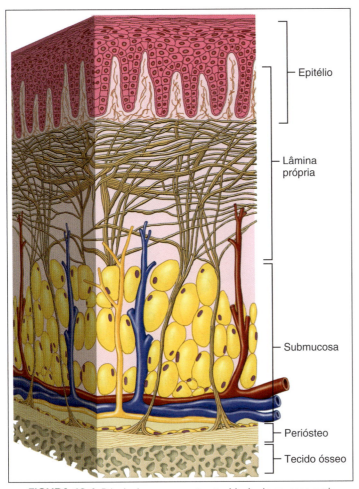

FIGURA 12-4 Principais componentes teciduais da mucosa oral.

elas se encontram na lâmina própria e têm a mesma estrutura das glândulas presentes na pele. As glândulas sebáceas produzem uma secreção oleosa, o sebo, cuja função na cavidade oral não é clara, embora alguns aleguem que o sebo lubrifica a superfície da mucosa para que ela deslize facilmente contra os dentes.

Em várias regiões da cavidade oral, existem nódulos de tecido linfoide associados a criptas formadas por invaginações do epitélio para a lâmina própria. Essas áreas são extensamente infiltradas por linfócitos e plasmócitos. Devido à sua capacidade de montar reações imunológicas, tais células têm um importante papel no combate às infecções dos tecidos orais. Os maiores acúmulos de tecido linfoide são encontrados na porção posterior da cavidade oral, onde formam as tonsilas linguais, palatinas, e faríngea, frequentemente conhecidas em conjunto como *anel de Waldeyer*. Algumas vezes, pequenos nódulos linfoides também podem ocorrer na mucosa do palato mole, na superfície ventral da língua, e no assoalho da boca.

EPITÉLIO ORAL

Sendo o tecido que forma a superfície da mucosa oral, o epitélio oral constitui a barreira primária entre o ambiente oral e os tecidos mais profundamente situados. O epitélio oral é um epitélio estratificado pavimentoso que consiste em células firmemente aderidas entre si e organizadas em uma série de camadas, ou estratos, distintas(os). Assim como outros epitélios, o epitélio oral mantém sua integridade estrutural por meio de um processo de contínua renovação, na qual as células produzidas por divisões mitóticas nas camadas mais profundas amadurecem e sofrem diferenciação terminal à medida que elas migram passivamente em direção à superfície para substituir aquelas que foram descamadas. A etapa final desse processo é considerada, de fato, uma forma exclusiva de morte celular programada (veja Capítulo 7). Consequentemente, pode-se considerar que as células do epitélio consistem em duas populações funcionais: uma população de células progenitoras (cuja função é dividir e fornecer novas células), e uma população de células em maturação (as quais se diferenciam continuamente ou amadurecem para formar uma camada superficial protetora).

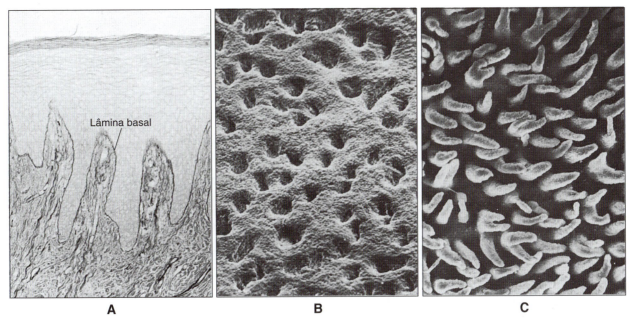

FIGURA 12-5 Junção entre o epitélio e o tecido conjuntivo. **A,** Fotomicrografia de um corte histológico do epitélio gengival, corado pelo método do ácido periódico-reativo de Schiff, demonstrando a lâmina basal e extensas interdigitações entre o epitélio e o tecido conjuntivo. A coloração de componentes intercelulares também ocorreu, particularmente ao redor das escamas epiteliais queratinizadas. **B** e **C,** Eletromicrografias de varredura da interface entre o epitélio e o tecido conjuntivo no palato. **B** mostra a face inferior do epitélio oral e os orifícios circulares preenchidos por papilas conjuntivas de formato cônico ilustradas em **C**. (**B** e **C,** A partir de Klein-Szanto AJP, Schroeder HE: Architecture and density of the connective tissue papillae of the human oral mucosa, *J Anat* 123:93-109, 1977.)

264 CAPÍTULO 12 Mucosa Oral

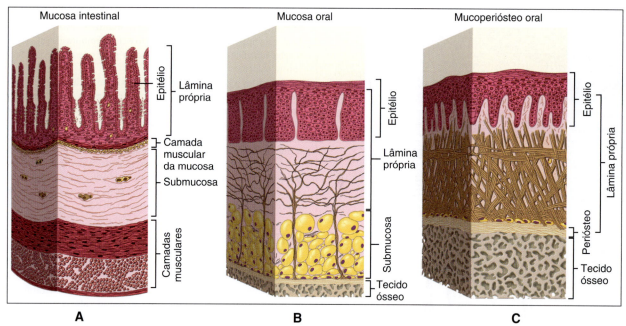

FIGURA 12-6 Organização dos componentes teciduais em mucosas. **A,** Mucosa intestinal. **B,** Mucosa oral. **C,** Mucoperiósteo oral.

As células em maturação em epitélios estratificados pavimentosos organizam em sua periferia uma camada protetora especializada denominada *envoltório celular cornificado*, o qual consiste essencialmente em queratinas embebidas em um amálgama insolúvel de proteínas circundadas por lipídios (Figura 12-7). O processo começa com a síntese de proteínas que se depositam na face citoplasmática da membrana plasmática, formando inicialmente um envoltório imaturo. As células produzem grânulos de querato-hialina (discutidos adiante), que liberam o precursor da proteína filagrina, associada a filamentos intermediários. Essa proteína agrega filamentos de citoqueratinas, promovendo o colapso e o achatamento dos queratinócitos (células epiteliais), os quais passam a ser referidos como *corneócitos*. Concomitantemente, uma série de outras proteínas, incluindo involucrina, loricrina, trico-hialina e pequenas proteínas ricas em prolina, é sintetizada. Essas proteínas sofrem ligações cruzadas pela ação de transglutaminases em relação aos filamentos agregados de citoqueratinas situados imediatamente abaixo da membrana plasmática. Esse envoltório celular cornificado substitui em definitivo a membrana plasmática dos corneócitos, e se torna recoberta com lipídios, representados principalmente por ceramidas, colesterol e ácidos graxos livres, atuando como uma barreira impermeável à água. Os corneócitos estão firmemente aderidos uns aos outros por desmossomas modificados que sofrem degradação proteolítica para permitir a descamação das células.

Proliferação Epitelial

No epitélio oral, as células progenitoras estão situadas na camada basal em epitélios mais delgados (por ex., epitélio do assoalho da boca), e nas duas a três camadas celulares inferiores em epitélios mais espessos (por ex., epitélios das bochechas e do palato). Células tendem a ocorrer em agregados que são mais abundantes nas porções mais profundas das cristas epiteliais do que no topo. Estudos na epiderme e no epitélio oral indicam que o compartimento de células progenitoras não é homogêneo, mas consistem em duas subpopulações de células funcionalmente distintas. Uma pequena população de células progenitoras sofre ciclos celulares mais lentos, e considera-se que estas representem as células-tronco, cuja função é produzir células basais e reter o potencial proliferativo do tecido. A maior porção do compartimento de células progenitoras é composta por células amplificadoras, cuja função é aumentar o número das células disponíveis para subsequente maturação. Apesar de suas diferenças funcionais, essas células proliferativas não podem ser distinguidas por meio da aparência. Independentemente de se tratarem de células-tronco ou de células amplificadoras,

a divisão celular é uma atividade cíclica. Após a divisão celular, cada célula-filha recicla-se na população de células progenitoras ou entra no compartimento de maturação. Além de aferir o número de células em divisão, a estimativa do tempo necessário para substituir as células no epitélio também é possível. Isto é conhecido como o *tempo de renovação* do epitélio e é derivado do conhecimento do tempo que uma célula leva para se dividir e passar através de todo o epitélio. O tempo de renovação é estimado em 52 a 75 dias na epiderme da pele, em 4 a 14 dias no epitélio intestinal, em 41 a 57 dias no epitélio gengival, e em 25 dias no epitélio da bochecha. Diferenças regionais nos padrões de maturação epitelial parecem estar associadas a diferentes taxas de renovação; por exemplo, o epitélio bucal, não queratinizado, renova-se mais rapidamente do que o epitélio gengival, que é queratinizado.

Visões científicas sobre os mecanismos que controlam a proliferação e diferenciação dos epitélios da mucosa oral, da pele e de muitos outros tecidos, foram esclarecidas pela identificação de várias citocinas capazes de influenciar a proliferação epitelial. Os exemplos incluem o fator de crescimento epidérmico, fator de crescimento de queratinócitos, interleucina-1, e fatores de crescimento transformantes α e β.

Como medicamentos quimioterápicos para câncer bloqueiam a divisão mitótica, um número significativo de pacientes usuários de tais medicamentos desenvolve úlceras orais (ruptura do epitélio estratificado pavimentoso oral), e assim sofrem dores e têm dificuldade para comer, beber e manter a higiene oral.

Maturação Epitelial

Células que se originam por divisão nas camadas basal ou parabasal do epitélio sofrem um processo de maturação à medida que elas são passivamente deslocadas em direção à superfície. Em geral, a maturação na cavidade oral segue dois padrões principais: *queratinização* e *não queratinização* (Tabela 12-1).

Queratinização

A superfície epitelial da mucosa mastigatória (por ex., as superfícies do palato duro e da gengiva, e em algumas regiões de mucosa especializada no dorso da língua) é inflexível, forte, resistente a abrasões, e firmemente ancorada à lâmina própria. Ela é recoberta por uma camada de células queratinizadas, e o processo de maturação que leva à sua formação é denominado *queratinização* ou *cornificação*. Em cortes histológicos de rotina, um epitélio estratificado pavimentoso queratinizado exibe uma série de distintas camadas, ou estratos (Figura 12-8, A). A camada basal, ou *estrato*

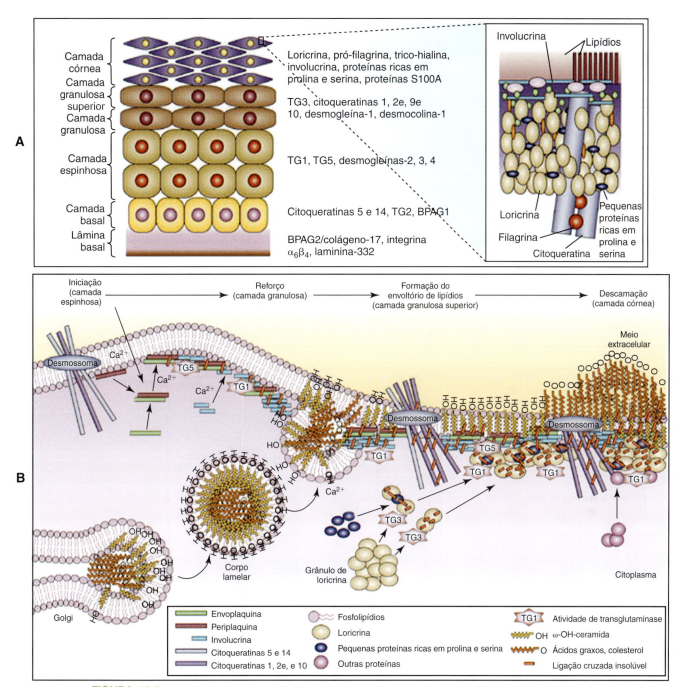

FIGURA 12-7 A, Representação da organização e várias camadas do epitélio cornificado. **B,** Alterações moleculares durante a maturação epitelial.

basal, é uma camada de células cuboides ou colunares adjacentes à lâmina basal. Acima da camada basal são encontradas várias fileiras de células de formato elíptico ou esférico, as quais formam a *camada espinhosa*, ou estrato espinhoso. Esse termo se origina a partir da aparência das células nos preparados histológicos; elas tipicamente se encolhem e se afastam umas das outras, permanecendo unidas através de curtas projeções citoplasmáticas em pontos de contato onde se encontram *desmossomas;* anteriormente, tais pontos de contato eram conhecidos como *pontes intercelulares* (Figura 12-9). Esse alinhamento dá às células um contorno de aspecto espinhoso.

As camadas basal e espinhosa, em conjunto, constituem cerca de metade a dois terços da espessura do epitélio. A camada seguinte consiste em grandes células achatadas contendo pequenos grânulos que se coram intensamente com corantes básicos, como a hematoxilina (ou seja, são grânulos basófilos). Essa é a camada granulosa, ou *estrato granuloso*, e os grânulos são denominados *grânulos de querato-hialina* (Figura 12-9, A). A camada superficial é composta por células achatadas (pavimentosas), caracterizadas como *escamas córneas*, que se coram em rosa brilhante com o corante ácido eosina (ou seja, são acidófilas, ou eosinófilas) e são células anucleadas, isto é, desprovidas de núcleo. Essa é a camada de células queratinizadas, chamada de camada córnea, ou *estrato córneo*. O padrão de maturação dessas células geralmente é caracterizado como *ortoqueratinização*.

A mucosa mastigatória, a qual inclui o palato duro e grande parte da gengiva, pode apresentar uma variação na queratinização, conhecida como *paraqueratinização*. No epitélio paraqueratinizado (veja Figura 12-8, B), a camada superficial cora-se em tonalidade rosada, como ocorre nas típicas células queratinizadas, conforme descrito anteriormente, mas núcleos condensados (ou picnóticos) são retidos em muitas das escamas córneas ou em todas elas. Os grânulos de querato-hialina podem estar presentes na camada granulosa subjacente, embora geralmente em menor quantidade do que nas áreas ortoqueratinizadas, assim é difícil identificar essa camada

TABELA 12-1 Principais Características de Maturação nos Epitélios Queratinizado e Não Queratinizado

EPITÉLIO QUERATINIZADO		EPITÉLIO NÃO QUERATINIZADO	
Características	Camada Celular	Características	Camada Celular
Células cuboides ou colunares contendo feixes de tonofilamentos ("tonofibrilas") e outras organelas celulares; local da maioria das divisões celulares.	Basal	Células cuboides ou colunares contendo tonofilamentos separados e outras organelas celulares; local da maioria das divisões celulares.	Basal
Grandes células ovoides contendo feixes de tonofilamentos ("tonofibrilas") evidentes; grânulos revestidos por membrana aparecem na parte superior dessa camada.	Espinhosa	Grandes células ovoides contendo tonofilamentos dispersos; grânulos revestidos por membrana aparecem na parte superior dessa camada; os filamentos se tornam numerosos	Espinhosa
Células achatadas contendo grânulos de querato-hialina evidentes associados a tonofilamentos; os grânulos revestidos por membrana se fundem à membrana plasmática na parte superior; ocorre também um espessamento da membrana plasmática devido à deposição de proteínas na face citoplasmática da membrana.	Granulosa	Células ligeiramente achatadas contendo muitos tonofilamentos dispersos e glicogênio	Intermediária
Células extremamente achatadas e desidratadas, nas quais todas as organelas foram perdidas; células preenchidas apenas com material fibrilar compactado; quando núcleos picnóticos são mantidos, ocorre a paraqueratinização.	Córnea	Células ligeiramente achatadas com filamentos dispersos; poucas organelas estão presentes; mas os núcleos persistem.	Superficial

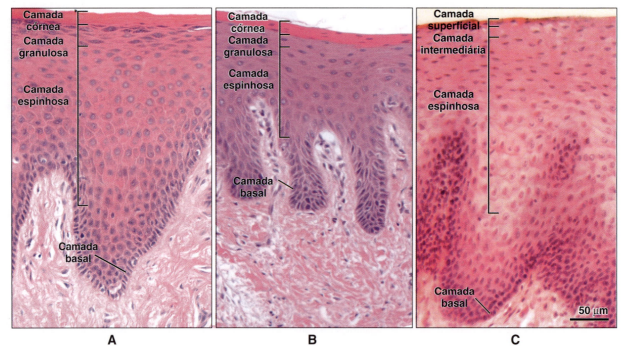

FIGURA 12-8 Cortes histológicos dos principais tipos de maturação no epitélio oral (no mesmo aumento). **A,** Ortoqueratinização na gengiva humana. Os núcleos são perdidos na camada superficial de células queratinizadas (camada córnea). Grânulos de querato-hialina estão visíveis na camada granulosa. **B,** Paraqueratinização na gengiva humana. As escamas queratinizadas da camada córnea retêm seus núcleos picnóticos. **C,** Não queratinização no epitélio bucal (da bochecha) de um primata. Não existe uma divisão clara em estratos, e os núcleos estão aparentes na camada superficial. As diferenças na espessura e no padrão de cristas epiteliais, assim como nos padrões de maturação, estão evidentes.

em preparações histológicas. A paraqueratinização é um evento normal no epitélio oral e não implica em algum tipo de doença; isto não é o mesmo com relação à epiderme, onde a paraqueratinização pode estar associada a doenças, como a psoríase.

Não Queratinização

A mucosa de revestimento da cavidade oral, presente na mucosa da face interna dos lábios, mucosa bucal, mucosa alveolar, palato mole, superfície ventral da língua e assoalho da boca, possui um epitélio que é geralmente não queratinizado (veja Figura 12-8, C). Em algumas regiões, como nos lábios e na mucosa bucal, o epitélio estratificado pavimentoso não queratinizado é mais espesso do que o epitélio estratificado pavimentoso queratinizado, e apresenta um padrão diferente de cristas na interface com o tecido conjuntivo. As camadas basal e espinhosa do epitélio oral não queratinizado geralmente assemelham-se àquelas descritas para o epitélio estratificado pavimentoso queratinizado, embora as células de epitélio estratificado pavimentoso não queratinizado sejam ligeiramente maiores, e as projeções citoplasmáticas entre células da camada espinhosa ("pontes intercelulares") sejam menos evidentes. Por essa razão, alguns preferem não usar o termo *camada espinhosas* para o epitélio estratificado pavimentoso

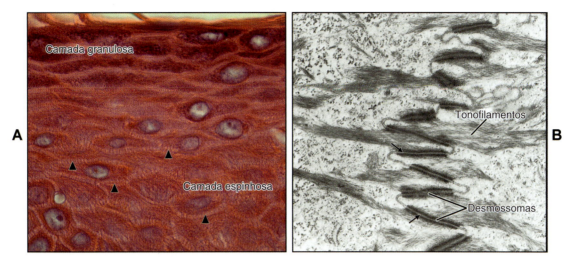

FIGURA 12-9 Junções intercelulares. **A,** Fotomicrografia mostrando a camada granulosa, cujas células contêm grânulos de querato-hialina (pontos escuros intensamente corados), e a camada espinhosa no epitélio oral queratinizado, mostrando as pequenas projeções citoplasmáticas anteriormente conhecidas como "pontes intercelulares" (estruturas semelhantes a espinhos, *cabeças de seta*) entre as células adjacentes. **B,** Eletromicrografia de uma área do epitélio oral, onde se observa uma mínima retração, de modo que as células estejam intimamente justapostas, permitindo a nítida visualização dos numerosos desmossomas que mantêm as células unidas. Uma zona intercelular elétron-lucente (clara) especializada (*setas*) pode ser vista entre as placas elétron-densas intracelulares nas quais se inserem os tonofilamentos.

TABELA 12-2 Características de Não Queratinócitos no Epitélio Oral

Tipo Celular	Nível no Epitélio	Reações Específicas por Colorações	Características Ultraestruturais	Função
Melanócito	Basal	Dopa oxidase-tirosinase; técnicas com utilização de prata	Células com prolongamentos (ou seja, dendríticas); sem desmossomas ou tonofilamentos; pré-melanossomas e melanossomas presentes	Síntese do pigmento melanina em grânulos (melanossomas) e transferência destes para os queratinócitos circunjacentes
Célula de Langerhans	Predominantemente suprabasal	CD1a; marcadores de antígenos da superfície celular	Célula com prolongamentos (ou seja, dendrítica); sem desmossomas ou tonofilamentos; grânulos de Birbeck característicos	Captura e processamento de antígenos
Célula de Merkel	Basal	Provavelmente positiva para a técnico do ácido periódico-reativo de Schiff	Desmossomas e tonofilamentos esparsos; vesículas elétron-densas características e fibra nervosa associada	Célula sensorial tátil
Linfócito	Variável	Marcadores de antígenos de superfície celular (CD3–células T; CD20–células B)	Grande núcleo circular; citoplasma escasso com poucas organelas; sem desmossomas ou tonofilamentos	Associada a respostas inflamatórias na mucosa oral

não queratinizado. Não ocorrem alterações súbitas na aparência das células acima da camada espinhosa no epitélio estratificado pavimentoso não queratinizado, e a metade externa do tecido é dividida de maneira bastante arbitrária em duas zonas: intermediária (estrato intermediário) e superficial (estrato superficial). Uma camada granulosa não está presente e as células da camada superficial contêm núcleos que geralmente são volumosos. Essa camada não se cora intensamente com eosina, como na superfície de epitélios estratificados pavimentosos queratinizados ou paraqueratinizados.

A partir da aparência histológica do epitélio oral, é evidente que o tecido exibe um padrão bem ordenado de maturação e sucessivas camadas contendo células de idades crescentes (isto é, de estágios progressivos de maturação). Ademais, o padrão de maturação difere em diferentes regiões da mucosa oral, de modo que dois tipos principais possam ser identificados: queratinização e não queratinização. A próxima seção descreve a ultraestrutura das células epiteliais e os principais eventos que ocorrem em nível celular durante a maturação desses dois tipos de epitélio (Tabela 12-2; veja também Tabela 12-1).

Ultraestrutura das Células Epiteliais

As células da camada basal são as células epiteliais orais menos diferenciadas. Elas contêm as típicas organelas presentes nas células de outros tecidos, assim como certas estruturas características que as identificam como células epiteliais e as distinguem de outros tipos celulares. Essas estruturas são filamentos intermediários, caracterizados também como *tonofilamentos* e os desmossomas (veja Capítulo 4 e Figura 12-9, B). Uma denominação geralmente dada a uma célula epitelial de epitélios estratificados pavimentosos (queratinizados ou não), devido ao seu conteúdo relativo de filamentos de citoqueratinas, é o termo *queratinócito*. Este termo serve para distinguir tais células epiteliais de células que não são queratinócitos, os quais serão descritos adiante.

As citoqueratinas representam uma grande família de proteínas de diferentes pesos moleculares; as de menor peso molecular (40 kDa) são encontradas em epitélios simples e glandulares; as citoqueratinas de peso molecular intermediário são encontradas em epitélios estratificados; e as de maior peso molecular (aproximadamente 67 kDa) são encontradas em epitélios estratificados pavimentosos queratinizados. Um catálogo de citoqueratinas foi elaborado para representar os diferentes tipos. Desse modo, todos os epitélios estratificados pavimentosos da cavidade oral possuem as citoqueratinas 5 e 14, mas existem diferenças entre o epitélio estratificado pavimentoso queratinizado oral (que contém as citoqueratinas 1, 6, 10 e 16) e o epitélio estratificado pavimentoso não queratinizado (que contém as citoqueratinas 4, 13 e 19). Uma importante propriedade de qualquer epitélio é a função de barreira, a qual depende essencialmente do íntimo contato ou coesão entre as células epiteliais. A coesão entre as células é proporcionada por um material intercelular viscoso que consiste em complexos proteína-carboidrato produzidos pelas próprias células epiteliais. Além disso, ocorrem especializações juncionais das membranas plasmáticas de células adjacentes, sendo a mais comum o desmossoma ou mácula de adesão (veja Figura 12-9, B), nos quais os feixes de filamentos intermediários de citoqueratinas (tonofilamentos) se inserem (veja Capítulo 4). A adesão entre o epitélio e o tecido conjuntivo é proporcionada por hemidesmossomas, os quais se fixam às células da camada basal à lâmina basal (discutido adiante). Como os desmossomas, os hemidesmossomas também possuem placas de fixação em sua superfície citossólica (intracelular), nas quais os tonofilamentos se inserem. Os tonofilamentos, os desmossomas, os hemidesmossomas e a lâmina basal representam, em conjunto, um sistema mecânico de dispositivos de adesão que distribui e dissipa forças localizadas aplicadas à superfície epitelial sobre uma ampla área. Conforme discutido no Capítulo 4, determinadas doenças bolhosas, tais como o pênfigo, são caracterizadas pela ruptura desses dispositivos de adesão, e ocasionar a separação entre as camadas epiteliais.

Dois outros tipos de especializações juncionais são encontrados entre as células do epitélio oral: junções comunicantes (*gap junctions*) e junções de oclusão. Conforme foi apresentado no Capítulo 4, junções comunicantes são região onde as membranas plasmáticas de células adjacentes se encontram em íntima proximidade, separadas apenas por um pequeno espaço. Pequenas interconexões são aparentes entre as membranas através desses espaços. Tais junções podem permitir a comunicação elétrica ou química entre as células, daí a denominação *junções comunicantes*; elas ocorrem apenas ocasionalmente no epitélio oral. Junções de oclusão são ainda mais raras no epitélio oral; nessas junções, as membranas plasmáticas adjacentes se encontram intimamente justapostas, de modo a vedar o espaço intercelular.

Eventos Celulares na Maturação

As principais alterações envolvidas na maturação celular nos epitélios estratificados pavimentosos queratinizado e não queratinizado da cavidade oral estão apresentadas na Figura 12-10 e na Tabela 12-1. Em ambos os tipos de epitélio, as alterações de tamanho e formato celulares são acompanhadas de uma síntese de mais proteínas estruturais na forma de tonofilamentos, o surgimento de novas organelas, e a produção de material intercelular adicional. Entretanto, ocorre uma série de alterações em ambos os epitélios, as quais não são comuns, e que servem como características distintivas. Uma dessas alterações é a organização dos tonofilamentos. As células de ambos os epitélios aumentam de tamanho à medida que migram da camada basal para a camada espinhosa, mas esse aumento é maior no epitélio estratificado pavimentoso não queratinizado. Uma síntese correspondente de tonofilamentos também ocorre em ambos os epitélios, mas enquanto os tonofilamentos no epitélio estratificado pavimentoso

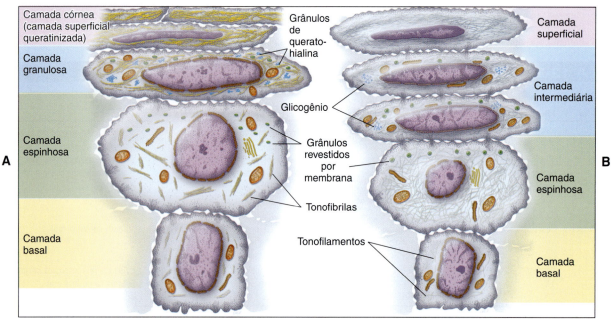

FIGURA 12-10 Principais aspectos estruturais das células epiteliais nas sucessivas camadas nos epitélios orais. **A,** Epitélio oral ortoqueratinizado. **B,** Epitélio oral não queratinizado. Observe que as células não são desenhadas pela escala. (Adaptado a partir de Squier CA et al: *Human oral mucosa: development, structure, and function*, Oxford, UK, 1976, Blackwell Scientific.)

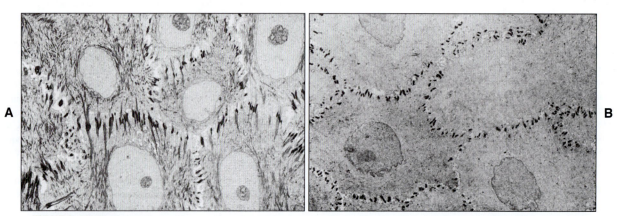

FIGURA 12-11 Eletromicrografias em pequeno aumento de células da camada espinhosa do **(A)** epitélio gengival queratinizado e **(B)** epitélio bucal não queratinizado. Os filamentos encontram-se organizados em feixes distintos ("tonofibrilas") no epitélio queratinizado, mas apresentam-se dispersos de modo pouco distinto no epitélio não queratinizado.

queratinizado são agrupados em feixes para formar tonofibrilas, aqueles no epitélio estratificado pavimentoso não queratinizado permanecem dispersos e, desse modo, parecem menos evidentes (Figura 12-11). A estrutura química dos filamentos de citoqueratinas também é conhecida por ser diferente entre as camadas, de modo que vários padrões de maturação podem ser identificados pelas citoqueratinas presentes.

Na parte superior da camada espinhosa aparece uma nova população de organelas, denominadas de *grânulos revestidos por membrana*, ou *grânulos lamelares*. Esses grânulos são pequenas vesículas revestidas por membrana contendo glicolipídios. No epitélio estratificado pavimentoso queratinizado, os grânulos são alongados e exibem uma série de lamelas paralelas. No epitélio estratificado pavimentoso não queratinizado, em contraste, os grânulos parecem ser circulares com uma porção central amorfa (Figura 12-12). À medida que as células se movem em direção à superfície, esses grânulos acumulam-se próximo à membrana plasmática, fundindo-se a esta para liberar lipídios que participam do estabelecimento de uma barreira de permeabilidade.

A camada seguinte, denominada de *camada granulosa* no epitélio estratificado pavimentoso queratinizado e de *camada intermediária* no epitélio estratificado pavimentoso não queratinizado, contém células que possuem um maior volume, mas são mais achatadas do que aquelas da camada espinhosa. Na parte superior dessa camada, nos epitélios estratificados pavimentosos tanto queratinizados como não queratinizados, os grânulos lamelares fundem-se com a membrana plasmática superficial e secretam seus conteúdos no espaço intercelular. No epitélio estratificado pavimentoso queratinizado da cavidade oral e na epiderme, a secreção do conteúdo dos grânulos lamelares está associada à formação de uma barreira de permeabilidade rica em lipídios, a qual limita o movimento das substâncias aquosas através do espaço intercelular da camada córnea. Os grânulos vistos no epitélio estratificado pavimentoso não queratinizado provavelmente têm uma função similar, mas seus conteúdos possuem uma diferente composição lipídica e não formam uma barreira tão efetiva como nos epitélios estratificados pavimentosos queratinizados.

As células na porção mais superficial da camada granulosa desenvolvem um envoltório celular cornificado a partir de depósitos de proteínas na face interna (intracelular ou citoplasmática) de sua membrana plasmática, o qual contribui para a considerável resistência da camada córnea a solventes químicos (veja Figura 12-7). Um dos principais constituintes desse espessamento é uma proteína conhecida como *involucrina*. Um espessamento similar, porém menos óbvio, é visto nas células superficiais dos epitélios estratificados pavimentosos não queratinizados. Os eventos subsequentes durante a maturação epitelial são muito diferentes nos epitélios estratificados pavimentosos queratinizados e não queratinizados e, desse modo, são descritos separadamente.

Epitélio Estratificado Pavimentoso Queratinizado

A característica mais típica da camada granulosa do epitélio estratificado pavimentoso queratinizado são os grânulos de querato-hialina, os quais aparecem como grânulos basófilos à microscopia de luz e como estruturas elétron-densas à microscopia eletrônica (Figura 12-13). Os grânulos têm formato irregular e provavelmente são sintetizados pelos ribossomas que podem ser vistos em torno deles. Os grânulos de querato-hialina também estão associados intimamente aos tonofilamentos, e acredita-se que facilitem a agregação e formação de ligações cruzadas entre os filamentos de citoqueratinas da camada córnea. Por essa razão, a proteína que compõe a maior parte desses grânulos é denominada *filagrina*[1], embora eles também

---

[1]**Nota da RT:** A explicação dada no texto refere-se à provável construção do termo que designa tal proteína em inglês, *filaggrin* (**fil**ament **agg**regating prote**in**), justificando a capacidade de agregação dos filamentos intermediários de citoqueratinas desta proteína.

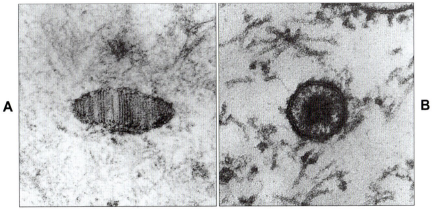

FIGURA 12-12 Eletromicrografias de grânulos revestidos por membrana no epitélio oral. **A,** Tipo alongado lamelar visto no epitélio queratinizado. **B,** Tipo circular com um eixo elétron-denso encontrado no epitélio não queratinizado.

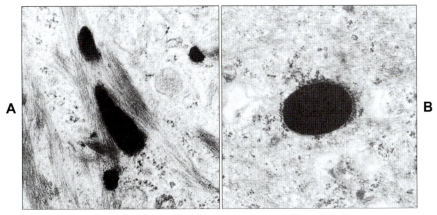

FIGURA 12-13 Eletromicrografias de grânulos de querato-hialina no epitélio oral. **A,** Na camada granulosa, grânulos de formato irregular estão intimamente associados a tonofilamentos. **B,** Um grânulo do tipo ocasionalmente visto no epitélio oral não queratinizado tem formato regular, mas não está associado aos tonofilamentos.

CAPÍTULO 12 Mucosa Oral

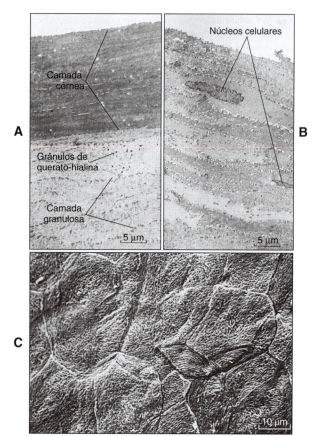

FIGURA 12-14 Camada superficial dos epitélios orais queratinizado e não queratinizado. **A** e **B** são eletromicrografias de transmissão. **A,** As camadas granulosa e córnea no epitélio gengival. Pequenos grânulos de querato-hialina são visíveis na camada granulosa; as células (escamas) da camada córnea são achatadas e aparecem com o citoplasma uniformemente elétron-denso. **B,** A região correspondente do epitélio bucal, não queratinizado. As células sofrem apenas leves alterações à medida que elas se movem para a superfície. Todas as células aparecem achatadas, e organelas (incluindo os núcleos das células) podem ser vistas até nas camadas superficiais. **C,** Eletromicrografia de varredura das células superficiais (escamas córneas) do epitélio oral queratinizado. As escamas são discos planos com um contorno poligonal, e sua superfície apresenta um padrão reticular de delicadas cristas. (**C,** Cortesia de J. Howlett.)

possam conter uma proteína rica em enxofre chamada de *loricrina*. À medida que as células da camada granulosa atingem o limite com a camada córnea, ocorre uma súbita alteração em sua aparência (Figura 12-14, A). Todas as organelas, incluindo os núcleos e os grânulos de querato-hialina, desaparecem. As células da camada córnea se tornam preenchidas com filamentos unidos entre si por ligações cruzadas do tipo dissulfeto, o que facilita sua densa compactação. Ainda como parte do processo, as células da camada córnea modificam seus desmossomas.

As células da camada córnea se tornam desidratadas e achatadas, e assumem o formato de discos hexagonais, caracterizados agora como *escamas córneas* (veja Figura 12-14, C). As escamas córneas são perdidas (pelo processo de descamação) e são substituídas por células das camadas subjacentes. Esse processo pode ocorrer tão rapidamente, que uma escama superficial individual é descartada em questão de horas em vez de dias. O mecanismo da descamação é um processo ativo que resulta da progressiva fragmentação enzimática de proteínas que constituem os desmossomas das escamas córneas (desmogleína I, desmocolina, desmoplaquina e corneodesmosina). A rápida eliminação da camada superficial provavelmente é importante na limitação da colonização e invasão de superfícies epiteliais por microrganismos patogênicos, incluindo *Candida albicans*, uma levedura (fungo) comum da flora da cavidade oral.

A camada córnea na cavidade oral pode ser composta por até 20 camadas de escamas, e é mais espessa que a camada córnea da epiderme da maioria das regiões da pele, com exceção da epiderme da pele das plantas dos pés e palmas das mãos. As citoqueratinas firmemente compactadas dentro de um envoltório insolúvel e resistente, constituído por uma membrana plasmática modificada, torna essa camada resistente aos danos mecânicos e químicos.

Na paraqueratinização (veja Figura 12-8, B), ocorre a remoção incompleta das organelas das células da camada granulosa; os núcleos permanecem picnóticos e retraídos, e resquícios das demais organelas também podem estar presentes na camada córneas.

Epitélio Estratificado Pavimentoso Não Queratinizado

No epitélio oral não queratinizado, os eventos que ocorrem nas camadas celulares superiores são bem menos drásticos do que os ocorridos no epitélio estratificado pavimentoso queratinizado (veja Figura 12-14, A e B). Um ligeiro aumento no tamanho das células ocorre na camada intermediária de células, assim como um acúmulo de glicogênio nas células da camada superficial. Em raras ocasiões, os grânulos de querato-hialina podem ser vistos nesse nível, mas diferem dos grânulos presentes nas células do epitélio estratificado pavimentoso queratinizado, e aparecem como estruturas esféricas regulares não associadas aos tonofilamentos (veja Figura 12-13, B). Os grânulos de querato-hialina geralmente permanecem, mesmo nas células superficiais, onde podem ser evidentes em preparações citológicas da superfície.

Na camada superficial ocorrem poucas alterações. As células aparecem ligeiramente mais achatadas do que nas camadas precedentes e contêm núcleos e tonofilamentos dispersos, com o número das demais organelas celulares tendo reduzido (veja Figura 12-14, B). Consequentemente, a camada superficial do epitélio estratificado pavimentoso não queratinizado consiste em células preenchidas por filamentos frouxamente dispostos, e que não são células desidratadas. Desse modo, elas podem formar uma superfície que é flexível e tolerante a compressões e distensões.

Embora a distribuição dos epitélios estratificados pavimentosos queratinizado e não queratinizado em diferentes localizações anatômicas seja determinada durante o desenvolvimento embriológico, frequentemente ocorre alguma variação desse padrão básico em adultos (por ex., quando a mucosa bucal — normalmente não queratinizada — desenvolve uma delgada camada córnea, a linha alba, ao longo da linha oclusal). Similarmente, a camada córnea normal do epitélio do palato duro pode se tornar espessada em fumantes como resultado dos efeitos irritantes da fumaça do tabaco, mas, sob outros aspectos, esse epitélio hiperqueratótico parece normal. Em geral, a hiperqueratose do epitélio oral, que normalmente é queratinizado, representa uma resposta fisiológica do epitélio à irritação crônica, semelhante à que ocorre na formação de calos nas palmas das mãos e plantas dos pés. A hiperqueratose do epitélio oral não queratinizado pode ser fisiológica, mas também pode estar associada a alterações celulares anormais que finalmente levam ao câncer do epitélio estratificado pavimentoso não queratinizado. A presença de inflamação em regiões como a gengiva pode reduzir o grau de queratinização, de modo que ela pareça paraqueratinizada ou até mesmo não queratinizada.

Permeabilidade e Absorção

Uma função do epitélio oral é formar uma barreira impermeável; ao contrário do revestimento intestinal, o epitélio oral não tem uma capacidade de absorção. No entanto, existem diferenças na permeabilidade entre as regiões, dependendo da espessura da barreira epitelial a ser atravessada e do padrão de maturação. Uma das regiões com o revestimento epitelial mais delgado, o assoalho da boca, pode ser mais permeável do que outras áreas, sendo esta talvez a razão para que certos medicamentos (por ex., nitroglicerina administrada para aliviar a dor da angina do peito) sejam absorvidos com sucesso quando mantidos sob a língua. Não obstante, a mucosa oral claramente é capaz de limitar a penetração de toxinas e antígenos produzidas por microrganismos presentes na cavidade oral, com exceção da região especializada da junção dentogengival. Acredita-se que a barreira de permeabilidade consista em lipídios derivados dos grânulos revestidos por membrana (grânulos lamelares); tais moléculas se tornam alinhados em um padrão preciso após terem sido liberados nos espaços intercelulares.

Não Queratinócitos no Epitélio Oral

Muitos cortes histológicos do epitélio oral contêm células que diferem em aparência das outras células epiteliais por apresentar um halo claro ao redor

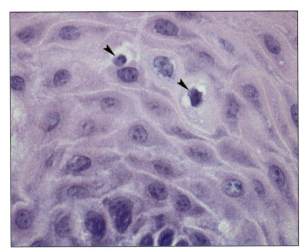

FIGURA 12-15 Fotomicrografia da camada espinhosa do epitélio gengival. As células claras (*cabeças de seta*) possuem núcleos intensamente corados circundados por um halo claro.

de seus núcleos (Figura 12-15). Essas células foram denominadas de *células claras*, e o que se torna óbvio a partir de estudos ultraestruturais e imunocitoquímicos é que elas representam uma variedade de tipos celulares, incluindo melanócitos (células produtoras do pigmento melanina), células de Langerhans, células de Merkel e células inflamatórias (por ex., linfócitos), as quais juntas constituem até 10% da população celular no epitélio oral. Todas essas células, com exceção das células de Merkel, não formam desmossomas com as células adjacentes, de modo que, durante o processamento histológico, o citoplasma se retrai em torno do núcleo para produzir o halo claro. Nenhuma dessas células contém os grandes números de tonofilamentos e desmossomas vistos em queratinócitos epiteliais, e nenhuma participa do processo de maturação observado nos epitélios orais; consequentemente, geralmente elas são chamadas coletivamente de *não queratinócitos*. A Tabela 12-2 resume sua estrutura e função.

Melanócitos e Pigmentação Oral

A cor da mucosa oral é o resultado líquido de uma série de fatores, sendo um deles a pigmentação. Os pigmentos que com mais frequência contribuem para a cor da mucosa oral são a melanina e a hemoglobina. A melanina é produzida por células pigmentares especializadas, chamadas de *melanócitos*, situadas na camada basal do epitélio oral. Sob o ponto de vista embriológico, os melanócitos se originam a partir do neuroectoderma (ectoderma da crista neural; veja o Capítulo 2) e entram no epitélio por volta de 11 semanas de gestação. No epitélio, eles se dividem e se mantêm como uma população autorreprodutiva. Os melanócitos possuem longos prolongamentos dendríticos (ramificados) que se estendem entre os queratinócitos, geralmente atravessando várias camadas de células. A melanina é sintetizada nos melanócitos no interior de pequenos grânulos revestidos por membrana, denominados de *melanossomas* (Figura 12-16), os quais são transferidos para dentro do citoplasma dos queratinócitos adjacentes pelos prolongamentos dendríticos dos melanócitos. Grupos de melanossomas geralmente podem ser identificados à microscopia de luz em cortes de tecido intensamente pigmentado, corados com hematoxilina e eosina. Esses grupos são referidos como *grânulos de melanina*. Em tecidos menos intensamente pigmentados, a presença da melanina pode ser demonstrada apenas por colorações histológicas e histoquímicas específicas.

Indivíduos com diferentes graus de pigmentação (de pele clara e escura) possuem o mesmo número de melanócitos em uma determinada região da pele ou da mucosa oral; as diferenças de tonalidade resultam da atividade relativa dos melanócitos na produção de melanina e da taxa de decomposição de melanossomas nos queratinócitos. Nas pessoas com pigmentação intensa pela melanina, células contendo melanina podem ser vistas no tecido conjuntivo. Essas células são provavelmente macrófagos que captaram melanossomas produzidos pelos melanócitos no epitélio, e às vezes são denominados *melanófagos*. As regiões da mucosa oral onde a pigmentação

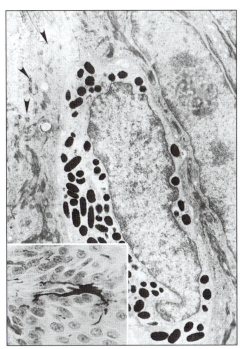

FIGURA 12-16 Eletromicrografia de um melanócito na camada basal do epitélio oral. Os melanossomas elétron-densos são abundantes. As *cabeças de seta* indicam a lâmina basal. *No detalhe,* fotomicrografia de um corte histológico mostrando um melanócito e seus prolongamentos. A célula aparece escura porque foi feita uma histoquímica para revelar a presença de melanina.

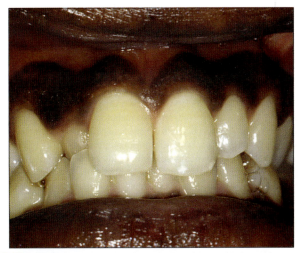

FIGURA 12-17 Pigmentação de melanina da gengiva inserida em um indivíduo de pele escura. (Cortesia de A. Kauzman.)

pela melanina é vista clinicamente com mais frequência são a gengiva (Figura 12-17), a mucosa bucal, o palato duro, e a língua. Apesar da considerável variação individual, uma relação direta tende a ser observada entre os graus de pigmentação na pele e na mucosa oral. Pessoas de pele clara raramente apresentam alguma pigmentação oral pela melanina.

Células de Langerhans

Outras células dotadas de prolongamentos, as quais às vezes são vistas acima da camada basal da epiderme e do epitélio oral, são as células de Langerhans. As células de Langerhans caracterizam-se sob o ponto de vista ultraestrutural pela presença, em seu citoplasma, de uma população de pequenos grânulos

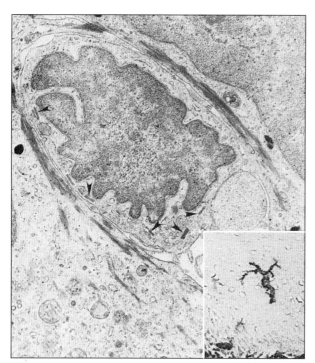

FIGURA 12-18 Eletromicrografia de uma célula de Langerhans do epitélio oral. A célula possui um núcleo de contorno irregular e é desprovida de tonofilamentos no citoplasma e desmossomas com células adjacentes, mas contém uma série de grânulos característicos, em formato de bastão (*cabeças de seta*). *No detalhe,* fotomicrografia de uma célula de Langerhans e seus prolongamentos em preparação histoquímica para um tipo de adenosina-trifosfatase (ATPase); a célula se encontra em sua localização suprabasal característica. (*Detalhe*, cortesia de I.C. Mackenzie.)

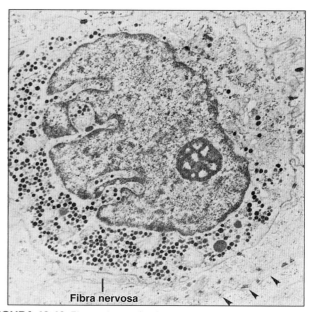

FIGURA 12-19 Eletromicrografia de uma célula de Merkel na camada basal do epitélio oral. O citoplasma dessa célula é preenchido com pequenas vesículas elétron-densas situadas próximas a uma fibra nervosa (axônio) amielínica adjacente. As *cabeças de seta* apontam para o local da lâmina basal. (Cortesia de S.Y. Chen.)

de secreção em formato de bastão ou frasco, algumas vezes denominados de *grânulos de Birbeck* (denominação segundo a pessoa que o descreveu pela primeira vez ao microscópio eletrônico; Figura 12-18). As células de Langerhans geralmente são demonstradas por meio de reações imunocitoquímicas específicas que evidenciam os antígenos da superfície celular.

As células de Langerhans aparecem no epitélio ao mesmo tempo, ou um pouco antes, que os melanócitos, e sua capacidade de divisão dentro do epitélio é limitada. Ao contrário dos melanócitos, elas se movem para dentro e para fora do epitélio, sendo originadas a partir de células precursoras presentes na medula óssea. Evidências sugerem que as células de Langerhans possuem uma função imunológica, identificando e processando substâncias antigênicas que adentram ao epitélio provenientes do ambiente externo, e apresentando-as a linfócitos T. As células de Langerhans provavelmente podem migrar do epitélio para linfonodos regionais.

Células de Merkel

As células de Merkel estão situadas na camada basal do epitélio oral e da epiderme. Ao contrário dos melanócitos e das células de Langerhans, as células de Merkel não são dendríticas, e possuem tonofilamentos de citoqueratinas e desmossomas ocasionais que as unem às células adjacentes. Consequentemente, as células de Merkel nem sempre se assemelham às outras células claras em cortes histológicos. A característica típica das células de Merkel é a presença de pequenas vesículas revestidas por membrana no citoplasma, algumas vezes situadas no citoplasma adjacente a uma fibra nervosa associada à célula (Figura 12-19). Esses grânulos podem liberar substâncias neurotransmissoras através da junção entre a célula de Merkel e a fibra nervosa, semelhante a uma sinapse, deflagrando, assim, um impulso. Esse arranjo está de acordo com evidências neurofisiológicas que sugerem que as células de Merkel são células sensoriais e respondem a estímulos de toque/tato. A origem do desenvolvimento dessas células tem sido um tema de discussão há várias décadas. Foi primeiramente sugerido que elas fossem derivadas de células da crista neural ou da epiderme da pele. Evidências confirmam agora que as células de Merkel se originam a partir da diferenciação de uma célula progenitora epidérmica durante o desenvolvimento embrionário.

Células Inflamatórias

Quando cortes de epitélio obtidos a partir de áreas clinicamente normais da mucosa são examinados ao microscópio, uma série de células inflamatórias frequentemente é vista nas camadas celulares nucleadas. Essas células são transitórias e não se reproduzem no epitélio como os outros não queratinócitos. O tipo celular mais comum é o linfócito, embora não seja rara a presença de leucócitos polimorfonucleares e mastócitos. Os linfócitos frequentemente estão associados a células de Langerhans, as quais são capazes de ativar os linfócitos T. Poucas células inflamatórias são comuns no epitélio oral e podem ser consideradas como componentes normais da população de não queratinócitos.

Claramente, a associação entre não queratinócitos e queratinócitos na pele e na mucosa oral representa uma inter-relação sutil e delicadamente equilibrada, na qual citocinas são os fatores controladores. Desse modo, queratinócitos produzem citocinas que modulam a função das células de Langerhans. Por sua vez, as células de Langerhans produzem citocinas, tais como a interleucina-1, que podem ativar os linfócitos T de modo que eles sejam capazes de responder aos estímulos antigênicos. A interleucina-1 também aumenta o número de receptores ao hormônio estimulador de melanócitos em melanócitos e, portanto, pode afetar a pigmentação. A influência dos queratinócitos estende-se ao tecido conjuntivo adjacente, no qual as citocinas produzidas no epitélio podem influenciar a atividade de fibroblastos.

JUNÇÃO ENTRE O EPITÉLIO E A LÂMINA PRÓPRIA

A região onde o tecido conjuntivo da lâmina própria se une ao epitélio oral sobrejacente é uma interface ondulada em que papilas do tecido conjuntivo se interdigitam com as cristas epiteliais. A interface consiste em cristas de tecido conjuntivo, papilas cônicas, ou ambas, que se projetam em direção ao epitélio (veja Figura 12-5). Esse arranjo torna a área de superfície da interface maior do que uma simples junção plana, e pode proporcionar uma melhor fixação, permitindo que as forças aplicadas à superfície do epitélio se dispersem sobre uma área maior de tecido conjuntivo. Nesse sentido, a mucosa mastigatória curiosamente possui o maior número de papilas por área unitária de mucosa; na mucosa de revestimento, as papilas são menos abundantes e menores. A junção também representa uma importante interface para trocas metabólicas entre o epitélio e o tecido conjuntivo, uma vez que o epitélio não possui vasos sanguíneos.

Membranas basais não podem ser visualizadas diretamente à microscopia de luz com o uso de colorações convencionais, como hematoxilina-eosina. Em cortes histológicos da mucosa oral corados pela coloração histoquímica do ácido periódico-reativo de Schiff, a membrana basal aparece como uma faixa brilhante e homogênea na interface entre o epitélio e o tecido conjuntivo subjacente (veja Figura 12-5, A). A membrana basal corre paralelamente à membrana plasmática da superfície basal das células epiteliais da camada basal e, no nível ultraestrutural, consiste em três zonas: lâmina lúcida, lâmina densa, e lâmina fibrorreticular[2]. A lâmina densa aparece como uma organização plana, de aspecto homogêneo e delicadamente fibrilar, de moléculas da matriz extracelular, separadas da célula adjacente pela lâmina lúcida, a qual aparece como uma zona clara (elétron-lucente) (Figura 12-20, C). A lâmina lúcida é ligeiramente mais delgada do que a lâmina densa e não é vista em todos os métodos de preservação de tecidos. Alguns acreditam que se trate de um artefato da preparação tecidual. A lâmina densa consiste essencialmente em uma rede de polímeros de colágeno do tipo IV e lamininas. Moléculas adicionais, tais como proteoglicanos de heparan-sulfato (perlecans), e as proteínas nidogênio e fibulina, reforçam o duplo arcabouço de polímeros (veja Figura 12-20, C). A lâmina lúcida essencialmente contém as proteínas que fixam as células à lâmina basal — mais precisamente, as porções interativas (domínios extracelulares) das proteínas de membrana associadas a hemidesmossomas (colágeno do tipo XVII, integrinas) e a laminina-332. Fibrilas de ancoragem, que consistem em colágeno do tipo VII, inserem-se na lâmina densa e formam uma fixação flexível entre a lâmina basal e o tecido conjuntivo subjacente. A maior parte dos componentes da lâmina basal é sintetizada pelo epitélio (alguns componentes da lâmina fibrorreticular são produzidos por fibroblastos do tecido conjuntivo).

Vários defeitos genéticos e doenças autoimunes causam defeitos na membrana basal. Quando se formam bolhas na mucosa, como nas lesões do penfigoide, ocorre a separação entre o epitélio e o tecido conjuntivo no nível da lâmina lúcida. Acredita-se que essa separação ocorra em um indivíduo que produz anticorpos que atacam um componente específico (o antígeno do penfigoide bolhoso, ou colágeno do tipo XVII) da lâmina basal. Mutações nos genes da laminina-332 ou de integrinas também podem causar a formação de bolhas.

[2]**Nota da RT:** É importante ressaltar que o termo "**membrana basal**" corresponde à entidade formada por dois componentes: a **lâmina basal** e a **lâmina fibrorreticular** (ou lâmina reticular). Essa distinção é justificada pelo fato de alguns locais de interface entre superfícies não possuírem uma lâmina fibrorreticular; com isso, ocorre apenas uma lâmina basal (como é o caso da barreira alveolocapilar nos pulmões e da lâmina basal nos glomérulos renais). Por sua vez, a lâmina basal é subdividida em lâmina lúcida (ou lâmina rara) e lâmina densa. O texto foi adaptado para a compreensão melhor desses conceitos.

LÂMINA PRÓPRIA

O tecido conjuntivo que sustenta o epitélio oral é denominado *lâmina própria*, e consiste em células, vasos sanguíneos, elementos neurais, e matriz extracelular formada por fibras embebidas na substância fundamental

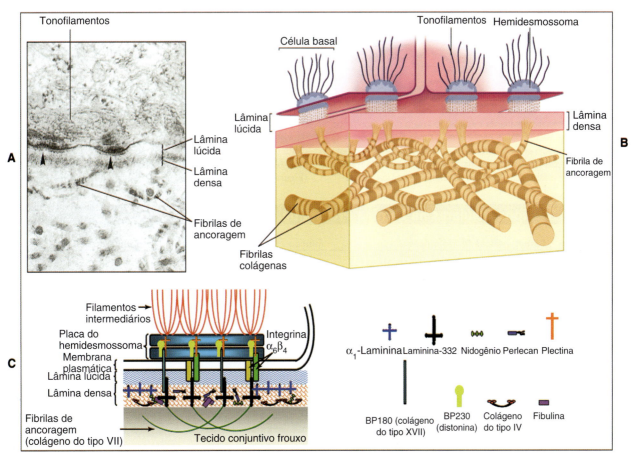

FIGURA 12-20 Ultraestrutura da membrana basal (lâmina basal e lâmina fibrorreticular). **A,** Eletromicrografia em grande aumento do limite epitélio-conjuntivo na mucosa oral. Hemidesmossomas (*cabeças de seta*) na membrana plasmática de superfície basal das células epiteliais basais ancoram feixes de filamentos intermediários de citoqueratinas (tonofilamentos). A lâmina lúcida da lâmina basal encontra-se adjacente à membrana plasmática de superfície basal, seguida pela lâmina densa. Várias fibrilas de ancoragem de aspecto estriado formam arcos e se inserem na lâmina densa, e observa-se, em meio às suas alças, cortes transversais de fibrilas colágenas. **B,** representação esquemática do limite entre o epitélio e o tecido conjuntivo. **C,** A localização dos principais constituintes moleculares desta região.

(Figura 12-21, B). Para fins descritivos, a lâmina própria pode ser dividida em duas camadas: a camada papilar, superficial (associada às cristas epiteliais) e a camada reticular, mais profunda (situada entre a camada papilar e as estruturas subjacentes). O termo *reticular* neste caso significa "semelhante a uma rede", e refere-se à disposição das fibras colágenas. A diferença entre essas duas camadas é mal definida, mas reflete a relativa concentração e o arranjo das fibras colágenas. Na camada papilar, as fibras colágenas são delicadas e frouxamente dispostas, e muitas alças capilares estão presentes. Em contraste, a camada reticular possui fibras colágenas organizadas em feixes mais espessos que tendem a se dispor paralelamente ao plano da superfície (veja Figura 12-21, B).

Como o epitélio oral sobrejacente, a lâmina própria apresenta variações regionais nas proporções de seus elementos constituintes, particularmente na concentração e organização de fibras.

Células

A lâmina própria contém vários tipos celulares diferentes, incluindo fibroblastos, macrófagos, mastócitos e células inflamatórias. A Tabela 12-3 lista as principais células da lâmina própria.

Fibroblastos

A principal célula na lâmina própria da mucosa oral é o fibroblasto, o qual é responsável pela elaboração e renovação dos elementos da matriz extracelular (fibras e substância fundamental) (Figura 12-22). Os fibroblastos, portanto, desempenham um papel essencial na manutenção da integridade do tecido conjuntivo, e foram descritos no Capítulo 4. Os fibroblastos possuem uma baixa taxa de proliferação na mucosa oral do adulto, exceto durante a cicatrização de feridas, quando seus números aumentam devido à divisão de fibroblastos nos tecidos adjacentes não danificados. Os fibroblastos podem se tornar contráteis e participam da retração de feridas, quando então seu conteúdo de actina aumenta. Em certos estados patológicos (por ex., o crescimento excessivo da gengiva é visto algumas vezes com a fenitoína; com bloqueadores dos canais de cálcio, como a nifedipina; e com a ciclosporina A, um medicamento imunossupressor usado em transplantes de órgão), fibroblastos podem ser ativados e secretar maiores quantidades de substância fundamental do que o normal.

Macrófagos

À microscopia de luz, macrófagos aparecem como células arredondadas, estreladas, ou às vezes fusiformes. É difícil distingui-los dos fibroblastos, a não ser que apresentem restos extracelulares fagocitados. Sob o ponto de vista ultraestrutural, macrófagos possuem núcleos menores e mais condensados e menor quantidade de retículo endoplasmático granular que fibroblastos, e seu citoplasma contém abundantes lisossomas (Figura 12-23).

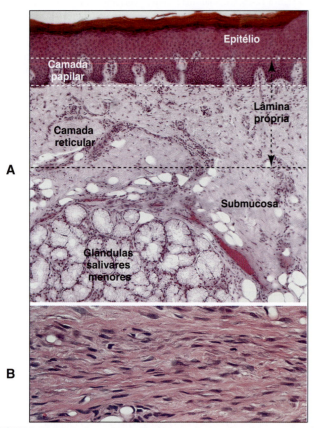

FIGURA 12-21 A, Fotomicrografia da mucosa do palato duro mostrando os limites aproximados das camadas papilar e reticular na lâmina própria. O grupo de glândulas salivares menores na submucosa está aparente. **B,** Aumento maior da camada reticular da lâmina própria, mostrando células (a maioria sendo de fibroblastos) e feixes de colágeno densamente compactados.

TABELA 12-3 Tipos Celulares na Lâmina Própria da Mucosa Oral

Tipo Celular	Características Morfológicas	Função	Distribuição
Fibroblasto	Formato estrelado ou alongado, com abundante retículo endoplasmático granular	Secreção de componentes da matriz extracelular (fibras e substância fundamental)	Em toda a lâmina própria
Histiócito	Formato fusiforme ou estrelado; núcleo frequentemente intensamente corado; abundantes lisossomas	Precursor residente do macrófago funcional	Em toda a lâmina própria
Macrófago	Formato arredondado com núcleo palidamente corado; contém lisossomas e vesículas fagocíticas	Fagocitose, incluindo processamento de antígenos	Áreas de inflamação crônica
Mastócito	Formato arredondado ou oval, com grânulos basófilos metacromáticos	Secreção de certos mediadores inflamatórios e agentes vasoativos (histamina e serotonina)	Em toda a lâmina própria; frequentemente em posição subepitelial
Leucócito polimorfonuclear (neutrófilo)	Formato arredondado com núcleo lobulado característico; contém lisossomas e grânulos específicos	Fagocitose e eliminação de células	Áreas de inflamação aguda na lâmina própria; pode estar presente no epitélio
Linfócito	Formato arredondado com núcleo intensamente corado e escasso citoplasma com algumas mitocôndrias	Alguns linfócitos participam da resposta imunológica de base humoral ou de base celular	Áreas de inflamação aguda e crônica
Plasmócito	Núcleo excêntrico, em disposição em "roda de carroça"; citoplasma intensamente basófilo, com abundante retículo endoplasmático granular	Síntese de imunoglobulinas	Áreas de inflamação crônica, frequentemente em posição perivascular
Célula endotelial	Normalmente associada a uma lâmina basal; contém numerosas vesículas de pinocitose	Revestimento de vasos sanguíneos e linfáticos	Revestimento de canais vasculares em toda a lâmina própria

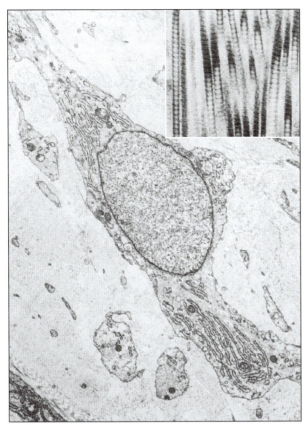

FIGURA 12-22 Eletromicrografia de um fibroblasto na lâmina própria. *Detalhe*, Fibrilas de colágeno do tipo I. O típico padrão de estriações transversais está evidente.

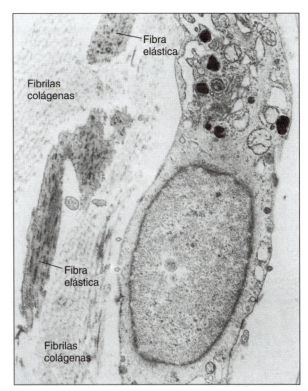

FIGURA 12-23 Eletromicrografia de um macrófago na lâmina própria. A célula possui numerosos fagossomas contendo materiais elétron-densos. Adjacentes à célula observam-se fibras elásticas, compostas por microfibrilas associadas em uma matriz menos elétron-densa de elastina; elas aparecem distintamente diferentes das fibrilas colágenas nas proximidades.

Macrófagos possuem muitas funções, sendo a principal a ingestão de componentes teciduais danificados ou materiais estranhos, englobando-os em vacúolos fagocíticos (fagossomas), os quais no citoplasma se fundem com lisossomas, cujas enzimas iniciam a degradação desses materiais. O processamento dos materiais ingeridos por macrófagos pode ser importante para aumentar sua antigenicidade antes de serem apresentados a linfócitos para as subsequentes respostas imunológicas. Outra importante função é a estimulação à proliferação de fibroblastos necessária para reparo tecidual.

Na lâmina própria da mucosa oral, dois tipos especiais de macrófagos podem ser identificados especificamente: o melanófago e o siderófago. O melanófago, o qual é comum na mucosa oral pigmentada, é uma célula que ingeriu grânulos de melanina extrudados dos melanócitos situados no epitélio. O siderófago é uma célula que contém hemossiderina derivada de hemácias que extravasaram para os tecidos em consequência de uma lesão mecânica. Esse material pode persistir dentro do siderófago por algum tempo, e a resultante cor amarronzada aparece clinicamente como uma contusão.

Mastócitos

O mastócito é uma grande célula de formato esférico ou elíptico (Figura 12-24). O núcleo do mastócito é pequeno em relação ao tamanho da célula, e em preparações histológicas geralmente é obscurecido por um grande número de grânulos intensamente corados que ocupam o seu citoplasma. Em humanos, os principais componentes do conteúdo dos grânulos são a histamina e a heparina.

Como essas células geralmente são encontradas em associação a pequenos vasos sanguíneos, sugere-se que mastócitos tenham um papel na manutenção da estabilidade do tecido normal e na homeostasia vascular. A histamina é

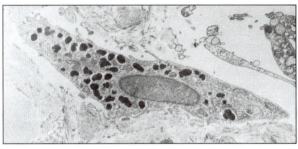

FIGURA 12-24 Eletromicrografia de um mastócito da lâmina própria. Os grânulos elétron-densos no citoplasma, característicos deste tipo de célula em seres humanos, estão evidentes.

conhecida por ser importante na iniciação da fase vascular de um processo inflamatório.

Células Inflamatórias

Sob o ponto de vista histológico, linfócitos e plasmócitos podem ser observados em pequenas quantidades dispersos por toda a lâmina própria, mas além de regiões especializadas, como as tonsilas linguais, outras células inflamatórias são encontradas em números significativos no tecido conjuntivo apenas após uma lesão (por ex., uma incisão cirúrgica) ou como parte de um processo patológico. Quando células inflamatórias estão presentes em números significativos, elas influenciam o comportamento do epitélio subjacente através da liberação de citocinas.

Como em outras partes do corpo, o tipo de célula inflamatória depende da natureza e duração da lesão. Em condições agudas, leucócitos polimorfonucleares são o tipo celular dominante, enquanto em condições mais crônicas (por ex., doença periodontal) estão associados a linfócitos, plasmócitos, monócitos e macrófagos. Todas essas células inflamatórias apresentam as mesmas características morfológicas de seus equivalentes circulantes.

Matriz Extracelular

A matriz extracelular do tecido conjuntivo da lâmina própria consiste em elementos dos sistemas de fibras (sistema colágeno e sistema elástico), juntamente com a fibronectina, embebidos na substância fundamental altamente hidratada, composta por glicosaminoglicanos, associados a proteínas séricas.

Componentes do Sistema Colágeno

Os colágenos na lâmina própria são primariamente dos tipos I e III; colágenos dos tipos IV e VII ocorrem como parte da lâmina basal. O colágeno do tipo V pode estar presente em um tecido inflamado (uma descrição completa da biologia dos tipos de colágeno é apresentada no Capítulo 4).

Componentes do Sistema Elástico

Quando coradas com o uso de métodos específicos, algumas fibras elásticas (veja Figura 12-23) podem ser vistas na maioria das regiões da mucosa oral, mas são mais abundantes nas flexíveis áreas de mucosa de revestimento, onde atuam para restaurar a conformação do tecido após uma distensão. Ao contrário das fibras colágenas, as fibras elásticas se ramificam, anastomosam-se e seguem isoladamente e não em feixes.

Substância Fundamental

Embora a substância fundamental da matriz extracelular da lâmina própria seja pouco aparente tanto à microscopia de luz como à microscopia eletrônica, ela consiste em complexos moleculares heterogêneos permeados pelo líquido intersticial. Sob o ponto de vista químico, esses complexos podem ser subdivididos em dois grupos distintos: proteoglicanos e glicoproteínas.

Os proteoglicanos consistem em um eixo polipeptídico (proteína central) ao qual os glicosaminoglicanos (polímeros de subunidades dissacarídicas formadas, cada uma, de uma hexosamina e um ácido urônico) estão ligados. Na mucosa oral, além do ácido hialurônico (que é um glicosaminoglicano), proteoglicanos são representados por vários tipos, tais como heparan-sulfato, versican, decorina, biglican e sindecan. Os proteoglicanos na matriz são diferentes daqueles presentes na superfície celular, e a interação entre eles e as moléculas da superfície celular (por ex., integrinas) provavelmente é importante na modulação do comportamento e função celulares. As glicoproteínas, em contraste, possuem uma cadeia polipeptídica à qual estão ligados somente alguns resíduos simples de oligossacarídeos.

SUPRIMENTO SANGUÍNEO

O abundante suprimento sanguíneo da mucosa oral (Tabela 12-4) é derivado das artérias que seguem paralelamente à superfície na submucosa ou, quando a mucosa está firmemente ligada ao periósteo subjacente e uma submucosa está ausente, na parte profunda da camada reticular. Esses vasos emitem progressivamente ramos menores que se anastomosam com vasos adjacentes na camada reticular antes de formar uma extensa rede capilar na camada papilar, imediatamente subjacente às células epiteliais da camada basal. A partir dessa rede, alças capilares entram nas papilas conjuntivas, vindo a se situar próximas à camada basal do epitélio (Figura 12-25). O arranjo na mucosa oral é muito mais profuso do que na pele, onde alças capilares são encontradas, por exemplo, em associação a folículos pilosos (o que pode explicar a cor mais intensa da mucosa oral).

Ocorrem modificações regionais nesse padrão básico. Na mucosa das bochechas, em que o tecido conjuntivo pode sofrer extensa deformação, as arteríolas seguem um trajeto tortuoso e exibem uma ramificação mais extensa.

O fluxo sanguíneo através da mucosa oral é maior na gengiva, mas em todas as regiões da mucosa oral o fluxo sanguíneo é maior do que

TABELA 12-4	Suprimento Sanguíneo Arterial da Mucosa Oral
Região da Mucosa Oral	**Ramos Subterminais**
Lábio superior	Artéria labial superior (anastomosa-se com a artéria bucal)
Gengiva superior	
Anterior	Artéria alveolar superior anterior
Lingual	Artéria palatina maior
Bucal	Artéria bucal
Posterior	Artéria alveolar superior posterior
Palato duro	Artéria palatina maior
	Artéria nasopalatina
	Artéria esfenopalatina
Palato mole	Artéria palatina menor
Bochecha	Artéria bucal
	Alguns ramos terminais da artéria facial
	Artéria alveolar posterior
	Artéria infraorbital
Lábio inferior	Artéria labial inferior (anastomosa-se com a artéria bucal)
	Artéria mentual
	Ramo da artéria alveolar inferior
Gengiva inferior	
Região bucal anterior	Artéria mentual
Região lingual anterior	Artéria incisiva e artéria sublingual
Região lingual posterior	Artéria alveolar inferior e artéria sublingual
Região bucal posterior	Artéria alveolar inferior e artéria bucal
Assoalho da boca	Artéria sublingual
	Ramo da artéria lingual
Língua (superfícies dorsal e ventral)	
Dois terços anteriores	Artéria lingual profunda
Terço posterior	Artéria lingual dorsal, até a base da língua, cerca do terço posterior

A partir de Stablein MJ, Meyer J. The vascular system and blood supply. In Meyer J et al, editors: *The structure and function of oral mucosa*, New York, 1984, Pergamon Press.

na pele em temperaturas normais. Não se sabe ao certo a que grau um processo inflamatório na gengiva (gengivite), o qual quase inevitavelmente está presente, seja responsável por esse fluxo maior. Ao contrário da pele, a qual tem um papel na regulação da temperatura, a mucosa oral humana não possui anastomoses arteriovenosas, mas contém abundantes anastomoses entre arteríolas e capilares, que indubitavelmente contribuem para a sua capacidade de reparo mais rapidamente do que a pele após uma lesão.

SUPRIMENTO NERVOSO

Como a boca é a porta de entrada para os tratos digestório e respiratório, o grau de inervação da membrana mucosa oral é intenso o suficiente para que possa efetuar o monitoramento de todas as substâncias que estejam entrando em tais tratos. Uma rica inervação também serve para iniciar e manter uma variedade de atividades voluntárias e reflexas envolvidas na mastigação, salivação, deglutição, náuseas e fala. Consequentemente, o suprimento nervoso para a mucosa oral é predominantemente sensitivo (Tabela 12-5).

O suprimento eferente é autônomo, suprindo os vasos sanguíneos e as glândulas salivares menores, e pode modular a atividade de alguns receptores sensitivos. Os nervos se originam principalmente a partir da segunda e terceira divisões do nervo trigêmeo, mas as fibras aferentes dos nervos facial

TABELA 12-5 Principais Fibras Sensitivas que Suprem a Mucosa Oral

Região Oral	Inervação
Lábio superior e vestíbulo	Ramificações do ramo infraorbital do nervo maxilar
Gengiva superior	Ramos alveolares superiores anterior, posterior e (quando presente) médio do nervo maxilar
Palato duro	Ramos maior, menor e esfenopalatino do nervo maxilar
Palato mole	Ramo palatino menor do nervo maxilar, ramo tonsilar do nervo glossofaríngeo e nervo do canal pterigoide (sensação do paladar; originando-se do nervo facial)
Bochecha	Ramificações do ramo infraorbital do nervo maxilar, ramo alveolar superior do nervo maxilar, ramo bucal do nervo mandibular e, possivelmente, alguns ramos terminais do nervo facial
Lábio inferior e vestíbulo	Ramo mentual do nervo alveolar inferior e ramo bucal do nervo mandibular
Gengiva inferior: região bucal	Ramo alveolar inferior do nervo mandibular, ramo bucal do nervo mandibular e ramo sublingual do nervo lingual
Dois terços anteriores da língua	Ramo lingual do nervo mandibular (sensação do paladar fornecida por fibras conduzidas pelo nervo lingual, mas que se originam no nervo facial, e passando via corda do tímpano para o nervo lingual
Terço posterior da língua	Nervo glossofaríngeo (sensação do paladar e sensação geral)

A partir de Holland GR. Innervation of oral mucosa and sensory perception. In Meyer J et al, editors: *The structure and function of oral mucosa*, New York, 1984, Pergamon Press.

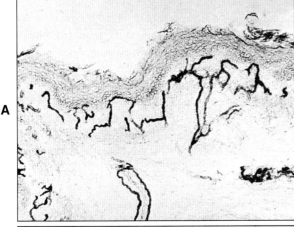

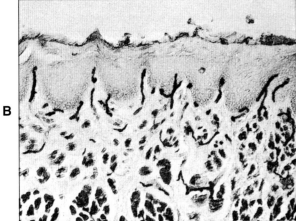

FIGURA 12-25 Fotomicrografias mostrando as relações entre os capilares na lâmina própria e o epitélio sobrejacente. Os epitélios são o da mucosa do assoalho da boca **(A)** e o da bochecha **(B)**. Nos cortes foram feitas técnicas histoquímicas para a demonstração da distribuição da fosfatase alcalina. Em **B,** também houve a coloração do músculo. (Cortesia de G. Zoot.)

(VII), glossofaríngeo (IX) e vago (X) também estão envolvidas. As fibras nervosas sensitivas perdem suas bainhas de mielina e formam uma rede na camada reticular da lâmina própria que termina em um plexo subepitelial.

As fibras nervosas sensitivas acabam em terminações nervosas livres e encapsuladas. As terminações nervosas livres são encontradas na lâmina própria e em meio ao epitélio, onde geralmente estão associadas às células de Merkel. Além das fibras nervosas associadas às células de Merkel, terminações nervosas intraepiteliais possuem uma função sensitiva. Tais fibras nervosas não são circundadas por células de Schwann como em seu trajeto no tecido conjuntivo, mas seguem por entre os queratinócitos (os quais podem embainhar as fibras nervosas e assim formar um mesaxônio). Essas fibras nervosas acabam como terminações nervosas simples nas camadas intermediárias (ou superiores) do epitélio (Figura 12-26).

Dentro da lâmina própria, terminações nervosas encapsuladas geralmente são encontradas na região papilar. Elas consistem em grupos de fibras enoveladas, circundadas por uma cápsula de tecido conjuntivo. Essas terminações especializadas são agrupadas de acordo com sua morfologia, caracterizadas como corpúsculos de Meissner, corpúsculos de Ruffini, bulbos de Krause e órgãos terminais mucocutâneos. A densidade dos receptores sensitivos é maior na parte anterior da boca do que na região posterior, sendo maior sua densidade onde as papilas de tecido conjuntivo são mais proeminentes.

As sensações primárias percebidas na cavidade oral são calor, frio, tato, dor e paladar. Embora terminações nervosas especializadas sejam diferencialmente sensíveis a modalidades particulares (por ex., os bulbos de Krause parecem ser mais sensíveis aos estímulos frios e os corpúsculos de Meissner ao tato), nenhuma evidência indica que um receptor seja o responsável pela detecção de apenas um tipo de estímulo. Possivelmente, porém, cada modalidade é servida por fibras específicas associadas a cada terminação.

Redes nervosas sensitivas são mais desenvolvidas na mucosa oral no revestimento das regiões anteriores do que nas regiões posteriores, e esse padrão encontra-se em paralelo com a maior sensibilidade dessa região a uma série de modalidades. Por exemplo, a sensação de tato é mais aguda na parte anterior da língua e no palato duro. Em comparação, a sensibilidade das pontas dos dedos situa-se entre as da língua e do palato. Os receptores de tato no palato mole e na orofaringe são importantes na iniciação da deglutição e para os reflexos de náusea e vômito. Similarmente, a recepção da temperatura é mais aguda na borda vermelha do lábio, na ponta da língua e na parte anterior do palato duro do que em regiões mais posteriores da cavidade oral. A detecção da dor é mal compreendida. A sensação de

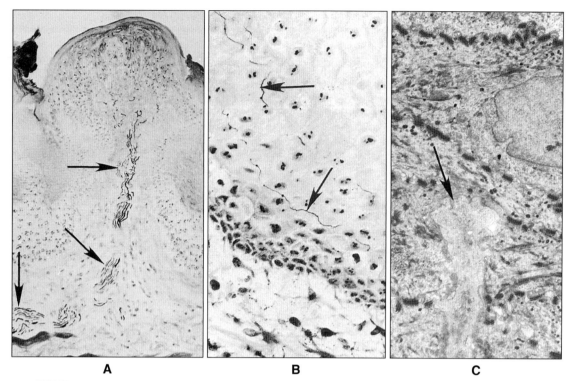

FIGURA 12-26 Inervação na mucosa oral. **A,** Um feixe nervoso (*setas*) seguindo em direção ao epitélio de uma papila fungiforme no dorso da língua. **B,** A aparência de fibras nervosas intraepiteliais (*setas*) seguindo em meio a células do epitélio bucal. **C,** Eletromicrografia de uma terminação nervosa livre (*seta*) em meio às células superiores da camada espinhosa do epitélio da gengiva humana. (**A e B,** Cortesia de J. Linder.)

dor parece ser iniciada por estímulos nocivos que causam dano tecidual e, desse modo, ativando polipeptídeos no líquido intersticial, os quais, por sua vez, atuam sobre terminações nervosas livres de fibras nervosas mielínicas delgadas e fibras amielínicas de condução lenta.

Um receptor especializado que ocorre apenas na cavidade oral e na faringe é o corpúsculo gustativo. Embora alguns corpúsculos gustativos sejam encontrados no epitélio da mucosa do palato mole e da faringe, a maioria é encontrada nas papilas fungiformes, foliadas, e circunvaladas da mucosa dorsal da língua (Figuras 12-27 e 12-28).

Sob o ponto de vista histológico, cada corpúsculo gustativo é uma estrutura em formato de barril composta por 30 a 80 células fusiformes (veja Figura 12-28, C). Em suas bases, as células estão separadas do tecido conjuntivo subjacente pela lâmina basal, enquanto suas extremidades apicais acabam imediatamente abaixo da superfície epitelial em uma fosseta gustativa que se comunica com a superfície através de uma pequena abertura, o poro gustativo. Ocorrem três tipos celulares nos corpúsculos gustativos: células claras (do tipo I), células escuras (do tipo II) e células intermediárias (do tipo III). As células do tipo I são as mais comuns, representando cerca da metade de todas as células no corpúsculo gustativo. As células do tipo II são morfologicamente similares, mas contêm numerosas vesículas e se encontram adjacentes a fibras nervosas intraepiteliais. Elas são substituídas continuamente e sua existência depende de fibras gustativas funcionais. As extremidades apicais dessas células estão unidas firmemente por complexos juncionais, de modo semelhante àqueles do epitélio intestinal, de modo que os eventos iniciais que estimulam a sensação do paladar parecem envolver o material amorfo presente no interior das fossetas gustativas e os microvilos das células constituintes que se projetam para dentro dessas fossetas.

Os estímulos gustatórios provavelmente são gerados pela adsorção de moléculas sobre receptores de membrana na superfície das células dos corpúsculos gustativos, o que ativa uma cascata de sinalização mediada por proteínas associadas a membrana, tais como a transducina e a gusducina. A subsequente alteração na polarização da membrana plasmática estimula a liberação de substâncias neurotransmissoras, que por sua vez estimulam fibras aferentes amielínicas do nervo glossofaríngeo (IX) que circundam a metade inferior das células gustativas. As células dos corpúsculos gustativos, com as células de Merkel, são as únicas células sensoriais realmente especializadas na mucosa oral.

Embora a sensibilidade dos corpúsculos gustativos às substâncias doces, salgadas, ácidas e amargas apresente variações regionais (doce na ponta, salgado e ácido nas faces laterais, e amargo e ácido na região posterior da língua), não foram observadas diferenças estruturais distintas entre os corpúsculos gustativos nessas regiões. A identificação de diferentes substâncias provavelmente depende da ligação a diferentes receptores de membrana.

VARIAÇÕES ESTRUTURAIS

Até agora, deve-se notar que a mucosa oral humana apresenta uma considerável variação em sua estrutura, não apenas na composição da lâmina própria, forma da interface entre o epitélio e o tecido conjuntivo, e o tipo do epitélio de revestimento de superfície, mas também na natureza da submucosa associada, e como a mucosa está fixada às estruturas subjacentes. Felizmente, a organização dos tecidos componentes apresenta padrões similares em muitas regiões. A mucosa oral pode ser dividida em três tipos principais: mucosa mastigatória, mucosa de revestimento, e mucosa especializada. As áreas ocupadas por cada tipo estão ilustradas na Figura 12-1. Nas seções a seguir, cada tipo de mucosa é descrito. Um resumo das estruturas nas várias regiões anatômicas ocupadas por cada uma delas aparece na Tabela 12-6. Finalmente, é apresentada uma breve descrição das várias transições (ou junções) entre os diferentes tipos de mucosa que são de interesse morfológico e de importância clínica.

Mucosa Mastigatória

A mucosa mastigatória cobre áreas da cavidade oral, tais como o palato duro (Figura 12-29) e a gengiva (Figura 12-30), que estão expostas a forças de compressão e de cisalhamento e à abrasão durante a mastigação dos

CAPÍTULO 12 Mucosa Oral 279

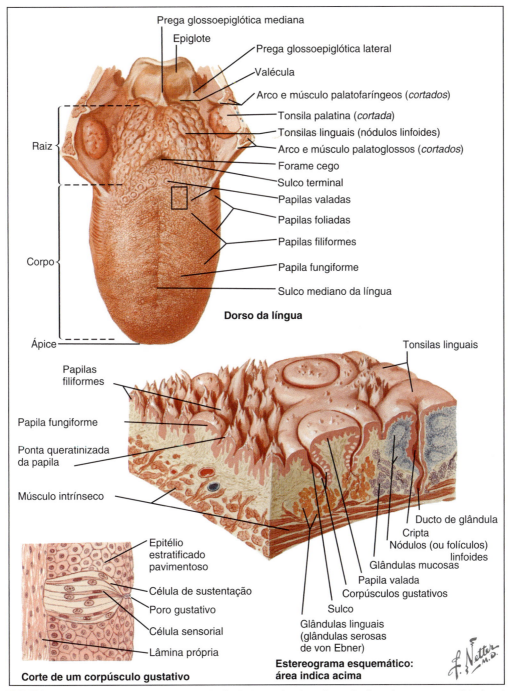

FIGURA 12-27 Representação esquemática da distribuição e dos tipos de papilas linguais em sua superfície dorsal. (Ilustração de Netter a partir de www.netterimages.com. © Elsevier, Inc. Todos os direitos reservados.)

alimentos. O dorso da língua tem o mesmo papel funcional das outras áreas de mucosa mastigatória, mas devido à sua estrutura especializada, ele é considerado separadamente.

O epitélio da mucosa mastigatória é moderadamente espesso e comumente é ortoqueratinizado, embora normalmente ocorram áreas paraqueratinizadas da gengiva e ocasionalmente do palato. Ambos os tipos de superfície epitelial são inextensíveis e bem adaptados para resistência a atritos. A junção entre o epitélio e a lâmina própria subjacente é extensamente pregueada, e as numerosas papilas alongadas provavelmente fornecem uma boa fixação mecânica e impedem que o epitélio seja arrancado sob forças de cisalhamento. A lâmina própria é espessa, contendo uma densa rede de fibras colágenas na forma de grandes feixes intimamente compactados. Eles seguem um trajeto direto entre os pontos de ancoragem, de modo que o tecido tenha pouca folga e não ceda a impactos, permitindo que a mucosa resista a fortes cargas.

A mucosa mastigatória recobre estruturas imóveis (por ex., o palato e os processos alveolares) e se encontra firmemente ligada a essas estruturas diretamente pela fixação da lâmina própria ao periósteo do tecido ósseo subjacente, como em áreas de mucoperiósteo, ou indiretamente por meio de uma submucosa fibrosa. Nas regiões laterais do palato, essa submucosa fibrosa é entremeada por áreas de tecido adiposo e glândulas salivares menores que protegem a mucosa contra cargas mecânicas, bem como os nervos e vasos sanguíneos palatinos subjacentes.

CAPÍTULO 12 Mucosa Oral

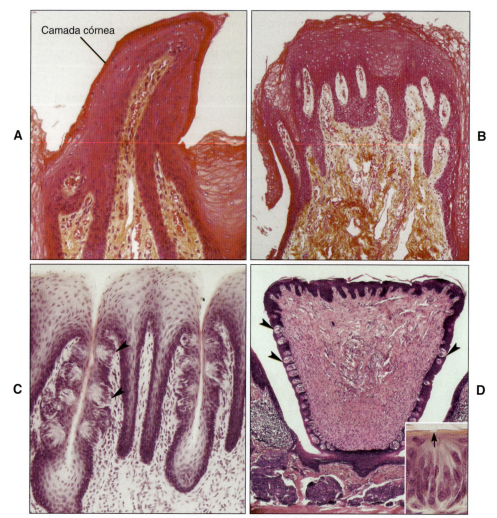

FIGURA 12-28 Cortes histológicos dos quatro tipos de papilas linguais. **A,** Uma papila filiforme e, **B,** uma papila fungiforme da mucosa do dorso da parte oral da língua. O epitélio das papilas filiformes é queratinizado; o da papila fungiforme possui uma delicada camada córnea ou eventualmente pode ser não queratinizado. **C,** Corte através de papilas foliadas. O epitélio estratificado pavimentoso não queratinizado que recobre as papilas contém numerosos corpúsculos gustativos *(cabeças de seta)* situados lateralmente. **D,** Corte histológico através de uma papila circunvalada da mucosa do dorso da língua. Um profundo sulco segue ao redor da papila, no qual os ductos das glândulas de von Ebner desembocam. As *cabeças de seta* indicam os numerosos corpúsculos gustativos nas paredes laterais da papila. *No detalhe,* Vista aumentada de um corpúsculo gustativo, com sua aparência semelhante a um barril e o poro gustativo (seta). (Cortesia de B. Kablar.)

TABELA 12-6 Estrutura da Mucosa em Diferentes Regiões da Cavidade Oral

Região	Epitélio de Revestimento	Lâmina Própria	Submucosa
Mucosa de revestimento			
Palato mole	Epitélio estratificado pavimentoso não queratinizado delgado; corpúsculos gustativos presentes	Espessa com numerosas papilas curtas; fibras elásticas formando uma espécie de "lâmina elástica"; altamente vascularizada com rede de capilares bem definida	Tecido conjuntivo frouxo contendo numerosas glândulas salivares menores
Superfície ventral da língua	Epitélio estratificado pavimentoso não queratinizado delgado	Delgada, com numerosas papilas curtas e algumas fibras elásticas; poucas glândulas salivares menores; rede de capilares na camada subpapilar; camada reticular relativamente avascular	Delgada e irregular; pode conter tecido adiposo e pequenos vasos; onde está ausente, a mucosa está ligada ao tecido conjuntivo que circunda a musculatura da língua
Assoalho da boca	Epitélio estratificado pavimentoso não queratinizado estratificado muito delgado em comparação ao das outras áreas	Papilas curtas; algumas fibras elásticas; extenso suprimento vascular com curtas alças capilares anastomosadas	Tecido conjuntivo frouxo contendo tecido adiposo associado e glândulas salivares menores
Mucosa alveolar	Epitélio estratificado pavimentoso não queratinizado delgado	Papilas curtas, tecido conjuntivo contendo muitas fibras elásticas; alças capilares próximas à superfície, supridas por vasos que seguem superficialmente para o periósteo	Tecido conjuntivo frouxo, contendo espessas fibras elásticas que o aderem ao periósteo do processo alveolar; glândulas salivares menores

TABELA 12-6 Estrutura da Mucosa em Diferentes Regiões da Cavidade Oral (Cont.)

Região	Epitélio de Revestimento	Lâmina Própria	Submucosa
Mucosas labial e bucal	Epitélio estratificado pavimentoso não queratinizado muito espesso	Papilas longas, e delicadas; tecido conjuntivo frouxo contendo fibras colágenas espessas e algumas fibras elásticas; rico suprimento vascular que emite alças capilares anastomosadas para as papilas	Mucosa firmemente aderida à musculatura subjacente por meio de colágeno e elastina; tecido conjuntivo frouxo com tecido adiposo associado, glândulas salivares menores e, às vezes, glândulas sebáceas
Lábios: zona vermelha (ou do vermelhão)	Epitélio estratificado pavimentoso ortoqueratinizado delgado	Numerosas papilas estreitas; alças capilares próximas à superfície na camada papilar	Mucosa firmemente aderida à musculatura subjacente; algumas glândulas sebáceas na borda do vermelhão, glândulas salivares menores e tecido adiposo associado na zona intermediária
Lábios: zona intermediária	Epitélio estratificado pavimentoso paraqueratinizado delgado	Papilas longas e irregulares; fibras elásticas e colágenas no tecido conjuntivo	–
Mucosa mastigatória			
Gengiva	Epitélio estratificado pavimentoso ortoqueratinizado espesso, geralmente exibindo superfície de aspecto pontilhado	Papilas longas e estreitas; tecido conjuntivo frouxo mais fibroso, rico em fibras colágenas; não é altamente vascularizado, mas possui longas alças capilares com numerosas anastomoses	Sem camada distinta; mucosa firmemente inserida por meio de fibras colágenas ao cemento e ao periósteo do processo alveolar (mucoperiósteo)
Palato duro	Epitélio estratificado pavimentoso ortoqueratinizado espesso (frequentemente paraqueratinizado em partes), projetado em cristas (ou rugas) palatinas transversas	Papilas longas; tecido conjuntivo frouxo mais ricamente dotado de fibras colágenas espessas, especialmente sob as rugas; moderado suprimento vascular com pequenas alças capilares	Tecido conjuntivo frouxo mais fibroso que adere a mucosa ao periósteo (mucoperiósteo); tecido adiposo e glândulas salivares menores estão compactadas no tecido conjuntivo em regiões onde a mucosa se sobrepõe a feixes neurovasculares palatinos laterais
Mucosa Especializada			
Superfície dorsal da língua	Epitélios estratificados pavimentosos queratinizado e não queratinizado espessos, no revestimento de três tipos de papilas linguais, algumas contendo corpúsculos gustativos	Papilas longas; glândulas salivares menores na porção posterior; rica inervação especialmente próximo aos corpúsculos gustativos; plexo capilar na camada papilar; grandes vasos situados profundamente	Sem camada distinta; a mucosa é ligada ao tecido conjuntivo que circunda a musculatura da língua

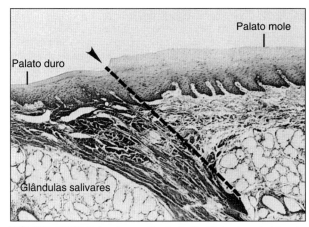

FIGURA 12-29 Fotomicrografia do limite (linha tracejada) entre a mucosa que recobre o palato duro e o palato mole. A diferença em espessura e no padrão das cristas epiteliais entre o epitélio estratificado pavimentoso queratinizado do palato duro e o epitélio estratificado pavimentoso não queratinizado do palato mole está evidente. O corte foi corado pelo método de van Gieson para demonstrar o colágeno; a lâmina própria do palato duro contém feixes densos e espessos, enquanto o colágeno forma fibras mais delgadas no palato mole. Glândulas salivares menores ocorrem na submucosa.

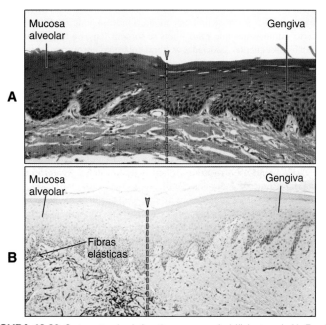

FIGURA 12-30 Cortes através da junção mucogengival (linha tracejada). Em **A**, são vistas as diferenças em espessura, no padrão de cristas epiteliais, e na queratinização entre o epitélio da gengiva e o da mucosa alveolar. A preparação foi corada pelo método de Papanicolaou, que revela variações na queratinização. O corte histológico em **B** foi corado pelo método de Hart para demonstrar fibras elásticas no tecido conjuntivo. Embora ocorram poucas alterações no epitélio nessa amostra, uma marcante diferença aparece na concentração das fibras elásticas na lâmina própria entre a mucosa mastigatória da gengiva e a mucosa de revestimento do vestíbulo oral (mucosa alveolar). (A partir de Squier CA et al: *Human oral mucosa: development, structure, and function*, Oxford, UK, 1976, Blackwell Scientific.)

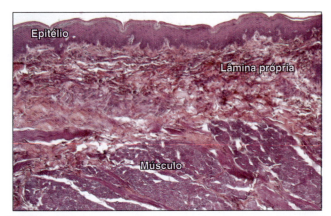

FIGURA 12-31 Fotomicrografia da mucosa de revestimento da superfície ventral da língua. O epitélio estratificado pavimentoso não queratinizado é delgado, com um único padrão leve de cristas epiteliais, e está ligado à musculatura subjacente por meio de uma estreita lâmina própria.

Mucosa de Revestimento

A mucosa oral que recobre a superfície ventral da língua (Figura 12-31), a face interna dos lábios (Figura 12-32), as bochechas, o assoalho da boca e os processos alveolares até a gengiva (veja Figura 12-30) está sujeita a movimentos. Essas regiões, juntamente com o palato mole, são classificadas como *mucosa de revestimento*.

O epitélio da mucosa de revestimento pode atingir uma espessura maior do que o da mucosa mastigatória, às vezes excedendo 500 μm na bochecha, e é um epitélio estratificado pavimentoso não queratinizado. Desse modo, a superfície é flexível e capaz de resistir a distensões. A interface com o tecido conjuntivo é menos pregueada em comparação à da mucosa mastigatória, embora delicadas papilas de tecido conjuntivo geralmente interajam com o epitélio.

A lâmina própria geralmente é mais espessa do que na mucosa mastigatória e contém menos fibras colágenas, as quais seguem um trajeto mais irregular entre os pontos de ancoragem. Desse modo, a mucosa pode ser distendida até certo ponto, antes que essas fibras se tornem tensas e limitem uma distensão subsequente. Associadas às fibras colágenas encontram-se fibras elásticas que tendem a controlar a extensibilidade da mucosa. Em locais onde a mucosa de revestimento recobre a musculatura esquelética, a mucosa é fixada por meio de uma mistura de fibras colágenas e elásticas. À medida que a mucosa se afrouxa durante os movimentos mastigatórios, as fibras elásticas retraem a mucosa em direção à musculatura e, assim, impedem que ela se projete entre os dentes e seja mordida.

A mucosa alveolar e a mucosa de revestimento do assoalho da boca se encontram frouxamente fixadas às estruturas subjacentes por meio de uma espessa submucosa. Fibras elásticas na lâmina própria dessas regiões tendem a restaurar a mucosa à sua posição de repouso após uma distensão. Em contraste, a mucosa da superfície ventral da língua é firmemente ligada à musculatura subjacente. O palato mole é flexível, mas não dispõe de grande mobilidade, e sua mucosa está separada da submucosa, de tecido conjuntivo frouxo e altamente dotada de glândulas salivares menores, por uma camada de fibras elásticas.

Mucosa Especializada

A mucosa da superfície dorsal da língua é diferente da mucosa de qualquer outra área na cavidade oral porque, embora recoberta por uma mucosa que — sob o ponto de vista funcional — é mastigatória, ela também é um revestimento altamente extensível, além de possuir diferentes tipos de projeções específicas, caracterizadas como papilas linguais. Algumas dessas papilas possuem uma função mecânica, enquanto outras contêm corpúsculos gustativos e, portanto, têm uma função sensitiva.

A membrana mucosa da língua (veja Figura 12-27) é composta por duas partes, com diferentes origens embriológicas (veja Capítulo 3), e é dividida por um sulco em formato de V, o sulco terminal. Os dois terços anteriores da língua, onde a mucosa é derivada do primeiro arco faríngeo,

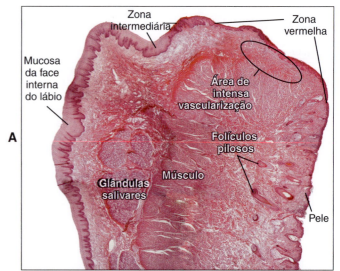

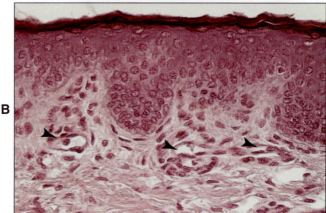

FIGURA 12-32 Corte sagital através do lábio. **A,** A pele que recobre a face externa possui uma delgada epiderme, e a derme contém folículos pilosos. A face externa do lábio é contínua com a zona vermelha do lábio, que possui um delgado epitélio recobrindo uma área de abundante vascularização. Entre a zona vermelha do lábio e a mucosa da face interna do lábio encontra-se a zona intermediária. Glândulas salivares menores ocorrem na submucosa abaixo da mucosa da face interna do lábio, e o extenso tecido muscular representa parte do músculo orbicular da boca. **B,** Aumento maior da zona vermelha do lábio, mostrando a intensa vascularização com múltiplas alças capilares (*cabeças de seta*) no tecido conjuntivo próximo à superfície epitelial.

constituem o *corpo da língua*, enquanto o terço posterior, onde a mucosa é derivada do terceiro arco faríngeo, é denominado de *raiz da língua*. Sob a mucosa que recobre a raiz da língua ocorrem abundantes nódulos linfoides, que constituem as tonsilas linguais.

Papilas Fungiformes

A mucosa da porção anterior da língua contém as papilas fungiformes (de formato semelhante a um cogumelo) e filiformes (de formato afilado) (veja Figura 12-28, *A*). Papilas fungiformes isoladas se encontram esparsas em meio as numerosas papilas filiformes na ponta da língua. As papilas fungiformes são estruturas arredondadas e lisas que aparecem avermelhadas por causa de seu eixo de tecido conjuntivo frouxo altamente vascularizado, visível através de um delgado epitélio estratificado pavimentoso queratinizado de revestimento. Corpúsculos gustativos normalmente estão presentes em meio ao epitélio apical dessas papilas.

Papilas Filiformes

As papilas filiformes cobrem toda a parte anterior da língua, e consistem em estruturas em formato cônico, cada qual com um eixo de tecido conjuntivo frouxo recoberto por um espesso epitélio estratificado pavimentoso queratinizado (veja Figura 12-28, A). Juntas, elas formam uma rígida superfície abrasiva, ou seja, envolvida na compressão e fragmentação de alimentos quando a língua é justaposta ao palato duro. Desse modo, a mucosa dorsal da língua atua como uma mucosa mastigatória. O acúmulo excessivo de filamentos de citoqueratinas nas células epiteliais superficiais resulta no alongamento das papilas filiformes em alguns pacientes. Consequentemente, o dorso da língua possui uma aparência pilosa, fazendo com que essa condição seja caracterizada como *língua pilosa*.

A língua é altamente extensível, com alterações em seu formato acomodadas pelas regiões flexíveis de epitélio não queratinizado entre as papilas filiformes.

Papilas Foliadas

As papilas foliadas (semelhantes a folhas) estão presentes às vezes nas margens laterais da parte posterior da língua, mas são mais comuns em outros mamíferos do que em seres humanos. Essas papilas rosadas consistem em cristas paralelas que se alternam com sulcos profundos na mucosa, e alguns corpúsculos gustativos estão presentes no epitélio das paredes laterais das cristas (veja Figura 12-28, B).

Papilas Circunvaladas

Adjacentes e anteriores ao sulco terminal encontram-se 8 a 12 papilas circunvaladas (ou valadas, ou ainda, caliciformes), grandes estruturas circundadas por um profundo sulco circular, em cujo interior se abrem os ductos de glândulas salivares menores serosas (glândulas de von Ebner; veja Figuras 12-27 e 12-28, C). Essas papilas possuem um eixo de tecido conjuntivo frouxo recoberto na superfície superior por um epitélio estratificado pavimentoso queratinizado. O epitélio que reveste as paredes laterais é não queratinizado e contém corpúsculos gustativos.

TRANSIÇÕES ENTRE TECIDOS NA MUCOSA ORAL

A mucosa oral apresenta três regiões de transição entre tecidos que merecem discussão adicional: a junção mucocutânea (entre a pele e a mucosa), a junção mucogengival (entre a gengiva e mucosa alveolar) e a junção dentogengival (interface entre a gengiva e o dente). A junção entre o epitélio gengival e o esmalte constitui a principal vedação entre a cavidade oral e os tecidos subjacentes, representando, portanto, uma primeira linha de defesa contra a doença periodontal.

Junção Mucocutânea

A pele, que contém os anexos cutâneos (folículos pilosos, glândulas sebáceas e glândulas sudoríparas), é contínua com a mucosa oral nos lábios (veja Figura 12-32). Na junção mucocutânea, encontra-se a região de transição onde os anexos cutâneos estão ausentes, com exceção de algumas glândulas sebáceas (situadas principalmente nos ângulos da boca). O epitélio dessa região é queratinizado, porém delgado, acompanhado de longas papilas de tecido conjuntivo frouxo contendo alças capilares. Esse arranjo traz o sangue próximo à superfície e é responsável pela forte coloração vermelha nessa região labial, denominada de *zona vermelha* (ou *vermelhão do lábio*). A linha que se observa entre a zona do vermelhão e a pele da face externa do lábio, a qual contém anexos cutâneos, é chamada de *borda vermelha*. Em jovens, essa borda é nitidamente demarcada, mas quando um indivíduo é exposto à radiação ultravioleta, a borda se torna difusa e mal definida.

Como a zona vermelha do lábio não possui glândulas salivares e contém apenas algumas glândulas sebáceas, ela tende a ressecar, frequentemente apresentando rachaduras e feridas no inverno. Entre a zona vermelha do lábio e a mucosa da face interna do lábio, mais espessa e não queratinizada, encontra-se uma zona intermediária, revestida por um epitélio estratificado pavimentoso paraqueratinizado. Em bebês, essa região é espessada e aparece mais opalescente, o que representa uma adaptação à amamentação denominada *coxim de amamentação*.

Junção Mucogengival

Embora a mucosa mastigatória se una à mucosa de revestimento em vários locais, nenhum destes é mais abrupto do que a junção entre a gengiva inserida e a mucosa alveolar. Essa junção é identificada clinicamente por uma leve endentação denominada de *junção mucogengival* e pela mudança da tonalidade rosada brilhante da mucosa alveolar para a tonalidade rosada mais pálida da gengiva (veja Figura 12-2, B).

Sob o ponto de vista histológico, ocorre uma alteração nessa junção, não apenas no tipo de epitélio mas também na composição da lâmina própria (veja Figura 12-30). O epitélio da gengiva inserida é queratinizado ou paraqueratinizado, e a lâmina própria contém numerosos feixes grosseiros de fibras colágenas que fixam o tecido ao periósteo. O pontilhado visualizado clinicamente na superfície da gengiva inserida saudável provavelmente reflete a presença dessa inserção de fibras colágenas, enquanto a superfície de gengiva livre se apresenta lisa. A estrutura da mucosa se altera na junção mucogengival, onde a mucosa alveolar possui um epitélio estratificado pavimentoso não queratinizado mais espesso, sobrejacente a uma lâmina própria de tecido conjuntivo frouxo, com numerosas fibras elásticas estendendo-se para dentro da espessa submucosa. Essas fibras elásticas retornam a mucosa alveolar à sua posição original após distensão pelos músculos labiais durante a mastigação e a fala.

Coronalmente à junção mucogengival encontra-se outra depressão clinicamente visível na gengiva, o sulco da gengiva livre, cujo nível corresponde aproximadamente ao fundo do sulco gengival. O sulco da gengiva livre forma o limite entre a gengiva livre e a gengiva inserida, embora — ao contrário da junção mucogengival — não ocorra qualquer alteração significativa na estrutura da mucosa neste sulco.

Junção Dentogengival

A região onde a mucosa oral se encontra com a superfície do dente é uma junção exclusiva, de considerável importância, pois representa um ponto frágil em potencial no revestimento epitelial normalmente contínuo na cavidade oral. A junção dentogengival consiste em um epitélio sulcular (do sulco gengival), o qual se estende em direção cervical para se tornar o epitélio juncional que se adere à superfície dentária. O epitélio sulcular está separado do dente por um espaço referido como *sulco gengival*. A partir do momento em que o dente se torna funcional, o fundo do sulco gengival geralmente é encontrado na metade cervical da coroa anatômica; com o envelhecimento, ocorre uma migração gradual do fundo deste sulco, o qual finalmente pode atingir a superfície do cemento. As paredes do sulco gengival são revestidas por um epitélio derivado da mucosa oral, com a qual ele se encontra em continuidade. Tal sulco também tem sido designado como *epitélio sulcular oral*, e possui a mesma estrutura básica do epitélio estratificado pavimentoso não queratinizado oral encontrado em outras partes da cavidade oral. A superfície ortoqueratinizada ou paraqueratinizada da gengiva livre (ou epitélio oral) é contínua com o epitélio sulcular oral no nível da crista gengival (Figura 12-33).

O sulco gengival contém uma pequena quantidade de fluido que passou através do epitélio juncional, contendo uma mistura de células epiteliais descamadas dos epitélios juncional e sulcular e de células inflamatórias. De fato, células de natureza inflamatória, particularmente leucócitos polimorfonucleares, migram continuamente para o interior do epitélio juncional e passam entre as células epiteliais até atingirem o sulco gengival e, finalmente, o fluido oral.

As bactérias que inevitavelmente estão presentes na superfície dentária produzem continuamente substâncias capazes de desencadear inflamação e lesões, caso ganhem acesso aos tecidos da mucosa. Na boca humana típica, na qual uma leve inflamação gengival está invariavelmente presente, o sulco gengival (veja Figura 12-33) tem uma profundidade de 0,5 a 3 mm, com média de 1,8 mm. Qualquer profundidade superior a 3 mm geralmente pode ser considerada patológica; um sulco com essa profundidade é conhecido como *bolsa periodontal*.

O epitélio juncional é derivado do epitélio dentário reduzido (ou epitélio reduzido do esmalte) do germe dentário (veja Capítulo 7). À medida que o dente erupciona e a coroa atravessa o epitélio oral sobrejacente, ocorre a fusão entre o epitélio dentário reduzido e o epitélio oral, de tal modo que a continuidade epitelial nunca é perdida. O epitélio juncional basicamente é um epitélio estratificado pavimentoso não queratinizado, cujas células são derivadas de células basais situadas distantes da superfície dentária. As células basais repousam sobre uma típica lâmina basal na interface com o tecido conjuntivo da lâmina própria gengival subjacente (Figura 12-34, A). Esta lâmina basal, caracteriza como uma lâmina basal externa, é similar à lâmina basal que fixa o epitélio ao tecido conjuntivo em outras partes da mucosa oral. Células suprabasais têm aparência similar; estas são células achatadas orientadas paralelamente à superfície dentária, que se organizam de modo a promover uma conformação afilada em direção apical, onde o epitélio juncional possui 3 a 4 camadas de espessura, espessando em direção coronal, onde o epitélio adquire de 15 a 30 camadas. É notável que essas células mantenham certa capacidade de sofrer divisão celular e de se renovar rapidamente, pelo menos em algumas espécies. A camada celular mais superficial do epitélio juncional proporciona a real fixação da gengiva à superfície do dente (do esmalte ou, às vezes, do cemento) por meio de um complexo estrutural denominado de *aderência epitelial*. Este complexo consiste em uma lâmina basal interna especializada, produzida e mantida pelas células superficiais achatadas, que se adere à superfície dentária, e à qual as células estão aderidas por meio de hemidesmossomas (veja Figura 12-34, B). Essa lâmina basal é exclusiva porque se liga a superfícies calcificadas, e não a um tecido conjuntivo. Por muitos anos, a única informação sobre a sua composição era a de ser enriquecida com glicoconjugados. Sabe-se atualmente que lâminas basais dispostas sobre superfícies dentárias (e a lâmina basal associada aos ameloblastos em estágio de maturação; veja Capítulo 7) contém laminina-332, enquanto componentes — tais como lamininas contendo a cadeia γ1, e os colágenos dos tipos IV e VII — não estão presentes, tornando-as distintas em termos funcionais e de composição. Foi demonstrado agora que a lâmina basal interna do epitélio juncional, que é uma lâmina basal especializada, contém amelotina (AMTN), proteína odontogênica associada a ameloblastos (ODAM), e fosfoproteína de secreção 1 de ligação ao cálcio rica em prolina e glutamina 1 (SCPPPQ1) (Figura 12-35), três proteínas secretadas que, conforme mostrado no Capítulo 7, também são expressas por ameloblastos em estágio de maturação. A ODAM é particularmente interessante por também estar presente entre as células do epitélio juncional; portanto, ela poderia potencialmente exercer múltiplas funções. Assim sendo, foi proposto que ela se comporte como uma proteína matricelular com funções sobre as células e na matriz extracelular que são contextuais. As funções das proteínas AMTN, ODAM e SCPPPQ1 ainda são desconhecidas, mas, como componentes da lâmina basal interna, é provável que tenham um papel em sua organização supramolecular e participem, direta ou indiretamente, da mediação de sua adesão à superfície dentária. Condizente com essa hipótese, um modelo de camundongo, no qual a expressão do gene *Odam* foi inativada, apresenta alterações no epitélio juncional que simulam aquelas observadas na doença periodontal leve em seres humanos. Também foi relatado que a presença de ODAM aumenta no fluido do sulco gengival de pacientes com periodontite.

Defeitos genéticos da lâmina basal sabidamente causam descolamentos epidérmicos debilitantes, e claramente seriam problemáticos no nível do

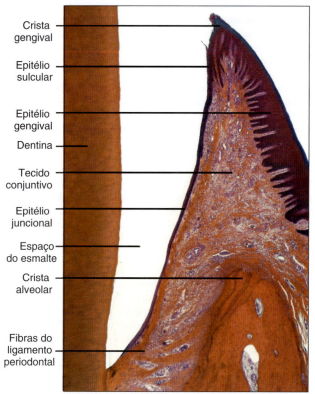

FIGURA 12-33 A junção dentogengival. Juntos, os epitélios sulcular e juncional constituem a junção dentogengival. O epitélio juncional se adere à superfície dentária. A descalcificação da amostra removeu o esmalte do dente, deixando o espaço do esmalte. O epitélio sulcular está curto nessa preparação porque o dente não está totalmente erupcionado.

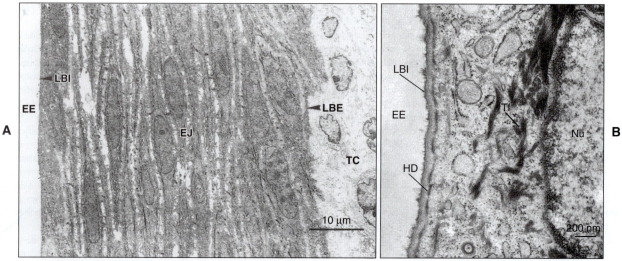

FIGURA 12-34 A, Eletromicrografia do epitélio juncional (*EJ*) mostrando a área de adesão à superfície de esmalte com a lâmina basal interna (*LBI*) e o limite com o tecido conjuntivo (*TC*) com a lâmina basal externa (*LBE*). A ausência de diferenciação das células do epitélio e os amplos espaços intercelulares são notáveis. *EE,* Espaço do esmalte. **B,** Eletromicrografia mostrando a ultraestrutura da adesão de uma célula do epitélio juncional à superfície do esmalte por meio da lâmina basal interna. Hemidesmossomas (*HD*) encontram-se evidentes na superfície da célula. *Nu,* Núcleo; *Tf,* Tonofilamentos. (**A,** A partir de Schroeder HE, Listgarten MA: *Fine structure of the developing attachment of human teeth*, Basel, Switzerland, 1977, S Karger.)

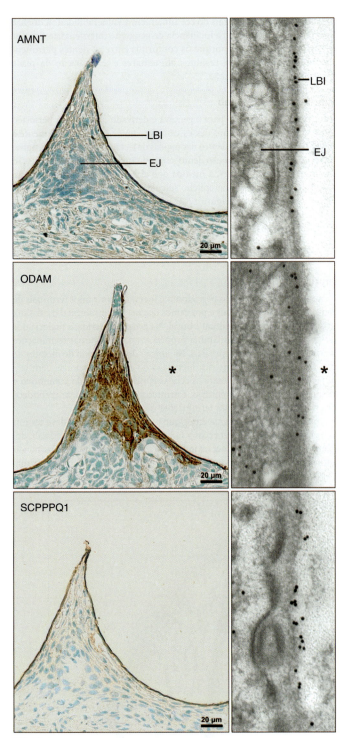

FIGURA 12-35 Preparados com imunoperoxidase em microscopia de luz (painéis esquerdos) e preparados correspondentes com ouro coloidal em microscopia eletrônica (painéis direitos) para amelotina (AMTN), proteína odontogênica associada a ameloblastos (ODAM) e fosfoproteína de secreção 1 de ligação a cálcio rica em prolina e glutamina (SCPPPQ1). A marcação para AMTN e SCPPPQ1 está restricta à lâmina basal interna (LBI) na interface entre o epitélio juncional (EJ) e o esmalte (visualizada aqui como um espaço (*) nessas preparações descalcificadas). A ODAM é igualmente encontrada na lâmina basal, mas também está distintivamente presente em meio às células do epitélio juncional. (Preparações de K. Ponce, e imagens de A Fouillen.)

epitélio juncional, o qual deve resistir a intensas forças físicas e químicas. De modo similar às doenças bolhosas epidérmicas, mutações nos componentes do aparelho de fixação do epitélio juncional podem explicar a etiologia das formas refratárias insidiosas da doença periodontal que não estão diretamente associadas ao ataque bacteriano e que causam a perda prematura de dentes. Nesse contexto, o início precoce da doença periodontal foi observado em pacientes com síndrome de Weary-Kindler, e acredita-se que seu epitélio juncional seja anormal.

O epitélio juncional não é simplesmente uma área de epitélio oral estratificado pavimentoso não queratinizado, mas um epitélio exclusivo, com diferenciação incompleta, que apresenta um nível controlado de inflamação a partir do momento em que é formado. As características ultraestruturais das células do epitélio juncional são relativamente constantes em todo o epitélio, e diferem consideravelmente daquelas de outras células epiteliais orais. As células do epitélio juncional contêm menores quantidades de tonofilamentos e de desmossomas, e as citoqueratinas presentes representam aquelas vistas em células epiteliais basais (K5, K14 e K19) e em epitélios simples (K8 e K18). Embora as células do epitélio juncional se dividam e migrem para a superfície, elas não apresentam qualquer sinal de diferenciação para formar um epitélio estratificado pavimentoso queratinizado de superfície. Essas características, assim como a presença comum de neutrófilos e células mononucleares infiltradas, podem contribuir para a permeabilidade do tecido.

Como em todos os epitélios, as células mais profundas adjacentes ao tecido conjuntivo sofrem divisão celular para repor as células perdidas na superfície. A taxa de divisão celular é alta, e as células produzidas se movem em direção à superfície do epitélio (onde as células se aderem à superfície dentária) e, em seguida, se empenham em uma via migratória principal em direção coronal, paralelamente à superfície dentária, para serem descamadas no sulco gengival.

Uma das notáveis propriedades do epitélio juncional é se regenerar facilmente a partir do epitélio sulcular oral adjacente ou do epitélio oral propriamente dito, caso seja danificado ou excisado por cirurgia. Curiosamente, estudos em roedores mostraram que a ODAM é uma das primeiras proteínas expressas durante a regeneração. O novo epitélio juncional tem todas as características do tecido original, incluindo os mesmos tipos de citoqueratinas e uma aderência dentária indistinguível do original. Isto levanta interessantes questões quanto à natureza dos sinais responsáveis pela indução à formação de um epitélio juncional. O contato com uma superfície mineralizada e a influência de um tecido conjuntivo podem estar implicados.

Componentes do Tecido Conjuntivo

O exame do tecido conjuntivo que sustenta o epitélio da junção dentogengival mostra que o tecido é estruturalmente diferente do tecido conjuntivo de suporte ao epitélio gengival oral, uma vez que, mesmo em uma gengiva clinicamente normal, ele contém um infiltrado inflamatório o qual se acredita ser iniciado ao momento da erupção do dente.

Evidências indicam que o tecido conjuntivo de sustentação do epitélio juncional também é funcionalmente diferente do tecido conjuntivo de suporte do restante do epitélio oral, e essa diferença tem importantes conotações para a patogênese da doença periodontal e para a regeneração da junção dentogengival após uma cirurgia periodontal.

Experimentos de recombinação de tecidos demonstraram que o tecido conjuntivo tem um papel fundamental na determinação da expressão epitelial. Foi demonstrado que o tecido conjuntivo subepitelial (a lâmina própria) dá suporte à maturação normal de um epitélio estratificado pavimentoso. Porém, quando o epitélio é combinado com um tecido conjuntivo profundo, ele não amadurece e assume um estado semelhante ao do epitélio juncional. Na junção dentogengival, o epitélio sulcular presumivelmente está em contato com o tecido conjuntivo que dá suporte à sua diferenciação ao longo de uma via de queratinização. Em vez disto, o epitélio juncional exposto ao tecido conjuntivo mais profundo permanece indiferenciado.

A inflamação do tecido conjuntivo associado à junção dentogengival também influencia a expressão epitelial. Desse modo, o epitélio sulcular oral, em distinção ao epitélio gengival, é não queratinizado, ainda que ambos sejam sustentados pela lâmina própria gengival. Essa diferença na expressão epitelial pode ser uma consequência direta do processo inflamatório porque, caso a inflamação seja reduzida pela implementação de um regime estrito de higiene oral combinado com cobertura de antibióticos em animais experimentais, o epitélio sulcular oral torna-se queratinizado.

O epitélio juncional também é influenciado pela inflamação. Epitélios mantidos experimentalmente em associação com o tecido conjuntivo profundo mostram pouca capacidade de proliferar, mas podem ser induzidos a fazê-lo por meio de mediadores de inflamação. Clinicamente, na maioria das pessoas, ocorre uma lenta migração apical do nível de fixação com a idade (algumas vezes referido como *erupção passiva*) que provavelmente é causada por uma inflamação de baixo nível em seu tecido conjuntivo de sustentação. Quando a inflamação aumenta, ocorrem proliferação e migração ativas do epitélio juncional, resultando em bolsa periodontal e movimento apical do nível de fixação.

Uma série similar de eventos biológicos ocorre em relação à proliferação dos restos celulares epiteliais de Malassez. Os restos celulares são sustentados pelo tecido conjuntivo profundo do ligamento periodontal e proliferam somente em presença de inflamação nesse tecido conjuntivo.

Embora ainda necessitem ser demonstradas, muitas observações sugerem que a ODAM pode estar implicada no estado das células epiteliais. Essa proteína não é encontrada em epitélios queratinizados, mas é expressa pelas células incompletamente diferenciadas do epitélio juncional. À medida que células epiteliais se tornam neoplásicas e gradualmente adquirem um fenótipo indiferenciado, elas passam a expressar ODAM em grandes quantidades. As células dos restos epiteliais de Malassez normalmente não produzem ODAM, mas quando a integridade periodontal se interrompe, essas células passam então a produzir essa proteína (veja Capítulo 15).

Col

A descrição anterior da junção dentogengival aplica-se a todas as superfícies do dente, ainda que na região interdentária a gengiva pareça ser diferente. Aparentemente, a gengiva interdentária tem o contorno de uma depressão (ou col), com picos bucais e linguais que a protegem (Figura 12-36). O epitélio do col é idêntico ao epitélio juncional, tem a mesma origem (a partir do epitélio do esmalte), e é substituído gradualmente por divisão celular contínua. Não há evidências indicando que os elementos estruturais do col aumentem a vulnerabilidade à doença periodontal. Certamente, a incidência de gengivite interdentária é maior do que em outras áreas porque os contornos entre os dentes permitem o acúmulo de bactérias, resíduos alimentares e a formação da placa bacteriana nessa localização.

Suprimento Sanguíneo

O suprimento sanguíneo para a gengiva é derivado de vasos no periósteo do processo alveolar. Ramos desses vasos situam-se perpendicularmente à superfície e formam alças dentro das papilas de tecido conjuntivo da gengiva. Os vasos que suprem a junção dentogengival são derivados da continuação das artérias interalveolares, à medida que elas perfuram a crista alveolar. Esses vasos são paralelos ao epitélio sulcular e formam uma rica rede logo abaixo da lâmina basal (Figura 12-37).

Para fins descritivos, o suprimento sanguíneo para o periodonto pode ser dividido em três zonas: (1) para o ligamento periodontal, (2) para a gengiva voltada para a cavidade oral, e (3) para a gengiva voltada para o dente. Conexões entre as três zonas permitem a circulação colateral.

Suprimento Nervoso

O componente gengival do periodonto é inervado por ramos terminais de fibras nervosas periodontais e por ramos dos nervos infraorbital e palatino, ou dos nervos lingual, mentual e bucal. Na gengiva inserida, a maioria dos nervos termina dentro da lâmina própria, e apenas algumas terminações ocorrem entre as células epiteliais. Na junção dentogengival de molares de rato, foi demonstrada uma rica inervação do epitélio juncional, com terminações nervosas livres entre as células epiteliais, no tecido conjuntivo e na superfície dentária do epitélio. Estruturas vesiculares e neuropeptídeos foram demonstrados nessas terminações nervosas.

Uma questão interessante é por que o aparelho juncional deve ter um suprimento sanguíneo e nervoso tão extenso. Conforme foi ressaltado, quando o dente erupciona, ocorre inflamação no tecido conjuntivo relacionado à junção, e essa inflamação persiste como uma característica quase normal

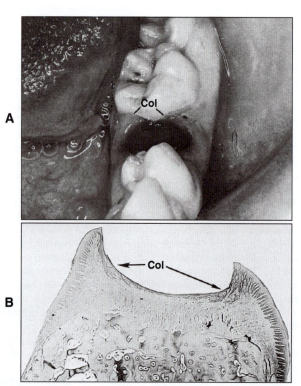

FIGURA 12-36 Col dentário. **A,** Aparência clínica. **B,** Corte histológico. A distinção entre o epitélio gengival queratinizado e o epitélio do col está evidente.

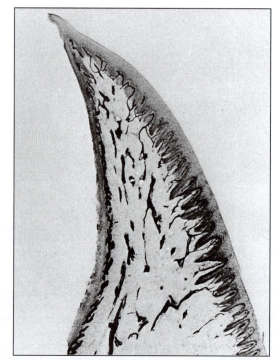

FIGURA 12-37 Fotomicrografia do suprimento sanguíneo para a junção dentogengival. As diferenças no formato dos vasos relacionados à gengiva e à junção dentogengival estão evidentes. (A partir de Egelberg J: The blood vessels of dento-gingival junction. *J Periodontal Res* 1:163-179, 1966.)

da junção dentogengival. Existe uma relação entre os elementos vasculares, células imunocompetentes e neuropeptídeos secretados, e os suprimentos vascular e nervoso descritos podem refletir essa relação e função.

DESENVOLVIMENTO DA MUCOSA ORAL

A cavidade oral primitiva desenvolve-se pela fusão do estomodeu embrionário com o intestino anterior após a ruptura da membrana bucofaríngea, em cerca de 26 dias de gestação, e, assim, se torna revestida pelo epitélio derivado do ectoderma e do endoderma. O limite preciso entre esses dois tecidos embrionários é indistinto, mas estruturas que se desenvolvem nos arcos branquiais (por ex., língua, epiglote e faringe) são recobertas pelo epitélio derivado do endoderma, enquanto o epitélio que reveste o palato, bochechas, e gengivas é de origem ectodérmica.

Por volta de 5 a 6 semanas de gestação, a camada única de células que reveste a cavidade oral primitiva formou duas camadas celulares, e em 8 semanas de gestação ocorre um significativo espessamento na região do complexo das lâminas dentária e vestibular. Na região central desse espessamento, ocorre degeneração celular em 10 a 14 semanas, resultando na separação das células que recobrem a área da bochecha e a mucosa alveolar, formando-se, desse modo, o vestíbulo oral. Por volta desse período (8 a 11 semanas), os processos palatinos se elevam e se fecham, e a futura morfologia da cavidade oral adulta torna-se aparente.

A mucosa lingual apresenta suas especializações por volta de 7 semanas de gestação, quando as papilas circunvaladas e foliadas aparecem primeiramente, seguidas pelas papilas fungiformes. Corpúsculos gustativos logo se desenvolvem nestas papilas. As papilas filiformes presentes na maior parte dos dois terços da língua tornam-se aparentes por volta de 10 semanas. Em 10 a 12 semanas de gestação, o futuro revestimento da mucosa mastigatória apresenta alguma estratificação do epitélio e uma diferente morfologia.

As áreas destinadas a se tornarem queratinizadas (por ex., palato duro e crista alveolar da gengiva) possuem células basais colunares intensamente coradas, as quais são separadas do tecido conjuntivo subjacente por uma proeminente lâmina basal. As papilas de tecido conjuntivo, apesar de evidentes, são baixas. Em contraste, o epitélio que formará áreas de mucosa de revestimento mantém as células basais cuboides, e a interface epitélio-tecido conjuntivo permanece plana. Entre 13 e 20 semanas de gestação, todos os epitélios orais se tornam espessados (Figura 12-38), e com o aparecimento de esparsos grânulos de querato-hialina, pode-se fazer a distinção entre a camada espinhosa e a camada granulosa. Existem evidentes diferenças entre as citoqueratinas dos epitélios das regiões de mucosa mastigatória e mucosa de revestimento em desenvolvimento. Durante esse período, melanócitos e células de Langerhans aparecem no epitélio. As camadas superficiais do epitélio apresentam paraqueratose; a ortoqueratinização da mucosa mastigatória só ocorre após a erupção dos dentes durante o período pós-natal.

Enquanto essas alterações estão ocorrendo no epitélio oral, o ectomesênquima subjacente apresenta alterações progressivas. Inicialmente, o ectomesênquima consiste em células estreladas amplamente espaçadas em uma matriz amorfa, mas por volta de 6 a 8 semanas de gestação, fibras reticulares começam a se acumular na matriz extracelular. Assim como no epitélio, diferenças regionais podem ser vistas no ectomesênquima. O tecido conjuntivo da mucosa de revestimento contém menos células e fibras do que o da futura mucosa mastigatória. Entre 8 e 12 semanas de gestação, brotamentos capilares e fibras colágenas podem ser detectados; embora fibras colágenas inicialmente não apresentem uma orientação específica, à medida que estas aumentam de quantidade, elas tendem a formar feixes. Imediatamente subjacente ao epitélio, esses feixes se encontram perpendiculares à lâmina basal. Fibras elásticas se tornam proeminentes apenas no tecido conjuntivo da mucosa de revestimento entre 17 e 20 semanas de gestação.

ALTERAÇÕES DO ENVELHECIMENTO

Sob o ponto de vista clínico, a mucosa oral de uma pessoa idosa geralmente possui uma superfície mais lisa e ressecada do que a de uma pessoa jovem, e pode ser descrita como "atrófica" ou "friável", mas essas alterações

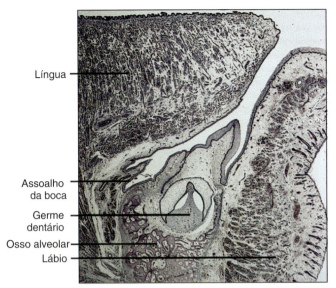

FIGURA 12-38 Corte sagital através da cavidade oral de um embrião humano mostrando a língua, o assoalho da boca, a crista do osso alveolar com um germe dentário e lábio em desenvolvimento. Diferenças em espessura já estão aparentes entre os epitélios da mucosa labial, da crista alveolar, do assoalho da boca e da língua; entretanto, a queratinização ainda não começou.

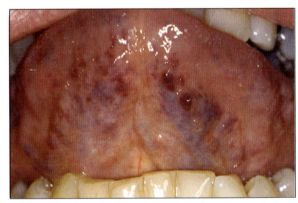

FIGURA 12-39 Superfície ventral da língua em um paciente idoso mostrando varicosidades. (Cortesia de A. Kauzman.)

provavelmente representam os efeitos cumulativos de uma doença sistêmica, do uso de medicamentos, ou de ambos, em vez de um processo de envelhecimento biológico intrínseco da mucosa.

Sob o ponto de vista histológico, o epitélio aparece mais delgado, e uma diminuição da irregularidade da interface epitélio-tecido conjuntivo, a qual se torna menos preguada, resulta do achatamento das cristas epiteliais. O dorso da língua pode apresentar uma redução do número de papilas filiformes e ter uma aparência lisa ou brilhante, sendo tais alterações exacerbadas por algum tipo de deficiência nutricional de ferro ou de vitaminas do complexo B. O número reduzido de papilas filiformes pode tornar as papilas fungiformes mais proeminentes, e os pacientes erroneamente podem considerar isto como um estado patológico.

O envelhecimento está associado a taxas reduzidas de atividade metabólica, mas estudos sobre proliferação epitelial e taxa de renovação tecidual em tecidos saudáveis são inconclusivos. O número de células de Langerhans diminui com o envelhecimento, o que pode contribuir para o declínio da imunidade de base celular. Alterações vasculares podem ser proeminentes, com o desenvolvimento de varicosidades. Uma característica marcante e comum em idosos são veias varicosas nodulares na parte inferior da língua (algumas vezes chamadas de *língua em caviar*; Figura 12-39). Embora tais alterações aparentemente não se relacionem ao estado cardiovascular do paciente, elas são mais comuns em pacientes com veias varicosas nas pernas. Na lâmina própria, ocorre diminuição da celularidade com aumento da quantidade de colágeno, sobre o qual relata-se tornar-se mais rico em ligações cruzadas. Glândulas sebáceas (pontos de Fordyce) dos lábios e bochechas também aumentam com a idade, e as glândulas salivares menores apresentam uma considerável atrofia com substituição fibrosa.

Pacientes idosos, particularmente mulheres na pós-menopausa, podem ter sintomas como secura na boca, sensações de queimação, e paladar anormal. Ainda não está claro se esses sintomas refletem distúrbios sistêmicos ou alterações teciduais locais.

LEITURA RECOMENDADA

Presland RB, Dale BA: Epithelial structural proteins of the skin and oral cavity: function in health and disease, *Crit Rev Oral Biol Med* 11:383-408, 2000.

Schroeder HE: *Differentiation of human oral stratified epithelia*, Basel, Switzerland, 1981, S Karger.

Squier C, Brogden K: *Human oral mucosa, development, structure & function*, Oxford, UK, 2011, Wiley-Blackwell.

13

O Aparelho da Mastigação/Articulação Temporomandibular

SUMÁRIO DO CAPÍTULO

Classificação das Articulações   289
    Articulações Fibrosas   289
    Articulações Cartilaginosas   289
    Articulações Sinoviais   289
Caracterização Estrutural da Articulação
    Temporomandibular   289
Desenvolvimento da Articulação Temporomandibular   290
Ossos da Articulação Temporomandibular   290
Cartilagem Associada à Articulação Temporomandibular   290
Cápsula, Ligamentos e Disco Articular da Articulação
    Temporomandibular   299

Membrana Sinovial   300
Contração Muscular   302
Unidade Motora   302
    Fusos Neuromusculares   303
    Órgãos Tendinosos de Golgi   303
Músculos da Mastigação   303
Biomecânica da Articulação Temporomandibular   304
Inervação da Articulação Temporomandibular   305
Suprimento Sanguíneo para a Articulação
    Temporomandibular   309

Os ossos envolvidos na articulação do maxilar inferior com o crânio e o esqueleto superior da face são a mandíbula e o osso temporal, e, portanto, a articulação entre tais ossos é designada como *articulação temporomandibular* (*ATM*). A articulação é exclusiva dos mamíferos. Em outros vertebrados, o maxilar inferior é do tipo composto, e consiste em vários ossos, incluindo o osso dentário (que contém os dentes) e o osso articular (formado a partir da porção posterior da cartilagem de Meckel), e se articula com o osso quadrado do crânio (Figura 13-1). À medida que os mamíferos evoluíram, o maxilar inferior composto foi reduzido a um único osso (a mandíbula) que contém os dentes, e que se articula com a superfície articular recém-desenvolvida no osso temporal. Desse modo, em termos filogenéticos, a articulação temporomandibular é uma articulação secundária. A articulação mandibular primária dos vertebrados ainda está presente na anatomia humana (como a articulação incudomalear), e os ossos envolvidos (bigorna e martelo) agora estão posicionados na orelha média (Figura 13-2).

CLASSIFICAÇÃO DAS ARTICULAÇÕES

A Figura 13-3 mostra uma classificação simples e comum das articulações.

Articulações Fibrosas

Em uma articulação fibrosa, dois ossos estão conectados por tecido conjuntivo fibroso, podendo constituir três tipos. O primeiro tipo é a sutura, uma articulação que permite pouco ou nenhum movimento. A histologia da sutura indica claramente que sua função é permitir o crescimento, uma vez que suas superfícies articulares são recobertas por uma camada osteogênica responsável pela formação de novo tecido ósseo para manter a sutura, à medida que os ossos cranianos são separados pelo encéfalo em expansão. O segundo tipo de articulação fibrosa é a gonfose, que consiste na fixação do dente ao osso alveolar (uma espécie de soquete ósseo) pelo ligamento periodontal fibroso. O movimento funcional é restrito à intrusão e recuperação em resposta às forças mastigatórias (o movimento prolongado dos dentes em resposta às pressões ambientais ou a um tratamento ortodôntico representa a remodelação da articulação, em vez de movimento funcional). O terceiro tipo de articulação fibrosa é a sindesmose, cujos exemplos são as articulações entre a fíbula e a tíbia, e entre o rádio e a ulna. Os dois componentes ósseos estão mantidos afastados a uma certa distância um do outro, mas são unidos por um ligamento interósseo que permite movimentos limitados.

Articulações Cartilaginosas

Em uma articulação cartilaginosa primária, o osso e a cartilagem estão em aposição direta (por ex., a articulação costocondral). Em uma articulação cartilaginosa secundária, os tecidos da articulação estão situados em sequência como osso-cartilagem-tecido conjuntivo fibroso-cartilagem-osso (por ex., a sínfise púbica). As articulações cartilaginosas e fibrosas permitem pequenos movimentos entre os ossos envolvidos.

Articulações Sinoviais

Em uma articulação sinovial, a qual geralmente permite movimentos significativos, dois ossos (ambos com uma superfície articular revestida por cartilagem hialina) estão unidos e envolvidos por uma cápsula conjuntiva, a qual desse modo forma uma cavidade articular. Essa cavidade é preenchida com o líquido sinovial, produzido por uma membrana sinovial que reveste as superfícies não articulares. Em algumas articulações, a cavidade pode ser dividida por um disco articular. Vários ligamentos estão associados a articulações sinoviais para fortalecer a articulação e restringir os movimentos excessivos.

As articulações sinoviais são ainda classificadas pelo número de eixos nos quais os ossos envolvidos podem se mover (uniaxial, biaxial, ou poliaxial) e pelos formatos das superfícies articulares (plana, gínglimo [em dobradiça], trocoide ou em pivô, condilar, em sela ou selar e esferoide).

CARACTERIZAÇÃO ESTRUTURAL DA ARTICULAÇÃO TEMPOROMANDIBULAR

A articulação temporomandibular é uma articulação sinovial. A anatomia da articulação temporomandibular varia consideravelmente entre os mamíferos, dependendo das necessidades mastigatórias, de modo que uma única classificação descritiva abrangente não é possível. Em carnívoros, por exemplo, o movimento é restrito a um simples movimento em dobradiça devido à presença de rebordos (flanges) ósseos anterior e posterior bem desenvolvidos que mantêm o côndilo mandibular firme. O texugo oferece um exemplo extremo disto — os rebordos seguram fortemente e envolvem o côndilo de tal forma que não é possível deslocar a mandíbula do crânio. Em seres humanos há uma situação diferente; o processo mastigatório requer que a mandíbula seja capaz não apenas de fazer movimentos de abrir e

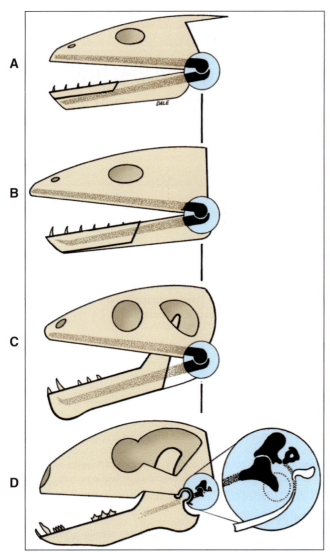

FIGURA 13-1 Evolução da articulação temporomandibular de mamíferos. **A,** Crânio de anfíbio. Os dentes são confinados ao osso dentário. A articulação ocorre entre a porção terminal da cartilagem de Meckel (a porção articular) e a barra do osso palatoquadrado. **B,** Crânio de réptil. A articulação mandibular ainda está entre a porção articular e o osso palatoquadrado, mas o osso dentário é de tamanho maior. **C,** Crânio de um réptil fóssil semelhante ao de mamífero. O osso dentário está muito aumentado e tem um processo coronoide. A articulação da mandíbula, porém, ainda está entre a porção articular e o osso palatoquadrado. **D,** Em mamíferos, o osso dentário formou uma articulação com o osso temporal. A articulação original agora é parte constituinte da orelha interna. (Redesenhado a partir de DeBrul EL. Origin and adaptations of the hominid jaw joint. In Sarnat BG, Laskin DM: *The temporomandibular joint: a biological basis for clinical practice*, ed 4, Philadelphia, 1992, WB Saunders.)

fechar, mas também movimentos de protrusão, retrusão, e laterais, e suas combinações. Para tanto, o côndilo realiza movimentos de translação e rotação; consequentemente, a articulação temporomandibular humana é descrita como uma articulação sinovial deslizante-ginglimoide (Figura 13-4).

DESENVOLVIMENTO DA ARTICULAÇÃO TEMPOROMANDIBULAR

Aos 3 meses de gestação, a articulação mandibular secundária (futura articulação temporomandibular) começa a se formar. A primeira evidência do desenvolvimento da articulação temporomandibular é o aparecimento de duas regiões distintas de condensação mesenquimal, os blastemas temporal e condilar. O blastema temporal aparece antes do blastema condilar e, inicialmente, ambos estão posicionados a uma certa distância um do outro. O blastema condilar cresce rapidamente em direção dorsolateral para fechar a lacuna. A ossificação começa primeiramente no blastema temporal (Figura 13-5, A). Enquanto o blastema condilar ainda se mantém como uma área de mesênquima condensado, aparece uma fenda imediatamente acima que se torna a cavidade articular inferior (Figura 13-5, B). O blastema condilar diferencia-se em cartilagem (cartilagem condilar) e, em seguida, aparece uma segunda fenda em relação à ossificação do osso temporal, a qual se torna a cavidade articular superior (Figura 13-5, C). Com o surgimento dessa fenda, o disco articular primitivo é formado.

OSSOS DA ARTICULAÇÃO TEMPOROMANDIBULAR

As regiões dos ossos envolvidas na configuração da articulação temporomandibular são a fossa glenoide (na superfície inferior da porção escamosa do osso temporal) e a cabeça, ou côndilo, da mandíbula (sustentada pelo processo condilar da mandíbula). A fossa glenoide é limitada posteriormente pelas fissuras escamotimpânica e petrotimpânica. A fossa glenoide é limitada medialmente pela espinha do osso esfenoide e lateralmente pela raiz do processo zigomático do osso temporal. Anteriormente, a fossa glenoide é delimitada por uma crista óssea descrita como a eminência articular, a qual também está envolvida na articulação (Figura 13-6). A porção média é uma fina placa de tecido ósseo, cuja superfície superior forma a fossa média do crânio (que abriga o lobo temporal do encéfalo). O côndilo é a superfície articular da mandíbula. Em vista sagital, a fossa glenoide tem de 15 a 20 mm de comprimento (do extremo medial ao lateral) e de 8 a 12 mm de espessura. A superfície articular do côndilo é fortemente convexa em direção anteroposterior e ligeiramente convexa em direção mediolateral. As extremidades medial e lateral são denominadas *polos*. O polo medial estende-se para mais além do colo da mandíbula que o polo lateral, e está posicionado mais posteriormente de modo que o eixo longo do côndilo se desvia posteriormente e se une a um eixo similar que se estende do côndilo oposto até à margem anterior do forame magno. Variações no formato do côndilo são comuns, e geralmente a superfície condilar é dividida, através de uma crista sagital, em vertentes medial e lateral.

Ao contrário da maioria das articulações sinoviais, cujas superfícies articulares são cobertas com cartilagem hialina, as superfícies articulares da articulação temporomandibular são recobertas por uma camada de tecido conjuntivo denso modelado (Figura 13-7). Essa distinção histológica é usada para argumentar que a articulação temporomandibular não é uma articulação para o suporte de peso, mas a realidade para essa distinção pode ser encontrada na história do desenvolvimento da articulação. As únicas outras articulações sinoviais com superfícies articulares recobertas por tecido conjuntivo denso modelado são as articulações acromioclavicular e esternoclavicular, que unem a clavícula ao esqueleto apendicular. A mandíbula e a clavícula são ossos formados diretamente a partir de um processo de ossificação intramembranosa, e não são formadas a partir de um molde de cartilagem hialina, tecido que persiste nas extremidades dos ossos longos para recobrir as superfícies articulares após o término do processo de ossificação endocondral em tais ossos.

A fossa glenoide é sempre revestida por uma delgada camada fibrosa que se sobrepõe diretamente ao osso, da mesma forma que o periósteo (Figura 13-8), mas essa camada se torna notavelmente mais espessa em locais onde ela recobre a vertente da eminência articular (Figura 13-9).

CARTILAGEM ASSOCIADA À ARTICULAÇÃO TEMPOROMANDIBULAR

As primeiras descrições histológicas da articulação temporomandibular indicaram que as coberturas das superfícies da articulação consistiam em fibrocartilagem, em vez de tecido conjuntivo denso modelado. Embora com o envelhecimento a camada de revestimento fibroso possa conter algumas células cartilaginosas, não há evidências indicando que isto seja normal.

CAPÍTULO 13 O Aparelho da Mastigação/Articulação Temporomandibular

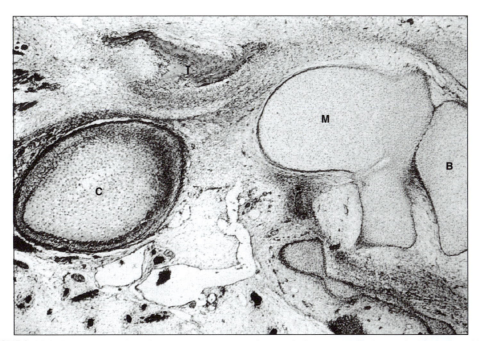

FIGURA 13-2 Corte sagital de um feto de 67 mm mostrando as articulações mandibulares primária e secundária. O osso temporal em desenvolvimento *(T)* e o blastema condilar *(C)* juntos formam a articulação secundária. O martelo *(M)* e a bigorna *(B)* representam a articulação primária. (A partir de Perry HT et al: The embryology of the temporomandibular joint. *Cranio* 3:125-132, 1985.)

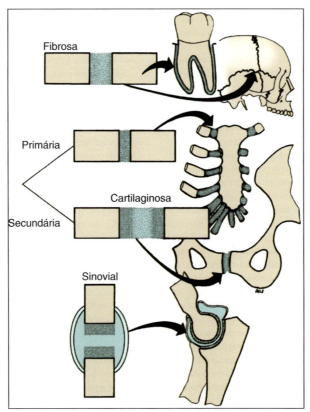

FIGURA 13-3 Classificação das articulações.

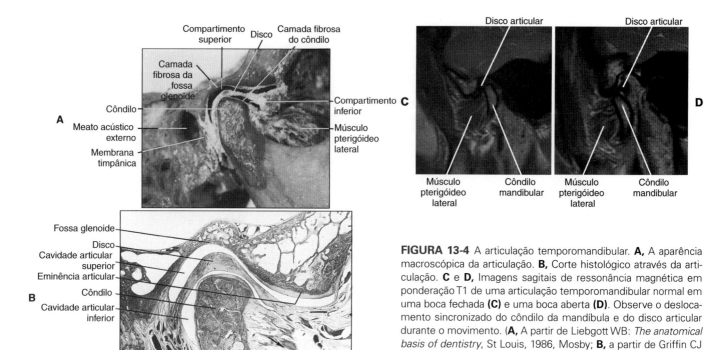

FIGURA 13-4 A articulação temporomandibular. **A,** A aparência macroscópica da articulação. **B,** Corte histológico através da articulação. **C** e **D,** Imagens sagitais de ressonância magnética em ponderação T1 de uma articulação temporomandibular normal em uma boca fechada **(C)** e uma boca aberta **(D)**. Observe o deslocamento sincronizado do côndilo da mandíbula e do disco articular durante o movimento. (**A,** A partir de Liebgott WB: *The anatomical basis of dentistry*, St Louis, 1986, Mosby; **B,** a partir de Griffin CJ et al: Anatomy and histology of the human temporomandibular joint. *Monogr Oral Sci* 4:1-26, 1975; **C** e **D,** Cortesia de M Grazia Piancino.)

Entretanto, sólidas evidências indicam que existe uma camada de fibrocartilagem associada abaixo da camada de tecido conjuntivo denso, no côndilo e na eminência articular (Figura 13-10). A ocorrência dessa cartilagem tem uma explicação relacionada ao desenvolvimento: uma cartilagem secundária de crescimento, associada ao desenvolvimento da articulação temporomandibular, se forma dentro do blastema da cartilagem condilar e que, sob certos aspectos, é semelhante à cartilagem do disco epifisário de um osso longo em desenvolvimento. A cartilagem condilar consiste essencialmente em uma camada proliferativa de células que atuam como células progenitoras da cartilagem de crescimento (Figura 13-11). Essas células se tornam condroblastos e elaboram proteoglicanos e colágeno do tipo II para formar a matriz extracelular da cartilagem, na qual elas se tornam enclausuradas como condrócitos. Ao mesmo tempo, ocorre um aumento de tamanho dos condrócitos (hipertrofia). Após a produção dessa cartilagem, ocorre sua ossificação endocondral, que envolve mineralização da matriz cartilaginosa, invasão vascular da cartilagem mineralizada, morte de condrócitos, e diferenciação de osteoblastos a partir de células osteoprogenitoras para produzir tecido ósseo sobre o arcabouço de cartilagem mineralizada (Figura 13-12; veja também Figura 13-11). A única diferença, nesse processo, entre as cartilagens condilar e do disco epifisário dos ossos longos é a ausência de fileiras (ou colunas) ordenadas de condrócitos (que caracterizam a cartilagem de crescimento epifisário e resultam da divisão celular dos condrócitos). A ausência de fileiras alongadas, bem definidas, de células-filhas derivadas de condrócitos na cartilagem condilar tem um significado essencial. A típica placa epifisária de um osso longo, caracterizada por fileiras de condrócitos bem definidas, está comprometida com um modo de crescimento essencialmente unidirecional; ou seja, a proliferação de células por divisão mitótica ocorre de tal forma que o osso inteiro necessariamente se alonga de uma maneira que é determinada pelas fileiras de células em divisão. O côndilo da mandíbula, em contrapartida, tem uma capacidade de crescimento multidirecional, e células de sua cartilagem podem proliferar em qualquer combinação de direções superior e posterior, conforme o necessário para proporcionar o melhor posicionamento anatômico do arco mandibular.

O modelo clássico de ossificação endocondral sustenta que os condrócitos sofram uma cascata de eventos celulares que leva à sua hipertrofia e à morte celular programada (apoptose). O tecido ósseo se forma sobre a cartilagem calcificada por meio de células osteoprogenitoras que acompanham capilares sanguíneos, sendo, portanto, levadas ao local pela invasão vascular (veja Capítulo 6). Atualmente, existem evidências crescentes de que pelo menos um subgrupo de condrócitos escape da apoptose, e se transdiferencie em osteoblastos na placa de crescimento e durante a cicatrização e regeneração do tecido ósseo. No Quadro 13-1, Jing e Feng apresentam dados de seu trabalho no rastreamento de linhagens celulares, os quais fornecem suporte à transformação direta dos condrócitos em células formadoras de tecido ósseo durante a formação do côndilo a partir do ramo da mandíbula.

Também foi encontrada uma cartilagem de crescimento transitória em associação ao desenvolvimento da eminência articular. Não há eminência ao nascimento; seu desenvolvimento se inicia com uma delgada faixa de cartilagem de crescimento (envolvendo as mesmas camadas já descritas para o côndilo) situada ao longo da vertente da eminência. Embora a expectativa de vida dessas cartilagens seja diferente — com a cartilagem condilar persistindo até o final da segunda década, enquanto a cartilagem da eminência dura bem menos tempo — o subsequente desenvolvimento é o mesmo para ambas. A atividade proliferativa das células na camada proliferativa cessa, mas as células persistem (Figura 13-13; veja também Figura 13-9). A cartilagem imediatamente abaixo se converte em fibrocartilagem e, na mandíbula, finalmente se mineraliza a um grau até maior que o do tecido ósseo mineralizado (Figura 13-14). Desse modo, a fibrocartilagem é encontrada na mandíbula e na vertente da eminência articular. Certamente, em ambos os casos, as células da camada proliferativa podem retomar sua atividade proliferativa, se a situação exigir. Desse modo, a remodelação das superfícies articulares pode ocorrer em resposta a alterações funcionais durante toda a vida e em resposta a um tratamento ortodôntico. Podem ocorrer acréscimos às superfícies articulares, aumentando a dimensão vertical da face. A remodelação regressiva cria uma perda da dimensão vertical, enquanto a remodelação periférica adiciona tecido às margens da articulação (frequentemente em uma alteração artrítica). A remodelação também compensa as modificações de relações entre os maxilares produzidas por desgaste e perda de dentes.

Em resumo, embora a fibrocartilagem esteja associada à articulação temporomandibular, ela não faz parte da articulação e não desempenha um papel funcional formal nos movimentos diários que ocorrem entre os dois ossos da articulação.

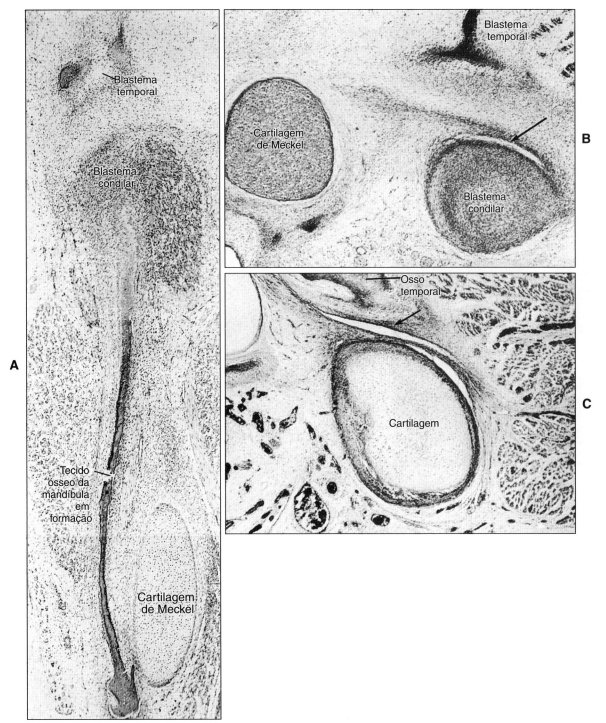

FIGURA 13-5 Articulação temporomandibular em desenvolvimento. **A,** Corte coronal através de um feto de 12 semanas (61 mm de comprimento cabeça-nádega). A formação de tecido ósseo começou no blastema temporal. O blastema condilar ainda se apresenta indiferenciado. O tecido ósseo em formação por ossificação membranosa no corpo da mandíbula, lateralmente à cartilagem de Meckel, está aparente. **B,** Corte sagital da articulação temporomandibular em um feto (67 mm de comprimento cabeça-nádega) mostrando a cavidade articular inferior em desenvolvimento (seta). A formação de tecido ósseo começou no blastema temporal, mas o blastema condilar ainda consiste em células indiferenciadas. A cartilagem de Meckel encontra-se à esquerda da articulação em desenvolvimento. **C,** Corte sagital da articulação temporomandibular de um feto (70 mm de comprimento cabeça-nádega) mostrando a cavidade articular superior em desenvolvimento (seta). A cartilagem se formou no blastema condilar, e o osso temporal em desenvolvimento está indicado. (**A,** A partir de Chi JG et al: Sequential atlas of human development, Seoul, 1997, Medical Publishing; **B** e **C,** a partir de Perry et al: The embryology of the temporomandibular joint. Cranio 3:125-132, 1985.)

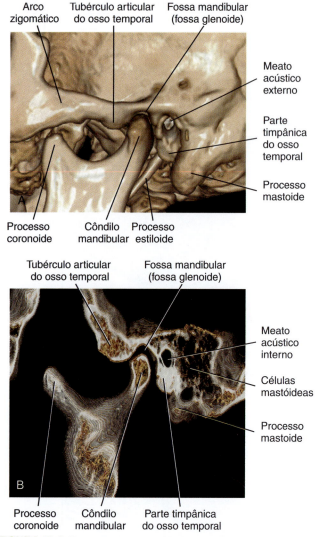

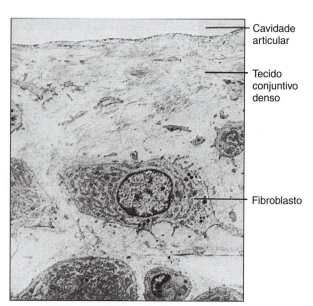

FIGURA 13-7 Eletromicrografia de transmissão mostrando o tecido conjuntivo denso modelado que recobre o côndilo mandibular. (A partir de Goose DH, Appleton J: *Human dentofacial growth*, New York, 1982, Pergamon Press.)

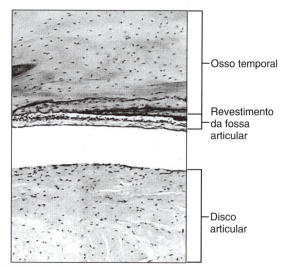

FIGURA 13-6 Componentes esqueléticos da articulação temporomandibular. **A,** Reconstrução tridimensional por tomografia computadorizada (TC) do crânio (vista lateral). **B,** Corte de TC sagital através da articulação temporomandibular. (Cortesia de M. Schmittbuhl.)

FIGURA 13-8 Corte através do osso temporal mostrando o delgado revestimento da superfície articular da fossa glenoide. (A partir de Blackwood HJJ. The mandibular joint: development, structure and function. In Cohen B, Kramer IRH, editors: *Scientific foundations of dentistry*, London, 1976, William Heinemann Medical Books.)

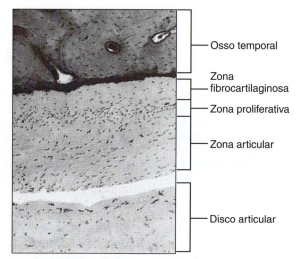

FIGURA 13-9 Corte através da eminência articular em uma articulação temporomandibular de adulto mostrando a espessa cobertura articular dessa área da articulação. (A partir de Blackwood HJJ. The mandibular joint: development, structure and function. In Cohen B, Kramer IRH, editors: *Scientific foundations of dentistry*, London, 1976, William Heinemann Medical Books.)

CAPÍTULO 13   O Aparelho da Mastigação/Articulação Temporomandibular

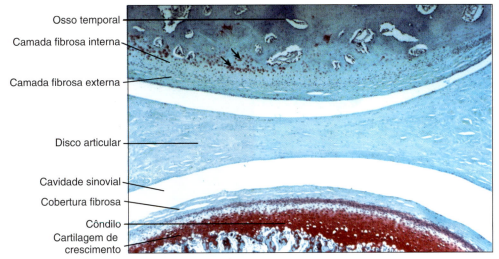

FIGURA 13-10 Corte histológico através da articulação temporomandibular ilustrando a relação entre o osso temporal, o disco articular e a cabeça do côndilo. Ocasionalmente, condrócitos são encontrados na camada fibrosa interna da cobertura do osso temporal *(setas)*.

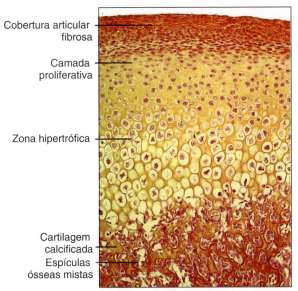

FIGURA 13-11 Corte através da cartilagem de crescimento do côndilo ilustrando a formação de tecido ósseo por ossificação endocondral.

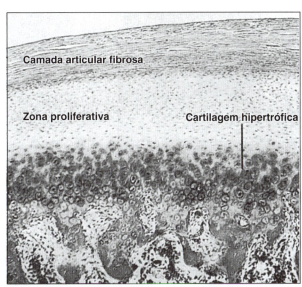

FIGURA 13-12 Corte através da cartilagem condilar de crescimento de uma criança de 13 anos. (A partir de Goose DH, Appleton J: *Human dentofacial growth*, New York, 1982, Pergamon Press.)

QUADRO 13-1   A Transformação Direta de Condrócitos em Células Ósseas Desempenha um Papel Essencial na Formação do Ramo da Mandíbula para a Articulação Temporomandibular

Há muito tempo o fundamento básico da ossificação endocondral reitera que condrócitos hipertróficos sofrem morte celular programada antes da invasão de células mesenquimais derivadas do mesênquima adjacente, em que uma matriz de cartilagem é substituída por tecido ósseo. Com base nesse paradigma, a condrogênese e a osteogênese são consideradas dois processos intimamente ligados, mas distintos. Existem atualmente crescentes evidências de que pelo menos um subgrupo de condrócitos escapa da apoptose e se transdiferencia em osteoblastos na cartilagem de crescimento e durante a cicatrização e regeneração do tecido ósseo.

Estudos em Linhagens Celulares Demonstram Conclusivamente que Condrócitos Transformam-se Diretamente em Células Ósseas durante a Formação do Ramo do Côndilo da Mandíbula.
Para rastrear o destino dos condrócitos, duas linhagens transgênicas (as linhagens de proteínas fluorescentes Cre e Rosa26; Figura 1a) são necessárias. Na linhagem Rosa26, este promotor onipresente impulsiona uma sequência *super-stop*, ladeada pelos sítios loxP, em posição anterior (*upstream*) a uma proteína fluorescente, a Tomato. Na linhagem Cre, a fusão da recombinase e do receptor de estrógeno responsivo ao tamoxifeno (ERt2) é impulsionada por um promotor específico da cartilagem (Aggrecan, Agr). A injeção única de tamoxifeno (ligando-se a Cre-ERt2) translocará a Cre ao núcleo para remover a sequência de parada (*stop*), levando à expressão permanente por todos os condrócitos e suas células transformadas (células ósseas subcondrais no contorno branco) da proteína fluorescente Tomato (vermelho; Figura 1b). Para confirmar ainda se essas "células transformadas" são de fato verdadeiras células ósseas, uma terceira linhagem transgênica (2.3 Col 1-GFP, uma proteína fluorescente verde) é necessária, a qual dá origem à cor verde fluorescente, representando as células ósseas que expressam Col 1 (Figura 1c). O evento final após o cruzamento das três linhagens de camundongo ativa o repórter *red tomato* tanto nas células da cartilagem que expressam aggrecan como nas células ósseas derivadas de condrócitos. A fusão entre as cores vermelha e verde revela células ósseas amarelas, confirmando a transformação de condrócitos em células ósseas (Figura 1d).

(Continua)

296 CAPÍTULO 13 O Aparelho da Mastigação/Articulação Temporomandibular

QUADRO 13-1 A Transformação Direta de Condrócitos em Células Ósseas Desempenha um Papel Essencial na Formação do Ramo da Mandíbula para a Articulação Temporomandibular (*Cont.*)

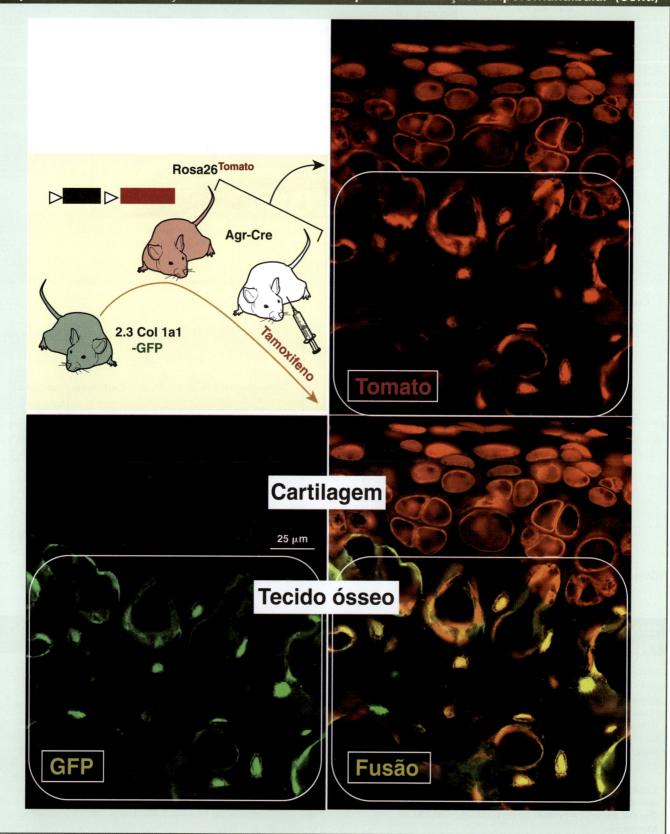

QUADRO 13-1   A Transformação Direta de Condrócitos em Células Ósseas Desempenha um Papel Essencial na Formação do Ramo da Mandíbula para a Articulação Temporomandibular (*Cont.*)

Células Ósseas Derivadas de Condrócitos são Responsáveis pela Formação do Tecido Ósseo do Colo do Côndilo e da Parte Superior do Ramo da Mandíbula.

Como o Aggrecan pode ser expresso em algumas células progenitoras que não sejam condrócitos (por ex., no pericôndrio), usamos em seguida a linhagem transgênica BAC Col X-Cre (ativada em condrócitos hipertróficos de E14.5 ao longo do estágio adulto), na qual o cDNA de Cre foi inserido no segundo éxon de Col X no cromossoma artificial bacteriano (BAC RP23-192A7) contendo o gene murino *Col I X* inteiro, juntamente com mais 200 kb de sequências contíguas. Criamos em seguida uma linhagem de camundongos composta não induzível após o cruzamento dos transgenes Col X-Cre, Rosa 26-Tomato, e 2.3 Col I-GFP, para provar exatamente se os condrócitos hipertróficos se transformam em células ósseas. Essa linhagem de camundongos foi coletada na semana 3 e os espécimes passaram por descalcificação e processamento histológico para a captura de imagens de células ósseas sob microscopia confocal. Está claro que a maioria das células ósseas no colo condilar e na parte superior do ramo da mandíbula são vermelhas (refletindo as células ósseas transformadas, embora não produzam colágeno do tipo I, um marcador de células ósseas) ou amarelas (as células ósseas transformadas começam a produzir colágeno do tipo I), sustentando a noção de que o tecido ósseo do ramo da mandíbula é essencialmente derivado de condrócitos (Figura 2a). Em conjunto, propomos um novo modelo que separa o colo da mandíbula e da parte superior do ramo da mandíbula (derivado de condrócitos) do restante do corpo da mandíbula (derivado de células diferentes de condrócitos, Figura 2b).

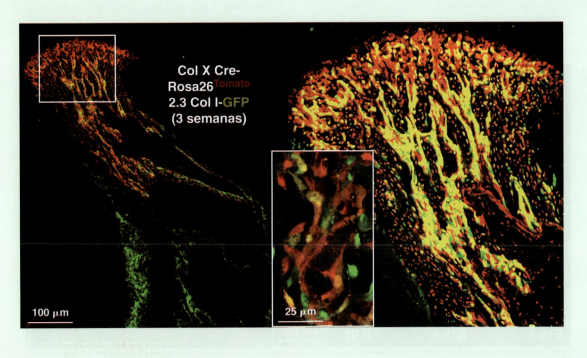

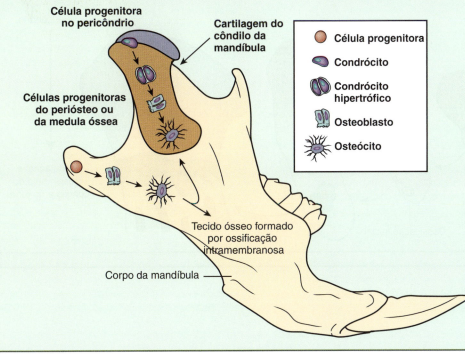

(*Continua*)

QUADRO 13-1 A Transformação Direta de Condrócitos em Células Ósseas Desempenha um Papel Essencial na Formação do Ramo da Mandíbula para a Articulação Temporomandibular (*Cont.*)

A Técnica de Rastreamento de Linhagens Celulares Demonstra Um Único Centro de Ossificação no Complexo do Ramo da Mandíbula, em Contraste Com Dois Centros de Ossificação nos Membros.

A ocorrência de dois centros de ossificação no desenvolvimento dos membros está bem documentada: o centro primário de ossificação (que aparece no estágio embrionário) e os centros secundários de ossificação (que ocorrem após o nascimento). Em contraste, em grande parte se desconhece quando e como ocorre a ossificação no côndilo e na parte superior do ramo da mandíbula. Aproveitando a técnica de rastreamento de linhagens celulares, criamos um camundongo composto (contendo Rosa 26 Tomato e Col X-Cre) e camundongos coletados em E16.5, E18.5, e de um dia pós-natal (P01), separadamente. As imagens confocais mostraram que as células ósseas vermelhas inicialmente transformadas aparecem na porção inferior da cartilagem do côndilo mandibular, a qual se espalha em uma direção para preencher todo a parte superior do ramo da mandíbula (Figura 3a). Para abordar melhor o papel dos condrócitos na expansão geral do côndilo e a alteração do formato de um "côndilo em formato de cenoura" para um côndilo "semelhante a um cogumelo" após o nascimento, geramos uma linhagem de camundongos composta indutível (a Agr-Cre^{ERT2}, Rosa 26-Tomato, e a 2.3 Col I GFP) usando uma injeção única de tamoxifeno na semana 2 e coletamos na semana 4. Está claro que a maioria das células ósseas subcondrais (de cores vermelha ou amarela) são derivadas de condrócitos vermelhos usando imagens confocais (Figura 3b). Este processo único de ossificação contrasta com o processo de ossificação bidirecional dos ossos longos. Ele também demonstra que a maioria das células ósseas no colo e no ramo se originam de condrócitos na cartilagem condilar (Figuras 2 e 3 E). Os novos achados aqui descritos sustentam um novo paradigma: a mandíbula é formada como um mosaico de células ósseas derivadas de pelo menos duas fontes: células ósseas derivadas de condrócitos no colo e na porção central do ramo da mandíbula, e por ossificação intramembranosa que ocorre ao redor do ramo.

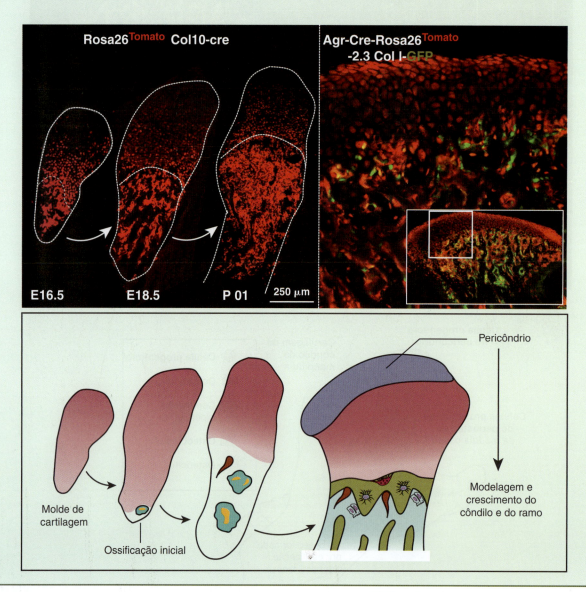

CAPÍTULO 13 O Aparelho da Mastigação/Articulação Temporomandibular

QUADRO 13-1 A Transformação Direta de Condrócitos em Células Ósseas Desempenha um Papel Essencial na Formação do Ramo da Mandíbula para a Articulação Temporomandibular *(Cont.)*

Em resumo, o conceito tradicional de ossificação endocondral percebe a condrogênese (formação de cartilagem) e a osteogênese (formação de tecido ósseo) como dois processos diferentes e afirma que a cartilagem é substituída por células derivadas quase exclusivamente do periósteo. Os novos achados usando a abordagem de linhagens celulares sustenta um novo conceito de que condrócitos não são células terminais. Em vez disto, eles são células precursoras do tecido ósseo durante a formação do colo do côndilo e do ramo da mandíbula. Em outras palavras, a condrogênese e a osteogênese são, na realidade, fases sequenciais do mesmo processo, unidas pelo fato de condrócitos se transformarem em células ósseas.

Jian Q. Feng, MD, PhD
Department of Biomedical Sciences, Texas A&M College of Dentistry, Dallas, Texas
Yan Jing, DDS, PhD
Department of Orthodontics, Texas A&M College of Dentistry, Dallas, Texas

Leitura Recomendada
Hinton RJ, et al: Roles of chondrocytes in endochondral bone formation and fracture repair, J Dent Res 96:23-30, 2017.
Jing Y, et al: Chondrocytes directly transform into bone cells in mandibular condyle growth, J Dent Res 94:1668-1675, 2015.

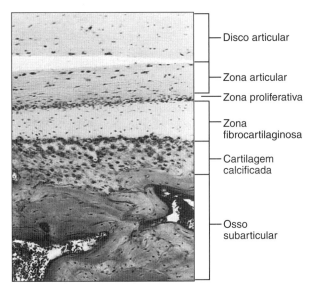

FIGURA 13-13 Corte através da cobertura articular do côndilo mandibular de um adulto. (A partir de Blackwood HJJ. The mandibular joint: development, structure and function. In Cohen B, Kramer IRH, editors: *Scientific foundations of dentistry*, London, 1976, William Heinemann Medical Books.)

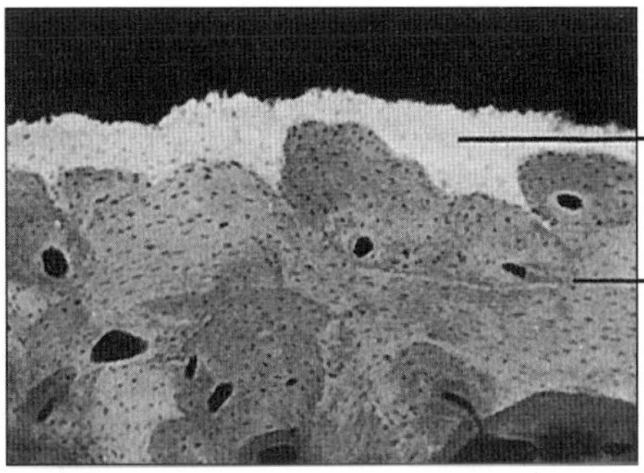

FIGURA 13-14 Microrradiografia mostrando o osso subarticular e a mineralização da camada fibrocartilaginosa adjacente. (A partir de Blackwood HJ: Cellular remodeling in articular tissue. *J Dent Res* 45:480-489, 1966.)

CÁPSULA, LIGAMENTOS E DISCO ARTICULAR DA ARTICULAÇÃO TEMPOROMANDIBULAR

A cápsula de uma articulação sinovial consiste em uma membrana de tecido conjuntivo denso modelado, rico em feixes de fibras colágenas, que veda o espaço articular e proporciona uma estabilidade passiva, incrementada por espessamentos locais em suas paredes para formar ligamentos anatomicamente identificáveis, assim como uma estabilidade ativa a partir de terminações nervosas proprioceptivas na cápsula. Além disso, extensões da cápsula fibrosa para dentro da cavidade articular de algumas articulações, incluindo a articulação temporomandibular, formam discos que atuam como superfícies articulares e dividem a articulação em dois compartimentos (Figura 13-15; veja também as Figuras 13-10 e 13-11). O disco consiste em espessas fibras colágenas com numerosos fibroblastos entremeados (veja Figura 13-15, A). Em algumas regiões, as fibras de colágeno aparecem onduladas, o que se acredita estar relacionado à sua capacidade de acomodar forças tensionais (veja Figura 13-15, B).

O reconhecimento do disco como uma extensão da cápsula permite que a cápsula da articulação temporomandibular possa ser descrita como uma membrana fibrosa e inelástica que circunda a articulação, a qual se insere acima da fissura escamotimpânica posteriormente, às margens da fossa glenoide lateralmente e à eminência articular anteriormente. Inferiormente, a cápsula está fixada ao colo do côndilo. Acima do disco, a cápsula é bastante frouxa, enquanto que, abaixo deste, ela se insere firmemente ao côndilo. A face lateral da cápsula é espessada para formar um ligamento em forma de leque conhecido como *ligamento temporomandibular*, com disposição oblíqua para trás e para baixo, a partir da face lateral da eminência articular, até a face posterior do colo condilar. O ligamento compõe-se de duas partes: (1) uma porção oblíqua externa, que se origina a partir da superfície externa da eminência articular e se estende para trás e para baixo, inserindo-se na superfície externa do colo condilar; e (2) uma porção horizontal interna com a mesma origem, mas que se insere no polo lateral do côndilo (Figura 13-16). A cápsula e seu espessamento lateral formam o ligamento articular. Esse ligamento restringe os movimentos da articulação limitando a distância a qual os ossos que formam a articulação podem ser separados sem causar dano tecidual. O ligamento temporomandibular restringe o deslocamento da mandíbula em três planos diferentes. Primeiro, o ligamento atua de modo similar aos ligamentos colaterais de outras articulações devido à natureza bilateral da articulação. Ao impedir o deslocamento lateral de uma articulação, ele evita o deslocamento medial de outra. Segundo, seu componente oblíquo limita a quantidade de deslocamento inferior; e terceiro, seu componente horizontal impede ou limita o deslocamento posterior. Essa configuração anatômica significa que, se ocorrer deslocamento, este será para frente, com deslizamento da cabeça do côndilo à frente da eminência articular. Dois outros ligamentos estão incluídos nas descrições convencionais da articulação, embora nenhum deles tenha um

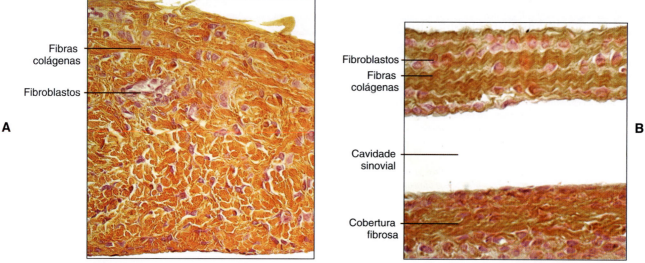

FIGURA 13-15 A e B, Fotomicrografias do disco articular mostrando **(A)** a densa rede de fibras colágenas que o constituem e fibroblastos interpostos, e **(B)** a aparência ondulada das fibras em algumas regiões, o que contribui para as propriedades biomecânicas.

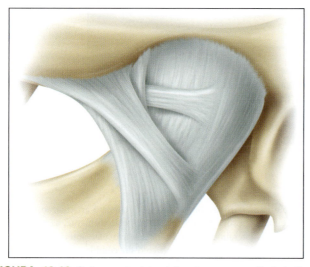

FIGURA 13-16 O ligamento lateral (ou temporomandibular). Esse diagrama ressalta dois componentes funcionais do ligamento capsular que impede o deslocamento posterior e inferior. O ligamento total também impede o deslocamento lateral e medial (da articulação oposta).

papel funcional. O primeiro é o ligamento esfenomandibular, o qual, partindo da língula da mandíbula, protege a abertura do canal alveolar interior seguindo até a espinha do esfenoide. Esse ligamento representa o pericôndrio residual da cartilagem de Meckel. O segundo é o ligamento estilomandibular, que segue do processo estiloide até o ângulo da mandíbula. Esse ligamento representa a margem livre da fáscia cervical profunda.

Uma extensão circunferencial interna da cápsula forma um resistente disco fibroso, que divide a articulação em compartimentos superior e inferior; proporciona uma superfície articular para a cabeça do côndilo; e, como a metade inferior da cápsula se encontra firmemente ligada ao côndilo, move-se com o côndilo durante a translação. O disco consiste em tecido conjuntivo denso não modelado (veja Figura 13-4), e seu formato se adapta às superfícies articulares justapostas. Desse modo, a superfície inferior do disco é côncava e geralmente se encaixa ao contorno convexo do côndilo. A superfície superior do disco também apresenta uma superfície côncava porque seus componentes posterior e anterior são consideravelmente espessados, delimitando um componente central mais delgado. Em repouso, esse componente central mais delgado do disco separa a vertente anterior do côndilo da vertente da eminência articular. A porção posterior espessada ocupa o intervalo entre o côndilo e o assoalho da fossa glenoide, enquanto a porção anterior situa-se ligeiramente anterior ao côndilo. Geralmente, os feixes de colágeno do tipo I que constituem o disco compõem arranjos frouxos e orientados aleatoriamente, exceto na região central, onde estão mais firmemente associados em feixes organizados. Cortes coronais do disco mostram que ele é mais espesso medialmente.

A porção anterior do disco se funde com a parede anterior da cápsula. Acima do ponto de fusão, a cápsula segue para frente para se fundir com o periósteo da vertente anterior da eminência articular. Abaixo, a cápsula se funde com o periósteo à frente do colo do côndilo. Conforme explicado anteriormente, essa aparência no corte cria a impressão de que a porção anterior do disco se divide em duas lamelas. Posteriormente, o disco também parece se dividir em duas lamelas, mas novamente essas lamelas representam a parede posterior da cápsula. A parte superior da cápsula, ou lamela superior, consistem em tecido conjuntivo denso contendo fibras elásticas (a única parte da cápsula onde fibras elásticas são encontradas) e se insere na fissura escamotimpânica. A parte inferior da cápsula, que consiste apenas em fibras colágenas, é inelástica e se mistura com o periósteo do colo condilar.

Entre essas duas lamelas é criado um espaço que é preenchido por um tecido conjuntivo frouxo altamente vascularizado. O disco é bem suprido com elementos vasculares e neurais em sua periferia, mas é avascular e não é inervado em sua região central (Figura 13-17). Durante a função, o disco faz apenas pequenos movimentos de maneira passiva para se adaptar melhor às relações que estão se alterando entre a cabeça condilar, a fossa glenoide, e a eminência articular. Essa adaptação é permitida devido ao formato do disco e ao ambiente deslizante da cavidade articular, embora alguma influência também seja exercida por fibras superiores do músculo pterigóideo lateral e a estreita relação criada pelas tensas fibras capsulares que seguem das margens do disco até o côndilo.

MEMBRANA SINOVIAL

A cápsula é revestida em sua superfície interna por uma membrana sinovial (Figura 13-18). Geralmente, considera-se que a membrana sinovial forme o revestimento interno de toda a cápsula, com pregas ou vilos da membrana projetando-se para dentro da cavidade articular, especialmente em seus fórnices e em sua face posterior superior. A quantidade dessas pregas aumenta

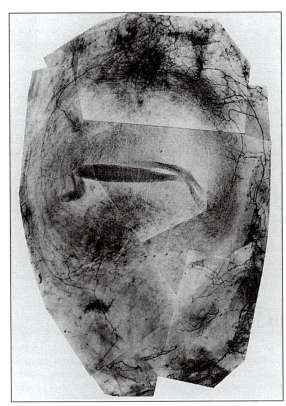

FIGURA 13-17 Distribuição de fibras nervosas mostrada em um preparado total (*whole-mount*) do disco articular de um rato. A ausência de fibras nervosas na porção central do disco é notável. (A partir de Shimizu S et al: Postnatal development of protein gene product 9.5- and calcitonin gene-related peptide-like immunoreactive nerve fibers in the rat temporomandibular joint. *Anat Rec* 245:568-576, 1996.)

com a idade, e também se tornam mais proeminentes nas articulações afetadas por um processo patológico. A membrana sinovial não recobre as superfícies articulares ou o disco articular, com exceção de sua região posterior bilaminar. Essencialmente, qualquer membrana sinovial consiste em duas camadas: uma camada íntima celularizada, a qual repousa sobre uma camada subíntima vascularizada (Figura 13-19), e o tecido conjuntivo denso modelado da cápsula, com o qual a camada subíntima se mistura. A camada subíntima é um tecido conjuntivo frouxo contendo elementos vasculares, juntamente com fibroblastos esparsos, macrófagos, mastócitos, células adiposas e algumas fibras elásticas, as quais impedem a formação de dobras da membrana. A estrutura da camada íntima é variável, possuindo de uma a quatro camadas de células sinoviais embebidas em uma matriz extracelular amorfa, sem fibras. A ocorrência de descontinuidades celulares nessa camada é frequente, de modo que o tecido conjuntivo da camada subíntima se limite diretamente com a cavidade articular. Essas células não estão unidas umas às outras por complexos juncionais e não estão dispostas sobre uma lâmina basal. Consequentemente, a cavidade articular não é revestida por um epitélio. As células que formam essa camada descontínua são de dois tipos, caracterizadas como células do tipo A (predominantes, semelhantes a macrófagos) e células do tipo B (semelhantes a fibroblastos). As células de tipo A apresentam filopódios em sua superfície, muitas invaginações na membrana plasmática, e vesículas de pinocitose associadas. Seu citoplasma contém numerosas mitocôndrias e lisossomas, além de um aparelho de Golgi proeminente. Ocorrem poucas cisternas de retículo endoplasmático granular. As células do tipo B, em contraste, contêm muitas cisternas de retículo endoplasmático granular. As células do tipo A exibem propriedades fagocíticas significativas, enquanto as células tipo B sintetizam o ácido hialurônico encontrado no líquido sinovial.

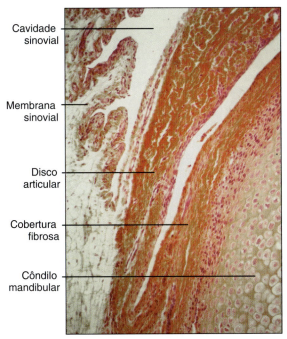

FIGURA 13-18 Corte histológico através da articulação temporomandibular mostrando a membrana sinovial, o disco articular, e a superfície articular do côndilo. A membrana sinovial é uma estrutura em dupla camada com pregas ou vilos que regulam a formação do líquido sinovial que preenche as cavidades articulares e lubrifica as superfícies articulares.

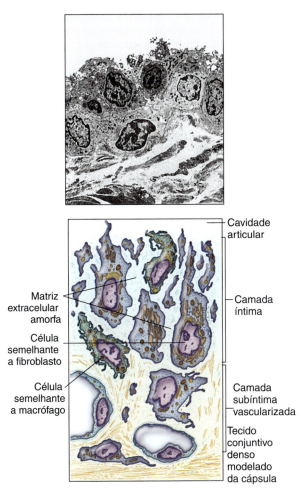

FIGURA 13-19 Membrana sinovial. *No alto*, Eletromicrografia. *Embaixo*, Representação esquemática. (Eletromicrografia cortesia de W. Feagens.)

A composição química do líquido sinovial indica que ele é um dialisado do plasma, suplementado com proteínas e proteoglicanos. A membrana sinovial é responsável pelo controle da passagem de componentes do plasma e pela produção de componentes adicionais. O líquido sinovial também pode conter uma pequena população de vários tipos celulares, tais como monócitos, linfócitos, células sinoviais livres, e ocasionalmente leucócitos polimorfonucleares. O líquido sinovial caracteriza-se por propriedades físicas bem definidas de viscosidade, elasticidade e plasticidade. A função desse líquido é proporcionar: (1) um ambiente líquido para as superfícies articulares; e (2) uma lubrificação para aumentar a eficiência e reduzir a erosão. Acredita-se que o líquido sinovial também atue como um fluido nutriente para os tecidos avasculares que recobrem as superfícies articulares e para o disco.

CONTRAÇÃO MUSCULAR

As células musculares (ou fibras musculares) que compõem os feixes (ou fascículos) da musculatura estriada esquelética são longas e estreitas. Uma fibra pode ter vários centímetros de comprimento e diâmetro de até 0,1 mm. Em um determinado músculo estriado esquelético, as fibras tendem a ter um comprimento uniforme. A membrana plasmática da fibra é denominada *sarcolema*, abaixo da qual se encontram os vários núcleos das células musculares estriadas esqueléticas. Dentro de cada célula, o citoplasma (denominado de *sarcoplasma*) é ocupado essencialmente por miofibrilas, organizadas de tal forma que sua íntima compactação cria o padrão de estriações visto à microscopia de luz (livros-texto de histologia devem ser consultados para uma descrição detalhada sobre as bases moleculares da contração muscular). Outra característica da fibra muscular estriada esquelética é o seu retículo endoplasmático liso (chamado de *retículo sarcoplasmático*), uma rede membranosa ramificada que envolve cada miofibrila. A contração muscular depende da disponibilidade de íons cálcio, que são transferidos para dentro e para fora do retículo sarcoplasmático. Finalmente, o sarcoplasma contém quantidades variáveis de mitocôndrias, glicogênio e mioglobina (esta última atuando como um pigmento armazenador de oxigênio).

Existem fibras musculares de contração lenta e de contração rápida, e estudos histoquímicos também revelaram a presença de uma categoria intermediária. Essa distinção está refletida na histologia e na histoquímica das fibras musculares individuais; fibras de contração lenta, ou do tipo I, geralmente são mais estreitas do que fibras de contração rápida, suas miofibrilas são mal delimitadas pelo retículo sarcoplasmático, contêm miosina lenta, possuem muitas mitocôndrias, e exibem alta atividade de enzimas oxidativas e baixa atividade da fosforilase. Esta última característica reflete o fato de que fibras lentas também têm um metabolismo aeróbico bem desenvolvido. Como resultado, elas são resistentes à fadiga. Em contraste, fibras de contração rápidas, ou do tipo II, têm menos mitocôndrias, possuem um extenso retículo sarcoplasmático, contêm miosina rápida, apresentam menor atividade de enzimas oxidativas (o que é contrabalançado pelo aumento da atividade de fosforilase). Consequentemente, fibras de contração rápida dependem mais da atividade anaeróbica (pela via glicolítica) e se fadigam com mais facilidade.

Com a compreensão dessa distinção, é importante reconhecer que a maioria dos músculos, se não todos, contém uma mistura de fibras rápidas e lentas em proporções variáveis, o que reflete a função desse músculo (Figura 13-20). Também é importante o reconhecimento de que as fibras musculares individuais podem ser transformadas (por ex., como resultado de treinamento) e que a inervação da fibra determina suas características. Em experimentos nos quais fibras nervosas para as fibras musculares vermelhas e brancas são cortadas, cruzadas, e reconectadas, as fibras musculares alteram sua morfologia e fisiologia de forma correspondente.

UNIDADE MOTORA

A musculatura estriada esquelética, de contração voluntária, obviamente necessita da inervação motora para que ocorra a contração. Uma única fibra nervos pode inervar uma única fibra muscular (controle fino) ou, devido à sua ramificação, suprir até 160 fibras. Independentemente do padrão, o complexo é conhecido como uma *unidade motora* (Figura 13-21), e a inervação é feita por meio de uma estrutura conhecida como *placa motora*. No local da inervação, a fibra nervosa perde sua bainha de mielina, mas não sua cobertura pelas células de Schwann, e forma uma dilatação terminal que vem a ocupar um sulco correspondente na superfície da célula muscular. Entre a terminação nervosa e o sarcolema encontra-se um espaço, a fenda sináptica, onde a superfície do sarcolema apresenta uma série de pregas juncionais. Uma unidade motora supre fibras de um único tipo.

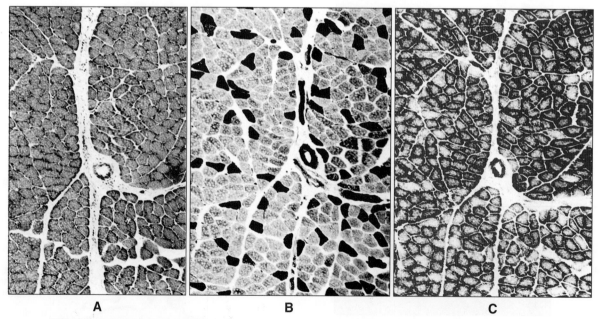

FIGURA 13-20 Três cortes sucessivos do músculo pterigóideo lateral. **A,** O músculo foi corado com hematoxilina e eosina, e todas as fibras têm a mesma aparência. **B,** O músculo foi corado para demonstrar a atividade de uma adenosina-trifosfatase (*ATPase*), e esse tratamento claramente distingue dois tipos de fibras, o de contração lenta (tipo oxidativo, não corado) e o de contração rápida (tipo glicolítico). **C,** O mesmo músculo está corado para demonstrar a nicotinamida-adenina-dinucleotídeo reduzido. A maioria das fibras mais intensamente coradas para uma ATPase agora não estão coradas, mas alguns indicam serem fibra de contração rápida, do tipo oxidativo.

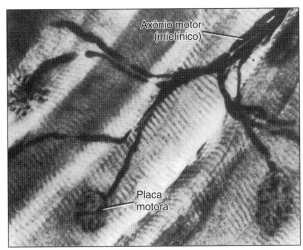

FIGURA 13-21 Placas motoras em fibras musculares estriadas esqueléticas (coradas com cloreto de ouro). (A partir de Cormack DH: *Introduction to histology*, Philadelphia, 1984, Williams & Wilkins.)

Duas outras estruturas neuronais precisam ser descritas em relação à contração muscular: o fuso neuromuscular e o órgão tendinoso de Golgi.

Fusos Neuromusculares

Os fusos neuromusculares são proprioceptores encapsulados que detectam as alterações de comprimento em uma massa muscular esquelética. Apenas músculos de fechamento dos maxilares possuem fusos neuromusculares. Estes consistem em uma cápsula de tecido conjuntivo, com 5 mm de comprimento e 0,2 mm de diâmetro, contendo de 2 a 12 fibras musculares especializadas e adaptadas, designadas como fibras intrafusais. As fibras intrafusais são mais estreitas que as fibras extrafusais, e assumem duas conformações. Um dos tipos é descrito como fibra em bolsa nuclear, devido à concentração de muitos núcleos em sua porção central dilatada (equador), e o outro é definido como fibra em cadeia nuclear, uma vez que seus núcleos são alinhados em uma fileira única no equador. As fibras em bolsa nuclear são inervadas por uma fibra nervosa que se enovela ao redor do equador, a fibra aferente primária. As fibras em cadeia nuclear são inervadas a partir de uma terminação aferente primária que também se enovela e supre a região central da fibra (equador) e por uma terminação secundária em cada lado da terminação primária (Figura 13-22). Essas aferências são responsáveis pelo reflexo de estiramento da mandíbula. Acredita-se que a terminação aferente primária esteja envolvida em respostas ao grau e à velocidade do estiramento, enquanto a terminação secundária estaria envolvida apenas em respostas ao grau do estiramento. As fibras intrafusais dos fusos neuromusculares mantêm seu suprimento eferente.

Órgãos Tendinosos de Golgi

Os órgãos tendinosos de Golgi são encontrados nas junções entre os músculos e os tendões, ou aponeuroses, sobre os quais exercem tração. Os órgãos tendinosos de Golgi têm aproximadamente metade do tamanho de um fuso neuromuscular e consistem em uma cápsula conjuntiva que envolve um grupo de fibrilas colágenas. O feixe nervoso aferente penetra na cápsula, e as fibras nervosas terminais se ramificam em meio aos feixes de colágeno. As fibras nervosas são estimuladas por compressão entre os feixes colágenos quando o tendão está sob tensão.

A partir dessa descrição resumida de aspectos estruturais relacionados à musculatura esquelética, sua heterogeneidade pode ser avaliada como sendo responsável0 pela tremenda adaptação da estrutura necessária à função, o que é especialmente evidente nos músculos da mastigação.

MÚSCULOS DA MASTIGAÇÃO

Classicamente, os músculos da mastigação são o masseter, o pterigóideo medial (inferior), o pterigóideo lateral (superior) e o temporal (Figura 13-23). Em termos funcionais, outros grupos musculares estão envolvidos na mastigação, como o grupo pós-cervical (o qual estabiliza a base do crânio) e o grupo infra-hióideo (o qual estabiliza o osso hioide e permite que o músculo milo-hióideo e o ventre anterior do músculo digástrico influenciem a posição mandibular). As configurações anatômicas de todos esses músculos estão bem descritas.

Os músculos masseter e pterigóideo medial possuem, em conjunto, uma configuração em alça disposta em torno do ângulo da mandíbula, e são os principais elevadores da mandíbula. Ambos os músculos são multipenados e quadrados, e cada um possui duas cabeças.

O músculo masseter consiste em uma porção superficial e uma porção profunda (ou cabeça), as quais, apesar da origem separada, possuem uma inserção comum e se misturam na margem anterior do músculo. A cabeça superficial possui uma porção tendinosa, que se origina no processo zigomático da maxila, e uma porção carnosa, que se origina da margem inferior dos dois terços anteriores do arco zigomático. As fibras da cabeça superficial correm em direção inferoposterior para se inserir no ângulo e na margem inferior do ramo da mandíbula. Elas cobrem as fibras da porção muscular profunda, as quais se originam a partir da face interna e da margem inferior do terço posterior do arco zigomático, e seguem quase verticalmente em direção inferior para se inserir na margem superior e face lateral do ramo da mandíbula. Ainda que anatomicamente esse músculo tenha dois componentes, esses componentes podem ser facilmente distinguidos e, em termos funcionais, pode-se ver que consistem em quatro componentes: anterior profundo, posterior profundo, anterior superficial e posterior superficial.

O músculo pterigóideo medial também possui duas porções, ou cabeças. A maior parte do músculo origina-se a partir da face medial da lâmina do músculo pterigóideo lateral, com uma faixa de fibras originária da tuberosidade maxilar. Pouco significado funcional pode ser atribuído a essa última origem.

A análise da composição das fibras desses dois poderosos músculos elevadores confirma as diferenças regionais. Ambos os músculos exibem preponderância de fibras de contração lenta, indicando um músculo que (em conjunto com a estrutura multipenada) é adaptado para resistir à fadiga em baixos níveis de força. As porções posteriores de ambos os músculos, porém, caracterizam-se por possuir alta concentração de unidades motoras de contração rápida e são sensíveis à fadiga; elas são capazes de gerar grandes forças intermitentemente na região molar da mandíbula.

O músculo temporal é um músculo em formato de leque que se origina a partir da região lateral do crânio e que se insere no processo coronoide e margem anteromedial do ramo da mandíbula. O músculo é coberto por uma forte fáscia fixada (acima) na linha temporal superior e (abaixo) nas faces medial e lateral do arco zigomático, cuja superfície inferior também fornece a origem das fibras musculares carnosas. O temporal é um músculo bipenado. Uma camada interna de fibras converge verticalmente para baixo na parede lateral do crânio para formar um tendão central que se insere no processo coronoide e na margem anterior da porção ascendente do ramo da mandíbula. As fibras da camada externa (que se originam da fáscia temporal) descem em uma direção mais medial.

Em termos funcionais, o temporal atua como dois músculos: suas fibras anteriores atuam como um elevador, enquanto suas fibras posteriores — dispostas horizontalmente — atuam como um retrator da mandíbula. O músculo também apresenta variações na composição de suas fibras. A porção superficial bipenada possui 50% de fibras de contração rápida, indicando uma capacidade de aceleração acoplada a uma capacidade de desenvolver tensão. A porção posterior, entretanto, contém preponderantemente fibras de contração lenta e muitos fusos neuromusculares (indicando adaptação a uma função postural). Consequentemente, em termos gerais, o masseter e o pterigóideo medial são produtores de força, e o temporal encarrega-se de mover e estabilizar a mandíbula.

Ainda existe alguma controvérsia sobre o músculo pterigóideo lateral, não apenas no que se refere à sua anatomia, mas também sobre o seu exato papel funcional. O músculo possui duas cabeças, superior e inferior, que se originam do teto da fossa infratemporal e da lâmina lateral do processo pterigoide lateral, respectivamente. Não há discussão sobre a inserção das fibras da cabeça inferior; elas seguem em direções posterior, inferior, e

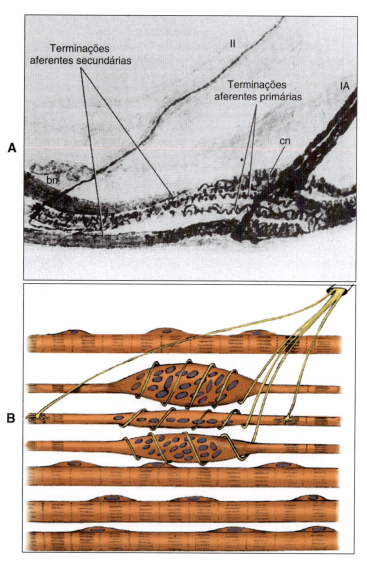

FIGURA 13-22 A, Fotomicrografia da estrutura e inervação de um fuso neuromuscular (gato; corado com cloreto de ouro) mostrando as terminações aferentes primárias anuloespirais (*à direita*) e terminações aferentes secundárias em buquê de flores (*à esquerda*). **B,** Fuso neuromuscular (para fins de clareza, a cápsula foi omitida). Fibras primárias anuloespirais envolvem a região do equador das fibras intrafusais em bolsa nuclear e em cadeia nuclear. As terminações aferentes secundárias em buquê de flores estão associadas às fibras em cadeia nuclear. *bn,* Fibra em bolsa nuclear; *cn,* fibras da cadeia nuclear. (**A,** A partir de Boyd IA: The structure and innervation of the nuclear bag muscle fiber system and the nuclear chain muscle fiber system in mammalian muscle spindles. *Philos Trans R Soc Lond B Biol Sci* 245:81-136, 1962.)

ligeiramente lateral para se inserir na fóvea pterigóidea (na superfície anterior do colo condilar) e, sob contração, produzem movimentos para baixo e para a frente e o movimento medial do côndilo. A inserção das fibras da cabeça superior é discutível, e a discussão diz respeito à inserção ou não de algumas das fibras superiores no disco. Não há dúvida de que a maior parte das fibras dessa cabeça inserem-se na fóvea pterigóidea no côndilo. As fibras superiores do músculo apresentam algumas variações. Estas (1) podem adquirir uma inserção no côndilo pela fusão com o tendão central do músculo, (2) podem inserir-se diretamente na fóvea pterigóidea, ou (3) podem inserir-se diretamente no disco em sua face mais medial. Em cadáveres dissecados, se as fibras superiores forem tracionadas manualmente, o côndilo e o disco se movem em conjunto, sugerindo que o músculo exerça, direta ou indiretamente, algum efeito sobre o disco. Entretanto, como a maior parte do músculo se insere no côndilo, sua principal atividade (obviamente) é mover o côndilo. Estudos eletromiográficos indicam uma ativação recíproca das duas cabeças do músculo, estando a cabeça inferior envolvida na abertura da mandíbula e a cabeça superior no fechamento (assentando a cabeça condilar contra a vertente posterior da eminência articular). Acredita-se que a inserção das fibras superiores direta ou indiretamente ao disco estabilize o disco ao fechamento. Novamente, essas diferenças funcionais são refletidas na composição das fibras, predominando as fibras de contração lenta (indicando a capacidade de resistência durante trabalho contínuo em baixos níveis de força).

Finalmente, as fibras intrafusais dos fusos neuromusculares no masseter não apenas possuem um perfil enzimático diferente daquele das fibras extrafusais, mas também diferem das fibras intrafusais na musculatura dos membros e do tronco. Isso sugere características funcionais especiais desse músculo mastigatório.

O controle e coordenação dos músculos complexos que produzem a mastigação são discutidos por Kolta no Quadro 13-2. Seu trabalho fornece evidências convincentes de que os astrócitos (veja Capítulo 4) são muito mais do que "zeladores" e têm um importante papel no processamento neural durante a mastigação.

BIOMECÂNICA DA ARTICULAÇÃO TEMPOROMANDIBULAR

Os músculos atuam sobre a articulação temporomandibular para realizar a abertura e o fechamento da mandíbula, além de protrusão e retrusão, e também movimentos laterais alternados, proporcionando sua estabilidade. Como raramente esses movimentos ocorrem de modo isolado, a maioria deles envolve combinações complexas da atividade muscular. O papel dos músculos em proporcionar estabilidade não deve ser negligenciada, uma vez que, durante a mastigação, as forças aplicadas à articulação não apenas são grandes, mas também estão em constante alteração; quando isso é considerado junto com os efeitos desestabilizadores do movimento translacional, o papel funcional da musculatura se torna mais evidente. Um exemplo é o ato de morder, o qual requer que o disco esteja estabilizado em uma posição ligeiramente para a

CAPÍTULO 13 O Aparelho da Mastigação/Articulação Temporomandibular

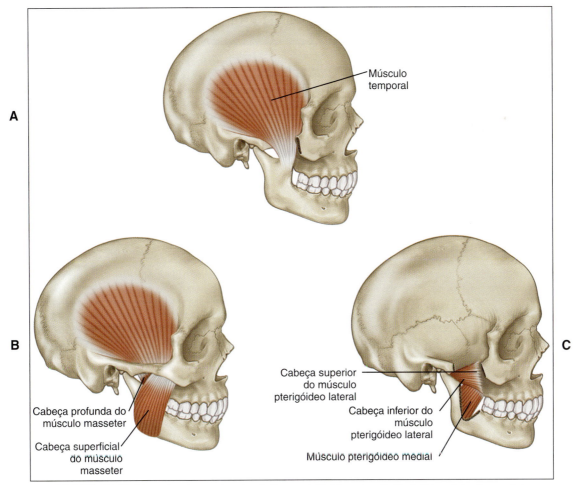

FIGURA 13-23 Músculos da mastigação. **A,** Temporal. **B,** Masseter. **C,** Pterigóideos lateral e medial.

frente. Essa estabilização é realizada pelas fibras superiores do músculo pterigóideo lateral.

Com base na configuração anatômica dos músculos e lembrando que a maior parte dos movimentos da articulação envolve movimentos de rotação e translação, a função muscular pode agora ser agrupada da seguinte maneira (Figura 13-24):

1. Os músculos masseter, pterigóideo medial, a parte anterior do temporal, e a cabeça superior do pterigóideo lateral combinam-se para fechar a mandíbula.
2. A cabeça inferior do músculo pterigóideo lateral, o ventre anterior do músculo digástrico e o músculo milo-hióideo (os dois últimos não estritamente músculos da mastigação, conforme definido) são responsáveis pelos movimentos de abertura.
3. A cabeça inferior do músculo pterigóideo lateral e o grupo de músculos elevadores produzem movimentos de protrusão, enquanto as fibras posteriores do músculo temporal e o grupo de músculos elevadores retraem a mandíbula.
4. O movimento lateral é realizado pela ação combinada dos músculos elevadores, da porção posterior do músculo temporal (retrusão no lado de trabalho) e do músculo pterigóideo lateral (protrusão no lado que não se encontra em trabalho).

Como os movimentos na articulação envolvem rotação e translação, o significado funcional do disco se torna mais aparente (Figura 13-25, veja também Figura 13-4, C e D). O disco não é comparável aos meniscos de algumas outras articulações, mas é uma característica exclusiva da articulação temporomandibular, uma vez que ele permite que seja realizada uma complexidade de movimentos que não podem ser executados em qualquer outra articulação. Conforme já ressaltado, o disco se move passivamente de acordo com, e determinado por, seu formato e pelas relações alternantes dos ossos envolvidos na articulação temporomandibular. Entretanto, a descrição é simplista, já que as relações diretas e indiretas da cabeça superior do músculo pterigóideo lateral com o disco claramente participam de sua função.

INERVAÇÃO DA ARTICULAÇÃO TEMPOROMANDIBULAR

A inervação de qualquer articulação (inclusive a articulação temporomandibular) envolve quatro tipos de terminações nervosas: o primeiro (do tipo I) são os corpúsculos de Ruffini; o segundo (do tipo II), os corpúsculos de Pacini; o terceiro (do tipo III), os órgãos tendinosos de Golgi; e o quarto (do tipo IV), as terminações nervosas livres. Os três primeiros tipos são encapsulados, sendo os dois primeiros (corpúsculos de Ruffini e Pacini) limitados à cápsula de uma articulação, e o terceiro (órgãos tendinosos de Golgi) confinados aos ligamentos associados à articulação. As terminações nervosas livres têm uma distribuição mais ampla. Os corpúsculos de Ruffini apresentam uma marcante semelhança com os órgãos tendinosos de Golgi (já descritos), de modo que uma distinção entre eles, além de ressaltar que os órgãos tendinosos de Golgi estão localizados especificamente em tendões ou ligamentos, é difícil de se justificar. O corpúsculo de Pacini possui uma estrutura histológica característica. O corpúsculo é uma estrutura ovóide encapsulada, com 1 a 2 mm de comprimento e 0,5 a 1 mm de diâmetro. Envolvidas pela cápsula, camadas concêntricas de células de Schwann alongadas e modificadas envolvem um axônio central de modo muito semelhante às camadas sucessivas de uma cebola, em que as camadas internas

QUADRO 13-2 Como os Complexos Músculos são Controlados e Coordenados para Produzir a Mastigação?

As Bases Neurais da Mastigação

A mastigação é uma função vital que assegura que os alimentos ingeridos sejam fragmentados e preparados para a digestão. Acreditava-se a princípio que esse comportamento aparentemente simples resultasse de uma cadeia de movimentos reflexos, tais como os mencionados na Tabela 13-1. Os reflexos são movimentos involuntários simples desencadeados pela ativação de um receptor sensitivo que se projeta direta ou indiretamente para os neurônios motores que controlam os músculos. Há mais de um século, Sherrington sugeriu que a presença do alimento na boca desencadearia um reflexo de abertura, o qual, por sua vez, desencadearia um reflexo de fechamento da mandíbula por causa do estiramento dos fusos neuromusculares presentes nos músculos responsáveis pela abertura e fechamento da mandíbula, levando à abertura e ao fechamento alternados da mandíbula que se continuam até que o processamento do alimento colocado na cavidade oral termine. Todavia, esse modelo de cadeia de reflexos foi rapidamente contestado, primeiro pela demonstração de que os movimentos mastigatórios poderiam ser produzidos pela estimulação elétrica de uma área circunscrita do córtex cerebral, referida como *área mastigatória cortical (AMC)*, e segundo pelo fato de que esses movimentos podem ser desencadeados mesmo na ausência de estímulos sensitivos que são necessários para iniciar os reflexos. Posteriormente, tornou-se evidente que os movimentos mastigatórios não eram tão simples, e que eram finamente sintonizados com as propriedades dos alimentos. De fato, se, à primeira vista, a mastigação era descrita como uma sequência rudimentar de aberturas e fechamentos cíclicos da mandíbula, um exame mais cuidadoso desse movimento rítmico revelou uma variedade de padrões complexos entremeados dinamicamente regulados para assegurar o adequado processamento de alimentos de tamanho e textura diferentes. A precisão e variedade dos movimentos executados é provavelmente possível por causa da compartimentalização neuromuscular dos músculos mastigatórios, e em particular do masseter. Sabe-se, há anos, que esse músculo é composto de três camadas (superficial, intermediária, e profunda) que possuem diferentes funções, mas investigações recentes mais detalhadas revelam uma organização muito mais complexa, com até 23 compartimentos neuromusculares inervados por axônios exclusivos de unidades motoras. Uma complexidade similar também é vista no masseter humano. Essa complexidade reflete a multiplicidade de tarefas das quais esse músculo participa. Os compartimentos individuais do masseter possuem propriedades biomecânicas exclusivas, podem ser ativadas unicamente dependendo da tarefa, e podem gerar uma ampla gama de movimentos. Até o músculo digástrico, que participa da abertura da mandíbula com seus dois ventres e que supostamente atua como unidade única por não conter divisões de tecido conjuntivo, parece ser compartimentalizado em sua função. Registros de EMG realizados em dois locais no músculo mostram que duas regiões podem ser ativas ao mesmo tempo por alguns movimentos, e em diferentes momentos por outros movimentos. Além disso, para se acrescentar à complexidade, a mastigação envolve não apenas os músculos da mandíbula, mas também os músculos faciais e linguais em uma interação complexa e coordenada que permite o posicionamento, incisão, redução, trituração e deglutição de alimentos. Todas essas observações demandam a existência de um gerador central de padrões (GCP) para a mastigação. Os GCPs são redes neuronais responsáveis por gerar estímulos motores rítmicos. Acredita-se que todos os movimentos rítmicos, como a mastigação, a locomoção, e a respiração sejam controlados por essas redes neuronais. Em teoria, os GCPs estão confinados a uma pequena área do sistema nervoso central (SNC) e são capazes de gerar o padrão motor rítmico, mesmo quando isolados de todas as outras áreas do SNC. Sabemos agora que o GCP locomotor está na medula espinal e que os GCPs respiratório e mastigatório estão localizados em duas partes distintas do tronco encefálico. Apesar de sabermos a localização desses GCPs, ainda sabemos muito pouco sobre sua organização e composição celular.

Há muitos anos começamos a explorar os circuitos neuronais e os mecanismos celulares responsáveis pela geração de movimentos rítmicos da mastigação. Os neurônios precisam se comunicar entre si para produzir comandos, e fazem isto usando uma linguagem elétrica e gerando o que se chama de *potenciais de ação*. O padrão de descarga desses potenciais de ação, geralmente referido como *padrão de disparo*, constitui a essência da mensagem que o neurônio transmite, de modo muito parecido com o padrão luminoso usado para se comunicar pelo código Morse. Assim, pelo registro da atividade elétrica dos neurônios e análise de seu padrão de disparo, pode-se obter uma significativa percepção sobre as mensagens transmitidas. Os neurônios do GCP precisam produzir o comando motor rítmico a ser transmitido para

os músculos executores e devem, portanto, ser capazes de exibir um padrão de disparo rítmico — isto é, um padrão em que ocorrem surtos de atividade regularmente interrompidos, de maneira repetitiva, por surtos de inatividade. Esta é a primeira condição a pesquisar quando se procura identificar os elementos formadores de um GCP. Além da capacidade de produzir atividade rítmica, os elementos do GCP precisam atender a duas outras condições. Primeiro, eles precisam se comunicar de alguma forma (diretamente ou indiretamente através de um retransmissor) com os neurônios motores (ou motoneurônios), porque os motoneurônios são os últimos neurônios da cadeia de comando que controlam a contração muscular. Segundo, eles precisam receber informações dos neurônios sensitivos, que os mantêm informados sobre as condições na periferia, de modo que eles possam adaptar o comando motor produzido. A mandíbula não utiliza o mesmo padrão de movimentos para mastigar um pedaço de carne e para mastigar amendoins. A única maneira de o GCP ser informado das alterações do bolo alimentar para adaptar os movimentos produzidos é através de *feedback* sensitivo derivado de neurônios aferentes sensitivos.

Tendo em mente essas três condições, começamos a identificar os elementos que potencialmente formam o GCP mastigatório. Outros antes de nós demonstraram que a área essencial mínima do tronco encefálico necessária para produzir movimentos rítmicos é a metade lateral de uma região que se localiza aproximadamente entre as margens rostrais do quinto e sétimo núcleos motores. Essa área contém uma grande coluna de interneurônios pré-motores que circundam o núcleo motor do nervo trigêmeo (quinto par craniano, NV_{mt}) que contém os motoneurônios que controlam os músculos da mandíbula, limitada lateralmente pelo complexo sensitivo do nervo trigêmeo. O núcleo mais rostral desse complexo é o núcleo sensitivo principal trigeminal (NV_{snpr}), seguido caudalmente pelo núcleo espinal trigeminal (NV_{sp}). Somente a divisão mais rostral do último, chamada *divisão oral* (NV_{spo}), está incluída na área essencial mínima necessária para a mastigação. Os registros em todas essas áreas demonstraram que apenas os neurônios da porção dorsal do NV_{snpr} têm propriedades intrínsecas que lhes permitem possuir um padrão rítmico de disparos. Como esses neurônios projetam para os motoneurônios e recebem estímulos sensitivos massivos derivados de fusos neuromusculares e de aferências periodontais, eles são prováveis candidatos a formarem o núcleo ritmogênico do GCP.

Porém, a mastigação não é um processo em andamento contínuo. O passo seguinte é compreender como o disparo rítmico é deflagrado e interrompido nesses neurônios. Cada tipo de neurônio é dotado como uma combinação particular de canais iônicos que determinam suas propriedades de disparo. Os neurônios do NV_{snpr} possuem dois tipos distintos de padrões de disparo, um sustentado e regular, que chamamos de *tônico*, e um que consiste em explosões de potenciais de ação que reincidem a intervalos regulares que chamamos de *rítmicos*. Os dois modos de disparo permitem que os neurônios preencham duas funções diferentes. No modo tônico (painel superior da figura), eles retransmitem fielmente as informações sensitivas que recebem para outros neurônios e áreas encefálicas superiores. No modo de explosão rítmica, eles geram um comando motor, como o necessário para produzir um movimento repetitivo, como o mastigar. O padrão rítmico depende da corrente persistente de sódio (I_{NaP}). Esta é chamada de *persistente* porque os canais que permitem o influxo de íons Na^+ não se inativam rapidamente. Tais canais são voltagem-dependentes, de modo que eles se abram somente se o potencial da membrana plasmática for mantido dentro de uma certa faixa (aproximadamente entre -50 e -60 mV). Contudo, nosso recente trabalho demonstrou que esses canais também são altamente regulados pela concentração extracelular de Ca^{2+} ($[Ca^{2+}]_e$)[2]. Uma pequena quantidade de corrente flui através de canais em $[Ca^{2+}]_e$ alta ou normal, mas a corrente aumenta muito com $[Ca^{2+}]_e$ baixo. Desse modo, para entender o que inicia e interrompe o disparo rítmico em neurônios do NV_{snpr}, é necessário saber o que causaria a queda de $[Ca^{2+}]_e$ e como isto é produzido. Em animais experimentais, a mastigação pode ser desencadeada por séries de estímulos elétricos aplicados à AMC (conforme mencionado anteriormente) ou pela estimulação dos nervos sensitivos. Curiosamente, ambos os tipos de estimulação são mais eficientes quando liberados a 40 Hz – ou seja, 40 choques elétricos por segundo. É interessante notar que a estimulação sensitiva de 40 Hz a NV_{snpr} também causa uma importante redução da $[Ca^{2+}]_e$, e os neurônios nas imediações dessa queda alternam seu padrão de disparo de tônico para rítmico quando $[Ca^{2+}]_e$ cai abaixo de um certo nível. Consequentemente, informações naturais para NV_{snpr} podem deflagrar o disparo rítmico ao chegar a uma certa frequência pela diminuição de $[Ca^{2+}]_e$.

QUADRO 13-2 Como os Complexos Músculos são Controlados e Coordenados para Produzir a Mastigação? (Cont.)

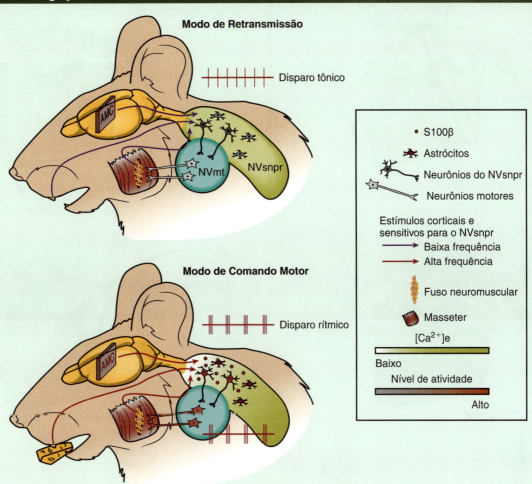

O passo seguinte era elucidar o que causa a queda de $[Ca^{2+}]_e$. Astrócitos, o tipo mais abundante de células gliais no encéfalo, eram os candidatos óbvios para isso, uma vez que uma de suas importantes funções no encéfalo é a homeostasia. Entretanto, os astrócitos estão principalmente associados às funções de manutenção do microambiente e não a funções importantes tais como a regulação dos padrões de disparo neuronal, apesar de um conjunto crescente de evidências sugira que eles possam influenciar as funções neuronais através de interações intricadas. Nosso trabalho demonstrou que os astrócitos podem detectar e responder a estímulos que desencadeiam o modo de disparo rítmico nos neurônios do $NV2_{npr}$ e que a alternância de um modo de disparo para o outro (e assim presumivelmente de uma função a outra) depende dos astrócitos e de S100β, uma proteína de ligação ao cálcio encontrada apenas nos astrócitos. Essa proteína, liberada no ambiente extracelular, diminui o $[Ca,+]_e$, potencializa a I_{NaP}, e dispara a explosão rítmica em neurônios adjacentes (painel inferior da figura). Além disso, a inativação dos astrócitos ou o bloqueio de S100β impede completamente a capacidade da célula de alternar de um padrão de disparo tônico para um padrão rítmico, indicando que os astrócitos e a liberação endógena de S100β são absolutamente necessários para que ocorra esse processo. Esta é uma evidência convincente de que os astrócitos são muito mais do que "mantenedores do microambiente neuronal" e têm um papel importante no processamento neural.

Em resumo, os músculos da mandíbula que executam movimentos mastigatórios são controlados por neurônios motores do núcleo do nervo trigêmeo que recebem um comando motor rítmico de um GCP localizado no tronco encefálico. Os neurônios que constituem o núcleo do GCP produzem esse comando motor rítmico sob condições nas quais a mastigação precisa ser desencadeada — ou seja, sob controle voluntário derivado do córtex, ou quando há uma estimulação sustentada das fibras sensitivas que inervam os músculos da mandíbula, os dentes, ou o interior da cavidade oral. Os neurônios que mais provavelmente formam o núcleo do GCP encontram-se na parte dorsal do NV_{snpr}. Esses neurônios executam uma dupla função. A maior parte do tempo, eles transmitem fielmente informações sensitivas para áreas encefálicas superiores e que foram recebidas por eles com um modo de disparo tônico. Sob condições em que a mastigação precisa ser desencadeada, o nível dos estímulos que chegam do córtex e/ou de fibras sensitivas aumenta de modo importante. Isto, por sua vez, ativa os astrócitos no NV_{snpr} e leva à liberação de S100β e subsequente diminuição de $[Ca^{2+}]_e$. Essa queda de $[Ca^{2+}]_e$ então potencializa a I_{NaP} e provoca o disparo rítmico dos neurônios do NV_{snpr}. Devido à dependência da voltagem da I_{NaP}, isto ocorreria apenas dentro de uma faixa definida de potencial de membrana, entre aproximadamente -60 e -50 mV em nossas células. Isto dotaria as células com um meio de graduar a atividade em função dos estímulos que chegam, e a desencadear a explosão (e a consequente mastigação) quando esses estímulos alcançam um certo nível. Se o nível de estímulos sensitivos diminuir, em seguida o processo cessa lentamente.

Arlette Kolta
Director of the Oral and Bone Health Network
Professor, Department of Stomatology,
Faculty of Dental Medicine
Université de Montréal

Leitura Recomendada
Morquette P, et al: An astrocyte dependent mechanism for neuronal rhythmogenesis, Nat Neurosci 18:844-854, 2015.
Sherrington CS: Reflexes elicitable in the cat from pinna, vibrissae and jaws, J Physiol 57:404-431, 1917.

308   **CAPÍTULO 13**   O Aparelho da Mastigação/Articulação Temporomandibular

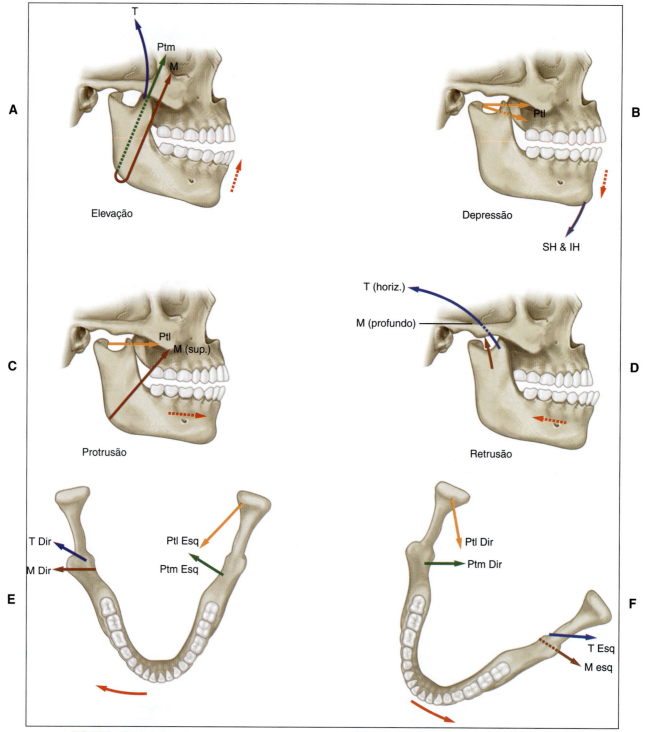

FIGURA 13-24 Ações dos músculos da mastigação. **A,** Elevação. *M,* Masseter; *Ptm,* pterigóideo medial; *T,* temporal. **B,** Depressão. *IH,* Infra-hióideo; *Ptl,* pterigóideo lateral; *SH,* supra-hióideo. **C,** Protrusão. *M (sup.),* Masseter, fibras superficiais. **D,** Retrusão. *M (profundo),* Masseter, fibras profundas; *T (horiz.),* temporal, fibras horizontais. **E,** Excursão lateral direita da mandíbula. *Ptm Esq,* Pterigóideo medial esquerdo; *Ptl Esq,* Pterigóideo lateral esquerdo; *M Esq,* masseter direito; *T Dir,* temporal direito. **F,** Excursão lateral esquerda da mandíbula. *M Esq,* Masseter esquerdo; *T Esq,* Temporal esquerdo; *Ptl Dir,* Pterigóideo lateral direito; *Ptm Dir,* Pterigóideo medial direito.

são compactadas, enquanto as externas apresentam espaços de tecido conjuntivo mais amplos entre as células. O corpúsculo é adaptado para registrar alterações de pressão e vibração.

    A articulação temporomandibular não é diferente das outras articulações no que se refere à sua inervação. As terminações nervosas livres são as mais abundantes, seguidas em ordem descentes pelos corpúsculos de Ruffini,

órgão tendinosos de Golgi, e corpúsculos de Pacini. Geralmente, as designações anatômicas e funcionais de cada tipo de terminação nervosa, com seu papel reflexo, são listadas na Tabela 13-1. Entretanto, estudos neurofisiológicos estão limitados à sua capacidade de atribuir descargas nervosas isoladas a terminações específicas. Em particular, o papel das terminações nervosas livres é confuso porque em quaisquer outras partes

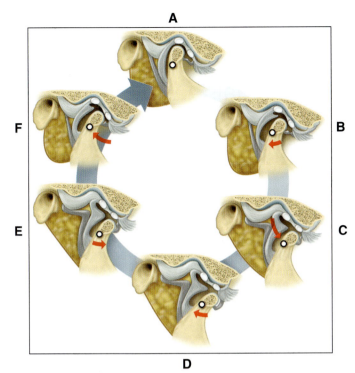

FIGURA 13-25 Alterações de posição da mandíbula durante abertura e fechamento. **A** a **D**, Durante a abertura. **E** e **F**, Durante o fechamento.

do corpo tais terminações são sensíveis aos estímulos térmicos, mecânicos e nocivos.

Não obstante, um padrão comum de inervação da articulação temporomandibular pode ser resumido como se segue: as terminações de Ruffini existem em agregados nas camadas superficiais da cápsula articular e acredita-se que sempre estejam ativas em cada posição da articulação (mesmo quando a articulação está imóvel), de modo que elas sinalizem a posição articular estática; nas alterações na pressão intra-articular; e na direção, amplitude e velocidade dos movimentos da articulação. Os corpúsculos de Pacini são mecanorreceptores de rápida ação com um baixo limiar, encontrados principalmente nas camadas mais profundas da cápsula, que sinalizam a aceleração e a desaceleração da articulação. Os órgãos tendinosos de Golgi, limitados como são aos ligamentos e com uma distribuição esparsa nas camadas superficiais do ligamento lateral, permanecem completamente inativos em articulações imóveis, tornando-se ativos apenas quando a articulação se encontra nos extremos de sua amplitude de movimento. A distribuição e o significado das terminações nervosas livres nas articulações geralmente são considerados secundários aos papéis dos outros receptores especializados e, ainda que elas sejam as terminações de ocorrência mais frequente em uma articulação, acredita-se que geralmente estejam associadas à nocicepção, e sua distribuição é ampla. Existe alguma discussão sobre a ocorrência de terminações nervosas livres no disco da articulação temporomandibular e na membrana sinovial. Estudos imunocitoquímicos demonstraram que fibras nervosas de fato ocupam a periferia do disco (veja Figura 13-17) e a membrana sinovial.

Ramos da divisão mandibular do quinto nervo craniano (isto é, ramos auriculotemporal, temporal profundo, e massetérico) suprem a inervação aferente à articulação.

SUPRIMENTO SANGUÍNEO PARA A ARTICULAÇÃO TEMPOROMANDIBULAR

O suprimento vascular para a articulação temporomandibular é proveniente dos ramos das artérias temporal superficial, auricular profunda, timpânica anterior e faríngea ascendente, todas elas ramos da artéria carótida externa.

LEITURA RECOMENDADA

Edwards JC: The nature and origins of synovium: experimental approaches to the study of synoviocyte differentiation, *J Anat* 184:493-501, 1994.
Nozawa-Inoue K, et al: Synovial membrane in the temporomandibular joint—its morphology, function and development, *Arch Histol Cytol* 66:289-306, 2003.
Schmolke C: The relationship between the temporomandibular joint capsule, articular disc and jaw muscles, *J Anat* 184:335-345, 1994.

TABELA 13-1	Designações Anatômicas e Funcionais das Terminações Nervosas
Designação Anatômica	Designação Funcional
Corpúsculo de Ruffini	Postura (propriocepção) – equilíbrio dinâmico e estático
Corpúsculo de Pacini	Mecanorrecepção dinâmica – acelerador de movimento
Órgão tendinoso de Golgi	Mecanorrecepção estática – proteção (ligamento)
Terminação nervosa livre	Dor (nocicepção) – proteção (articulação)

14

Crescimento e Desenvolvimento Faciais

Clarice Nishio, Eiji Tanaka, Daniel P. Turgeon e Antonio Nanci

SUMÁRIO DO CAPÍTULO

Conceitos Básicos do Crescimento Facial   310
    Aumentos de Tamanho e Remodelação   310
    Processo de Deslocamento   310
Côndilo da Mandíbula e Crescimento Mandibular   311
Tipos Faciais   312

Perfis Faciais   314
Epigenética e Má Oclusão   314
Curva de Oclusão   315
Faces Masculina e Feminina   315
Alterações Relacionadas ao Envelhecimento   318

O crescimento da face é um processo de maturação gradual e diferencial que leva muitos anos e requer sucessivas alterações em proporções e relações regionais de várias partes (Figura 14-1). Uma compreensão dos mecanismos de crescimento e desenvolvimento da face é pertinente à odontologia, em geral, e é essencial para a sua prática. O objetivo deste capítulo é apresentar uma visão geral dos eventos que ocorrem durante o crescimento e desenvolvimento faciais.*

CONCEITOS BÁSICOS DO CRESCIMENTO FACIAL

Duas hipóteses comuns, mas incorretas, devem ser descartadas antes que a compreensão do crescimento facial seja possível. A primeira é que vários ossos individuais (por ex., mandíbula, maxila, etmoide e esfenoide) aumentam simplesmente por uma expansão simétrica dos contornos externos (Figura 14-2). A segunda é que o osso cresce por uma combinação de deposição de tecido ósseo na superfície periosteal (em sua superfície externa) e reabsorção óssea na superfície endosteal (em sua superfície interna). Estudantes principiantes geralmente assumem (incorretamente) que o tecido ósseo do córtex do osso em crescimento deve necessariamente ser produzido pelo periósteo. Na realidade, metade ou mais da metade do tecido ósseo compacto da face e crânio é depositada pelo endósteo, a membrana interna que reveste a cavidade medular, e cerca da metade das superfícies periosteais da maior parte dos ossos da face e do neurocrânio é reabsortiva (com aproximadamente metade com atividade de deposição) (Figura 14-3). A razão é a necessidade de remodelação para o aumento de tamanho de um determinado osso.

Três processos essenciais produzem o crescimento e desenvolvimento de vários ossos cranianos e faciais: aumento de tamanho, remodelação e deslocamento. Os dois primeiros processos são intimamente relacionados e se produzem simultaneamente pela combinação de reabsorção e deposição ósseas. O terceiro processo (deslocamento) é o movimento de todos os ossos, afastando uns dos outros, em suas junções articulares, à medida que cada um aumenta de tamanho. Nos procedimentos clínicos, para se fazer um controle adequado e, portanto, utilizar os complexos processos de crescimento, os seguintes conceitos devem ser compreendidos de maneira total e completa.

*O leitor deve consultar os trabalhos de D. Enlow para um estudo mais abrangente sobre o crescimento e desenvolvimento faciais.

Aumentos de Tamanho e Remodelação

À medida que o osso aumenta de tamanho e se remodela, ocorrem a adição de tecido ósseo novo em um lado e a reabsorção de tecido ósseo velho do lado oposto, levando ao reposicionamento geral do osso na direção da deposição. A combinação das alterações de reposicionamento em todo o osso produz o aumento geral de seu tamanho.

O termo *local de crescimento* geralmente é usado para designar uma área, ou parte, que desempenhe um notável papel no processo de crescimento (por ex., o côndilo da mandíbula). Entretanto, todas as partes e áreas de um osso e suas membranas de cobertura participam diretamente da sequência de crescimento, independentemente de terem uma designação especial. Um mosaico de campos de remodelação cobre todas as superfícies externas e internas de ossos individuais (veja Figura 14-3), e esses campos de crescimento produzem o aumento de tamanho de cada osso. Embora algumas alterações possam estar envolvidas em um determinado formato de osso, uma função essencial da remodelação é mover as várias partes de um osso para localizações sucessivamente novas (realocação), de modo que todo o osso possa, então, aumentar de tamanho (Figuras 14-4 e 14-5). Os campos de remodelação representam a atividade morfogenética do periósteo circunjacente, do endósteo, e de outros tecidos moles. Desse modo, o osso inteiro é envolvido no processo de crescimento, e não apenas certos locais de crescimento ou centros de crescimento restritos.

Processo de Deslocamento

Assim como todos os vários músculos, epitélios, tecidos conjuntivos e outros tecidos moles da cabeça crescem e se expandem, um efeito de separação ocorre nas articulações entre os diferentes ossos, os quais são afastados fisicamente uns dos outros por massas de tecido mole que estão aumentando. Esse processo é denominado *deslocamento*, e as membranas osteogênicas e cartilagens do osso desencadeiam imediatamente uma resposta produzindo aumento e remodelação gerais. Os movimentos de deslocamento dos ossos, de fato, criam o espaço no qual crescem os ossos. Espaços de fato nunca se desenvolvem, é claro, porque o deslocamento e o subsequente crescimento ósseo são praticamente simultâneos. Quando um equilíbrio funcional e biomecânico entre os tecidos moles e os ossos é alcançado, o estímulo para o crescimento do esqueleto cessa.

Desse modo, como já mencionado, a mandíbula é continuamente deslocada em direção anteroinferior, mas aumenta em quantidades iguais em direções posterior e superior (Figura 14-6). Todos os diversos ossos do complexo nasomaxilar também se tornam separados em suas várias outras junções suturais por deslocamento, enquanto as membranas suturais (comparáveis às membranas periosteais) depositam tecido ósseo em quantidade igual à perdida pela separação por deslocamento.

CÔNDILO DA MANDÍBULA E CRESCIMENTO MANDIBULAR

No Capítulo 13, foi descrito o papel especial que a cartilagem condilar, juntamente com o restante do ramo da mandíbula, desempenha no desenvolvimento: uma função adaptativa envolvida no posicionamento contínuo do arco mandibular em justaposição ao arco maxilar e à base do crânio, à medida que todos crescem para se tornar um conjunto inter-relacionado. Como a mandíbula articula-se com a base do crânio em uma extremidade (nas articulações temporomandibulares) e com a maxila através do contato dos dentes no plano de oclusão, seu crescimento deve ser adaptável a uma ampla gama de variações dimensionais, anatômicas, rotacionais e de desenvolvimento que ocorrem no complexo nasomaxilar, na dentição e no neurocrânio. O ramo da mandíbula e seu côndilo têm a capacidade de proporcionar essa adaptabilidade ao desenvolvimento, dentro de uma latitude normal, variando a quantidade e a direção de crescimento a fim de acomodar quaisquer que sejam a altura, o comprimento e a largura nasomaxilar e dentária existentes durante a alteração na trajetória do crescimento. Variações similares que ocorram no crânio também são acomodadas.

O processo de crescimento da mandíbula envolve um mecanismo de *feedback*. As circunstâncias de crescimento em alteração contínua (por ex., alterações fisiológicas, aumentos de tecido mole, forças biomecânicas,

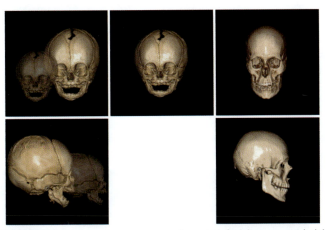

FIGURA 14-1 Alterações nas proporções craniofaciais entre um bebê (2 meses) e um adulto. O crânio à época do nascimento foi aumentado na imagem para ser comparado ao crânio adulto para ilustrar as diferenças no formato e as proporções dos componentes do complexo craniofacial. Observe que o neurocrânio no bebê é proeminente, enquanto a face predomina no adulto e representa uma grande parte do crânio inteiro.

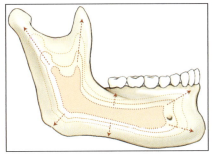

FIGURA 14-2 Esquema errôneo do crescimento ósseo. O osso não "cresce" simplesmente por expansão simétrica. Em vez disso, ele sofre um complexo processo de remodelação em todas as suas regiões e partes. Compare com a Figura 14-3.

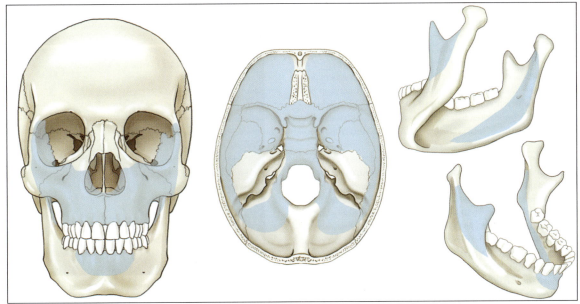

FIGURA 14-3 Campos de crescimento e de remodelação. Todo o esqueleto da face e do neurocrânio é coberto, interna e externamente, por característicos campos regionais de crescimento e remodelação disseminados. Os campos de reabsorção estão *sombreados*. Os campos de deposição não estão sombreados.

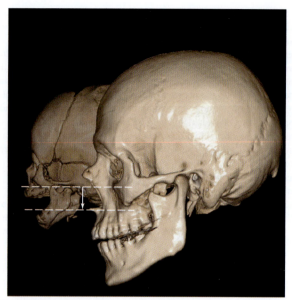

FIGURA 14-4 Crescimento do palato duro, ilustrando o processo de realocação e remodelação. No bebê (2 meses de idade), o nível do palato duro é apenas ligeiramente inferior ao nível da margem orbital inferior (*à esquerda*). À medida que as cavidades nasais se expandem, o palato ósseo se torna realocado em direção inferior.

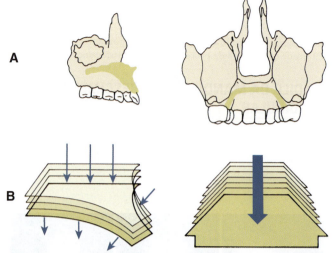

FIGURA 14-5 Remodelação do palato para baixo. **A**, Isto é produzido pela deposição na face inferior (oral) e reabsorção a partir da face superior (nasal), causando assim uma realocação inferior progressiva e contínua de todo o palato e do arco maxilar. **B**, Os dentes maxilares são movidos para baixo ao mesmo tempo por meio de um processo de movimentação vertical associado à remodelação (reabsorção e deposição) do osso alveolar. (A partir de Proffit WR: *Contemporary orthodontics*, ed 4, St Louis, 2007, Mosby.)

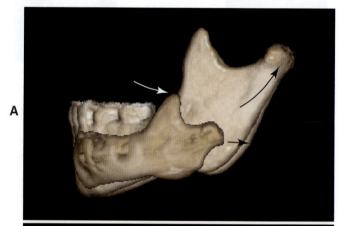

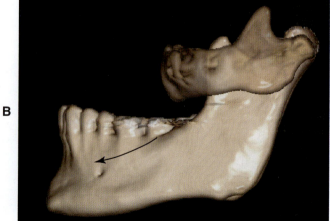

FIGURA 14-6 Estágios sobrepostos de crescimento da mandíbula de uma criança (5 anos de idade) comparados com os de um adulto. **A,** A remodelação da mandíbula do bebê ocorre por combinações locais de reabsorção e deposição. Esse processo realoca o ramo da mandíbula em direções posterior e superior, proporcionando o alongamento do corpo. **B,** Durante o crescimento, toda a mandíbula sofre um deslocamento anterior e inferior.

alterações bioelétricas, alterações neurológicas, hormônios e, possivelmente, outros fatores) desencadeiam o crescimento ou a interrupção do crescimento do ramo e do côndilo da mandíbula, em direções mais ou menos para cima e para trás. Esta é uma função de crescimento muito importante e fundamental, realizada pelo côndilo e pelo ramo da mandíbula como um todo.

Um resumo das alterações do crescimento facial, discutidas neste capítulo, é apresentado na Figura 14-7, a qual demonstra a face e o crânio dos 3 aos 18 anos de idade.

TIPOS FACIAIS

Existem três tipos gerais de cabeça; a cabeça *dolicocefálica* (ou *dolicocéfala*) é relativamente longa e estreita, a cabeça *braquicefálica* (ou *braquicéfala*) é mais larga e mais redonda, enquanto a cabeça mesocefálica (ou mesocéfala) é o tipo entre os tipos *dolicocefálico* e *braquicefálico*, com dimensões de comprimento e largura intermediários (Figura 14-8). Cada tipo dá origem a tipos faciais gerais correspondentes. Esses tipos faciais são o longo e estreito (*leptoprosópico*), o redondo e largo (*euriprosópico*) e o intermediário (*mesoprosópico*).

Embora existam muitos tipos intermediários de formatos de cabeça e padrões faciais em qualquer população geral, as configurações dolicocéfala e braquicéfala dos crânios (Figura 14-8, A e C) tendem a estar associadas a traços faciais característicos. O tipo facial estreito tende a apresentar um perfil convexo, com uma maxila prognática e uma mandíbula retrognática. A fronte (testa) inclina-se porque o crescimento frontal da parte superior da face traz consigo a tábua externa do osso frontal. Um seio frontal maior é característico desse tipo facial, devido à maior separação das tábuas ósseas interna e externa da fronte, enquanto a tábua interna permanece fixada à dura-máter do lobo frontal do cérebro. A glabela e as margens supraorbitais são proeminentes, e a ponte nasal é alta. Existe uma tendência ao nariz aquilino, ou romano, porque a parte superior mais proeminente da região nasal induz a uma inclinação ou a uma curvatura do perfil nasal. Como a face é relativamente estreita, os olhos parecem próximos um do outro, e o nariz é correspondentemente fino. Além disso, o nariz é tipicamente proeminente e bastante longo,

CAPÍTULO 14   Crescimento e Desenvolvimento Faciais   313

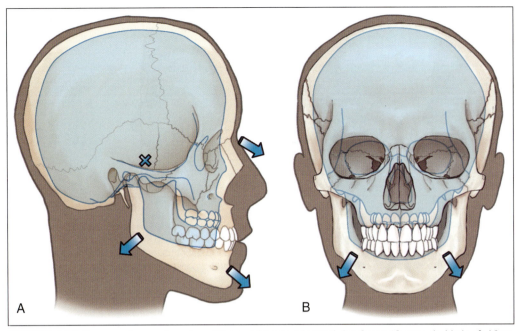

FIGURA 14-7 Resumo do crescimento e desenvolvimento pós-natal dos 3 aos 18 anos de idade. **A,** Vista lateral. **B,** Vista frontal. A localização da sela turca está indicada por um "x".

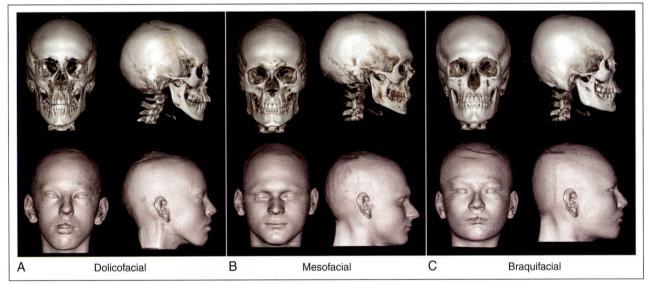

FIGURA 14-8 Tipos esqueléticos da cabeça e os correspondentes padrões faciais gerais: **A,** A cabeça dolicocefálica dá origem a um tipo facial estreito e longo. **B,** A cabeça mesocefálica apresenta uma largura relativamente proporcional e um padrão facial vertical. **C,** O formato braquicefálico de cabeça está associado a um traço facial mais redondo e mais largo.

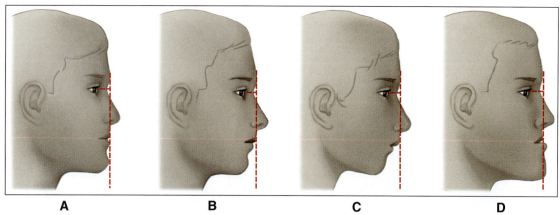

FIGURA 14-9 A, Um perfil ortognático; o queixo toca uma linha vertical ao longo do lábio superior, perpendicular ao eixo orbital neutro. **B,** Um perfil ligeiramente retrognático; a ponta do queixo encontra-se a vários milímetros atrás dessa linha. **C,** Uma face severamente retrognática; o queixo encontra-se bem atrás da linha vertical. O lábio inferior também é muito menos proeminente. **D,** Um perfil prognático; a ponta do queixo encontra-se bem à frente dessa linha vertical.

e sua extremidade tende a apontar para baixo. O lábio inferior e a mandíbula geralmente estão em posição um tanto recuada, porque a longa dimensão das câmaras nasais leva a um posicionamento rotacional para baixo e para trás do maxilar inferior (o tipo de cabeça dolicocefálico também possui uma flexão mais aberta da base do crânio, a qual se adiciona à rotação mandibular para baixo). Esses fatores contribuem para a inclinação inferior do plano de oclusão e uma acentuada curva de oclusão.

O tipo facial redondo e largo se caracteriza por uma fronte mais reta e protuberante, sendo a parte nasal superior da face menos proeminente do que na face dolicocefálica. As câmaras nasais são mais curtas horizontalmente, porém mais largas, em contraste com a região nasal estreita, porém mais proeminente, que caracteriza o formato da cabeça dolicocefálica. Consequentemente, a capacidade líquida das vias aéreas em ambos os casos é equivalente. Existe uma menor protrusão das cristas supraorbitais, a glabela é menos proeminente, e o seio frontal é menor. O nariz é mais curto tanto verticalmente quanto horizontalmente. A ponte nasal é mais baixa, os lados nasais são mais largos, e a extremidade do nariz geralmente aponta para cima. Os olhos parecem afastados, enquanto os ossos zigomáticos parecem proeminentes porque o nariz e a fronte são menos proeminentes. A face parece aplanada e larga, em contraste com a aparência mais angulosa, mais estreita, mais profunda, e topograficamente robusta da face dolicocefálica. O ângulo da base do crânio braquicefálico tende a ser mais fechado, e existe uma tendência maior a um perfil ortognático (maxilares ajustados).

PERFIS FACIAIS

Existem três tipos básicos de perfis faciais (Figura 14-9): (A) o tipo *ortognático*, com os maxilares superior e inferior verticalmente ajustados; (B-C) o perfil *retrognático* (do tipo convexo), com o queixo retraído, e que é o perfil mais comum nas populações brancas; e (D) o perfil *prognático* (do tipo côncavo), que se caracteriza por apresentar a mandíbula e o queixo projetados para frente.

Para identificar o tipo de perfil de uma pessoa, imagine uma linha que se projeta horizontalmente a partir da órbita. A partir dessa linha, faça uma linha perpendicular descendente, tocando apenas levemente a superfície do lábio superior. Se o queixo tocar essa linha vertical, o perfil é ortognático; se a linha ficar atrás ou à frente, o perfil é retrognático ou prognático. No caso de uma face feminina, a linha vertical geralmente passa através do nariz em um ponto a cerca de meio caminho ao longo de sua inclinação superior. Entretanto, em faces masculinas, que são mais longas e mais estreitas que as femininas, a extensão mais acentuada da proeminência nasal superior é de tal grau que, algumas vezes, uma parte do nariz situa-se à frente da linha vertical.

Pessoas com formato de cabeça dolicocefálico (um aspecto característico de algumas populações brancas da Europa setentrional e meridional, do Norte da África, e do Oriente Médio) tendem a ter uma face retrognática. Indivíduos com formato de cabeça braquicefálico (um aspecto característico do Oriente Médio e do Leste da Ásia) têm maior tendência ao prognatismo. Além disso, asiáticos geralmente apresentam protrusão dentoalveolar maxilar e mandibular, caracterizada pela inclinação labial dos incisivos maxilares, resultante de uma dentição mandibular protrusa. Consequentemente, existe um maior número de más oclusões envolvendo a protrusão dos dentes maxilares em algumas populações caucasianas, enquanto nas populações asiáticas é maior o número de más oclusões envolvendo a protrusão dos dentes mandibulares com protrusão dentoalveolar.

Um importante processo intrínseco de compensação durante o desenvolvimento atua para contrabalançar e reduzir os efeitos anatômicos de tendências intrínsecas às más oclusões. Um posicionamento mandibular retrognático geneticamente determinado — causado, por exemplo, por algum fator rotacional na base do crânio — pode ser compensado pelo desenvolvimento de um ramo da mandíbula mais largo. Desse modo, toda a mandíbula se torna mais longa e reduz a quantidade de retrognatismo. Como a latitude existe para os ajustes compensatórios, ocorre apenas um grau relativamente leve de retrognatismo, ou de algum outro desequilíbrio anatômico, na maioria das pessoas (Figura 14-10). Para indivíduos de face estreita, um retrognatismo mandibular de 3 a 4 mm (uma leve má oclusão com algum apinhamento dos incisivos) é típico. Uma oclusão perfeita dificilmente será considerada normal porque irregularidades relativamente menores dos arcos dentários ou do esqueleto facial são quase universais. Más oclusões severas ocorrem apenas quando ocorrem falhas no processo de compensação.

EPIGENÉTICA E MÁ OCLUSÃO

A etiologia de má oclusão e da diversidade dentofacial é multifatorial, e inclui a influência dos fatores genéticos e ambientais que atuam sobre as unidades do complexo musculoesquelético mastigatório, como ossos, dentes e músculos. Embora algumas estruturas faciais, tais como o formato básico do corpo da mandíbula, a posição da cápsula nasal, o tamanho dos dentes, e o formato dos arcos dentários sejam geneticamente determinados, o crescimento e a morfologia final das estruturas dentofaciais sofrem grande influência dos fatores ambientais. A regulação epigenética e os mecanismos que determinam a expressão gênica dão uma importante contribuição à variedade dos fenótipos faciais.

Um exemplo típico da interação dinâmica entre genes e o ambiente é representado pelos tecidos moles. Ainda que sua morfologia esteja sob

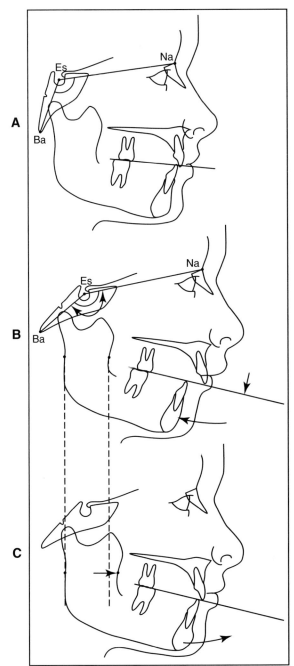

FIGURA 14-10 Compensação mandibular. O esquema em **(A)** representa a mandíbula normal; a base do crânio tem um ângulo aberto (Ba-Es-Na), e **(B)** apresenta o efeito anatômico de colocar a mandíbula em posição retrognática. Como toda a mandíbula se encontra em uma posição para trás e para baixo, o plano de oclusão tem uma ligeira inclinação para baixo. A tendência da mandíbula à retrusão frequentemente é compensada durante o crescimento facial pelo desenvolvimento de um ramo da mandíbula mais largo **(C)**, colocando, assim, o arco mandibular em posição mais frontal.

influência gênica direta, o comportamento dos tecidos moles também é influenciado pelos fatores ambientais. Por exemplo, a interrupção de uma postura oral adequada em repouso, tal como o hábito de sugar o dedo polegar, pode causar uma má oclusão dentária e aumentar o crescimento vertical do esqueleto facial. Além disso, os padrões musculares herdados, incluindo os da língua, determinam as características oclusais. Os fatores ambientais têm um papel significativo na tradução de um genótipo comum para um fenótipo diverso. Estudos no campo epigenético são fundamentais para esclarecer como diferentes fenótipos de classes II e III do esqueleto podem originar-se do mesmo genótipo.

Os sistemas poligênicos têm a capacidade de proteger os processos de desenvolvimento contra potenciais influências ambientais hostis. Porém, quando uma substituição de genes deletérios diminui essa proteção além do nível em que os fatores ambientais podem ser contrabalançados, um defeito do desenvolvimento do esqueleto é criado, tais como as fendas labial e palatina, uma assimetria facial, ou síndromes (Figura 14-11). A ruptura entre as interações genéticas e ambientais durante o desenvolvimento pode causar não apenas anormalidades craniofaciais, mas também ter um importante papel na regulação das morfologias maxilar, mandibular e dentária.

CURVA DE OCLUSÃO

Por ser a face humana vertical notavelmente longa, a mandíbula e o plano de oclusão tendem a assumir uma posição de rotação para baixo e para trás. Esse alinhamento rotacional produziria uma mordida aberta anterior, se não fosse por uma ação compensatória por parte da dentição (Figuras 14-12 a 14-14). Os incisivos mandibulares e seus alvéolos sofrem um movimento ascendente adicional, o qual fecha a oclusão na região dos incisivos. Como resultado, o plano de oclusão possui uma curva característica que tende a ser relativamente acentuada, de acordo com a rotação da mandíbula para baixo, produzida pelo crescimento vertical da região nasomaxilar. À medida que os dentes mandibulares anteriores sofrem esse processo de movimentação vertical, suas inclinações axiais alteram-se para um alinhamento mais vertical, o qual continua até que eles entrem em oclusão com os dentes maxilares orientados verticalmente. O alinhamento dos incisivos contrasta com o alinhamento dos dentes mandibulares posteriores, os quais tendem a estar ligeiramente inclinados em direção anterior devido à rotação mandibular para baixo.

FACES MASCULINA E FEMININA

Até cerca de 12 anos de idade, as faces de meninos e meninas são essencialmente comparáveis. Logo após a puberdade, a face feminina terá atingido a maior parte de seu tamanho e maturidade estrutural, e o crescimento cessa. O crescimento e desenvolvimento do complexo facial masculino, porém, continuam até o início dos 20 anos, produzindo notáveis diferenças entre as faces masculinas e femininas (Figura 14-15).

As faces masculinas e femininas, independentemente do tipo estreito ou largo, possuem uma combinação de características topográficas essenciais. Em uma escala, do extremo masculino ao extremo feminino, a maioria dos indivíduos geralmente apresenta características intermediárias. Em geral, porém, a face masculina tende a ser notavelmente mais protuberante e mais angulosa, volumosa ou grosseira. Faces femininas tendem a ser mais planas, mais delicadas e menos angulosas.

O nariz caracteristicamente maior da face masculina cria várias diferenças faciais relacionadas. A região nasal total é maior pela necessidade de uma via aérea de maior capacidade. Desse modo, o nariz masculino relativamente largo e longo contrasta com o nariz feminino mais fino e menos proeminente. O palato duro forma o assoalho da cavidade nasal e o teto da cavidade oral. Quando a parte esquelética superior da região nasal se torna acentuadamente proeminente, é imposta uma restrição à parte inferior do esqueleto nasal pelo palato e pelo arco maxilar; ou seja, a parte superior do nariz pode se tornar tão proeminente, de modo que o perfil nasal necessariamente se curve para produzir uma resultante configuração aquilina, ou nariz romano. Alternativamente, a proeminência nasal superior pode produzir uma rotação de todo o perfil nasal para um alinhamento caracteristicamente mais vertical. Nessa clássica configuração grega do nariz masculino, o perfil nasal desce quase diretamente a partir da fronte proeminente. Existe uma grande variação étnica nos formatos nasais; em alguns grupos populacionais, uma configuração aquilina, por

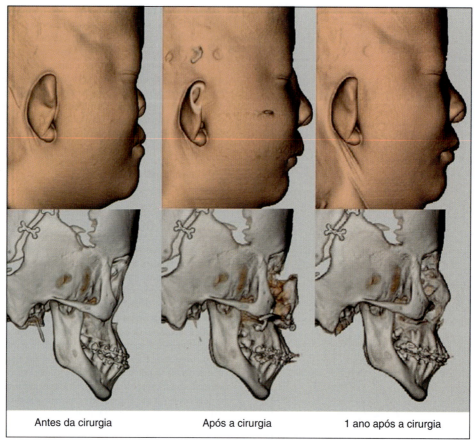

FIGURA 14-11 Síndrome de Crouzon. A síndrome de Crouzon é uma disostose craniofacial caracterizada pela fusão precoce de diferentes suturas cranianas. A cirurgia ortognática de Le Fort dos tipos I e II é uma das opções de tratamento para mover a maxila para a frente, a fim de compensar o crescimento insuficiente da porção facial média.

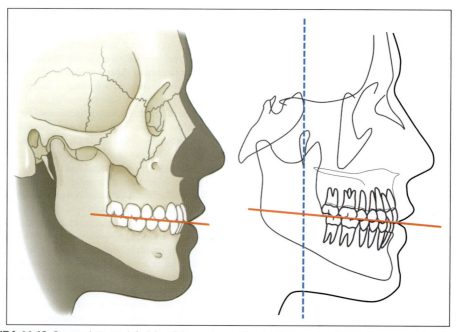

FIGURA 14-12 Composição craniofacial perfeitamente equilibrada. O plano de oclusão situa-se aproximadamente perpendicular à tuberosidade maxilar. Ele não se apresenta como tendo sofrido rotação para cima ou para baixo em qualquer extensão acentuada, e se encontra aproximadamente paralelo ao eixo orbital neutro. Na maioria das faces, ocorre algum grau de rotação do plano de oclusão.

CAPÍTULO 14 Crescimento e Desenvolvimento Faciais

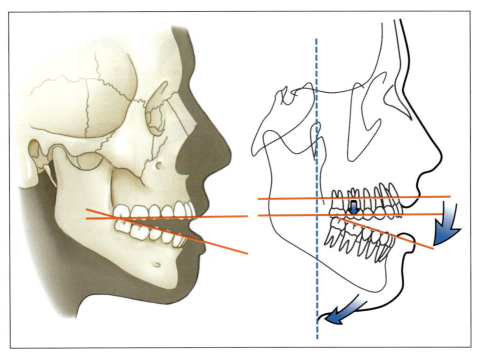

FIGURA 14-13 Arco maxilar rebaixado, resultando em um alinhamento para baixo e para trás da mandíbula. Observe também a retrusão do queixo e dos incisivos inferiores. Isto, em parte, é a base anatômica para a má oclusão de classe II em pessoas com um formato longo e estreito da cabeça. (Um ângulo aberto da base do crânio tem o mesmo efeito e aumenta a extensão do retrognatismo mandibular.)

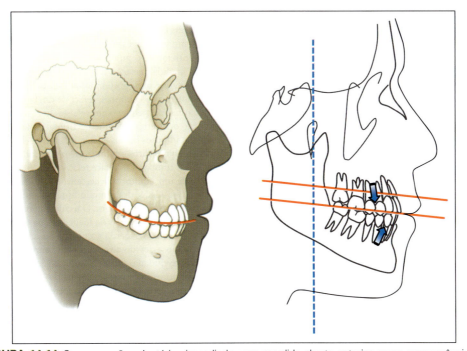

FIGURA 14-14 Compensações dentárias impedindo uma mordida aberta anterior como consequência da rotação mandibular vista na Figura 14-13. Os dentes mandibulares anteriores movem-se verticalmente em direção superior, os dentes maxilares anteriores movem-se inferiormente, e o resultado (comumente encontrado) é a curva de oclusão.

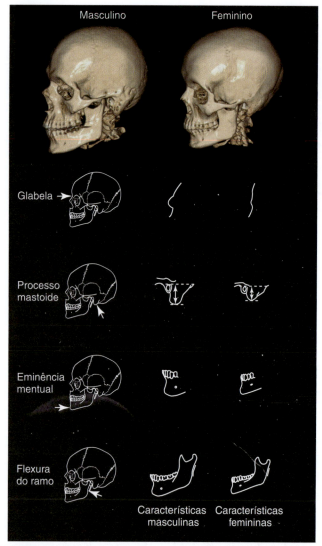

FIGURA 14-15 Comparação de características craniofaciais masculinas e femininas. Em relação aos crânios femininos, os crânios masculinos geralmente se caracterizam pela maior robustez, a massiva proeminência glabelar que forma uma projeção arredondada e bem desenvolvida, geralmente associada a cristas supraorbitais proeminentes, e um processo mastoide maior que se projeta para baixo. A mandíbula masculina geralmente também exibe uma eminência mental massiva e uma relativa flexura da margem posterior do ramo.

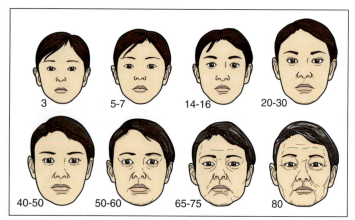

FIGURA 14-16 Alterações relacionadas ao envelhecimento.

exemplo, é comum tanto em homens como em mulheres. Geralmente, entretanto, o nariz feminino menor e mais fino tende a ter um perfil de côncavo a reto, enquanto o nariz masculino tem uma tendência a um perfil de reto a convexo.

Existe uma diferença principal na fronte entre os sexos. Em mulheres, as cristas supraorbitais situam-se no mesmo plano vertical, ou muito próximas, que as margens orbitais inferiores e os ossos malares. Geralmente há apenas alguns milímetros de projeção supraorbital no rosto feminino. Os ossos malares femininos tendem, consequentemente, a parecer mais proeminentes, o que é especialmente notável em uma vista de 45 graus da face (veja Figura 14-15). Toda a região facial média, incluindo o maxilar superior, também parece mais proeminente em faces femininas. A placa óssea externa da fronte masculina, devido à proeminência nasal maior, é protuberante. O resultado é uma fronte inclinada, com grandes seios frontais

e saliências supraorbital e glabelar. Por causa da extensão mais massiva dos esqueletos nasal e supraorbital em homens, os ossos zigomáticos parecem menos proeminentes, assim como todo o maxilar superior. Apesar dessas diferenças sexuais básicas na face, é preciso lembrar que também existem diferenças faciais similares entre os tipos de formatos longo e largo de cabeça.

ALTERAÇÕES RELACIONADAS AO ENVELHECIMENTO

A Figura 14-16 representa as alterações relacionadas ao envelhecimento dos tecidos moles e esqueléticos pelas quais a face humana passa no decorrer do tempo. A face de um bebê é relativamente redonda e larga, porque o crescimento facial lateral ocorre mais cedo e em maior extensão do que o crescimento vertical. Com o avanço da idade e o aumento de tamanho do corpo, entretanto, o aumento facial vertical excede o crescimento facial lateral, à medida que as câmaras nasais se expandem progressivamente em direção inferior para proporcionar o aumento das vias aéreas em função do crescimento dos pulmões. A face de um bebê também parece mais plana porque o nariz é pequeno em relação ao rosto largo, porém curto. Como ainda não ocorreu o crescimento frontal da face, a fronte é reta e bulbosa. Os coxins adiposos bucais e labiais dão às bochechas uma aparência plena. Adultos braquicefálicos geralmente têm uma característica facial peculiarmente juvenil, em comparação à face relativamente angulosa e topograficamente robusta de um adulto dolicocefálico. Se a "face redonda" de um adulto tender à obesidade, deste modo apresentando coxins adiposos faciais, a analogia com o jovem é maior. O tecido adiposo subcutâneo também tende a suavizar quaisquer rugas da idade, ao que também se atribui a ilusão de juventude. Qualquer perda acentuada da adiposidade facial exagera uma aparência idosa devido ao consequente enrugamento da pele.

A pele aveludada, firme, túrgida do jovem progressivamente passa a apresentar poros mais abertos, tornando-se coriácea, manchada, enrugada, e flácida com o avançar da idade. A superexposição ao sol acelera grandemente algumas dessas alterações. Na meia-idade, a pele começa a ceder e a decair notavelmente, uma vez que a hipoderme torna-se menos firmemente ancorada aos músculos e ossos faciais subjacentes. Esse declínio pode ser o resultado de perda de peso, mas alterações bioquímicas e físicas no tecido conjuntivo da derme e da hipoderme também exercem um efeito. Existe também uma diminuição da flexibilidade das fibras componentes, com acentuada redução do conteúdo de proteoglicanos, aos quais a água se encontra associada. Esta última alteração resulta em uma desidratação subcutânea disseminada, o que contribui significativamente para a retração do volume facial e o consequente excesso de pele. Esses fatores, por sua vez, levam ao aparecimento das linhas e rugas faciais, afundamento dos olhos, bolsas palpebrais e vincos suborbitais ressaltados.

CAPÍTULO 14 Crescimento e Desenvolvimento Faciais

As linhas e sulcos faciais aparecem em localizações características. Um dos primeiros sulcos a aparecer, o qual está associado à meia-idade, é o sulco nasolabial (que se estende ao longo dos lados das asas do nariz, lateralmente aos cantos da boca), chamado de *linha do sorriso*. Esta linha é vista em faces de qualquer idade ao sorriso aberto, mas ela se torna uma marca tegumentar permanente ao final dos 30 anos ao início dos 40 anos de idade. Em indivíduos que parecem mais jovens que a idade efetiva, o aparecimento dessa e de outras linhas denunciadoras pode ser retardado, ou se tornar menos perceptíveis. Outras linhas permanentes que aparecem com o avanço da idade incluem sulcos na testa, vincos suborbitais, "pés de galinha" nos cantos laterais dos olhos, rugas verticais sobre a glabela e sobre o lábio superior, linhas que se estendem dos cantos da boca a ambos os lados do queixo, bolsas sob os ossos malares, e papadas ao longo das laterais da mandíbula. Na idade avançada, a face pode se tornar um "tapete de ondulações nobres", e também se caracterizar por uma redução da dimensão vertical resultante da perda dos dentes.

LEITURA RECOMENDADA

Enlow DH, Hans MG: *Essentials of facial growth*, Philadelphia, 1996, Saunders.

15

Reparo e Regeneração dos Tecidos Orais

Rima M. Wazen e Antonio Nanci

SUMÁRIO DO CAPÍTULO

Cicatrização de Feridas na Mucosa Oral   320
   Resposta Inicial às Feridas: Hemostasia   320
   Ativação, Migração e Função de Células Inflamatórias   321
   Fase de Reparo   321
   Retração e Cicatrização de Feridas   322
Cicatrização de Feridas na Junção Dentogengival   323
Reparo do Esmalte   324
Reparo do Complexo Dentina-Polpa   324
Cárie Dentária   326

Preparo Cavitário   327
Reparo após Extração Dentária   328
Alterações dos Tecidos Conjuntivos Periodontais com o
   Desenvolvimento de Inflamação Periodontal   329
Reparo do Periodonto   329
Mecanismos de Reparo e Regeneração dos Tecidos Conjuntivos
   Periodontais   329
Células-tronco   331
Novas Perspectivas   332

Um dos objetivos do estudo da formação e estrutura dos tecidos dentários é compreender como eles respondem a agressões causadas por função, trauma, ou doença dentária, e como essa resposta pode e deve determinar a subsequente intervenção clínica. Espera-se que um conhecimento mais abrangente dos eventos do desenvolvimento, da organização estrutural e de mediadores moleculares da atividade celular leve a novas abordagens biológicas para tratar doenças e traumas orais. O resultante progresso na compreensão se refletirá não apenas no plano de administração de tratamento, mas também na educação e no treinamento do profissional de saúde oral. Como o progresso em pesquisa e saúde oral certamente ocorrerá nos próximos anos, a futura prática da odontologia inevitavelmente sofrerá uma mudança, de uma abordagem restauradora tradicional para uma abordagem mais orientada ao tratamento médico dos pacientes.

A resposta do corpo ao tecido destruído por uma agressão pode levar à completa restauração da arquitetura e função teciduais (regeneração) ou ao restabelecimento da função e da continuidade tecidual, mas com distorção da arquitetura normal (reparo). Embora o termo *regeneração* seja frequentemente usado, particularmente em relação ao periodonto, a real capacidade de regeneração essencialmente foi perdida pelos mamíferos (após o nascimento), mas ainda é encontrada em certos anfíbios. Estudos comparativos entre anfíbios e mamíferos podem finalmente levar a abordagens para a reativação do potencial regenerativo perdido e, consequentemente, da capacidade de substituir tecidos e órgãos de uma maneira completa e natural.

Resultados clínicos preconizados poderão ser alcançados apenas se forem considerados os aspectos biológicos da cicatrização de feridas e do reparo e regeneração teciduais. Em princípio, o dentista, em consonância com outras áreas de medicina, utilizará — de forma rotineira — as abordagens da engenharia tecidual e da terapia genética para curar e reconstruir tecidos orais. Uma revisão sobre o uso de terapias biológicas concluiu que "é provável que a bioengenharia para tecidos craniofaciais seja realizada em um futuro próximo, e representa uma oportunidade que a odontologia não deve se dar ao luxo de perder" (Mao et al., 2006). Como exemplo, a aplicação da terapia genética de células-tronco para restaurar a função de glândulas salivares já está bem avançada (Lombaert et al., 2016).

CICATRIZAÇÃO DE FERIDAS NA MUCOSA ORAL

Para explicar o processo de reparo em tecidos orais, este capítulo considera primeiramente a cicatrização de feridas na mucosa oral. A pele e a mucosa oral têm as funções primárias de proteger os tecidos subjacentes e limitar a entrada de microrganismos e toxinas. A interrupção da continuidade desses tecidos de cobertura e revestimento compromete essas funções. Consequentemente, um sistema efetivo de cicatrização de feridas é necessário para restaurar a estrutura e função (de proteção e de barreira) do tecido após o dano.

O dano à mucosa oral pode resultar de uma agressão física direta, radiação, irritação química, ou colonização por microrganismos. Em seguida, ocorre uma resposta rápida, bem coordenada, envolvendo o epitélio e o tecido conjuntivo subjacente. Essa resposta envolve uma complexa interação de moléculas da matriz extracelular, várias células residentes e leucócitos infiltrantes, além de envolver quatro fases sobrepostas descritas nas seções subsequentes.

Resposta Inicial às Feridas: Hemostasia

A lesão à superfície da mucosa geralmente causa dano vascular e hemorragias no defeito tecidual, o que resulta em deposição de fibrina, agregação de plaquetas e coagulação para formar um coágulo dentro de minutos após a ocorrência da ferida. Esse coágulo forma uma barreira hemostática que une as margens da ferida e protege os tecidos expostos. O coágulo também fornece um arcabouço provisório para a subsequente migração de células reparadoras. No entanto, devido ao ambiente úmido da cavidade oral e ao fluxo salivar, o coágulo não se assemelha aos coágulos duros e secos dos tecidos da pele; pelo contrário, é um coágulo mole, o qual é facilmente perdido. Após vários minutos, a vasodilatação e a maior permeabilidade vascular permitem o extravazamento de proteínas plasmáticas para o local da ferida, e estimulam a migração de leucócitos. Nesse momento, a integridade da barreira de proteção está comprometida, tendo havido a provável entrada de microrganismos, toxinas, e antígenos nos tecidos da mucosa, o que estimula uma resposta inflamatória. Várias quimiocinas, citocinas e fatores de crescimento são secretados logo ao início desse processo.

Ativação, Migração e Função de Células Inflamatórias

A lesão tecidual causa uma imediata reação inflamatória aguda. Leucócitos polimorfonucleares, leucócitos mononucleares (monócitos — os quais, após a diapedese para o tecido conjuntivo se diferenciam em macrófagos, células fagocíticas — e linfócitos), e mastócitos são as principais células envolvidas na inflamação e na cicatrização de feridas. As células inflamatórias em uma ferida são derivadas de três fontes: células normalmente presentes nos tecidos, células extravasadas quando vasos sanguíneos são danificados e células transportadas em vasos sanguíneos intactos adjacentes à ferida, as quais migram do lúmen vascular para o tecido conjuntivo por meio de um processo chamado *diapedese*. Citocinas derivadas de plaquetas recrutam leucócitos para o local de dano tecidual por meio de um processo conhecido como *quimiotaxia*[1].

Leucócitos polimorfonucleares, principalmente neutrófilos, são as primeiras células inflamatórias a invadir a ferida. Eles aparecem dentro de poucas horas após a lesão e se tornam ativados em resposta a estímulos fagocíticos ou pela ligação de mediadores quimiotáticos, ou de complexos antígeno-anticorpo, a receptores específicos na membrana plasmática, ou ainda, de componentes do sistema complemento. Essas células alcançam uma concentração máxima em cerca de 24 horas e têm um curto ciclo de vida no local da ferida antes de morrerem. Neutrófilos contêm várias enzimas e espécies reativas de oxigênio (moléculas derivadas da utilização do oxigênio) que matam as bactérias endocitadas, mas que também podem destruir tecidos danificados e normais quando as células morrem. Os neutrófilos atuam primariamente no controle da invasão bacteriana, e consequentemente da infecção; deste modo, sua ausência em feridas não infectadas não impede o processo de reparo. Macrófagos e leucócitos mononucleares aparecem na ferida após 24 horas, e são os tipos celulares predominantes no tecido danificado em 5 dias (Figura 15-1). A infiltração de macrófagos no local da ferida é mediada por vários fatores quimiotáticos que são liberados por plaquetas no coágulo de fibrina, por queratinócitos nas margens da ferida, por fibroblastos, e por outros leucócitos, o que resulta em respostas de natureza celular e humoral, bem como na fagocitose de componentes teciduais danificados e de materiais estranhos. As plaquetas também liberam fatores de crescimento muito potentes (tais como, o fator de crescimento transformante β [TGF-β], o fator de crescimento derivado de plaquetas [PDGF] e a interleucina-1 [IL-1], entre outros), além de citocinas e quimiocinas. Esses mediadores solúveis são essenciais para a fase subsequente do reparo de ferida, que envolve o recrutamento de células e a diferenciação celular, assim como o início da reconstrução dos tecidos danificados. Os macrófagos são a principal fonte de citocinas envolvidas na quimiotaxia de linfócitos, os quais posteriormente constituem o subgrupo mais proeminente de leucócitos em feridas. O TGF-β em particular estimula os fibroblastos a proliferar e sintetizar proteínas da matriz extracelular. Na ausência de macrófagos, poucos fibroblastos são estimulados durante a cicatrização, de modo que a cicatrização torna-se consequentemente mais lenta.

Os mastócitos representam uma importante fonte de mediadores pró-inflamatórios e citocinas que promovem inflamação e alterações vasculares.

Outra citocina interessante é a osteopontina, que normalmente se acumula em tecidos calcificados. A osteopontina é expressa amplamente por uma variedade de células inflamatórias, incluindo linfócitos T e macrófagos. A osteopontina também é conhecida como *proteína 1 de ativação inicial de linfócitos T (early T lymphocyte activation 1, ETA-1)*, e está implicada no recrutamento e ativação de macrófagos. Tanto a osteopontina localmente produzida como uma certa quantidade encontrada no soro e nos fluidos teciduais podem atuar como uma opsonina que facilita a captura de materiais pelos macrófagos, possivelmente incluindo bactérias. Camundongos mutantes, nos quais está ausente um gene funcional de osteopontina, apresentam uma resposta aberrante de cicatrização da pele e são mais suscetíveis a infecções. Desse modo, por meio de ação direta e pela capacidade de estimular fibroblastos, macrófagos têm um efeito direto no processo de reparo, além de um importante papel no ajuste da transição para a fase de reparo.

Fase de Reparo

O reparo bem-sucedido dos tecidos lesados requer a resolução da reação inflamatória. À medida que a fase inflamatória aguda cede, inicia-se a regeneração do tecido, ocorrendo primeiro no epitélio e, em seguida, no tecido conjuntivo.

O dano ao epitélio resulta na mobilização e migração de células epiteliais na margem da ferida. As células perdem sua íntima coesão entre si e para com o tecido conjuntivo subjacente dentro de 24 horas após a ocorrência da ferida; isto torna-se histologicamente aparente como um alargamento dos espaços intercelulares (Figura 15-2). Entre 24 e 48 horas após a ocorrência da ferida, a divisão celular na camada basal do epitélio aumenta a uma curta distância atrás da margem da ferida, e as células imediatamente adjacentes à margem começam a migrar lateralmente por baixo do coágulo (Figura 15-3). À medida que elas migram, as células epiteliais depositam constituintes da lâmina basal que facilitam seu movimento através do tecido conjuntivo subepitelial. A migração e subsequente adesão das células epiteliais à lâmina basal implicam na remodelação do citoesqueleto e na redistribuição dos receptores de membrana para integrinas, interações com laminina-332 e, finalmente, a formação de hemidesmossomas.

Inicialmente, as células basais se movem, mas as células suprabasais deslizam ou rolam sobre as células basais subsequentemente. As células epiteliais continuam a migrar até alcançarem as células da margem oposta da ferida, quando a inibição por contato restringe movimentos subsequentes. Nesse momento, um aumento na divisão celular leva à estratificação e à diferenciação, restabelecendo um tecido epitelial normal.

Inicialmente, o tecido conjuntivo lesado apresenta fibrina, restos celulares necróticos e um infiltrado celular inflamatório agudo. Fibroblastos migram e proliferam dentro do tecido conjuntivo ao início da cicatrização, dentro de 24 horas. Os fibroblastos envolvidos no reparo de feridas derivam de duas fontes: a partir da divisão de fibroblastos não danificados na periferia da ferida (Figura 15-4, A), e de células mesenquimais indiferenciadas do tecido conjuntivo (Figura 15-4, B). As células-filhas resultantes de ambas as fontes migram para o defeito da ferida para formar o colágeno

---

[1] **Nota da RT: Quimiotaxia** representa um mecanismo de atração de células por alguma substância liberada no meio extracelular, induzindo-as a se movimentarem em direção à região onde a substância liberada se encontra mais concentrada. Substâncias, tais como citocinas ou metabólitos bacterianos, podem atuar como moléculas quimiotáticas; no caso específico de citocinas com essa função, estas são eventualmente mais bem referidas como **quimiocinas**.

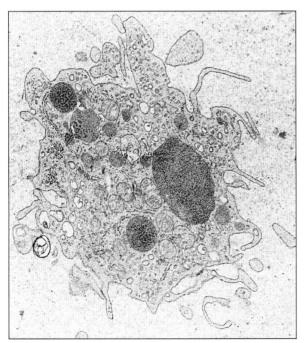

FIGURA 15-1 Eletromicrografia de um macrófago em um defeito 24 horas após ocorrer a ferida.

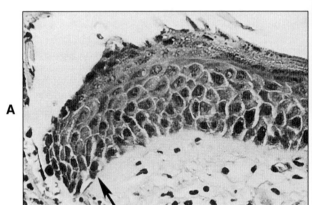
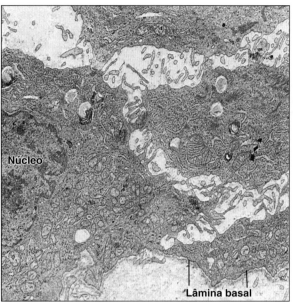

FIGURA 15-2 Fotomicrografia (A) e eletromicrografia (B) da resposta epitelial a uma ferida no epitélio do lábio de um rato. **A,** As células epiteliais que se encontram nas margens da ferida (*seta*) estão começando a se separar umas das outras antes de migrar através do defeito. **B,** As células em migração exibem espaços intercelulares alargados.

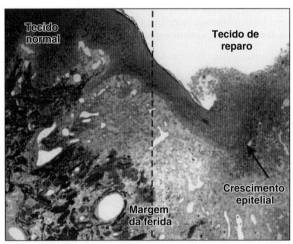

FIGURA 15-3 Cicatrização de uma ferida excisional do epitélio do palato 3 dias após ocorrer a ferida. O epitélio já migrou quase 1 mm a partir da margem original da ferida (*linha tracejada*). A extremidade do crescimento epitelial (*seta*) está migrando sob um foco de células inflamatórias e restos de tecido necrótico. O tecido conjuntivo subjacente é altamente celularizado e contém fibroblastos, células endoteliais e células inflamatórias.

do tecido cicatricial (Figura 15-5). Ademais, células endoteliais proliferam, e capilares se desenvolvem a partir de vasos preexistentes nas margens da ferida. Os novos vasos sanguíneos têm um papel essencial na cicatrização tecidual, participando da formação do tecido conjuntivo, fornecendo nutrientes e oxigênio, com suas células endoteliais secretando substâncias bioativas e permitindo a migração de células inflamatórias para o local da lesão. A angiogênese é um complexo evento regulado por fatores de crescimento que atuam em sinergia. O fator de crescimento endotelial vascular (VEGF), o fator de crescimento de fibroblastos (FGF) e o TGF-β são os principais tipos de citocinas/fatores de crescimento envolvidos na angiogênese no local da ferida. Moléculas da matriz extracelular, tais como fibronectina, laminina, e colágenos, também são importantes na proliferação e neoformação vascular, atuando como moléculas de suporte para a migração celular e como reservatório para fatores de crescimento.

Por volta do terceiro dia, a lâmina própria em cicatrização é predominantemente celular, consistindo em células inflamatórias, capilares em formação e abundantes fibroblastos em meio a restos de fibrina e fibrilas colágenas recém-formadas (veja Figura 15-3). Entre 5 e 20 dias após a lesão, o colágeno é depositado rapidamente na ferida, com um aumento correspondente na força tênsil do tecido, embora possam ser necessários até 150 dias para o tecido recuperar a força normal (Figura 15-6). A proporção relativa de células e fibras aproxima-se daquela do tecido não lesado em 20 dias.

A persistência da resposta inflamatória retarda a cicatrização da ferida por gerar uma atividade proteolítica desequilibrada e destruição tecidual no local do reparo. Macrófagos e neutrófilos infiltrantes produzem numerosas proteinases, incluindo várias metaloproteinases de matriz (MMPs). Células residentes no local da ferida, como queratinócitos, fibroblastos, e células endoteliais, também aumentam a produção das proteinases. Componentes bacterianos e componentes teciduais degradados perpetuam o problema por sustentar o influxo contínuo das células inflamatórias.

Retração e Cicatrização de Feridas

A formação de uma cicatriz é um resultado fisiológico e inevitável do reparo de feridas em mamíferos, cuja função é restaurar rapidamente a integridade tecidual. Evidências indicam que a formação de cicatrizes está intimamente ligada à fase inflamatória do reparo. Ao controlar a infecção, a rápida resposta inflamatória inicial permite a rápida cicatrização da ferida, mas acaba resultando na produção de um tecido de qualidade inferior. Curiosamente, o reparo ao início da vida fetal não apresenta uma fase inflamatória típica, e a cicatrização da pele, por exemplo, é desprovida de um tecido cicatricial.

Na pele, os primeiros fibroblastos que entram na ferida contêm abundante actina e miosina, e possuem propriedades contráteis, sendo, por isso, denominados de *fibroblastos contráteis ou miofibroblastos*. Essas células estabelecem junções intercelulares e com as fibrilas colágenas do tecido conjuntivo. Por meio de sua atividade contrátil, os miofibroblastos são capazes

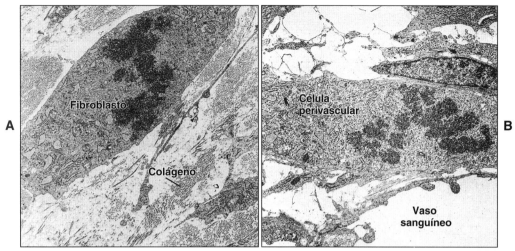

FIGURA 15-4 Divisão celular de **(A)** um fibroblasto e de **(B)** uma célula perivascular indiferenciada próximo à margem da ferida.

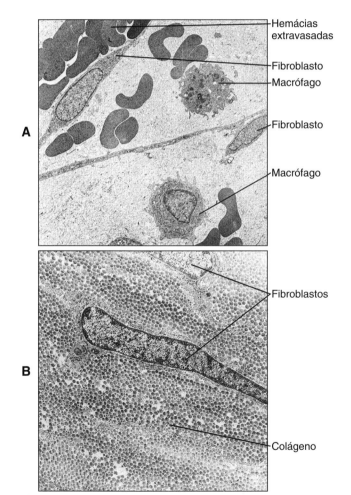

FIGURA 15-5 A, Migração de fibroblastos pioneiros em direção ao defeito da ferida. **B,** Eletromicrografia do tecido cicatricial mostrando uma densa massa de fibrilas colágenas (em corte transversal) com um fibroblasto quiescente.

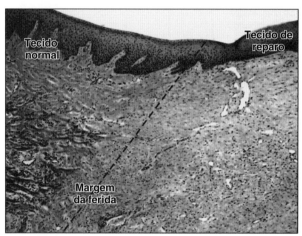

FIGURA 15-6 Cicatrização de uma ferida excisional do epitélio do palato após 20 dias após sua ocorrência. O epitélio forma uma cobertura contínua sobre a ferida, mas as diferenças entre o tecido conjuntivo fibroso normal na margem da ferida e o tecido conjuntivo cicatricial na ferida são óbvias (*linha tracejada*). O tecido conjuntivo da ferida contém numerosos fibroblastos, capilares e fibras colágenas imaturas.

de aproximar as margens da ferida, reduzindo, assim, a área de superfície da ferida e facilitando a cicatrização. Acredita-se que os miofibroblastos derivem de uma população clonal dentro do tecido conjuntivo.

O colágeno que é depositado pode formar um tecido cicatricial e levar a rigidez e imobilização da área, com comprometimento da função. Os miofibroblastos e a retração de feridas foram descritos na mucosa oral, mas o tecido cicatricial que é formado geralmente é remodelado, de modo que seja possível realizar a maioria das cirurgias no interior da boca sem o temor de produzir um tecido cicatricial incapacitante. A razão para as diferenças na cicatrização de feridas entre a pele e a mucosa oral não é compreendida, mas evidências crescentes indicam que fibroblastos na mucosa oral podem ser fenotipicamente diferentes daqueles da pele, assemelhando-se mais intimamente aos fibroblastos fetais. A resposta inflamatória geralmente mais leve e mais curta pode contribuir para uma cicatrização de feridas mais rápida vista na mucosa oral em comparação com feridas na pele. A Figura 15-7 fornece um resumo dessa explicação simples sobre reparo tecidual.

CICATRIZAÇÃO DE FERIDAS NA JUNÇÃO DENTOGENGIVAL

Caso uma gengivite progrida para uma periodontite, o epitélio juncional migra apicalmente, e é responsável pela formação do epitélio de uma bolsa periodontal. Esse processo requer não somente a proliferação celular, mas também a migração das células sobre o substrato de tecido conjuntivo que

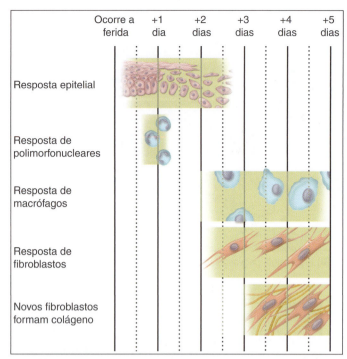

FIGURA 15-7 Resumo esquemático do reparo tecidual. A resposta epitelial é obtida por proliferação e migração de células para cobrir o defeito. A resposta do tecido conjuntivo envolve, sucessivamente, uma resposta por polimorfonucleares (12 a 24 horas), uma resposta por macrófagos (2 a 5 dias) e uma resposta por fibroblastos (2 dias em diante) a partir de células perivasculares indiferenciadas e fibroblastos não danificados. Os novos fibroblastos formam colágeno que pode resultar em tecido cicatricial na pele, mas não na mucosa oral.

foi modificado pelo processo inflamatório. Estudos recentes identificaram uma expressão variável de integrinas e outras moléculas de adesão na interface do tecido epitelial com o tecido conjuntivo durante o processo inflamatório e na subsequente migração do epitélio juncional. Por exemplo, a integrina $\alpha_5\beta_6$ parece ter um papel protetor contra a doença periodontal inflamatória crônica pela mediação da ativação de TGF-βl. Quando a cicatrização ocorre após uma gengivectomia, uma nova estrutura com as mesmas características histológicas do epitélio juncional original desenvolve-se a partir do epitélio oral adjacente, fenotipicamente diferente. Acredita-se que o tecido conjuntivo subjacente tenha um papel significativo na determinação da formação do epitélio juncional. O tecido conjuntivo é destruído durante a doença periodontal, e o epitélio juncional, consequentemente, estende-se até alcançar um tecido conjuntivo intacto que fornece o sinal para interromper sua migração, formando um longo epitélio juncional. Alguns acreditam que a ausência de estabilidade mecânica no local da ferida favoreça a formação de um epitélio juncional longo e que, após uma cirurgia periodontal, a formação de um coágulo de fibrina contra a superfície desnuda da raiz favorece a formação de uma fixação para o tecido conjuntivo que impede a migração apical do epitélio gengival.

Conforme discutido no Capítulo 12, o epitélio juncional é um epitélio incompletamente diferenciado que se adere na superfície do dente por meio de uma lâmina basal interna atípica e que atua como uma primeira linha de defesa contra a doença periodontal. A elucidação da natureza e função das moléculas implicadas nesta fixação pode abrir caminho para estratégias inovadoras com o objetivo de manter a vedação epitelial em torno dos dentes. Finalmente, a compreensão de como esse epitélio exclusivo mantém sua distinção do epitélio gengival diferenciado adjacente pode prover indícios para estratégias de prevenção e regeneração.

Um interessante candidato em potencial para o tratamento da periodontite é uma proteína matricelular caracterizada como proteína odontogênica associada a ameloblastos (ODAM). Dados atuais sugerem que a deficiência de ODAM coincide com manifestações experimentais e clínicas da doença. Alterações fenotípicas no epitélio juncional de camundongos deficientes em ODAM são mais graves em animais idosos e repetem algumas alterações vistas durante a doença periodontal humana. Sua expressão está reduzida, sendo encontrada uma maior quantidade dessa proteína no fluido crevicular de pacientes com periodontite e peri-implantite. É importante notar que a ODAM é expressa inicialmente durante a regeneração do epitélio juncional em modelos animais (Figura 15-8).

REPARO DO ESMALTE

Depois de destruído, o esmalte não pode se formar novamente, uma vez que as células responsáveis por sua formação não existem mais, mas ele é capaz de algum reparo limitado por meios físico-químicos. Se o processo carioso for interrompido e a camada superficial do esmalte não se quebrar, pode ocorrer a remineralização no esmalte subsuperficial. Esse resultado depende de um suprimento adicional de íons cálcio e fosfato a partir da saliva, e se o fluoreto estiver presente, o esmalte remineralizado se torna mais resistente a uma desmineralização subsequente do que o esmalte normal. Uma perspectiva interessante para os próximos anos é o uso potencial de proteínas de matriz que regulam a mineralização, ou o conhecimento derivado do estudo de sua função, para restaurar naturalmente o esmalte perdido. Um importante desafio aqui é o grande tamanho e a organização complexa dos cristais de hidroxiapatita do esmalte. Avanços em nanotecnologia também podem permitir a recriação da organização estrutural do esmalte durante a substituição do esmalte perdido, o que é essencial para a força biomecânica.

REPARO DO COMPLEXO DENTINA-POLPA

A dentina é um tecido vital, e seu reparo é complexo e variado devido a vários fatores que afetam o processo reparativo básico descrito para a mucosa oral. Esses fatores incluem a extensão e duração do estímulo, a variabilidade da estrutura da dentina e a idade do dente. Por exemplo, o atrito de lenta progressão e o preparo cavitário evocam diferentes graus de resposta. O primeiro representa uma agressão moderada e prolongada que dá tempo para uma resposta mensurada, enquanto o preparo cavitário representa uma crise imediata para os elementos celulares do complexo dentina-polpa. Existe uma considerável variação dentro do compartimento tubular da dentina, o qual pode conter um prolongamento odontoblástico, pode estar esclerosado, ou estar obstruído com colágeno, e essas variações influenciam a resposta de dentina. A idade do dente também deve ser considerada. A formação de dentina continua por toda a vida, e consequentemente a câmara pulpar se torna cada vez menor. Ao mesmo tempo, a celularidade da dentina diminui, seu conteúdo de colágeno aumenta e a substância fundamental perde água. O suprimento sanguíneo é diminuído, assim como o suprimento nervoso, e esses eventos influenciam a resposta de reparo do complexo dentina-polpa.

Devido a essa variabilidade, as respostas do complexo dentina-polpa podem ser descritas melhor de duas maneiras. Primeiro, em resposta a uma agressão prolongada de aparecimento lento, como um atrito ou uma cárie dentária, uma série de eventos diferentes pode causar a oclusão do túbulo dentro do compartimento tubular. O aumento da deposição de colágeno pelo prolongamento odontoblástico pode obstruir o túbulo (Figura 15-9), ou mineral pode ser depositado no túbulo pela extensão da dentina peritubular ou uma nova precipitação de sais minerais liberados pelo processo carioso (Figura 15-10). Ao mesmo tempo, os odontoblastos respondem depositando dentina tubular de reparo regular ou dentina reativa. Todas essas reações têm o objetivo de depositar uma barreira calcificada para proteger a polpa dentária.

Segundo, se a agressão for grave e de aparecimento rápido (fratura do dente ou preparo cavitário), a questão é se o odontoblasto sobreviverá ao grau de trauma. Caso sobreviva, o odontoblasto será capaz de depositar mais dentina reativa. Se o odontoblasto não sobreviver, a polpa lesada reagirá por meio do clássico mecanismo de reparo envolvendo a proliferação celular e a formação de um tecido cicatricial para formar uma ponte de

FIGURA 15-8 Marcação por imunofluorescência para a proteína odontogênica associada a ameloblastos (ODAM) no dia 0 (após a cirurgia, **A**), 3 dias (**B**), 5 dias (**C**) e 7 dias (**D**) no epitélio juncional em regeneração após gengivectomia no lado palatino da maxila de um rato. A marcação de ODAM aparece precocemente em células que emergem da gengiva, e também se localiza na interface com o dente. Alguns agregados celulares imunomarcados (*pontas de seta*) ao longo da superfície radicular também são vistos no tecido conjuntivo subjacente.

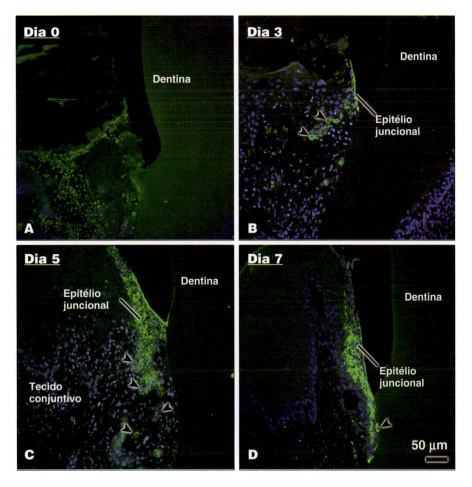

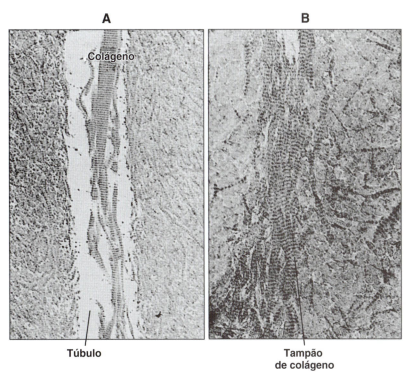

FIGURA 15-9 Oclusão dos túbulos dentinários com colágeno (todas os cortes foram desmineralizados). Em **A**, fibrilas colágenas ocupam o túbulo ainda patente. Em **B**, elas ocluíram o túbulo.

dentina reparativa que veda o local da exposição. Ainda não foi estabelecida com certeza qual população de células prolifera, existindo duas possibilidades. As células podem advir de células mesenquimais indiferenciadas situadas em posição perivascular, ou de células mesenquimais que formam a camada subodontoblástica e que foram expostas a todas as influências necessárias para a diferenciação dos odontoblastos, exceto a influência epitelial final, conforme descrito no Capítulo 8. Uma questão de longa data tem sido como essas células recém-diferenciadas, de quaisquer das fontes, assumem as características odontoblásticas na ausência de mediadores produzidos pelo epitélio necessários para o desenvolvimento normal. Peptídeos epiteliais necessários para a diferenciação de odontoblastos podem ser aprisionados na dentina à medida que ela se forma, e são liberados quando a dentina é danificada. Essas células recém-diferenciadas migram em direção à superfície da ferida e depositam tecido cicatricial na forma de dentina reparativa. É importante notar que a dentina reparativa difere das dentinas primária e secundária, uma vez que contém menos colágeno e é enriquecida com proteínas da matriz não colagênicas, normalmente encontradas em pequenas quantidades. A compreensão do que desencadeia essa alteração e a transformação final dessa matriz em dentina tubular verdadeira é essencial para abordagens previsíveis para o reparo do complexo dentina-polpa.

A polpa dentária é, essencialmente, um tecido conjuntivo. Sempre que a polpa dentária for lesada, o sistema imunológico desencadeia uma resposta inflamatória similar à que ocorreria em quaisquer outros tecidos conjuntivos no corpo. O que distingue a polpa dentária é a sua localização anatômica dentro de uma câmara calcificada formada pelas dentinas circumpulpar e radicular. Essa posição dentro de um espaço rígido e fechado levou à noção disseminada de que, ao contrário dos outros tecidos conjuntivos, o exsudato associado à inflamação pode levar ao seu autoestrangulamento e, finalmente, à necrose pulpar. De fato, isto ocorre em algumas circunstâncias, mas a experiência clínica indica que a inflamação pulpar geralmente se resolve sem necrose. Mesmo nos casos avançados de lesão pulpar, um tecido vital residual pode ser encontrado nos canais radiculares.

A presença de células-tronco na polpa — aliada ao recente conhecimento sobre como expandi-las e orientar sua diferenciação — pode, em um futuro próximo, oferecer uma interessante alternativa à desvitalização endodôntica de dentes, mesmo em situações em que a integridade da polpa esteja gravemente comprometida.

CÁRIE DENTÁRIA

Sob o microscópio de luz, três zonas podem ser distinguida ao início da lesão cariosa. Na margem interna de avanço, encontra-se uma zona translúcida, a qual é seguida de uma zona escura. A terceira zona é o corpo da lesão, que ocupa o espaço entre a zona escura e a superfície intacta do esmalte (Figura 15-11). A zona translúcida interna representa a primeira área de alteração no esmalte observável à microscopia de luz, e pesquisas têm por bem estabelecido que a remoção de mineral ocorre nessa região. A zona escura representa uma área que anteriormente estava desmineralizada, mas que agora está sofrendo uma remineralização. Desse modo, o processo carioso é dinâmico, com fases alternadas de desmineralização e remineralização, em vez de uma simples dissolução estática e contínua do material. O corpo de uma lesão é o local em que a maior parte do componente mineral está perdida e onde, com o tempo, ocorrem as alterações morfológicas mais destrutivas.

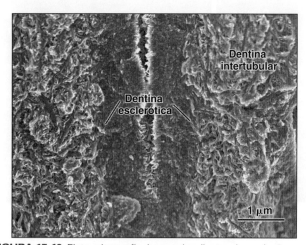

FIGURA 15-10 Eletromicrografia de varredura ilustrando a oclusão quase completa de um túbulo dentinário por dentina peritubular (esclerótica). Uma diferença na textura é aparente entre a dentina esclerótica e a intertubular.

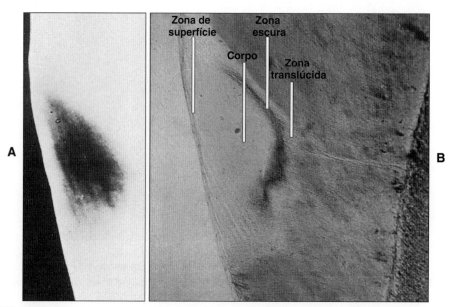

FIGURA 15-11 Cárie de esmalte. **A,** Microrradiografia mostrando a localização subsuperficial da lesão. **B,** A mesma lesão vista com luz polarizada. A zona translúcida, a zona escura, o corpo da lesão e a zona de superfície são visíveis. (De Silverstone L. The structure of carious lesions. In Cohen B, Kramer RH, editors: *The scientific foundation of dentistry*, London, 1976, William Heinemann Medical Books.)

Uma importante característica da lesão cariosa inicial é que a desmineralização ocorre abaixo da superfície, de modo que uma camada superficial mineralizada permanece no lugar por algum tempo. Essa zona de superfície permanece intacta porque os íons cálcio e fosfato precipitam-se novamente nela a partir da dissolução subsuperficial ou da saliva. Pode-se identificar poucas alterações ultraestruturais nas zonas translúcida e escura: o dano aos cristais é observado primariamente no corpo da lesão.

Em resumo, o processo carioso no esmalte consiste em uma desmineralização cíclica de cristais de esmalte por ácidos bacterianos com períodos de remineralização, com a desmineralização finalmente dominando o processo. Se a superfície do esmalte permanecer intacta e a infecção bacteriana for removida, a remineralização predominará com restauração da integridade do esmalte.

Quando o processo carioso atinge a dentina, a resposta é sequencial. Geralmente, nesse estágio, o esmalte da superfície ainda está intacto e a invasão bacteriana não ocorreu. No entanto, a lesão aumentou a permeabilidade do esmalte aos ácidos e a vários outros estímulos químicos, o que estimula uma resposta do complexo dentina-polpa. A natureza da resposta inicial reflete um aumento da atividade dos odontoblastos, com possível retração dos prolongamentos odontoblásticos e um aumento na deposição de colágeno no espaço periodontoblástico, acrescidos da formação de dentina esclerótica pelos mecanismos descritos no Capítulo 8 (Figura 15-12; veja também Figura 15-10). Em seguida, essa resposta pode levar à deposição de dentina reativa pelos odontoblastos vitais. Quando o esmalte sofre cavitação, bactérias finalmente alcançam a superfície da dentina, tendo início a destruição da dentina. Sobrepostas a esse processo estão a morte dos odontoblastos, uma leve reação inflamatória na polpa, e a invasão bacteriana da dentina. Como as bactérias que infectam a dentina são acidogênicas, ácidos se difundem para diante e desmineralizam a dentina; consequentemente, desenvolve-se um mecanismo adicional, envolvendo a reprecipitação para aumentar a zona de dentina esclerótica dentro dos túbulos dentinários (Figura 15-13). As bactérias são primeiramente confinadas aos túbulos, mas posteriormente escapam a esse confinamento e destroem a matriz da dentina (Figura 15-14). Nesse estágio, células da polpa são recrutadas e depositam dentina reparativa, conforme descrito anteriormente.

Se o processo carioso dentro da dentina for interrompido (naturalmente ou por intervenção cirúrgica para remover a dentina infectada), a dentina reparativa deve proporcionar uma barreira mineralizada eficaz. A intervenção cirúrgica é realizada, é claro, pelo preparo cavitário e pela restauração dos tecidos dentários perdidos com materiais substitutos.

PREPARO CAVITÁRIO

O preparo cavitário em um dente envolve a remoção do esmalte e da dentina. O esmalte cobre o complexo dentina-polpa, que é um tecido conjuntivo com uma resposta de reparo similar, sob muito aspectos, àquela descrita para a pele e para a mucosa oral (Tabela 15-1).

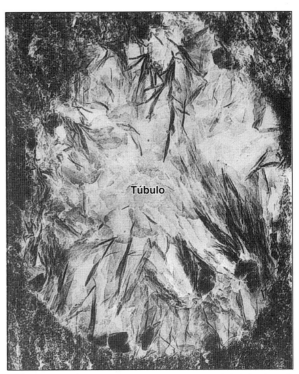

FIGURA 15-13 Remineralização em um túbulo dentinário. Os cristais estão presentes dentro do lúmen do túbulo. (Cortesia de N.W. Johnson.)

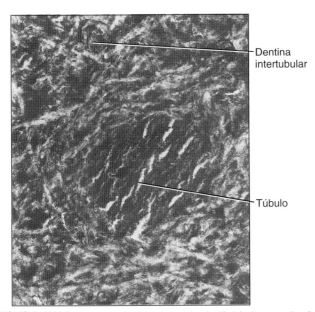

FIGURA 15-12 Zona translúcida em cárie dentinária (corte não desmineralizado). O túbulo está preenchido com mineral. (Cortesia de N.W. Johnson.)

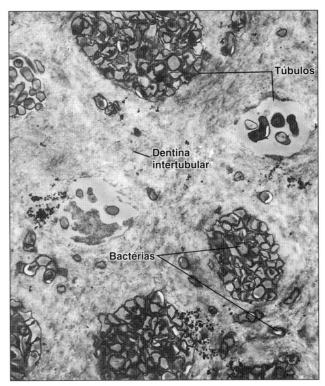

FIGURA 15-14 Cárie dentinária. Quando ocorre a desmineralização da dentina, microrganismos podem escapar dos limites dos túbulos dentinários. (Cortesia de N.W. Johnson.)

TABELA 15-1 Comparação das Respostas de Reparo na Pele e nos Dentes

Resposta de Reparo	Na Pele	Nos Dentes
Resposta epitelial	Proliferação e migração de células para cobrir o defeito	Sem resposta epitelial, porque os ameloblastos são perdidos no momento da erupção
Resposta do tecido conjuntivo	Resposta por polimorfonucleares Resposta por macrófagos Resposta por fibroblastos a partir de células perivasculares indiferenciadas e fibroblastos não danificados Novos fibroblastos formam colágeno	Resposta por polimorfonucleares Resposta por macrófagos Resposta por fibroblastos por divisão de células perivasculares e por células da polpa não danificadas Novos fibroblastos formam colágeno, o qual se mineraliza para formar dentina

A principal diferença entre os dentes e a mucosa é a ausência de qualquer resposta epitelial, porque as células que formam o esmalte (ameloblastos) são perdidas no momento da erupção dentária. Para superar essa deficiência, a odontologia formulou materiais substitutos que não apenas simulam a rigidez do esmalte, mas também devem servir como selantes eficazes contra o ambiente externo para proteger o complexo dentina-polpa subjacente. Esta última propriedade é particularmente difícil de replicar, e a microinfiltração ao redor dos materiais de restauração é um problema que pode levar a uma contínua inflamação de baixo grau dentro da polpa dentária que impede seu potencial reparador. Embora a melhora nas propriedades de materiais de restauração (por ex., materiais que se expandiriam sob polimerização ou endurecimento) possa um dia resolver o problema da microinfiltração, a bioengenharia controlada de minerais a partir das superfícies expostas durante o preparo cavitário continua a ser o objetivo.

A natureza básica da resposta do complexo dentina-polpa é aproveitada e envolve a oclusão dos túbulos dentinários e, se os odontoblastos não forem danificados, a subsequente deposição de dentina. Nesse ponto, a extensão dos prolongamentos odontoblásticos e sua resposta à ruptura se tornam um problema. Se o preparo cavitário envolver a morte dos odontoblastos ou a exposição da polpa, o resultado é o recrutamento de células da polpa para formar uma camada semelhante à dentina, conforme já descrito.

Metaloproteinases da matriz e catepsinas (cisteína-proteases) são enzimas endógenas presentes na saliva e no líquido dentinário. Elas podem trabalhar em conjunto para degradar componentes da matriz extracelular durante processos fisiológicos (por ex., formação de dentinas peritubular e terciária) e patológicos. Após a mineralização da matriz de colágeno durante a formação de dentina, as pró-formas inativas de metaloproteinases permanecem aprisionadas na matriz calcificada. Sob condições ácidas — por exemplo, durante o processo carioso —, as metaloproteinases são re-expostas e se tornam proteoliticamente ativas.

As modificações na matriz da dentina cariosa causadas por essas enzimas ao início da desmineralização podem, consequentemente, afetar o reparo do tecido, mesmo que a desmineralização possa ser interrompida. Metaloproteinases latentes também podem ser ativadas por adesivos autocondicionantes e degradam as ligações dentina-resina. Novos sistemas de colagem contendo inibidores de metaloproteinases estão sendo desenvolvidos para melhorar a durabilidade de substâncias de colagem da dentina para as restaurações.

REPARO APÓS EXTRAÇÃO DENTÁRIA

A ferida criada pela extração de um dente difere de uma ferida incisional na pele ou na mucosa, já que ocorre uma perda substancialmente maior de tecido mole. Mesmo assim, o processo de reparo utiliza os mesmos

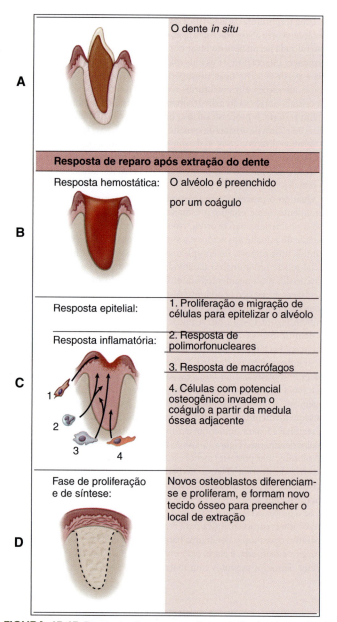

FIGURA 15-15 Resposta de reparo após extração do dente. **A,** O dente *in situ*. **B,** Após a extração, o alvéolo é preenchido por um coágulo. **C,** O coágulo se resolve por (*1*) resposta por polimorfonucleares, (*2*) resposta por macrófagos, e (*3*) resposta por fibroblastos. Além disso, o defeito ósseo se torna colonizado por novos osteoblastos (*4*) que formam um novo tecido ósseo à medida que a cicatriz de colágeno é remodelada **(D)**.

mecanismos básicos já descritos. Após a extração do dente, o defeito é preenchido imediatamente por um coágulo sanguíneo (a resposta hemostática). Algumas vezes, o coágulo pode ser desalojado; quando isso acontece, uma infecção pode intervir e levar ao que se conhece como *alvéolo seco*, uma dolorosa infecção do revestimento ósseo do alvéolo. As células epiteliais que delimitam a margem alveolar começam a proliferar e migram através do coágulo, e após cerca de 10 dias o alvéolo é epitelizado. Dentro do coágulo, ocorre a resposta inflamatória, envolvendo primeiramente neutrófilos e, em seguida, macrófagos. A fase de proliferação e síntese difere daquela da pele porque as células que invadem o coágulo não são fibroblastos, mas células da medula óssea adjacente que têm potencial osteogênico. Uma vez no coágulo, essas células começam a formar tecido ósseo. A formação de tecido ósseo começa cerca de 10 dias após a extração do dente; em 10 a 12 semanas, o local de extração não pode mais ser distinguido (Figura 15-15).

ALTERAÇÕES DOS TECIDOS CONJUNTIVOS PERIODONTAIS COM O DESENVOLVIMENTO DE INFLAMAÇÃO PERIODONTAL

Com o desenvolvimento de doenças periodontais inflamatórias, ocorrem significativas alterações qualitativas e quantitativas na composição molecular dos tecidos conjuntivos periodontais. À medida que a placa bacteriana acumula-se adjacente às margens gengivais, uma resposta inflamatória é induzida no tecido conjuntivo da gengiva (Figura 15-16). Em 3 a 4 dias, evidências histológicas indicam claramente a destruição de tecido conjuntivo, resultando em perda de até 70% do colágeno nos focos de inflamação. Se não tratada, a resposta inflamatória continua, e a destruição tecidual se estende mais profundamente, em direção ao ligamento periodontal e ao osso alveolar. Ao mesmo tempo em que a resposta inflamatória está causando destruição tecidual, uma forma de reparo frustrado também é iniciada, resultando em fibrose e formação de tecido cicatricial coexistentes nos focos de inflamação. Nesse caso, a gengivite pode ser contida, e uma periodontite não se segue; esta última ocorre apenas se a resposta do hospedeiro não for capaz de conter a inflamação gengival. À medida que a lesão de periodontite se desenvolve, ocorrem numerosas alterações bioquímicas quantitativas e qualitativas nos componentes da matriz extracelular da gengiva, do osso alveolar, e no colágeno do ligamento periodontal, resultando em uma destruição tecidual adicional.

REPARO DO PERIODONTO

Tecidos periodontais saudáveis são necessários para proporcionar o suporte exigido para manter a função adequada dos dentes. O periodonto é composto por quatro componentes teciduais principais: a gengiva, o ligamento periodontal, o osso alveolar e o cemento. Cada um desses componentes tem localização anatômica, composição bioquímica e arquitetura tecidual distintas. Esses quatro componentes teciduais, no entanto, atuam como uma só unidade, com os vários componentes da matriz extracelular em cada compartimento sendo capazes de influenciar as funções celulares e estruturais das estruturas adjacentes.

Com os recentes avanços na compreensão da biologia celular e molecular dos tecidos conjuntivos periodontais, novos conceitos estão se desenvolvendo referentes aos prováveis processos biológicos envolvidos no reparo e regeneração dos tecidos periodontais às suas forma, arquitetura e função

originais, após terem sido destruídos por uma periodontite. Entretanto, conforme notado anteriormente, um reparo realmente perfeito pode não acontecer. Com os atuais avanços, o reparo periodontal pode ser alcançado, mas a regeneração periodontal permanece como um desafio clínico devido às limitadas capacidades autocurativas dos tecidos periodontais. O processo de regeneração periodontal é extraordinariamente complexo e envolve uma significativa comunicação entre todos os componentes celulares e de matriz extracelular dos tecidos periodontais para induzir a capacidade regenerativa ou de reparo inerentes desses tecidos. Um princípio bem aceito é que os efeitos da inflamação gengival encontrados durante o desenvolvimento de gengivite são reversíveis, contanto que o(s) agente(s) causal(is) possa(m) ser removido(s). Entretanto, uma vez a fase destrutiva atinja o osso alveolar e seguindo-se uma periodontite, a regeneração periodontal não se torna mais um evento clinicamente previsível. Uma razão importante pela qual a regeneração periodontal seja um desafio tão grande é a necessidade de restauração não apenas de um, mas de quatro diferentes componentes teciduais: os tecidos da gengiva, o ligamento periodontal, o cemento e o osso alveolar.

MECANISMOS DE REPARO E REGENERAÇÃO DOS TECIDOS CONJUNTIVOS PERIODONTAIS

A regeneração do ligamento periodontal é única devido à necessidade de novas fibras do tecido conjuntivo para se inserir no cemento e no osso alveolar. A inserção das fibras requer que os componentes de cicatrização de todos os tecidos conjuntivos moles e mineralizados do periodonto estejam totalmente integrados. Consequentemente, os eventos moleculares e celulares associados à regeneração periodontal são extraordinariamente complexos. Para que a completa integração ocorra, uma sequência de eventos controladas no tempo e no espaço deve ser induzida. Esses eventos incluem a estimulação de uma resposta inflamatória inicial, seguida do recrutamento de populações celulares específicas, a indução de sua proliferação, diferenciação celular, e esforços combinados de vários tipos celulares, incluindo os fibroblastos para os tecidos conjuntivos moles, cementoblastos para a cementogênese, osteoblastos para a formação de tecido ósseo e células endoteliais para a angiogênese. Esses eventos são principalmente controlados por uma série de mediadores solúveis.

O reparo do ligamento periodontal também pode se utilizar de um importante fenômeno biológico anteriormente descrito: a capacidade dos

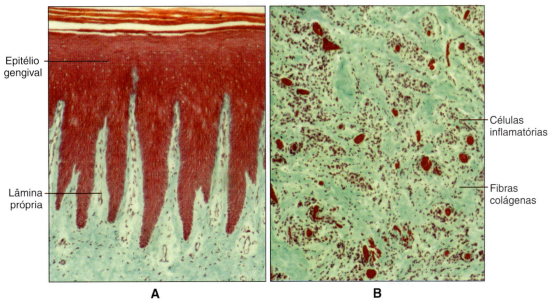

FIGURA 15-16 Aparência histológica dos tecidos da gengiva humana normal **(A)** e inflamada **(B)** após acúmulo de placa bacteriana. **B,** A intensa infiltração de células inflamatórias ocorre juntamente com a perda de fibras colágenas nesses locais. (Cortesia de P.M. Bartold.)

fibroblastos de remodelar o colágeno. O reparo na pele envolve a formação de tecido cicatricial. O reparo do ligamento periodontal — por exemplo, após o movimento do dente — envolve o mesmo mecanismo encontrado na pele, mas sem a formação de uma cicatriz. A razão é que, embora o mecanismo de reparo seja idêntico ao da pele, esse tecido cicatricial quase imediatamente é remodelado pelos fibroblastos do ligamento para restaurar a arquitetura normal. Os tecidos conjuntivos periodontais do adulto contêm populações heterogêneas de células com diversas propriedades, funções, e potencial que dão origem à progênie com fenótipos específicos. Por exemplo, fibroblastos originam-se de precursores nos tecidos conjuntivos do ligamento periodontal e da gengiva, enquanto acredita-se que os cementoblastos se originem de células em localização perivascular no ligamento e no tecido ósseo, e talvez de restos celulares epiteliais de Malassez reativados. Para que a regeneração ocorra, as células responsáveis por cada tecido devem ser capazes de participar desses processos na localização certa e na sequência temporal correta. Além disso, é importante a exclusão das células indesejáveis (por exemplo, células epiteliais) do local de cicatrização.

Um dos métodos na prática clínica atual em periodontia envolve a elevação de um retalho de tecido a partir do dente, a limpeza da superfície da raiz, aplanando-a para remover o cemento (o qual se acredita ter acumulado toxinas bacterianas) e, em seguida, a reposição do retalho com a intenção de que uma nova fixação se formará sobre a superfície radicular, agora limpa. Esse procedimento, porém, também remove a camada superficial da dentina, que no desenvolvimento normal está implicada na fixação do cemento (deve-se lembrar da mistura de fibrilas colágenas da pré-dentina do manto e do cemento antes de ocorrer a mineralização). Embora curtas franjas de colágeno da dentina possam estar presentes, evidências indiretas sugerem que o cemento de reparo está justaposto ou fracamente fixado à superfície radicular limpa. Os primeiros esforços para melhorar a regeneração periodontal tinham por foco o condicionamento da superfície radicular para tentar criar condições que conduzissem ao repovoamento seletivo das superfícies radiculares por células responsáveis pela regeneração. A desmineralização com ácido cítrico para descontaminar a superfície radicular e expor o colágeno da dentina foi defendida. Infelizmente, esse procedimento frequentemente resultava em anquilose e reabsorção da raiz como efeitos colaterais, em vez de regeneração.

Com o reconhecimento de que o crescimento do epitélio juncional era uma significativa influência negativa na indução da regeneração periodontal, desenvolveu-se um procedimento no qual uma barreira física é introduzida no momento da cirurgia periodontal, colocando-se uma membrana entre o tecido conjuntivo do retalho periodontal e a superfície radicular curetada. A base biológica para esse procedimento estava na premissa de que a membrana não apenas impediria a migração apical das células gengivais (epiteliais) sobre a superfície radicular, mas também excluiria o tecido conjuntivo gengival indesejável do local de cicatrização, facilitando o repovoamento da ferida com células do ligamento periodontal. Esse procedimento foi denominado *regeneração tecidual guiada*, e embora os resultados clínicos variem, foi demonstrado pela primeira vez que a regeneração e o reparo do cemento radicular, do osso alveolar, e do ligamento periodontal, além da formação de um novo local de fixação, eram possíveis (Figura 15-17).

Em conformidade com a melhora da compreensão dos processos moleculares associados ao reparo e regeneração teciduais, fatores de crescimento polipeptídicos aplicados às superfícies radiculares têm sido usados para facilitar a formação de um novo cemento e um novo tecido conjuntivo. Exemplos de fatores de crescimento estudados até o momento incluem o fator de crescimento epidérmico, FGF, fator de crescimento semelhante à insulina, PDGF, TGF-β, plasma enriquecido de plaquetas, e plasma pobre de plaquetas. Outro grupo promissor de fatores de crescimento polipeptídicos é o das proteínas morfogenéticas ósseas (BMPs), as quais oferecem um bom potencial para estimular a regeneração do tecido ósseo e do cemento. Além de preparações com um único fator de crescimento, misturas de fatores de crescimento — tais como aqueles presentes em preparações de plasma enriquecido com plaquetas — também são defendidas como auxílios úteis para promover a regeneração periodontal (Figura 15-18).

Ao mesmo tempo que fatores de crescimento polipeptídicos foram considerados para uso em regeneração periodontal, outra abordagem estava

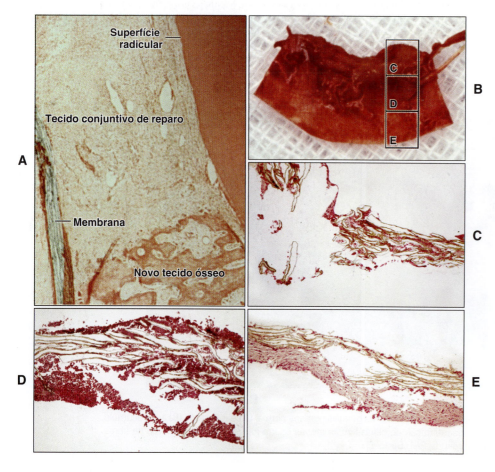

FIGURA 15-17 Aparência histológica de tecidos associados à regeneração tecidual guiada. **A,** Pode-se ver uma membrana cobrindo o tecido ósseo e formando um espaço abaixo para permitir que ocorra a formação de um novo tecido conjuntivo entre a membrana e a superfície radicular debridada. A formação do novo tecido ósseo está evidente. **B,** A aparência da membrana no momento da remoção. **C** a **E,** Cortes corados nos terços coronal, médio e apical dessa membrana, respectivamente. Células epiteliais excluídas na porção coronal da membrana estão evidentes. No terço médio, ocorreu uma leve reação inflamatória, e o terço apical mostra evidências de um tecido fibroso novo saudável. (Cortesia de P.M. Bartold.)

CAPÍTULO 15 Reparo e Regeneração dos Tecidos Orais

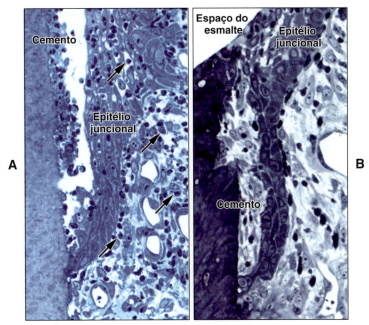

FIGURA 15-18 Retalho gengival e desbridamento da superfície radicular em um modelo suíno. **A,** Em 5 dias após tratamento cirúrgico, o epitélio juncional em reconstrução e o tecido conjuntivo subjacente estão fortemente infiltrados por células inflamatórias (*setas*); o epitélio desce ao longo da raiz e falha em se fixar em sua superfície. **B,** Quando o local da ferida é tratado no momento da cirurgia com um coquetel de fatores de crescimento extraídos de plaquetas, o infiltrado inflamatório é muito menos importante, e o aprofundamento das células epiteliais é limitado.

sendo desenvolvida. Através da aplicação do conhecimento referente aos processos embriológicos envolvidos na formação da raiz, foram feitas tentativas para recriar esses processos em adultos. Sob a premissa de que proteínas semelhantes às da matriz do esmalte participam na formação da raiz (discutido no Capítulo 9; esse conceito ainda precisa ser confirmado), extratos de matriz de esmalte têm sido aplicados às superfícies radiculares no momento da cirurgia periodontal, com o objetivo de induzir a regeneração periodontal através da recriação dos eventos moleculares da cementogênese. Não está claro, porém, se essas proteínas atuam como mensageiros instrucionais, de modo similar aos fatores de crescimento, para que as células sofram os processos de regeneração ou simplesmente alterem o ambiente periodontal, permitindo que a regeneração ocorra com mais eficiência. Não obstante, os resultados clínicos têm sido encorajadores (Figura 15-19), e aparentemente essas proteínas são capazes de ajudar na regeneração dos tecidos periodontais, embora não de uma maneira completamente previsível ou consistente. Consequentemente, embora ainda não tenha sido demonstrado um papel fisiológico para as proteínas da matriz do esmalte no reparo periodontal, evidências laboratoriais e clínicas atuais sugerem que elas podem, de fato, ter um potencial farmacológico que favorece a cicatrização tecidual, particularmente de epitélios, talvez afetando o estado inflamatório no local da ferida.

Algumas evidências sugerem que deve ocorrer a formação de um novo cemento para que ocorra o reparo periodontal. Como a matriz do cemento sequestra uma bateria de polipeptídeos, os quais mediam a adesão e a disseminação celulares, propôs-se que a própria matriz extracelular de cemento tenha o potencial para regular a diferenciação de células precursoras em cementoblastos, bem como a subsequente formação da matriz do cemento e a inserção de fibras. Desse modo, os componentes do cemento podem ser capazes de fornecer sinais de informações para o recrutamento, proliferação, e diferenciação de células periodontais, e podem regular a regeneração de cemento e de componentes periodontais adjacentes.

CÉLULAS-TRONCO

Células-tronco pós-natais têm sido isoladas de várias fontes, incluindo o sangue do cordão umbilical, tecido adiposo, encéfalo, pele, intestino e medula óssea. Diferentes partes do dente também têm sido usadas com sucesso

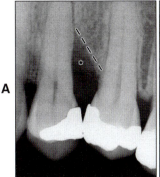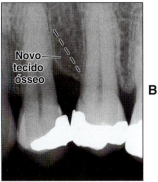

FIGURA 15-19 Exemplo do potencial para que ocorra a regeneração periodontal após a aplicação de um derivado da matriz do esmalte. **A,** Antes da aplicação, ocorre perda óssea localizada (*) adjacente à superfície distal do primeiro pré-molar superior esquerdo. **B,** Seis meses após a aplicação das proteínas da matriz do esmalte, evidências radiográficas mostram o preenchimento ósseo na superfície distal do primeiro pré-molar superior esquerdo. (Cortesia de P.M. Bartold.)

para gerar células-tronco, incluindo o ligamento periodontal, a polpa dentária, a papila apical da raiz, a lâmina própria da mucosa oral, a gengiva e germes dentários. As células-tronco possuem duas importantes propriedades: elas são capazes de autorrenovação e têm o potencial para se diferenciar em diferentes linhagens, incluindo células adipogênicas, cementogênicas, neurogênicas, osteogênicas e condrogênicas. Como exemplo, estudos usando células-tronco da polpa dentária isoladas de dentes decíduos humanos esfoliados demonstraram que elas são capazes de se diferenciar em agregados celulares semelhantes às células de ilhotas pancreáticas *in vitro*. Seu potencial osteogênico é demonstrado por sua capacidade de reparar defeitos da calvária ou da mandíbula de tamanho crítico em camundongos. O ligamento periodontal há muito é reconhecido como uma fonte de células-tronco, e estudos recentes demonstraram que seu transplante em camundongos imunocomprometidos pode gerar estruturas semelhantes ao cemento e ao

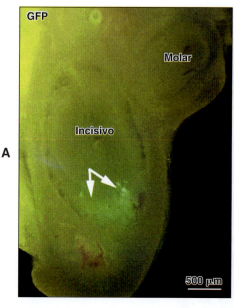 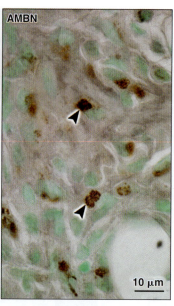

FIGURA 15-20 Transferência gênica localizada na hemimandíbula de um rato usando um vetor lentiviral derivado do vírus da imunodeficiência humana (*HIV*). **A,** Preparação em montagem total (*whole-mount*) mostrando a expressão localizada em tecidos dentários e periodontais (*setas*) da proteína fluorescente verde (*GFP*), um marcador citoplasmático usado para monitorar a transferência de um gene por um vetor. **B,** O gene para ameloblastina (*AMBN*), uma proteína produzida por ameloblastos durante a formação do esmalte, foi introduzida em osteoblastos. A imunomarcação revela a presença dessa proteína ectópica no aparelho de Golgi (*cabeças de seta*) dessas células.

ligamento periodontal. Um relato recente também indicou que células-tronco do ligamento periodontal puderam regenerar tecidos periodontais em um modelo de cão da raça Beagle com periodontite avançada. No lado clínico, células-tronco da polpa dentária demonstraram um potencial promissor para o reparo de defeitos ósseos em humanos. Curiosamente, tecidos perivasculares também demonstraram ser uma fonte distinta de células-tronco mesenquimais envolvidas na cicatrização de feridas e regeneração de tecidos em todo o corpo. A rica rede vascular ao redor do dente, consequentemente, fornece um nicho de células-tronco para tecidos periodontais. Embora estudos subsequentes em células-tronco dentárias ainda sejam necessários, sua totipotência, fácil acessibilidade, e alta viabilidade as tornam uma fonte atraente de células-tronco pós-natais para estratégias de reparo e regeneração tecidual em todo o corpo. Pesquisadores estão focando na melhor compreensão e caracterização das propriedades de células-tronco dentárias, desenvolvendo marcadores moleculares para identificá-las, e explorar modalidades de liberação de células mais eficientes para aplicações em regeneração tecidual.

NOVAS PERSPECTIVAS

Uma detalhada compreensão dos processos biológicos implicados no desenvolvimento e formação do dente e de suas estruturas de suporte é essencial para manter uma boca saudável. Como a doença periodontal se estabelece quando a integridade do epitélio juncional é desafiada, a recente descoberta de novas moléculas expressas por essa estrutura única (veja Capítulo 12) pode abrir caminho para novas estratégias a fim de manter e restaurar um epitélio juncional saudável. Quando essa primeira linha de defesa falha e a destruição tecidual vem em seguida, abordagens regenerativas devem ser consideradas. Assim, espera-se que desenvolvimentos futuros na bioquímica, na biologia celular, e na biologia molecular do tecido conjuntivo tenham um efeito significativo para controlar a destruição tecidual resultante de uma periodontite e alcançar uma restauração previsível à sua forma e função originais.

A engenharia tecidual focaliza na fabricação de novos tecidos para substituir tecidos danificados e proporcionar novos horizontes para a regeneração periodontal. Os princípios da engenharia tecidual levam em consideração a noção de que o tratamento de defeitos periodontais com um agente ou procedimento requer que cada estágio funcional de reconstrução se fundamente em um processo biologicamente direcionado. A engenharia tecidual para a regeneração periodontal sem dúvida abrangerá mais campos emergentes no âmbito da bioengenharia e da nanotecnologia (a ciência de bioengenharia em nível molecular para produzir materiais de propriedades até o momento desconhecidas e impensadas). Novos avanços em nanotecnologia apresentam maneiras de melhorar projetos de estruturas biodegradáveis e capacidades terapêuticas de abordagens baseadas em nanotecnologia para a liberação de células, proteínas e genes. Como resultado, arcabouços biodegradáveis estão sendo desenvolvidos a fim de incorporar os mensageiros instrucionais moleculares necessários para a seleção de células-tronco adultas, à medida que a base da regeneração periodontal entra no novo milênio.

Outro desenvolvimento promissor é a transferência de genes, que consiste na inserção de um transgene em uma célula hospedeira para alcançar, durante períodos extensos, a expressão de uma proteína terapêutica a fim de modular a atividade de células periodontais e a capacidade regenerativa. Essa terapia gênica supera os problemas associados à liberação da própria proteína, como a curta meia-vida dos fatores de crescimento e o controle limitado sobre a distribuição da proteína. A maioria dos estudos de transferência de genes é conduzida com o uso de vetores virais como adenovírus e vírus adenoassociados. Vetores virais derivados do vírus da imunodeficiência humana (HIV) (Figura 15-20) e vetores não virais também estão sendo explorados para introduzir materiais genéticos nas células. Os vetores virais podem ser liberados em locais-alvo por injeção ou infusão lenta, ou serem implantados com um suporte. Uma abordagem alternativa é transduzir células *in vitro*, e expandi-las e implantá-las no local desejado (técnica *ex vivo*). A terapia gênica demonstrou um significativo potencial para o tratamento de uma variedade de distúrbios orais e craniofaciais, incluindo a formação, reparo, e perda patológica de tecidos periodontais. A pesquisa é ativa em áreas que vão desde a engenharia tecidual de dentes até a terapia gênica do periodonto e reconstituição de glândulas salivares. Por exemplo, o transplante de células geneticamente modificadas para o reparo de defeitos orais, craniofaciais e periodontais, e tratamento de defeitos periodontais com adenovírus codificando para PDGF e BMPs. A liberação de genes do receptor do fator de necrose tumoral em um modelo de periodontite em rato inibiu com sucesso a progressão da doença e preveniu a perda do osso alveolar. A transferência de genes localizados para as glândulas salivares oferece um grande potencial para o tratamento de doenças de glândulas salivares e doenças sistêmicas, e já se apresenta bem avançada clinicamente. O gene para o hormônio da paratireoide foi transferido para a glândula salivar parótida com o objetivo de restaurar a secreção desse hormônio na corrente sanguínea e normalizar os níveis séricos de cálcio. O fluxo salivar pode ser restaurado pela transferência mediada por vetores adenovirais do cDNA de aquaporina-1.

Nos últimos anos, ocorreu um significativo progresso para justificar o otimismo em relação ao desenvolvimento e à aplicação clínica da terapia gênica, mas essa abordagem permanece problemática para tecidos calcificados. Até agora, a liberação de vetores tem sido limitada a locais anatômicos

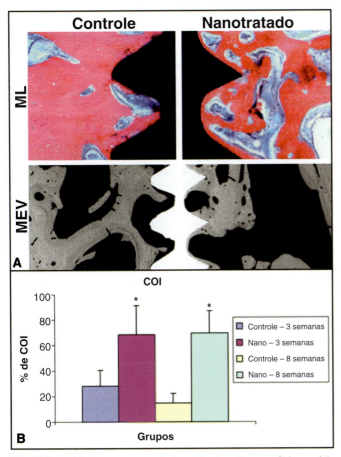

FIGURA 15-21 Tratamentos químicos simples de superfícies-padrão de implantes podem aumentar significativamente o contato tecido ósseo-implante *(COI)* e o resultado do implante. **A,** Imagens histológicas comparativas de controle e implantes nanotratados vistos em microscopia de luz *(ML)* e eletromicrografias de varredura *(MEV)*. **B,** Análise quantitativa do COI. Em **B,** *Nano,* nanotratado. (Adaptado a partir de Tavares MG et al. Treatment of a commercial, machined surface titanium implant with H2SO4/H2O2 enhances contact osteogenesis. *Clin Oral Implants Res* 18:452-458, 2007.)

facilmente acessíveis (espaços articulares e sinoviais) e em defeitos ósseos pós-cirúrgicos, traumáticos ou congênitos. Outro desafio é representado pelas quantidades relativamente grandes de vetor e sua persistência no local da administração, necessárias para infectar um número suficiente de células. A formação de tecidos periodontais é um processo complexo no qual vários fatores e moléculas interagem no decorrer do tempo. A inflamação pode afetar acentuadamente o progresso da cicatrização de feridas e, quando se torna crônica, pode comprometer a cicatrização e levar à fibrose. Em vista disso, confere-se agora uma grande ênfase no desenvolvimento de vetores que codificam múltiplos genes, e na geração de sistemas para expressão viral regulada a fim de controlar a resposta inflamatória ou promover a formação tecidual. A terapia gênica também pode ser acoplada a conceitos de engenharia tecidual descritos anteriormente e à semeadura de células contendo transgenes que codificam mensagens instrucionais regenerativas específicas.

Conforme descrito no Capítulo 9, a fragmentação da bainha epitelial radicular de Hertwig pode dar origem a agregados celulares no ligamento periodontal ao longo da superfície radicular, chamados de *restos celulares epiteliais de Malassez*. Essas células podem ter um papel na função periodontal normal. Os restos celulares epiteliais de Malassez se encontram em íntima proximidade com o cemento e tem-se relatado que eles expressam uma série de proteínas ósseas relacionadas ao cemento, fatores de crescimento e citoqueratinas que poderiam implicá-los na regeneração periodontal. Além disso, a ruptura da integridade periodontal pode levar ao aumento do número desses agregados de células epiteliais, e quando ativadas, essas células superexpressam exclusivamente ODAM. A modulação da atividade desses restos celulares é, portanto, uma via promissora para a regeneração periodontal que merece mais atenção. Além disso, como os restos celulares epiteliais de Malassez são uma linhagem direta da bainha epitelial radicular de Hertwig, pode-se considerar seu uso como uma fonte celular para a regeneração do dente. De fato, demonstrou-se que os restos celulares epiteliais de Malassez têm potencial para se diferenciar em células semelhantes a ameloblastos e gerar tecidos semelhantes ao esmalte em combinação com células da polpa dentária primária *in vivo*.

Várias abordagens foram investigadas para a bioengenharia de dentes usando células-tronco e tecnologia de engenharia tecidual, e alguns estudos até demonstraram que é possível provocar o crescimento ectópico de dentes. Apesar de os dados experimentais serem muito encorajadores, a regeneração de dentes continua a ser um desafio, especialmente porque eles devem ser inervados, vascularizados, e ter uma morfologia adequada da coroa. Pesquisadores demonstraram que um germe dentário transplantado por bioengenharia pode se transformar em um dente totalmente funcional em um modelo murino. Estudos adicionais ajudarão a realizar a terapia regenerativa dentária para dentes perdidos. Para se conseguir isto, é necessária uma abordagem *in situ*. Curiosamente, enquanto mamíferos perderam a capacidade de regeneração dentária, alguns vertebrados, como peixes e répteis, podem gerar repetidamente novos dentes durante as suas vidas. A substituição de sua dentição envolve uma lâmina dentária permanente ou sucessional que abriga uma população de células que receberam toda a sinalização necessária para indução e substituição dos dentes. Aqui é preciso lembrar que a fragmentação da lâmina dentária produz pérolas epiteliais, que podem produzir dentes supranumerários. Uma melhor caracterização da função da lâmina dentária e das pérolas epiteliais melhoraria a nossa compreensão da regeneração dentária. A ativação local das pérolas epiteliais poderia representar uma estratégia promissora para a regeneração *in situ* de dentes. As pérolas epiteliais também podem servir como uma fonte potencial de células-tronco dentárias para novas estratégias em bioengenharia e regeneração de dentes humanos. Até que isto seja possível, o emprego de implantes dentários oferece uma alternativa ao uso de pontes e dentaduras.

Recentes desenvolvimentos na área da implantologia têm enfocado na criação de uma nova geração de superfícies bioativas para melhorar a integração e estabilidade, e assegurar o desempenho clínico dos implantes (Figura 15-21). A qualidade do tecido ósseo no local do implante pode limitar a sua utilização. A encapsulação fibrosa e o afrouxamento do encaixe dos implantes pode levar à instabilidade e perda dos implantes. Foi demonstrado que as características da superfície de um implante modulam a resposta celular e tecidual na interface implante-tecido ósseo, e consequentemente podem ter um impacto na osteointegração. A textura e a irregularidade na superfície desencadeiam alterações na fixação, proliferação, e diferenciação celulares, na organização do citoesqueleto, e no formato celular. Certas superfícies nanotexturadas podem promover a expressão de genes relacionados ao tecido ósseo e à atividade de osteoblastos, ao mesmo tempo que inibem a expressão de fibroblastos. Tal efeito diferencial pode ser usado vantajosamente por clínicos para otimizar a formação óssea e limitar a encapsulação fibrosa prejudicial, permitindo protocolos de carga imediata e colocação de implantes em locais com estabilidade inicial ruim.

Embora o progresso em implantologia seja claramente essencial para abordar muitas necessidades clínicas justificadas, em um editorial, Giannobile e Lang (2016) advertem sobre "a tendência nas duas últimas décadas a uma redução da ênfase em salvar dentes comprometidos". Eles propõem "revisitar a longa história de sucesso de manutenção dos dentes para preservar a dentição natural sem a precipitação para extrair dentes e substituí-los por implantes." Nesse mesmo editorial, eles também ressaltam novas evidências sobre "infecções persistentes ao redor de implantes" e a discussão em torno da questão da peri-implantite. Independentemente da posição adotada sobre esse problema, está claro que a melhor compreensão da biologia interfacial do epitélio juncional e da natureza da relação entre a gengiva e o implante é obrigatória para produzir novas possibilidades de tratamento.

Em resumo, os tecidos orais usam um mecanismo básico de reparo, mas fatores locais beneficiam e retardam esse processo. A ausência de ameloblastos impede o reparo do esmalte (embora mecanismos físico-químicos permitam uma forma limitada de reparo). Desse modo, substitutos para uma resposta epitelial, na forma de materiais dentários de restauração, são usados na odontologia restauradora. A dentina é capaz de reparo com mecanismos básicos, mas o tecido cicatricial que se forma se torna mineralizado. Essa resposta básica foi obscurecida no passado pela ocorrência de microinfiltração e por alterações do envelhecimento (que são particularmente evidentes na polpa). O reparo dos tecidos dentários de suporte depende do grau de dano. Se o dano for mínimo e as células do folículo dentário programadas estiverem disponíveis, ocorrerá o reparo envolvendo a formação de tecido cicatricial, mas essa cicatrização é rapidamente remodelada para restaurar a arquitetura normal. Se o dano for mais extenso, o resultado dependerá do repovoamento de células no defeito. Finalmente, embora a mucosa oral tenha muitas similaridades com a pele e utilize o mesmo princípio de reparo, feridas na mucosa oral, especialmente na gengiva, geralmente cicatrizam sem a formação de tecido cicatricial. O tecido cicatricial se forma, mas é remodelado rapidamente para restaurar a arquitetura normal, assim como no ligamento periodontal e usando o mesmo mecanismo. Consequentemente, cirurgias na boca podem ser realizadas sem o temor de produzir tecido cicatricial incapacitante.

Embora novas estratégias para o reparo de lesões periodontais e a substituição de dentes perdidos indubitavelmente causem um importante impacto na medicina dentária, é preciso lembrar que a doença periodontal se estabelece quando a integridade do epitélio juncional começa a falhar. Desse modo, abordagens para prevenir, manter e restaurar a estrutura e função apropriadas do epitélio juncional representam um alvo desejável.

LEITURA RECOMENDADA

Eming SA, et al: Inflammation in wound repair: molecular and cellular mechanisms, *J Invest Dermatol* 127:514-525, 2007.

Fournier BPJ, et al: Gingiva as a source of stem cells with therapeutic potential, *Stem Cells Dev* 22:3157-3177, 2013.

Giannobile WV, Lang NP: Are dental implants a panacea or should we better strive to save teeth? *J Dent Res* 95:5-6, 2016.

Larjava H, et al: Integrins in periodontal disease, *Exp Cell Res* 325:104-110, 2014.

Larsson L, et al: Regenerative medicine for periodontal and peri-implant diseases, *J Dent Res* 95:255-266, 2016.

Lombaert I, et al: Concise review: salivary gland regeneration: therapeutic approaches from stem cells to tissue organoids, *Stem Cells* 35:97-105, 2017.

Mao JJ, et al: Craniofacial tissue engineering by stem cells, *J Dent Res* 85:966-979, 2006.

Mazzoni A, et al: Role of dentin MMPs in caries progression and bond stability, *J Dent Res* 94:241-251, 2015.

Mitsiadis TA, et al: Stem cell-based approaches in dentistry, *Eur Cells Mater* 20:248-257, 2015.

Volponi AA, et al: Stem cell-based biological tooth repair and regeneration, *Trends Cell Biol* 20:715-722, 2010.

Voutetakis A, et al: Reengineered salivary glands are stable endogenous bioreactors for systemic gene therapeutics, *Proc Natl Acad Sci USA* 101:3053-3058, 2004.

ÍNDICE

A

Ação antimicrobiana, da saliva, 237, 237*t*
Acetilcolina, na secreção salivar, 244, 247*f*, 255
Acidez
  estágio de maturação do esmalte e, 140
  na degradação da matriz extracelular, 59
  neutralização da, na saliva, 237*t*
Ácido hialurônico, 56
Ácinos, das glândulas salivares, 4-5, 5*f*
Actina
  em células basais, de ductos excretores,
    247-254
  em células mioepiteliais, 246
  em junções intercelulares, 43-44
  em microfilamentos, 42, 43*f*
  em odontoblastos da polpa, 180
α-actinina, 44, 45*f*
Aderência epitelial, 283-284
Afadina, 44
Agnatia, 23
Alça cervical, 78*f*, 79-80
  na formação da dentina, 160-161
Alterações da idade
  na mucosa oral, 287-288, 287*f*
  nas glândulas salivares, 258
  no complexo dentina-polpa, 191-192, 191*f*
  no esmalte, 152
  nos fibroblastos, 50
Alvéolo dentário, acomodação
    para o crescimento no, 222
Alvéolo seco, 328
Amelina/sheathlina, 143*t*-144*t*
Ameloblastina, 134*f*, 143*t*-144*t*
Ameloblastos, 1
  de borda lisa, 140, 142*f*
  de borda ou pregueada, 140, 142*f*
  na amelogênese, 124-125, 124*f*-127*f*
  odontogênicos, 143*t*-144*t*
  produtos de secreção dos, 141-147
Ameloblastos como células pós-secretoras,
  133-135
Amelogênese, 119*t*, 122-125. *veja também*
    Formação do esmalte
  defeitos da, 152-154, 154*f*
  estágio de secreção da, 132*f*-134*f*
  estágios da, 124-125, 125*f*-127*f*
  microscopia de luz da, 125-127, 125*f*
  microscopia eletrônica da, 128-140, 129*f*
Amelogênese imperfeita (AI), 152-154
Amelogeninas, 137*f*, 141-142, 143*t*-144*t*
  na amelogênese, 134*f*, 137*f*
Amelotina, 143*t*-144*t*
Analogia com buracos de fechadura
    do contorno transversal de prismas
    do esmalte, 121-122, 122*f*
Analogia da bola de bilhar, da força de oclusão,
  222, 223*f*

Números de páginas seguidos de "f" indicam
figuras, de "t" indicam tabelas e de "q" indicam
quadros.

Anel de Waldeyer, 263
Angiogênese, na cicatrização da mucosa oral,
  321-322
Anquilose, 206
Aparelho de Golgi, 176-179, 178*f*
  em células do tecido ósseo, 93-96, 97*f*, 104*f*
  em células durante a amelogênese, 128-129
    no estágio de secreção de, 131, 132*f*, 134*f*
Aparelho de mastigação, 289-309, 290*f*-291*f*
Apoptose, 138*q*
  no estágio de maturação, 138-140, 139*f*-140*f*
Arco zigomático, na articulação
    temporomandibular, 294*f*, 303
Arcos branquiais, 23, 25*f*
  derivados dos, 27*t*
Arcos faríngeos
  desenvolvimento dos, 27*f*
  estágios no desenvolvimento dos, 28*f*
  fusão dos processos dos, 28, 29*f*
  inervação e vascularização dos, 28*t*
Arcos faríngeos, anatomia dos, 27-28
Articulação temporomandibular, 289
  aparência macroscópica da, 292*f*
  aspecto histológico da, 5*f*
  biomecânica da, 292*f*, 304-305, 309*f*
  cápsula e disco da, 299-300, 300*f*
    inervação da, 305-308
  cartilagem associada à, 290-292, 295*f*
  como uma articulação sinovial
    deslizante-ginglimoide, 289-290, 292*f*
  contração muscular na, 302, 302*f*
  desenvolvimento da, 5-6, 5*f*, 290, 293*f*
  especialização da, 5-6
  evolução da, nos mamíferos, 290*f*
  formação do ramo da mandíbula na,
    295*q*-299*q*, 296*f*-298*f*
  inervação da, 305-309, 309*t*
    cápsula da, 305-308
    designação das terminações nervosas na,
      308-309, 309*t*
    padrão comum para a, 309
  ligamentos da, 299-300
  membrana sinovial da, 5-6, 300-302
  músculos da mastigação na, 303-304
    biomecânica da, 304-305, 308*f*
  ossos da, 290, 294*f*
  suprimento sanguíneo para a, 309
  unidade motora de músculos associados à,
    302-303, 303*f*
Articulação(ões)
  biomecânica da, 292*f*, 304-305, 309*f*
  cápsula da, 299-300
  cartilagem associada à, 290-292, 295*f*
  cartilaginosa, 289
  classificação das, 289, 291*f*
  desenvolvimento das, 290, 293*f*
  disco da, 299-300
  fibrosas, 289
  inervação da, 305-309, 309*t*
  ligamentos da, 299-300
  ossos da(s), 290

Articulação(ões) (*Cont.*)
  sinoviais. *Veja* Articulações sinoviais
  suprimento sanguíneo para, 309
  temporomandibular. *Veja* Articulação
    temporomandibular
  tipos de, 289-290, 292*f*
Articulações cartilaginosas, 289
Articulações fibrosas, 289
Articulações sinoviais, 289
  cápsula da, 295*f*, 299, 300*f*
Ativação inicial de linfócitos T 1.
    Veja Osteopontina
Autossomas, 12

B

Bainha do prisma, 121-122, 123*f*
Bainha epitelial radicular de Hertwig, 85-86,
  161, 194, 195*f*
Banda epitelial primária, 68-71, 70*f*-73*f*
Bandas de Hunter e Schreger, 149, 150*f*
Base do crânio, 36
Bastões de esmalte. *Veja* Prisma de esmalte
Bioengenharia, 332. *veja também* Engenharia
  tecidual
Blastocisto, 14-15, 15*f*
Blocos cartilaginosos, 23
BMP. *Veja* Proteínas morfogenéticas
  ósseas (BMPs)
Boca seca, 258-259
Bolsa periodontal, 283
Bolsas faríngeas, 26
Borda pregueada, de osteoclastos, 102-103, 104*f*
Borda vermelha do lábio, 283

C

Cabeça braquicefálica, 312, 313*f*
Cabeça dolicocefálica, 312, 313*f*, 314
Cabeça mesocefálica, 313*f*
Cálcio-adenosina-trifosfatase (Ca^{2+}-ATPase)
  em vesículas da matriz, 106
  estágio de maturação do esmalte e, 140
Cálculos pulpares, 190-191, 190*f*
Calvária (abóbada craniana), 36
Camada córnea do epitélio, 265
Camada espinhosa, do epitélio, 264-267
Camada granulosa, do epitélio, 269
Camada granulosa de Tomes, na dentina,
  174-175, 175*f*
Camada intermediária, do epitélio, 269
Camada papilar, 127, 128*f*
Camada reticular, da lâmina própria, 273-274
Camada submucosa, glândulas localizadas na,
  236, 237*f*
Câmara pulpar, 157, 159*f*
  feixes colágenos na, 191*f*
  redução assimétrica da, 159*f*, 160
Câmbio da sutura, 112
Canais de Volkmann, 91, 94*f*
Canais gubernaculares, 220, 220*f*

335

Canais laterais, no complexo dentina-polpa, 157

Canal radicular, 157

Canalículos intercelulares, em glândulas salivares, 241, 241*f*

Canino, erupção tardia do, 228, 230*f*

Capa de hidratação, 6

Cápsula, da sutura, 112

Cárie, 118

Cárie dentária, 326-327, 326*f*-327*f*

Cartilagem, associada à articulação temporomandibular, 290-292, 295*f*

Cartilagem condilar, 37-38, 292, 295*f*

Cartilagem coronoide, da mandíbula, 37-38

Cartilagem de Meckel, 23, 27, 36*f*, 37

Cartilagem de Reichert, 27

Cartilagem sinfisial, 37-38

Catenina p120, 44

β-catenina, 104-105

Cateninas, 44

Catepsinas (cisteína-proteases), 328

Cavidade medular, do osso, 91

Cavidade oral
desenvolvimento da, 35*f*
partes da, 261, 261*f*

Cavidade pulpar, 157, 160*f*

Cefalogênese, 23
blocos de construção para a, 25*f*

Célula, conceitos básicos da, 41-67

Célula do ducto estriado, 253*f*

Célula do ducto intercalar, 250*f*

Célula unitária, 6

Células claras, 270-271

Células colunares, na amelogênese, 125, 125*f*

Células da crista neural
migração das, 25*f*
na formação da cabeça, 23-26

Células de Langerhans, 271-272, 272*f*

Células de Merkel, 272, 272*f*

Células de Schwann, 63

Células dendríticas, na camada de odontoblastos, 183*f*

Células ectomesenquimais indiferenciadas, 182

Células epiteliais
na formação da dentina, 161
na formação do esmalte, 1
ultraestrutura de, 267-268

Células fagocíticas. *Veja* Macrófagos

Células germinativas, formação e fertilização de, 12

Células gliais, 63, 67

Células imunocompetentes, 190, 190*f*

Células inflamatórias, 183
na lâmina própria, 275-276
no fluido oral, 236

Células mioepiteliais, de glândulas salivares, 246, 248*f*-249*f*

Células mucosas, de glândulas salivares, 241-243, 243*f*-244*f*

Células musculares, da musculatura associada à articulação temporomandibular, 302

Células ósseas, 91-105
linhagens de, 91-92
osteoblastos como, 92-97, 96*f*-97*f*, 100*f. veja também* Osteoblastos

Células ósseas (*Cont.*)
osteócitos como, 100, 101*f. veja também* Osteócitos
osteoclastos como, 96-97, 100-103, 103*f*-104*f. veja também* Osteoclastos
regulação das, 103-105

Células periodontais, diferenciação de, 194-196

Células progenitoras, no tecido ósseo, 96-97, 106*f*

Células secretoras, das glândulas salivares, 240-243
mucosas, 241-243, 243*f*-244*f*
serosas, 241, 241*f*-243*f*

Células serosas, das glândulas salivares, 241, 241*f*-243*f*

Células somáticas, 12

Células trofoblásticas, 14-15

Células-tronco, 331-332
da crista neural. *Veja* Células da crista neural
na formação do tecido ósseo, 92-93, 105

Células-tronco mesenquimais, 182-183

Células-tronco pós-natais, 331-332

Cemento, 193-199, 195*f*
associado ao complexo dentina-polpa, 159*f*, 160
composição bioquímica do, 193-194, 194*f*, 198*t*
estrutura do, 2*f*
formação do
células e diferenciação na, 194-196
fatores moleculares que regulam a, 196-199, 198*t*
iniciação da, 194, 195*f*-196*f*
intermediário, 204
na fixação do dente, 1, 2*f*, 3

Cemento acelular, 3, 193, 195
afibrilar, 199*t*, 203-204
de fibras extrínsecas, 199-202, 199*t*, 200*f*-201*f*
de fibras intrínsecas, 202-203, 202*f*-203*f*
distribuição ao longo da raiz do, 204

Cemento celular, 3, 193
de fibras intrínsecas, 199*t*, 202-203, 202*f*-203*f*

Cemento primário, 199-202, 199*t*, 200*f*-201*f*

Cemento secundário, 199*t*, 202-203, 202*f*-203*f*

Cementoblastos, 3, 194
diferenciação de, 194
fatores moleculares que regulam os, 196-199

Cementócitos, 3

Cementogênese, fatores epiteliais na, 197

Centros de sinalização, 78-79, 80*f*-81*f*

Cicatriz, formação da, 322

Cicatrização de feridas. *veja também* Reparo
na junção dentogengival, 323-324
na mucosa oral, 320-323
ativação de células inflamatórias, migração e função, 321, 321*f*
fase de reparo da, 321-322, 323*f*
formação da cicatriz com, 322
resposta hemostática inicial na, 320
no tecido ósseo, após cirurgia periodontal, 96

Cílio, 25-26

Citocinas, no tecido ósseo, 91

Citoesqueleto, 42

Citoqueratinas, 42

Colágeno(s), 50-54, 51*t*-53*t*
na dentina, 159
no cemento, 193, 198*t*
no tecido ósseo, 91, 92*f*

Colágeno das fibrilas de ancoragem, 53

Colágeno transmembranares dos tipos XII, XVII, XXIII e XXV, 53-54

Colágenos associados a fibrilas com triplas hélices interrompidas (FACIT), 51

Colágenos do grupo *multiplexin*, 54

Colágenos fibrilares, 51

Colágenos formadores de microfibrilas, 53

Colágenos formadores de redes, 51

Colar ósseo, 107*f*

Competência, na embriogênese, 13-14

Complexo dentina-polpa, 157-192.
veja também Dentina; Polpa
alterações da idade no, 191-192, 191*f*
inervação do, 185-186, 186*f*-187*f*
reparo do, 324-326, 325*f*-326*f*
dentina reparativa no, 160, 161*f*
resposta aos estímulos ambientais no, 192

Complexos juncionais, 43, 45*f*
estágio de maturação da, e, 140
na amelogênese, 128, 131-133, 131*f*

Componentes macromoleculares, da saliva, 243-244, 245*f*-246*f*

Componentes transmembranares de junções intercelulares, 45-46, 47*f*

Compressão, no movimento dentário ortodôntico, 228-229

Comunicação entre células. *Veja* Moléculas/vias de sinalização

Condensação, do ectomesênquima, 76

Condicionamento ácido, da superfície do esmalte, 155, 155*f*

Côndilo, 290
cartilagem de crescimento do, 292, 295*f*
polo lateral de, 299-300, 300*f*

Côndilo da mandíbula, 292, 299*f*
crescimento e, 311-312

Condroblastos, 105, 107*f*

Condrócitos, 106, 108*f*

Condroclastos, 106-109

Condução saltatória, 65

Cone de abertura, 114

Cone de preenchimento, 114

Conexon, 46, 49*f*

Contração da ferida, cicatrização e, 322-323, 324*f*

Contração muscular, da musculatura associada à articulação temporomandibular, 302, 302*f*

Contratilidade, dos fibroblastos, 220, 322

Cordão do esmalte, 79

Cordão gubernacular, 220

Corneócitos, 264

Corno pulpar, 160, 188*f*

Coroa, 1, 2*f*
dentina e, 159-161
determinação do padrão na, 80-82, 82*f*-84*f*
procedimentos de restauração para a, 159-160

ÍNDICE

Corpúsculos de Pacini, 305-308
Corpúsculos de Ruffini, 305-308
Corpúsculos gustativos, 278, 279f, 287
Coxim de amamentação, 283
Crânio, desenvolvimento do, 36, 36f
Crescimento dos cristais, 8, 9f
Crescimento e desenvolvimento
    acomodação para, 222
    do tecido ósseo. *Veja* Desenvolvimento
        do osso
    dos maxilares, para acomodação dos dentes,
        1
    facial, 310-319, 311f. *veja também*
        Crescimento e desenvolvimento da face
Crescimento e desenvolvimento da face,
    310-319, 311f
    alterações relacionadas à idade e, 318-319,
        318f
    conceitos básicos do, 310-311, 311f-312f
        aumentos de tamanho e remodelação no,
            310, 311f-312f
        processo de deslocamento no, 310-311,
            312f
    côndilo mandibular e, 311-312, 313f
    curva de oclusão no, 315, 316f-318f
    em homens e mulheres, 315-318, 318f
    epigenética e má oclusão no, 314-315
    perfis faciais no, 314, 314f-315f
    tipos faciais no, 312-314, 313f
Crescimento sutural dos ossos, 112, 113f-114f
Crista neural, 18-20, 20f
    diferenciação de células da, 21f
    migração de células da, 21f
    na medicina regenerativa, 21q-22q
Cristais/cristalização
    de apatita. *Veja* Cristais de apatita
    do esmalte, 118, 121f, 145f
        de carbonatoapatita, 120f-121f
    no condicionamento ácido, 155, 155f
    no desenvolvimento do tecido ósseo, 106,
        108f
Cristais de apatita no esmalte, 1, 2f
Cristais de carbonatoapatita, 118, 120f
Cromossomas, 12
Cromossomas sexuais, 12
Cúspides, 167

D

Defeitos congênitos, 12, 39-40
    formação de células germinativas com, 12
Deficiência de vitamina C, 54
Degradação intracelular, 59, 60f
Dente
    articulação temporomandibular e, 5-6
    coroa do, 1
    crescimento de cristais do, 8
    desenvolvimento do, 218
    estrutura do, 1-3, 2f
    glândulas salivares e, 4-5
    impactação do, 228, 230f
    mineralização do, 6-10
    mucosa oral associada ao, 3-4
    multicuspidal, formação de dentina no,
        160-161
    ossos dos maxilares e, 5

Dente (*Cont.*)
    polpa do, 2-3
    raiz do, 1
    TC de feixe cônico vertical do, 2f
    tecidos de suporte do, 2f, 3. *veja também*
        Tecidos de suporte
    tecidos mineralizados no, 2-3, 6
Dentes multirradiculares, 86
Dentição
    acomodação do movimento do dente na,
        218
    decídua (primária), 1
    função da, 1
    padronização da, 74
    permanente (secundária), 1. *veja também*
        Dentição permanente (secundária)
Dentição decídua (primária), formação
    da, 1
Dentição funcional, desenvolvimento da, 230
Dentição permanente (secundária)
    cronologia da, 234f
    formação da, 1, 83-84, 84f-85f
    movimento dentário e, 218, 219f
    pré-eruptivo, 219f
Dentição primária (decídua), 1. *veja também*
    Dentição decídua (primária)
    cronologia da, 233f
Dentição secundária (permanente), 1.
    veja também Dentição permanente
    (secundária)
Dentina, 324
    cárie da, 171f
    como tecido mineralizado, 157
    composição da, 157-160
    defeituosa, 159f
    descrição da, 1-2, 2f-3f
    estruturas da, 157, 158f
    fixação do cemento à, 204-205
    formação da, 157-160, 158f. *veja também*
        Dentinogênese
        padrão de, 160-161
        taxa de, 164-165
    função da, 2
    histologia da, 158f, 167-175
    sensibilidade da, 186-190, 189f
    sobre o esmalte, 118, 119f, 125, 126f, 133f,
        135f
    tecido semelhante ao cemento sobre a, 223,
        226f
    tipos de, 158f, 160
Dentina circumpulpar, 160
Dentina coronal, 160, 167
Dentina do manto, 158f, 160
    formação da, 162-163
Dentina esclerótica, 170-172, 172f
Dentina globular, 166f
Dentina interglobular, 172-173, 174f
Dentina intertubular, 169f, 172, 172f
Dentina peritubular, 168f-169f, 170, 172f
Dentina primária, 158f, 160, 160f
Dentina radicular, 161
    formação da, 165
Dentina reativa, 160
Dentina reparativa, 160
Dentina secundária, 158f, 160, 160f
Dentina terciária, 158f, 160, 160f

Dentinogênese, 157-158, 161-167
    diferenciação de odontoblastos na, 161-162,
        162f
    formação da dentina do manto na, 162-163
    formação da dentina radicular na, 165, 166f
    mineralização na
        no controle da, 164
        padrão de, 164-165, 166f
        órgão formador da, 161
    secundária e terciária, 165-167, 167f
    suprimento vascular durante a, 163-164
Dentinogênese imperfeita, 12, 13f, 159, 159f
Dermátomo, 17
Desenvolvimento do, 105-114. *veja também*
    Ossificação
    crescimento ósseo sutural no, 112, 113f-114f
    ossificação endocondral no, 105-110,
        106f-107f
    ossificação intramembranosa na, 110-111,
        110f-111f
    remodelação óssea no, 112-114, 113f-117f
Desenvolvimento do dente, 68-90, 69q-70q, 70f
    banda epitelial primária no, 68-71, 70f-73f
        lâmina dentária e, 68-71
    centros de sinalização no, 78-79, 80f-81f
    determinação do tipo no, 74-75, 76f-77f
        sinais instrutivos para o, 75-76
    e formação da dentição permanente, 83-84,
        84f-85f
    erupção do dente no, 86, 88f-89f. *veja*
        também Erupção
    estágio de botão do, 76, 77f
    estágio de campânula do, 78f-79f, 79-82,
        81f-82f. *veja também* Estágio de
        campânula
    estágio de capuz do, 77-78, 78f-79f
    formação da raiz no, 85-86, 87f
    formação de tecidos de suporte no, 86-90,
        89f
    formação de tecidos mineralizados no,
        84-85, 84t, 86f
    iniciação do, 70f, 71-74, 71t, 73f-75f, 74t
    lâmina vestibular e, 71, 73f
    regionalização dos ectodermas oral
        e dentário no, 76
    suprimento nervoso durante o, 82-83
    suprimento vascular durante o, 82-83
    transição do estágio de botão
        para o estágio de capuz do, 76-77, 78f
Desenvolvimento facial humano,
    resumo do, 31f
Desenvolvimento pré-natal, 12-13
    fatores de crescimento no, 14
    genes *homeobox* no, 14
    sequência do, 13f
Desgaste de oclusão, compensação
    para o, 222
Desgaste interproximal, acomodação ao, 222
Desmocolina, 44
Desmogleína, 44
Desmossomas, 44, 45f, 264-265, 267f
Despolarização, 63
Desvio aproximal, 222
Desvio mesial, 222
Determinantes moleculares, no movimento
    eruptivo do dente, 221, 222t

338 ÍNDICE

Diapedese, 321
Diferenciação, na embriogênese, 13-14
Digestão, papel da saliva na, 237*t*, 238
Disco, da articulação temporomandibular, 300, 301*f*
Disco embrionário bilaminar, 15
Disfunção ciliar, 25-26
Disostose mandibulofacial, 22*f*
Distal-less homeobox (Dlx), 23
DMP1 (proteína de matriz da dentina 1), 158
DNA de telômeros, envelhecimento de fibroblastos e, 50
Dobramento do embrião, 17-18, 18*f*
Doenças, efeito de, sobre as glândulas salivares, 258
DPP (fosfoproteína da dentina/fosfoforina), 158
DSP. *Veja* Sialoproteína da dentina
DSPP. *Veja* Sialofosfoproteína da dentina
Ducto de Bartholin, 238
Ducto de Stensen, 238
Ducto de Wharton, 238
Ductos
  da camada submucosa, 236
  nas glândulas salivares. *Veja* Sistema de ductos, das glândulas salivares
Ductos estriados, das glândulas salivares, 4-5
Ductos excretores das glândulas salivares, 4-5
Ductos intercalares, das glândulas salivares, 4-5

E

Ectoderma oral e dentário, na regionalização de, 76
Ectomesênquima, 20, 27
  células da crista neural e, 23
  condensação de, 76
Elasticidade, da dentina, 160
Elastina, secreção de, por fibroblasto, 54, 56*f*-57*f*
Elementos neurais, conceitos básicos dos, 41-67
Embrioblasto, 14-15
Embriões, 12
  dobramento de, 17-18, 18*f*
  formação das pregas cefálica e caudal de, 18*f*
Embriogênese, 39
Embriologia
  da cabeça, da face, e da cavidade oral, 23-40
    arcos branquiais, boca primitiva, e, 26-28
    células da crista neural e, 23-26
    desenvolvimento da articulação temporomandibular, 39, 40*f*
    desenvolvimento da mandíbula e da maxila, 36-39
    desenvolvimento do crânio, 36
    formação da face, 28-29
    formação da língua, 33-34, 34*f*
    formação do palato secundário, 29-33
  geral, 12-22
    desenvolvimento pré-natal, 12-13
    formação de células germinativas e fertilização, 12
    formação do embrião trilaminar, 14-17
    formação do tubo neural e destino dos folhetos germinativos, 17-20

Enamelina, 143*t*-144*t*
Encéfalo, 60-61
Engenharia tecidual, 320, 332
Engenharia tecidual craniofacial, 320
Envoltório celular cornificado, 264, 265*f*
Enzima dependente de vitamina C, 54
Enzimas, na saliva, 236
Epidermólise bolhosa, 46, 54
Epitélio
  camadas do, 278*f*
  juncional. *Veja* Epitélio juncional
  junções entre células do, 263*f*, 272-273
Epitélio dentário reduzido, 86, 88*f*
Epitélio juncional, 283-284
Epitélio oral, 262-272
  células de Langerhans no, 272*f*
  células de Merkel no, 272, 272*f*
  células inflamatórias no, 272
  maturação do, 264-267, 266*t*
  melanócitos e pigmentação oral no, 271
  não queratinócitos no, 267*t*, 270-271, 271*f*
  permeabilidade e absorção do, 270
  proliferação do, 264
Epitélio paraqueratinizado, 265-266, 266*f*
Equilíbrio de Gibbs-Donnan, 63
Erupção, do dente, 218-235
  consistência dos tempos de, 221
  no desenvolvimento dentário, 86, 88*f*-89*f*
  taxa de, 220
Escamas córneas, 265, 269-270, 270*f*
Esclerostina, na cementogênese, 198*t*
Esclerótomo, 17
Esfoliação, dos dentes, 218-235, 223*f*-225*f*
  odontoclastos na, 223-224, 225*f*-226*f*
  padrão de, 225-226, 228*f*-229*f*
  pressão na, 224-225, 227*f*
Esmalte, 118-156
  alterações da idade no, 152
  características da organização estrutural do, 147-152
  características físicas do, 118, 119*f*
  composição do, 119*t*
  dentina sob o, 118, 119*f*, 124*f*, 125, 135*f*
  descrição do, 1, 2*f*
  e complexo dentina-polpa, 160, 161*f*
  estrutura do, 118-122. *veja também* Estrutura do esmalte
  formação do. *Veja* Amelogênese; Formação de esmalte
  fusos do, 151, 152*f*
  implicações clínicas do, 154-155
  matriz no, 1
  microscopia de luz do, 125*f*
  mineralização do, 1, 118, 147, 147*f*
  nodoso, 151
  reparo do, 324
  superfície do, 151-152
  trajeto dos componentes minerais no, 147, 147*f*
  tufos e lamelas do, 151
Esmalte interprismático, 118, 124*f*
  cristais no, 118, 120*f*
  formação do, 1, 2*f*
  no estágio de secreção, 133, 134*f*-136*f*
Esmalte nodoso, 151

Esmaltelisina, 143*t*-144*t*
Espículas, na ossificação, 106-109, 111*f*
Esqueleto do crânio, componentes do, 24*f*
Estágio de botão do desenvolvimento dentário, 76, 77*f*
Estágio de campânula, do desenvolvimento dentário, 78*f*-79*f*, 79-82, 81*f*-82*f*
  formação da dentina no, 16-161, 161*f*
  tardio, formação do esmalte durante o, 125
Estágio de capuz, do desenvolvimento dentário, 77-78, 78*f*-79*f*
Estágio de maturação do esmalte, 129*f*, 133-140
  ameloblastos no, 124-125, 125*f*-127*f*, 133-135, 142*f*
  apoptose *versus* necrose no, 139*f*
  fase de transição no, 135-140
  maturação adequada do, 140
  microscopia de luz, 133-140
  preparações imunocitoquímicas do, 138*f*, 146*f*
Estágio de pré-secreção do esmalte, 128-129, 131*f*
  ameloblastos no, 124-125, 125*f*-127*f*
  na amelogênese, 134*f*
  fase de diferenciação do, 128-129, 130*f*-131*f*
  fase morfogenética do, 128, 130*f*-131*f*
  microscopia de luz do, 128-129
Estágio de secreção da amelogênese, 129*f*, 131-133
  ameloblastos no, 124-125, 125*f*-127*f*
  aparelho de Golgi em ameloblastos no, 131, 132*f*-134*f*
  microscopia de luz do, 131-133
  microscopia eletrônica do, 131-133, 132*f*-133*f*
  preparações imunocitoquímicas de ameloblastos no, 134*f*
  processo de Tomes em ameloblastos no, 131, 133*f*
  representação esquemática do, 133*f*
Estágio funcional, do cemento, 193-199
Estágio pré-funcional, do cemento, 193
Estaterina, 237
Estímulos gustativos, 278
Estomodeu, 26, 26*f*
Estrato basal, 264-265
Estrato córneo, 265
Estrato espinhoso, 264-265
Estrato granuloso, 265
Estrato intermediário, 79-80
Estriações transversais, no esmalte, 149, 149*f*
Estrias de Retzius, 148-149, 148*f*-149*f*, 152*f*-153*f*
Estroma da medula óssea, 105
Estroma hematopoiético, 105
Estrutura do esmalte
  bastões (prismas) na, 118, 120*f*. *veja também* Esmalte prismático
  cristais de carbonatoapatita na, 118, 120*f*
  esmalte interprismático na, 118, 120*f*. *veja também* Esmalte interprismático
Expressão de Barx-1, 75
Expressão do gene Pax-9, 71-72
Extração de dente, reparo após, 328, 328*f*

ÍNDICE   339

F

Face, 36
  crescimento da. *Veja* Crescimento
    e desenvolvimento da face
  partes da, 30*f*
Família de proteínas específicas (SP),
    dos fatores transcrição, 103-104
Família Runx (relacionado ao domínio Runt),
    de fatores de transcrição, na formação do
    tecido ósseo, 103-104
Fase de diferenciação, do estágio de
    pré-secreção da amelogênese, 128-129,
    130*f*-131*f*
Fase de reparo, de cicatrização da mucosa oral,
    321-322, 322*f*-323*f*
Fase de transição, no estágio de maturação,
    135-140
Fase morfogenética, do estágio de pré-secreção
    da amelogênese, 128, 130*f*-131*f*
Fator de crescimento de fibroblastos (FGF),
    23-25, 198*t*
  na formação de células ósseas, 106*f*
Fator de crescimento derivado de plaquetas
    (PDGF), 321
  na cementogênese, 198*t*, 199
Fator de crescimento epidérmico, 221
Fator de crescimento semelhante à insulina
    (IGF), na cementogênese, 193-194, 198*t*
Fator de crescimento transformante β
    (TGF-β), 198*t*, 321
Fator de transcrição homeodomínio *paired-like*
    (Pitx-2), 74
Fator de transcrição Runx-2, no movimento
    eruptivo do dente, 221
Fator estimulador de colônia, 1, 221
Fatores de crescimento, 14, 14*f*
  citocinas e, 58, 58*q*
  no cemento, 193-194, 198*t*
  no tecido ósseo, 96
Fatores de transcrição
  na cementogênese, 198-199, 198*t*
  na formação do tecido ósseo, 103-104
Fatores moleculares, da cementogênese,
    196-199
Feixes de fibras colágenas, no ligamento
    periodontal, 206*f*, 208, 208*f*, 210*f*
Feixes nervosos, no complexo dentina-polpa, 185
Fenda sináptica, 65-66
Fendas faciais, 40*f*
Fenótipo, 12
Fertilização, 12
Feto, 12
Fibras da crista alveolar, 206-208, 209*f*
Fibras de Sharpey, 203*f*, 206*f*, 211
Fibras de von Korff, 162, 163*f*-164*f*
Fibras elaunínicas, 54
Fibras nervosas simpáticas adrenérgicas,
    184-185, 185*f*
Fibras oxitalânicas, no ligamento periodontal,
    212-213, 214*f*
Fibrilas. *Veja* Fibrilas colágenas
Fibrilas colágenas, 54, 56*f*
Fibroblastos, 47-50, 48*q*-49*q*, 182, 182*f*
  contração e motilidade de, 47
  da lâmina própria, 274, 275*f*
  do ligamento periodontal, 208-210

Fibroblastos (*Cont.*)
  envelhecimento dos, 50
  heterogeneidade de, 50
  junções dos, 47, 51*f*
  na formação de cemento, 195
  organização celular dos, 47, 50*f*
  produtos de secreção dos, 50-59
Fibronectina, 58
Filagrina, 269-270
Filamentos intermediários, 42
Flexura do ramo da mandíbula,
    no homem e na mulher, 318*f*
Fluido
  na saliva, 244, 247*f*
  oral, 236
Fluido oral, 236. *veja também* Saliva
Fluoretação, 154-155
Folículo dentário, 80
  no movimento eruptivo, 221
Folículo fibrocelular, no movimento eruptivo
    do dente, 220, 220*f*
Forame apical, no complexo dentina-polpa,
    157, 158*f*
Força de oclusão, componente anterior da, 222
Forças musculares, no movimento eruptivo do
    dente, 220
Forças no movimento ortodôntico do dente,
    228, 230*f*
Formação da cabeça. *Veja* Cefalogênese
Formação da película, papel da saliva na,
    236-237
Formação da raiz
  no desenvolvimento do dente, 85-86, 87*f*
  no movimento eruptivo, 220-221
Formação do esmalte, 122
  amelogeninas na, 134*f*, 137*f*
  estágios do processo de, 122
    maturação, 129*f*, 133-140. *veja também*
      Estágio de maturação da
      amelogênese
    pré-secreção, 128-129, 129*f*, 131*f*. *veja*
      também Estágio de pré-secreção da
      amelogênese
    secreção, 129*f*, 131-133, 132*f*-134*f*.
      veja também Estágio de secreção da
      amelogênese
  microscopia de luz da, 127*f*-128*f*
  microscopia eletrônica da, 128-140, 129*f*
  proteínas secretadas associadas à, 143*t*-144*t*
  regulação do pH durante a, 147, 148*f*
Formação do lábio superior, 29, 33*f*, 35*f*
Fosfatase ácida no tecido ósseo, 102-103
  resistente ao tartarato, 100, 102*f*, 105*f*
Fosfatase ácida resistente ao tartarato (TRAP),
    102*f*, 105*f*
Fosfatase alcalina
  na formação do tecido ósseo, 92-93, 96*f*
  papel da, na mineralização, 8-9
Fosfatase alcalina não específica de tecido
    (TNALP), 8-9
Fosfato de cálcio, no esmalte, 118
Fosfoglicoproteína da matriz extracelular, 158
Fosfolipídios aniônicos, nas vesículas
    da matriz, 106
Fosfoproteína da dentina/fosfoforina
    (DPP), 158

Fossa glenoide, da articulação
    temporomandibular, 290, 294*f*
Frente de mineralização, para o
    esmalte, 145
Função protetora
  da mucosa oral, 260-261
  da saliva, 236, 237*t*
Função sensitiva, da mucosa oral, 261
Funções de tamponamento da saliva, 4, 236,
    237*t*
Fusos neuromusculares, da musculatura
    associada à articulação
    temporomandibular, 303, 304*f*

G

Gametas, 12
Gene Cbfa1, 103-104
Gene muscle segment *homeobox* (Msx), 23
Genes Dlx, na formação do tecido ósseo,
    104-105
Genes *homeobox* (Hox), 14
Genes Hox. *Veja* Genes *homeobox* (Hox)
Genes Msx, na formação do tecido ósseo,
    104-105
Genes/genética, da formação do tecido ósseo,
    104-105
Gengiva, 271, 271*f*
  descrição da, 2*f*, 4
Germes dentários, movimento pré-eruptivo do
    dente e, 218
Glândulas salivares, 4-5, 236-259
  anatomia das, 238, 239*f*
  células mioepiteliais nas, 246, 248*f*-249*f*
  células secretoras nas, 240-243
  complexos juncionais em células na,
    eletromicrografia de, 45*f*
  desenvolvimento das, 238, 240*f*
  ductos nas, 246-254. *veja também* Sistema
    ductal das glândulas salivares
  estrutura das, 238-255. *veja também*
    Estrutura das glândulas salivares
  estrutura histológica das, 4-5, 5*f*
  lobulação das, 5*f*, 240*f*
  organização lobular das, 5*f*
  menores, 236, 237*f*. *veja também* Glândula
    salivares menores
  maiores, 236. *veja também* Glândulas
    salivares maiores
  resumo das, 255, 256*f*
  sistema ductal das, 5*f*, 240*f*
  suprimento nervoso das, 255, 255*f*
  suprimento sanguíneo das, 255
  tecido conjuntivo nas, 240*f*, 251*f*, 254
Glândula salivares maiores, 236
  histologia das, 256-257
Glândulas salivares menores, 236, 237*f*
  anatomia das, 238
  histologia das, 257-258, 258*f*
Glândulas salivares parótidas, 4, 236
  anatomia das, 238
  histologia das, 256-257, 256*f*
Glândulas salivares retromolares, 236
Glândulas salivares sublinguais, 4, 236
  anatomia das, 238
  histologia das, 257, 257*f*

Glândulas salivares submandibulares, 4, 236
   anatomia das, 238
   composição da saliva nas, 236
   histologia das, 257, 257*f*
Glândulas sebáceas, 261, 262*f*
Glicoproteína da dentina (DGP), 158
Glicoproteínas, 58
   na saliva, 236
Glicosaminoglicanos, 56, 57*f*, 78
Gnatostomados, 23
Grânulo revestidos por membrana, 269
Grânulos de Birbeck, 271-272
Grânulos de querato-hialina, 265
Grânulos de secreção, de osteoblastos, 93-96
Grânulos lamelares, 269
Grupo alveologengival de fibras, 211
Grupo apical de fibras no ligamento periodontal, 211
Grupo circular de fibras, 211
Grupo de fibras da crista alveolar, no ligamento periodontal, 211
Grupo de genes da fosfoproteína de secreção e de ligação ao cálcio, 6
Grupo dentogengival de fibras, 211
Grupo dentoperiosteal de fibras, 211
Grupo horizontal de fibras, no ligamento periodontal, 211
Grupo inter-radicular de fibras, no ligamento periodontal, 211
Grupo oblíquo de fibras, no ligamento periodontal, 211

H

Hemidesmossomas, 46
Hemimandíbula, de rato, vista mesial de, 129*f*
Herança autossômica dominante, 12
Herança autossômica recessiva, 12
Hidroxiapatita
   na dentina, 158
   no cemento, 193-194
   no esmalte, 118
   no tecido ósseo, 91, 92*f*
Histodiferenciação, 78, 84. *veja também* Diferenciação
Homeobox BarH (Barx), 23
Homeobox ortodentículo, 23
Hormônios, no tecido ósseo, 96-97

I

IGF. *Veja* Fator de crescimento semelhante à insulina
Implante, de dentes, 333-334, 333*f*
Incisivos
   erupção de, 221
   força oclusiva e, 222
Indução, na embriogênese, 13-14
Indução recíproca, 85
Infecções virais, 258
Inflamação periodontal, alterações dos tecidos conjuntivos periodontais com desenvolvimento de, 329, 329*f*

Integridade do dente, como função da saliva, 237, 237*t*
Interface epitélio-tecido conjuntivo, 46
Interneurônios, 61
Involucrina, 269
Íon cálcio, na secreção de saliva, 237
Íons bicarbonato
   estágio de maturação do esmalte e, 140
   na secreção de saliva, 236
Íons carbonato, 118
Íons fosfato, na secreção salivar, 237

J

Junção amelocementária, 204, 204*f*
Junção amelodentinária, 151, 151*f*-152*f*, 160
Junção dentogengival, 283-287, 284*f*-285*f*
   componente de tecido conjuntivo da, 285-286
   epitélio do col na, 286, 286*f*
   suprimento nervoso para a, 286-287
   suprimento sanguíneo para a, 286
Junção intercelular do tipo zônula, 43
Junção mucocutânea, na mucosa oral, 282*f*, 283
Junção mucogengival, 262*f*, 283
Junção neuromuscular, 65
Junções
   anatômicas. *Veja a anatomia específica, por ex.* Junção dentogengival
   fisiológicas. *Veja o tipo específico, por ex.* Junções intercelulares
Junções comunicantes (*gap junctions*), 43, 46, 180, 268.
Junções de adesão, 42-43
Junções de oclusão, 42
Junções do tipo célula-célula, 46
Junções do tipo célula-matriz, 45-46, 46*f*
Junções intercelulares, 42-46
Juventude, crescimento facial na, 318

L

Lacunas de cementócitos, 203*f*
Lacunas de Howship, 102, 103*f*, 114
Lacunas dos osteócitos, 100, 101*f*
Lamelas, do tecido ósseo, 91, 93*f*-94*f*
Lâmina basal, 46, 50*f*, 142*f*, 273, 273*f*
   colágeno na, 51
Lâmina cribriforme, 205
Lâmina dentária, 68-71
   ruptura da, durante o estágio de campânula, 80-82, 82*f*
Lâmina dura, 205, 206*f*
Lâmina fibrorreticular, 46
Lâmina própria, 262, 263*f*, 273-276, 274*f*
   células inflamatórias na, 275-276
   fibras colágenas na, 276
   fibras elásticas na, 275*f*, 276
   fibroblastos na, 274, 275*f*
   junção da, com o epitélio, 263*f*, 272-273
   macrófagos na, 274-275, 275*f*
   mastócitos na, 275, 275*f*
   substância fundamental na, 276
   tipos celulares na, 274-276, 274*t*
Lâmina vestibular, 68, 71, 73*f*

Lesão, processo de reparo e regeneração, 320. *veja também* Reparo; Cicatrização de feridas
Leucócitos polimorfonucleares, 321
Ligamento esfenomandibular, 299-300
Ligamento estilomandibular, 299-300
Ligamento periodontal, 193, 206-215, 209*f*
   adaptação à demanda funcional no, 215
   associado aos tecidos do dente, 3
   células epiteliais no, 197*f*, 210, 211*f*
   células mesenquimais indiferenciadas no, 210
   células ósseas e do cemento no, 210
   células precursoras para o, 195
   células-tronco no, 210
   cortes histológicos do, 4*f*
   estrutura do, 2*f*
   fibras elásticas no, 212-213, 214*f*
   fibras no, 210-212, 212*f*-213*f*
   fibroblastos no, 208-210, 227*f*
   inserção do dente no, 1, 2*f*
   no movimento eruptivo, 221
   no terço médio da raiz, 206, 208*f*
   reparo do, 330
   substância fundamental no, 213
   suprimento nervoso para o, 208*f*, 213-215, 215*f*-217*f*
   suprimento sanguíneo para o, 213, 214*f*
Ligamento periodontal
Linfócitos B, na polpa, 183
Linfócitos T
   na cicatrização de feridas, 321
   nas polpas, 183
   no epitélio oral, 272
Língua
   formação da, 32*f*-34*f*, 33-34
   na cavidade oral, 264-265, 266*t*
Linha alba, 261-262
Linha do sorriso, 318-319
Linha primitiva, 17
Linhas de contorno de Owen, 173-174
Linhas de von Ebner, na dentina, 174*f*
Linhas incrementais de crescimento, na dentina, 173-174
Locais de mineralização, transporte de íons minerais para, 9-10
Local de crescimento, 310
Local de integração relacionado a *Wingless* (Wnt), na cementogênese, 198*t*, 199
Loricrina, 269-270

M

Má oclusão, 231*f*
Macrófagos, 183
   na formação de osteoclastos, 105, 106*f*
   na lâmina própria, 274-275, 275*f*
Mácula de adesão, 267-268, 267*f*
Mandíbula, 36-38, 36*f*-37*f*
   corpo da, 93*f*
   desenvolvimento da, 38*f*
   desenvolvimento dentário na, 218, 219*f*
   ossificação da, 37*f*
   ramo da, 37
   rudimentar, 37
   tecido ósseo da, 95*f*, 101*f*
Mandíbula rudimentar, 37

Margem cervical, 1, 6
Margem da raiz, na formação de cemento, 195f
Mastigação
  bases neurais da, 306q-307q, 307f-308f
  estrutura do dente para, 1
  músculos da, 303-304, 305f
Mastócitos, na lâmina própria, 275, 275f
Material inorgânico
  na dentina, 158
  no esmalte, 1, 118, 140
Material orgânico, na dentina, 158
Matriz extracelular
  conceitos básicos sobre, 41-67
  degradação da, secreções de fibroblastos e,
    58-59
Matriz extracelular, substância fundamental e,
  183, 183f
Matriz orgânica
  do esmalte, 1, 118, 122
  do tecido ósseo, 91, 92f, 93-96
Maturação adequada do estágio de maturação
  do esmalte, 140, 141f, 144f
Maturação epitelial, eventos celulares na, 266t,
  268-270, 268f-269f
Maxila, 38-39, 39f
  desenvolvimento dentário na, 218
Maxilar inferior. *Veja* Mandíbula
Maxilar superior. *Veja* Maxila
Maxilares
  acomodação do crescimento dos,
    para os dentes, 1
  desenvolvimento dos, 39
Medula óssea vermelha, 106-109
Meiose, 12
Melanócitos, 271
Melanófagos, 271
Melanossomas, 271, 271f
Membrana bucofaríngea, 26
Membrana do tecido conjuntivo
  do osso, 91, 102f
  na ossificação intramembranosa, 110-111
  nas fontanelas, 110
Membrana mucosa, 260
Membrana mucosa oral, 260
Membrana plasmática, 41-42, 42f
Membrana pós-sináptica, 66
Membrana sinovial, 300-302, 301f
Mesênquima/células mesenquimais, 20, 51.
  veja também Ectomesênquima
Mesoblasto, 17
Mesoderma, 16f, 17, 19f
Metabolismo de carboidratos, pela saliva, 236
Metaloproteinases, em vesículas da matriz, 106
Metaloproteinases da matriz (MMPs), 58-59,
  59f, 328
Microfibrilas, 54, 57f
Microfilamentos, 42, 43f
  na amelogênese, 131f
Microtúbulos, 42, 44f
Migração de células inflamatórias, na
  cicatrização da mucosa oral, 321, 323f
Mineral, 6, 9f
  na formação de esmalte, 118, 122
  na formação dos tecidos. *Veja* Mineralização
  transporte de, para locais de mineralização,
    9-10

Mineralização
  controle da, 164
  da dentina, 157-158
  do esmalte, 1, 118, 122, 147, 147f
  osteoblastos e, 96
  padrão de, 164-165
Mineralização da matriz, 106, 108f
Mineralização do colágeno do tipo I,
  em vertebrados, 10q-11q, 11f
Mineralização do osso subarticular,
  292, 299f
Miofibroblastos, 47, 322
Miótomo, 17
Mitose, 12
MMPs (metaloproteinases de matriz), 58-59,
  59f, 328
Modelo de cartilagem, na ossificação
  endocondral, 105-110
Modelo de código *homeobox* (campo),
  74-75
Molares
  canal radicular de, 157
  decíduos esfoliados, 225f
  desenvolvimento de, 218
  erupção dos, 221
  impactação de, 228, 230f
  TC de feixe cônico vertical de, 2f
Molécula de adesão juncional, 43-44
Moléculas de adesão
  juncional, 43-44
  na cementogênese, 198t
Moléculas/vias de sinalização, na
  cementogênese, 198t
Monócitos
  na formação de osteoclastos, 105
  no movimento eruptivo do dente, 221
Monossomia, 12
Morfogênese, 68
Morte celular
  acidental, 138q
  características da, 138q
  no estágio de maturação do esmalte,
    138-140
  programada, 138q. *veja também* Apoptose
Mórula, 14-15, 15f
Movimento anormal do dente, 227-228
Movimento dentário ortodôntico, 228-230,
  230f, 233f-234f
Movimento eruptivo do dente, 218, 220-221
  características histológicas do, 220, 220f
  determinantes moleculares do, 221, 222t
  folículo dentário no, 221
  formação da raiz no, 220-221
  ligamento periodontal no, 220-221
  mecanismos do, 220-221
  remodelação do tecido ósseo no, 221
  resumo do, 228f-229f
Movimento fisiológico do dente, 218-235
Movimento pós-eruptivo do dente, 218
  acomodação para o
    crescimento, 222
    desgaste interproximal, 222
  compensação para desgaste oclusal no, 222
    componente anterior da, 222
    pressões de tecidos moles na, 222
    retração do ligamento transeptal na, 222

Movimento pré-eruptivo do dente, 218-220, 219f
  resumo do, 228f-229f
Movimento vertical, 312f
Mucinas, 236
Mucoperiósteo, 262
Mucosa. *Veja o tipo específico, por ex.,* Mucosa
  oral
Mucosa de revestimento, 3-4, 281f-282f, 282
Mucosa especializada, 3-4, 279f, 282
  características da, 261, 261f
Mucosa mastigatória, 3-4, 278-282, 281f
Mucosa oral, 3-4, 4f, 260-288, 280t-281t
  alterações da idade na, 287-288, 287f
  características clínicas da, 261-262, 262f
  cicatrização de feridas na, 320-323
  componentes teciduais e glandulares da,
    262-263
    epitélio como um dos. *Veja* Epitélio oral
    organização dos, 262, 264f
    tecido conjuntivo como um dos.
      Veja Lâmina própria
  definição de, 260
  desenvolvimento da, 287, 287f
  funções da, 260-261
    proteção, 260-261
    regulação térmica, 261
    secreção, 261
    sensação, 261
  glândulas salivares associadas à, 262-263,
    262f
  junções em, 283-287
  papilas de. *Veja* Papilas
  suprimento nervoso para, 276-278, 277t
  suprimento sanguíneo para a, 276, 276t,
    277f, 286, 286f
  tipos de. *veja também* tipo específico,
    por ex., Mucosa mastigatória
  transições entre os tecidos na, 261-262,
    261f
  variações estruturais da, 261f, 278-283
Mucosa palatina, 274f
Músculo masseter, 303, 305f
Músculo pterigóideo medial, 303
Músculo temporal, 303, 305f
  na biomecânica da articulação
    temporomandibular, 305
Músculos. *veja também o músculo específico,*
  por ex., Músculos pterigóideos
  da mastigação, 303-304, 305f

N

Nanosferas, 145-146
Não amelogeninas, 131
Não queratinização, do epitélio, 264-266, 266f,
  267t, 269f-270f, 270
Não queratinócitos, 270-271
Necrose, 139f
Nervo sensitivo, 27-28
Nervo vago, 28t
Nervos/suprimento nervoso
  sensitivo. *Veja* Fibras nervosas sensitivas
  durante o desenvolvimento do dente,
    83
Neurônio, 61, 61f-62f
Neurotransmissor, 65

ÍNDICE

Neutrófilos, na cicatrização da mucosa oral, 321
Nível microambiental, do tecido ósseo, 91
Nó primitivo, 17
Nodos de Ranvier, 65

O

ODAM. *Veja* Proteína odontogênica associada a ameloblastos (ODAM)
Odontoblastos, 3*f*, 161, 165*f*, 175-182, 177*f*
  ciclo de vida dos, 180
  diferenciação dos, 161-162, 162*f*
  estágios de, 177*f*
  junções entre, 181*f*
  na dentina, 157, 158*f*, 160-161
  prolongamentos dos, 179-180, 179*f*-181*f*
Odontoclastos, 223-224, 225*f*-226*f*
Odontogênese. *Veja* Desenvolvimento dentário
Órgão do esmalte
  ao início do estágio de campânula, 79*f*, 80
  e formação da dentina, 160-161
Órgão tendinoso de Golgi, na articulação temporomandibular, 303
Origem ectomesenquimal, 92-93
Origem mesenquimal, 92-93
Ortoqueratinização, 265
Ossificação, 38. *veja também* Mineralização
Ossificação endocondral, 105-110, 106*f*-107*f*, 109*f*
Ossificação intramembranosa, 110-111, 110*f*-111*f*
Osso alveolar
  inserção do dente ao, 1
  remodelação e reabsorção do.
    Veja Remodelação óssea; Reabsorção óssea
  TC de feixe cônico vertical do, 2*f*
Osso basal, processo alveolar e, 5
Osso temporal
  fossa glenoide do, 5-6, 5*f*
  na articulação temporomandibular, 290
Ossos formados por ossificação intramembranosa, 23
Ossos maxilares, 1, 5
  maxilar inferior. *Veja* Mandíbula
  maxilar superior. *Veja* Maxila
Ossos zigomáticos, tipos faciais e, 314, 318
Osteoblastos, 92-97, 96*f*-97*f*, 100*f*
  no movimento eruptivo do dente, 221
Osteocalcina, 158, 198, 198*t*
Osteócitos, 97, 101*f*
Osteoclastos, 96-97, 100-103, 103*f*-104*f*
  multinucleados, 105
  no movimento eruptivo do dente, 221
Osteodentina, 160, 161*f*
Osteogênese. *Veja* Desenvolvimento do tecido ósseo
Osteoide, 96, 98*f*
Ósteon, 91, 94*f*
Osteonectina, 158
Osteopontina, 95*f*, 97, 105*f*, 112*f*
  na cementogênese, 197-198, 198*t*
  na cicatrização da mucosa oral, 321
  na dentina, 158

Osteoprotegerina, 105
  na cementogênese, 198*t*, 199
  na osteoclastogênese, 221
Osterix, 103-104, 198*t*

P

Padronização, sinais instrucionais para, 75-76
Paladar, função da saliva no, 237*t*, 238
Palato mole, 261, 261*f*, 266-267, 276*t*
Palato(s)
  formação do, secundário, 29-33, 32*f*-34*f*
  mole, 261, 261*f*, 266-267, 276*t*
  na cavidade oral, 281*f*, 282
  suprimento sanguíneo para o(s), 276*t*
Papila dentária, 78, 79*f*, 80
  dentinogênese e, 161, 162*f*
Papilas, 262, 278, 279*f*-280*f*. *veja também* Papila dentária
Papilas circunvaladas, 279*f*-280*f*, 283
Papilas filiformes, 282-283
Papilas foliadas, 280*f*, 283
Papilas fungiformes, 280*f*, 282
Paraqueratinização, 265-266, 266*f*, 270
Parênquima secretor, das glândulas salivares menores, 238
PDGF. *Veja* Fator de crescimento derivado de plaquetas
Pele, mucosa oral *vs.*, 260
Película salivar, 151-152, 236-237
Perda de peso, alterações faciais com a, 318
Perfil ortognático, 314, 314*f*
Perfil prognático, 314
Pericôndrio, na ossificação, 106-109, 107*f*, 110*f*
Periodonto, 193-217
  cemento no, 193-199. *veja também* Cemento
  definição de, 193
  espaço da polpa e, 157
  eventos histológicos que levam à formação de, 193, 194*f*
  reparo do, 329
  variedades de cemento no, 199-204, 199*t*
Periósteo, 91
Periósteo, camada fibrosa do, 91
  osso longo ou chato, 91
  osso maxilar. *Veja* Ossos maxilares
  tecido ósseo entrelaçado, 102*f*, 111
  tecido ósseo lamelar. *Veja* Tecido ósseo lamelar
  tecido ósseo trabecular. *Veja* Tecido ósseo trabecular
  tecido ósseo, funções do, 91
  tecido ósseo, histologia básica do, 91, 93*f*-94*f*
  tecido ósseo, organização estrutural do, 91
  tecido ósseo, terminologia para o, 91, 92*t*
Periquimácias, 153*f*
Pérolas do esmalte, 194, 197*f*
Pérolas epiteliais, 80
Pilha de Golgi, 179*f*
Placa cloacal, 17
Placa de crescimento epifisária, 109-110
Placa de crescimento, na ossificação endocondral, 107*f*
Placa motora, na musculatura associada à articulação temporomandibular, 302

Placa pré-cordal, 15
Placoides olfatórios, 28-29
Plaquetas, na cicatrização de feridas, 321
Plasticidade, dos tecidos de suporte, 228
Plexo subodontoblástico de Raschkow, 185, 186*f*, 188*f*
Polaridade planar, 25-26
Polos, 290
Polpa, 175-183, 175*f*-176*f*
  dentina e, 157
  como tecido conjuntivo mole, 157
  descrição da, 2-3, 2*f*-3*f*
  fibras nervosas mielínicas e amielínicas na, 187*f*
Polpa dentária, 1-3, 2*f*-3*f*, 157, 184*f*, 326
  células-tronco na, 182-183
  fibroblastos na, 182*f*
  vasos linfáticos na, 185*f*
Polpa dentária. *Veja* Polpa
"Pontes intercelulares", 264-265, 267*f*. *veja também* Desmossomas
Pontos de Fordyce, 261
Potencial de ação, 64, 64*f*
  propagação do, 64-65, 65*q*-66*q*, 65*f*
Potencial de equilíbrio, 63, 63*t*
Potencial de Nernst, 63
Potencial de repouso da membrana, 63-64
Potencial pós-sináptico excitatório, 66, 66*f*
Potencial pós-sináptico inibitório, 67
Pré-dentina, no complexo dentina-polpa, 158*f*, 160*f*, 163, 165*f*
Pré-molares
  desenvolvimento dos, 218, 219*f*
  TC de feixe cônico vertical dos, 2*f*
Pré-osteoblastos da calvária, 96*f*
Pregas da membrana plasmática da borda pregueada, 104*f*
Preparo cavitário, 327-328, 328*t*. *veja também* Cárie
Prismas. *Veja* Prisma do esmalte
Prismas do esmalte, 118, 122*f*, 124*f*
  cristais nos, 118, 120*f*
  formação dos, 1, 2*f*
  inter-relações dos, 147-148
  no estágio de secreção, 133, 133*f*-135*f*, 137*f*-138*f*
  orientação dos, 121, 122*f*
Pró-colágeno, 54, 55*f*
Procedimentos de restauração, dentina e, 160
Processo alveolar, 205-206, 205*f*, 207*f*
Processo de deslocamento, no crescimento de ossos da face, 310-311, 312*f*
Processo de Tomes, na amelogênese, 125-127, 127*f*-128*f*, 132*f*, 145*f*
  em ameloblastos no estágio de pré-secreção, 128-129
  em ameloblastos no estágio de secreção, 131, 133*f*
Processo frontonasal, 28-29
Processo mandibular, 28, 30*f*
Processo maxilar, 29, 30*f*
Processo nasal lateral, 28-29
Processo nasal medial, 28-29, 30*f*
Processo zigomático, na articulação temporomandibular, 303

ÍNDICE 343

Processos palatinos, fusão dos, 32f-34f, 33
Produtos de secreção, de fibroblastos,
   50-59
   colágenos como, 50-54, 51t-53t
   síntese e organização de colágeno, 54
Propagação ortodrômica, 64
Proteases, 221
Proteção contra desmineralização, pela saliva,
   236
Proteína adaptadora citoplasmática, 43
Proteína Bril, 92-93, 96f
Proteína de matriz da dentina 1 (DMP1), 158
Proteína 1 do cemento, 198t
Proteína de tufos, 151
Proteína odontogênica associada
   a ameloblastos (ODAM), 324, 325f
Proteínas, 41
   da matriz. *Veja* Proteínas da matriz
   morfogenéticas ósseas. *Veja* Proteína
      morfogenética óssea
   na dentina, 158
   na saliva, 236
Proteínas da matriz
   não colagênicas. *Veja* Proteínas
      não colagênicas da matriz
   no cemento, 193-194, 197-198
   no tecido ósseo, 91, 96
Proteínas do esmalte, na cementogênese, 197,
   198t
Proteínas Gla, 198, 198t
Proteínas morfogenéticas ósseas (BMPs)
   na cementogênese, 196-197
   na formação da cabeça, 23-25
   na formação do tecido ósseo, 96, 106f
   no movimento eruptivo do dente, 221
Proteínas não colagênicas da matriz
   no cemento, 193-194
   no tecido ósseo, 91, 92f, 96
Proteínas rica em prolina, na saliva, 236
Proteoglicanos, 54-58, 57f
   na cementogênese, 199
   na dentina, 158
   nas vesículas da matriz, 106
Proteoglicanos não agregantes, 56, 58f

Q

Queratinização, 264-265
   da mucosa oral
      epitélio na, 264-266, 266f, 269-270,
         269f-270f
      eventos de maturação celular e, 266t,
         268-270, 268f-269f
Queratinócitos, 267
Quimiotaxia, 321

R

Radiação com raios X, defeitos congênitos
   relacionados à, 39
Raízes, 1, 2f
   no movimento dentário ortodôntico,
      231f-232f
Ramificação dendrítica, 186, 189f
Ramo pós-tremático, de nervo sensitivo,
   27-28

Ramo pré-tremático, de nervo sensitivo,
   27-28
RANK, 105
   na cementogênese, 198t, 199
   na origem das células do tecido ósseo, 106f
   na remodelação óssea, 112-114
RANKL, 105
   na cementogênese, 198t, 199
   na origem das células do tecido ósseo, 106f
   na remodelação óssea, 112-114
Rato
   hemimandíbula de, vista mesial da, 129f
   incisivo de, 119t, 122f, 126f, 182f
   molar de, 129f
Reabsorção, de tecido ósseo. *Veja* Reabsorção
   óssea
Reabsorção óssea, linhagens celulares para,
   96-97. *veja também* Osteoclastos
Recepção de temperatura, na cavidade oral,
   277-278
Recessão pulpar, 159f, 160
Rede venosa, do ligamento periodontal,
   214f
Reflexão, zona de, 78f, 79-80
Regeneração
   descrição de, 320
   do tecido oral, 320-334
   dos tecidos conjuntivos periodontais,
      329-331, 330f
   novas perspectivas para, 332-334, 332f
   papel das células-tronco na, 331-332
Regeneração periodontal, 330-331, 331f
Regeneração tecidual guiada, 330, 330f
Regulação autócrina, 14, 14f
Regulação da temperatura, pela mucosa oral,
   261
Regulação parácrina, 14, 14f
Regulação térmica, pela mucosa oral, 261
Remodelação
   do tecido ósseo. *Veja* Remodelação óssea
   no movimento dentário ortodôntico, 228
Remodelação óssea, 112-114, 113f-117f.
   no movimento eruptivo do dente, 221
   no movimento ortodôntico do dente,
      228-229, 231f
Reparo. *veja também* Cicatrização de feridas
   descrição de, 320
   dos tecidos orais, 320-334
Reparo tecidual, 320
   como função da saliva, 237-238, 237t
   resultados clínicos do, 320
Resposta hemostática, inicial, à lesão
   na mucosa oral, 320
"Repouso" V_M, 63
Restos celulares epiteliais de Malassez, 86, 88f,
   333
   na cementogênese, 194, 196f
Retículo endoplasmático, na amelogênese, 131,
   132f, 134f
Retículo estrelado, 78
Retração do ligamento transeptal,
   no movimento pós-eruptivo
   do dente, 222
Runx-2 (fator de transcrição 2 relacionado ao
   domínio Runt), na cementogênese,
   198-199, 198t

S

Saco vitelínico secundário, 15, 16f
Saliva, 4, 236
   composição da, 236, 237t
      fluido e eletrólitos na, 244, 247f
   formação e secreção de, 243-245
      componentes macromoleculares na,
         243-244, 245f-246f
   funções da, 236-238, 237t
      mecanismos moduladores da secreção de,
         245
   mista ou total, 236
   modificação da, pelos ductos, 254, 254f
Sarcolema, 302
Secreção, na mucosa oral, 261
Septos, no desenvolvimento do tecido ósseo,
   106, 108f
Serina-protease da matriz de esmalte,
   143t-144t
Sialofosfoproteína da dentina (DSPP), 12, 158
Sialoproteína da dentina (DSP), 158
Sialoproteína óssea (BSP), 112f
   na cementogênese, 197-198, 198t
   na dentina, 158, 180f
Sinalização WNT
   na biologia do tecido ósseo, 98q-100q, 100
   na embriologia, 20
   na formação da cabeça, 25
   na formação do dente
      nó de esmalte, 78-79
      placoides, 68
      regionalização do ectoderma, 76
Sinapse, 65
Sinapse neuroneuronal clássica, 65-66, 66f
Sinapse neuroneuronal inibitória, 67
Síndrome da imunodeficiência adquirida, 258
Síndrome de Bardet-Biedl, 25-26
Síndrome de Crouzon, 316f
Síndrome de Down, 12
Síndrome de Stickler, 54
Síndrome de Treacher Collins, 22f
Síndrome facial-digital, 25-26
Sistema de ductos, das glândulas salivares,
   246-254
   estriados, 247, 251f-252f
   excretores, 247-254, 253f
   intercalares, 246-247, 249f-250f
Sistema de fibras transeptais, 211-212, 213f
Sistema nervoso, 60-61
   características eletrofisiológicas do, 63
   células do, 61-63, 62f
   organização e fisiologia de, 60-67
Sistema nervoso somático, 61
Sistema urogenital, 17, 20f
Sistemas de Havers, do tecido ósseo, 91, 93f-94f
SNC dos mamíferos, 61
Somitos, 17
Sonic hedgehog (Shh), 23-25
Submucosa, 262
Substância interprismática. *Veja* Esmalte
   interprismático
Sulco gengival, 283
Sulco gengival, saliva e, 236
Sulco mucogengival, 283
Sulco neural, 17, 17f
Sulcos branquiais, 26

Sulcos branquiais e bolsas branquiais, destino dos, 26-27
Suprimento linfático, 183-185, 184f
Suprimento vascular
alterações do envelhecimento no, 191
células imunocompetentes e, 190, 190f
durante o desenvolvimento inicial do dente, 82-83
para a articulação temporomandibular, 309
para a junção dentogengival, 286
para a ossificação endocondral, 106-109
para as glândulas salivares, 255
para o complexo dentina-polpa, 163-164, 183-185, 184f
para o ligamento periodontal, 213, 214f
para os arcos faríngeos, 28t

T

Talina, 45-46, 55f
Tbx1, 23-25
TC. *Veja* Tomografia computadorizada
Tecido conjuntivo, 262, 263f
mole. *Veja* Tecidos moles
na estrutura do dente, 1, 6
nas glândulas salivares, 240f, 251f, 254
Tecido conjuntivo fibroso, 290, 292f, 294f
no movimento eruptivo do dente, 220
Tecido ósseo/osso(s), 91-117
biologia do, 98q-100q, 99f
células do, 91-105. *veja também* Células ósseas
composição do, 91, 92f
osso alveolar. *Veja* Osso alveolar
osso basal, processo alveolar e, 5
Tecido ósseo compacto, 91, 94f
Tecido ósseo cortical. *Veja* Tecido ósseo compacto
Tecido ósseo esponjoso primário, 102f, 106-109, 111
Tecido ósseo esponjoso secundário. *Veja* Tecido ósseo lamelar
Tecido ósseo fasciculado, no processo alveolar, 205
Tecido ósseo lamelar, 109-110
Tecido ósseo trabecular, 91, 94f, 102f, 107f, 113f
Tecidos
degradação de, 10
matriz orgânica em, mineralizados, 6
mineralizados, relação comparativa dos, entre os vertebrados, 7t-8t
Tecidos conjuntivos periodontais, mecanismos de reparo e regeneração de, 329-331

Tecidos de suporte, 2f
plasticidade dos, 228
Tecidos mineralizados
dentina como um dos, 157
formação de. *veja também* Mineralização
no desenvolvimento dentário, 84-85, 84t, 86f
na estrutura dentária, 2-3, 6
Tecidos moles
polpa como, 157
pressões dos, no movimento pós-eruptivo do dente, 222
Tecidos orais
estrutura dos, 1-11
reparo e regeneração de, 320-334
Tempo de remodelação, 264
Tenascina, 58
Teoria da causa e efeito do movimento eruptivo do dente, 220
Terapia de transferência de genes, para reparo e regeneração tecidual, 320
Terapias biológicas, para reparo e regeneração tecidual, 320
Teratógenos, 39
Teratologia, 12
Tetraploidia, 12
TGF-β. *Veja* Fator de crescimento transformante β
Tipo facial leptoprosópico, 312
Tipo facial mesoprosópico, 312
Tomografia computadorizada (TC), de feixe cônico vertical, de molares e pré-molares mandibulares, 2f
Tonofilamentos, 42, 267
Tonsilas, na oral cavidade, 261, 261f
Transformação epitélio-mesenquimal, 18, 33
Transição, 33
Transição de botão para capuz, no desenvolvimento dentário, 76-77, 78f
Transmissão sináptica, 65-67, 67q
Tratos mortos, 167-170, 171f, 192f
Trifosfato de adenosina (ATP), na secreção salivar, 245, 247f
Tripla hélice de colágeno, 58-59
Trissomia, 12
Trocas iônicas, entre o esmalte e o ambiente da cavidade oral, 1
Trombospondina, 58
Tubo neural, 23
Tubulina, 42
Túbulos dentinários, 158, 160f, 167-170, 168f-171f, 173f, 327, 327f
Tufelina, 143t-144t

U

Úlceras, da mucosa oral, 264
Unidade motora, na musculatura associada à articulação temporomandibular, 302-303, 303f

V

Varicosidades, na língua, 287-288, 287f
Variedade de moléculas, 23
Variedades de cemento
acelular, 3, 193, 195
afibrilar acelular, 199t, 203-204
tipo e função da distribuição das, 199t
Vasos sanguíneos. *Veja* suprimento vascular
Versican, 56
Vesículas da matriz, 6, 8f, 163, 163f-165f
Vestíbulo, da cavidade oral, 261
nervos no, 277t
Vetores, para transferência de genes, 332-333, 332f
Vetores virais, para transferência de genes, 332-333
Vias eferentes, 60-61
Vimentina, 42, 43f
Vinculina, 44, 45f
Viscerocrânio, desenvolvimento evolucionário do, 23, 24f
Vista mesial, da hemimandíbula de rato, 129f

X

Xerostomia, 258-259

Z

Zigotos, 12
Zona acelular, 79f, 80, 86f
Zona de hipertrofia, no crescimento ósseo, 106, 107f
Zona de maturação, no crescimento do tecido ósseo, 107f
Zona de proliferação, no crescimento do tecido ósseo, 106, 107f
Zona de reflexão, 78f, 79-80
Zona de vedação, 102-103, 104f-105f
Zona do vermelhão, 280t-281t, 282f, 283
Zona translúcida interna, 326, 327f
Zônula de adesão, 44, 45f
Zônulas de oclusão, 42, 241
Zônula, descrição do termo, 43